Hermann S. Füeßl
Martin Middeke

Duale Reihe

Anamnese und Klinische Untersuchung

W0000907

Die überdurchschnittliche Ausstattung dieses Buches wurde
durch die großzügige Unterstützung von einem Unternehmen ermöglicht,
das sich seit langem als Partner der Mediziner versteht.

Wir danken der
MLP Marschollek, Lautenschläger & Partner AG

Nähere Informationen hierzu siehe am Ende des Buches.

Duale Reihe

Anamnese und Klinische Untersuchung

Hermann S. Füeßl
Martin Middeke

Reihenherausgeber Alexander und Konstantin Bob

2., vollständig überarbeitete und erweiterte Auflage

655 Abbildungen, 157 Tabellen

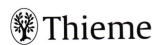

Thieme

Die Deutsche Bibliothek – CIP-Einheitsaufnahme

Füeßl, Hermann:
Anamnese und klinische Untersuchung : 147 Tabellen / Hermann S. Füeßl ; Martin R.F. Middeke .. –
2., vollst. überarb. und erw. Aufl. .. – Stuttgart : Hippokrates-Verl., 2002
  (Duale Reihe)

Anschrift der Verfasser:

Prof. Dr. med. Hermann Sebastian Füeßl
Internist, Gastroenterologe
Leitender Arzt am Bezirkskrankenhaus
Postfach 1111
85529 Haar

Prof. Dr. med. Martin Middeke
Osterwaldstr. 67a
80805 München

Anschrift der Reihenherausgeber:

Dr. med. Alexander Bob
Weschnitzstraße 4
69469 Weinheim

Dr. med. Konstantin Bob
Weschnitzstraße 4
69469 Weinheim

Grafiker: Gerhard Kohnle, Bad Liebenzell; Joachim Hormann, Stuttgart
Layout: Arne Holzwarth, Stuttgart
Umschlaggestaltung: Thieme Verlagsgruppe
Studentische Mitarbeiter der 1. Auflage: Ljubica Dukic, Heidelberg; Dr. Birgit Schauder, Heidelberg;
Dr. Beate Schirp, Aachen; Charlotte v. Wilmowsky, Heidelberg

Wichtiger Hinweis:

Wie jede Wissenschaft ist die Medizin ständigen Entwicklungen unterworfen. Forschung und klinische Erfahrung erweitern unsere Erkenntnisse, insbesondere was Behandlung und medikamentöse Therapie anbelangt. Soweit in diesem Werk eine Dosierung oder eine Applikation erwähnt wird, darf der Leser zwar darauf vertrauen, dass Autoren, Herausgeber und Verlag große Sorgfalt darauf verwandt haben, dass diese Angabe *dem Wissensstand bei Fertigstellung des Werkes* entspricht.
Für Angaben über Dosierungsanweisungen und Applikationsformen kann vom Verlag jedoch keine Gewähr übernommen werden. *Jeder Benutzer ist angehalten*, durch sorgfältige Prüfung der Beipackzettel der verwendeten Präparate und gegebenenfalls nach Konsultation eines Spezialisten festzustellen, ob die dort gegebene Empfehlung für Dosierungen oder die Beachtung von Kontraindikationen gegenüber der Angabe in diesem Buch abweicht. Eine solche Prüfung ist besonders wichtig bei selten verwendeten Präparaten oder solchen, die neu auf den Markt gebracht worden sind. *Jede Dosierung oder Applikation erfolgt auf eigene Gefahr des Benutzers.* Autoren und Verlag appellieren an jeden Benutzer, ihm etwa auffallende Ungenauigkeiten dem Verlag mitzuteilen.
Geschützte Warennamen (Warenzeichen) werden **nicht** besonders kenntlich gemacht. Aus dem Fehlen eines solchen Hinweises kann also nicht geschlossen werden, dass es sich um einen freien Warennamen handele.

© 1998, 2002 Georg Thieme Verlag
Rüdigerstraße 14, D-70469 Stuttgart
Unsere Homepage: www.thieme.de

Printed in Germany 2002

Satz: Hagedorn Kommunikation, Viernheim
Druck: Appl, Wemding

ISBN 3-13-126882-4   1   2   3   4   5

Inhalt

Teil B

Vorwort zur 2. Auflage

Obwohl an Lehrbüchern zur Untersuchung und Anamnese auf dem Markt kein Mangel herrscht, wurde die 1. Auflage dieses Buches aus dem Stand heraus zu einem Bestseller.

Nur 4 Jahre nach dem ersten Erscheinen ist trotz eines Nachdrucks eine Neuauflage erforderlich geworden. Wir glauben die Gründe dafür zu kennen. Zum einen wird den ärztlichen Basistechniken Anamnese und körperliche Untersuchung auch und gerade heute im Zeitalter der technisierten Medizin mit Recht große Bedeutung beigemessen. Zum anderen scheint das Konzept der Dualen Reihe in besonderer Weise die Bedürfnisse der Studenten nach didaktisch optimal aufbereiteter und optisch ansprechend gestalteter Informationsvermittlung zu treffen. Etwa 70 Medizinstudenten haben uns in minutiöser Kleinarbeit nach systematischer Lektüre und Analyse der Erstausgabe ihre Anregungen, Ergänzungswünsche und konstruktive Kritik übermittelt, wobei insbesondere auch viele Punkte des Gegenstandskatalogs für die Examensvorbereitung mit eingeflossen sind. Es blieb aber beileibe nicht nur bei der Pflicht, auch die Kür kam zu ihrem Recht. Viele Studenten äußerten die Meinung, es habe ihnen Spaß gemacht und es sei sogar stellenweise spannend gewesen, dieses Buch zu lesen. Bei einem medizinischen Lehrbuch betrachten wir das als höchstes Lob.

Nichts ist so gut, dass es nicht verbessert werden könnte. Wir haben die Kritik und die Änderungswünsche sorgfältig geprüft und viele Anregungen in der Neuauflage umgesetzt. Nachdem der Abschnitt Blickdiagnosen auf einhellige Zustimmung traf, haben wir diesen Teil noch erweitert. Der Georg Thieme Verlag hat die Attraktivität des Buches durch eine verbesserte graphische Gestaltung, die Einfügung eines Glossars von Fachtermini und eine CD zur Herz- und Lungenauskultation beträchtlich erhöht.

An erster Stelle bedanken wir uns diesmal bei den Studenten, die viel Zeit für Kritik und Anregungen aufgewendet haben. Ganz besonderer Dank gilt Frau Dr. Schöneborn vom Thieme Verlag für die intensive und konstruktive Bearbeitung der Neuauflage. Durch die Expertise und Erfahrung des gesamten Thieme-Teams ist ein Werk aus einem Guss entstanden, aus dem die Leser hoffentlich hohen Nutzen für Studium und Beruf, praktische Tätigkeit und die Rolle als Arzt ziehen.

München, im Juni 2002

Hermann S. Füeßl
Martin Middeke

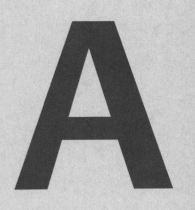

1 Allgemeine Aspekte der Begegnung zwischen Arzt und Patient

1   Allgemeine Aspekte der Begegnung zwischen Arzt und Patient

Die Begegnung zwischen Patient und Arzt in der Sprechstunde stellt einen höchst ungewöhnlichen Vorgang dar: Zwei Unbekannte mit meist sehr unterschiedlichen Voraussetzungen treffen sich ohne Zeugen zu einem vertraulichen Gespräch.
In die **Präsentation der Symptome** vonseiten des Patienten und die Perzeption des Gesagten vonseiten des Arztes fließen beider Erlebnisse, Gefühle, Herkunft, Bildungsstand, Gemütslage und Weltanschauungen mit ein.

Im Idealfall bildet das Verhältnis Arzt-Patient eine „Insel der Seligen" in der heute mehr denn je ausgeprägten Tendenz zu Misstrauen und Sich-Verstellen.

Sei es subjektiv durch vorhandene **Ängste**, sei es objektiv durch eine bedrohliche Krankheit – der Patient befindet sich gegenüber dem Arzt immer in einer unterlegenen Position.

Die Begegnung zwischen Patient und Arzt in der Sprechstunde stellt eigentlich einen höchst ungewöhnlichen Vorgang dar: Zwei Unbekannte mit meist sehr unterschiedlichen Voraussetzungen treffen sich ohne Zeugen zu einem vertraulichen Gespräch. Der eine lädt seine Last ab und gewährt dabei innerhalb von Sekunden dem anderen Einblicke in sein Innerstes, das er einem anderen Menschen, selbst seinem engsten Angehörigen, vielleicht nie preisgeben würde. Der andere ist professionell daran gewöhnt, Klagen zu hören, und versucht, alle seine natürlichen und erlernten Fähigkeiten zu nutzen, um dem Patienten zu helfen. In die **Präsentation der Symptome** vonseiten des Patienten und die Perzeption des Gesagten vonseiten des Arztes fließen beider Erlebnisse, Gefühle, Herkunft, Bildungsstand, Gemütslage und Weltanschauungen mit ein. Auch insofern ist die Begegnung einmalig und nicht wiederholbar. Dies ist übrigens einer der Gründe für die schlechte Reproduzierbarkeit von Anamnesen.

Im Idealfall bildet das Verhältnis zwischen Arzt und Patient eine „Insel der Seligen" in der heute mehr denn je ausgeprägten Tendenz zu Misstrauen und Sich-Verstellen. Gerade deshalb trägt der Arzt ein hohes Maß an Verantwortung, den ihm entgegengebrachten Vertrauensvorschuss und die Informationen nach bestem Wissen und in integrer Weise zum Wohl des Patienten zu nutzen.

Sei es subjektiv durch vorhandene **Ängste**, sei es objektiv durch eine bedrohliche Krankheit – der Patient befindet sich gegenüber dem Arzt immer in einer unterlegenen Position. Der professionelle Umgang mit dem Patienten und die institutionalisierte Beziehung zwischen Helfer und Hilfsbedürftigen bergen für den Arzt immanent die Gefahr, sich überlegen zu fühlen. Dieses Gefühl der Überlegenheit kann seinen Ausdruck in einem autoritären oder arroganten Verhalten des Arztes finden, das sich negativ auf die Arzt-Patienten-Begegnung auswirken wird.

 Merke

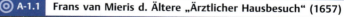 ▶ **Merke.** Der den Patienten umfassend betreuende Arzt – in einer Zeit zunehmender Spezialisierung nötiger denn je – darf sich nicht nur als kompetenten Fachmann verstehen, sondern muss auch **dem Patienten ein Gefühl von Empathie und Verbundenheit vermitteln.** Nur so wird aus einer Arzt-Patienten-Begegnung eine vielleicht dauerhafte Arzt-Patienten-Beziehung (Abb. **A-1.1**).

⊚ A-1.1

⊚ A-1.1   **Frans van Mieris d. Ältere „Ärztlicher Hausbesuch" (1657)**

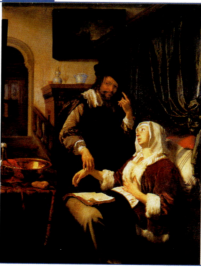

2 Ziele der Begegnung zwischen Arzt und Patient

Angestrebtes Ziel der Begegnung zwischen Arzt und Patient ist die Befreiung des Patienten von seinen Beschwerden, zumindest aber deren Linderung. Die demografische Entwicklung mit zunehmender Überalterung der Bevölkerung bringt es mit sich, dass eine „Heilung" im eigentlichen Wortsinn gerade im Bereich der Inneren Medizin eher die Ausnahme ist. Meist können funktionelle, degenerative und chronische Krankheiten nur in einer Art temporärer Balance gehalten werden. Dies bedeutet, dass die betroffenen Patienten über viele Jahre auf ihrem Lebensweg ärztlich begleitet werden müssen; je erfolgreicher die Medizin wird, um so länger.

„Ehe ein fähiger Arzt seinem Patienten eine Arznei verabreicht, macht er sich nicht nur mit der Krankheit, die er zu heilen gedenkt, vertraut, sondern auch mit den Lebensgewohnheiten und der Konstitution des kranken Menschen selbst." Dieses Wort Ciceros, obwohl mehr als 2000 Jahre alt, ist heute aktueller denn je und beleuchtet schlaglichtartig eines der wichtigsten Probleme der modernen Medizin.

Bei der ersten Begegnung ist es zunächst Aufgabe des Arztes, eine **erste Beziehung aufzubauen**, auf deren Basis ein vertrauensvolles Gespräch möglich ist. Dies wird erreicht durch höfliches, freundliches und zugewandtes Verhalten (s. S. 5). Kernpunkt des ersten Gesprächs ist die Gewinnung von Information durch den Arzt im Rahmen der Anamnese. Diese beginnt mit der Schilderung des führenden Symptoms.

> ▶ **Merke.** Versuchen Sie, durch gezieltes Nachfragen bei den Angaben des Patienten und durch Fragen zum Systemüberblick (s. S. 25) dem Patienten die Möglichkeit aufzuzeigen, seine Krankheit in Bezug auf seine gesamten Lebensumstände zu sehen.

Konzentriertes Zuhören und Fragen zur früheren Anamnese, Berufs- und Familienanamnese liefern nicht nur wichtige Informationen, sondern vermitteln auch dem Patienten den Eindruck von Gründlichkeit, Sorgfalt und Mitgefühl. Ähnliches gilt für die körperliche Untersuchung, die deshalb auch nicht vernachlässigt werden sollte, selbst wenn der Arzt die Wahrscheinlichkeit für gering hält, dabei entscheidende Hinweise für die Diagnose zu erhalten.

Am Ende der ersten Begegnung sollten Sie die erhobenen **Befunde mit dem Patienten besprechen** und ihm Ihre vorläufigen Überlegungen zum weiteren Vorgehen mitteilen. Gemeinsam müssen das diagnostische Vorgehen, evtl. auch schon die therapeutischen Maßnahmen und Ziele festgelegt werden. Anhand der Reaktion des Patienten erfahren Sie vieles über dessen Grundeinstellung zur Medizin an sich. Ist er eher kritisch gegenüber medizinischen Maßnahmen eingestellt, lässt er vertrauensvoll alles über sich ergehen, möchte er „letzte Sicherheit" durch apparative Diagnostik, neigt er zur Aggravation oder Dissimulation, bevorzugt er Zuwarten oder möchte er alles am liebsten operativ gelöst haben. Die denkbaren Möglichkeiten sind hier unbegrenzt. Anhand Ihres Verhaltens wird der Patient auch entscheiden, ob er mit Ihnen eine stillschweigende Übereinkunft erzielen kann oder nicht. Letztlich haben daher die meisten Ärzte die Patienten, die am besten zu ihnen passen – ein Phänomen, das beim Wechsel von Praxisinhabern immer wieder zutage tritt.

Die hier geschilderten Gesichtspunkte spielen vor allem beim geplanten Arztbesuch in der Praxis eine Rolle. Sie treffen prinzipiell aber auch auf Patienten im Krankenhaus, in der Notaufnahme oder beim Hausbesuch zu, wenngleich sich die Gewichtung verschiebt: Kommt ein Patient mit starken abdominellen oder Thoraxschmerzen, so wird man sich zunächst auf das akute Problem konzentrieren. Die Variationsbreite der ärztlichen Vorschläge und die Entschei-

2   Ziele der Begegnung zwischen Arzt und Patient

Angestrebtes Ziel der Begegnung zwischen Arzt und Patient ist die Befreiung des Patienten von seinen Beschwerden, zumindest aber deren Linderung.

Bei der ersten Begegnung sollte der Arzt eine **erste Beziehung aufbauen**, auf deren Basis ein vertrauensvolles Gespräch möglich ist (s. S. 5). Kernpunkt des ersten Gesprächs ist die Gewinnung von Information durch den Arzt im Rahmen der Anamnese.

◀ **Merke**

Konzentriertes Zuhören und Fragen zur früheren Anamnese, Berufs- und Familienanamnese liefern wichtige Informationen und vermitteln dem Patienten den Eindruck von Sorgfalt und Mitgefühl. Ähnliches gilt für die körperliche Untersuchung.

Am Ende der ersten Begegnung sollten Sie die erhobenen **Befunde mit dem Patienten besprechen** und ihm Ihre vorläufigen Überlegungen zum weiteren Vorgehen mitteilen. Gemeinsam müssen diagnostisches Vorgehen, evtl. auch schon therapeutische Maßnahmen und Ziele festgelegt werden.
Anhand Ihres Verhaltens wird der Patient auch entscheiden, ob er mit Ihnen eine stillschweigende Übereinkunft erzielen kann oder nicht. Letztlich haben daher die meisten Ärzte die Patienten, die am besten zu ihnen passen.

dungsmöglichkeiten des Patienten sind aus begreiflichen Gründen geringer, psychosoziale Aspekte spielen im Gespräch zunächst noch keine Rolle.

▶ **Merke.** Das **Ziel der ersten Begegnung** zwischen Arzt und Patient ist erreicht, wenn
- Der Arzt den Patienten so weit führen konnte, dass er seine Entscheidungen auf brauchbare Informationen stützen kann
- der Arzt Einblick in die Persönlichkeit des Patienten gewinnen konnte
- sich zwischen Arzt und Patient ein Vertrauensverhältnis aufzubauen beginnt
- dem Patienten das Gefühl der kompetenten Beratung, der klaren Perspektive, vielleicht auch nur etwas Trost, Hoffnung und Empathie vermittelt wurde
- der Patient die Gelegenheit hatte, sich im Sinne einer Katharsis auszusprechen.

Der letzte Punkt leitet bereits zur Therapie über, noch ehe eine spezifisch therapeutische Maßnahme vorgenommen wurde.

3 Grundregeln der Arzt-Patienten-Kommunikation

3   Grundregeln der Arzt-Patienten-Kommunikation

Nicht selten beginnt die Beziehung zu einem Patienten mit einer telefonischen oder mündlichen Terminabsprache. Ein möglichst frühzeitiger Termin, der dann auch tatsächlich eingehalten wird, legt den Grundstein für die weitere vertrauensvolle Zusammenarbeit mit dem Patienten.

Oft beginnt die Beziehung zum Patienten mit einer Terminabsprache

> ▶ **Merke.** Auch in der Hektik des Alltags sollten Sie sich immer wieder Folgendes ins Gedächtnis rufen: Für Sie als Arzt bedeutet der anstehende Kontakt mit einem Patienten meist nur einen routinemäßigen Vorgang in der langen Kette von Begegnungen, die der „Job" mit sich bringt; für den Patienten kann der Kontakt mit dem Arzt ein ganz außergewöhnliches Ereignis darstellen, das er vielleicht seit langem vor sich herschiebt, da es für ihn mit Ängsten und Ungewissheit beladen ist. Seien Sie sich daher, so schwer es auch fallen mag, immer wieder der Einmaligkeit dieser Begegnung bewusst!

◀ Merke

Bevor Sie das erste Gespräch mit einem Patienten beginnen, sollten Sie sich die **verfügbaren Informationen ansehen und einprägen.** Dazu gehören z. B. die persönlichen Daten auf dem Krankenschein wie Alter, Geschlecht, Familienstand, Wohnort, Beruf, Krankenkasse usw. Der Erfahrene kann allein aufgrund dieser Daten die möglichen Diagnosen anhand epidemiologischer Grundkenntnisse einengen. Besonders wichtig ist es zu wissen, ob und warum der Patient von einem anderen Arzt überwiesen wurde, welches Ergebnis früher durchgeführte Untersuchungen hatten und welche Diagnosen bereits von anderen Ärzten gestellt wurden. Dadurch sparen Sie nicht nur viel Zeit, sondern vermitteln auch dem Patienten das Gefühl, Sie hätten sich mit „seinem Fall" bereits beschäftigt. Allerdings ist es wichtig, dem Patienten die Quellen Ihrer Vorkenntnisse zu nennen, z. B. den Überweisungsschein, frühere Arztbriefe, Telefonate mit vorbehandelnden Ärzten, unter Umständen auch einmal Angehörige.

Zu Beginn des Kontakts sollten Sie den Patienten mit einem **Händedruck begrüßen** und sich mit Namen und Funktion vorstellen. Insbesondere Medizinstudenten, Ärzte im Praktikum und Vertreter des ständigen Arztes sollten **keine Unklarheiten über ihre Stellung lassen**. Es klingt banal, doch muss der Arzt sich dazu selbstverständlich von seinem Stuhl erheben. Leider werden die Grundformen der Höflichkeit im Alltag von Kliniken und Praxen nicht immer eingehalten. Als Faustregel kann gelten, den Patienten so zu behandeln, wie der Inhaber eines Geschäfts mit einem guten Kunden umgehen würde. Man stelle sich auch immer wieder vor, wie man selbst behandelt werden möchte, wenn die Rollen einmal vertauscht sind. Die Vorstellung ist beim Arzt-Patienten-Kontakt mehr als eine gesellschaftliche Pflichtübung: Sie versucht vielmehr eine Vertrauenssituation zu schaffen, in der sich der Patient öffnen kann. Es gibt nur wenige Menschen, die sich als Patienten einer Institution, z. B. eines Krankenhauses oder einer Poliklinik empfinden; vielmehr legen die meisten Wert darauf, Patient bei Dr. XY zu sein. Dieses Verhältnis ist dabei gar nicht an die Qualifikation des Arztes gebunden und kann sich unter Umständen auch schon auf Studenten im Praktischen Jahr oder Ärzte im Praktikum beziehen. Häufig sind es gerade die jüngsten Kollegen, die durch ein zugewandtes, noch durch keinen Dünkel geprägtes Verhalten das besondere Vertrauen von Patienten gewinnen. Daraus wird ersichtlich, welchen wichtigen Beitrag das persönliche Verhalten des Arztes für die Begründung eines vertrauensvollen Verhältnisses leistet.

Zum höflichen und zugewandten Umgang mit dem Patienten gehört es, die **formelle Anrede** wie „Frau Meier" oder „Herr Schmidt" zu **benutzen**. In Ausdrücken wie „Opa" für einen älteren Herrn oder „Mutter" für eine alte Dame liegt ein Moment der Demütigung und Depersonalisation, das nicht dadurch abgemildert wird, dass viele Patienten sich an diese Redewendungen in langjähriger Erfahrung mit Ärzten gewöhnt haben. Wann immer möglich, sollten Sie zumin-

Bevor Sie das erste Gespräch mit einem Patienten beginnen, sollten Sie sich die **verfügbaren Informationen ansehen und einprägen.** Dazu gehören z. B. die persönlichen Daten. Besonders wichtig ist es zu wissen, ob und warum der Patient von einem anderen Arzt überwiesen wurde, welches Ergebnis früher durchgeführte Untersuchungen hatten und welche Diagnosen bereits von anderen Ärzten gestellt wurden.

Zu Beginn des Kontakts sollten Sie den Patienten mit einem **Händedruck begrüßen** und sich mit Namen und Funktion vorstellen. Insbesondere Medizinstudenten, Ärzte im Praktikum und Vertreter des ständigen Arztes sollten **keine Unklarheiten über ihre Stellung lassen**. Es klingt banal, doch muss der Arzt sich dazu selbstverständlich von seinem Stuhl erheben.

Zum höflichen und zugewandten Umgang mit dem Patienten gehört es, die **formelle Anrede** wie „Frau Meier" oder „Herr Schmidt" zu **benutzen**. In Ausdrücken wie „Opa" für einen älteren Herrn oder „Mutter" für eine alte Dame liegt ein Moment der Demütigung und Depersonalisation.

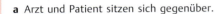

A-3.1   Mögliche Sitzpositionen beim Anamnesegespräch

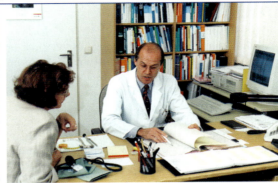

a Arzt und Patient sitzen sich gegenüber.   **b** Der Patient sitzt neben dem Schreibtisch.

Die **Atmosphäre** ist von größter Bedeutung für den **Abbau emotionaler Barrieren**. Ohne sie kommt eine fruchtbare Kommunikation nicht zustande. Dazu gehört, dass Sie **Störungen** (v. a. Telefonate) möglichst von sich **fern halten**. Im Allgemeinen werden Sie an einem Schreibtisch dem Patienten gegenüber sitzen (Abb. **A-3.1a**). Der Schreibtisch kann aber auch den Charakter einer Barriere gewinnen. Dann ist es günstiger, wenn der Patient neben dem Schreibtisch sitzt (Abb. **A-3.1b**).

Vermeiden Sie unbedingt den Eindruck, Sie stünden unter Zeitdruck – obwohl Sie das meist sein werden.

Den ersten Sekunden der Kommunikation zwischen Arzt und Patient einschließlich der korrekten Anrede und Begrüßung kommt entscheidende Bedeutung zu.

dest bei der Vorstellung nicht schon ungleiche Machtverhältnisse andeuten. Bedenken Sie, dass der Patient sich ohnehin durch Offenbarung seiner tiefsten Ängste seinem Arzt gegenüber zumindest vorübergehend in eine untergeordnete, abhängige Position begibt. Wer würde je bei geschäftlichen Verhandlungen eingangs darauf hinweisen, er habe Eheprobleme, oder auf einer Party verkünden, er sei inkontinent.

Die **Atmosphäre**, in der die Anamneseerhebung stattfindet, ist von größter Bedeutung für den **Abbau emotionaler Barrieren**. Ohne sie kommt eine fruchtbare Kommunikation nicht zustande. Vermitteln Sie dem Patienten den Eindruck, Sie stünden nun voll zu seiner Verfügung, nichts sei Ihnen im Augenblick wichtiger, als ihm zuzuhören. Dazu gehört, dass Sie **Störungen** des Gesprächs, vor allem Telefonate, soweit wie möglich von sich **fern halten**. Im Allgemeinen werden Sie an einem Schreibtisch dem Patienten gegenüber sitzen (Abb. **A-3.1a**). Diese Stellung hat zwar den Vorteil, dass Sie dem Patienten gut in die Augen sehen können, wenn Sie den Blick kurz von Ihren Notizen erheben. Allerdings kann der Schreibtisch bei entsprechender Größe auch den Charakter einer Barriere zwischen Ihnen und dem Patienten gewinnen. In dieser Hinsicht ist es günstiger, wenn der Patient neben dem Schreibtisch sitzt (Abb. **A-3.1b**). **Vermeiden Sie unbedingt den Eindruck, Sie stünden unter Zeitdruck** – obwohl Sie das meist sein werden. Dazu gehört, dass Sie nicht im Stehen mit dem Patienten sprechen, sich nicht auf die Tür zubewegen, nicht unruhig von einem Fuß auf den anderen treten usw. Seine Ungeduld nicht zu zeigen, kann sehr anstrengend sein, und nicht wenigen Kollegen fällt es schwer, bei umständlichen oder weitschweifigen Patienten über längere Zeit die Contenance zu bewahren. Sie sollten aber dem Patienten auch nicht unbeschränkt Zeit geben, sonst werden Sie evtl. mit irrelevanter Information überschüttet. Manchmal ist es erforderlich, den Patienten in seinem Redefluss zu unterbrechen, doch sollten Sie nicht zu oft zu diesem Mittel greifen.

Die ersten Sekunden der Kommunikation zwischen Arzt und Patient einschließlich der korrekten Anrede und Begrüßung entscheiden darüber, wie weit sich der Patient Ihnen gegenüber öffnet, inwieweit er Ihren diagnostischen und therapeutischen Ratschlägen folgen und wie zufrieden er letztlich mit Ihnen als Arzt sein wird.

Zur Einleitung des Gesprächs und zur Technik des Anamnesegesprächs siehe Kapitel A 4 und A 5 (S. 12, 14).

3.1 Sprache des Arztes – patientenadaptierte Kommunikation

Die Vorinformation, die der Arzt von einem Patienten hat, und der erste persönliche Eindruck sollten mitbestimmend für die Form der Kommunikation sein. Eine Marktfrau wird an ihren Arzt andere Erwartungen stellen und bedarf anderer Worte als der Direktor eines Unternehmens, zwischen dem 25-jährigen Studenten mit Prüfungsangst und einer 75-jährigen Witwe mit Typ-II-Diabetes liegen Welten. Allerdings werden Höflichkeit, Freundlichkeit und Zugewandtheit des Arztes nicht schichten- oder altersspezifisch, sondern von jedem Menschen als angenehm empfunden. Lassen Sie den Patienten seine Beschwerden in den ersten Minuten des anamnestischen Gesprächs frei und ohne Unterbrechung vortragen. Aus der Art der spontanen Schilderung werden Sie schnell **herausfinden**, wie informiert er ist, **welches Verständnis er selbst von seinen Beschwerden hat**, ob er mehr zur neutralen präzisen Beobachtung, zur fortlaufenden Interpretation oder zur mystisch-okkulten Betrachtungsweise neigt. Sie erhalten Informationen über seinen Bildungshintergrund und seine Artikulationsfähigkeit, so dass Sie Ihre Gesprächsführung und Ihre Formulierungen darauf abstimmen können. Manchmal werden Sie nur aus Untertönen erfahren, ob der Patient voller Zutrauen oder voller Skepsis gegenüber der wissenschaftlichen Medizin ist oder ob er eher alternativen Heilmethoden anhängt.

Bei jungen Medizinern kann man oft erleben, dass sie **Hemmungen** vor einem **direkten Ansprechen der Probleme** haben, Zuflucht in einem **falschen Abstraktionsgrad** suchen und damit unverständliche Informationen geben. Was versteht man unter einem relativ geringen Risiko (relativ wozu?), einem optimalen Therapieerfolg (welchen Erfolg konkret?), einem minimalen Eingriff (was geschieht dabei wirklich?). Die **abstrakte Ausdrucksweise** erfordert das ständige Mitdenken des Gesprächspartners, da er ständig die verschiedenen konkreten Möglichkeiten in Betracht ziehen muss, will er den wirklichen Inhalt der Ausführungen erfassen. Auch eine **zu starke Konkretisierung** kann mehr verwirren als aufklären. Wenn Sie dem Patienten jedes kleinste Detail eines diagnostischen Eingriffs oder einer pathophysiologischen Überlegung erklären, wird er am Ende „den Wald vor lauter Bäumen nicht mehr sehen". Es hat sich gezeigt, dass Patienten selbst nach kurzer Zeit nur einen kleinen Anteil dessen wiedergeben können, was ihnen der Arzt mitgeteilt hat.

▶ **Merke.** Der Mensch ist ein Augenwesen. Versuchen Sie, durch **Vergleiche und Beispiele** möglichst anschaulich zu sein und durch einfache bildliche Darstellungen dem Patienten zu erklären, was Sie sagen wollen. Hinter vermeintlich so komplizierten Wörtern wie einer perkutanen transluminalen Angioplastie oder einer endoskopischen Konkrementextraktion verbirgt sich nichts anderes, als dass „verstopfte Rohre wieder durchgängig gemacht werden". Selbst Autoimmunerkrankungen lassen sich mit einfachen Worten erklären.

Vermeiden Sie medizinische Fachtermini und Ausdrücke des Klinikjargons sowie Abkürzungen im Gespräch mit dem Patienten. Wenn Sie fragen, ob der Test positiv war, denkt mancher Patient genau das Gegenteil dessen, was Sie darunter verstehen. Ausdrücke wie Rezidiv, lokal, intermittierend, Orthostase, BKS etc. werden von den wenigsten Patienten im korrekten medizinischen Sinn aufgenommen.

Stammen Arzt und Patient aus derselben Gegend, so kann der **Gebrauch eines lokalen Dialekts** oder zumindest eines lokalen Sprachkolorits **bei bestimmten Patienten** zum Aufbau einer guten Beziehung zwischen Arzt und Patient nützlich sein. Möglicherweise artikuliert der Patient eher seine Sorgen und Nöte, wenn er in seinem vertrauten Dialekt mit einem Arzt spricht, bei dem er sich im wahrsten Sinne des Wortes voll „verstanden" fühlt. Verwenden Sie dieses Mittel, falls sich die Möglichkeit dazu ergibt.

3.1 Sprache des Arztes – patientenadaptierte Kommunikation

Lassen Sie den Patienten seine Beschwerden in den ersten Minuten des anamnestischen Gesprächs frei und ohne Unterbrechung vortragen. Aus der Art der spontanen Schilderung werden Sie schnell **herausfinden**, wie informiert er ist, **welches Verständnis er selbst von seinen Beschwerden hat**, ob er mehr zur neutralen präzisen Beobachtung, zur fortlaufenden Interpretation oder zur mystisch-okkulten Betrachtungsweise neigt. Sie erhalten Informationen über seinen Bildungshintergrund und seine Artikulationsfähigkeit, so dass Sie Ihre Gesprächsführung und Ihre Formulierungen darauf abstimmen können.

Sowohl eine Zuflucht des Arztes in einen **falschen Abstraktionsgrad** (z. B. relativ geringes Risiko: „Was ist ein relativ geringes Risiko"? Relativ wozu?) als auch eine **zu starke Konkretisierung** kann mehr verwirren als aufklären. Wenn dem Patient z. B. jedes kleinste Detail eines diagnostischen Eingriffs erklärt wird, wird er bald „den Wald vor lauter Bäumen nicht mehr sehen".

◀ Merke

Vermeiden Sie medizinische Fachtermini und Ausdrücke des Klinikjargons sowie Abkürzungen im Gespräch mit dem Patienten.

Stammen Arzt und Patient aus derselben Gegend, so kann der **Gebrauch eines lokalen Dialekts** oder zumindest eines lokalen Sprachkolorits **bei bestimmten Patienten** zum Aufbau einer guten Beziehung zwischen Arzt und Patient nützlich sein.

Die Art, wie Sie mit Patienten sprechen, wird geprägt von Ihrem Eindruck, den Sie von seiner Persönlichkeit haben **(patientenadaptierte Kommunikation)**. Autoritätsgläubige, eher infantil strukturierte Patienten mit geringem Informationsgrad empfinden es oft als angenehm, sich vertrauensvoll in die Hände eines Arztes zu begeben.

Die Art und Weise, wie Sie mit Patienten sprechen, wird geprägt von Ihrem Eindruck, den Sie von der Persönlichkeit des Patienten haben **(patientenadaptierte Kommunikation)**. Autoritätsgläubige, eher infantil strukturierte Patienten mit geringem allgemeinen Informationsgrad empfinden es durchaus als angenehm, wenn sie sich vertrauensvoll in die Hände eines Arztes begeben können („Herr Doktor, Sie werden schon wissen, was für mich am Besten ist, schließlich sind Sie der Arzt."). Bei diesen Patienten kann man es sich durchaus erlauben, den „großen allwissenden Heiler" zu spielen, und es bedarf keiner langatmigen Erklärungen der eigenen Vorschläge und Entscheidungen. Dieser Typus des Patienten wird allerdings immer seltener und dürfte vielleicht sogar bald aussterben.

Zunehmend häufiger erlebt der Arzt heute den **gut informierten Patienten**. Er fordert vom Arzt wesentlich mehr Zeit und Zuwendung, will alles detailliert erklärt haben und neigt eher zu Skepsis und Aggression. Er wünscht Garantien, Sicherheiten, exakte Vorhersagen und konsultiert daher oft mehrere Ärzte wegen desselben Problems. Hinter solchen Verhaltensweisen stehen oft große Ängste.

Zunehmend häufiger erlebt der Arzt heute den **gut informierten Patienten**, der sich aus der Presse, anhand von Fachliteratur und Internet und durch Gespräche im Bekanntenkreis kundig, oft „pseudokundig" gemacht hat. Er fordert vom Arzt wesentlich mehr Zeit und Zuwendung, will alles detailliert erklärt haben und neigt eher zu Skepsis und Aggression. Dieser Patiententypus tendiert dazu, das aus dem Geschäftsleben gewohnte Verhalten auf das Arzt-Patienten-Verhältnis zu übertragen. Er wünscht Garantien, Sicherheiten, exakte Vorhersagen und konsultiert daher oft mehrere Ärzte wegen desselben Problems. Im Hintergrund steht dabei gelegentlich der Rechtsanwalt. Zwar machen solche Patienten das Leben des Arztes nicht leichter, jedoch darf man nicht vergessen, dass hinter solchen Verhaltensweisen oft bei weitem größere Ängste stehen als beim vertrauensseligen Typus. Die Kenntnis auch der seltensten Komplikation einer Therapie und die Skepsis gegenüber dem Beruf des Arztes bei gleichzeitig bestehendem Leidensdruck bringt diesen Patient oft in schwere Konflikte. Er lehnt sich gegen die in jeder Krankheit immanente Tendenz zur Regression auf und reagiert zunächst meist aggressiv.

In solchen Fällen ist es für den Arzt zunächst einmal wichtig, mit seinen Vorschlägen wirklich auf der Höhe der derzeitigen medizinischen Erkenntnisse zu sein. Dies stellt die Basis für den Aufbau eines Vertrauensverhältnisses zu diesen Patienten dar.

In solchen Fällen ist es für den Arzt zunächst einmal wichtig, mit seinen Vorschlägen wirklich auf der Höhe der derzeitigen medizinischen Erkenntnisse zu sein. Dies stellt die Basis für den Aufbau eines Vertrauensverhältnisses zu diesen Patienten dar. Die Sprache des Arztes sollte eher technisch und wissenschaftlich orientiert sein. Man hüte sich auch davor, den allwissenden Medizinmann zu spielen, der keine fremden Götter neben sich duldet – im Gegenteil: Hier sollte man eher aktiv vorschlagen, noch mit einem anderen Kollegen zu sprechen, und vielleicht sogar den Weg dazu bahnen, falls der Patient dies wünscht. Patienten mit dieser Grundstruktur wollen aktiv in den Entscheidungsprozess mit einbezogen werden. Man vergesse aber nie, dass der Patient letztlich der Betroffene ist und sich oft in großer Entscheidungsnot befindet, ob er einem ärztlichen Rat folgen soll oder nicht.

3.2 Verhältnis Arzt – Patient

Das Verhältnis zwischen Arzt und Patient wird durch viele Faktoren beeinflusst. Grundstein für eine fruchtbare Zusammenarbeit ist, **das Vertrauen** des Patienten durch zugewandtes, mitfühlendes Zuhören, individuell angepasste Beratung und mitmenschliche Begleitung zu **gewinnen**. Diese ideale Vorstellung findet ihre Grenzen in der Persönlichkeit des Arztes und in dessen persönlichen Bedürfnissen. Von keinem Arzt kann man erwarten, sich generell und jederzeit mit den Leiden und Nöten eines Patienten zu identifizieren. Würde er dies tun, so wäre er physisch und psychisch bald nicht mehr in der Lage, seinen Beruf auszuüben. Tatsächlich leiden viele Ärzte unter dem sog. **„Helfer-Syndrom"**. Darunter versteht man das ständige Insuffizienzgefühl von medizinischem Personal, nicht allen Patienten in für beide Seiten zufriedenstellender Weise helfen zu können, obwohl viele unter dieser Prämisse ihren Beruf gewählt haben. Dabei werden auch eigene intensive Versorgungswünsche auf den Patienten projiziert und mehr oder weniger bei dessen Versorgung befriedigt. Möglicherweise sind u. a. deshalb Ärzte die Berufsgruppe mit einer der höchsten Raten an Suizid und Alkoholismus.

3.2   Verhältnis Arzt – Patient

Grundstein für eine fruchtbare Zusammenarbeit ist, **das Vertrauen des Patienten** durch zugewandtes, mitfühlendes Zuhören, individuelle Beratung und mitmenschliche Begleitung zu **gewinnen**. Kein Arzt kann sich jederzeit mit den Leiden und Nöten eines Patienten identifizieren, sonst wäre er physisch und psychisch bald nicht mehr in der Lage, seinen Beruf auszuüben. Tatsächlich leiden viele Ärzte unter dem sog. **„Helfer-Syndrom"**, d. h. dem ständigen Insuffizienzgefühl, nicht allen Patienten in für beide Seiten zufriedenstellender Weise helfen zu können.

Die Lösung dieses Problems kann nur darin liegen, dass das potenziell nie endende persönliche Engagement Grenzen finden muss. Aus Gründen der Selbsterhaltung muss der Patient für den Arzt letztlich ein „Fall" sein. Die ärztliche Kunst der Patientenführung besteht darin, den Patienten dieses „Fallsein" nicht spüren zu lassen. Auch das vertraulichste Gespräch muss ein Ende finden, niemand hat unbegrenzt Zeit. Man versäume nicht, dies dem Patienten auch klarzumachen, selbst auf die Gefahr hin, den einen oder anderen zu enttäuschen. Patienten, die dafür kein Verständnis haben, wird man früher oder später enttäuschen müssen.

Das Arzt-Patienten-Verhältnis sollte von **zugewandter Distanz** geprägt sein. Durch allzu große Nähe und beliebige Verfügbarkeit beraubt man sich selbst seiner ärztlichen Autorität, die wohlverstanden ein wichtiges Instrument erfolgreicher Patientenführung ist. Nicht zuletzt deshalb enden Behandlungen von nahen Verwandten oft mit einem Missklang.

Es wäre fatal, würde der Arzt versuchen, seine eigene Persönlichkeit zu verbiegen oder sich zu verstellen. Sie können keinen Menschen voll verstehen und erfassen, und **mit einigen Patienten werden Sie nie eine vertrauensvolle Basis finden**. Spürt man das, so sollte man das auch dem Patienten mitteilen, falls er die Behandlung nicht von sich aus abbricht. In aller Regel finden aber die meisten Patienten den Arzt, der zu ihnen passt und umgekehrt. Dies wird aus mehreren repräsentativen Umfragen der letzten Jahre deutlich. Bei aller öffentlichen Kritik an „der Ärzteschaft" fühlen sich doch die meisten Befragten von „ihrem Arzt" gut bis sehr gut betreut.

Das Arzt-Patienten-Verhältnis ist in der pluralistischen Informationsgesellschaft nicht leichter geworden. Der Sturz des „Halbgottes in Weiß" bringt für Ärzte und Patienten ebenso viel neue Probleme mit sich, wie man alte gelöst glaubte.

3.3 Der Arzt als Ratgeber, Vorbild, Freund

Ebenso wie Sie den Patienten während des gesamten Anamnesegesprächs beobachten und sich ein Urteil über seine Persönlichkeit bilden, so wird auch er Sie beobachten und einschätzen. Durch Ihre Worte und Ihr Verhalten liefern Sie dem Patienten unbewusst eine Fülle von Informationen über sich. In der Sprechstundensituation, vor allem aber während der Visite im Krankenhaus, stehen Sie für den Patienten im Rampenlicht, und jedes Ihrer Worte, jede Ihrer Gesten wird vom Patienten wahrgenommen, beurteilt und interpretiert. Viele junge Ärzte machen sich nicht bewusst, welche Konsequenzen in den Augen des Patienten die scheinbar unwichtigsten Floskeln haben können. Bedenken Sie, dass der Vorgang, der für Sie professionelle Routine ist, für den Patienten zum zentralen Ereignis der kommenden Wochen werden kann. Man hüte sich vor missverständlichen Formulierungen, gedankenlos ausgesprochenen Sätzen und vor allem vor Formulierungen, die vom Patienten als Spott empfunden werden können.

Sie werden die Akzeptanz Ihrer Ratschläge sicher erhöhen, wenn der Patient den Eindruck hat, dass Sie Ihr Leben selbst danach gestalten. Gerade mit Geboten zur Diätetik im klassischen Sinn einer gesunden Lebensführung werden Sie wenig Gehör finden, wenn Sie selbst offensichtlich dagegen verstoßen. Der Musikkritiker muss zwar das hohe C nicht besser singen können als der Startenor; dennoch wirkt ein Arzt mit 30 % Übergewicht, der seinem Patienten eine Reduktionsdiät erklären soll, leicht unglaubwürdig. Ähnlich, wenngleich weniger für den Patienten offensichtlich, verhält es sich mit Rauchen, Alkoholkonsum oder leichtfertiger Einnahme von Psychopharmaka.

Die Funktion eines Ratgebers in vielen Lebenslagen, vielleicht auch eines Freundes, haben sich viele Ärzte in der Praxis erarbeitet, die „Hausärzte" im besten Sinn des Wortes sind. Noch treffender für dieses sehr vertrauliche Verhältnis ist der amerikanische Begriff des „Family Doctor". Bedenken Sie, dass Sie mit Ihrer ärztlichen Tätigkeit, ob Sie es wollen oder nicht, auch **indirekt einen Ein-**

Die Lösung dieses Problems kann nur darin liegen, dass das persönliche Engagement Grenzen finden muss. Aus Gründen der Selbsterhaltung muss der Patient für den Arzt letztlich ein „Fall" sein. Die ärztliche Kunst der Patientenführung besteht darin, den Patienten dieses „Fallsein" nicht spüren zu lassen.

Das Verhältnis sollte von **zugewandter Distanz** geprägt sein. Durch zu große Nähe und beliebige Verfügbarkeit beraubt man sich seiner ärztlichen Autorität.

Es wäre fatal, würde der Arzt versuchen, seine eigene Persönlichkeit zu verbiegen oder sich zu verstellen. Sie können keinen Menschen voll verstehen und erfassen, und **mit einigen Patienten werden Sie nie eine vertrauensvolle Basis finden**. Spürt man das, so sollte man das auch dem Patienten mitteilen, falls er die Behandlung nicht von sich aus abbricht.

3.3   Der Arzt als Ratgeber, Vorbild, Freund

So wie Sie den Patienten während des Anamnesegesprächs beobachten und sich ein Urteil über ihn bilden, so wird auch er Sie beobachten und einschätzen. In der Sprechstundensituation, v. a. aber während der Visite im Krankenhaus, stehen Sie für ihn im Rampenlicht, und jedes Ihrer Worte, jede Ihrer Gesten wird wahrgenommen, beurteilt und interpretiert. Bedenken Sie, dass der Vorgang, der für Sie professionelle Routine ist, für den Patienten zum zentralen Ereignis der kommenden Wochen werden kann.

Sie werden die Akzeptanz Ihrer Ratschläge sicher erhöhen, wenn der Patient den Eindruck hat, dass Sie Ihr Leben selbst danach gestalten.

Bedenken Sie, dass Sie mit ihrer ärztlichen Tätigkeit, ob Sie es wollen oder nicht, auch **indirekt einen Einfluss auf das** engste (Familie) und weitere (Arbeitsplatz) soziale **Umfeld des Patienten** nehmen.

fluss auf das engste (Familie) und weitere (Arbeitsplatz) soziale **Umfeld des Patienten** nehmen. So gesehen, hat auch die höchst private Begegnung zwischen Arzt und Patient einen gesamtgesellschaftlichen Einfluss.

3.4   Empathie und Affekt

▶ **Definition**

3.4 Empathie und Affekt

▶ **Definition.** Unter Empathie versteht man die Bereitschaft und die Fähigkeit, sich in die Einstellung und Probleme anderer Menschen einzufühlen.

Der Arzt sollte sich davor hüten, durch ein Versinken in den emotionalen Regungen des Patienten (Freude, Schmerz, Trauer) zu sehr beeinflusst zu werden. Schulen Sie Ihr Einfühlungsvermögen, indem Sie sich fragen, wie Sie selbst in der Lage des Patienten reagieren würden, und zeigen Sie das Ihrem Patienten auch. Das kann durch mitfühlende Gesten oder Worte geschehen. Versuchen Sie nicht, jeden emotionalen Ausbruch des Patienten wie Trauer, Weinen, Schreien usw. gleich zu unterdrücken. Vielleicht kommt der Patient gerade deshalb zu Ihnen.

Im Unterschied zur Sympathie vermeidet man bei der Haltung der Empathie eine bewertende Zustimmung zu Einstellungen, Gefühlen, Ideen oder Handlungen eines Menschen. Der Arzt sollte sich davor hüten, in seiner Handlungsweise durch ein Versinken in den emotionalen Regungen des Patienten (Freude, Schmerz, Trauer) zu sehr beeinflusst zu werden. Eine vollständige Trennung zwischen affektiven Regungen beim Arzt und seinen Entscheidungen kann keinem Arzt ganz gelingen. So wird man mit der Indikation zu invasiven Untersuchungen selbst bei objektiver medizinischer Notwendigkeit bei sehr ängstlichen Patienten zurückhaltender sein als bei zuversichtlichen, vielleicht sogar fordernden Patienten. Dennoch empfiehlt es sich, seine medizinische Handlungsfähigkeit durch die Haltung einer **mitfühlenden Distanz** zu bewahren. Schulen Sie Ihr Einfühlungsvermögen, indem Sie sich fragen, wie Sie selbst in der Lage des Patienten reagieren würden, und zeigen Sie das Ihrem Patienten auch. Das kann durch mitfühlende Gesten oder Worte geschehen. Scheuen Sie sich nicht, Ihren Patienten auch einmal anzufassen, die Hand zu geben oder ihm den Arm auf die Schulter zu legen. Versuchen Sie nicht, jeden emotionalen Ausbruch des Patienten wie Trauer, Weinen, Schreien usw. gleich zu unterdrücken. Vielleicht kommt der Patient gerade deshalb zu Ihnen. Es wäre der falsche Weg, hier nur die technologischen Lösungen der Medizin anzubieten, die in vielen Situationen ohnehin nur Scheinlösungen sein können. Bedenken Sie, dass der Kranke von der Stunde des Auftretens der Beschwerden nicht mehr der gleiche Mensch ist wie zuvor.

Auch die Reaktion des Arztes auf das Verhalten von Patienten ist durch seine Tagesform beeinflusst. Je mehr Sie sich der Mechanismen von **Übertragung** und **Gegenübertragung** bewusst sind, um so besser werden Sie in der Lage sein, Ihre Gefühle zu kontrollieren. Lernen Sie die Punkte zu erkennen, über die zu sprechen Ihnen unangenehm ist. Für ein langfristig fruchtbares Arzt-Patienten-Verhältnis sollten Sie versuchen, möglichst konsequent eine freundlich-zugewandte, einfühlsame, jedoch sachlich-distanzierte Haltung einzunehmen.

Wie jeder Patient Stimmungen, Gefühle und Launen hat, so gilt das auch für den Arzt selbst. Auch seine Reaktion auf das Verhalten von Patienten ist durch seine Tagesform beeinflusst. Je mehr Sie sich der Mechanismen von **Übertragung** und **Gegenübertragung** bewusst sind, um so besser werden Sie in der Lage sein, Ihre Gefühle zu kontrollieren. Lernen Sie auch die Punkte zu erkennen, über die zu sprechen Ihnen selbst unangenehm ist und auf die Sie evtl. mit Abwehr, Rückzug, Aggression oder Verlegenheit reagieren. Im Idealfall gelingt es Ihnen sogar, aus den Gefühlen, die ein Patient bei Ihnen hervorruft, diagnostische Schlüsse zu ziehen. Zum Beispiel können Patienten in Ihnen Mitleidsgefühle, Insuffizienzgefühle oder Gefühle des Bewundertwerdens erzeugen und Sie auf diese Weise in Ihren Entscheidungen zu manipulieren versuchen. Gestehen Sie sich diese Gefühle ein, sprechen Sie auch mit Kollegen darüber, aber lassen Sie sich davon nicht überwältigen. Für ein langfristig fruchtbares Arzt-Patienten-Verhältnis sollten Sie versuchen, in allen Situationen möglichst konsequent eine freundlich-zugewandte, einfühlsame, jedoch sachlich-distanzierte Haltung einzunehmen.

3.5   Äußeres Erscheinungsbild des Arztes (Kleidung, Habitus)

Häufig können sich Patienten ihre Ärzte nicht aussuchen, z. B. im Krankenhaus. **Versuchen Sie daher, im Hinblick auf Ihr Äußeres einen neutralen Mittelweg zu**

3.5 Äußeres Erscheinungsbild des Arztes (Kleidung, Habitus)

Wie Sie nicht wissen, welcher Mensch Sie als Ihr nächster Patient erwartet, so wenig weiß der Patient, welcher Mensch ihn als sein Arzt erwartet. Häufig können sich Patienten ihre Ärzte nicht aussuchen, z. B. im Krankenhaus. **Versuchen Sie daher, im Hinblick auf Ihr Äußeres einen neutralen Mittelweg zu gehen**, der von möglichst vielen Patienten akzeptiert werden kann. Peinliche Körperpflege ist unbedingt erforderlich, da man sich bei der körperlichen Untersuchung sehr nahe kommt. Bezüglich der Kleidung empfiehlt sich für das Gespräch mit Erwachsenen konservative, gepflegte Kleidung und ein weißer Kittel. Haben Sie es mit Kindern zu tun, so baut legere Kleidung ohne den weißen Kittel eher Ängste ab.

Ob es wünschenswert ist oder nicht, die Kleidung bestimmt wesentlich den ersten Eindruck, den der Patient von seinem Arzt hat (wie auch Sie den Patienten danach beurteilen). Viele Patienten bereiten sich auf den Arztbesuch mit spezieller Körperpflege vor und ziehen besonders gute Kleidung an. Es wäre ein Ausdruck von Unhöflichkeit, dem Patienten diesbezüglich wesentlich nachzustehen. Bedenken Sie, dass legere Kleidung, obwohl von Ihnen als Ausdruck eines freundlichen, antiautoritären Wesens aufgefasst, bei Patienten leicht Rückschlüsse auf Sie als Person hervorrufen und Ihre Kompetenz und Sorgfalt bei der Ausübung Ihres Berufs in schlechtem Licht erscheinen lassen kann. Kein Arzt soll bei der Ausübung seines Berufs seine Persönlichkeit verbiegen. **Seien Sie sich aber der Wirkung Ihres Äußeren auf den Patienten bewusst.**

gehen, der von möglichst vielen Patienten akzeptiert werden kann.

Ob es wünschenswert ist oder nicht, die Kleidung bestimmt wesentlich den ersten Eindruck, den der Patient von seinem Arzt hat (wie auch Sie den Patienten danach beurteilen). Kein Arzt soll bei der Ausübung seines Berufs seine Persönlichkeit verbiegen. **Seien Sie sich aber der Wirkung Ihres Äußeren auf den Patienten bewusst.**

4   Einleitung des Gesprächs und Herstellung einer ersten Beziehung

4   Einleitung des Gesprächs und Herstellung einer ersten Beziehung

Das Gespräch mit dem Patienten ist zentraler Teil der ärztlichen Tätigkeit. Es beginnt mit der Begrüßung und Vorstellung.

▶ **Praktisches Beispiel**

Das Gespräch mit dem Patienten ist zentraler Teil der ärztlichen Tätigkeit. Es beginnt mit der Begrüßung und Vorstellung. Dies ist keinesfalls selbstverständlich. Vor allen Dingen im „Klinikbetrieb" werden oft einfachste Umgangsformen nicht berücksichtigt.

▶ **Praktisches Beispiel.** Guten Morgen, Frau Müller, mein Name ist Schneider, ich bin Student im Praktischen Jahr. Ich möchte gern Ihre Krankengeschichte aufnehmen und Sie anschließend untersuchen.

Ein Händedruck erleichtert und fördert die Kontaktaufnahme. Erfahrene Untersucher variieren die Art ihres Händedrucks bei verschiedenen Patienten.

▶ **Praktisches Beispiel**

Ein Händedruck erleichtert und fördert die Kontaktaufnahme. Erfahrene Untersucher variieren die Art ihres Händedrucks in Anbetracht des Alters, des Schweregrads der Erkrankung, des Temperaments des Patienten usw. Werden Patienten in der Ambulanz oder Praxis aus dem Warteraum aufgerufen, wird man sich zunächst auf einen Händedruck mit kurzer Begrüßung beschränken.

▶ **Praktisches Beispiel.** Frau Müller? (nach der entsprechenden Patientin im Warteraum suchend). Guten Morgen. Mein Name ist Schneider. Bitte kommen Sie mit mir in das Untersuchungszimmer. Im Untersuchungszimmer wird man fragen: Was führt Sie zu mir (zu uns)?, *oder:* Welche Beschwerden haben Sie? Weiter: Ich schlage vor, Sie schildern mir zunächst einmal Ihre Beschwerden.

Der Patient sollte immer über das weitere Vorgehen informiert werden.

▶ **Praktisches Beispiel**

Der Patient sollte immer darüber informiert werden, was ihn erwartet, d. h. die nächsten Schritte sollten möglichst genau und vollständig bekannt gegeben werden.

▶ **Praktisches Beispiel.** Wenn ich mir ein ausreichendes Bild über Ihre Beschwerden verschafft habe, werde ich Sie untersuchen. Wir haben hierfür genügend Zeit.

Versuchen Sie, es Ihrem Patienten bereits verbal so angenehm wie möglich zu machen. **Schenken Sie dem Patienten Ihre volle Aufmerksamkeit.** Lassen Sie sich während der Anamnese nicht stören.

Bei der Begrüßung von Ausländern sollten Sie sich Mühe geben, den Namen richtig auszusprechen. Wenn man sich über die korrekte Aussprache des Namens nicht sicher ist, sollte man nachfragen.

▶ **Praktisches Beispiel**

Versuchen Sie, es Ihrem Patienten bereits verbal so angenehm wie möglich zu machen. Er wird es Ihnen sehr danken. Man kann hierbei nicht genug auch auf „Kleinigkeiten" achten. **Schenken Sie dem Patienten Ihre volle Aufmerksamkeit.** Lassen Sie sich während der Anamnese möglichst nicht vom Telefon stören (Abstellen oder das Personal entsprechend instruieren).
Bei der Begrüßung von Ausländern sollten Sie sich Mühe geben, den Namen richtig auszusprechen. Dies gelingt natürlich nicht immer. Es kann sehr beleidigend sein, wenn man sich über einen Namen „lustig macht", weil man ihn evtl. nicht richtig aussprechen kann – das Defizit liegt hier beim Arzt und nicht beim Patienten. Deshalb müssen Sie in Zweifelsfällen nach der korrekten Aussprache fragen.

▶ **Praktisches Beispiel.** Habe ich Ihren Namen korrekt ausgesprochen? Wie wird Ihr Name richtig ausgesprochen?

Ausländische Patienten sollten Sie nicht – wegen vermeintlich besserer Verständlichkeit – duzen.

▶ **Merke**

Leider kommt es auch immer wieder vor, dass Ausländer geduzt werden. Beim Umgang mit ausländischen Patienten kann man gelegentlich noch andere Absonderlichkeiten beobachten, wie sehr lautes Sprechen oder eine Art Babysprache, was wohl die Sprachbarriere überbrücken soll. Dies sind untaugliche Mittel, die nur von der Gedankenlosigkeit des Untersuchers zeugen.

▶ **Merke.** Patienten bewerten den Arzt nach dem allerersten Eindruck.

Der erste Moment der Begegnung entscheidet oft über alles oder nichts in der Arzt-Patienten-Beziehung. Es ist daher sehr wichtig, den Patienten offen, freundlich, aufmerksam, warmherzig und mit persönlichem Interesse zu empfangen und zu begrüßen. Das äußere Erscheinungsbild (Kleidung, Körperpflege, Haltung) sollte dem Arztberuf angemessen sein. Der Patient nimmt eine Vielzahl von Eindrücken sehr schnell wahr und entscheidet häufig unterbewusst, ob der Arzt „gut" ist oder nicht. Hierzu zählen auch Stimme, Diktion, Gesichtsausdruck, Augenkontakt, Gesten und Körperhaltung. Es sollte Kongruenz bestehen zwischen der nonverbalen und der verbalen Kommunikation. Umgekehrt wird man selbst als Arzt den Patienten aufgrund der genannten Kriterien rasch beurteilen.

Eine Beziehung wird um so eher und leichter aufgebaut, wenn man das Interview auch auf persönliche Aspekte des Patienten ausdehnt. Man sollte sich hierfür einige Minuten Zeit nehmen und neben der rein medizinisch orientierten Anamnese auch etwas „tratschen". Nach unserer Erfahrung **empfiehlt es sich** jedoch, **nach der Begrüßung zunächst direkt die medizinischen Probleme anzusprechen** und die persönlichen Aspekte (Alter, Beruf, Familienstand, Kinder, Herkunft, Gewohnheiten, spezielle Interessen usw.) im weiteren Verlauf des Gesprächs zu erfragen und somit die persönliche Beziehung zu vertiefen.

▶ **Merke.** Einfachheit und Klarheit im Ausdruck, Interesse und Anteilnahme sind einige der Faktoren, die zur Echtheit im Umgang mit dem Patienten gehören und zu wirklichem Vertrauen führen.

Ärzte befinden sich in der außergewöhnlichen, ja einmaligen Situation, dass sie **ohne Tabus alle Patientenbelange erfragen** dürfen. Je mehr vom Patienten und über ihn erfahren wird, um so mehr wird zur Lösung seines medizinischen Problems beigetragen. Das ist zum einen eine große Chance, viel über das Leben und die große Vielfalt von Persönlichkeiten und Erfahrungen zu lernen, bedeutet zum anderen aber auch ein hohes Maß an **Verantwortung** im Umgang mit allen Informationen.

▶ **Merke.** Zu vermeiden sind Expertenhaltung, Verallgemeinerungen, Verurteilen, Bagatellisieren, Ungeduld und Langeweile.

Die **Anamnese** (gr. anamnesis = Erinnerung) ist erst perfekt, wenn nicht nur der Patient sich an seine Krankengeschichte erinnert und diese vom Arzt dokumentiert wird, sondern wenn der Arzt sozusagen die **„Essenz" des einzelnen Patienten** erfasst hat und sich in Zukunft an diese besondere Person erinnert.

▶ **Merke.** Es ist die Aufgabe des Arztes, neben der rein sachlichen Ebene eine menschliche Beziehung aufzubauen und zu pflegen.

Bereits bei der ersten Begegnung findet zwischen Patient und Arzt auf der emotionalen Ebene eine – z. T. unbewusste – Interaktion statt, die weitgehend durch die eigene Entwicklung und Erfahrung bestimmt wird.

Der erste Moment entscheidet oft über alles oder nichts. Es ist daher sehr wichtig, den Patienten offen, freundlich, aufmerksam, warmherzig und mit persönlichem Interesse zu begrüßen. Das äußere Erscheinungsbild sollte dem Arztberuf angemessen sein (u. a. Stimme, Diktion, Gesichtsausdruck, Augenkontakt, Gesten und Körperhaltung). Umgekehrt wird man den Patienten so rasch beurteilen.

Eine Beziehung wird um so eher und leichter aufgebaut, wenn man das Interview auch auf persönliche Aspekte des Patienten ausdehnt. Man sollte sich hierfür einige Minuten Zeit nehmen.

◀ Merke

Ärzte befinden sich in der außergewöhnlichen, ja einmaligen Situation, dass sie **ohne Tabus alle Patientenbelange erfragen** dürfen. Das bedeutet selbstverständlich auch ein hohes Maß an **Verantwortung** im Umgang mit allen Informationen.

◀ Merke

Die **Anamnese** (gr. anamnesis = Erinnerung) ist erst perfekt, wenn der Arzt sozusagen die **„Essenz" des Patienten** erfasst hat und sich in Zukunft an diese besondere Person erinnert.

◀ Merke

Bereits bei der ersten Begegnung findet auf der emotionalen Ebene eine Interaktion statt.

5   Technik des Anamnesegesprächs

Gewöhnlich macht der Student seine **ersten Patientenerfahrungen im stationären Bereich**. Es ist oft nicht einfach, im Krankenhaus eine intime Atmosphäre zu schaffen. Bei schwer kranken Patienten wird man sich auf das aktuell Notwendigste beschränken v. a. hinsichtlich der Befragung. Bei diesen Patienten ist die körperliche Zuwendung von großer Bedeutung.

Ist der Patient nicht bettlägerig und in einem Mehrbettzimmer, kann man zur Anamneseerhebung eine **ungestörte Atmosphäre** in einem anderen Raum aufsuchen (Tab. **A-5.1**).

 Aufgabe

5   Technik des Anamnesegesprächs

Man sollte zunächst zweckmäßigerweise zwischen der stationären und der ambulanten Situation unterscheiden. Gewöhnlich macht der Student seine **ersten Patientenerfahrungen im stationären Bereich**. Es ist oft nicht einfach, im Krankenhaus eine intime Atmosphäre zu schaffen, die eine umfassende Anamnese und klinische Untersuchung erlaubt. Bei schwer kranken Patienten wird man sich auf das aktuell Notwendigste beschränken, insbesondere hinsichtlich der Befragung. Dies gilt auch für sehr erschöpfte Patienten oder bei starken Schmerzen. Bei diesen Patienten ist hingegen die körperliche Zuwendung (z. B. während des Gesprächs den Arm oder die Schulter halten) von großer Bedeutung. Es ist hierbei erlaubt, sich auf den Bettrand zum Patienten zu setzen.

Ist der Patient nicht bettlägerig und in einem Mehrbettzimmer untergebracht, kann man zur Anamneseerhebung eine ungestörte Atmosphäre in einem anderen Raum aufsuchen. Ist dies nicht möglich, so sollten im Krankenzimmer die **Bedingungen für eine ungestörte Anamnese und Untersuchung** geschaffen werden (Tab. **A-5.1**).

 Aufgabe. Es ist eine gute Übung, wenn Sie zu Hause ein Patienteninterview und eine Visite simulieren: Erfahren Sie, wie es ist, wenn Sie im Bett liegen und jemand (oder eine ganze Gruppe [s. Abb. **A-11.1 b**]) über Ihnen steht und persönliche Dinge mit Ihnen erörtert. Sie werden schnell zu dem Schluss kommen, dass die natürliche Kongruenz zwischen zwei Individuen durch eine solche Position aufgehoben ist.

Ähnliches können Sie für die Ambulanz- und Praxissituation simulieren. Wenn Sie zwischen sich und dem Patienten einen breiten Schreibtisch aufbauen, halten Sie den Patienten auf Abstand. Die Beziehung ist distanziert, eher autoritär und dominant. Die Möbel sollten bequem sein und so platziert werden, dass eine angenehme Unterhaltung möglich ist. Hierbei ist wieder auf gleiche Augenhöhe zu achten. Die Position zueinander sollte Augenkontakt ermöglichen, aber nicht unbedingt erzwingen. Der Abstand zum Patienten sollte 1 m nicht überschreiten. Bewährt hat sich das Gespräch über die Schreibtischecke (s. Abb. **A-3.1**, S. 6). Das Sprechzimmer sollte ruhig und abgeschirmt sein von äußeren Einflüssen (Telefon, Sprechanlage, andere Patienten, Personal usw.).

≣ **A-5.1**   **Bedingungen für eine ungestörte Anamnese und Untersuchung im stationären Bereich**

- Es sollten keine dringenden Untersuchungen anstehen.
- Das nichtärztliche Personal sollte informiert werden, um unnötige Störungen zu vermeiden.
- Man bitte die Besucher (auch von anderen Patienten) draußen zu warten.
- Radio- und Fernsehapparat sollten ausgeschaltet sein.
- Falls vorhanden, kann ein Vorhang oder Wandschirm benutzt werden, um die Intimität zu verbessern.
- Der Patient sollte bequem liegen, mit angehobenem Oberkörper.
- Die Augenhöhe von Untersucher und Patient sollte gleich sein, d. h., der Untersucher sollte neben dem Bett auf einem Stuhl sitzen; falls möglich sollte der Patient ebenfalls auf einem Stuhl sitzen und entweder seine eigene Kleidung tragen oder einen Bademantel (falls er nur ein klinikeigenes Nachthemd trägt).

≣ **A-5.1**

5.1 Verbale Kommunikation: Fragetypen, Zuhören

5.1   **Verbale Kommunikation: Fragetypen, Zuhören**

▶ **Merke.** Fragen sind das Handwerkszeug der Anamnese.

◀ Merke

Die **Befragung** sollte **offen beginnen**. Offene oder ungerichtete Fragen zu Beginn des Interviews ermöglichen es dem Patienten, sein Anliegen frei in eigener Sprache zu schildern.

Die **Befragung** sollte **offen beginnen**.

▶ **Praktisches Beispiel.**
- Schildern Sie mir Ihre Beschwerden!
- Wie können wir Ihnen helfen?
- Was bedrückt Sie?
- Wie ist das passiert?

◀ Praktisches Beispiel

Lassen Sie dem Patienten genug Zeit, seine Geschichte zu erzählen und den Ablauf aus seiner Sicht zu entwickeln. Schenken Sie ihm dabei Ihre **volle Aufmerksamkeit**. Schüchterne oder zurückhaltende Patienten müssen evtl. ermuntert werden, weiter zu erzählen.

Lassen Sie dem Patienten genug Zeit, seine Geschichte zu erzählen. Schenken Sie ihm Ihre **volle Aufmerksamkeit**.

▶ **Praktisches Beispiel.**
- Erzählen Sie mir noch mehr über Ihre Beschwerden, Krankheit usw.
- Können Sie das noch etwas ausführlicher schildern?
- Wie war das mit den Herzbeschwerden?
Es ist vorteilhaft, die Schilderung des Patienten zusammenzufassen:
- Wenn ich Sie richtig verstanden habe, haben Sie die Herzbeschwerden seit …?

◀ Praktisches Beispiel

Sie demonstrieren dem Patienten so, dass Sie ihn richtig verstanden haben, erlauben ihm Korrekturen und notwendige Erläuterungen. **Zusammenfassungen** sind auch ein geeignetes Mittel, um einen evtl. ungehemmten Redefluss „elegant" zu unterbrechen. Sie können dem Patienten dann erneut Gelegenheit für seine Schilderung geben. Werden Sie nicht ungeduldig oder nervös, wenn Pausen auftreten.

Durch **Zusammenfassen des Gesagten** demonstrieren Sie dem Patienten, dass Sie ihn richtig verstanden haben.

Die Qualität der Informationen, die Sie durch offenes Fragen erhalten, ist ungetrübt: Die Informationen sind nicht bereits durch direktes Befragen gefiltert. Der Patient wird es sehr zu schätzen wissen, wenn er seine persönliche Geschichte vollständig erzählen kann. Die Version einer Krankengeschichte kann sehr stark wechseln. Der Anfänger ist von diesem Phänomen überrascht. Aber auch „erfahrene" Ärzte lassen sich noch gelegentlich davon verwirren. Die Schilderungen wechseln im Laufe der Zeit und bei wiederholter Befragung, selbst bei ein und demselben Frager. Ein Grund hierfür ist, dass der Patient unweigerlich seine Geschichte an die Bedürfnisse der Frager adaptiert. Ein anderer Grund ist, dass die Krankengeschichte natürlich kontinuierlich fortschreitet und auch frühere Symptome unter einem neuen Blickwinkel betrachtet werden.

Die Qualität der Informationen, die Sie durch offenes Fragen erhalten, ist ungetrübt: Die Informationen sind nicht bereits durch direktes Befragen gefiltert. Der Patient wird es sehr zu schätzen wissen, wenn er seine persönliche Geschichte vollständig erzählen kann. Die Version einer Krankengeschichte kann sehr stark wechseln. Die Schilderungen wechseln im Laufe der Zeit und bei wiederholter Befragung.

Bemühen Sie sich um **einfache, klare Formulierungen** und sagen Sie, was Sie meinen. Die medizinische Wissenschaft bedient sich wie jede andere Disziplin einer Fülle von Fachtermini meist griechischen und lateinischen Ursprungs. Diese sind sehr nützlich im Gespräch mit Kollegen, bauen aber Verständnisbarrieren und Berührungsängste gegenüber Patienten auf. Bedenken Sie, welch langen Weg Sie zurücklegen mussten, um in die Situation zu kommen, in der Sie heute sind. Vor allem bei Patienten der älteren Generation, für die der Arzt noch eine sakrosankte Autoritätsperson darstellt, bestehen häufig Hemmungen, direkt nachzufragen, was mit einem Ausdruck gemeint ist. Versetzen Sie sich in die Lage des Patienten im folgenden Beispiel:

Bemühen Sie sich um **einfache, klare Formulierungen** und sagen Sie, was Sie meinen. Vor allem bei Patienten der älteren Generation, für die der Arzt noch eine Autoritätsperson darstellt, bestehen häufig Hemmungen, direkt nachzufragen, was mit einem Ausdruck gemeint ist. Versetzen Sie sich in die Lage des Patienten im folgenden Beispiel:

A-5.1

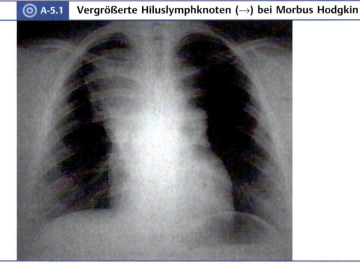 A-5.1 **Vergrößerte Hiluslymphknoten (→) bei Morbus Hodgkin**

▶ **Klinischer Fall**

▶ **Klinischer Fall.** Bei einem 65-jährigen Patienten wurden auf dem Röntgenbild des Thorax vergrößerte Hiluslymphknoten festgestellt (Abb. **A-5.1**). Dem Patienten wird dieser Befund mitgeteilt und die Möglichkeit einer malignen Erkrankung diskutiert. „Wir müssen in diesem Fall eine Mediastinoskopie machen, Herr Meier", sagt der betreuende Arzt. „Ich habe für Sie bereits einen Termin am kommenden Dienstag in der chirurgischen Abteilung vereinbart. Bitte kommen Sie nüchtern. Wenn Sie noch Fragen haben, dann rufen Sie mich an."

Überfordern Sie den Patienten nicht mit Fragen, bei denen er aus einer langen Reihe von Möglichkeiten die für ihn zutreffende **auswählen muss.**

Überfordern Sie den Patienten nicht mit Fragen, bei denen er aus einer langen Reihe von Möglichkeiten die für ihn zutreffende **auswählen muss.** Wenn Sie in rascher Folge aufzählen, ob jemand irgendwann Übelkeit, Erbrechen, Durchfall, Verstopfung, Bauchschmerzen, Aufstoßen, Sodbrennen oder Blut im Stuhl hatte, so werden die meisten Patienten kaum zuverlässige Angaben machen oder vielleicht nur zum letzten, tatsächlich perzipierten Punkt Stellung nehmen. Vergessen Sie nicht, dass der Laie die gängigen Symptome gastrointestinaler Krankheiten nicht ständig in seinem aktiven Wortschatz führt.

Vermeiden Sie Suggestivfragen! Die „leading question" sollte auch in der Anamnese keinen Platz haben. Patienten neigen dazu, den fragenden Arzt eher zu bestätigen.

Vermeiden Sie Suggestivfragen! Die „leading question" kann der Richter im amerikanischen Strafprozess untersagen, sie sollte auch in der Anamnese keinen Platz haben. Patienten – und nicht nur sie – neigen grundsätzlich dazu, den fragenden Arzt eher zu bestätigen als ihm zu widersprechen. Fragen Sie also nicht: „Hat der Schmerz in den linken Arm und in den Hals ausgestrahlt", oder schlimmer noch: „Sie erzählen mir von Schmerzen im linken Knie. Aber andere Gelenke waren doch nicht betroffen?" Dies ist schon fast keine Frage mehr, sondern eine latente Drohung des Arztes, die der Patient verneint, aus der Furcht heraus, eine Bejahung könnte möglicherweise seine Krankheit in den Augen des Arztes noch viel schlimmer machen, als sie ohnehin ist.

Vermeiden Sie unscharfe und vage Formulierungen bei sich selbst und geben Sie sich auch nicht mit vieldeutigen Auskünften des Patienten zufrieden. Unter dem Begriff „Durchfall" verstehen verschiedene Personen völlig unterschiedliche Phänomene. Vertrauen Sie nicht blind auf Angaben des Patienten. Bei der Lektüre der Arztbriefe über frühere stationäre Aufenthalte werden Sie diese Informationen oft nicht bestätigt finden.

Vermeiden Sie unscharfe und vage Formulierungen bei sich selbst und geben Sie sich auch nicht mit vieldeutigen Auskünften des Patienten zufrieden. Tumor bedeutet für den Arzt evtl. nur eine harmlose Schwellung, für den Patienten aber bereits Krebs! Unter dem Begriff „Durchfall" verstehen verschiedene Personen völlig unterschiedliche Phänomene. Auch Begriffe wie Allergie, Magenschmerzen, Gallenkolik, Sehstörungen, Hautausschlag, Kreislaufstörungen, Erkältung, Schwindel, Rheuma oder Herzanfall sollten in einer Anamnese präzisiert werden. Vorsicht auch bei medizinischen Fachausdrücken oder Diagnosen, die der Patient von früheren ärztlichen Behandlungen her kennt und die er übernommen hat. Vertrauen Sie nicht blind auf Angaben des Patienten, er habe eine ⅔-Operation des Magens, eine Kolitis oder einen Herzinfarkt gehabt. Bei der Lektüre der Arztbriefe über frühere stationäre Aufenthalte werden Sie diese Informationen gelegentlich nicht bestätigt finden. Gibt der Patient medizinische Fachdiagnosen an, so fragen Sie ihn, was er denn dabei verspürt habe.

So kommen Sie weg von der vielleicht missverstandenen Diagnose und hin zur eigentlichen Symptomatik.

Im weiteren Verlauf der Anamnese sollte eine gewisse Strukturierung erfolgen: **Geschlossene Fragen können zur weiteren Klärung beitragen.**

Im weiteren Verlauf sollte eine Strukturierung erfolgen: **Geschlossene Fragen können zur weiteren Klärung beitragen.**

▶ **Praktisches Beispiel.**
- Wann traten die Beschwerden zum ersten Mal auf?
- Haben Sie auch in der Nacht Durchfall?
- Wie häufig kommen die Kopfschmerzen: täglich, einmal pro Woche oder einmal pro Monat?

◀ **Praktisches Beispiel**

Um **gezielte Fragen** richtig stellen zu können, bedarf es natürlich einer angemessenen **Kenntnis der Krankheitsbilder**, die man erfragen möchte. Die spezifischen Fragen zu den einzelnen Erkrankungen werden im speziellen Teil des Buches aufgeführt bzw. ergeben sich aus den entsprechenden Erläuterungen.

Um **gezielte Fragen** richtig stellen zu können, bedarf es einer angemessenen **Kenntnis der Krankheitsbilder**.

▶ **Merke.** Die Erinnerung (Anamnese) des Patienten ist der Schlüssel zur Diagnose. Wenn ich aber das Schloss (die Diagnose) nicht kenne, weiß ich auch nicht, wie ich die Anamnese gezielt anwenden muss. Hierzu muss man die richtigen Fragen stellen können. Es ist daher notwendig, profunde Kenntnisse von den Krankheiten zu haben, die erfragt werden sollen.

◀ **Merke**

Bei älteren, leicht verwirrten oder sehr vergesslichen Patienten muss das Interview von vornherein sehr strukturiert werden.

Es ist die Frage, inwieweit es erforderlich ist, den Bericht des Patienten mitzuschreiben. Es ist sehr wichtig, während der ersten Minuten der Schilderung dem Patienten die volle Aufmerksamkeit zu schenken. Hierzu gehört aus der Sicht des Patienten auch, dass nicht gleichzeitig geschrieben wird. Nach der Zusammenfassung der Krankengeschichte durch den Untersucher ist es angebracht zu sagen: *„Ich möchte mir kurz einige Notizen hierzu machen."* Sie können dann stichwortartig in der Diktion des Patienten die Geschichte notieren, um anschließend mit der gezielten Befragung fortzufahren.

Bei älteren oder vergesslichen Patienten muss das Interview strukturiert werden.

Es ist die Frage, inwieweit es erforderlich ist mitzuschreiben. Während der ersten Gesprächsminuten muss dem Patienten die volle Aufmerksamkeit zuteil werden. Hierzu gehört auch, dass nicht gleichzeitig geschrieben wird. Danach ist es angebracht zu sagen: *„Ich möchte mir kurz einige Notizen hierzu machen."*

▶ **Praktisches Beispiel.**
Seit 2 Tagen Brennen beim Wasserlassen.
Schmerzen im linken Beim beim Laufen seit ½ Jahr usw.

◀ **Praktisches Beispiel**

Die nächste Stufe der Befragung dient der **Präzisierung**, um bestimmte Details einer Erkrankung zu erfassen:

Die nächste Stufe der Befragung dient der **Präzisierung**.

▶ **Praktisches Beispiel.**
Ich muss Ihnen nun einige gezielte Fragen stellen, damit ich die Beschwerden noch besser beurteilen kann!
- Wie weit können Sie normal gehen, bevor der Wadenschmerz auftritt?
- Lässt der Wadenschmerz nach, wenn Sie stehen bleiben?
- Tritt der Schwindel nur bei Anstrengung und nach dem Aufstehen auf oder auch in Ruhe?
- Wie war das mit dem Schüttelfrost: fröstelt es Sie, oder wackelt das ganze Bett?

Es sollte vermieden werden, den Patienten mit komplexen Fragen zu befeuern:
- „Betreffen die Kopfschmerzen den ganzen Kopf, sind sie von Übelkeit, Lichtempfindlichkeit oder Tränenfluss begleitet?"

Unpräzise Formulierungen im medizinischen Sinn wie Schwindel, Kopfschmerzen, Rheuma, Müdigkeit, Herzschmerzen, Verstopfung, Atemnot müssen durch gezielte Befragung geklärt werden:
- Was genau verstehen Sie unter Rheuma?
- Wie viel Treppen können Sie steigen, ohne stehen bleiben zu müssen?

◀ **Praktisches Beispiel**

- Warum müssen Sie stehen bleiben? Ist es wegen Atemnot oder wegen Erschöpfung?
- Wo genau sind die Herzschmerzen lokalisiert?
- Strahlen die Schmerzen aus?
- Wie heißen Ihre Herztabletten?

Bei der gezielten Befragung empfiehlt sich eine knappe, evtl. „codierte" Aufzeichnung.

Bei der gezielten Befragung empfiehlt sich eine sehr knappe, evtl. „codierte" Aufzeichnung:
- 35 weibl., Dysurie 1 ×, ∅ Hämaturie, ∅ Fieber (35-jährige Frau mit Beschwerden beim Wasserlassen, ohne Blutbeimengungen im Urin, kein Fieber: V. a. Blasenentzündung).
- 60 männl. Claud. int. nach ca. 250 m, ∅ Ruheschmerz usw. (60-jähriger Mann mit Schmerzen, z. B. in der rechten Wade, nach 250 m in Sinne einer Claudicatio intermittens, d. h. rasche Besserung beim Stehenbleiben: V. a. arterielle Verschlusskrankheit).

Zur Dokumentation der Anamnese s. S. 85.

Die Anamnese wird durch den Systemüberblick abgerundet.

In der letzten Stufe wird die Anamnese durch den Systemüberblick (s. S. 25) abgerundet (*Haben wir etwas vergessen? Haben Sie außerdem noch andere Beschwerden?*).

Schwierige Fragen und Vertraulichkeit: Erklären Sie dem Patienten, weshalb Sie „heikle" Fragen stellen müssen; versichern Sie ihm, seine Angaben vertraulich zu behandeln.

Schwierige Fragen und Vertraulichkeit: Nicht jedem Patienten ist klar, warum der Arzt auch nach Alkohol- und Drogenkonsum, Sexualfunktionen, Geburtenkontrolle und anderen „heiklen" Themen fragt. Erklären Sie dem Patienten den Sinn der Befragung und versichern Sie ihn der Vertraulichkeit (s. S. 32 f).

▶ **Praktisches Beispiel**

▶ **Praktisches Beispiel.**
- Ich frage deshalb, weil es für Ihre Gesundheit von Belang ist, weil es im Zusammenhang mit Ihrer Erkrankung, Ihren Beschwerden stehen könnte.
- Ihre Angaben werde ich selbstverständlich vertraulich behandeln.
- Wenn Sie es wünschen, werde ich diese Angaben nicht im Krankenblatt notieren.

5.2 Nonverbale Kommunikation: Mimik, Gestik, Körpersprache, Empathie

5.2 Nonverbale Kommunikation: Mimik, Gestik, Körpersprache, Empathie

Die nonverbale Kommunikation umfasst u. a. Erscheinung, Auftreten, Körpersprache, Gesichtsausdruck, Körperkontakt und Sprachqualität.

Die nonverbale Kommunikation umfasst Erscheinung, Auftreten, Körpersprache, Gesten, Gesichtsausdruck, Körperkontakt und die Sprachqualität, die den Worten ihre besondere Bedeutung gibt – über das geschriebene Wort hinaus.

▶ **Merke**

▶ **Merke.** Die affektive Beziehung zwischen Arzt und Patient basiert in erster Linie auf der nonverbalen Kommunikation.

Beide Seiten interpretieren (decodieren) ständig das Verhalten des anderen. Die **nonverbale Kommunikation** funktioniert normalerweise unbewusst und unkontrolliert. Der Arzt kann sie aber trainieren und gezielt und effektiv einsetzen.

Beide Seiten interpretieren (decodieren) ständig das Verhalten des anderen, seine Begrüßung, seinen Stil, seine Kleidung, seine Art zu gehen, zu sitzen, zu sprechen, zu gestikulieren usw. Obwohl die **nonverbale Kommunikation** einen sehr hohen Stellenwert hat, funktioniert sie normalerweise unbewusst und unkontrolliert. Der Arzt kann sie aber trainieren und als ein wichtiges Werkzeug gezielt und effektiv einsetzen.

▶ **Aufgabe**

▶ **Aufgabe.** Wenn Sie im Freundeskreis Körpersprache aufführen und üben, werden Sie wahrscheinlich sehr überrascht sein, wie diese interpretiert wird. Es ist daher sehr hilfreich, wenn man gelegentlich eine Rückmeldung über die eigene Körpersprache erhält.

Man muss von jedem Arzt ein gewisses Quantum an Introspektionsfähigkeit erwarten können. Diese sollte sich aber nicht auf gedankliche Inhalte und formale Gesichtspunkte beschränken, sondern die Körpersprache mit einbeziehen. Jeder hat seine eigene individuelle Körpersprache, die nur schwer veränderbar ist. Bei Patientenkontakten sind aversive Gewohnheiten des Arztes wie Nervosität, Unkonzentriertheit, Fahrigkeit usw. sehr störend. Sie sollten bewusst gemacht und verändert werden. Eine Disziplinierung in diesem Bereich wird vom Patienten honoriert. Dem Patienten kann unter Umständen seine nonverbale Botschaft rückgemeldet werden, um mehr Informationen zu erhalten.

Man muss von jedem Arzt ein gewisses Quantum an Introspektionsfähigkeit erwarten können. Jeder hat seine eigene individuelle Körpersprache, die nur schwer veränderbar ist. Bei Patientenkontakt sind aversive Gewohnheiten des Arztes (z. B. Nervosität, Unkonzentriertheit) sehr störend. Dem Patienten kann u. U. seine nonverbale Botschaft rückgemeldet werden, um mehr Informationen zu erhalten.

▶ **Praktisches Beispiel.**
- Sie sehen sehr traurig aus.
- Was bedrückt Sie?
- Sie scheinen Angst vor der Untersuchung zu haben?
- Sie sind skeptisch, ob das funktioniert?

◀ **Praktisches Beispiel**

Nachfolgend sind **wichtige nonverbale Aspekte** und ihre Bedeutung aufgeführt:

- **Körperhaltung**
  An der Körperhaltung erkennt man Gelassenheit, Ruhe, Offenheit oder Anspannung, Abwehr, Verschlossenheit. Beobachten Sie, wie sich Ihr Patient verhält, wie er sitzt (bequem, angespannt, unruhig, nervös, gelassen)?
- **Körperkontakt**
  Körperkontakt ist ein sehr wichtiges und wirksames Vehikel, um Empathie (Einfühlungsvermögen) und Zuneigung auszudrücken. Körperkontakt kann natürlich auch missverstanden und missbraucht werden im Sinne von Respektlosigkeit, Belästigung oder übertriebener Vertrautheit.
- **Nähe**
  Die körperliche Distanz zwischen Arzt und Patient spiegelt auch die affektive Beziehung wider. Die Distanz kann innerhalb der Anamnese wechseln, soweit es die Positionierung erlaubt: Der Patient rückt näher, um engeren Kontakt zu haben, oder er geht auf Distanz und lehnt sich weit zurück.
- **Augenkontakt**
  Achten Sie darauf, wann beim Patienten der Augenkontakt verloren geht. Geschieht es aus Scham, Verletztheit, Unterwürfigkeit?
- **Gesichtsausdruck**
  Der Gesichtsausdruck verrät am ehesten, ob verbale und nonverbale Kommunikation des Patienten übereinstimmen oder nicht.
- **Sprache**
  Man achte auf die Intonation: z. B. leises und langsames Sprechen bei depressiven, traurigen Patienten (Abb. **A-5.2**).

Wichtige nonverbale Aspekte und ihre Bedeutung:

- **Körperhaltung**
  Erkennbar sind Gelassenheit, Ruhe, Offenheit oder Anspannung, Abwehr, Verschlossenheit.
- **Körperkontakt**
  Körperkontakt ist ein sehr wichtiges und wirksames Vehikel, um Empathie und Zuneigung auszudrücken.
- **Nähe**
  Die körperliche Distanz zwischen Arzt und Patient spiegelt auch die affektive Beziehung wider.
- **Augenkontakt**
  Achten Sie darauf, wann dieser beim Patienten verloren geht.
- **Gesichtsausdruck**
  Übereinstimmung verbaler und nonverbaler Kommunikation.
- **Sprache**
  Man achte auf die Intonation.

◉ A-5.2   **Eine depressive Patientin malt, wie sie die Welt sieht**

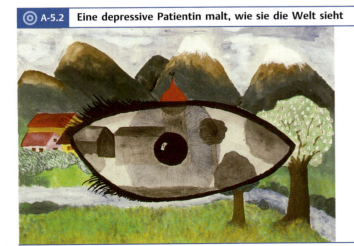

5.3 Zusammenfassung

▶ **Vonseiten des Arztes ist zu beachten**

▶ **Vonseiten des Arztes ist zu beachten:**
- Begrüßung und Vorstellung
- den Patienten mit Namen ansprechen
- Augenkontakt halten
- einfache Worte benutzen
- dem Patienten erklären, was ihn erwartet (Anamnese, Untersuchung, Zeitaufwand)
- persönlich sein
- Interesse und Anteilnahme zeigen
- Mitfühlen, Hineinversetzen, Mitdenken und Einfühlen – Empathie
- ruhige und entspannte Atmosphäre (Störungen vermeiden)
- Zuhören.

▶ **Der Arzt sollte vermeiden**

▶ **Der Arzt sollte vermeiden, aber bei sich wahrnehmen:**
- Ungeduld und Unlust
- schnelles Abhandeln
- Langeweile und Anstrengung
- Bagatellisieren, Verurteilen
- Verallgemeinern, Interpretieren
- Monologisieren, Emotionalisieren
- Moralisieren
- zu nett, zu sachlich sein
- Expertenhaltung.

Hinsichtlich der Arzt-Patienten-Beziehung zeigen Untersuchungen, dass 85 % der Patienten in einem Zeitraum von 5 Jahren ihren Arzt gewechselt haben oder daran denken, ihn zu wechseln. Als häufigster Grund hierfür wird die mangelhafte Kommunikation seitens des Arztes genannt. Die Ursache liegt darin, dass viele Ärzte nicht gelernt haben, Empathie im Umgang mit ihren Patienten zu trainieren und einzusetzen. Diejenigen Ärzte, die der Empathie große Aufmerksamkeit schenken und sie kultivieren, werden keine Probleme in der Kommunikation mit ihren Patienten haben, und ihre Beziehung wird auf einer starken emotionalen Basis aufbauen.

▶ **Aufgabe**

▶ **Aufgabe.** Nehmen Sie an einem Anamnesekurs teil, bei dem Ihr Verhalten audiovisuell aufgezeichnet und anschließend in der Gruppe diskutiert wird. Sie werden sich wundern, wie viele Dinge Sie unbewusst sagen und tun.

6   Teile der Anamnese

Die Anamnese muss nicht immer streng schematisch ablaufen. Verschiedene Ärzte haben unterschiedliche Ansichten über die optimale Struktur der Anamnese. Aus unserer Erfahrung hat es sich bewährt, den Patienten nach der Begrüßung und dem ersten „Kennenlernen" rasch nach seinen **aktuellen Symptomen und Problemen** zu befragen. Anschließend sollten die **früheren Erkrankungen** erfragt und dokumentiert werden und ein kurzer Systemüberblick erfolgen. **Familienanamnese** und **psychosoziale Anamnese** runden schließlich die Befragung ab. Uns erscheint dies als ein logischer Aufbau, der sich zunächst auf die medizinischen Probleme konzentriert, im Verlauf aber andere wichtige Aspekte berücksichtigt.

Der Lernende kann natürlich die Reihenfolge variieren, um auszuprobieren, mit welcher Anamnesestruktur er am besten arbeiten kann.

6.1   Leitsymptom und aktuelle Anamnese

▶ **Merke.** Der Grund für den Arztbesuch liegt nicht immer in einer akuten oder chronischen Erkrankung.

Es kommen auch Patienten ohne Beschwerden, die beispielsweise den Blutdruck oder das Cholesterin kontrollieren lassen möchten. Sie sollten den Grund stichwortartig in der Sprache des Patienten erfassen und dokumentieren.

▶ **Praktisches Beispiel.**
Charakterisierung des Symptoms: Das Ziel der spezifischen Befragung ist es, die Beschwerden so genau wie möglich zu charakterisieren, um eine Diagnose zu erstellen und das weitere Vorgehen planen zu können.

Nachdem man dem Patienten ausreichend Zeit gelassen hat, seine Beschwerden zu schildern (s. o.):

- Erzählen Sie mir noch etwas mehr über diese Schwellungen, den Durchfall usw.!
- Was können Sie mir noch über die Beinschwellungen, den Durchfall usw. berichten?

müssen gezielte Fragen folgen, betreffend:

1. **Lokalisation und Ausbreitung**
2. **Qualität**
3. **Schweregrad**
4. **Zeitliches Auftreten**
5. **Verstärkung des Symptoms**
6. **Begleitsymptomatik**
7. **Grad der Behinderung**

Beispiel Beinschwellung (Ödeme):
1. Zur Lokalisation und Ausstrahlung:
- Wie sehen die Schwellungen aus?
- Betreffen sie beide Beine?
- Sind beide Beine gleich stark betroffen?
- Wo genau treten die Schwellungen auf?
- Sind sie nur auf die Knöchelregion begrenzt?
- Reichen sie weiter hinauf?
- Ist der Fußrücken mit betroffen?

2. Zur Qualität:
- Wie fühlen sich die Schwellungen an?
- Machen Ihnen die Schwellungen irgendwelche Beschwerden?
- Sind die Schwellungen schmerzhaft?
- Bis wohin gehen die Schmerzen, wohin strahlen sie aus?
- Wo genau verspüren Sie das Druckgefühl?
- Sind die Schwellungen eher weich oder eher derb?

6   Teile der Anamnese

Aus unserer Erfahrung hat es sich bewährt, den Patienten nach der Begrüßung und dem ersten „Kennen lernen" rasch nach seinen **aktuellen Symptomen und Problemen** zu befragen. Anschließend sollten die **früheren Erkrankungen** erfragt und dokumentiert werden und ein kurzer Systemüberblick erfolgen. **Familienanamnese** und **psychosoziale Anamnese** runden schließlich die Befragung ab.

6.1   Leitsymptom und aktuelle Anamnese

◀ **Merke**

◀ **Praktisches Beispiel**

3. Zum Schweregrad:
- Sind die Schwellungen sichtbar?
- Sind sie sehr ausgeprägt?
- Sind sie nur nachweisbar, wenn man hindrückt?
- Hinterlassen die Socken oder Strümpfe eine Einkerbung?
- Werden die Schuhe zu eng?

4. Zum zeitlichen Auftreten:
- Wann haben Sie die Schwellungen zum ersten Mal bemerkt?
- Sind die Beschwerden seither konstant?
- Sind die Schwellungen zwischenzeitlich einmal ganz verschwunden?
- Gibt es Gründe hierfür?
- Hatten Sie früher schon einmal ähnliche Beschwerden?

5. Zur Verstärkung/Abschwächung des Symptoms:
- Wann sind die Schwellungen besonders ausgeprägt?
- Gibt es tageszeitliche Schwankungen?
- Haben Sie einen „stehenden" Beruf?
- Spielen die Nahrungsaufnahme oder Trinken eine Rolle?
- Wie ist es, wenn Sie sich hinlegen oder die Beine hoch lagern?
- Haben Sie irgendwelche Medikamente genommen?
- Haben die Medikamente geholfen?

6. Zur Begleitsymptomatik:
- Haben Sie noch weitere Beschwerden?
- Haben Sie an Gewicht zugenommen?
- Haben Sie Wadenkrämpfe?
- Haben Sie Atemnot oder Herzbeschwerden?
- Müssen Sie nachts zum Wasserlassen aufstehen?

7. Zum Grad der Behinderung:
- Wie stark sind Sie durch die Schwellungen beeinträchtigt?
- Können Sie Ihren Beruf ungehindert ausüben?
- Haben Sie Probleme am Arbeitsplatz, zu Hause, in der Familie, im Bekanntenkreis?

Die **spezifischen Fragen** haben den Sinn, die mögliche **Diagnose einzukreisen** und unwahrscheinliche Ursachen auszuschließen.

Mit zunehmender Erfahrung wird auch die Anamnese eine Wandlung nehmen. Die direkte Befragung wird mit zunehmender Erfahrung immer spezifischer und damit automatisch auch kürzer. Ein sehr guter und erfahrener Arzt wird der Schilderung des Patienten höchste Aufmerksamkeit schenken und anschließend die gezielte Befragung sehr präzise und relativ kurz durchführen.

▶ **Praktisches Beispiel**

Die **spezifischen Fragen** haben den Sinn, die mögliche **Diagnose einzukreisen** und unwahrscheinliche Ursachen auszuschließen. Die richtigen Fragen können natürlich nur gestellt werden, wenn ausreichende Kenntnisse über das zu erfragende Krankheitsbild vorhanden sind.

Der Anfänger wird daher seine Befragung eher breit anlegen und auch einige Fragen stellen, die evtl. irrelevant sind. Das gehört zu einem sich natürlich entwickelnden Lernprozess. Mit zunehmender Erfahrung wird auch die Anamnese eine Wandlung nehmen. Der erfahrene Arzt kann mit 3 bis 4 Fragen bereits klar differenzieren, ob es sich z. B. um ein Lymphödem, ein venöses Ödem oder Ödeme bei einer Herzinsuffizienz handelt. Die direkte Befragung wird mit zunehmender Erfahrung immer spezifischer und damit automatisch auch kürzer. Davon abgesehen, sollte für die Schilderung des Patienten auch vom erfahrenen Arzt genügend Zeit vorgesehen werden. Ein sehr guter und erfahrener Arzt wird der Schilderung des Patienten höchste Aufmerksamkeit schenken und anschließend die gezielte Befragung sehr präzise und relativ kurz (im Vergleich zum Anfänger) durchführen.

▶ **Praktisches Beispiel** für eine kurze, stichwortartige Anamnese bei Ödemen: 52-jährige Pat. berichtet über Beinschwellungen, rechts ausgeprägter als links, abends stärker, morgens nicht mehr vorhanden usw.

6.2 Frühere Erkrankungen mit Bezug zum Leitsymptom

Von besonderem Interesse sind natürlich **frühere Erkrankungen**, die in **mutmaßlichem** oder **sicheren Zusammenhang** mit **den aktuellen Beschwerden** stehen. Berichtet ein Patient über zunehmende Luftnot bei Belastung und Beinödeme, so steht ein vor 10 Jahren durchgemachter Herzinfarkt damit wahrscheinlich in ursächlichem Zusammenhang. Musste sich eine Patientin vor fünf Jahren einer Brustamputation wegen eines Mammakarzinoms unterziehen, so sind die neu aufgetretenen Rückenschmerzen u. a. verdächtig auf eine Metastasierung in die Wirbelsäule. Anamnese bedeutet „sich erinnern". Viele Patienten denken spontan nicht mehr an scheinbar abgeschlossene frühere Krankheiten, die nun Spätfolgen oder Komplikationen, sei es der Krankheit selbst oder damaligen Therapie, mit sich bringen können. Beispiele dafür finden sich in Tab. **A-6.1**.

6.2 Frühere Erkrankungen mit Bezug zum Leitsymptom

Von besonderem Interesse sind natürlich **frühere Erkrankungen**, die in **mutmaßlichem** oder **sicheren Zusammenhang** mit **den aktuellen Beschwerden** stehen.

A-6.1	Frühere Erkrankungen/Therapien und typische späte Komplikationen
Frühere Erkrankung	**Späte Komplikation**
• Hypertonie, Herzinfarkt	• Herzinsuffizienz, Niereninsuffizienz
• chronisch entzündliche Darmerkrankungen	• Spätrezidiv, maligne Entartung
• akute Nierenerkrankung	• Niereninsuffizienz
• Asthma bronchiale	• Lungenemphysem, pulmonale Hypertonie
• operiertes Malignom	• Spätrezidiv , Metastasierung
• Thyreoiditis	• Hypothyreose
• Bestrahlung, Chemotherapie	• Zweitmalignom
• langdauernde Steroidtherapie	• Diabetes mellitus, Osteoporose

A-6.1

6.3 Medikamentenanamnese

Selbst wenn die Angaben des Patienten spärlich sind, so können Sie doch über die **Kenntnis seiner Medikamente** viele Aufschlüsse über die wahrscheinlich **zugrunde liegenden Krankheiten** erhalten. Wer z. B. ACE-Hemmer, Diuretika, Betablocker, Nitrate oder Kalziumantagonisten einnimmt, hat eine koronare Herzkrankheit, eine Hypertonie oder eine Herzinsuffizienz. Wer Sulfonylharnstoffe oder Biguanide bekommt, hat einen Typ-2-Diabetes.

Viele medizinische Probleme entstehen aber auch durch **unerwünschte Medikamentenwirkungen**, die vor allem bei Patienten auftreten können, die **mehrere Medikamente gleichzeitig** einnehmen, die von verschiedenen Ärzten verordnet werden. **Ältere Patienten** sind davon am häufigsten betroffen. In diesen Fällen ist es besonders wichtig, nach einem zeitlichen Zusammenhang des Auftretens der Symptome mit einem neu eingenommenen Medikament oder einer neuen Kombination zu fragen. Daher muss die Medikamentenanamnese sehr frühzeitig im Verlauf des Anamnesegesprächs erhoben werden.

6.3 Medikamentenanamnese

Selbst wenn die Angaben des Patienten spärlich sind, so können Sie doch über die **Kenntnis seiner Medikamente** viele Aufschlüsse über die wahrscheinlich **zugrunde liegenden Krankheiten** erhalten.

Viele medizinische Probleme entstehen aber auch durch **unerwünschte Medikamentenwirkungen**, die vor allem bei Patienten auftreten können, die **mehrere Medikamente gleichzeitig** einnehmen. **Ältere Patienten** sind davon am häufigsten betroffen.

▶ **Praktisches Beispiel.**
Die Fragen nach der aktuellen Medikation und früherer Medikamenteneinnahme dürfen bei keiner Anamnese ausgelassen werden.
- Nehmen Sie Medikamente ein?
- Welche, wie heißen sie?
- Wie lange? Regelmäßig oder bei Bedarf?
- Haben Ihnen die Medikamente geholfen?
- Spüren Sie irgendeine Wirkung?
- Haben Sie Nebenwirkungen beobachtet?

◀ **Praktisches Beispiel**

Bei Frauen im gebärfähigen Alter nach **oraler Kontrazeption** fragen.

Bei Frauen im gebärfähigen Alter muss auch nach der **oralen Kontrazeption** („Pille") gefragt werden.

▶ **Praktisches Beispiel**

▶ **Praktisches Beispiel.**
Regelmäßige Schmerzmitteleinnahme wird häufig verschwiegen. Bei entsprechendem Verdacht sollte man daher indirekt fragen:
- Müssen Sie gelegentlich Schmerzmittel nehmen? Einmal im Monat, wöchentlich, oder täglich?

Ähnliches gilt für Schlaftabletten und Laxanzien (Abführtabletten):
- Kommen Sie ohne Schlaftablette aus?
- Ist Ihr Stuhlgang auch ohne Abführmittel in Ordnung?

Kann der Patient sich nicht erinnern, bitten Sie ihn oder seine Angehörigen die Medikamente mitzubringen.

Sind dem Patienten seine Medikamente nicht erinnerlich, wird man ihn bitten, sie beim nächsten Besuch mitzubringen, bzw. von Angehörigen mitbringen zu lassen (im Krankenhaus).

6.4   Auslösende Faktoren

Die Symptomatik soll vom Patienten im Zusammenhang mit seiner aktuellen Situation betrachtet werden.

6.4 Auslösende Faktoren

Die Symptomatik soll vom Patienten im Zusammenhang mit seiner aktuellen Situation, den Lebensumständen, aber auch mit dem Erleben und letztlich mit der eigenen Biografie betrachtet werden.

▶ **Praktisches Beispiel**

▶ **Praktisches Beispiel.**
- Haben Sie selbst eine Vorstellung über die Ursachen der Erkrankung?
- Sie haben sich wahrscheinlich selbst schon Gedanken über die Ursache gemacht?
- Sehen Sie einen Zusammenhang zu Ihrer augenblicklichen Berufssituation?
- Was ist gestern passiert, bevor die Beschwerden einsetzten?
- Gab es Schwierigkeiten zu Hause oder in der Arbeit?
- Sind die Beschwerden im Zusammenhang mit einer besonderen Belastung aufgetreten?
- Haben Sie sich außergewöhnlich angestrengt?
- Haben Sie etwas Außergewöhnliches gegessen?
- Was könnte die Beschwerden ausgelöst haben?
- Treten die Beschwerden in bestimmten Situationen auf?

Wenn ein bereits lange bestehendes Gesundheitsproblem vorliegt, wenn es sich um „Befindlichkeitsstörungen" handelt, sollte danach gefragt werden, was den Patienten ausgerechnet jetzt zum Arzt führt:
- Was hat Sie denn bewegt, jetzt endlich einen Arzt aufzusuchen?
- Wie kamen Sie zu dem Entschluss, sich nun doch einmal untersuchen zu lassen?

Es passiert sehr häufig, dass der Gang zum Arzt selbst bei schweren und ernsten Erkrankungen nicht aus medizinischen Gründen erfolgt, sondern andere Faktoren im Vordergrund stehen. **Persönliche Krisen** führen besonders Frauen eher zum Arzt. Männer gehen häufig erst zum Arzt, wenn sie in ihrer **Leistungsfähigkeit** deutlich **eingeschränkt** sind. **Angst** ist ebenfalls ein wichtiges Motiv für einen Arztbesuch.

Es passiert sehr häufig, dass der Gang zum Arzt selbst bei schweren und ernsten Erkrankungen nicht primär aus medizinischen Gründen erfolgt und vom Patienten entschieden wird, sondern andere Faktoren im Vordergrund stehen. Die Patienten werden von besorgten Verwandten zum Arzt geschickt. Sie wenden sich erst an einen Arzt, wenn sie sich z. B. Rat bei einem Freund geholt haben und dieser zum Arztbesuch rät. **Persönliche Krisen** führen besonders Frauen eher zum Arzt. Männer gehen häufig erst zum Arzt, wenn sie in ihrer **Leistungsfähigkeit** deutlich **eingeschränkt** sind und soziale Folgen befürchten oder die Beschwerden „unerträglich" werden. **Angst** ist ebenfalls ein wichtiges Motiv für einen Arztbesuch. Das gilt insbesondere dann, wenn nahe Verwandte oder Freunde mit ähnlicher Symptomatik schwer erkrankt oder verstorben sind.
Viele Patienten brauchen leider erst einen Anstoß von außen, um ihre schon lange bestehenden Beschwerden einem Arzt zu offenbaren. Bequemlichkeit, mangelnde Eigenliebe, Angst vor der Entdeckung einer schwerwiegenden

Erkrankung, Disziplinlosigkeit und Unwissen sind nicht zuletzt auch wesentliche Hindernisse auf dem Weg zum Arzt.

Andererseits wird die ärztliche Konsultation auch häufig von Patienten, die in sozialer Isolation leben, „benutzt", um z. B. auf **psychosoziale Probleme** aufmerksam zu machen.

Die ärztliche Konsultation wird auch häufig „benutzt", um z. B. auf **psychosoziale Probleme** aufmerksam zu machen.

6.5 Abgeschlossene medizinische Probleme

Auch abgeschlossene medizinische Probleme sind bei der Anamneseerhebung von Interesse, selbst wenn sie anfangs scheinbar oder tatsächlich in keinem Zusammenhang mit der augenblicklichen Erkrankung stehen. Sie blamieren sich vor Kollegen im Krankenhaus, wenn Sie z. B. einen Patienten zur Oberbauchsonographie oder zur Computertomographie wegen V. a. Cholezystitis schicken und nicht wissen oder erwähnen, dass der Patient sich vor Jahren einer Cholezystektomie unterzogen hat. Fragen Sie also **systematisch** nach **früheren Krankenhausaufenthalten, Operationen, Unfällen** und **schwerwiegenden Erkrankungen** und dokumentieren Sie die Informationen in Stichworten im Anamnesebogen unter Angabe der Jahreszahl und der Dauer.

Fragen Sie weiterhin nach:
- Allergien (Kontrastmittel, Antibiotika, Nahrungsmittel usw.)
- früherer Medikamenteneinnahme (s. a. S. 23)
- Berufsgiften
- Diäten bzw. speziellen Ernährungsgewohnheiten (z. B. Vegetarier)
- Nikotin (s. a. S. 34)
- Alkohol
- Bluttransfusionen
- chronischen, potenziell infektiösen Krankheiten (HIV-Infektion, chronische Hepatitis B oder C).

6.5   Abgeschlossene medizinische Probleme

Auch abgeschlossene medizinische Probleme sind bei der Anamneseerhebung von Interesse, selbst wenn sie anfangs scheinbar oder tatsächlich in keinem Zusammenhang mit der augenblicklichen Erkrankung stehen. Fragen Sie also **systematisch** nach **früheren Krankenhausaufenthalten, Operationen, Unfällen** und **schwerwiegenden Erkrankungen**.

Fragen Sie auch nach:
- Allergien
- früherer Medikamenteneinnahme
- Berufsgiften
- Ernährungsgewohnheiten
- Alkohol-, Nikotinkonsum
- Bluttransfusionen
- chronischen, potenziell infektiösen Erkrankungen.

6.6 Systemüberblick

Der Systemüberblick dient dazu, **neben dem Leitsymptom und seinen Nebenaspekten mit einigen Fragen auf alle Organsysteme einzugehen.** Man kann sich hier auf wenige, für das jeweilige Organsystem charakteristische Symptome beschränken.

6.6   Systemüberblick

Der Systemüberblick dient dazu, **mit einigen Fragen auf alle Organsysteme einzugehen.**

▶ **Praktisches Beispiel.**

Allgemeinsymptome (s. S. 53 ff.):
- Wie ist Ihr Appetit, Ihr Durst?
- Ist Ihr Gewicht konstant?
- Haben Sie Schlafprobleme?
- Schwitzen Sie nachts?
- Haben Sie gelegentlich Fieber oder Schüttelfrost?

Kopf und Hals (s. S. 120 ff.):
- Haben Sie Kopfschmerzen?
- Haben Sie Schwindel?
- Riechen, schmecken und hören Sie gut?
- Wie ist Ihre Sehkraft?
- Tragen Sie eine Brille?
- Haben Sie Halsschmerzen?
- Haben Sie Schluckbeschwerden?
- Gibt es Probleme mit den Zähnen?
- Gehen Sie regelmäßig zum Zahnarzt?

Lymphknoten (s. S. 416 ff.):
- Haben Sie Lymphknotenschwellungen bemerkt? Z. B. unter der Achsel, in der Leiste oder am Hals?

◀ **Praktisches Beispiel**

Thorax und Brust (s. S. 173 ff.):
- Haben Sie Atemnot? In Ruhe oder bei Belastung?
- Haben Sie Herzbeschwerden? Spüren Sie Ihr Herz?
- Haben Sie Husten, Auswurf?
- Untersuchen Sie selbst Ihre Brust? Haben Sie Knoten festgestellt?
- Lassen Sie sich regelmäßig vom Frauenarzt untersuchen?

Abdomen (s. S. 223 ff.):
- Haben Sie Magen- oder Bauchbeschwerden?
- Ist der Stuhlgang in Ordnung? Haben Sie Durchfall oder Verstopfung? Übelkeit oder Erbrechen?
- Haben Sie schon mal Blut im Stuhl beobachtet?

Harntrakt (s. S. 279 ff.):
- Haben Sie Beschwerden beim Wasserlassen?
- Ist der Urin auffällig, z. B. schaumig oder blutig?
- Müssen Sie nachts raus zum Wasserlassen?

Geschlechtsorgane (s. S. 290 ff.):
- Ist die Periode regelmäßig? Normal stark?
- Haben Sie Beschwerden während der Periode?
- Haben Sie Zwischenblutungen?
- Haben Sie Probleme im Sexualbereich?
- Haben Sie sexuelles Verlangen?
- Gibt es Erektions- oder Ejakulationsprobleme?

Skelett (s. S. 335 ff.):
- Haben Sie irgendwelche Gelenkbeschwerden?
- Haben Sie Kreuzschmerzen? Muskelschmerzen?

Neurologie (s. S. 421 ff.):
- Haben Sie Gefühlsstörungen oder Lähmungserscheinungen?
- Haben Sie ein Anfallsleiden?

Haut (s. S. 386 ff.):
- Haben Sie eine Allergie oder Hauterkrankung?

Schließlich wird man fragen:
- Habe ich irgend etwas vergessen zu fragen? *oder*
- Gibt es sonst noch etwas von Belang? *oder*
- Was haben wir nicht erwähnt?

▶ **Klinischer Fall**

▶ **Klinischer Fall.** Bei der körperlichen Untersuchung eines 67-jährigen Patienten, der wegen arterieller Verschlusskrankheit in eine Universitätsklinik eingeliefert wurde, fällt der Ärztin im Praktikum eine lichtstarre Pupille links auf, die weder bei direkter Beleuchtung noch konsensuell reagiert. Die übrige neurologische Untersuchung ist unauffällig. Als sie bei der Visite die Befunde mit dem Stationsarzt, einem AiP-Kollegen und den beiden PJ-Studenten bespricht, kommen einige Vorschläge, wodurch dieser Befund bedingt sein könnte. Man diskutiert unter anderem ein Adie-Syndrom, ein Argyll-Robertson-Phänomen als Folge einer Lues des ZNS und eine Blutung oder einen Tumor im Bereich der Vierhügelplatte. Der Stationsarzt empfiehlt, sicherheitshalber eine CT anzufertigen. In der Röntgenbesprechung am übernächsten Morgen hört sich der Radiologe genüsslich den Vortrag der klinischen Symptome und die Fragestellungen an und konstatiert dann süffisant ein Glasauge links (Abb. **A-6.1**).

▶ **Merke**

▶ **Merke.** Viele Rätsel der Medizin lassen sich durch eine einzige, richtig gestellte Frage lösen.

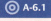

⊙ **A-6.1** Glasauge links

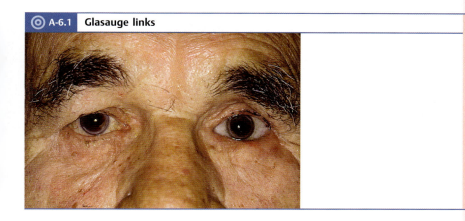

⊙ **A-6.1**

6.7 Psychosoziale Aspekte

Von einigen Ausnahmen abgesehen (s. u.), sollte versucht werden, bei jedem Erstgespräch in einem Arbeitsgang medizinische **und** psychosoziale Informationen zu erhalten. Damit wird die künstliche Trennung von Körper, Seele und Psyche von vornherein vermieden, und alle vom Patienten als wichtig erlebten Empfindungen und Beobachtungen können erfasst werden.

Die soziale und psychologische Anamnese eröffnen die Möglichkeit, den Patienten besser kennen zu lernen und sein medizinisches Problem in einem psychosozialen Zusammenhang zu sehen. So wird dem Patienten die Möglichkeit gegeben, jede Erkrankung in Beziehung zu seiner individuellen Biografie zu sehen. Der Arzt kann wiederum erkennen, wie der Patient zu seiner Krankheit steht (z. B. gleichgültig oder ängstlich). Welche persönlichen Umstände, bzw. welche normalen Lebensabschnitte können für die Erkrankung von Bedeutung sein: Ablöseproblematik, Beruf, Scheidung, Erkrankung oder Tod des Partners usw. Dies ist eine wichtige Voraussetzung für alle weiteren diagnostischen, aber insbesondere auch für die therapeutischen Maßnahmen.

▶ **Merke.** Die Therapie beginnt bereits mit der Anamnese.

Das **Gespräch** mit dem Arzt (Therapeuten) **bringt für den Patienten bereits Erleichterung.** Ist aufseiten des Arztes ausreichend Empathie (Einfühlungsvermögen) vorhanden, so wird der Patient bereits beim Anamnesegespräch die Hoffnung schöpfen, dass er verstanden wird und ihm geholfen werden kann. Manche Probleme und Beschwerden lassen sich so bereits klären und auflösen. Der Arzt wird aufgrund der Krankengeschichte ein bestimmtes Problem erfassen und Zusammenhänge aufdecken. Er wird diese Zusammenhänge dem Patienten erklären. Das ist eine wichtige Voraussetzung für das Verstehen des Patienten. Erst wenn der Patient verstanden hat, ist er zur weiteren Kooperation bei der Diagnosefindung und letztlich bei der Therapie bereit.

▶ **Praktisches Beispiel.**
- Ich möchte etwas mehr über Ihr Leben, Ihre Herkunft, Familie usw. wissen!

Fragen zu Geburt und Herkunft:
- Wo sind Sie geboren?
- Sind Sie auch dort aufgewachsen?
- Mit wie viel Jahren sind Sie umgezogen?
- Wann haben Sie das Elternhaus verlassen?

6.7   Psychosoziale Aspekte

Bei jedem Erstgespräch sollten in einem Arbeitsgang medizinische **und** psychosoziale Informationen gewonnen werden.

Durch die soziale und psychologische Anamnese kann der Arzt den Patienten besser kennen lernen und sein medizinisches Problem in einem psychosozialen Zusammenhang sehen.

◀ **Merke**

Das **Gespräch** mit dem Arzt **bringt für den Patienten bereits Erleichterung** und die Hoffnung auf Verständnis und Hilfe.

Manche Probleme und Beschwerden lassen sich so bereits klären. Der Arzt wird aufgrund der Krankengeschichte die Zusammenhänge aufdecken und sie dem Patienten erklären.

◀ **Praktisches Beispiel**

Schulbildung:
- Welche Schule haben Sie besucht?
- Haben Sie die Schule abgeschlossen?
- Sie haben studiert? Haben Sie sich auch noch für andere Fächer interessiert?

Militär:
- Waren Sie beim Militär?
- Was haben Sie dort gemacht?

Arbeit und Finanzen:
- Welchen Beruf üben Sie aus?
- Haben Sie früher etwas anderes gemacht?
- Was ist Ihre genaue Tätigkeit?
- Macht Ihnen der Beruf Spaß?
- Welchen Beruf haben Sie früher ausgeübt (bei Rentnern)?
- Seit wann sind Sie arbeitslos?
- Wie ist Ihre finanzielle Situation?

Familie:
- Sind Sie verheiratet?
- Was macht Ihre Frau/Ihr Mann? Haben Sie Kinder?
- Sind Sie zufrieden mit Ihren Kindern?
- Sind Ihre Kinder noch zu Hause?

Wohnung:
- Wo wohnen Sie?
- Sind Sie mit Ihrer Wohnung zufrieden?
- Ist dort ausreichend Platz für die ganze Familie?

Freizeit:
- Haben Sie ausreichend Freizeit?
- Was sind Ihre Hobbys?
- Treiben Sie Sport?
- Wo verbringen Sie Ihren Urlaub?
- Was sind Ihre Interessen?

Es bleibt dem einzelnen Arzt überlassen, wie weit er bei der Befragung gehen will. So kommen auch **gesunde Anteile und Stärken** des Patienten zur Sprache, die für sein **Selbstwertgefühl** wichtig sind.

Psychologische/psychiatrische Aspekte sind von besonderer Bedeutung, wenn der V. a. eine funktionelle Störung, eine psychosomatische oder psychiatrische Erkrankung besteht.

▶ **Praktisches Beispiel**

Die Befragung kann natürlich noch erweitert werden auf die Gebiete Religion, Weltanschauung, Politik usw. Es bleibt dem einzelnen Arzt überlassen, wie weit er bei einem bestimmten Patienten gehen will. Bei dieser Art der Befragung steht nicht nur die Krankheit im Mittelpunkt. Es kommen auch **gesunde Anteile und Stärken** des Patienten zur Sprache, die für sein **Selbstwertgefühl** und letztlich für die Heilung von großer Bedeutung sind.

Die weitere Exploration der Lebensgeschichte unter Einbeziehung psychologischer/psychiatrischer Aspekte ist von besonderer Bedeutung, wenn aufgrund der bisherigen Anamnese der Verdacht besteht, dass eine funktionelle Störung, eine psychosomatische oder psychiatrische Erkrankung vorliegt.

▶ **Praktisches Beispiel.**
Es gibt Patienten, die von sich aus Erklärungsmöglichkeiten anbieten:
- Ich glaube, das ist alles psychisch bei mir!
- Wahrscheinlich liegt das an meinen Nerven!
- Ich kann einfach nicht mehr!
- Ich halte den Stress nicht mehr aus!
- Der Beruf, die Familie machen mich ganz krank!
- Die Belastung ist zu groß!
- Ich fühle mich überfordert, überlastet!

Bei der Mehrzahl der Patienten wird man aber nachfragen müssen:
- Haben Sie sich schon einmal Gedanken darüber gemacht, was die Ursache Ihrer Beschwerden sein könnte?
- Gibt es Probleme am Arbeitsplatz oder in der Familie?
- Fühlen Sie sich überfordert?
- Haben Sie ausreichend Erholung, Schlaf, Entspannung?
- Wie gehen Sie mit Stress um?

Bedenken Sie, dass einige Patienten bei diesen Fragen denken, dass ihre körperlichen Symptome nicht ernst genommen werden. Sie werden vielleicht sogar sagen:

- Denken Sie, dass ich mir die Schmerzen nur einbilde?
- Ich habe keine Probleme! Mir geht es psychisch gut!
- Ich kann mir nicht vorstellen, dass das psychisch ist!
- Ich bin doch nicht geistesgestört! Ich bin doch nicht verrückt!

Dies ist ein sehr kritischer Punkt. Es ist unbedingt notwendig, darauf hinzuweisen, dass die Beschwerden sehr ernst genommen werden und dass es keine „eingebildeten" Schmerzen bzw. Beschwerden gibt:

- Ich denke, wir sollten nicht ausschließen, dass die Psyche auch eine gewisse Rolle spielen kann, selbst wenn Sie diesbezüglich keine Probleme sehen.

Bei vielen Patienten können weitere Fragen das Bild der Störung verdeutlichen:

- Wie sind Sie mit diesen Beschwerden umgegangen?
- Haben Sie sich Sorgen gemacht?
- Konnten Sie weiterarbeiten?
- Haben Sie Ihren Alltag noch bewältigen können?
- Wie hat die Umgebung reagiert?
- Was sagt Ihr Partner, Ihre Familie?

Die Art der Befragung ist bereits entscheidend für eine evtl. notwendige psychotherapeutische Beratung bzw. Therapie. Wird dieser Weg durch eine unsensible Anamneseerhebung verbaut, so ist die Motivation des Patienten für eine Psychotherapie sicher gering.

Psychosoziale Aspekte können in vielen Fällen vernachlässigt werden, wenn ein psychisch offensichtlich stabiler Patient wegen eines akuten medizinischen Problems den Arzt aufsucht und ihm einfach und schnell auf der rein medizinischen Ebene geholfen werden kann. Dabei geht es nur um fachlichen Rat und Hilfe. Soziale und psychische Aspekte können dann evtl. sogar störend wirken.

Die Berücksichtigung psychosozialer Aspekte ermöglicht eine **individuelle Betrachtungsweise**, bei der der Patient und nicht die abstrakte Krankheit im Vordergrund steht. Die Medizin gründet sich zwar auf naturwissenschaftlichen Prinzipien, sie ist aber unvollständig ohne humanwissenschaftliche Akzente.

6.8 Familienanamnese und Stammbaum

Die Erhebung der Familienanamnese dient verschiedenen Aspekten. Die Kenntnis der Erkrankungen, Todesursachen und des Alters der Blutsverwandten lässt **wichtige medizinische Rückschlüsse** auf die Erkrankung des Patienten selbst und seine Prognose zu. Die Einbeziehung der angeheirateten Verwandtschaft in die Betrachtung ist wichtig für die soziale Anamnese.

Von besonderem medizinischen Interesse sind **genetisch bedingte Erkrankungen** (z. B. Zystennieren, Polyposis intestinalis, Hypercholesterinämie). Zur genauen Erfassung des Erbganges einer genetisch übertragenen Erkrankung innerhalb einer Familie ist die Erstellung eines Stammbaumes sehr hilfreich (Abb. **A-6.2**).

Die Befragung des Patienten nach den Eltern, Großeltern, Geschwistern und Kindern ist aber nicht nur bei den seltenen rein genetischen Erkrankungen von Bedeutung. Die häufigsten **Zivilisationskrankheiten** wie arterielle Hypertonie und Diabetes mellitus haben eine starke **familiäre Komponente**, d. h. sie kommen in manchen Familien überproportional gehäuft vor. Weitere Beispiele für häufige und familiär gehäuft auftretende Erkrankungen sind Migräne, Atopie, Depression oder bestimmte Krebsarten (z. B. Brust- oder Darmkrebs). Der vorzeitige (frühe) Herztod eines Elternteils hat auch für den Patienten eine große prognostische Bedeutung. Andererseits ist die Langlebigkeit der Eltern eine bedeutende Determinante für die eigene Lebenserwartung.

Die Art der Befragung ist bereits entscheidend für eine evtl. notwendige psychotherapeutische Beratung bzw. Therapie.

Psychosoziale Aspekte können vernachlässigt werden, wenn ein „stabiler" Patient wegen eines akuten medizinischen Problems den Arzt aufsucht und ihm einfach und schnell rein medizinisch geholfen werden kann.

Die Berücksichtigung psychosozialer Aspekte ermöglicht eine **individuelle Betrachtungsweise**, bei der der Patient und nicht die Krankheit im Vordergrund steht.

6.8 Familienanamnese und Stammbaum

Die Kenntnis der Erkrankungen, Todesursachen und des Alters der Blutsverwandten lässt **wichtige medizinische Rückschlüsse** auf die Erkrankung des Patienten zu.

Von besonderem medizinischen Interesse sind **genetisch bedingte Erkrankungen**. Hierzu ist die Erstellung eines Stammbaumes sehr hilfreich (Abb. **A-6.2**).

Die häufigsten **Zivilisationskrankheiten** wie Hypertonie und Diabetes mellitus haben eine starke **familiäre Komponente**, d. h., sie kommen in manchen Familien überproportional gehäuft vor. Weitere Beispiele sind Migräne, Atopie, Depression oder bestimmte Krebsarten.

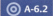

A-6.2

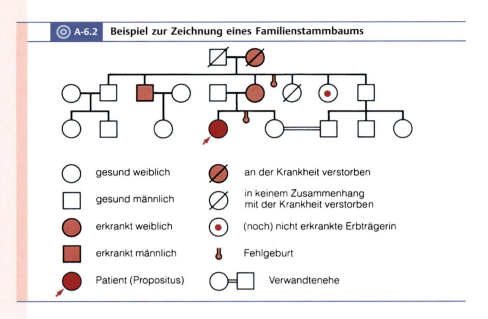

A-6.2   **Beispiel zur Zeichnung eines Familienstammbaums**

◯	gesund weiblich	⊘ (rot)	an der Krankheit verstorben
▢	gesund männlich	⊘	in keinem Zusammenhang mit der Krankheit verstorben
●	erkrankt weiblich	⊙	(noch) nicht erkrankte Erbträgerin
▮	erkrankt männlich	⏺	Fehlgeburt
●	Patient (Propositus)	◯—▢	Verwandtenehe

Im Sinne der **Prävention** ist ein besonderes Augenmerk auf die verhütbaren und behandelbaren Erkrankungen zu legen.

Die Familienanamnese dient auch der Erfassung einer möglichen Exposition oder besonderer Gefährdungen.

Im Sinne der **Prävention (Krankheitsverhütung)** ist ein besonderes Augenmerk auf die verhütbaren und behandelbaren Erkrankungen zu legen. Hierbei ist die frühe Erkennung einer potenziellen Gefährdung die entscheidende Voraussetzung dafür, die Erkrankung erst gar nicht manifest werden zu lassen bzw. mit einer frühen Behandlung zu beginnen und damit die Prognose zu verbessern. Die Familienanamnese dient letztlich auch der Erfassung einer möglichen Exposition (z. B. bei infektiösen Erkrankungen) oder besonderen Gefährdungen. Bei der Erhebung der Familienanamnese erhält der Arzt wichtige Einblicke in die Familiengeschichte, die Beziehungen untereinander und andere Aspekte des Sozialgefüges. Dabei kann die genaue Beobachtung auch der nonverbalen Kommunikation sehr aufschlussreich sein (z. B. bei kritischen Themen wie Tod des Ehegatten, Erkrankung eines Kindes) und wichtige Bezüge zur aktuellen Erkrankung des Patienten liefern.

▶ **Praktisches Beispiel**

▶ **Praktisches Beispiel.**
- Leben Ihre Eltern noch?
- Woran ist Ihr Vater verstorben?
- Wie alt war er?
- Ist Ihre Mutter gesund?
- Muss Ihre Mutter Medikamente für ihr Herz einnehmen?
- Sind Ihre Geschwister gesund?
- Wie viele Kinder haben Sie?
- Wie ist deren Gesundheit, sind sie schon einmal untersucht worden?
- Gibt es sonst irgendwelche Gesundheitsprobleme in Ihrer Familie, z. B. Erbkrankheiten wie Zucker, hoher Blutdruck, Herzleiden?
- Hat irgendjemand in Ihrer Familie ähnliche Beschwerden, Probleme, Symptome?
- Wie sind die Essgewohnheiten in Ihrer Familie?
- Sind Ihre Eltern auch übergewichtig?

Leider wird die Familienanamnese durch Migration, Kontaktverlust und Wandel der Familienstrukturen mehr und mehr erschwert. Die Kenntnis der Erkrankungen von Angehörigen nimmt dadurch deutlich ab.

6.9 Berufsanamnese

> ▶ **Merke.** Die Berufsanamnese sollte möglichst genau die Tätigkeit erfassen, die Zufriedenheit mit der Arbeit und die mögliche Gefährdung.

◀ **Merke**

Die Berufsanamnese soll nicht nur Auskunft über die aktuelle Tätigkeit des Patienten geben. Sie erfasst darüber hinaus auch frühere Tätigkeiten, eine mögliche **medizinisch relevante Exposition**, Aspekte wie Schichtarbeit, Zufriedenheit oder **Stressfaktoren** am Arbeitsplatz, den Sozialstatus, die Ausbildung und Erziehung sowie das Einkommen.

Die Arbeit kann sehr befriedigend sein und einen hohen **Stellenwert** für den Patienten haben hinsichtlich seiner persönlichen und sozialen Identifikation und Integration. Sie kommt aber auch häufig als Ursache für Stressreaktionen mit schweren gesundheitlichen Folgen in Betracht. Bestimmte Berufe prädisponieren zu spezifischen Gesundheitsstörungen bzw. Erkrankungen (s. S. 50). Viele Patienten sind sich möglicher Gefahren oder Expositionen am Arbeitsplatz gar nicht bewusst. Einige berufsbedingte Erkrankungen können akut auftreten, wie z. B. chemische Intoxikationen, Inhalationen oder eine Kontaktdermatitis. Andere Erkrankungen manifestieren sich erst nach langer Latenz (z. B. Asbestose oder Silikose).

Gesundheitliche Gefährdungen können natürlich **auch in der Freizeit** auftreten (z. B. Verletzungen beim Sport oder Heimwerken).

Sie erfasst auch frühere Tätigkeiten, eine mögliche **medizinische relevante Exposition**, Schichtarbeit, **Stressfaktoren**, Sozialstatus, Ausbildung, Erziehung und Einkommen.

Die Arbeit kann einen hohen **Stellenwert** für die Patienten haben. Sie kommt aber auch häufig als Ursache für Stressreaktionen mit schweren gesundheitlichen Folgen in Betracht. Bestimmte Berufe prädisponieren zu spezifischen Gesundheitsstörungen bzw. Erkrankungen (s. S. 50).

Gesundheitliche Gefährdungen können **auch in der Freizeit** auftreten.

7   Spezielle Probleme

**7.1   Der schwierige Patient,
Umgang mit Aggressionen**

Die Beziehung des Patienten zum Arzt
hängt davon ab, wie dieser **Autorität**
erlebt hat. Hierdurch können Verhaltensweisen in die Arzt-Patienten-Beziehung
eingehen, die nur **im biografischen Kontext** verständlich sind. Andererseits entstehen beim Arzt Gefühle, die wiederum
von seiner persönlichen Entwicklung
abhängen.

Der Umgang mit dem schwierigen Patient
stellt eine Herausforderung dar. Der Arzt
muss den Umgang mit Aggression erlernen. Nur wenn er **auf Auseinandersetzungen verzichtet** und dem Patienten das
Gefühl vermittelt, dass er Kritik üben kann,
wird das **Arbeitsbündnis** erhalten bleiben.

▶ **Praktisches Beispiel**

7   Spezielle Probleme

7.1   Der schwierige Patient, Umgang mit Aggressionen

Die Beziehung des Patienten zum Arzt hängt davon ab, wie der Patient **Autorität** erlebt hat und Konflikte mit Autoritätspersonen (meist den Eltern) lösen konnte. Hierdurch können seitens des Patienten unangebrachte Gefühle oder Verhaltensweisen in die Arzt-Patienten-Beziehung eingehen, die nur **im biografischen Kontext** verständlich sind. Andererseits entstehen beim Arzt Gefühle (Zuneigung, Mitleid, Ekel, Wut, Ärger, Aggression), die wiederum von der persönlichen Entwicklung und Erfahrung des Arztes abhängen. In dieser Situation wird der Arzt selbst zum diagnostischen Instrument, zumal wenn er versucht, seine eigenen Gefühle wahrzunehmen. Dann wird es ihm möglich sein, den Patienten ehrlich und ohne Werturteil anzunehmen und zu behandeln, unabhängig davon, ob er Alkoholiker ist, AIDS hat, Ausländer, Snob, Obdachloser oder Professor usw. ist. Wenn dies gelingt, wird ein vertrauensvolles Arbeitsbündnis – auch mit dem „schwierigen" Patienten – möglich.

Der Umgang mit dem schwierigen Patient stellt eine Herausforderung an den Arzt dar. Er muss den Umgang mit Aggression erlernen. Patienten mit einer aggressiv-paranoiden Persönlichkeitsstruktur bereiten besondere Probleme, weil sie ungern dominiert werden. Häufig wird der Arzt in seinen diagnostischen und therapeutischen Handlungen offen oder latent kritisiert. Nur wenn der **Arzt auf Auseinandersetzungen verzichtet** und dem Patienten das Gefühl vermittelt, dass er Kritik üben kann, wird das **Arbeitsbündnis** erhalten bleiben.

▶ **Praktische Beispiele für den Umgang mit schwierigen und/oder aggressiven Patienten:**
- Rechnen Sie mit verbaler und gelegentlich sogar tätlicher Gewalt. Besonders häufig findet man sie in Notaufnahmen, in psychiatrischen Arbeitsfeldern und in Hausarztpraxen.
- Denken Sie an Ihren Selbstschutz: „Meine Unversehrtheit ist mir ebenso wichtig wie der Wunsch zu helfen."
- Setzen Sie klare Grenzen, z.B.: „Wir verstehen uns nicht, so kann ich Ihnen nicht helfen."
- Wenn eine Beleidigung oder sonstige aggressive Handlung eingetreten ist, brechen Sie die Behandlung ab: „Stopp, das reicht jetzt, unter diesen Umständen mache ich nicht weiter."
- Lassen Sie sich unbedingt einen Fluchtweg, d.h. eine Tür, die durch den Patienten nicht versperrt werden kann.
- Versuchen Sie möglichst weitere Personen dazu zu holen, wenn Sie merken, dass die Luft „dick" wird.
- Dokumentieren Sie genau, wie Sie beleidigt, bedroht oder angegriffen wurden.
- Informieren Sie Ihre Vorgesetzten über derartige Vorfälle.
- Wenden Sie niemals selbst direkte Gewalt an, es sei denn bei unmittelbarer Gefahr. Im Zweifelsfall holen Sie die Polizei.

Bei eher passiven und misstrauischen („schizoiden") Patienten besteht die Gefahr der oberflächlichen Untersuchung und Behandlung durch eigene – durch den Patienten induzierte – Interesselosigkeit.

7.2 Der traurige Patient

Krankheit kann uns sehr emotional treffen. Wer selbst einmal krank war, weiß, wie allein man mit Schmerzen sein kann, wie man plötzlich hoffnungslos und traurig werden kann. Es ist daher nicht verwunderlich, dass manchen Patienten „zum Heulen" zumute ist, selbst wenn die medizinische Seite hierzu „objektiv" keine Veranlassung bietet. Als Arzt sollte man bemüht sein, solche **Gefühle und Gefühlsausbrüche** auszuhalten.

▶ **Praktisches Beispiel.**
Ablenken oder beschwichtigen ist wenig hilfreich:
- Es ist ja nicht so schlimm. Ist ja schon gut. Das wird schon wieder.
Das Eingehen auf der emotionalen Ebene wirkt bereits als Therapie und löst den Affekt auf natürliche Weise:
- Ich kann gut verstehen, dass Sie das traurig macht. Man merkt, dass Sie darüber sehr besorgt sind. Weinen Sie sich nur aus. Es hilft Ihnen sicher, wenn Sie mir Ihre Sorgen, Ängste usw. erzählen. Was bedrückt Sie?

Vielen Patienten ist bereits sehr geholfen, wenn sie über ihre Emotionen sprechen und ihre Geschichte erzählen können. Manche Patienten wollen sich aber nicht weiter öffnen, dann ist es auch nicht angebracht zu insistieren.

7.3 Der hypochondrische Patient

▶ **Zitat.** *„There were billions of conscientious body cells oxydating away day and night like dumb animals at their complicated job of keeping him alive and healthy, and every one was a potential traitor and foe"* (aus: „Catch 22" von Joseph Heller, 1955)

Bei hypochondrischen Patienten kann es schwierig sein, zwischen funktionellen und typischen organischen Symptomen zu differenzieren. Diese Schwierigkeit resultiert aus der oft sehr vagen und gleichzeitig voreingenommenen Präsentation der Symptome. Trotz intensiver Untersuchung, Aufklärung und Beratung bleibt aufseiten des Patienten die Besorgnis, dass die Diagnose nicht stimmt oder irgendeine ernste Erkrankung übersehen wurde. Die **eigene Beobachtung wird übertrieben** (Abb. **A-7.1**). Das führt zu einer „ungesunden" Körperwahrnehmung: Selbst normale Körperfunktionen und harmlose Symptome wie Schwindel nach raschem Aufrichten aus gebückter Haltung, Herzklopfen bei Anstrengung, Darmtätigkeit, Blähungen oder Muskelkater werden als krankhaft interpretiert und veranlassen den Patienten, einen Arzt aufzusuchen. Die **Arztbesuche häufen sich**, früher oder später kommt es zum Arztwechsel. Die Patienten haben häufig eine lange „Krankheitskarriere" mit einer Vielzahl von Arztkonsultationen hinter sich.

▶ **Merke.** Hinter den präsentierten Symptomen verbirgt sich sehr häufig eine Depression oder eine andere psychische Störung.

An eine depressive Episode sollten Sie denken, wenn der Patient über Antriebsstörungen, Energieverlust und Müdigkeit klagt und an sich selbst Interesse- und Freudlosigkeit feststellt. Weitere Hinweise sind der Verlust des Selbstwertgefühls, übertriebene Schuldgefühle, Todes- und Suizidgedanken, Entscheidungsunfähigkeit, psychomotorische Unruhe, Schlafstörungen, Appetit- und Gewichtsverlust. Die Patienten akzeptieren aber nur sehr widerwillig diese Sichtweise und sind daher für eine entsprechende Therapie nicht motiviert. Sie beharren auf der organischen Ebene. Je mehr der Arzt darauf eingeht und die Möglichkeit einer organischen Erkrankung offen lässt, umso mehr wird der Patient auf dieser Ebene fixiert sein. Es ist daher sehr wichtig, diese Ebene so kurz, präzise und sicher abzuhandeln wie nur möglich.

7.2 Der traurige Patient

Krankheit kann uns sehr emotional treffen. Es ist daher nicht verwunderlich, dass manchen Patienten „zum Heulen" zumute ist. Als Arzt sollte man bemüht sein, solche **Gefühle und Gefühlsausbrüche** auszuhalten.

◀ **Praktisches Beispiel**

Vielen Patienten hilft es über ihre Emotionen zu sprechen und ihre Geschichte zu erzählen.

7.3 Der hypochondrische Patient

◀ **Zitat**

Bei hypochondrischen Patienten kann es schwierig sein, zwischen funktionellen und typischen medizinischen Symptomen zu differenzieren. Die Schwierigkeit resultiert aus der oft sehr vagen und gleichzeitig voreingenommenen Präsentation der Symptome. Die **eigene Beobachtung wird übertrieben** (Abb. **A-7.1**). Das führt zu einer „ungesunden" Körperwahrnehmung: Selbst normale Körperfunktionen und harmlose Symptome werden als krankhaft interpretiert. Die **Arztbesuche häufen sich**.

◀ **Merke**

An eine depressive Episode sollten Sie denken, wenn der Patient über Antriebsstörungen, Energieverlust und Müdigkeit klagt und an sich selbst Interesse- und Freudlosigkeit feststellt. Die Patienten beharren auf der organischen Ebene. Es ist daher sehr wichtig, diese Ebene so kurz, präzise und sicher abzuhandeln wie nur möglich.

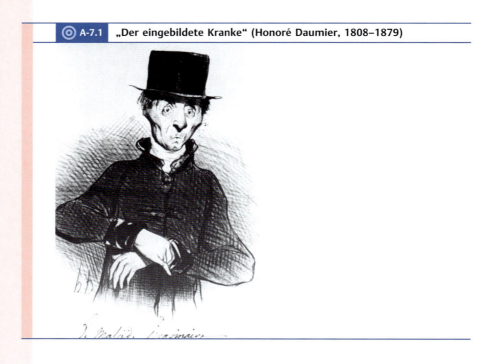
7.4 „Heikle" Themen: Sexualität, Alkohol, Suchtverhalten

7.4 „Heikle" Themen: Sexualität, Alkohol, Suchtverhalten

Fragen zur Sexualität spielen bei vielen medizinischen Problemen eine Rolle, **werden** aber häufig aus Gefühlen der Scham, Schuld oder Furcht vor Verspottung **vom Patienten nicht angesprochen**. Sie müssen **vom Arzt erfragt** werden, z. B. wenn eine Erkrankung Auswirkungen auf das Sexualleben haben kann. Nicht selten bestehen auch aufseiten des Arztes Hemmungen, über sexuelle Dinge zu sprechen. Vermeiden Sie diesen Bereich notorisch, so werden Sie auch nicht lernen, mit Patienten unbefangen über Sexualität zu sprechen.

Vergewissern Sie sich, inwieweit der Patient die von Ihnen verwendete **Terminologie** versteht und ob er in der Lage ist, z. B. die Genitalien richtig zu benennen (s. S. 304, Tab. **C-4.7**).

Erleichtern Sie dem Patienten, über sexuelle Themen zu sprechen, indem Sie die **Wichtigkeit dieser Frage für Ihre vermutete Diagnose erläutern**, vorweg Ihr Mitgefühl und Verständnis für Hemmungen des Patienten äußern oder die möglichen Probleme des Patienten als weit verbreitet darstellen.

Fragen zur Sexualität spielen bei vielen medizinischen Problemen eine Rolle, werden aber häufig aus Gefühlen der Scham, Schuld oder Furcht vor Verspottung vom Patienten nicht angesprochen. Trotz der in den letzten 20 Jahren lockerer gewordenen Sexualmoral können die meisten Patienten über Masturbation oder Schmerzen beim Koitus nicht so frei sprechen wie über eine Mandelentzündung oder Rückenschmerzen. Daher werden **Probleme mit der Sexualität** nur **selten vom Patienten selbst angesprochen**, sie müssen **vom Arzt erfragt** werden. Allerdings sollte der Arzt sexuelle Fragen nicht um ihrer selbst zur bloßen Vervollständigung der Anamnese stellen, sondern anhand einer konkreten Überlegung, die dem Patienten auch erklärt werden muss. Man vermeide es, den Eindruck von Neugier oder Taktlosigkeit zu erwecken. Fragt man aber nicht nach möglichen Auswirkungen einer Erkrankung auf das Sexualleben, so wird man diese auch nur schwer diagnostizieren können. Nicht selten bestehen auch aufseiten des Arztes Hemmungen, über sexuelle Dinge zu sprechen. Vermeiden Sie diesen Bereich notorisch, so werden Sie auch nicht lernen, mit Patienten unbefangen über Sexualität zu sprechen.

Eine effiziente Sexualanamnese setzt voraus, dass Arzt und Patient sich auf der Basis einer beiderseits verständlichen **Terminologie** unterhalten. Vergewissern Sie sich, inwieweit der Patient die von Ihnen verwendeten Begriffe versteht und ob er z. B. in der Lage ist, die Genitalien mit neutralen, nicht vulgären Ausdrücken zu benennen. Falls dies nicht der Fall ist, fällt Ihnen hier auch eine pädagogische Aufgabe zu. Vermeiden Sie es allerdings, sich auf die Ebene der Vulgärterminologie zu begeben, viele Patienten könnten dadurch abgestoßen oder verunsichert sein (s. S. 304, Tab. **C-4.7**).

Die Sexualanamnese sollte in einer möglichst angenehmen Atmosphäre und in entspannter Form erhoben werden. Erwarten Sie nicht, dass Patienten auf entsprechende Fragen antworten, wenn sie gerade auf dem gynäkologischen Stuhl liegen oder rektal untersucht werden. Bei der Einleitung des Gesprächs sollten Sie sich vorsichtig vortasten und die Reaktionen des Patienten einkalkulieren. Erleichtern Sie dem Patienten, über sexuelle Themen zu sprechen, indem Sie die **Wichtigkeit dieser Frage für Ihre vermutete Diagnose erläutern**, vorweg

Ihr Mitgefühl und Verständnis für Hemmungen des Patienten äußern oder die möglichen Probleme des Patienten als weit verbreitet darstellen.

▶ **Praktische Beispiele.**

- Ich erwähnte eben, wie wichtig es für Sie ist, sich in der nächsten Zeit vorübergehend nicht zu stark körperlich zu belasten. Man denkt vielleicht nicht sofort daran, aber zu den Aktivitäten mit starker körperlicher Belastung gehört auch der Geschlechtsverkehr.
- Ich kann mir denken, dass Sie vielleicht nicht gewöhnt sind, über sexuelle Dinge zu sprechen, und Sie das peinlich finden. Das geht nicht nur Ihnen so. Wir dürfen aber diesen Bereich nicht ausklammern.
- Probleme mit der Sexualität sind enorm verbreitet, und fast jeder hat irgendwann einmal damit zu tun. Wie steht es dabei mit Ihnen?

◀ **Praktische Beispiele**

Fragen zum Thema Sexualität müssen nicht unbedingt bei der ersten Begegnung mit dem Patienten gestellt werden. Lassen Sie sich Zeit und versuchen Sie zunächst, ein Vertrauensverhältnis aufzubauen. Bieten Sie dem Patienten an, seine Angaben zum Thema Sexualität nicht in die Krankengeschichte aufzunehmen, falls er dies möchte.

Vermeiden Sie es, Ihre persönlichen Vorstellungen, Annahmen und Vorurteile zum Sexualleben anderer, insbesondere auch älterer und sehr junger Menschen, unbedacht in Ihre Fragen einfließen zu lassen. Die sexuelle Präferenz kann hetero-, homo- oder bisexuell sein, Unverheiratete können ein reges Sexualleben haben, während Verheiratete nicht notwendigerweise sexuelle Beziehungen miteinander haben müssen. Der Status einer Ehe oder heterosexuelle Beziehungen schließen eine homosexuelle Orientierung nicht aus. Die Frage „Sind Sie verheiratet?" impliziert einige nicht notwendigerweise zutreffende Annahmen und bringt im Hinblick auf eine Sexualanamnese wenig relevante Informationen. Besser ist es, zunächst **nach einem Partner** zu **fragen**.

Zu den anamnestisch „schwierigen" Themen gehören auch **Fragen zum Alkoholkonsum**. Wegen der weiten Verbreitung und den speziellen anamnestischen Problemen soll auf den Alkoholismus besonders eingegangen werden.

So leicht es für den erfahrenen Kliniker ist, die somatischen Folgen einer langjährigen Alkoholkrankheit zu erkennen, so verborgen bleibt der Zustand des Problemtrinkens und der Alkoholabhängigkeit **in frühen Phasen**. Dabei kommt es gerade auf eine Früherkennung an, denn in diesem Stadium sind nicht nur die Aussichten auf eine Heilung wesentlich günstiger, sondern es bestehen auch noch keine irreversiblen organischen Veränderungen. Die Gründe für die Schwierigkeiten einer Früherkennung liegen darin, dass die Alkoholkrankheit in diesem Stadium eine **nur anamnestisch zu diagnostizierende Krankheit** ist, der Alkoholkranke aber bewusst und unbewusst die Unwahrheit sagt sowie zum Rationalisieren, Negieren und Ignorieren neigt. Ob es sich bei diesen unbewusst ablaufenden Vorgängen um einen psychopathologischen Grundzug oder um die Folgen des Alkoholkonsums auf das Gedächtnis handelt, sei dahingestellt. Die Auswirkungen auf das Anamnesegespräch sind die gleichen. Dazu kommt, dass Alkoholkranke häufig Gefühle von Schuld, Versagen und moralischer Minderwertigkeit empfinden, wenn sie auf ihren Alkoholkonsum angesprochen werden. Von den Mitmenschen, auch den meisten Ärzten, wird der Alkoholiker weniger als Kranker, sondern als ein Individuum gesehen, das sich aufgrund seiner Charakterschwäche absichtlich selbst zerstört. Mit dieser Einstellung wird man dem Problem nicht gerecht.

Fragen zum Thema Sexualität müssen nicht unbedingt bei der ersten Begegnung mit dem Patienten gestellt werden. Versuchen Sie zunächst, ein Vertrauensverhältnis aufzubauen.

Vermeiden Sie es, Ihre persönlichen Vorstellungen, Annahmen und Vorurteile zum Sexualleben anderer in Ihre Fragen einfließen zu lassen.

Zu den anamnestisch „schwierigen" Themen gehören auch **Fragen zum Alkoholkonsum**.

Der Zustand des Problemtrinkens und der Alkoholabhängigkeit bleibt in frühen Phasen meist verborgen. Die Alkoholkrankheit ist **im Frühstadium** eine **nur anamnestisch zu diagnostizierende Krankheit**, der Alkoholkranke sagt aber bewusst oder unbewusst die Unwahrheit, neigt zum Rationalisieren, Negieren und Ignorieren. Dazu kommt, dass Alkoholkranke häufig Gefühle von Schuld, Versagen und moralischer Minderwertigkeit empfinden, wenn sie auf ihren Alkoholkonsum angesprochen werden. Der Alkoholiker wird von vielen weniger als Kranker, sondern als ein Individuum gesehen, das sich aufgrund seiner Charakterschwäche absichtlich selbst zerstört. Diese Einstellung wird dem Problem nicht gerecht.

▶ Merke

▶ **Merke.** Anamnestische Hinweise für Alkoholkrankheit sind eine Reihe von körperlichen und psychosozialen Symptomen wie Krampfanfälle, Tremor, Pankreatitis, Gastritis, Hepatitis, periphere Neuropathie, gehäuft erlebte Unfälle und tätliche Auseinandersetzungen, aggressives Verhalten, Schlafstörungen, depressive Verstimmungen, Eheprobleme und Probleme am Arbeitsplatz sowie der Gebrauch von Psychopharmaka. Typischerweise sieht der Kranke keine Beziehung zwischen dem Alkoholkonsum und diesen Problemen (Abb. **A-7.2**).

Zur Früherkennung bedarf es einer subtilen Anamnesetechnik. Bewährt hat sich der **CAGE-Test** (Tab. **A-7.1**).

Die einfache Frage „wie viel Alkohol trinken Sie?" führt nur selten zur Diagnose bei Personen, für die der Alkohol zum Problem geworden ist. Zur Früherkennung bedarf es einer subtilen Anamnesetechnik. Bewährt hat sich der aus der angloamerikanischen Literatur bekannte **CAGE-Test** (Tab. **A-7.1**).

◎ A-7.2

◎ A-7.2   **Stufenmodell der Entwicklung des Alkoholismus**

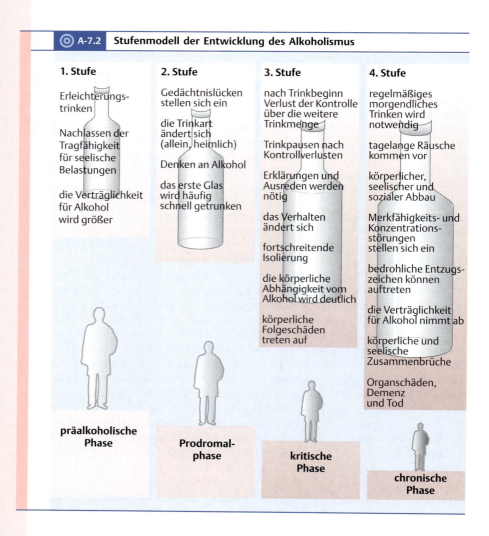

1. Stufe

Erleichterungs-trinken

Nachlassen der Tragfähigkeit für seelische Belastungen

die Verträglichkeit für Alkohol wird größer

präalkoholische Phase

2. Stufe

Gedächtnislücken stellen sich ein

die Trinkart ändert sich (allein, heimlich)

Denken an Alkohol

das erste Glas wird häufig schnell getrunken

Prodromal-phase

3. Stufe

nach Trinkbeginn Verlust der Kontrolle über die weitere Trinkmenge

Trinkpausen nach Kontrollverlusten

Erklärungen und Ausreden werden nötig

das Verhalten ändert sich

fortschreitende Isolierung

die körperliche Abhängigkeit vom Alkohol wird deutlich

körperliche Folgeschäden treten auf

kritische Phase

4. Stufe

regelmäßiges morgendliches Trinken wird notwendig

tagelange Räusche kommen vor

körperlicher, seelischer und sozialer Abbau

Merkfähigkeits- und Konzentrations-störungen stellen sich ein

bedrohliche Entzugs-zeichen können auftreten

die Verträglichkeit für Alkohol nimmt ab

körperliche und seelische Zusammenbrüche

Organschäden, Demenz und Tod

chronische Phase

☰ A-7.1

☰ A-7.1   **CAGE-Test (Cut, Annoyed, Guilty, Eye) zur anamnestischen Früherkennung des Alkoholismus**

1. Hatten Sie jemals das Gefühl, Sie müssten Ihren Alkoholkonsum drosseln?
2. Haben Sie sich jemals geärgert, wenn jemand das Trinken von Alkohol kritisiert hat?
3. Hatten Sie jemals Schuldgefühle, wenn Sie an Ihren Alkoholkonsum denken?
4. Brauchten Sie je am Morgen „einen zum Ruhigwerden"?

Frage 1 betrifft Besorgnisse des Kranken, die Kontrolle über seinen Alkoholkonsum zu verlieren. Bei einer positiven Antwort schließen sich daran zwanglos Folgefragen nach den Gründen an. Frage 2 versucht zu ergründen, ob andere Personen am Trinkverhalten Anstoß nahmen. Frage 3 zielt auf die häufig mit dem Alkoholkonsum vergesellschafteten Schuldgefühle ab, insbesondere wenn die Alkoholkrankheit zu psychosozialen Problemen geführt hat. Frage 4 spricht eines der häufigsten Zeichen der physischen Abhängigkeit an.

Bereits eine positive Antwort im CAGE-Test sollte zu weiteren Fragen über Alkoholprobleme führen, bei zwei positiven Antworten besteht der dringende Verdacht auf eine Alkoholkrankheit. Der Test hat einen positiven prädiktiven Wert von 62 % und einen negativen prädiktiven Wert von 98 %. Vergessen Sie nicht, dass sich unter **Patienten, die angeben, niemals Alkohol zu trinken, auch Alkoholiker in der Remission** befinden können. Auch diese Angabe ist somit verdächtig für ein Alkoholproblem.

Ein weiteres Screening-Instrument, vor allem für die Frühdiagnose eines Alkoholmissbrauchs, ist der AUDIT-Test (Alcohol Use Disorders Identification Test, Tab. **A-7.2**). Anders als im CAGE-Test werden neben der Missbrauchs- und Abhängigkeitssymptomatik auch Konsummuster wie Häufigkeit, Menge und Intensität erfragt. Der Test besteht aus zehn Kernfragen, die vom Patienten beantwortet werden und aus acht Items, die der Arzt erfragen muss. Dissimulationen lassen sich auch in diesem Test nicht vermeiden, doch wird er immerhin von der WHO zur Diagnostik der Alkoholabhängigkeit empfohlen. Für jede der zehn Fragen wird in Abhängigkeit von der jeweils angegebenen Häufigkeit

Bereits eine positive Antwort im CAGE-Test sollte zu weiteren Fragen führen, bei zwei positiven Antworten besteht dringender V. a. eine Alkoholkrankheit. Bei **Abstinenzlern** kann es sich auch um **Alkoholiker in der Remission** handeln.

Ein weiteres Screening-Instrument ist der AUDIT-Test (Alcohol Use Disorders Identification Test, Tab. **A-7.2**). Hierbei werden auch Konsummuster wie Häufigkeit, Menge und Intensität erfragt.

≡ **A-7.2**   **AUDIT-Test** (modifiziert für den Gebrauch in deutschsprachigen Ländern)

Sehr geehrte Patientin, sehr geehrter Patient:
Da Alkohol vielfach zu gesundheitlichen Schäden führt, werden Sie in diesem Fragebogen nach Ihren Trinkgewohnheiten gefragt. Bitte beantworten Sie die Fragen so genau wie möglich, da sie Grundlage für ein ärztliches Gespräch sind.
Beachten Sie bitte, dass auch Bier ein alkoholisches Getränk ist!
Als Maßeinheit gilt 1 Drink = 1 Glas/Dose Bier oder 1 Glas Wein/Sekt oder 1 Glas Korn, Rum, Schnaps, Weinbrand, Whisky oder ähnliches.

	0	1	2	3	4
Wie oft haben Sie alkoholische Getränke getrunken?	nie	1-mal im Monat oder seltener	2-mal im Monat	3-mal im Monat	4- oder mehrmals im Monat
Wie viele Drinks trinken Sie pro Tag	1–2	3–4	5–6	7–9	10 oder mehr
Wie oft trinken Sie 6 oder mehr Drinks pro Tag?	nie	weniger als einmal im Monat	einmal im Monat	einmal in der Woche	fast täglich
Wie oft hatten Sie im letzten Jahr das Gefühl, Sie könnten nicht aufhören zu trinken, wenn Sie angefangen haben?	nie	weniger als einmal im Monat	einmal im Monat	einmal in der Woche	fast täglich
Wie oft konnten Sie im letzten Jahr nicht das tun, was von Ihnen erwartet wurde, weil Sie Alkohol getrunken hatten?	nie	weniger als einmal im Monat	einmal im Monat	einmal in der Woche	fast täglich
Wie oft brauchten Sie schon morgens ein alkoholisches Getränk, weil Sie vorher stark getrunken hatten?	nie	weniger als einmal im Monat	einmal im Monat	einmal in der Woche	fast täglich
Wie oft haben Sie im letzten Jahr nach dem Alkoholtrinken Gewissensbisse gehabt oder sich schuldig gefühlt?	nie	weniger als einmal im Monat	einmal im Monat	einmal in der Woche	fast täglich
Wie oft haben Sie sich nicht an die Ereignisse der Nacht zuvor erinnern können, weil Sie Alkohol getrunken hatten?	nie	weniger als einmal im Monat	einmal im Monat	einmal in der Woche	fast täglich
Haben Sie sich oder einen anderen schon einmal verletzt, weil Sie Alkohol getrunken hatten?	nein	ja, aber nicht im letzten Jahr			ja, im letzten Jahr
Hat Ihnen ein Verwandter, Freund oder Arzt geraten, Ihren Alkoholkonsum zu verringern?	nein	ja, aber nicht im letzten Jahr			ja, im letzten Jahr

Über 8 Punkte: Alkoholabhängigkeit wahrscheinlich.

Als objektive Parameter werden v. a. bestimmte Laborwerte verwendet, so z. B. γ-GT, MCV und CDT (carbohydrat deficient transferrin).

Zur vollständigen Anamnese gehören auch einige Fragen zu weiteren **Abhängigkeitserkrankungen**. Man unterscheidet **psychische Abhängigkeit** als übermächtiges, unwiderstehliches Verlangen, eine bestimmte Substanz einzunehmen und **physische Abhängigkeit**, die durch Toleranzentwicklung (Dosissteigerung) sowie das Auftreten von körperlichen Entzugssyndromen gekennzeichnet ist. Die Abhängigkeit kann auch nichtstoffgebundene Verhaltensweisen einbeziehen (Tab. **A-7.3**).

Hinweise ergeben sich u. a. auch aus der psychischen Grundstruktur der Primärpersönlichkeit (Tab. **A-7.4**).

ein Punktwert von 0–4 vergeben (Maximalpunktwert 40). Ab einem Gesamtwert von 8 besteht Verdacht auf eine Alkoholabhängigkeit.

Wegen der genannten Probleme bei der Alkoholanamnese versucht man, auch objektive Parameter für die Feststellung eines Alkoholmissbrauchs zu verwenden. An Laborwerten haben sich in dieser Hinsicht am besten bewährt die γ-Glutamyltranspeptidase (γ-GT), das mittlere korpuskuläre Volumen (MCV) der Erythrozyten und das CDT (carbohydrat deficient transferrin).

Zur vollständigen Anamnese gehören außer dem Alkoholmissbrauch auch einige Fragen zu weiteren **Abhängigkeitserkrankungen**. Der alte und unscharfe Begriff der **Sucht** („addiciton") wurde 1968 von der WHO durch **Abhängigkeit** („dependence") ersetzt. Man unterscheidet eine **psychische Abhängigkeit** als übermächtiges, unwiderstehliches Verlangen, eine bestimmte Substanz einzunehmen und eine **physische Abhängigkeit**, die durch Toleranzentwicklung (Dosissteigerung) sowie das Auftreten von körperlichen Entzugssyndromen gekennzeichnet ist. Die Abhängigkeit bezieht sich dabei nicht nur auf Substanzen, sondern kann auch nicht stoffgebundene Verhaltensweisen einbeziehen (Tab. **A-7.3**). Dem Verlangen nach einem bestimmten Erlebniszustand werden die Kräfte des Verstandes untergeordnet. Langfristig schädigen Abhängigkeitserkrankungen, je nach verwendeter Substanz, den Organismus in typischer Weise und zerstören die sozialen Bindungen eines Individuums.

Hinweise für Abhängigkeitserkrankungen ergeben sich aus der psychischen Grundstruktur der Primärpersönlichkeit, der Familien- und biografischen Anamnese sowie einiger anderer typischer Motive (Tab. **A-7.4**).

≡ A-7.3

≡ A-7.3	Einteilung häufig vorkommender Abhängigkeiten

Stoffgebunden	*Nicht stoffgebunden*
■ Genussmittel (z. B. Koffein, Nikotin, Cola-Getränke)	■ Spielsucht
■ Alkohol	■ Arbeitssucht („workaholic")
■ Medikamente (z. B. Sedativa, Hypnotika)	■ Sammelsucht
■ Drogen (z. B. Opiate, Halluzinogene, Kokain, Amphetamine)	■ Kleptomanie („Stehlsucht")
■ Lösungsmittel	■ Poriomanie („Wandertrieb")
	■ Pyromanie („Feuertrieb")
	■ Internet-Sucht

≡ A-7.4

≡ A-7.4	Einige Ursachen für Abhängigkeitserkrankungen

Persönlichkeit	■ geringes Selbstwertgefühl durch Schuldgefühle
	■ erniedrigte Frustrationstoleranz
	■ Stimmungslabilität
Biografie	■ „Broken-home"-Situation
	■ Vorbild der Eltern
	■ fehlende Leitbilder
	■ Gruppenzwang
	■ Verwöhnung
Motive	■ Schmerzlinderung
	■ Lösung von Verstimmungszuständen
	■ Leistungssteigerung
	■ Vereinsamung
	■ Reizhunger, Erlebnissuche
	■ Wunsch nach Betäubung

7.5 Körperliche Behinderung, Schwerhörigkeit, Blindheit

Schwerhörigkeit, Blindheit oder Sprachstörungen können die Anamnese behindern oder unmöglich machen.

> ▶ **Merke.** Man hüte sich sehr davor, körperlich behinderte Patienten automatisch auch als geistig defekt zu beurteilen und von einer Intelligenzminderung auszugehen. Behinderte profitieren besonders von der nonverbalen Kommunikation einschließlich des Körperkontakts (Berührung). Schenken Sie den Patienten Ihre volle Aufmerksamkeit und behandeln Sie sie normal.

Schwerhörige oder Taube können evtl. von den Lippen ablesen. Dann müssen Sie langsam und prononciert sprechen. Falls diese Patienten nur Zeichensprache können, brauchen Sie einen Übersetzer. Besteht eine Sprachstörung, ist ebenfalls ein „Übersetzer" hilfreich, der die Sprache des Patienten gewohnt ist, z. B. ein Familienangehöriger oder Freund. Man kann auch schriftlich kommunizieren, z. B. mit Hilfe eines Anamnesefragebogens.
Mit **Blinden** kann man natürlich verbal kommunizieren. Es ist aber sehr sorgfältig darauf zu achten, dass man den Ablauf der Untersuchung und die ärztliche Umgebung sehr genau beschreibt, um dem Patienten eine Orientierungshilfe zu geben und ihn nicht unangenehm zu überraschen.
Hilfe (z. B. beim Ent- und Bekleiden) ist evtl. angebracht, sollte aber nicht zu aufdringlich sein, da viele Behinderte mit Recht stolz auf ihre Unabhängigkeit sind.

7.6 Verordnung von Medikamenten, Beipackzettel, Umgang mit Nebenwirkungen

> ▶ **Merke.** Vor jeder therapeutischen Maßnahme bzw. Empfehlung muss der Patient über das Verhältnis Nutzen-Risiko-Aufwand aufgeklärt werden. Das Gespräch über die potenziellen Nebenwirkungen ist Voraussetzung für jede medikamentöse Therapie und entscheidet oft schon über deren Erfolg oder Misserfolg.

Es kommt dabei nicht darauf an, jedem Patienten sehr ausführlich alle möglichen Nebenwirkungen aufzuzählen und zu erläutern. Der Patient soll das Gefühl bekommen, dass er über evtl. auftretende unangenehme Erscheinungen in einer offenen und vertrauensvollen Atmosphäre mit dem Arzt sprechen kann, so dass er die Therapie nicht von sich aus ohne Arztkonsultation abbricht. Der Patient muss darauf hingewiesen werden, dass er selbstverständlich nicht mit allen in der Packungsbeilage („Waschzettel") aufgeführten Nebenwirkungen rechnen muss. Das Problem besteht hierbei, dass in der Packungsbeilage bei den potenziellen Nebenwirkungen aus juristischen Gründen keine Prozent- oder Promilleangaben gemacht werden, die etwas über die zu erwartende Häufigkeit der Nebenwirkungen aussagen. Dies ist dem Patienten natürlich nicht ohne weiteres bekannt.
Des Weiteren sollte man dem Patienten sagen, dass die meisten subjektiv unangenehmen Nebenwirkungen (z. B. Übelkeit, Schwindel, Bauchbeschwerden) objektiv harmlos sind und meist nach längerer Einnahme verschwinden. Die objektiv gefährlichen Nebenwirkungen hingegen spürt der Patient meistens nicht unmittelbar. Sie müssen durch entsprechende Untersuchungen (z. B. Labor, EKG) vom Arzt überprüft werden: z. B. Thrombozytopenie unter Thyreostatika, Hypokaliämie unter Diuretika, AV-Block unter Digitalis usw.

7.5   Körperliche Behinderung, Schwerhörigkeit, Blindheit

Schwerhörigkeit, Blindheit oder Sprachstörungen erschweren die Anamnese.

◀ **Merke**

Schwerhörige oder Taube können evtl. von den Lippen ablesen. Falls diese Patienten nur Zeichensprache können, brauchen Sie einen Übersetzer.

Mit **Blinden** kann man natürlich verbal kommunizieren.

Hilfe ist evtl. angebracht, sollte aber nicht zu aufdringlich sein.

7.6   Verordnung von Medikamenten, Beipackzettel, Umgang mit Nebenwirkungen

◀ **Merke**

Es kommt dabei nicht darauf an, jedem Patienten sehr ausführlich alle möglichen Nebenwirkungen aufzuzählen und zu erläutern, sondern der Patient soll das Gefühl bekommen, dass er über evtl. auftretende unangenehme Erscheinungen in einer offenen und vertrauensvollen Atmosphäre mit dem Arzt sprechen kann.

Des Weiteren sollte man dem Patienten sagen, dass die meisten subjektiv unangenehmen Nebenwirkungen objektiv harmlos sind und meist nach längerer Einnahme verschwinden. Potenziell gefährliche Nebenwirkungen sind ärztlicherseits zu kontrollieren (Labor, EKG etc.).

8 Anwesenheit dritter Personen bei der Anamneseerhebung

8   Anwesenheit dritter Personen bei der Anamneseerhebung

Grundsätzlich sollte das Anamnesegespräch nur zwischen zwei Personen (Arzt und Patient) ohne Zeugen ablaufen. Manchmal lässt es sich aber nicht umgehen, dass dritte Personen anwesend sind. Im Krankenhaus sollten Sie die Anamnese möglichst nicht im Mehrbettzimmer erheben. Wenn **Famuli oder Studenten Zeuge des Gesprächs** sein wollen, so müssen Sie sie **unbedingt vorstellen** und das **Einverständnis des Patienten einholen**. Erklären Sie auch, zu welchem Zweck diese Personen anwesend sind.

In manchen Fällen wird Sie der Patient bitten, ob der Partner oder ein anderer Angehöriger bei dem Gespräch dabei sein darf. Sie sollten diese Bitte keineswegs ausschlagen, sich allerdings darüber bewusst sein, dass Sie evtl. in Konflikte zwischen diesen beiden Personen hineingezogen, manchmal sogar als Bündnispartner missbraucht werden können. **Gehen Sie daher auch bei sehr nah verbundenen Personen (Ehepartner, Eltern, Kinder) nicht automatisch von einem gegenseitigen Wohlwollen aus.** Arztbesuche können auch unter dem Aspekt gesehen werden, der anderen Person Angst einzujagen oder sie zu demütigen.

Ab dem 14.–16. Lebensjahr wird man den Wunsch eines Jugendlichen respektieren müssen allein mit dem Arzt sprechen zu dürfen.

Bei der Anamneseerhebung **aller Patienten mit multiplen Behinderungen** werden Sie meistens dankbar sein, wenn ein naher Angehöriger mit dabei ist. Insbesondere gilt das für demente Patienten.

Die meisten Patienten stört die Anwesenheit von **Assistenzpersonal des Arztes beim Anamnesegespräch nicht**. Sollten Sie jedoch einen anderen Eindruck haben, so fragen Sie, ob man dieses bestimmte Problem nur unter vier Augen besprechen solle.

Obwohl das Anamnesegespräch grundsätzlich als Begegnung nur zwischen zwei Personen (Arzt und Patient) ohne Zeugen ablaufen sollte, lässt es sich manchmal nicht umgehen, dass dritte Personen anwesend sind. Bemühen Sie sich aber, dass zumindest **bei der ersten Begegnung möglichst keine dritte Person**, auch kein Assistenzpersonal, zugegen ist. Dies wird sich in der Praxis leicht durchführen lassen, im Krankenhaus sollten Sie die Anamnese, wenn immer möglich, nicht im Mehrbettzimmer erheben, sondern mit dem Patienten in ein Arzt- oder Untersuchungszimmer gehen. Wenn **Personen in der Ausbildung (Famuli, Studenten)** Zeuge des Gesprächs sein wollen, so müssen Sie unbedingt diese **Personen vorstellen** und das **Einverständnis des Patienten** einholen. Erklären Sie auch, zu welchem Zweck diese Personen anwesend sind, und weisen Sie evtl. auf die ärztliche Schweigepflicht hin, der auch Hilfspersonen unterliegen.

In manchen Fällen wird Sie der Patient bitten, ob der Partner oder ein anderer Angehöriger bei dem Gespräch dabei sein darf. Sie sollten diese Bitte keineswegs ausschlagen, sich allerdings darüber bewusst sein, dass Sie nicht selten in mögliche Konflikte zwischen diesen beiden Personen hineingezogen, manchmal sogar als Bündnispartner missbraucht werden können. **Gehen Sie daher auch bei sehr nah verbundenen Personen (Ehepartner, Eltern, Kinder) nicht automatisch von einem gegenseitigen Wohlwollen aus.** Arztbesuche können auch unter dem Aspekt gesehen werden, der anderen Person Angst einzujagen oder sie zu demütigen. Im Lauf des Gesprächs werden Sie spüren können, in welchem Verhältnis die Anwesenden zueinander stehen, wie glaubwürdig die Angaben des Angehörigen sind und ob er versucht, den Patienten unter einem bestimmten Blickwinkel darzustellen. Unter diesem Eindruck können Sie auch für sich entscheiden, ob Sie dem Partner oder Verwandten guten Gewissens Auskunft über Untersuchungsergebnisse, Befunde und den weiteren Krankheitsverlauf geben können. Seien Sie aber zunächst vorsichtig und bedenken Sie immer, dass nur der Patient selbst Sie von der Schweigepflicht entbinden kann, es sei denn, er wäre aufgrund eingeschränkter Einsichtsfähigkeit dazu nicht in der Lage. In den meisten Fällen, z. B. zwischen Ehepartnern, wird sich die formelle Frage nach dem Einverständnis aber erübrigen.

Bei jüngeren Kindern wird in der Regel eine dritte Person bei der Anamneseerhebung anwesend sein. Problematisch ist die Untersuchung Jugendlicher. Sicher wird man **ab dem 14.–16. Lebensjahr** den Wunsch eines Jugendlichen respektieren müssen, ohne Anwesenheit seiner Eltern mit dem Arzt sprechen zu dürfen. In Zweifelsfällen fragen Sie den Jugendlichen, ob Sie bei einer Nachfrage der Eltern frei über seine Probleme sprechen können.

Bei der Anamneseerhebung **alter Patienten mit multiplen Behinderungen** werden Sie meistens dankbar sein, wenn ein naher Angehöriger mit dabei ist. Insbesondere gilt das für mehrfach behinderte Patienten mit eingeschränkter Beweglichkeit, Schwerhörigkeit, Sehbehinderungen oder reduzierter zerebraler Leistungsfähigkeit. Bei der Anamnese dementer Patienten ist man ausschließlich auf fremdanamnestische Angaben angewiesen.

Die meisten Patienten haben **keine Einwände, wenn Assistenzpersonal des Arztes beim Anamnesegespräch anwesend ist**. Sollten Sie jedoch den Eindruck haben, der Patient sei durch die Anwesenheit einer dritten Person gehemmt, so fragen Sie, ob man dieses bestimmte Problem nur unter vier Augen besprechen solle. Bauen Sie dem Patienten diese Brücke, da es ihm wesentlich leichter fallen wird, auf dieses Angebot einzugehen, als von sich aus den Wunsch danach zu äußern.

9   Anamnese bei ausländischen Patienten

9   Anamnese bei ausländischen Patienten

Derzeit sind ca. 10 % der deutschen Bevölkerung nicht deutscher Herkunft. Viele der sog. „Gastarbeiter" haben **Anpassungsprobleme** und entwickeln durch die Trennung von der Heimat und die soziale Entwurzelung körperliche Symptome im Sinne von **somatoformen Störungen**. In der Regel gelingt die Anpassung und Integration umso schlechter, je geringer der Bildungsgrad ist. Häufig waren die Patienten in der Heimat Analphabeten, was jedoch im dortigen sozialen Gefüge keine große Rolle spielte. Hierzulande laufen diese Menschen aber Gefahr, ihr Selbstwertgefühl zu verlieren.

Gerade bei somatoformen Störungen liegt der Schlüssel zur Diagnose in einer differenzierten Anamnese, deren Erhebung aber aufgrund von Sprach- und Verständigungsproblemen häufig erschwert ist. Häufig schildern die Patienten auch unklare Symptome, wie z. B. „alles kaputt", „überall Schmerz", „ganze Körper krank". Türkische Patienten haben zudem oft mystische Vorstellungen von der Krankheitsentstehung, die Einfluss auf die Schilderung der Beschwerden nehmen. Gleichzeitig sind die Erwartungen an den Arzt und die moderne Medizin in den Industrieländern übermäßig groß. Um die Angaben richtig einordnen zu können, bedarf es großer Erfahrung.

Bitten Sie den Patienten, **bei Sprach- und Verständigungsproblemen** eine Person seines Vertrauens als **Dolmetscher** mitzubringen. Der ideale Dolmetscher sollte beide Sprachen fließend beherrschen und die Angaben des Patienten wie auch die Fragen des Arztes neutral und sachlich ohne Verkürzungen oder Interpretation wiedergeben. Selbst bei einer guten Übersetzung beschränkt sich die Information aber auf die sachliche Ebene, während Ihnen die oft viel wichtigere emotionale Ebene des Patienten verschlossen bleibt.

Die meisten ausländischen Patienten bevorzugen Angehörige als Dolmetscher. Sie sind besser als keine Hilfe, doch neigen sie aufgrund ihres Vorwissens zur Interpretation der Klagen des Patienten in ihrem eigenen Verständnis. Bedenken sie auch, wie schwierig und wahrscheinlich oft geradezu unmöglich es z. B. für einen türkischen Vater ist, durch seine Tochter dem Arzt Probleme im anogenitalen oder sexuellen Bereich zu schildern.

Derzeit sind ca. 10 % der deutschen Bevölkerung nicht deutscher Herkunft. Viele der sog. „Gastarbeiter" haben **Anpassungsprobleme** und entwickeln durch die Trennung von der Heimat und die soziale Entwurzelung körperliche Symptome im Sinne von **somatoformen Störungen**.

Z. T. haben die Patienten mystische Vorstellungen von der Krankheitsentstehung bei gleichzeitig großen Erwartungen an den Arzt und die moderne Medizin in den Industrieländern.

Bei Sprach- und Verständigungsproblemen sollte der Patient eine Person seines Vertrauens als **Dolmetscher** mitbringen, der optimalerweise beide Sprachen fließend beherrscht. Die emotionale Ebene des Patienten bleibt hier oft verschlossen.

Häufig werden Angehörige von den Patienten als Dolmetscher bevorzugt, was jedoch bestimmte Probleme aufwerfen kann (z. B. Interpretation des Gesagten durch den Verwandten).

10   Anamnese im Alter

Die Anamnese alter Patienten wird geprägt durch die **Probleme Multimorbidität, kommunikative Behinderungen** und **Gedächtnisschwund**. Daher ist es besonders wichtig, sich viel Zeit für die Befragung zu nehmen und alle verfügbaren **fremdanamnestischen Informationsquellen** zu nutzen.

Fragen Sie den Patienten, ob es eine Person seines Vertrauens gibt, die beim nächsten Besuch mitkommen kann. Lassen Sie sich **alle Medikamente** bzw. deren leere Schachteln **mitbringen** und versuchen Sie herauszufinden, in welcher Zeit diese eingenommen wurden.

▶ Merke

Die **Bedeutung von äußeren Einflüssen und Lebensumständen** sollte man zumindest als **Kofaktoren** bei allen Krankheiten im Hinterkopf haben. Ärzte sind bei älteren Patienten schneller bereit, eine Gesundheitsstörung als naturgegebenen Altersabbau aufzufassen, so dass eine sorgfältige Ursachenforschung unterbleibt. Deshalb sollten Sie jedem Hinweis nach **Änderung der Lebensumstände** nachgehen und versuchen, ihn in einen möglichen zeitlichen Bezug zu den Beschwerden zu setzen.

10 Anamnese im Alter

Die Anamnese alter Patienten wird geprägt durch die **Probleme Multimorbidität, kommunikative Behinderungen** und **Gedächtnisschwund**. Daher ist es besonders wichtig, sich nicht nur viel Zeit für die unmittelbare Befragung zu nehmen, sondern auch alle verfügbaren **fremdanamnestischen Informationsquellen** zu nutzen. In der Regel haben alte Patienten bereits zahlreiche Arztkontakte oder stationäre Aufenthalte hinter sich, so dass Sie Ihr Bild von dem Patienten durch telefonische Erkundigungen oder frühere Arztbriefe vervollständigen können.

Fragen Sie den Patienten, ob es eine Person seines Vertrauens gibt, die beim nächsten Besuch mitkommen kann. Lassen Sie sich **alle Medikamente** bzw. deren leere Schachteln **mitbringen** und versuchen Sie herauszufinden, in welcher Zeit diese eingenommen wurden. Die Multimorbidität bringt es mit sich, dass alte Menschen oft jede Frage zum Systemüberblick (s. S. 25) positiv beantworten. Aus der Fülle der Angaben während des Gesprächs die wichtigen Informationen herauszufiltern, ohne wesentliche Dinge zu übersehen, gehört zur großen Kunst der Anamneseerhebung, die erst in langjähriger Übung erlernt werden kann.

▶ **Merke.** Vermeiden Sie im Gespräch mit alten Patienten alles, was die Regression des Alters verstärken und sogar lächerlich machen könnte. Dazu gehören herablassende und infantilisierende Redeweisen („Muttchen", „Oma"), Verwendung des anzüglichen „pluralis majestatis" („Jetzt gehen wir aber schön ins Bett"), Duzen und pädagogische Zurechtweisungen („Wer wird denn da weinen!").

Die **Bedeutung von äußeren Einflüssen und Lebensumständen** sollte man zumindest als **Kofaktoren** bei allen Krankheiten im Hinterkopf haben. Gerade bei älteren Patienten ist das aber besonders schwierig: Die Patienten sprechen weder von sich aus über Kränkungen und Verluste, noch erkennen sie derartige Zusammenhänge. Ärzte sind bei älteren Patienten schneller bereit, eine Gesundheitsstörung als naturgegebenen Altersabbau aufzufassen und geben sich mit dieser Erklärung eher zufrieden, so dass eine sorgfältige Ursachenforschung unterbleibt. Multimorbidität und Altersdepression, somatischer Abbau und äußere Kränkung können sich zu einem nicht entwirrbaren Geflecht verweben, so dass eine Klärung nach Ursache und Wirkung oft unmöglich wird. Versuchen Sie daher, jedem Hinweis nach einer **Änderung der Lebensumstände** (Partnerverlust, Wegziehen eines Kindes, Verlust eines Haustiers oder eines Freundes, Umzug, Kündigung der Wohnung usw.) nachzugehen und einen möglichen zeitlichen Bezug zum Auftreten der Beschwerden herzustellen.

Auch wenn Sie die Grundvoraussetzungen für ein fruchtbares Anamnesegespräch, viel Zeit und Geduld, mitbringen, werden Sie oft doch am Ende etwas ratlos zurückbleiben. Die Fülle der Beschwerden kann Sie erdrücken, Widersprüche bei wiederholten Fragen lassen Sie keinen „roten Faden" finden, Langsamkeit und Umständlichkeit zerren an Ihren Nerven. Alte Menschen stehen den reibungslos funktionierenden Abläufen im Wege und werden in unserer hektischen Betriebsamkeit oft als störend empfunden. Daher sitzt die Aggression bei manchen professionell im Gesundheitswesen Tätigen locker. Nicht zuletzt haben viele Ärzte Angst vor dem eigenen Altwerden und verdrängen die Probleme des Alters.

11 Gesprächsführung im Krankenhaus

▶ **Merke.** Die Erstanamnese sollte auch im Krankenhaus möglichst allein mit dem Patienten in ungestörter Atmosphäre erfolgen (Abb. **A-11.1 a**). Leider gibt es diese Möglichkeit aufgrund räumlicher Beschränkung nicht überall. Denken Sie daran: Ein belebter Flur ist zwar keine optimale Lösung, aber immer noch besser für das Anamnesegespräch geeignet als ein Mehrbettzimmer, in dem die Mitpatienten evtl. gierig jedes gesprochene Wort aufsaugen.

Versuchen Sie, trotz aller Hektik dem Patienten das Gefühl zu geben, Sie seien zumindest für kurze Zeit ausschließlich für ihn da. Besser eine konzentrierte, aber kürzere Begegnung als ein Gespräch, bei dem Sie vor lauter Unterbrechungen keinen roten Faden finden können. **Bei dieser ersten Begegnung schaffen Sie die Voraussetzung dafür, dass der Patient Sie als ersten und wichtigsten Ansprechpartner betrachtet**, der ihm in der verwirrenden Institution Krankenhaus Orientierung bieten kann. In Zeiten zunehmender Subspezialisierung und interdisziplinärer Betreuung braucht jeder Patient einen „Anwalt", der seine Interessen vertritt, Befunde und Ergebnisse erklärt und ihm als Ratgeber zur Seite steht. Diese wichtige Rolle ist nicht unbedingt an Erfahrung, Alter und Stellung in der Hierarchie gebunden, sondern kann durchaus von jungen Kollegen ausgefüllt werden, vorausgesetzt, sie engagieren sich.

Bei dieser ersten Begegnung schaffen Sie die Voraussetzung dafür, dass der Patient Sie als ersten und wichtigsten Ansprechpartner betrachtet, der ihm in der verwirrenden Institution Krankenhaus Orientierung bieten kann. In Zeiten zunehmender Subspezialisierung und interdisziplinärer Betreuung braucht jeder Patient einen „Anwalt", der seine Interessen vertritt, Befunde und Ergebnisse erklärt und ihm als Ratgeber zur Seite steht.

11.1 Verhalten bei der Visite

Die traditionelle Visite gilt zumindest in den konservativen Fächern als ein Schwerpunkt des stationären Arbeitsablaufs. Der Wert und die Bedeutung der Visite für den Patienten hängt davon ab wie ernst sie von den Ärzten genommen wird und ob der Patient wirklich im Mittelpunkt steht (Abb. **A-11.1 b**).

11.1 Verhalten bei der Visite

So hoch die Bedeutung der Visite und des Visitengesprächs angesehen wird, so gering ist oft ihr tatsächlicher Wert, zumindest für den Patienten.

▶ **Merke.** Vor allem in der klassischen Form der Chefvisite findet die Visite in der Regel im Klima eines Interessenkonflikts statt: hier der Stationsarzt und das Pflegepersonal, die ihre Fähigkeiten gegenüber dem Vorgesetzten im besten Licht darstellen möchten, dort der Chefarzt, von dem Richtlinien erwartet werden und der sein Image als der Überlegene gegenüber den Nachgeordneten aufrechterhalten muss. **In diesem Interessenkonflikt bleibt der Patient oft auf der Strecke:** Man spricht meistens über ihn und nicht mit ihm, die Fragen sind überwiegend geschlossen, er wird durch die zwischen mehreren Ärzten praktizierte Fachsprache verwirrt und beunruhigt.

Eine Möglichkeit, diesen Interessenkonflikt zu entschärfen, liegt in der **funktionellen Entflechtung des ärztlichen Fachgesprächs über und des persönlichen Visitengesprächs mit dem Patienten**. Im Stationszimmer wird anhand der Befunde und der Informationen, die das Pflegepersonal beiträgt, das weitere diagnostische und therapeutische Vorgehen diskutiert und festgelegt. Im Visitengespräch am Krankenbett sind dann alle Teilnehmer der Visite auf dem neuesten Informationsstand, der Visitenführer kann dem Patienten die geplanten ärztlichen Maßnahmen erläutern und Fragen des Patienten beantworten. Diese Art der Visitenführung stellt allerdings hohe Anforderungen an die Disziplin und das Gedächtnis der Teilnehmer. Daher sollten auch für Zweifelsfälle die Krankenakten mitgeführt werden, um sich bei neu auftauchenden Fragen noch einmal informieren zu können.

Es gibt folgende Möglichkeit, diesen Interessenkonflikt zu entschärfen: Im Stationszimmer wird anhand der Befunde und der Informationen das weitere diagnostische und therapeutische Vorgehen diskutiert und festgelegt. Im Visitengespräch am Krankenbett kann der Visitenführer dem Patienten die geplanten ärztlichen Maßnahmen erläutern und Fragen des Patienten beantworten.

▶ Merke

▶ **Merke.** Bedenken Sie, welchen Stellenwert die Visite für einen Patienten haben muss, der 24 Stunden lang nicht aus dem Bett kommt. Während für Sie die Visite eine Pflicht unter vielen im Krankenhaus sein mag, bedeutet sie für den Patienten den Höhepunkt des Tages.
Patienten empfinden jedes gesprochene Wort als sehr wichtig und denken meist auch viel länger darüber nach, als Sie es tun. Überlegen Sie sich daher genau, was Sie sagen.

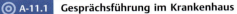

◎ A-11.1   **Gesprächsführung im Krankenhaus**

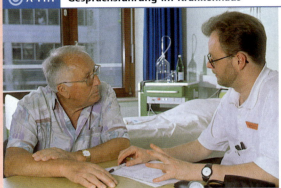
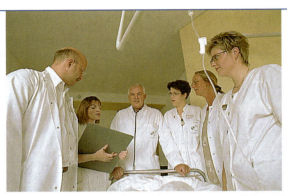

a Das Anamnesegespräch sollte in ruhiger Atmosphäre geführt werden.

b Für den Patienten bedeutet die Visite eventuell den Höhepunkt des Tages.

12   Einbeziehung des Patienten in diagnostische und therapeutische Entscheidungen

Ob Sie einen Patienten in jedes Detail Ihrer Überlegungen zum diagnostischen und therapeutischen Vorgehen einbeziehen, hängt davon ab, wie sicher Sie sich Ihrer Entscheidung sind, wie viel Zeit Sie für das Gespräch haben und für wie „anspruchsvoll" Sie den Patienten diesbezüglich halten. Auf der Basis der vorhandenen patientenbezogenen und wissenschaftlichen Informationen und (falls verfügbar) anhand der Ratschläge eines erfahrenen Kollegen sollten Sie sich zunächst selbst ein Urteil bilden und sich festlegen, unabhängig davon, wie Sie die Reaktion des Patienten einschätzen. Dieses Urteil **begründen Sie dem Patienten gegenüber je nach Ansprüchen und Differenzierungsgrad mehr oder weniger ausführlich** anhand der Datenlage und warten dann ohne Emotionen seine Reaktion ab. Im Gespräch wird sich ergeben, was der Patient von Ihren Empfehlungen hält. Versuchen Sie nicht, ihn zu bedrängen, wenn er Ihre Vorschläge ablehnt, und malen Sie bei den möglichen Konsequenzen nicht zu schwarz. Die prognostischen Aussagen der Medizin bezüglich des Risikos diagnostischer Maßnahmen, therapeutischer Eingriffe und prämorbider Zustände sind statistische Größen und müssen im Einzelfall keineswegs zutreffen (Abb. **A-12.1**). Es schadet nicht, wenn Sie sich in die Lage des Patienten versetzen und überlegen, wie Sie an seiner Stelle entscheiden würden.

12   Einbeziehung des Patienten in diagnostische und therapeutische Entscheidungen

Zunächst sollten Sie sich ein Urteil bilden (z. B. anhand wissenschaftlicher Informationen, Kollegenrat) und sich festlegen. Dieses Urteil **begründen Sie dem Patienten gegenüber je nach Ansprüchen und Differenzierungsgrad mehr oder weniger ausführlich** anhand der Datenlage und warten dann ohne Emotionen seine Reaktion ab. Versuchen Sie nicht, ihn zu bedrängen, wenn er Ihre Vorschläge ablehnt, und malen Sie bei den möglichen Konsequenzen nicht zu schwarz. Es schadet nicht, wenn Sie sich in die Lage des Patienten versetzen und überlegen, wie Sie an seiner Stelle entscheiden würden.

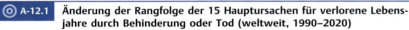

⊙ A-12.1   **Änderung der Rangfolge der 15 Hauptursachen für verlorene Lebensjahre durch Behinderung oder Tod (weltweit, 1990–2020)**

⊙ A-12.1

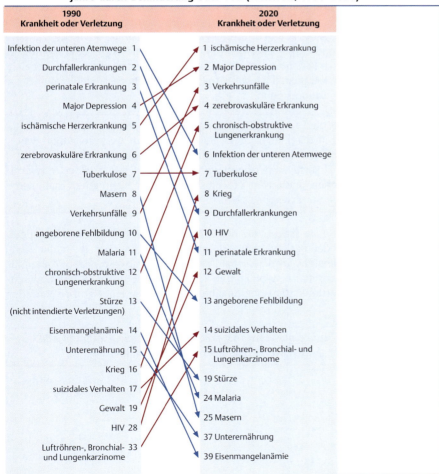

1990 Krankheit oder Verletzung	2020 Krankheit oder Verletzung
Infektion der unteren Atemwege 1	1 ischämische Herzerkrankung
Durchfallerkrankungen 2	2 Major Depression
perinatale Erkrankung 3	3 Verkehrsunfälle
Major Depression 4	4 zerebrovaskuläre Erkrankung
ischämische Herzerkrankung 5	5 chronisch-obstruktive Lungenerkrankung
zerebrovaskuläre Erkrankung 6	6 Infektion der unteren Atemwege
Tuberkulose 7	7 Tuberkulose
Masern 8	8 Krieg
Verkehrsunfälle 9	9 Durchfallerkrankungen
angeborene Fehlbildung 10	10 HIV
Malaria 11	11 perinatale Erkrankung
chronisch-obstruktive Lungenerkrankung 12	12 Gewalt
Stürze 13 (nicht intendierte Verletzungen)	13 angeborene Fehlbildung
Eisenmangelanämie 14	14 suizidales Verhalten
Unterernährung 15	15 Luftröhren-, Bronchial- und Lungenkarzinome
Krieg 16	19 Stürze
suizidales Verhalten 17	24 Malaria
Gewalt 19	25 Masern
HIV 28	37 Unterernährung
Luftröhren-, Bronchial- 33 und Lungenkarzinome	39 Eisenmangelanämie

13 Der informierte Patient

Themen der Medizin werden heute breit **in den Medien** besprochen, die Pluralität der Meinungen ist so groß, dass man fast für jede Maßnahme einen Fürsprecher findet. Die **„zweite Meinung"** mag oft kein schlechter Weg sein; viele Ärzte empfinden es aber als kränkend, wenn ein Patient nicht unbesehen ihrem Rat folgen will. Sie sollten sich durch diese Verhaltensweise weder in Ihrer Empfehlung beirren lassen, noch sie als Angriff auf Ihre professionelle Souveränität sehen.

13.1 Mitteilung einer malignen Krankheit

Noch heute gibt es lebhafte Diskussionen darüber, ob der Arzt einem Patienten in allen Fällen die „Wahrheit" über eine maligne Erkrankung mitteilen soll oder nicht. Tatsächlich wissen die meisten Patienten heute um diese Möglichkeit, wenn bestimmte Allgemeinsymptome auftreten, wenn im Rahmen der Diagnostik von Biopsie oder Schnellschnitt die Rede ist oder wenn eine Chemotherapie oder Bestrahlung diskutiert wird.

▶ Merke

Beantworten Sie dann Fragen, die der Patient stellt, ohne auf jedes Detail einzugehen.

▶ Merke

13 Der informierte Patient

Die Zeiten des „Halbgottes in Weiß" gehen dem Ende zu. **Themen der Medizin** werden heute breit **in den Medien** besprochen, die Pluralität der Meinungen ist so groß, dass man fast für jede Maßnahme einen Fürsprecher findet. Viele Patienten konsultieren heute bei medizinischen Fragen erst einmal das Internet und kommen mit entsprechenden Ausdrucken zum Arzt. In der Regel ist die dort vorgefundene Information nicht geeignet, dass der Patient selbst eine Entscheidung bei einem medizinischen Problem treffen kann, im Gegenteil: die Entscheidungsnot ist für den Patienten im Informationszeitalter wesentlich größer geworden. Die **„zweite Meinung"** mag oft kein schlechter Weg sein; viele Ärzte empfinden es aber als kränkend, wenn ein Patient nicht unbesehen ihrem Rat folgen will. Sie sollten sich durch diese Verhaltensweise weder in Ihrer Empfehlung beirren lassen, noch sie als Angriff auf Ihre professionelle Souveränität sehen. Bedenken Sie, in welcher Entscheidungsnot der „informierte" Patient steckt! Er ist der am meisten Betroffene, Triebfeder seiner Handlungsweise ist letztlich die Angst, einen Fehler zu begehen, der seiner Gesundheit entscheidend schadet.

13.1 Mitteilung einer malignen Krankheit

Noch heute gibt es lebhafte Diskussionen darüber, ob der Arzt einem Patienten in allen Fällen die „Wahrheit" über eine maligne Erkrankung mitteilen soll oder der Patient auch ein „Recht auf Nichtwissen" hat. Diese Diskussion geht von der Annahme aus, auf der einen Seite sei der wissende Arzt, auf der anderen der völlig nichtsahnende Patient – eine Konstellation, die es in der klinischen Realität nur sehr selten gibt. Tatsächlich wissen die meisten Patienten heute um diese Möglichkeit, wenn bestimmte Allgemeinsymptome auftreten, wenn im Rahmen der Diagnostik von Biopsie oder Schnellschnitt die Rede ist oder wenn eine Chemotherapie oder Bestrahlung diskutiert wird. Zwar kommt es durchaus vor, dass Patienten das Wort „Krebs" nicht verwenden und vielleicht sogar nicht danach fragen, doch sollte man daraus nicht den Schluss ziehen, sie wüssten nicht, worum es geht.

▶ **Merke.** Sobald die Diagnose „Krebs" zweifelsfrei feststeht, sollten Sie sich mit dem Patienten in einen ruhigen Raum zu einem Gespräch unter vier Augen zurückziehen. Fragen Sie zunächst den Patienten, welche Gedanken er sich über die Ursache seiner Beschwerden gemacht hat. Aus der Antwort werden Sie ersehen, inwieweit er selbst die Möglichkeit einer malignen Erkrankung bereits in Erwägung zieht.

Beantworten Sie dann Fragen, die der Patient stellt, ohne auf jedes Detail einzugehen. Wenn der Patient nicht alles wissen möchte, hat er in der Regel seine Gründe. Meistens wird sehr bald die Prognose angesprochen. Halten Sie sich an die wissenschaftlich bekannten Tatsachen, allerdings in dem Bewusstsein, dass es sich um statistische Angaben handelt, die einer großen Variation unterliegen.

▶ **Merke.** Zerstören Sie nie vollständig die Hoffnung eines Patienten und lassen Sie sich nicht auf exakte Voraussagen zur Lebensdauer ein.

14   Epidemiologie

▶ **Definition.** Die Epidemiologie beschäftigt sich u. a. mit Häufigkeit, Verteilung, Auftreten, Ursachen und Vermeidung von Krankheiten. Diese Aspekte haben große Bedeutung für die Erkrankung des einzelnen Patienten hinsichtlich Alter, Geschlecht, Herkunft, Rasse, Beruf, Lebensumstände, Konsumgewohnheiten. Werden die biografischen Daten des Patienten bei der Anamnese möglichst vollständig erfasst und bei den diagnostischen Überlegungen gewürdigt, so kann die Wahrscheinlichkeit für eine bestimmte Erkrankung kalkuliert werden.

◀ **Definition**

Beispielsweise ist ein trockener Husten bei einem 30-jährigen Nichtraucher mit großer Wahrscheinlichkeit nicht als Hinweis auf ein Bronchialkarzinom zu betrachten. Hingegen wird diese Verdachtsdiagnose bei einem 60-jährigen Raucher ganz oben stehen. Bei dem 30-jährigen Patienten hingegen muss auch an eine Pneumocystis-carinii-Pneumonie als Erstmanifestation von AIDS gedacht werden. Diese Betrachtungsweise ist sehr hilfreich, um die Anamnese auf die wahrscheinlichste Ursache zu fokussieren, aber auch um Unwahrscheinliches auszuschließen.

Ein trockener Husten ist z. B. bei einem 30-jährigen Nichtraucher i. d. R. kein Hinweis auf ein Bronchialkarzinom, bei einem 60-jährigen Raucher dagegen schon.

▶ **Merke.** Die Epidemiologie beschreibt die Häufigkeit und Verteilung einer Krankheit, kann aber auch etwas über ihre Ursachen aussagen.

◀ **Merke**

Eine kausale Beziehung besteht zwischen Zigaretten rauchen und Bronchialkarzinom, nicht jedoch zwischen Bronchialkarzinom und Alkoholkonsum. Hintergrund dieser Beziehung ist, dass starke Raucher häufig auch viel Alkohol trinken. Wichtig ist es, beim einzelnen Patienten zu klären, wie viele Zigaretten über welchen Zeitraum geraucht wurden, denn es besteht eine „Dosis-Wirkungs-Beziehung" zwischen Zigarettenkonsum und dem Risiko für ein Bronchialkarzinom. Natürlich gibt es auch andere Ursachen für ein Bronchialkarzinom, u. a. eine beruflich bedingte Exposition für Asbest (z. B. Fußbodenleger).

Eine kausale Beziehung besteht zwischen Zigaretten rauchen und Bronchialkarzinom, nicht jedoch zwischen Bronchialkarzinom und Alkoholkonsum.

14.1   Epidemiologische Grundbegriffe

▶ **Definition.** Die **Prävalenz** gibt die Anzahl der Erkrankungsfälle an einer bestimmten Erkrankung zu einem bestimmten Zeitpunkt in einer definierten Population an (z. B. 1/100 000 Personen).
Die **Inzidenz** einer Erkrankung beschreibt die Anzahl der Neuerkrankungen an einer bestimmten Erkrankung in einem bestimmten Zeitraum und in einer definierten Population (z. B. 1/100 000 Personen/Jahr).

◀ **Definition**

Masern haben bei Kindern eine hohe Inzidenz. Da sie aber rasch ausheilen und damit wieder verschwinden, ist der Zeitfaktor unbedeutend, d. h. die Prävalenz ist gering. Diese Beziehung trifft auch für das Bronchialkarzinom zu, das häufig und schnell zum Tode führt und dadurch die Prävalenz gering hält. Chronische, „nicht tödliche" Erkrankungen wie die CP (chronische Polyarthritis) oder die Hypertonie haben hingegen eine hohe Prävalenz, aber nur eine relativ geringe Neuerkrankungsrate (Inzidenz).
Die **Krankheitshäufigkeit (Morbidität)** und die **Sterblichkeit (Mortalität)** aufgrund einer bestimmten Erkrankung werden mit der Inzidenzrate ermittelt.

Krankheitshäufigkeit (Morbidität) und **Sterblichkeit (Mortalität)** werden mit der Inzidenzrate ermittelt.

▶ **Definition. Letalität** bezieht sich nicht wie die Mortalität auf die Gesamtbevölkerung, sondern definiert die Todesrate in einem bestimmten Zeitraum bezogen auf die Erkrankten (z. B. Infarktletalität bis zum 5. Tag oder 5-Tage-Operationsletalität).

◀ **Definition**

Das **relative Risiko** einer Erkrankung in Abhängigkeit von einer bestimmten Exposition ist die Inzidenz der Erkrankung unter den exponierten Personen, geteilt durch die Inzidenz der Erkrankung bei nicht exponierten Personen (Tab. **A-14.1**).

 A-14.1

 A-14.1   Relatives Risiko einer Erkrankung am Beispiel mit Rauchen assoziierter Krankheiten

| | jährliche Todes-rate/100 000 | | Risiko | |
	Nichtraucher	Raucher	Relativ	Exzess
Bronchialkarzinom	10	251	25,1	241
chronische Bronchitis und Lungen-emphysem	3	114	38,0	111
koronare Herzkrankheit	413	792	1,9	379

Die Tabelle zeigt, dass Rauchen sehr stark mit Bronchialkarzinom, chronischer Bronchitis und Lungenemphysem assoziiert ist. Die Beziehung zur koronaren Herzkrankheit ist dagegen sehr viel geringer. Da jedoch Bronchialkarzinom und Lungenemphysem bei Nichtrauchern sehr viel seltener vorkommen als die koronare Herzkrankheit, ist das Exzess-Risiko für die koronare Herzkrankheit sehr viel größer.

Das absolute **Exzess-Risiko** einer Erkrankung in Beziehung zu einer bestimmten Exposition ist definiert als die Inzidenz der Erkrankung bei exponierten Personen minus der Inzidenz bei nicht exponierten Personen.

Sensitivität und **Spezifität** sagen etwas über die Güte eines diagnostischen Verfahrens aus (Berechnung mit **Vierfeldertafel**, Tab. **A-14.2**).

Das absolute **Exzess-Risiko** einer Erkrankung in Beziehung zu einer bestimmten Exposition ist definiert als die Inzidenz der Erkrankung bei exponierten Personen minus der Inzidenz bei nicht exponierten Personen. Wenn die Inzidenz einer häufigen Erkrankung nur um das 2- bis 3fache erhöht ist, so kann die absolute Todesrate sehr viel größer sein als bei einer seltenen Erkrankung, die z. B. um das 30fache zunimmt.

Sensitivität und **Spezifität** sagen etwas über die Güte eines diagnostischen Verfahrens aus. Mit Hilfe der **Vierfeldertafel** kann man die Entscheidungsfehler bei der Diagnostik darstellen und die Sensitivität und Spezifität errechnen (Tab. **A-14.2**).

 A-14.2

 A-14.2   Vierfeldertafel für die Bedeutung des Belastungs-EKGs in der Diagnostik der koronaren Herzkrankheiten (KHK)

| | EKG-Befund | | |
	pathologisch (positiv)	normal (negativ)	Summe
KHK positiv	245 (a)	15 (b)	260 (a + b)
KHK negativ	40 (c)	150 (d)	190 (c + d)
Sensitivität = a/(a + b) = 0,94, Spezifität = d/(c + d) = 0,79			

Sensitivität drückt den Anteil der durch das diagnostische Verfahren richtig erkannten Patienten mit der Erkrankung aus. **Spezifität** bezieht sich auf den Anteil der richtig erkannten Gesunden.

Sensitivität drückt den Anteil der durch das diagnostische Verfahren richtig erkannten Patienten mit der Erkrankung aus. **Spezifität** bezieht sich auf den Anteil der richtig erkannten Gesunden. Die Sensitivität von 0,94 im o. g. Beispiel bedeutet, dass 94 % der Patienten mit KHK mit dem Belastungs-EKG identifiziert werden können. Die Spezifität von 0,79 bedeutet, dass 79 % der Patienten ohne KHK auch ein normales EKG unter Belastung zeigen. Das heißt andererseits, dass 21 % der Patienten ohne KHK („Koronar-Gesunde") ein pathologisches Belastungs-EKG zeigen.

Wichtig ist auch der **prädiktive Wert** des Tests, da er die Krankheitshäufigkeit (Prävalenz) berücksichtigt.

Wichtiger noch für die Qualitätsbeurteilung eines diagnostischen Tests ist der sog. **prädiktive Wert** des positiven und negativen Tests, da er die Krankheitshäufigkeit **(Prävalenz)** in der untersuchten Population berücksichtigt.

> ▶ **Merke.** Der prädiktive Wert des positiven und des negativen Tests errechnet sich:

$$\text{positiver Test} = \frac{\text{richtig positiv}}{\text{alle positiven Tests}}$$

$$\text{negativer Test} = \frac{\text{richtig negativ}}{\text{alle negativen Tests}}$$

Bei Absinken der Prävalenz sinkt auch der prädiktive Wert des positiven Tests stark ab, gleichzeitig nimmt der Anteil falsch positiver Ergebnisse stark zu.

14.2 Alters- und Geschlechtsabhängigkeit von Erkrankungen

> ▶ **Merke.** Viele Erkrankungen haben einen Altersgipfel und sind daher in einem bestimmten Alter wahrscheinlicher oder unwahrscheinlicher.

Eine zervikale Lymphknotenschwellung bei einem 60-jährigen Mann mit Fieber ist sicher nicht durch Pfeiffer-Drüsenfieber (infektiöse Mononukleose) bedingt, da diese Erkrankung nach dem 40. Lebensjahr nicht mehr vorkommt. Die CLL (chronisch lymphatische Leukämie) ist hier als Ursache sehr viel wahrscheinlicher. Sie ist eine typische Erkrankung des Alters und tritt nur sehr selten vor dem 40. Lebensjahr auf. Zwei Drittel der Patienten sind älter als 60 Jahre, Männer erkranken doppelt so häufig wie Frauen.

Die Häufigkeit der Hypertonie soll als weiteres Beispiel dienen. In den westlichen Ländern nimmt die Höhe des Blutdrucks mit dem Lebensalter (durchschnittlich) kontinuierlich zu. Das bedeutet, dass eine Hypertonie bei älteren Patienten sehr viel häufiger ist als im jungen Erwachsenenalter. Darüber hinaus besteht ein deutlicher Geschlechtsunterschied: Frauen im gebärfähigen Alter haben sehr viel seltener eine primäre Hypertonie als altersgleiche Männer. Hat eine Frau im gebärfähigen Alter jedoch einen erhöhten Blutdruck, ist die Einnahme oraler Kontrazeptiva („Pille") eine sehr häufige Ursache (Medikamentenanamnese, s. S. 23!). Nach der Menopause wird das Verhältnis umgekehrt, und die Hypertonie ist nun bei Frauen häufiger als bei altersgleichen Männern.

Die **Geschlechtsverteilung** bei Erkrankungen, die potenziell beide Geschlechter befallen, ist bei einigen Krankheiten sehr einseitig und daher für die Diagnosestellung im Einzelfall von Bedeutung. Beispielsweise tritt die Fingerpolyarthrose so gut wie ausschließlich bei Frauen nach der Menopause auf. Eine andere Gelenkerkrankung, die Gicht, ist dagegen bei geschlechtsreifen Frauen eine Rarität. Der Morbus Bechterew (ankylosierende Spondylitis) tritt bei Männern viermal häufiger auf als bei Frauen.

Der erfahrene Kliniker tut sich bei den Überlegungen zur Alters- und Geschlechtsverteilung im Vergleich zum Anfänger natürlich leicht. Der Anfänger sollte sich aber bei jeder Erkrankung, insbesondere bevor er eine seltene oder gravierende Verdachtsdiagnose stellt, **vergewissern, ob** diese **Erkrankung überhaupt mit dem Alter und Geschlecht des Patienten vereinbar** ist.

14.3 Geografische Aspekte

Die Balkannephritis ist ein typisches Beispiel für eine endemisch nur in einem begrenzten Gebiet auftretende Erkrankung. Sie wird ausschließlich im Länderdreieck der Balkanstaaten Jugoslawien, Bulgarien und Rumänien beobachtet. Die Thalassämie (erbliche Form einer hämolytischen Anämie) hat ihre höchste Inzidenz in den Mittelmeerländern (thalassa = gr. Meer). Aufgrund der zunehmenden Fluktuation in der modernen westlichen Welt können betroffene Patienten aber auch in Westeuropa diagnostiziert werden. Für die richtige Diagnosestellung ist daher die genaue **Klärung der Herkunft** des Patienten wichtig.

Eine zervikale Lymphknotenschwellung bei einem 60-jährigen Mann mit Fieber ist sicher nicht durch Pfeiffer-Drüsenfieber bedingt, da diese Erkrankung nach dem 40. Lebensjahr nicht mehr vorkommt. Die CLL ist hier als Ursache sehr viel wahrscheinlicher.

Die **Geschlechtsverteilung** ist bei einigen Krankheiten sehr einseitig und daher für die Diagnosestellung im Einzelfall von Bedeutung.

Der Anfänger sollte sich bei jeder Erkrankung **vergewissern, ob diese Erkrankung überhaupt mit dem Alter und Geschlecht des Patienten vereinbar** ist.

Für die richtige Diagnosestellung ist auch die genaue **Klärung der Herkunft** des Patienten wichtig.

14.4   Berufskrankheiten bzw.
        Krankheiten bei bestimmten
        Berufsgruppen

Berufsbedingte Krankheiten können eine
Vielfalt von Organen und Organsystemen
treffen (Tab. **A-14.3**).

Der Anteil der beruflich verursachten
Krebserkrankungen wird auf bis zu 40 %
aller Malignome geschätzt. Dem Asbest
kommt eine besondere Bedeutung zu.

14.4 Berufskrankheiten bzw. Krankheiten bei bestimmten Berufsgruppen

Die berufsbedingten Krankheiten können je nach Gefahrstoff bzw. Erreger eine Vielfalt von Organen und Organsystemen treffen (Tab. **A-14.3**). Die Palette reicht von Krebserkrankungen über Infektionen bis zu Durchblutungsstörungen usw.

Der Anteil beruflich verursachter Krebserkrankungen wird auf bis zu 40 % aller Malignome geschätzt. Dabei kommt dem Asbest eine besondere Bedeutung zu. Wenn man ganz allgemein Umweltfaktoren und Konsumverhalten – einschließlich Rauchen und Alkoholkonsum – mit einbezieht, so dürfte der Anteil der exogen verursachten Krebserkrankungen bis zu 90 % betragen!

≡ A-14.3   Liste der Berufskrankheiten

Nr.	Krankheiten
1	**Durch chemische Einwirkungen verursachte Krankheiten**
11	**Metalle und Metalloide**
1101	Erkrankungen durch Blei oder seine Verbindungen
1102	Erkrankungen durch Quecksilber oder seine Verbindungen
1103	Erkrankungen durch Chrom oder seine Verbindungen
1104	Erkrankungen durch Cadmium oder seine Verbindungen
1105	Erkrankungen durch Mangan oder seine Verbindungen
1106	Erkrankungen durch Thallium oder seine Verbindungen
1107	Erkrankungen durch Vanadium oder seine Verbindungen
1108	Erkrankungen durch Arsen oder seine Verbindungen
1109	Erkrankungen durch Phosphor oder seine Verbindungen
1110	Erkrankungen durch Beryllium oder seine Verbindungen
12	**Erstickungsgase**
1201	Erkrankungen durch Kohlenmonoxid
1202	Erkrankungen durch Schwefelwasserstoff
13	**Lösemittel, Schädlingsbekämpfungsmittel (Pestizide) und sonstige chemische Stoffe**
1301	Schleimhautveränderungen, Krebs oder andere Neubildungen der Harnwege durch aromatische Amine
1302	Erkrankungen durch Halogenkohlenwasserstoffe
1303	Erkrankungen durch Benzol oder seine Homologe
1304	Erkrankungen durch Nitro- oder Aminoverbindungen des Benzols oder seiner Homologe oder ihrer Abkömmlinge
1305	Erkrankungen durch Schwefelkohlenstoff
1306	Erkrankungen durch Methylalkohol (Methanol)
1307	Erkrankungen durch organische Phosphorverbindungen
1308	Erkrankungen durch Fluor oder seine Verbindungen
1309	Erkrankungen durch Salpetersäureester
1310	Erkrankungen durch halogenierte Alkyl-, Aryl- oder Alkylaryloxide
1311	Erkrankungen durch halogenierte Alkyl-, Aryl- oder Alkylarylsulfide
1312	Erkrankungen der Zähne durch Säuren
1313	Hornhautschädigungen des Auges durch Benzochinon zu den Nummern 1101 bis 1110, 1201 und 1202, 1303 bis 1309: Ausgenommen sind Hauterkrankungen. Diese gelten als Krankheiten im Sinne dieser Anlage nur insoweit, als sie Erscheinungen einer Allgemeinerkrankung sind, die durch Aufnahme der schädigenden Stoffe in den Körper verursacht werden, oder gemäß Nummer 5101 zu entschädigen sind.
1314	Erkrankungen durch para-tertiär-Butylphenol

Nr.	Krankheiten
2	**Durch physikalische Einwirkungen verursachte Krankheiten**
21	**Mechanische Einwirkungen**
2101	Erkrankungen der Sehnenscheiden oder des Sehnengleitgewebes sowie der Sehnen- oder Muskelansätze, die zur Unterlassung aller Tätigkeiten gezwungen haben, die für die Entstehung, die Verschlimmerung oder das Wiederaufleben der Krankheit ursächlich waren oder sein können
2102	Meniskusschäden nach mehrjährigen andauernden oder häufig wiederkehrenden, die Kniegelenke überdurchschnittlich belastenden Tätigkeiten
2103	Erkrankungen durch Erschütterung bei Arbeit mit Druckluftwerkzeugen oder gleichartig wirkenden Werkzeugen oder Maschinen
2104	Vibrationsbedingte Durchblutungsstörungen an den Händen, die zur Unterlassung aller Tätigkeiten gezwungen haben, die für die Entstehung, die Verschlimmerung oder das Wiederaufleben der Krankheit ursächlich waren oder sein können
2105	Chronische Erkrankungen der Schleimbeutel durch ständigen Druck
2106	Drucklähmungen der Nerven
2107	Abrissbrüche der Wirbelfortsätze
22	**Druckluft**
2201	Erkrankungen durch Arbeit in Druckluft
23	**Lärm**
2301	Lärmschwerhörigkeit
24	**Strahlen**
2401	Grauer Star durch Wärmestrahlung
2402	Erkrankungen durch ionisierende Strahlen
3	**Durch Infektionserreger oder Parasiten verursachte Krankheiten sowie Tropenkrankheiten**
3101	Infektionskrankheiten, wenn der Versicherte im Gesundheitsdienst, in der Wohlfahrtspflege oder in einem Laboratorium tätig oder durch eine andere Tätigkeit der Infektionsgefahr in ähnlichem Maße besonders ausgesetzt war
3102	Von Tieren auf Menschen übertragbare Krankheiten
3103	Wurmkrankheiten der Bergleute, verursacht durch Ankylostoma duodenale oder Strongyloides stercoralis

≡ A-14.3	Liste der Berufskrankheiten (Fortsetzung)

Nr.	Krankheiten	Nr.	Krankheiten
4	**Erkrankungen der Atemwege und der Lungen, des Rippenfells und Bauchfells**	4203	Adenokarzinome der Nasenhaupt- und Nasennebenhöhlen durch Stäube von Eichen- oder Buchenholz
41	**Erkrankungen durch anorganische Stäube**		
4101	Quarzstaublungenerkrankung (Silikose)	**43**	**Obstruktive Atemwegserkrankungen**
4102	Quarzstaublungenerkrankung in Verbindung mit aktiver Lungentuberkulose (Siliko-Tuberkulose)	4301	Durch allergisierende Stoffe verursachte, obstruktive Atemwegserkrankungen (einschließlich Rhinopathie), die zur Unterlassung aller Tätigkeiten gezwungen haben, die für die Entstehung, die Verschlimmerung oder das Wiederaufleben der Krankheit ursächlich waren oder sein können
4103	Asbeststaublungenerkrankung (Asbestose) oder durch Asbeststaub verursachte Erkrankungen der Pleura		
4104	Lungenkrebs in Verbindung mit Asbeststaublungenerkrankungen (Asbestose) oder mit durch Asbeststaub verursachter Erkrankung der Pleura	4302	Durch chemisch-irritativ oder toxisch wirkende Stoffe verursachte obstruktive Atemwegserkrankungen, die zur Unterlassung aller Tätigkeiten gezwungen haben, die für die Entstehung, die Verschlimmerung oder das Wiederaufleben der Krankheit ursächlich waren oder sein können.
4105	Durch Asbest verursachtes Mesotheliom des Rippenfells und des Bauchfells		
4106	Erkrankungen der tieferen Atemwege und der Lungen durch Aluminium oder seine Verbindungen	**5**	**Hautkrankheiten**
4107	Erkrankungen der tieferen Atemwege durch Metallstäube bei der Herstellung oder Verarbeitung von Hartmetallen	5101	Schwere oder wiederholt rückfällige Hauterkrankungen, die zur Unterlassung aller Tätigkeiten gezwungen haben, die für die Entstehung, die Verschlimmerung oder das Wiederaufleben der Krankheit ursächlich waren oder sein können
4108	Erkrankung der tieferen Atemwege und der Lungen durch Thomasmehl (Thomasphosphat)		
4109	Bösartige Neubildungen der Atemwege und der Lungen durch Nickel oder seine Verbindungen	5102	Hautkrebs oder zur Krebsbildung neigende Hautveränderungen durch Ruß, Rohparaffin, Teer, Anthrazen, Pech oder ähnliche Stoffe
4110	Bösartige Neubildungen der Atemwege und der Lungen durch Kokereirohgase		
		6	**Krankheiten sonstiger Ursache**
42	**Erkrankungen durch organische Stäube**	6101	Augenzittern der Bergleute
4201	Exogen-allergische Alveolitis		
4202	Erkrankungen der tieferen Atemwege und der Lungen durch Rohbaumwoll-, Rohflachs- oder Rohhanfstaub (Byssinose)		

14.5 Chronobiologische Aspekte

Die (tages-)zeitliche oder saisonale Häufung beim Auftreten bestimmter Symptome und Erkrankungen ist ein wichtiger Aspekt bei der Diagnosestellung. So sind die tiefsitzenden Kreuzschmerzen beim Morbus Bechterew, einer rheumatischen Erkrankung mit Iliosakralarthritis und Spondylodiszitis, typischerweise nachts am stärksten und lassen den Betroffenen oft nicht schlafen. Diese anamnestische Angabe ist sehr hilfreich bei der Differenzierung gegenüber anderen, insbesondere degenerativen Wirbelsäulenerkrankungen. Bei der Spondylarthrose oder bei Myogelosen verstärken sich die Beschwerden vor allem nach Belastungen, längerem Gehen und Stehen, während sie im Liegen und bei Ruhe (d. h. also nachts) eher abnehmen.

Nächtliche Atemnot kommt relativ häufig vor. Sie kann als Erstsymptom einer Herzinsuffizienz auftreten oder auf ein nächtliches Asthma bronchiale hinweisen. Die Patienten können dabei tagsüber völlig beschwerdefrei sein. Die Häufung von Herzinfarkten, plötzlichem Herztod und Schlaganfällen in den frühen Morgenstunden wird auf besondere hämodynamische und rheologische (die Fließeigenschaft des Blutes betreffende) Veränderungen zurückgeführt: Am frühen Morgen kommt es zu einem steilen Blutdruckanstieg und gleichzeitig zum Anstieg der Thrombozytenaggregation.

Viele **Viruserkrankungen** zeigen eine **saisonale Häufung**. Ein typisches Beispiel ist die Frühsommer-Meningoenzephalitis (FSME), deren Erreger von Zecken auf den Menschen übertragen werden. Trotz des Namens liegt der Gipfel der FSME nicht im Frühsommer, sondern zwischen Juli und September. Die Frühmanifestation der Lyme-Borreliose, einer bakteriellen Erkrankung, die ebenfalls von Zecken übertragen wird, tritt nur vom späten Frühjahr bis zum Spätherbst

14.5   **Chronobiologische Aspekte**

Die (tages-)zeitliche oder saisonale Häufung beim Auftreten bestimmter Symptome und Erkrankungen ist ein wichtiger Aspekt bei der Diagnosestellung. So sind z. B. die tiefsitzenden Kreuzschmerzen beim Morbus Bechterew typischerweise nachts am stärksten.

Nächtliche Atemnot kann als Erstsymptom einer Herzinsuffizienz auftreten oder auf ein nächtliches Asthma bronchiale hinweisen.

Viele **Viruserkrankungen** zeigen eine **saisonale Häufung**, so z. B. die Frühsommer-Meningoenzephalitis (FSME), die hauptsächlich zwischen Juli und September auftritt.

auf, gemäß der Aktivität der Zecken: Das Erythema migrans als Hautmanifestation hat eine kurze Latenzphase (bis 14 Tage) nach dem Zeckenstich. Die Gelenkmanifestation (Arthritis) kann erst Monate später auftreten.

14.6 Konstitution und Erkrankung

Der Körperbau gestattet in vielen Fällen Rückschlüsse auf bestimmte Erkrankungen. Zwei relativ häufige Beispiele sollen das verdeutlichen: das **Mitralklappenprolapssyndrom** (MKPS) bei schlanken jungen Frauen und das Schlafapnoesyndrom bei adipösen Männern und Frauen.

Das MKPS tritt vorwiegend **bei sehr schlanken Patientinnen** mit sehr engem Thoraxdurchmesser auf. Die Patientinnen haben eine gestreckte Brustwirbelsäule („straight back") mit aufgehobener Kyphosierung.

Die **Schlafapnoe** ist dagegen eine Erkrankung, die vorwiegend **bei übergewichtigen Patienten** (Männer sind viermal häufiger betroffen als Frauen) mittleren Alters auftritt. Diese Patienten haben häufig zusätzlich eine Hypertonie, eine KHK und/oder eine Stoffwechselerkrankung (Diabetes mellitus und Hyperlipidämie).

14.6   Konstitution und Erkrankung

Der Körperbau gestattet in vielen Fällen Rückschlüsse auf bestimmte Erkrankungen. Zwei relativ häufige Beispiele sollen das verdeutlichen.

Das **Mitralklappenprolapssyndrom** tritt v. a. **bei sehr schlanken Patientinnen** mit sehr engem Thoraxdurchmesser auf.

Die **Schlafapnoe** ist dagegen eine Erkrankung, die vorwiegend **bei übergewichtigen Patienten** mittleren Alters auftritt.

15   Allgemeinsymptome

▶ **Definition.** Allgemeinsymptome oder Allgemeinbeschwerden können nicht einem bestimmten Organsystem zugeordnet werden, sondern müssen an mehrere Systeme denken lassen.

◀ Definition

Im ambulanten Bereich ist bei der Anamnese häufig nicht immer ganz klar, warum der Patient zum Arzt kommt. Es kann sein, dass er sich (nur) durchuntersuchen lassen will – dank des gestiegenen Gesundheitsbewusstseins kommt dies heute immer häufiger vor. Manche Patienten haben eine übersteigerte Angst um ihre Gesundheit bzw. vor einer bösartigen Erkrankung (Karzinophobie). Dies wird nicht immer spontan geäußert. Häufig werden auch körperliche Beschwerden wegen ihrer höheren Akzeptanz zunächst vorgeschoben, um (unbewusst) die Aufmerksamkeit auf seelische Probleme zu lenken. Dann ist es anfangs schwer zu beurteilen, ob tatsächlich die Symptome einer (schweren) organischen Erkrankung geschildert werden. Bei den meisten Patienten, die wegen körperlicher Beschwerden kommen, kann man jedoch zunächst davon ausgehen, dass sie eine Klärung der Ursache und eine Therapie erhoffen.

Im ambulanten Bereich ist nicht immer ganz klar, warum der Patient zum Arzt kommt. Manche Patienten haben eine übersteigerte Angst um ihre Gesundheit, was oft nicht spontan geäußert wird. Häufig werden auch körperliche Beschwerden wegen ihrer höheren Akzeptanz zunächst vorgeschoben, um die Aufmerksamkeit auf seelische Probleme zu lenken. Die meisten Patienten, die wegen körperlicher Beschwerden kommen, erhoffen eine Klärung der Ursache und eine Therapie.

▶ **Praktisches Beispiel.** Bei Unklarheiten sollte man den Patienten direkt fragen:
- Wollen Sie sich durchuntersuchen lassen?
- Haben Sie Angst vor Krebs?

◀ Praktisches Beispiel

Einerseits kann ein gesundes Interesse an der Gesundheit bestehen – erleichtert die Situation –, andererseits können sich schwere neurotische Störungen offenbaren. Mindestens ein Drittel aller Patienten, die einen Arzt aufsuchen, haben keine organische Erkrankung im engeren Sinne, sondern eine Störung psychischer Ursache. Daher kommt der richtigen Deutung dieser präsentierten Symptome besondere Aufmerksamkeit zu. Insbesondere die **Symptome Schmerz und Erschöpfung** spielen **bei psychosomatischen Erkrankungen** eine große Rolle.

Einerseits kann ein gesundes Interesse an der Gesundheit bestehen, andererseits können sich schwere neurotische Störungen offenbaren. Insbesondere die **Symptome Schmerz und Erschöpfung** spielen **bei psychosomatischen Erkrankungen** eine große Rolle.

▶ **Merke.** Immer muss auch bei den Allgemeinsymptomen wie bei organbezogenen Symptomen nach
- **erstem Auftreten**
- **Häufigkeit**
- **Stärke**
- **Dauer**
- **Umständen**
- **Lokalisation und**
- **Art**

der Beschwerden gefragt werden. Nur dadurch wird bereits im ersten Gespräch dem Patienten die Möglichkeit gegeben, seine Beschwerden mit seinem eigenen Erleben in Beziehung zu setzen.

◀ Merke

Andererseits können nur so Allgemeinbeschwerden im Zusammenhang mit organbezogenen Beschwerden und Erkrankungen vom Arzt richtig erfasst und gedeutet werden. Ob das häufige, aber vieldeutige Symptom **Schwitzen** beispielsweise Ausdruck einer Tuberkulose bei einem untergewichtigen und etwas vorgealterten Arbeiter aus Südosteuropa ist, ob es Ausdruck einer Stressreaktion bei einem übergewichtigen Geschäftsmann oder Ausdruck einer Angstneurose bei einer älteren Witwe ist, kann bei wachem Untersucherauge und gezielter Befragung schon nach der Anamnese beantwortet werden. **Die Anamnese entscheidet darüber, in welche Richtung Allgemeinsymptome weiter abgeklärt werden:** Liegt der Verdacht einer Depression vor? Sind die unspezifischen Beschwerden möglicherweise erste Anzeichen einer schweren organischen Erkrankung? Oder sind die Symptome bewusst vorgetäuscht, z. B.

Andererseits können nur so Allgemeinbeschwerden im Zusammenhang mit organbezogenen Beschwerden und Erkrankungen vom Arzt richtig erfasst und gedeutet werden.

Die Anamnese entscheidet darüber, in welche Richtung Allgemeinsymptome weiter abgeklärt werden: Besteht Verdacht auf eine Depression? Sind die unspezifischen Beschwerden erste Anzeichen einer schweren organischen Erkrankung oder bewusst vorgetäuscht.

Hinter abnormer Müdigkeit und Erschöpfung verbirgt sich häufig eine Depression.

Als **B-Symptomatik** haben Gewichtsverlust, Fieber, Nachtschweiß bei malignen Erkrankungen eine wichtige Bedeutung. Jedes dieser Symptome gilt als zusätzlicher Risikofaktor (**A** = Fehlen des Symptoms, **B** = Vorhandensein).

Allgemeinsymptome können auch im Rahmen von Vaskulitiden und Kollagenosen auftreten.

Jede **Einteilung der Allgemeinsymptome** (Tab. **A-15.1**) bleibt letztlich willkürlich.

Treten neben Allgemeinbeschwerden zusätzlich Konzentrationsstörungen, Kopfschmerzen und allergische Erscheinungen auf, muss auch daran gedacht werden, dass bestimmte Arbeitsbedingungen Ursache sein können (sog. **„Sick-building-syndrome"** oder MCSS).

eine Gewichtsabnahme, Fieber, Schmerzen? Das ist zwar selten, aber daran muss gedacht werden, wenn es bei akuten Beschwerden z. B. um eine Arbeitsunfähigkeitsbescheinigung geht oder bei chronischen Beschwerden um ein Rentenbegehren.

Hinter abnormer Müdigkeit und Erschöpfung verbirgt sich sehr viel häufiger eine Depression als eine Infektion oder eine maligne Erkrankung.

Als **B-Symptomatik** haben die Allgemeinsymptome Gewichtsverlust, Fieber und Nachtschweiß bei malignen Erkrankungen (Lymphom, Karzinom) eine wichtige Bedeutung. Jedes dieser Symptome gilt hierbei als zusätzlicher Risikofaktor und ist mitbestimmend für die Stadieneinteilung: **A** = Fehlen des Symptoms, **B** = Vorhandensein. Bei Verdacht auf eine maligne Erkrankung („Krebs") müssen also die Allgemeinsymptome immer systematisch abgefragt werden.

Allgemeinsymptome können auch im Rahmen von Vaskulitiden (entzündliche Gefäßerkrankungen) auftreten. Kommen „rheumatische" Beschwerden wie Arthralgien (Gelenkschmerzen), Arthritiden (Gelenkentzündungen), Myalgien (Muskelschmerzen) oder Myositiden (Muskelentzündungen) hinzu, so besteht der Verdacht auf eine Kollagenose (systemische Erkrankung des Bindegewebes, Autoimmunerkrankung).

Jede **Einteilung der Allgemeinsymptome** (Tab. **A-15.1**) bleibt letztlich willkürlich: Es gibt natürlich auch Überschneidungen bei den Ursachen, z. B. hat das Münchhausen-Syndrom sicher auch einen psychogenen Ursprung.

Treten neben Allgemeinbeschwerden zusätzlich Konzentrationsstörungen, Kopfschmerzen und allergische Erscheinungen auf, muss auch daran gedacht werden, das bestimmte Arbeitsbedingungen (z. B. „Bürosilos") Ursache dieser Erscheinungen sein können; im Englischen gibt es hierfür die Bezeichnung **„Sick-building-syndrome"** oder MCSS („multiple chemical sensitivity syndrome"). Symptome wie Augenreizungen, Erkältungen, Übelkeit und Schwindel werden hauptsächlich auf Verunreinigungen der Klimaanlagen mit Pilzbefall zurückgeführt. Weitere Faktoren sind Schwebstäube und zu geringe Luftfeuchtigkeit.

≡ A-15.1 Klassifikation der Allgemeinbeschwerden

Ursache	Vorkommen	Anamnese	Untersuchung	Bemerkungen
organisch (z. B. Infektionen, Tumoren, Kollagenosen usw.)	häufig	Fragen nach: ■ Fieber ■ Hautveränderungen ■ Lymphknotenschwellungen	gründliche körperliche Untersuchung	mit dem Alter zunehmend
psychogen psychosomatisch Erschöpfungssyndrom	häufig (ca. 30–50 %)	Fragen nach: ■ Psychosoziale Anamnese ■ Psychotherapie ■ Psychopharmaka ■ Medikamentenabusus ■ Alkoholabusus ■ Drogen	gründliche körperliche Untersuchung	vorwiegend im „Berufstätigenalter"
vorgetäuscht (z. B. Münchhausen-Syndrom)	(sehr) selten	Fragen nach: ■ psychosozialer Anamnese ■ Rentenbegehren ■ Krankschreibungen Hinweisend sind viele und „unplausible" Operationen	sehr gründliche körperliche Untersuchung: ■ ungewöhnliche Befunde (z. B. Strangulationen, Selbstverstümmelung) ■ evtl. Gewichts- und Temperaturkontrollen ■ Urinuntersuchungen auf Medikamente	vorwiegend bei jüngeren Erwachsenen

15.1 Müdigkeit und Erschöpfung

▶ **Merke.** Abnorme Müdigkeit und Erschöpfung sind wie alle Allgemein-symptome sehr vieldeutig. Es sind zwar besonders häufig geklagte Symptome, aber sie sind differenzialdiagnostisch selten führend, d. h., sie weisen selten auf eine spezifische Diagnose hin.

◀ **Merke**

Meist stehen andere Symptome im Vordergrund, die den Verdacht auf eine organische Ursache lenken. Rasche Ermüdbarkeit kann Folge einer schweren organischen Erkrankung sein (z. B. Anämie bei chronischer Leukämie), aber auch Ausdruck von Angst, Depression und Schlafstörungen.
Ständige Müdigkeit ist nach respiratorischen Beschwerden das **zweithäufigste Symptom, das Allgemeinärzte von Patienten zu hören bekommen**. Müdigkeit und Erschöpfung sind sehr häufig als **Reaktion auf Überforderung** durch sich selbst oder durch die Umgebung zu verstehen. Zwei Drittel der betroffenen Patienten sind Frauen. Drei Viertel der Patienten haben zusätzlich weitere Symptome von psychophysischem Stress (z. B. Angst, Schlafstörungen, Kopfschmerzen usw.).

Meist stehen andere Symptome im Vordergrund, die den V. a. eine organische Ursache lenken.

Ständige Müdigkeit ist nach respiratorischen Beschwerden **das zweithäufigste Symptom, das Allgemeinärzte von Patienten zu hören bekommen**. Müdigkeit und Erschöpfung sind sehr häufig als **Reaktion auf Überforderung** zu verstehen.

▶ **Merke.** Das **chronische Müdigkeitssyndrom** (CFS = chronic fatigue syndrome) ist definiert als ein über 6 Monate hindurch bestehendes, medizinisch nicht erklärbares Müdigkeitsgefühl in Verbindung mit einer Reihe anderer physischer und psychischer Befindensstörungen, wobei eine Depression ausgeschlossen sein muss. Eine Vielzahl von Ursachen wurde diskutiert bis hin zur Virusgenese (slow virus infection?).

◀ **Merke**

Derzeit bleibt lediglich festzustellen, dass die betroffenen Patienten zwar häufig mehr Zeit im Bett verbringen, aber weniger tief schlafen und eine längere Schlaflatenz (s. S. 57) im Vergleich zu Personen ohne Müdigkeitssyndrom haben.
Tatsächlich verbirgt sich sehr häufig eine **Depression** hinter der Müdigkeit. Weitere Symptome sind Antriebsarmut, Lustlosigkeit, Leistungsschwäche, Schlafstörungen, Impotenz, aber nicht selten auch organbezogene Beschwerden (z. B. Kopfschmerzen oder Magenschmerzen). Auch **Ängstlichkeit** ist ein sehr oft verkanntes Symptom und kommt insbesondere im Rahmen einer Depression vor. Der Symptomenkomplex aus Depression, Angst und Schlaflosigkeit steht als Ursache für Müdigkeit und Erschöpfung oben an. Nur bei etwa 10 % der Patienten findet sich eine organische Ursache (Anämie, Hypothyreose, Diabetes, Karzinom), die als Grund für die Müdigkeit in Betracht kommt.
Die sog. **„Wetterfühligkeit"** als Ursache von Müdigkeit ist ein bekanntes Phänomen – auch wenn der Mechanismus im Einzelnen nicht geklärt ist. Viele Patienten klagen z. B. in den Alpenländern darüber, dass sie unter Föhn (Warmwetterfront) leiden. Ist die Müdigkeit am Morgen stärker, ist eine „vegetative" Ursache wie Wetterfühligkeit, niedriger Blutdruck und allgemeine Verlangsamung des Reaktionsablaufs wahrscheinlicher. Konstitutionelle Faktoren spielen dabei eine gewisse Rolle. Es gibt Menschen, die morgens schon früh munter sind („Lerche-Typ"), aber abends schnell müde werden. Dagegen brauchen die „Eule-Typen" morgens länger, um munter zu werden, sind aber abends fit. Letztere Konstellation mit einem ausgeprägten „Morgentief" trifft man auch z. B. bei einer Depression an.
Als wichtigsten Punkt muss das Anamnesegespräch klären, ob überhaupt ausreichend **Schlaf**, Erholung und Urlaub gegeben sind und ob evtl. eine manifeste Schlafstörung vorliegt (bei älteren Patienten sehr häufig, s. S. 57). Als physiologische Ursache der Müdigkeit sind körperliche und geistige Überanstrengung zu nennen.
Organische Ursachen führen zur Verstärkung der Müdigkeitssymptomatik gegen Abend. Die häufigsten **medizinischen (organischen) Ursachen einer abnormen Ermüdbarkeit** sind Anämie, Herzinsuffizienz, Diabetes mellitus und Hypothyreose. Zur genauen Differenzierung sind weitere klinische und andere

Tatsächlich verbirgt sich sehr häufig eine **Depression** hinter der Müdigkeit. Auch **Ängstlichkeit** ist ein sehr oft verkanntes Symptom und kommt insbesondere im Rahmen einer Depression vor.

Die sog. **„Wetterfühligkeit"** als Ursache von Müdigkeit ist ein bekanntes Phänomen. Konstitutionelle Faktoren spielen eine gewisse Rolle.

Als wichtigsten Punkt muss das Anamnesegespräch klären, ob überhaupt ausreichend **Schlaf**, Erholung und Urlaub gegeben sind.

Organische Ursachen führen zur Verstärkung der Müdigkeitssymptomatik gegen Abend. Die häufigsten **medizinischen Ursachen einer abnormen Ermüdbarkeit**

≡ **A-15.2**

≡ **A-15.2** **Ursachen für das Symptom Müdigkeit**

organische Erkrankungen	*vegetative/psychische Ursachen*
▪ Schlafapnoe-Syndrom	▪ Insomnie
▪ Anämie	▪ Schlafmangel/Erschöpfung
▪ akute und chronische Infektionen	▪ Wetterfühligkeit
▪ Herzinsuffizienz	▪ Depression
▪ Diabetes mellitus	
▪ Hypothyreose	
▪ Morbus Addison	
▪ Malignome	
▪ Intoxikationen/Medikamente	

sind Anämie, Herzinsuffizienz, Diabetes mellitus und Hypothyreose. Zur genauen Differenzierung sind weitere klinische und andere Untersuchungen notwendig.

Untersuchungen (Blutbild, Hormonbestimmungen etc.) notwendig. Ein Morbus Addison (Nebennierenrindeninsuffizienz) als Ursache ist sicher die Ausnahme. Es muss auch an Tumoren, Intoxikationen und Suchtverhalten (z. B. Schlafmittel- oder Beruhigungsmittelmissbrauch, Psychopharmaka) gedacht werden. Die häufigste chronische Intoxikation ist zweifellos die CO-Intoxikation der Raucher. Bei einem übergewichtigen Patienten mittleren Alters mit abnormer Müdigkeit ist immer auch an ein Schlafapnoe-Syndrom zu denken (s. S. 171).

15.2 Schlafstörungen

Ein normaler Wechsel von Aktivität und Schlaf verläuft synchron zum 24-Stunden-Tag. Mit zunehmendem **Alter** verändert sich die Schlafstruktur, **Schlafstörungen** sind **häufiger**.

15.2 Schlafstörungen

Ein normaler Wechsel von Aktivität und Schlaf verläuft synchron zum 24-Stunden-Tag (zirkadianer Rhythmus). Er ist die Voraussetzung dafür, dass wir unsere täglichen Aufgaben ausgeruht verrichten können. Mit zunehmendem **Alter** verändert sich die Schlafstruktur, und **Schlafstörungen** treten **häufiger** auf.

15.2.1 Altersabhängigkeit der Schlafstruktur

Die **durchschnittliche Gesamtdauer des Schlafes** beträgt bei 4–6-jährigen Kindern 9,5–10 Stunden, bei 20–22-Jährigen **7–9 Stunden**. Diese Schlafdauer bleibt dann bis zum 60–70. Lebensjahr bestehen. Erst danach nimmt die Schlafdauer stärker ab (Abb. **A-15.1**).

15.2.1 Altersabhängigkeit der Schlafstruktur

Die durchschnittliche **Gesamtdauer des Schlafes** beträgt bei 4–6-jährigen Kindern 9,5–10 Stunden, bei 20–22-Jährigen **7–9 Stunden**. Diese Schlafdauer bleibt dann bis zum 60–70. Lebensjahr bestehen. Erst danach nimmt die Schlafdauer stärker ab. Während bei Kleinkindern der Anteil des REM-Schlafes (Rapid Eye Movement), also des „Traumschlafes", noch ca. 50 % beträgt, sinkt er bei 4–6-Jährigen auf ca. 25 %. Dieser Prozentsatz bleibt dann bis zum Greisenalter bestehen. Der Anteil des Tiefschlafes sinkt im Laufe des Lebens von ca. 30 % im Kindesalter auf ca. 10 % im Greisenalter (Abb. **A-15.1**).

Schlafstörungen können zu gravierenden Problemen führen (z. B. Depression).

Schlafstörungen können so gravierend sein, dass sie mit abnormer Müdigkeit am Tage, Abgeschlagenheit, psychischen Problemen (z. B. Depression) einhergehen.

15.2.2 Formen der Schlaf-wach-Störungen

15.2.2 Formen der Schlaf-wach-Störungen

▶ **Definition**

▶ **Definition.** Man unterscheidet folgende Hauptgruppen der Schlaf-wach-Störungen:
1. Ein- und Durchschlafstörungen **(Hypo- oder Insomnien)**
2. Störungen mit exzessiver Schläfrigkeit am Tage **(Hypersomnie)**
3. **Störungen des zirkadianen Schlaf-wach-Rhythmus** (z. B. Schichtarbeit, Jet-lag bei Zeitzonenüberschreitung)
4. **Parasomnien** (z. B. Schlafwandeln, Schlaftrunkenheit)

Es gibt natürliche Extreme hinsichtlich der Schlafdauer. Der Kurzschläfer hat sozusagen eine „gesunde" Hyposomnie, der Langschläfer eine „gesunde" Hypersomnie.

Die Schlafenszeiten und damit verbundene Gewohnheiten müssen genau erfragt werden; Sie sollten unbedingt ein **Schlafprotokoll anfertigen lassen**!

Die Schlafenszeiten und damit verbundene Gewohnheiten müssen genau erfragt werden; Sie sollten unbedingt ein **Schlafprotokoll anfertigen lassen**! Häufig halten gerade ältere Menschen einen ausgedehnten Mittagsschlaf und

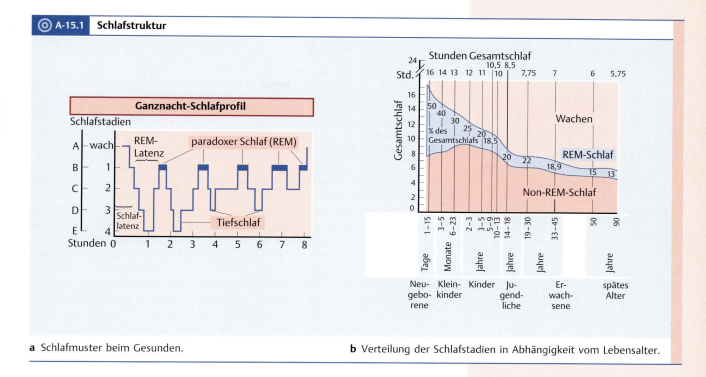

A-15.1 Schlafstruktur

a Schlafmuster beim Gesunden.   **b** Verteilung der Schlafstadien in Abhängigkeit vom Lebensalter.

haben hierdurch Schlafprobleme in der Nacht – bei insgesamt geringerem Schlafbedürfnis im Alter.

Hinter Schlafstörungen können sich eine Depression (häufig), ein hirnorganisches Psychosyndrom und andere ernsthafte psychiatrische Störungen (selten) verbergen.

Einschlafstörungen sind sehr häufig psychisch bedingt. Die Patienten können sich nicht von den Problemen lösen, nicht „abschalten". Im Bett steigen alle Sorgen und Ängste wieder vor dem geistigen Auge auf. Die Latenz vom Löschen des Lichtes bis zum Einschlafen ist deutlich verlängert. Insbesondere ältere Menschen, die plötzlich allein leben, weil der Partner verstorben ist oder die Kinder alle aus dem Haus sind, leiden hierunter.

Durchschlafstörungen sind gekennzeichnet durch eine normale Einschlafzeit und mehrere längere Episoden von Wachsein während der Nacht. Durchschlafstörungen können bei endogenen Depressionen, Albträumen oder Schlafwandeln auftreten. Aber auch ernste Herz- und Lungenerkrankungen können zum nächtlichen Erwachen führen, z. B. Nykturie (nächtliches Wasserlassen) und nächtliche Atemnot bei Herzinsuffizienz oder Asthmaanfall. Ursächlich hierfür sind die veränderte Körperhaltung mit Lungenstauung (nächtliches Lungenödem) oder auch allergische und hormonelle Einflüsse (z. B. beim Asthma).

Schwere **Atemregulationsstörungen** können auch unbemerkt vom Patienten auftreten (Schlafapnoe-Syndrom). Hier hilft nur die Fremdanamnese weiter. Der Schlafpartner muss Auskunft geben, ob der Patient laut und unregelmäßig schnarcht, vor allem, ob längere Atempausen (Dauer von mindestens 10 Sekunden) auftreten. Die Patienten (Männer sind viermal häufiger betroffen) sind deutlich übergewichtig, haben oft einen hohen Blutdruck, sind tagsüber abnorm müde und schlafen sogar spontan am Tage ein, sind antriebslos und evtl. depressiv. Dieses Syndrom ist relativ häufig und kann über eine gezielte Anamnese erfasst werden.

Hinter Schlafstörungen verbirgt sich häufig eine Depression.

Einschlafstörungen sind sehr häufig psychisch bedingt. Die Patienten können sich nicht von den Problemen lösen, nicht „abschalten".

Durchschlafstörungen: Normale Einschlafzeit, mehrere längere Episoden von Wachsein während der Nacht. Durchschlafstörungen können bei endogenen Depressionen, Albträumen oder Schlafwandeln auftreten. Aber auch ernste Herz- und Lungenerkrankungen können zum nächtlichen Erwachen führen.

Schwere **Atemregulationsstörungen** können auch unbemerkt vom Patienten auftreten (Schlafapnoe-Syndrom). Hier hilft nur die Fremdanamnese weiter.

▶ **Klinischer Fall.** Ein 56-jähriger Mann wird von seiner Frau gedrängt, zum Arzt zu gehen, da sie beunruhigt ist, weil er nachts zwischen dem Schnarchen häufig für kurze Zeit nicht mehr atmet. Die Anamnese ergibt, dass der Patient seit einigen Monaten bereits tagsüber abnorm müde und sogar schon mehrfach am Steuer kurz eingenickt ist. Er fühlt sich morgens unaus-

◀ **Klinischer Fall**

geschlafen und klagt über morgendliche Kopfschmerzen. Die körperliche Untersuchung ergibt ein Gewicht von 105 kg bei 177 cm Größe. Der Blutdruck ist mit 167/107 mmHg deutlich erhöht. Die weitere Untersuchung zeigt keinen pathologischen Befund; insbesondere ist die Auskultation von Herz und Lunge unauffällig.

Diagnose: Schlafapnoe-Syndrom.

Die Angaben der Ehefrau (Fremdanamnese) haben hier bereits den Schlüssel zur Diagnose geliefert. Bestätigt wird die Diagnose durch die anschließende polysomnographische Messung in der Nacht (Registrierung von O_2-Sättigung, EKG, Schnarchgeräuschen usw.). Dies erfolgt ambulant mit entsprechenden Aufzeichnungsgeräten bzw. aufwändiger im Schlaflabor. Da Übergewicht bei der Erkrankung sehr häufig vorkommt, ist die Reduktion des Gewichtes daher die Basis der Behandlung.

Unter **Narkolepsie** versteht man eine Hypersomnie, die durch erhöhte Tagesschläfrigkeit, Kataplexie, Schlafparalyse und hypnagoge Halluzinationen gekennzeichnet ist.

Unter **Narkolepsie** versteht man eine abnorme Müdigkeit mit häufigem, plötzlich einsetzendem **Schlafzwang am Tage** (Schlafattacken), wobei gelegentlich ein Tonusverlust der Skelettmuskulatur hinzukommt (Kataplexie), so dass die Betroffenen hinstürzen oder in sich zusammensinken. Weitere Symptome sind hypnagoge Halluzinationen (lebhafte albtraumartige Sinneswahrnehmungen) und Schlafparalyse (Patient kann sich nach dem Erwachen für einige Sekunden bis Minuten nicht bewegen und nicht sprechen). Die Narkolepsie kommt ebenfalls häufig bei sehr adipösen Patienten (Pickwick-Syndrom) vor. Ursachen wie Epilepsie (zerebrales Krampfleiden) oder Hypoglykämie (Unterzuckerung) müssen differenzialdiagnostisch in Betracht gezogen werden.

Zu den Ursachen von Schlafstörungen s. Tab. **A-15.3**.

Eine Übersicht über die möglichen Ursachen für Schlafstörungen gibt Tab. **A-15.3**.

☰ A-15.3	Ursachen für Schlafstörungen	
Ursache	**Symptome**	**Beispiele**
altersbedingt	▪ Einschlafstörungen (vornehmlich) ▪ frühes Aufwachen ▪ ausgedehntes Schlafen am Tage ▪ Durchschlafstörungen	▪ bis 2 Stunden Mittagsschlaf ▪ deutlich reduzierte Schlafdauer nachts
psychogen: Angst, Depression, psychiatrische Erkrankung	▪ Einschlaf- und evtl. auch Durchschlafstörungen (bei Angst) ▪ leichte Ermüdbarkeit und Einschlaf-, gelegentlich auch Durchschlafstörungen (bei Depression)	▪ besonderes bei Alleinstehenden (z. B. verwitwet) ▪ Ursachen: Existenzangst, Sorgen, Probleme
Medikamente, Alkohol, Drogen	▪ Einschlafstörungen ▪ Hyposomnie ▪ abnorme Müdigkeit am Tage	▪ zentralnervös anregende Substanzen (Genussmittel, wie Kaffee, Antidepressiva) ▪ Alkohol- oder Schlafmittelentzug ▪ Alkohol, Sedativa, Schlafmittel ▪ Hypnotika
Skelettschmerzen, Wadenkrämpfe	▪ Muskel- oder Skelettschmerzen ▪ Wadenkrämpfe	▪ Schmerzen bei Polymyalgia rheumatica ▪ Wadenkrämpfe bei Diuretikaeinnahme wegen Herz- oder Niereninsuffizienz
neurogen	▪ Schmerzen, Missempfindungen, „Unruhe" in den Beinen	▪ Polyneuropathie (z. B. bei Diabetes) ▪ radikuläre Schmerzen ▪ Restless legs
Nykturie	▪ nächtliches Wasserlassen	▪ Herz- und Niereninsuffizienz ▪ Inkontinenz ▪ Blasenstörung (Diabetes mellitus, Prostatahypertrophie)
Atemnot	▪ Atemnot im Liegen ▪ Besserung nach Aufstehen und Sauerstoffzufuhr (Fenster öffnen) ▪ Erstickungsanfälle ▪ plötzliches Erwachen	▪ Asthma bronchiale ▪ nächtliches passageres Lungenödem ▪ paroxysmale nächtliche Dyspnoe (Herzinsuffizienz) ▪ Schlafapnoe-Syndrom
Thoraxschmerzen und epigastrale Schmerzen	▪ wiederholtes Erwachen aus dem Schlaf ▪ epigastrale Schmerzen, Sodbrennen	▪ nächtliche Myokardischämie ▪ Ulcus duodeni, ventriculi ▪ gastroösophagealer Reflux

15.3 Gewichtsveränderungen

15.3 Gewichtsveränderungen

▶ **Definition.** Der **Body-Mass-Index** (BMI) beschreibt unter Berücksichtigung des Körperbaus am besten das relative Gewicht und das damit verbundene Risiko. Er bestimmt sich aus dem Quotienten:

◀ **Definition**

$$\frac{\text{Körpergewicht in kg}}{(\text{Körpergröße in m})^2}$$

Der BMI hat eine gute Beziehung zur Körperfettmasse und kann mittels eines Nomogramms bestimmt werden (Abb. **A-15.2a**).

- Untergewicht: BMI < 18
- Normalgewicht: BMI 18–25
- Präadipositas: BMI 26–29
- Adipositas: BMI 30–40
- schwere Adipositas BMI > 40.

⊙ **A-15.2**   **Gewicht und Gesundheitsrisiko**

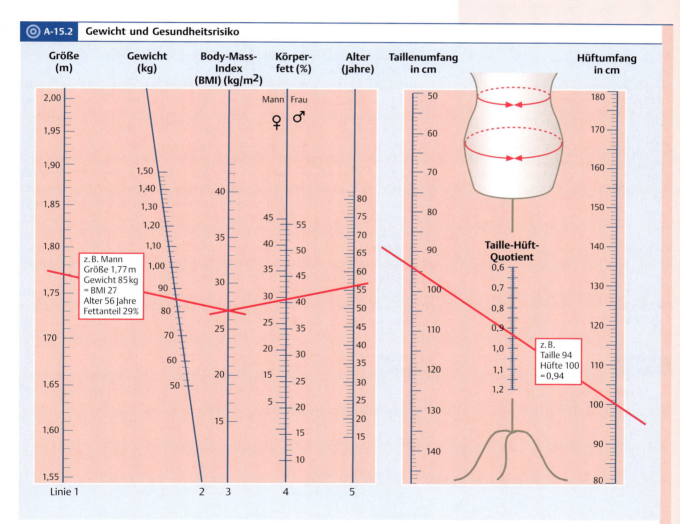

a Nomogramm: Zur Ermittlung des BMI verbindet man mit einem Lineal die Größe (Linie 1) mit dem Gewicht (Linie 2). Am Schnittpunkt mit Linie 3 lässt sich der BMI ablesen. Soll zusätzlich der Körperfettanteil abgeschätzt werden, verbindet man den BMI mit dem Alter (Linie 5). Am Schnittpunkt mit Linie 4 erhält man den ungefähren Körperfettanteil in Prozent.

b Taille-Hüft-Quotient. Ein Verhältnis > 1,0 (Männer bzw. > 0,85 (Frauen) gilt als pathologisch.

Broca-Index:
- Sollgewicht = Größe (in cm) minus 100
- Idealgewicht = Sollgewicht minus 10 bzw. 15 %.

Auch die **Form der Fettverteilung** von Bedeutung ist wichtig (Abb. **A-15.2b**): Die **androide** („Birnen"-)**Form** ist mit einem höheren Risiko belastet als die **gynoide** („Apfel"-)**Form**. Ein wichtiges Maß ist dabei der **Taillen-/Hüftumfang (Waist-/Hip-Ratio)**.

Die genaue Dokumentation von Gewicht und Größe ist wichtig. Die Adipositas ist z. B. ein eigenständiger Risikofaktor für Herz-Kreislauf-Erkrankungen. Bei Patienten mit **Ödemen** ist der Gewichtsverlauf wesentlich, um Auskunft über die Aktivität der Erkrankung zu erhalten und die Wirkung der Therapie abzuschätzen.

Bei **unbeabsichtigter Gewichtsabnahme** kommen u. a. ernsthafte Erkrankungen wie Tumoren, endokrine Ursachen, Kollagenosen und schwere Infektionskrankheiten in Betracht. Die genaue Befragung des Patienten nach Umstellung der **Ernährungsgewohnheiten, Appetit** und zusätzlichen Symptomen kann hier weiterhelfen (Tab. **A-15.4** und Tab. **A-15.5**).

Kachexie: allgemeine Auszehrung

Zu ungewollter **Gewichtszunahme** kann es bei Frauen auch durch Einnahme oraler Kontrazeptiva oder im Klimakterium kommen.

Bei der Berechnung nach Broca **(Broca-Index)** errechnet sich das Sollgewicht aus der Größe (in cm) minus 100 (70 kg bei einem 170 cm großen Mann). Das Idealgewicht liegt beim Mann um 10 %, bei der Frau um 15 % unter dem Sollgewicht (63 kg bei dem 170 cm großen Mann).

Zur Beurteilung des gesundheitlichen Risikos ist neben dem BMI auch die **Form der Fettverteilung** von Bedeutung (Abb. **A-15.2b**): Die **abdominelle** oder **androide Form** (Apfelform) ist mit einem höheren Risiko für eine Reihe von Erkrankungen (z. B. Diabetes mellitus und Herz-Kreislauf-Erkrankungen) belastet als die **glutäal-femorale** oder **gynoide Form** (Birnenform). Ein wichtiges Maß ist dabei der **Taillen-/Hüftumfang (Waist-/Hip-Ratio)**. Der Taillenumfang wird in Höhe des unteren Rippenbogens gemessen, der Hüftumfang in Höhe des Trochanter major.

Die genaue Erfragung und Dokumentation von Gewicht und Größe ist aus mehreren Gründen wichtig. Die Adipositas ist beispielsweise ein eigenständiger Risikofaktor für Herz-Kreislauf-Erkrankungen. Weiterhin können **Gewichtsveränderungen** nicht nur durch Fettanbau und -abbau bedingt sein, sondern auch durch **Störungen im Wasserhaushalt** verursacht werden (s. S. 331). So ist z. B. bei Patienten mit **Ödemen** der Gewichtsverlauf sehr wichtig, da man so einerseits über die Aktivität einer Erkrankung (z. B. bei Herzinsuffizienz) Auskunft erhält und andererseits die Wirkung der therapeutischen Maßnahmen besser abschätzen kann.

Bei **unbeabsichtigter Gewichtsabnahme** („Wie viel Kilogramm in welchem Zeitraum?") kommen ernsthafte Erkrankungen wie Tumoren (Tumorkachexie), endokrine Ursachen (insbesondere Diabetes mellitus oder Hyperthyreose), Kollagenosen und schwere Infektionskrankheiten ebenso in Betracht wie viele gastrointestinale Erkrankungen (z. B. Malabsorptionssyndrome, Morbus Crohn, Dünndarmdivertikulitis, Leberzirrhose, Bandwurm, ausgeprägte Hepato- und Splenomegalie bei CLL, Achalasie, Pylorusstenose). Die **genaue Befragung des Patienten** nach einer Umstellung der **Ernährungsgewohnheiten,** nach der Reduktion der Kalorienzahl und insbesondere nach dem **Appetit** (Tab. **A-15.4**), Stuhlverhalten und zusätzlichen Symptomen kann nähere Aufschlüsse über die mögliche Ursache geben (Tab. **A-15.5**)

Unter **Kachexie** versteht man eine allgemeine Auszehrung mit einer Gewichtsabnahme um mehr als 20 % des Sollgewichts. Eine hochgradige Abmagerung mit allgemeinem Kräfteverfall wird als **Marasmus** bezeichnet.

Eine ungewollte **Gewichtszunahme** ohne erhöhte Kalorienzufuhr wird bei Frauen gelegentlich nach der Einnahme oraler Kontrazeptiva und noch häufiger nach der Menopause im Klimakterium beobachtet. Hierbei spielen u. a. hormo-

≡ A-15.4

≡ A-15.4	**Appetit bei Gewichtsverlust**	
Appetit	*Zusätzliche Symptome*	*Verdachtsdiagnose*
gesteigert, Heißhunger	▪ Wärmeintoleranz, Tachykardie	▪ Hyperthyreose (Schilddrüsenüberfunktion)
normal oder gesteigert	▪ Polyurie, Durst, Müdigkeit	▪ Diabetes mellitus (Anfangsstadium)
normal oder gesteigert	▪ keine	▪ Bandwurm
normal oder vermindert	▪ Durchfall	▪ Enteritis
vermindert	▪ Oberbauchbeschwerden	▪ Ulcus duodeni, Magenkarzinom
vermindert	▪ abnormes Völlegefühl	▪ Hepato-, Splenomegalie (CLL)
vermindert	▪ Fieber, Müdigkeit, evtl. Haut- und Gelenkerscheinungen	▪ Kallogenosen, Vaskulitiden
vermindert	▪ Müdigkeit, Erschöpfung	▪ Depression

≡ A-15.5

≡ A-15.5	**Beispiele für Ursachen von Gewichtsveränderungen**	
	Erkrankung	*Ursache*
Gewichts-zunahme	▪ Übergewicht, Adipositas	▪ erhöhte Kalorienzufuhr und/oder Bewegungsmangel
	▪ Herz-, Niereninsuffizienz	▪ Wassereinlagerung (Ödeme)
	▪ endokrin: z. B. Hypothyreose, Morbus Cushing	▪ metabolische Störungen und Ödeme
Gewichts-abnahme	▪ Anorexia nervosa	▪ Fasten, Erbrechen
	▪ Bulimia nervosa	▪ Fressattacken, Erbrechen
	▪ Tumorerkrankung	▪ Inappetenz, erhöhter Katabolismus
	▪ endokrin: z. B. Hyperthyreose	▪ Hypermetabolismus
	▪ Depression	▪ endogen, reaktiv

nelle Regulationsstörungen eine Rolle, die zu einer Zunahme des Gewebewassers führen.

Meist ist die Gewichtszunahme aber auf eine **vermehrte Nahrungsaufnahme** und/oder eine **verminderte körperliche Aktivität** zurückzuführen (Fragen nach Ernährungsgewohnheiten, körperlicher Aktivität und Sport; s. S. 27). Während im mittleren Lebensalter, wenn der Kalorienbedarf und die körperliche Aktivität abnehmen, eher eine Gewichtszunahme vorherrscht, kommt es im höheren Alter oft zu einer (physiologischen) Gewichtsabnahme.

Insgesamt sind Frauen häufiger mit Gewichtsproblemen und -veränderungen beschäftigt als Männer, was auf psychokulturellen Hintergründen (Schönheitsideal) basiert.

Extreme Essverhaltensstörungen sind die **Bulimie** (Fresssucht mit anschließendem Erbrechen) und die **Anorexia nervosa** (Magersucht), die zu schwer wiegenden organischen Erkrankungen führen können.

Meist ist die Gewichtszunahme aber auf eine **vermehrte Nahrungsaufnahme** und/oder eine **verminderte körperliche Aktivität** zurückzuführen.

Extreme Essverhaltensstörungen sind die **Bulimie** und die **Anorexia nervosa**.

▶ **Klinischer Fall.** Das folgende Beispiel einer Gewichtsabnahme soll exemplarisch die Problematik aufzeigen, die insbesondere dann entstehen kann, wenn mehrere Erkrankungen zusammentreffen, bzw. wenn bei einem chronisch Kranken ein neues Symptom auftritt:

Ein 64-jähriger Patient wird seit etwa einem Jahr wegen eines hohen Blutdrucks ambulant behandelt. Der Blutdruck normalisiert sich unter der medikamentösen Therapie. Der Patient berichtet plötzlich über Durchfall und Gewichtsabnahme (mehrere Kilogramm), fühlt sich aber ansonsten subjektiv wohl. Der Blutdruck sinkt parallel zur Gewichtsabnahme weiter ab, so dass vom Hausarzt bereits die blutdrucksenkenden Medikamente reduziert wurden. Eine Ursache für den Durchfall und die Gewichtsabnahme wurde nicht gefunden. Bei der bakteriologischen Untersuchung des Stuhls werden Parasiten (Lamblien) festgestellt. Eine entsprechende Therapie mit Metronidazol führt zum Verschwinden des Durchfalls.

Der Patient nimmt aber in der Folgezeit trotzdem nicht wieder an Gewicht zu. Die Nachbarn im Dorf reden schon über den stark abgemagerten Patienten. Er selbst fühlt sich aber ganz wohl, nur der Appetit sei in letzter Zeit etwas schlechter. Eine daraufhin durchgeführte Endoskopie des Magens zeigt ein großes Zwölffingerdarmgeschwür.

Nach Gabe von Protonenpumpenblockern kommt es zur Abheilung des Ulkus, wie eine Kontrolluntersuchung nach 4 Wochen zeigt. Der Patient fühlt sich weiterhin sehr wohl, hat aber immer noch nicht wieder zugenommen, obwohl sich sein Appetit zwischenzeitlich nicht nur normalisiert, sondern sogar deutlich gesteigert hat.

Bei erneuter Vorstellung und erneuter Anamnese wird auch an die Möglichkeit einer Hyperthyreose gedacht. Bei dem Patienten wurde ein Jahr zuvor im Rahmen der Hypertonie-Abklärung eine Gefäßdarstellung (Angiographie) der Nieren mit Kontrastmittel durchgeführt. Jodhaltige Kontrastmittel können insbesondere bei älteren Menschen eine Hyperthyreose auslösen. Da der Patient wegen der Hypertonie u. a. einen Betablocker erhielt, kam die durch Hyperthyreose verursachte Tachykardie nicht (deutlich) zum Vorschein. Tatsächlich bestätigte die Bestimmung der Schilddrüsenhormone die Hyperthyreose. Das erklärt nicht nur, warum der Patient trotz adäquater Behandlung der Lambliasis und des Ulcus duodeni nicht wieder an Gewicht zunahm, sondern auch, dass er sich bei all diesen Erkrankungen subjektiv relativ wohl fühlte – was bei der Hyperthyreose nicht selten der Fall ist.

▶ **Definition**

15.4 Fieber

▶ **Definition.** Fieber ist eine Sollwertverstellung des Thermoregulationszentrums im Gehirn nach oben. Relativ zum Sollwert ist der Körper anfangs zu kalt (es kommt zur Wärmeerzeugung durch Muskelzittern = Schüttelfrost), später zu warm (es kommt zu Gefäßerweiterung und Schwitzen). Die Sollwertverstellung des Wärmeregulationszentrums im Hypothalamus erfolgt entweder direkt durch Prozesse im Gehirn (z. B. Tumoren, Blutungen, zentrales Fieber), meistens aber indirekt auf dem Blutweg durch sog. **Pyrogene**, vor allem Bakterien und deren Zerfallsprodukte sowie körpereigene zerfallene Eiweiße (z. B. Blutergüsse, Sekrete). Von **Fieber** spricht man, wenn die rektal oder sublingual (0,3 °C tiefer) gemessene Temperatur auf **über 38,0 °C** erhöht ist.

Die Körpertemperatur weist einen **zirkadianen Rhythmus** auf.

Die rektal gemessene Temperatur kann beim Gesunden in einem weiten Bereich noch normal sein (36,0–38,0 °C). Die Körpertemperatur zeigt einen **zirkadianen Rhythmus** mit niedrigen Werten in der Nacht (tiefster Wert 6 Uhr) und den höchsten Werten am Nachmittag (16–18 Uhr).

Fieber ungeklärter Ursache: Temperatur > 38 °C über mehr als 3 Wochen.

Als **Fieber ungeklärter Ursache** (angloamerikanisch Fever of unknown origin = FUO) wird eine länger als 3 Wochen bestehende Körpertemperatur von über 38,0 °C definiert, deren Ursache auch nach einer Woche stationärer Diagnostik unklar bleibt.

Da die **axilläre Messung unzuverlässig** ist, sollte sie nur in Ausnahmefällen durchgeführt werden.

Da die **axilläre Messung unzuverlässig** ist, sollte sie nur in Ausnahmefällen durchgeführt werden. Die rektale Messung ist vor allem bei Kindern nicht beliebt. Als Alternative bieten sich moderne Thermometer an, die im Ohr angewendet werden. Angesichts der Breite des Normalbereichs ist es wichtig, den individuellen Normalwert zu kennen. Einige Menschen haben extrem selten oder nie Fieber oder generell eine relativ niedrige Normaltemperatur. Die Temperatur sollte zu regelmäßigen Zeiten morgens und abends, zusätzlich bei Bedarf gemessen werden, und die Werte sollten vom Patienten protokolliert werden.

Fieberursachen:
- Infektionen
- entz., rheum. Erkrankungen
- Autoimmunerkrankungen
- Tumoren, Leukosen
- Medikamente
- selbst induziertes Fieber.

Fieber kann viele **Ursachen** haben:
- Infektionen durch Bakterien, Viren, Pilze, andere Erreger
- entzündliche, rheumatologische Erkrankungen
- Kollagenosen, Vaskulitiden, Autoimmunerkrankungen
- Tumoren, Leukosen
- Medikamente (Drug induced fever)
- selbst induziertes (vorgetäuschtes) Fieber.

Wichtig ist die Frage nach der **beruflichen Exposition, Haustierhaltung, früheren Unfällen oder Operationen** sowie **Auslandsreisen**.

Wie bei kaum einem anderen Symptom kann sich die Ursachenforschung beim Fieber zur wahrhaft detektivischen Aufgabe ausweiten. Sowohl die Suche nach einem entsprechenden Erreger als auch nach einem Tumor oder einer Kollagenose erfordert immer eine systematische Befragung des Patienten. Die Frage nach der **beruflichen Exposition** (z. B. Metzger, Abdecker, Gerber, Kellner: **Leptospirose**) ist dabei ebenso wichtig wie die Frage nach **Haustierhaltung (Psittakose)**, sowie **früheren Unfällen oder Operationen (Osteomyelitis)**. Auch **Auslandsreisen** kommen als Expositionsmöglichkeit in Betracht (z. B. **Malaria**).

Akute fieberhafte Erkrankungen werden meist berechtigterweise einer Infektion zugeschrieben. Weitere unspezifische Symptome sind Müdigkeit, Frösteln, Muskel- und Kopfschmerzen.

Akute fieberhafte Erkrankungen werden in den meisten Fällen berechtigterweise einer Infektion zugeschrieben. Der Fiebertypus allein lässt allerdings nur in wenigen Fällen direkte Rückschlüsse auf den Erreger zu. Weitere unspezifische Symptome wie Müdigkeit, Frösteln, Muskel- und Kopfschmerzen treten bei vielen Infektionen auf. Bei „echtem" Schüttelfrost kann die Erkrankung schon auf einige schwer wiegende (meist bakterielle) Infektionen eingeengt werden.

▶ **Merke**

▶ **Merke.** Beim **Schüttelfrost** muss das Bett wackeln.

Wichtige **Hinweise**:
- Beginn und Verlauf (Abb. **A-15.3**)
- Entfieberung unter Therapie auf Verdacht
- Hautausschlag.

Wichtige **Hinweise für die richtige Diagnose** liefern weiterhin:
- Beginn des Fiebers (abrupt/schleichend)
- Verlauf des Fiebers (fieberfreie Intervalle, Abb. **A-15.3**)
- Entfieberung unter Therapie auf Verdacht
- Hautausschlag (im zeitlichen Zusammenhang).

A-15.3 Fieberkurven

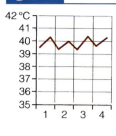
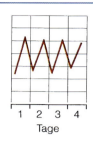
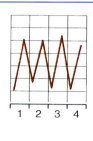

Tage

Definition der Fiebertypen

a kontinuierliches, remittierendes und intermittierendes Fieber.

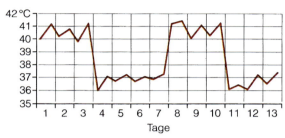

Tage

b rekurrierendes Fieber.

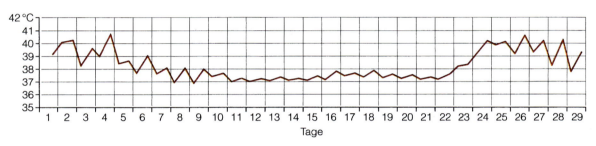

Tage

c undulierendes Fieber (bei Tumoren, insbesondere Lymphomen, aber auch bei chronischen bakteriellen Infekten).

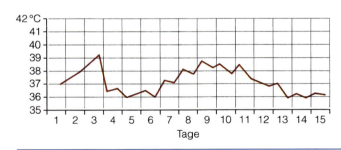

Tage

d typische Dromedarkurve des Fiebers bei Virusinfekten (z. B. bei Masern, Poliomyelitis).

▶ **Klinische Beispiele:**

◀ **Klinische Beispiele**

- Hohes Fieber über 3 Tage mit anschließendem Exanthem bei Kleinkindern (Drei-Tage-Fieber oder Exanthema subitum, Ringelröteln).
- Probatorische Therapie mit Tuberkulostatika bei mäßigem Fieber und Nachtschweiß mit dringendem V. a. Tuberkulose (Erregernachweis in Spezialkultur dauert einige Wochen). Das Ansprechen auf die tuberkulostatische Therapie stützt die Diagnose Tbc.
- „Frieren", Schüttelfrost und anschließendes Fieber als Ausdruck einer Sepsis einen Tag nach einem Eingriff (z. B. arterielle Angiographie, Blasenpunktion).
- Periodisches Auftreten von Fieber bei Malaria (z. B. ca. alle 3 Tage), oder verbunden mit Halsschmerzen, Arthralgien und evtl. Hauterscheinungen beim seltenen Felty-Syndrom bzw. beim noch selteneren Still-Syndrom.
- Undulierendes Fieber bei Brucellose.

Es ist unmöglich und auch nicht bezahlbar, alle in Frage kommenden Raritäten durch eine entsprechend breite Diagnostik (Labor, Serologie, Kulturen, Biopsien,

Der klinische Alltag zeigt, dass die gezielte und wiederholte anamnestische Befragung

A-15.6

A-15.6 Häufigkeit von Fieber ungeklärter Ursache		
	Erwachsene	*Kinder*
Infektionen	35 %	45 %
Tumoren	23 %	10 %
Kollagenosen/Vaskulitiden	10 %	20 %
Verschiedene	18 %	11 %
Keine Diagnose	14 %	14 %

A-15.7

A-15.7 Häufigkeit bestimmter Diagnosen wegen Fieber ungeklärter Ursache im Erwachsenenalter

Häufig (> 5 %)	■ Lymphome, Leukosen, ■ solide Tumoren ■ Infektion der Gallenwege ■ Cholezystitis ■ Tuberkulose	■ Abszesse im Abdomen ■ Endokarditis ■ Infektionen im Urogenital- bereich ■ Katheterinfektionen

Weniger häufig (1–4 %)	■ Kollagenosen (z. B. SLE)
	■ Vaskulitiden (z. B. Poly-
	  myalgia rheumatica, Mor-
	  bus Horton)
	■ Morbus Still
	■ Medikamente (Drug fever)
	■ Perikarditis
	■ CMV-Infektion
	■ Osteomyelitis
		■ Pyelonephritis
		■ rheumatisches Fieber
		■ Malaria
		■ Morbus Crohn
		■ Lungenembolie
		■ Hepatitis
		■ Hämatome
		■ selbst induziertes Fieber

Selten (< 1 %)	■ Brucellose ■ Candidiasis ■ chronische Meningitis ■ chronische Polyarthritis ■ Colitis ulcerosa ■ EBV-Infektion ■ familiäres Mittelmeerfieber ■ Felty-Syndrom ■ Gefäßprothese ■ Histoplasmose ■ Leishmaniose ■ Leptospirose	■ Morbus Whipple ■ Myelofibrose ■ Myxödem ■ Pannikulitis (Weber-Christian-Krankheit) ■ Phlebitis ■ Psittakose ■ Sarkoidose ■ Sinusitis ■ Thyreoiditis ■ Tularämie ■ Zahngranulom

letztlich doch in den meisten Fällen auf die richtige Spur führt. Hinweise für die Diagnostik geben die Tab. **A-15.6** und Tab. **A-15.7**.

bildgebende Verfahren etc.) auszuschließen. Der klinische Alltag zeigt, dass die gezielte und wiederholte anamnestische Befragung letztlich doch in den meisten Fällen auf die richtige Spur führt. Immerhin sterben aber 10 % der Patienten mit Fieber ungeklärter Genese, bevor die Diagnose letztlich gestellt werden kann. Es handelt sich dabei vorwiegend um nicht diagnostizierte Tumoren (**Tumorfieber**). Hinweise für die Diagnostik geben die Tab. **A-15.6** und **A-15.7**.

15.5 Schwitzen

15.5 Schwitzen

Aufgrund mangelnder oder völlig fehlender körperlicher Aktivität im Berufsleben schwitzen viele Menschen in den westlichen Ländern nur noch selten.

Aufgrund mangelnder oder völlig fehlender körperlicher Aktivität im Berufsleben schwitzen die meisten Leute in den westlichen Ländern nur noch selten, es sei denn beim Sport oder in der Sauna. Wer körperlich kaum aktiv, untrainiert und zudem noch übergewichtig ist, kommt andererseits leicht ins Schwitzen – selbst bei kleinsten Anstrengungen.

Abnormes Schwitzen in Verbindung **mit Fieber** lenkt den **V. a. eine Infektion.**

Abnormes Schwitzen in Verbindung **mit Fieber** lenkt den Verdacht auf eine **Infektion,** seltener auch auf eine Kollagenose, einen Tumor oder eine Schilddrüsenüberfunktion (Hyperthyreose). Schwitzen und Herzklopfen sind sichere Anzeichen von Unterzuckerung (Hypoglykämie) bei Diabetikern.

Bei **Nachtschweiß** denkt man sofort an Tuberkulose, die auch in den westlichen Ländern in den letzten Jahren wieder zunimmt (im Rahmen von Migration). Natürlich muss auch immer an einen Tumor gedacht werden, insbesondere dann, wenn weitere **B-Symptome** auftreten (s. S. 54). Im Zusammenhang mit organischen Erkrankungen findet man nächtliches Schwitzen (Schlafhyperhidrosis) gelegentlich bei Hyperthyreose, bei einigen zerebralen Erkrankungen (z. B. hypothalamische Läsion, Epilepsie) und beim Schlafapnoe-Syndrom. Als gustatorisches Schwitzen bezeichnet man die Schweißneigung bei scharfem oder nach opulentem Essen.

Starkes nächtliches Schwitzen (das zum Wechsel des Schlafanzugs zwingt) kommt gelegentlich auch ohne organische Erkrankung vor, besonders bei adipösen Patienten. Bei Patienten ohne Fieber und ohne eine chronische Erkrankung kann übermäßiges Schwitzen konstitutionell bedingt sein: Es gibt Patienten, die ihr Leben lang übermäßig schwitzen – sowohl tagsüber als auch nachts.

Bei **Nachtschweiß** denkt man sofort an Tuberkulose. Natürlich muss auch immer an einen Tumor gedacht werden, insbesondere dann, wenn weitere **B-Symptome** auftreten (s. S. 54).

Starkes Schwitzen kommt gelegentlich auch ohne organische Erkrankung vor. Es gibt Patienten, die ihr Leben lang übermäßig schwitzen.

15.6 Durst

Der Mensch kann viele Tage und sogar Wochen ohne Nahrung auskommen, aber er kann nur einige Tage ohne Trinken überleben. Heute wird gewohnheitsmäßig (meist zum Essen) ausreichend getrunken, so dass ein physiologisches Durstgefühl selten aufkommt, es sei denn nach sehr salzhaltigen Speisen.

15.6 Durst

Der Mensch kann viele Tage und sogar Wochen ohne Nahrung auskommen, aber er kann nur einige Tage ohne Trinken überleben.

▶ **Merke.** Im Alter ist der Regelkreis zunehmend gestört: Ältere Menschen haben ein vermindertes Durstgefühl und trinken häufig nicht ausreichend.

◀ Merke

Das kann ernsthafte Folgen haben, besonders in den Sommermonaten, wenn der extrarenale Wasserverlust (z. B. durch Schwitzen) größer ist und nicht durch vermehrtes Trinken kompensiert wird. Viele **Allgemeinbeschwerden** wie Schwindel, Kopfschmerzen, Konzentrationsstörungen usw. können auf mangelnde Flüssigkeitszufuhr zurückgeführt werden. Die reduzierte Trinkmenge kann aber auch die altersphysiologisch bereits eingeschränkte Nierenfunktion weiter verschlechtern (bis hin zum akuten, reversiblen Nierenversagen) und die Gefahr von Nebenwirkungen renal ausgeschiedener Arzneimittel erhöhen.

Viele **Allgemeinbeschwerden** wie Schwindel, Kopfschmerzen, Konzentrationsstörungen usw. können auf mangelnde Flüssigkeitszufuhr zurückgeführt werden.

▶ **Merke.** Bei Exsikkose finden sich neben einer verminderten Urinproduktion (Oligurie) auch trockene Schleimhäute und ein verminderter Hauttugor. Zur Prüfung des Hydratationszustandes s. Abb. **A-15.4**.

◀ Merke

⊙ **A-15.4** | **Hydratationszustand** ⊙ A-15.4

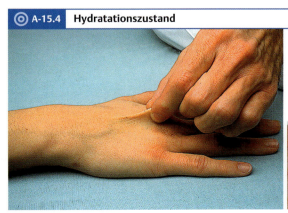 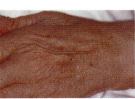

a Prüfung des Hydratationszustandes durch Anheben der Haut am Handrücken.

b Stehende Hautfalte bei Exsikkose.

A-15.8

Extrarenaler Wasserverlust	Renaler Wasserverlust	Polydipsie
▪ übermäßiges Schwitzen	▪ Polyurie bei Diabetes mellitus	▪ habituell
▪ Erbrechen, Durchfall	▪ polyurisches Nierenversagen	▪ Dipsomanie
▪ Blutverlust	▪ Hyperkalzämie	▪ Alkoholiker
▪ Punktion von Ergüssen	▪ Hyperparathyreoidismus	▪ Schädelverletzungen
▪ Ödembildung	▪ Hyperaldosteronismus	
	▪ Diabetes insipidus	

Abnormes Durstgefühl trotz reichlichen Trinkens kommt am häufigsten beim Diabetes mellitus vor. Eine gestörte Sekretion des antidiuretischen Hormons (ADH) führt beim Diabetes insipidus zu einem z. T. massiven Wasserverlust.

Abnormes Durstgefühl trotz reichlichen Trinkens kommt am häufigsten beim Diabetes mellitus vor. Hier bedingt der hohe Wasserverlust (**Polyurie** = pathologisch vermehrte Harnausscheidung) infolge der hohen Zuckerausscheidung **(Glukosurie)** den Durst und die reichliche Trinkmenge (**Polydipsie** = gesteigertes Durstempfinden und vermehrte Flüssigkeitsaufnahme). Beim Diabetes insipidus führt eine gestörte Sekretion des antidiuretischen Hormons (ADH) zu einem z. T. massiven Wasserverlust (bis 10–15 Liter/die); im Vergleich zum Diabetes mellitus handelt es sich allerdings um eine absolute Rarität. Gelegentlich besteht eine gewohnheitsmäßig gesteigerte Trinkmenge, u. a. weil falsche Vorstellungen über den Wasserhaushalt bestehen.

Ausdruck einer schweren psychischen Störung ist die **Dipsomanie**.

Ausdruck einer schweren psychischen Störung ist die **Dipsomanie**. Diese psychogene Polydipsie geht oft mit anderen Suchtproblemen (Drogen, Medikamente, Alkohol) einher.

Da Alkohol ein starker Hemmer der ADH-Sekretion ist, haben **Alkoholiker** eine **gesteigerte Diurese und häufig Durst**. Zu den Ursachen für abnorm Durst s. Tab. **A-15.8**.

Da Alkohol ein starker Hemmer der ADH-Sekretion ist, haben **Alkoholiker** eine **gesteigerte Diurese und häufig Durst**. Sie können trotz reichlicher Trinkmenge in einen Dehydratationszustand kommen (z. B. bei heißem Wetter oder im Bierzelt, wenn neben der Polyurie noch erheblicher Schweißverlust auftritt). Je mehr Alkohol getrunken wird, desto größer sind die Polyurie und der Durst. Weitere mögliche Ursachen für abnormen Durst stellt Tab. **A-15.8** zusammen.

15.7 Schwindel (Vertigo)

15.7 Schwindel (Vertigo)

▶ **Definition**

▶ **Definition.** Schwindel ist der Oberbegriff für Störungen der Orientierung des Körpers im Raum. Subjektiv erlebt der Patient Scheinbewegungen seines Körpers und/oder der Umwelt.

▶ **Merke**

▶ **Merke.** Schwindel ist ein vieldeutiges Symptom und macht eine eingehende Anamnese erforderlich. Das subjektive Erleben kann weit von dem abweichen, was medizinisch als Schwindel klassifiziert wird.

Unterschieden werden:
▪ **Zentral-vestibulärer Schwindel** (z. B. Hirnstamm-, Kleinhirnläsionen)
▪ **peripher-vestibulärer (labyrinthärer) Schwindel** (z. B. M. Ménière, Labyrinthläsionen)
▪ **nicht vestibulärer Schwindel** (z. B. kardiovaskuläre und psychiatrische Erkrankungen)

Es muss geklärt werden, um welche Form des Schwindels es sich handelt:
▪ **Zentral-vestibulärer Schwindel:** z. B. Hirnstamm-, Kleinhirnerkrankungen, Basilarismigräne.
▪ **peripher-vestibulärer (labyrinthärer) Schwindel:** z. B. Morbus Ménière, Labyrinthläsionen, benigner paroxysmaler Lageschwindel, Akustikusneurinom.
▪ **nicht vestibulärer Schwindel:** z. B. kardiovaskuläre Erkrankungen (u. a. bei Vitien, Herzrhythmusstörungen, Hypotonie, Hypertonie), Zerebralsklerose, Medikamente, okulärer Schwindel, zervikogener Schwindel, psychosomatische Erkrankungen (u. a. bei Angsterkrankungen).

▶ **Praktisches Beispiel**

▶ **Praktisches Beispiel.**
▪ Haben Sie das Gefühl, dass sich die Umgebung dreht (Karussell) oder Sie sich selbst drehen?
▪ Schwanken Sie?

- Besteht auch Schwindel in Ruhe?
- Bessert sich der Schwindel, wenn Sie Ihre Augen geschlossen haben?
- Ist Ihnen zusätzlich übel? Haben Sie erbrochen?

Die typischen Merkmale häufiger Schwindelursachen sind nachfolgend in Tab. **A-15.9** aufgeführt.

Jeder hat schon einmal Schwindel erlebt, wenn er sich z. B. nach dem Bücken wieder schnell aufrichtet. Hierbei kommt es zu einer kurzen zerebralen Minderperfusion, da die Adaptation des Blutkreislaufs an die abrupte Änderung der Körperlage mit einer gewissen Verzögerung verlaufen kann, was jedoch nicht krankhaft ist. Auch ein Blutdruckabfall im Stehen (**orthostatische Regulationsstörung**) – wie er insbesondere bei jüngeren Frauen mit niedrigem Blutdruck (Hypotonie) häufig auftritt und zu Schwindel führen kann – ist noch nicht Ausdruck einer Erkrankung, obwohl der Schwindel subjektiv sehr unangenehm empfunden wird und gelegentlich auch zu einem **orthostatischen Kollaps** führt. Bei jüngeren Personen ist die orthostatische Dysregulation eine habituelle (konstitutionelle) Störung. Bei älteren Patienten kann ein orthostatischer Kollaps durch einen abrupten Blutdruckabfall beim Aufrichten ernsthaftere Ursachen (Tab. **A-15.10**) und auch gravierende Folgen (Sturz, Frakturen) haben.

Es sollte aber auch immer **nach Medikamenteneinnahme gefragt** werden.

Schwindel stellt gelegentlich das erste Symptom einer höhergradigen **Aortenstenose** dar, die plötzlich dekompensieren kann. Die Auskultation (s. S. 190 ff.) ergibt einen typischen Befund, die Echokardiographie (Ultraschalluntersuchung des Herzens) bestätigt anschließend die Diagnose. Ist der Schwindel Ausdruck einer **Herzinsuffizienz**, so sind meist weitere Symptome wie Atemnot (Dyspnoe) oder Ödeme vorhanden.

Herzrhythmusstörungen als Ursache von Schwindel (s. S. 173) kommen häufig im Zusammenhang mit einer organischen Herzerkrankung vor, können – jedoch seltener – auch bei sonst herzgesunden Patienten auftreten. Wird der Schwindel (bei älteren Patienten) bei Kopfdrehungen oder überstrecktem Hals bemerkt (z. B. beim Rasieren), so ist an ein **Karotissinus-Syndrom** zu denken: Eine

Typische Merkmale häufiger Schwindelursachen s. Tab. **A-15.9**.

Jeder hat schon einmal Schwindel erlebt, wenn er sich z. B. nach dem Bücken wieder schnell aufrichtet. Auch ein Blutdruckabfall im Stehen ist noch nicht Ausdruck einer Erkrankung. Bei jüngeren Personen ist diese **orthostatische Dysregulation** eine habituelle Störung. Bei älteren Patienten kann ein **orthostatischer Kollaps** durch einen abrupten Blutdruckabfall ernsthaftere Ursachen (Tab. **A-15.10**) und auch gravierende Folgen haben.

Nach Medikamenten fragen!
Schwindel stellt gelegentlich das erste Symptom einer höhergradigen **Aortenstenose** dar (s. S. 190). Ist der Schwindel Ausdruck einer **Herzinsuffizienz**, so sind meist weitere Symptome vorhanden (z. B. Ödeme).

Herzrhythmusstörungen als Ursache von Schwindel können auch bei sonst herzgesunden Personen auftreten. Wird der Schwindel bei Kopfdrehungen oder überstrecktem Hals bemerkt, so ist an ein **Karotissinus-Syndrom** zu denken.

☰ A-15.9	Typische Merkmale häufiger Ursachen des Schwindels		
Art	**Kardiovaskulärer Schwindel**	**Vestibulärer Schwindel**	**Zentraler Schwindel**
Auftreten	▪ nach dem Aufstehen ▪ bei Belastung ▪ nach dem Essen (postprandialer Schwindel) besonders bei älteren Personen	▪ bei Bewegung und in Ruhe	▪ bei Belastung und in Ruhe
Störung	▪ Hypotonie ▪ niedriges Herzminutenvolumen	▪ Gleichgewichtsorgan ▪ Labyrinth ▪ VII. Hirnnerv	▪ verminderte zerebrovaskuläre Perfusion ▪ Hirnschädigung
Differenzierung	**Schwarzwerden, Flimmern vor den Augen, Kollaps**	**Drehschwindel** (richtungsbezogen)	**Schwankschwindel**
Symptome	▪ plötzliche Benommenheit ▪ Schweißausbruch ▪ Übelkeit ▪ Doppeltsehen ▪ Herzklopfen ▪ Schwäche in den Beinen ▪ Herzstolpern ▪ Kollaps, Synkope	▪ Fallgefühl ▪ Liftgefühl ▪ evtl. Schwankschwindel ▪ Lateropulsion ▪ Tinnitus (Ohrensausen) ▪ Nystagmus	▪ Taumeligkeit ▪ Benommenheit ▪ Unsicherheit ▪ Betrunkenheitsgefühl ▪ evtl. neurologische Symptome
Ursache	▪ orthostatische Dysregulation ▪ Herzinsuffizienz ▪ Herzrhythmusstörung ▪ Aortenstenose	▪ ototoxische Medikamente (Streptomycin, Gentamicin) ▪ Morbus Ménière	▪ Gefäßverschluss ▪ Enzephalitis ▪ Meningitis ▪ Tumor

☰ **A-15.10**

☰ **A-15.10**   **Ursachen des orthostatischen Schwindels**

Versacken des Blutes im venösen System (venöses Pooling)	▪ längeres Stehen ▪ plötzliches Aufrichten ▪ akute Infektion ▪ schwere Varikosis ▪ gestörte Vasomotoren-Aktivität
Verminderter Muskeltonus	▪ längere Bettlägerigkeit ▪ ältere Patienten
Periphere Neuropathie (Diabetes mellitus, Guillain-Barré-Syndrom)	▪ Sympathektomie (Grenzstrangläsion, z. B. operativ) ▪ Rückenmarksläsion (Syringomyelie, Tabes dorsalis) ▪ Shy-Drager-Syndrom (schwere orthostatische Hypotonie bei fehlender oder stark verminderter Katecholaminsekretion)
Chronische idiopathische orthostatische Hypotonie (medikamenteninduziert?)	▪ blutdrucksenkende Medikamente (mit zentralnervöser Wirkung) ▪ Tranquilizer ▪ Levodopa ▪ Phenothiazine ▪ H_2-Blocker (Überdosierung)

mechanische Reizung des Karotissinus (im Bereich der Karotisgabel) führt bei bestehender Gefäßsklerose zu einer überstarken Senkung der Herzfrequenz (Bradykardie) und des Blutdrucks (Hypotonie). Es kann sogar zur kurzzeitigen Bewusstlosigkeit (Synkope, s. S. 69f.) kommen – die alten steifen Stehkrägen unserer Urgroßväter hießen Vatermörder (sic)!

▶ **Wichtige Fragen**

▶ **Wichtige Fragen.**
▪ Wann tritt der Schwindel auf?   ▪ Bei Aufregung?
▪ Wenn Sie schnell aufstehen?   ▪ Bei Lagewechsel?
▪ Beim Kopfdrehen oder Rasieren?

Bei **Kompression oder Verschluss der A. subclavia** kann über die A. vertebralis das zerebrale Gefäßbett angezapft werden. So kann es bei Muskelarbeit mit dem linken Arm zu Schwindel kommen **(Subclavian-steal-Syndrom)**. Die häufigste Ursache ist eine Stenose der A. subclavia vor dem Abgang der A. vertebralis (Abb. **A-15.5**).

Bei **Kompression oder Verschluss der A. subclavia** kann über die A. vertebralis das zerebrale Gefäßbett angezapft werden; der Blutstrom fließt dann rückwärts (retrograd). So kann es bei Muskelarbeit (erhöhte Blutzufuhr!) mit dem linken Arm zu Schwindel kommen (Anzapfsyndrom oder **Subclavian-steal-Syndrom**). Mögliche Ursachen für ein Subclavian-steal-Syndrom sind eine Kompression der A. subclavia zwischen M. scalenus medius und anterior, zwischen Klavikula und 1. Rippe, durch eine Halsrippe oder durch einen Prozess an der Pleurakuppel, am häufigsten aber bei Arteriosklerose bzw. einer Stenose der A. subclavia vor dem Abgang der A. vertebralis (Abb. **A-15.5**).

Zerebraler Schwindel mit neurologischer Symptomatik ist verdächtig auf eine zerebrale Durchblutungsstörung und Vorläufer eines Schlaganfalls **(Apoplexie)**. Diese kurzfristigen und vollständig reversiblen Erscheinungen werden **TIA** (transitorische ischämische Attacke) oder **PRIND** (prolongiertes reversibles ischämisches neurologisches Defizit) genannt.

Bei **zerebralem Schwindel** mit neurologischer Symptomatik (z. B. plötzliches minutenlanges Erblinden [Amaurosis fugax], kurzzeitigen Lähmungserscheinungen, Sprachstörungen, Verwirrtheit, Sensibilitätsstörungen oder Doppelbildern) muss an eine schwer wiegende zerebrale Durchblutungsstörung gedacht werden. Sie ist als Vorläufer eines Schlaganfalls **(Apoplexie)** zu deuten. Diese kurzfristigen und vollständig reversiblen Erscheinungen werden **TIA** (transitorische ischämische Attacke) oder **PRIND** (prolongiertes reversibles ischämisches neurologisches Defizit) genannt. Die Dauer beträgt Minuten bis 24 Stunden bei der TIA, bzw. einige Tage bis maximal 3 Wochen beim PRIND.

Zentraler Schwindel kann auch bei multipler Sklerose **(Encephalitis disseminata)** auftreten.

Zentraler Schwindel kann ebenfalls im Rahmen einer multiplen Sklerose **(Encephalitis disseminata)** auftreten, besonders dann, wenn gleichzeitig Doppelbilder auftreten.

Bei gleichzeitigem **Nystagmus** handelt es sich um einen vestibulären Schwindel. Plötzlicher heftiger Drehschwindel mit Tinnitus spricht für einen **M. Ménière**.

Tritt gleichzeitig mit dem Schwindel ein **Nystagmus** (Augenzittern) auf, handelt es sich um einen vestibulären Schwindel. Plötzlich auftretender heftiger Drehschwindel, mit Tinnitus und evtl. Hörverlust, Übelkeit und Erbrechen, spricht für einen **Morbus Ménière** bzw. – jedoch seltener – auch für eine **Labyrinthitis**.

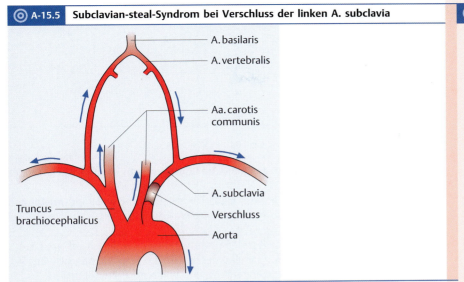

⊙ A-15.5

⊙ A-15.5   Subclavian-steal-Syndrom bei Verschluss der linken A. subclavia

- A. basilaris
- A. vertebralis
- Aa. carotis communis
- A. subclavia
- Verschluss
- Aorta
- Truncus brachiocephalicus

Relativ harmlos ist der Schwindel bei **psychogener Hyperventilation**. Patienten mit Hyperventilationssyndrom suchen meist notfallmäßig einen Arzt auf. Sie atmen sehr schnell, sind agitiert, sehr ängstlich und meinen sterben zu müssen. Trotz intensiver Ursachenforschung und umfangreicher Untersuchungen kann bei ca. 40 % der Patienten, die über Schwindel klagen, keine Regulationsstörung bzw. organische Erkrankung diagnostiziert werden. Schwindel kommt allerdings auch relativ häufig im Rahmen psychosomatischer Störungen vor und wird insbesondere in Stresssituationen beobachtet.

15.8 Synkopen

▶ **Definition.** Eine Synkope ist ein anfallsartiger kurzdauernder Bewusstseinsverlust infolge einer vorübergehenden zerebralen Minderdurchblutung.

Die Ursachen sind z. T. dieselben wie beim Schwindel; insbesondere kardiovaskuläre und zerebrovaskuläre Störungen kommen in Betracht. Die Ursachensuche bleibt trotz intensiver Diagnostik in ca. 50 % der Fälle ergebnislos. Anamnestische Angaben und Fragen können die möglichen Ursachen am besten einkreisen.
Man unterscheidet folgende **Arten von Synkopen**:
- vagovasal
- orthostatisch
- kardiogen
- Karotissinus-Syndrom
- Husten, Nies- und Miktionssynkopen.

Am häufigsten ist die **vagovasale Synkope**, ausgelöst durch psychische Faktoren wie Angst oder Schmerz. Sie tritt z. B. auf bei der **Blutabnahme, bei einem Unfall** oder bei einer unangenehmen Mitteilung. Betroffen sind gesunde, besonders sensible Personen. Die Synkope wird begleitet von Übelkeit, Schwitzen oder Oberbauchbeschwerden. Der vagovasale Reflex (Vasopressorreflex) führt zu einer **reflektorischen Gefäßerweiterung** (Vasodilatation) mit **Blutdruckabfall** und **evtl. Bradykardie** (Pulsfrequenz < 50/min). Diese Art von Synkopen werden vorwiegend durch emotionale und schmerzhafte physische Belastungen hervorgerufen, so vor allem durch Verletzungen, Verbrennungen, Infektionen, Schmerzen, in der Schwangerschaft, während der Menstruation, bei Pleurapunktionen, Bauchtraumen usw. Sie treten häufig bei Jugendlichen und jungen Erwachsenen

Relativ harmlos ist der Schwindel bei **psychogener Hyperventilation**.

Trotz intensiver Untersuchungen kann bei ca. 40 % der Patienten die Ursache nicht diagnostiziert werden. Schwindel kommt auch relativ häufig im Rahmen psychosomatischer Störungen vor.

15.8   Synkopen

◀ Definition

Die Ursachen sind z. T. dieselben wie beim Schwindel (v. a. kardiovaskuläre und zerebrovaskuläre Störungen).

Arten von Synkopen:
- vagovasal
- orthostatisch
- kardiogen
- Karotissinus-Syndrom
- Husten, Nies-, Miktionssynkopen.

Am häufigsten ist die **vagovasale Synkope**, ausgelöst durch psychische Faktoren wie Angst oder Schmerz. Sie tritt z. B. auf bei der **Blutabnahme, einem Unfall** oder einer unangenehmen Mitteilung. Die Synkope wird begleitet von Übelkeit, Schwitzen oder Oberbauchbeschwerden.

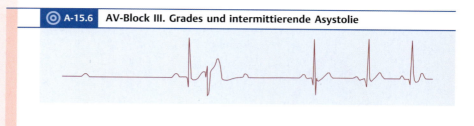

AV-Block III. Grades und intermittierende Asystolie

auf, die sonst vollkommen gesund sind. Gelegentlich können auch Kinder betroffen sein.

Durch entsprechende Fragen muss geklärt werden, **unter welchen Umständen** und **in welcher Situation** die Synkope auftritt.

▶ **Merke.** Vagovasale Synkopen treten nur im Stehen oder Sitzen auf, am häufigsten nach dem Aufstehen. Prädisponierend ist die Schwächung des Organismus beispielsweise nach Schlafentzug und während Fastenperioden.

Kardiale Synkopen treten auf bei Herzrhythmusstörungen, vermindertem Herzschlagvolumen (low output syndrome) und fortgeschrittener valvulärer Aortenstenose. Diese Synkopen kommen dementsprechend eher bei älteren Patienten vor und werden durch körperliche Anstrengung provoziert, wenn die geforderte Steigerung der Auswurffraktion nicht gewährleistet ist. Die „Anfälle" kommen fast immer ohne Vorwarnung „aus heiterem Himmel". Danach sind die Patienten entweder wieder völlig klar, oder es besteht noch eine gewisse Verwirrtheit. Längere Bewusstlosigkeit spricht eher gegen eine kardiale Synkope. Die Patienten berichten meistens über einen Sturz, weniger über Bewusstlosigkeit. Als **Adams-Stokes-Syndrom** wird eine Synkope infolge einer Herzrhythmusstörung, insbesondere bei Blockbildern (höhergradiger AV-Block oder SA-Block), bezeichnet (Abb. **A-15.6**).

Wie bereits ausführlich besprochen, kann auch die **orthostatische Dysregulation** neben Schwindel zum Kollaps mit Bewusstlosigkeit, also zur Synkope führen. Hier ist ebenfalls die Anamnese der Schlüssel zur Diagnose (z. B. orthostatische Reflexsynkope bei einer 80-jährigen Patientin, die nachts beim Gang zur Toilette auftritt).

Husten-, Nies- und Miktionssynkopen: Hustenattacken führen zur Erhöhung des intrathorakalen Druckes. Dadurch werden der venöse Rückstrom zum Herzen und die Ventrikelfüllung kurzfristig vermindert, so dass es zur Synkope kommen kann. Auch Niesen kann – obwohl selten – wahrscheinlich über einen vagalen Reflex – zur Synkope führen. Bewusstlosigkeit kann auch mal bei sehr voller Blase während der Miktion auftreten. Bevorzugt betroffen sind Männer, insbesondere während des nächtlichen Wasserlassens im Stehen: Der Blutdruck fällt ab (Orthostasereaktion), und der venöse Rückstrom zum Herzen ist durch den hohen Blasendruck vermindert; so kann es zur Synkope kommen. Zusätzlich spielen wahrscheinlich noch reflektorische Mechanismen eine Rolle.

Bei Sängern, Trompetern oder Gewichthebern kann der venöse Blutfluss durch gehäufte Valsalvamanöver beeinträchtigt werden und zur **respiratorischen Synkope** führen.

15.9 Schmerzen

▶ **Merke.** Schmerzen und ihre Intensität sind in der Sprechstunde nur schwer objektivierbar.

Seitenspalte links

▶ **Merke**

Kardiale Synkopen treten auf bei Herzrhythmusstörungen, vermindertem Herzschlagvolumen und fortgeschrittener valvulärer Aortenstenose. Die „Anfälle" kommen fast immer ohne Vorwarnung „aus heiterem Himmel". Längere Bewusstlosigkeit spricht eher gegen eine kardiale Synkope. Als **Adams-Stokes-Syndrom** wird eine Synkope infolge einer Herzrhythmusstörung, v. a. bei Blockbildern bezeichnet (Abb. **A-15.6**).

Wie bereits besprochen, kann auch die **orthostatische Dysregulation** neben Schwindel zum Kollaps mit Bewusstlosigkeit, also zur Synkope führen.

Husten-, Nies- und Miktionssynkopen: Hustenattacken und Niesen führen zur Erhöhung des intrathorakalen Druckes, so dass es zur Synkope kommen kann. Bewusstlosigkeit kann bei sehr voller Blase während der Miktion auftreten. Betroffen sind vor allem Männer (Rarität!).

15.9 Schmerzen

▶ **Merke**

Die **subjektive Schmerzempfindung** ist u.a. durch soziale Herkunft, Rasse, Erziehung usw. geprägt. Die nonverbale Präsentation der Schmerzsymptomatik (Mimik und Gestik), die Schilderung der Schmerzen, zusätzliche Symptome und Befunde lassen aber oft eine Einordnung bereits bei der Anamnese zu. Die körperliche Untersuchung liefert dann weitere Hinweise und ermöglicht häufig bereits die Diagnosestellung.

Die **systematische Erfassung** von Schmerzen gelingt nur durch gezielte Befragung. Fragen Sie nach Qualität, Intensität, dem zeitlichen Auftreten, der Lokalisation und Ausstrahlung, der Beziehung zu körperlicher Aktivität oder Ruhe sowie zur Nahrungsaufnahme, ob ein Zusammenhang mit anderen Beschwerden besteht und ob der Schmerz durch bestimmte Umstände intensiviert oder gelindert wird (Tab. **A-15.11**).

Die **subjektive Schmerzempfindung** ist durch verschiedene Faktoren geprägt. Die nonverbale Präsentation und die Schilderung der Schmerzsymptomatik sowie zusätzliche Symptome und Befunde lassen häufig eine Einordnung zu.

Die **systematische Erfassung** von Schmerzen gelingt nur durch gezielte Befragung (u. a. nach Qualität, Lokalisation, zeitl. Auftreten, Tab. **A-15.11**).

A-15.11   Gezielte Fragen zur Schmerzsymptomatik

Schmerzsymptomatik	Fragen	Beispiele
Qualität	Wie ist der Schmerz? ■ brennend ■ stechend ■ krampfartig ■ wellenförmig ■ kolikartig ■ dumpf	■ Wie Muskelkater bei der Polymyalgia rheumatica. ■ Brennend bei gastroösophagealem Reflux. ■ Wellenförmig krampfartig bei Nierenkolik. ■ Dumpf, drückend beim Herzinfarkt.
Intensität	Wie stark ist der Schmerz? ■ Analgetikaeinnahme erforderlich ■ erträglicher Schmerz ■ unerträglicher Schmerz ■ Vernichtungsschmerz	Vernichtend bei ■ Herzinfarkt ■ disseziierendem Aortenaneurysma ■ Pankreatitis (akut)
Zeitliches Auftreten	■ Beginn ■ Dauer und Ende des Schmerzes? ■ nur tagsüber ■ in Intervallen ■ rezidivierend ■ häufig/selten	■ Dauer einer Angina pectoris typischerweise nur Minuten ■ radikulärer Schmerz (nachts stärker)
Lokalisation und Ausstrahlung	■ oberflächlich/tief ■ Punctum maximum ■ Ausstrahlung, wohin?	■ punktuell ohne Ausstrahlung (funktionelle Herzbeschwerden) ■ flächenhaft mit typischer Ausstrahlung in den linken Arm (Angina pectoris) ■ Wirbelsäulenerkrankungen strahlen häufig als Extremitätenschmerz aus ■ segmentäre Lokalisation bei radikulärem Schmerz
Beziehung zu körperlicher Aktivität/Ruhe und Nahrungsaufnahme	■ Wird der Schmerz bei körperlicher Anstrengung verstärkt oder verschwindet er? ■ Hat die Lageänderung einen Einfluss? ■ Steht der Schmerz im Zusammenhang mit der Nahrungsaufnahme? ■ Abnahme in Ruhe	■ funktionelle Herzbeschwerden (Verschwinden bei Belastung) ■ Ulcus duodeni (Nüchternschmerz) ■ chronische Gastritis (Besserung nach Nahrungsaufnahme) ■ radikulärer Schmerz (stärker durch Husten und Niesen) ■ ischämischer Schmerz
Zusammenhang mit anderen Beschwerden	Zusätzliche Symptome bzw. Erkrankungen: ■ chronische Erkrankung (Diabetes)	■ Lichtempfindlichkeit oder Übelkeit bei Migränekopfschmerz ■ Schmerzempfindung abgeschwächt/aufgehoben: „stummer Herzinfarkt" bei diabetischer Neuropathie
Umstände, unter denen sich der Schmerz intensiviert oder mildert	Besserung/Verschlechterung ■ am Wochenende ■ im Urlaub	Psychogen bedingte oder verstärkte Schmerzen ■ Verschlechterung am Arbeitsplatz ■ Besserung in der Freizeit

Es besteht keine direkte Beziehung zwischen Schmerzintensität und Schwere der Erkrankung.

Es besteht keine direkte Beziehung zwischen Schmerzintensität und Schwere der Erkrankung. Selbst im fortgeschrittenen Stadium kann beispielsweise ein Magenkarzinom häufig ohne jede Schmerzsymptomatik bestehen. Dagegen können sog. „funktionelle" Magen-Darm-Beschwerden zu heftigsten Bauchkrämpfen führen.

▶ **Merke**

▶ **Merke.** Bei Brustschmerzen ist immer ein Infarkt auszuschließen.

Aber auch der Patient mit einer Herzneurose hat so heftige Herzbeschwerden, dass er in ständiger Angst vor einem Herzinfarkt lebt.

▶ **Beispiel**

▶ **Beispiel Kopfschmerzen:** Ein Hirntumor als Ursache von Kopfschmerzen ist eine Rarität. Meist sind diese durch äußerliche und innerliche Verspannungen (Spannungskopfschmerz) bedingt, die sich unter bestimmten Umständen verschlimmern (bei der Arbeit, unter psychischem oder sozialem Druck) oder bessern (z. B. am Wochenende oder im Urlaub). Ebenso wie nicht jeder Brustschmerz auf einen Herzinfarkt hindeutet, ist nicht jeder Kopfschmerz Ausdruck eines Hirntumors und nicht jeder Oberbauchschmerz auf ein Zwölffingerdarmgeschwür zurückzuführen.

Interessant sind die verschiedenen „Zielorgane" der funktionellen Beschwerden. Es ist auf Anhieb nicht einsichtig, warum verschiedene Menschen in derselben Situation körperlich so unterschiedlich reagieren (der eine mit Bauchschmerzen oder Durchfall, der andere mit Herz- oder Kopfschmerzen).

Schmerzen im Bereich des Skelettsystems kommen sehr häufig vor. Hier helfen nur die genaue Befragung nach der Lokalisation und die anschließende körperliche Untersuchung weiter.

Schmerzen im Bereich des Skelettsystems kommen sehr häufig vor; die Palette reicht dabei von Arthralgien (Gelenkschmerz) mit einem bestimmten Verteilungsmuster (z. B. bei entzündlicher rheumatischer Erkrankung) bis zu sehr diffusen Schmerzen „am ganzen Körper" (häufig psychogen). Hier helfen nur die genaue Befragung nach der Lokalisation („Welche Gelenke sind genau befallen? Bestehen muskuläre Beschwerden?") und die anschließende körperliche Untersuchung weiter.

Schmerzen am ganzen Körper als nicht zu objektivierender Befund sollten richtig verstanden werden: Sie sind möglicherweise Ausdruck einer Depression oder einer neurotischen Störung. Auch ohne objektivierbaren Befund sollte man sich nicht zu früh festlegen, oft ist die Diagnosestellung erst im Verlauf möglich.

Schmerzen am ganzen Körper als nicht zu objektivierender Befund sollten richtig verstanden werden: Sie sind möglicherweise Ausdruck einer Depression oder einer neurotischen Störung. Auch wenn keine objektivierbaren Befunde vorliegen, sollten Schmerzen nie als „eingebildet" klassifiziert werden. Hierdurch wird der Zugang zum Patienten verbaut. Man bedenke, dass in seltenen Fällen auch eine entzündliche Muskelerkrankung (Myositis oder Dermatomyositis) Schmerzen „am ganzen Körper" hervorrufen kann. Nicht selten erlaubt erst der weitere Verlauf einer chronischen Erkrankung mit Hinzutreten weiterer Symptome eine Diagnosestellung; daher sollte man sich nicht zu früh festlegen. Gezielte Fragen, z. B. nach einer Schmerzverstärkung beim Husten, Niesen oder nachts, können bei Extremitätenschmerzen auf einen radikulären Ursprung hindeuten (z. B. Bandscheibenvorfall mit Kompression der Nervenwurzel).

Bei **Schmerzanfällen** und **Koliken** spielen Lokalisation und Ausstrahlung eine wichtige Rolle.

Bei **Schmerzanfällen** und **Koliken** spielen neben dem Schmerzcharakter die genaue Lokalisation und die Ausstrahlung eine wichtige Rolle (s. S. 250).

Ein optimales Bild über die Schmerzen des Patienten erhält man nur, wenn man versucht, seine Sprache zu sprechen, d. h. seine Eigenschaftswörter zu verwenden.

Ein optimales Bild über die Schmerzen des Patienten erhält man nur, wenn man versucht, seine Sprache zu sprechen, d. h. seine Eigenschaftswörter zu verwenden. Das ist besonders wichtig bei ausländischen Patienten, deren Sprachkenntnisse nicht für eine differenzierte Schilderung ausreichen. Quantitative und qualitative Vergleiche sind hierbei sehr hilfreich (z. B. schneidender, scharfer Schmerz = Messer, dumpfer Schmerz = Stein etc.).

Die Differenzierung organisch bedingter Schmerzen erfolgt im speziellen Teil dieses Buches bei den einzelnen Organsystemen. Chronische, anfallsweise auftretende brennende Schmerzen bezeichnet man als **Kausalgie**.

Die Differenzierung zwischen organisch bedingten Schmerzen, z. B. bei mangelnder arterieller Durchblutung **(ischämischer Schmerz)**, bei verschiedenen **somatischen** (körperlichen) oder **viszeralen** (die Eingeweide betreffenden) Schmerzen erfolgt im speziellen Teil dieses Buches bei den einzelnen Organsystemen. Chronische, anfallsweise auftretende brennende Schmerzen bezeichnet man als **Kausalgie**.

Beim somatischen Schmerz unterscheidet man den **Oberflächenschmerz**, die Haut betreffend (z. B. Stich, Quetschung, Wunde), vom **Tiefenschmerz**, der Muskeln, Bindegewebe, Gelenke und Knochen betrifft (z. B. Muskelkrampf, Arthroseschmerz). Viszerale Schmerzen entstehen in den Eingeweiden, z. B. Gallenkolik, Ulkusschmerz oder Schmerzen bei Blinddarmentzündung (s. S. 236).

Beim somatischen Schmerz unterscheidet man den **Oberflächenschmerz** vom **Tiefenschmerz**. Viszerale Schmerzen entstehen in den Eingeweiden (s. S. 236).

▶ **Klinischer Fall.** Wie psychische Belastungen zu körperlichen Schmerzen führen können, und wie der Schmerz wiederum Zuwendung verschafft, soll folgende (extreme) Krankengeschichte eines 33-jährigen Mannes veranschaulichen: Seit 5 Jahren treten multiple Schmerzen im Bereich des Skeletts auf (Rückenschmerzen, Kniegelenkschmerzen, Schmerzen in den Ellenbogengelenken und in der linken Schulter). Seit frühester Jugend bestehen Schmerzen im Bereich beider Handgelenke ohne Hinweis für akut entzündliche Veränderungen. Neben arthroskopischen Operationen beider Kniegelenke wurden in den letzten 2 Jahren insgesamt 6 Zähne wegen Zahnschmerzen gezogen. Wegen Leistenbrüchen und postoperativen Neuralgien wurden bereits je 3 (!) Herniotomien (Leistenoperationen) bzw. Neurolysen (Nervenoperation) durchgeführt. Seit dem Vorschulalter treten rezidivierende Halbseitenkopfschmerzen auf. Derzeit erfolgt eine Schmerztherapie mit MAO-Hemmern, trizyklischen Antidepressiva und Schmerzmitteln.

Erst die intensive Exploration mit dem Patienten in der psychosomatischen Abteilung förderte die zugrunde liegenden Konflikte in der Familie und mit der Ehefrau an den Tag. Die Beschwerden des Patienten lassen sich nun verständlicher als konversionsneurotische Schmerzen einordnen. Damit wird die Möglichkeit einer gezielten psychotherapeutischen Behandlung eröffnet.

◀ **Klinischer Fall**

16 Körperliche Untersuchung und Befund

16 Körperliche Untersuchung und Befund

Jede Arzt-Patient-Beziehung beginnt mit der mehr oder weniger ausführlichen Anamnese. Um die richtigen Fragen zu stellen und die Antworten zu interpretieren, ist viel Erfahrung und die gründliche Kenntnis der Krankheitsbilder nötig, was dem Medizinstudenten zu Beginn des klinischen Studienabschnitts noch fehlt. Daher **beginnt** aus didaktischen Gründen **jedes Kapitel des Untersuchungsteils zunächst mit der körperlichen Untersuchung.**

Die Anamneseerhebung kann bei verschiedenen Patienten nie ganz nach gleichem Schema erfolgen, da die Reaktionen des Patienten nicht vorhersehbar sind.

Am Beginn jeder Arzt-Patienten-Beziehung steht die – je nach Situation – mehr oder weniger ausführliche Anamnese. Um die richtigen Fragen zu stellen und die Antworten des Patienten interpretieren zu können, sind viel ärztliche und menschliche Erfahrung, differenzialdiagnostisches Denken in Wahrscheinlichkeiten und gründliche Kenntnisse von Krankheitsbildern erforderlich. All dies fehlt dem Medizinstudenten am Beginn des klinischen Studienabschnitts. Wohl aber besitzt er ein profundes Wissen in den vorklinischen Fächern wie Anatomie und Physiologie. Daher haben wir **aus didaktischen Gründen den üblichen Ablauf** des Arzt-Patienten-Kontakts **umgekehrt und beginnen jedes Kapitel zunächst mit der körperlichen Untersuchung.** Hier ist das anatomische Wissen gut einsetzbar und die Vorgehensweise fast ausschließlich durch den Untersucher und weniger durch den Patienten zu bestimmen.

So gesehen erscheint die körperliche Untersuchung als der einfachere und auch leichter zu vermittelnde Teil der basalen ärztlichen Techniken. Man kann sie eher aus Büchern und durch Zuschauen lernen. Die Anamneseerhebung kann dagegen bei verschiedenen Patienten nie ganz nach dem gleichen Schema erfolgen, da die Antworten und Reaktionen des Patienten auf gestellte Fragen prinzipiell nicht vorhersehbar sind und viele mögliche Verständnisprobleme auf beiden Seiten schnell ein falsches Bild entstehen lassen können. Vom Arzt ist nicht nur großes klinisches Wissen um die Symptomatologie von Krankheiten, sondern auch Einfühlungsvermögen und Verständnis gefordert. Zudem ist jeder Arzt-Patienten-Kontakt in einen gewissen zeitlichen Rahmen gezwängt.

▶ Merke

▶ **Merke.** In einem begrenzten Zeitraum ein Optimum und Maximum an Information vom Patienten zu bekommen und ihm dabei gleichzeitig das Gefühl von Zuwendung und Anteilnahme zu vermitteln, das ist die Kunst der Anamnese und die Grundlage einer erfolgreichen Arzt-Patienten-Beziehung überhaupt.

16.1 Konstitutionstypen

16.1 Konstitutionstypen

Der Psychiater **Kretschmer** hat drei wesentliche Körperbautypen definiert, denen er typische Charaktereigenschaften zuordnete (Abb. **A-16.1**):
- leptosomer oder asthenischer Typ
- pyknischer Typ
- athletischer Typ.

Der Psychiater Kretschmer hat drei wesentliche Körperbautypen definiert, denen er typische Charaktereigenschaften zuordnete (Abb. **A-16.1**). Der **leptosome oder asthenische Typ** ist demnach ein magerer, lang aufgeschossener Typ mit länglichem Gesicht, schmalen Schultern und flachem Brustkorb (Typ Don Quichote). Somatisch zeigt dieser Typ eine relative Häufung von Hypotonie, orthostatischer Dysregulation und Ulcus duodeni/ventriculi. Psychisch neigt er zu nüchterner Distanz gegenüber den Mitmenschen und weist Merkmale des Idealisten bis hin zum Fanatismus auf. Der **pyknische Typ** ist eher klein mit bauchbetonter Adipositas, hat ein rundliches Gesicht und schmale Schultern (Typ Sancho Pansa). Somatisch findet man bei ihm gehäuft Hypertonie, koronare Herzkrankheit, Schlaganfall und Gicht. Zu den psychischen Merkmalen gehören eine weltzugewandte Genussfreudigkeit, Geselligkeit und heitere Aufgeschlossenheit gegenüber Mitmenschen. Der **athletische Typ** hat breite muskulöse Schultern, einen kräftigen Hals, einen gewölbten Thorax mit großem Sagittaldurchmesser und einen eher eckigen Schädel. Besondere somatische Krankheiten werden diesem Typ nicht zugeordnet, psychisch neigt er zu allgemeiner, manchmal fast „klebriger Bedächtigkeit".

Da die meisten Menschen nicht vollständig in diese Typologie passen, sollte man ihre **Bedeutung mit humorvoller Distanz bewerten.** Im Streben nach Typisierung neigt man dazu, Eigenschaften, die nicht in das vorgeformte Bild passen, zu verdrängen. Man sollte die Typisierung aber kennen, da sie auch heute noch gelegentlich in Arztbriefen verwendet wird.

Man sollte die **Bedeutung** dieser Typologie **nicht überbewerten.** Da sie auch heute noch gelegentlich in Arztbriefen verwendet wird, sollte man sie aber kennen.

⊙ A-16.1   **Konstitutionstypen**   ⊙ A-16.1

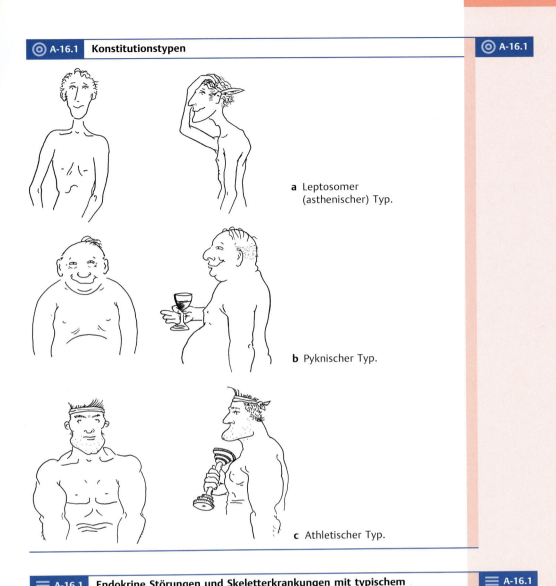

a Leptosomer
(asthenischer) Typ.

b Pyknischer Typ.

c Athletischer Typ.

≡ A-16.1   **Endokrine Störungen und Skeletterkrankungen mit typischem**   ≡ A-16.1
           Habitus

Erkrankung	*Typische Merkmale*
Akromegalie	grobe Gesichtszüge, große Hände und Füße
Cushing-Syndrom	stammbetonte Adipositas, Stiernacken
Klinefelter-Syndrom	Hochwuchs, femininer Gesichtsausdruck
Hypophysärer Kleinwuchs	„proportionierter" Kleinwuchs
Rachitis	„krumme Beine"
Chondrodystrophie	normale Rumpflänge, kurze Extremitäten, großer Kopf, starke Lendenlordose
Marfan-Syndrom	lange, dünne Extremitäten, Hochwuchs
Morbus Paget	großer Schädel, krumme Unterschenkel

Schätzen Sie die Größe eines Patienten und lassen Sie seine Gestalt auf sich wirken. Fällt Ihnen ein dysproportionierter Wuchs auf, sind die Extremitäten besonders lang oder kurz, wie ist die Form des Schädels? **Einige endokrine Erkrankungen** und **angeborenen Skelettanomalien** gehen mit **charakteristischen Proportionsveränderungen** einher (Tab. **A-16.1**).

Schätzen Sie die Größe des Patienten, lassen Sie Gestalt und Proportionen auf sich wirken. Einige Erkrankungen zeigen **charakteristische Proportionsveränderungen** (Tab. **A-16.1**).

16.2   Allgemeinzustand und
        Ernährungszustand

Häufig steht im Untersuchungsbogen die
etwas unscharfe Formulierung „Patient in
gutem Allgemeinzustand (AZ) und Ernährungszustand (EZ)". Versuchen Sie, einem
Kollegen, der Ihre Aufzeichnungen liest,
ein möglichst anschauliches Bild des
Patienten zu vermitteln (Tab. **A-16.2**).
Seien Sie sich aber bewusst, dass Sie sich
gerade bei einer kurzen ersten Begegnung
manchmal täuschen können.

Methoden zur Beurteilung des Ernährungszustandes: s. S. 59 ff.

Eine gute Einschätzung des Ernährungszustandes gelingt durch die **Bestimmung
der Dicke des subkutanen Fettgewebes**.
Von Interesse ist vor allem der **Verlauf des
Körpergewichts in den letzten Monaten**.
Sehr kurzfristige Gewichtsschwankungen
sind nicht durch Änderungen der Fett- oder
Muskelmasse, sondern durch Wassereinlagerungen bzw. -verluste bedingt.

16.2 Allgemeinzustand und Ernährungszustand

In den meisten Untersuchungsbögen findet man die etwas unscharfe Formulierung „Patient in gutem Allgemeinzustand (AZ) und Ernährungszustand (EZ)".
Versuchen Sie, einem Kollegen, der Ihre Aufzeichnungen liest, ein möglichst
anschauliches Bild des Patienten zu vermitteln, wie er sich für Sie im Moment
der ersten Begegnung dargestellt hat (Tab. **A-16.2**). Lassen Sie dabei auch die
Parameter des geistig-seelischen Allgemeinzustandes wie Bewusstseinsklarheit,
Orientierung, Mitarbeit, depressive Stimmung, Teilnahmslosigkeit oder Aggressivität nicht außer acht. Seien Sie sich aber bewusst, dass Sie sich gerade bei
einer kurzen ersten Begegnung manchmal täuschen können. Geben Sie bei älteren, oft stark behinderten Patienten ganz praktische Hinweise auf den Grad der
Behinderung.

Die **Beschreibung entscheidender Details** gibt mehr Auskunft über den Allgemeinzustand des Patienten als die wenig aussagekräftige Formulierung
eines „reduzierten Allgemeinzustandes". Zu weiteren Methoden der Beurteilung des Ernährungszustandes s. S. 59 ff.

Unabhängig vom Gesamtgewicht gelingt eine gute Einschätzung des Ernährungszustandes durch die **Bestimmung der Dicke des subkutanen Fettgewebes**. Heben Sie dazu eine Hautfalte in der hinteren Axillarlinie ab und prüfen Sie die Dicke zwischen Daumen und Zeigefinger. Der Normalbereich des
Körpergewichts umfasst, abhängig vom Knochenbau, Muskelmasse, Wassereinlagerungen und konstitutionellen Faktoren, einen relativ weiten Bereich. Für die
medizinische Diagnostik ist vor allem der **Verlauf des Körpergewichts in den
letzten Monaten** von Interesse. Sehr kurzfristige Gewichtsschwankungen innerhalb weniger Tage sind nicht durch Änderung der Fett- oder Muskelmasse, sondern durch Wassereinlagerungen bzw. -verluste bedingt.

≡ **A-16.2**

≡ **A-16.2**   **Beispiele für exakte Beschreibungen des Patientenzustandes**

- Untergewichtiger, laut jammernder Patient, der sich vor Schmerzen auf der Liege
  krümmt und sich den Leib bei angezogenen Beinen hält (akute **Pankreatitis**).

- Zeitlich und örtlich voll orientierter Patient, Schweiß auf der Stirn, hält sich die
  linke Flanke, motorisch sehr unruhig, läuft ständig umher und hüpft von einem
  Bein auf das andere (**Nierensteinkolik**).

- Nach Luft japsender, untergewichtiger Patient, sitzt mit aufgestützten Armen auf
  dem Bett (**Asthma bronchiale**).

- Sehr adipöser Patient mit Lippenzyanose, Tachypnoe und angstvollem Gesichtsausdruck (**Lungenembolie**).

- Stuporöse Frau mit starrem Blick, reagiert nicht auf Ansprechen, steht nicht aus
  dem Rollstuhl auf, nestelt ständig mit den Fingern (**senile Demenz**).

- Muskelkräftiger, tief komatöser Patient, reagiert nicht auf stärkste Schmerzreize,
  Pupillen träge reagierend (**Schädel-Hirn-Trauma**).

- Muskelkräftiger Mann mit Tätowierungen an beiden Oberarmen und Alkoholgeruch, der droht, „er würde Anzeige wegen unterlassener Hilfeleistung erstatten
  und an die Presse gehen, wenn er nicht sofort den Chefarzt sprechen könne" (aus
  dem Alltag einer Großstadtklinik).

- Motorisch extrem unruhiger Patient, der von einem Bein auf das andere trippelt
  und nicht sitzen bleiben kann (**Akathisie** als extrapyramidale Nebenwirkung von
  Neuroleptika).

- Nach links vorne gebeugter, übergewichtiger Patient mit kleinschrittigem Gang,
  schmerzverzerrtem Gesicht und Schweißperlen auf der Stirn, der sich an allen
  Möbelstücken abstützt (akute **Lumbago**).

- Ständig mit den Händen nestelnder und „Fäden ziehender" Patient mit örtlicher
  und zeitlicher Desorientierung und optischen Halluzinationen (**Alkoholdelir**).

16.3 Vigilanz und Sprache

▶ **Definition.** Unter **Vigilanz** versteht man die Wachheit, Aufmerksamkeit bzw. Erregbarkeit eines Patienten.

Vigilanzstörungen können bei allen traumatischen, vaskulären, entzündlichen oder tumorösen Hirnprozessen, bei Intoxikationen und bei metabolischen Entgleisungen auftreten. Folgende Schweregrade der Bewusstseinsstörung werden unterschieden:

- **Somnolenz:** Abnorme Schläfrigkeit bei erhaltener akustischer Weckreaktion; Patient öffnet die Augen und wendet sich beim Ansprechen zu.
- **Sopor:** Es fehlen spontane Bewegungen; bei Anruf kurzzeitiges Blickwenden in Richtung der Geräuschquelle; erhaltene Fluchtreaktion auf Schmerzreize, z. B. Waden kneifen.
- **Koma:** Keine Reaktion auf akustische oder optische Reize, ungezielte Abwehrbewegungen bei Schmerzreizen; im tiefen Koma keine Schmerzreaktion.

Haben Sie beim ersten Kontakt mit dem Patienten den Eindruck, er leide an einer **Orientierungsstörung**, so sollten Sie die örtliche, zeitliche, situative und personale Orientierung durch einfache Fragen nach Datum, Wochentag, Jahreszeit, Ort des Gesprächs, Name einer bekannten Persönlichkeit usw. prüfen. Stellen Sie bewusst zweimal dieselbe Frage, um sich von der Reproduzierbarkeit und damit Validität der Angaben zu überzeugen.

Eigenarten des Sprechens sind ein wertvolles diagnostisches Hilfsmittel. Dabei soll hier nicht auf den Inhalt dessen eingegangen werden, was der Patient sagt, sondern nur, **wie er spricht**. Sprechen ist ein einfacher Test für eine **Dyspnoe**. Wenn der Patient beim Sprechen längerer Sätze immer zum Luftholen unterbrechen muss, so deutet das auf eine Abnahme des Atemvolumens hin, z. B. bei Lungenemphysem. Ungenaue Lautbildung **(Dysarthrie)**, vor allem der Konsonanten, kloßiges Sprechen, abgehackter Sprechrhythmus oder monotone Intonation sind Indizien für eine zentrale Läsion im Bereich der Großhirnhemisphären, des Hirnstamms oder der Stammganglien, Störungen der Stimmbildung **(Dysphonie)** wie Heiserkeit, Einschränkung der Höhe, Dynamik und Stabilität der Stimme sollten Anlass zur Inspektion der Stimmbänder geben, kommen aber auch beim Myxödem oder beim Morbus Parkinson vor.

Vermerken Sie im Krankenblatt Ihren Eindruck und dokumentieren Sie praktische Beispiele. Bedenken Sie, dass auch ein lückenhaftes Gebiss, Veränderungen der Zunge, schmerzhafte Aphthen und Gaumenanomalien Probleme beim klaren Sprechen machen können. Zu den motorischen und sensorischen Aphasien s. Kap. C-9, S. 421.

Vigilanzstörungen können bei allen traumatischen, vaskulären, entzündlichen oder tumorösen Hirnprozessen, bei Intoxikationen und bei metabolischen Entgleisungen auftreten. Folgende Schweregrade werden unterschieden:
- **Somnolenz**
- **Sopor**
- **Koma.**

Haben Sie beim ersten Kontakt mit dem Patienten den Eindruck, er leide an einer **Orientierungsstörung**, so sollten Sie die örtliche, zeitliche, situative und personale Orientierung durch einfache Fragen prüfen.

Eigenarten des Sprechens sind ein wertvolles diagnostisches Hilfsmittel. Dabei soll hier nicht auf den Inhalt dessen eingegangen werden, was der Patient sagt, sondern nur, **wie er spricht**. Sprechen ist ein einfacher Test für eine **Dyspnoe**. Ungenaue Lautbildung **(Dysarthrie)** ist ein Indiz für eine zentrale Läsion. Störungen der Stimmbildung **(Dysphonie)** sollten Anlass zur Inspektion der Stimmbänder geben.

16.4 Körperhaltung und Gang

Die **Körperhaltung** wird im Wesentlichen durch die Form der Wirbelsäule und des Thorax, die Symmetrie der Extremitäten sowie die Entwicklung und Innervation der Muskulatur bestimmt. Sie spiegelt auch die psychische Verfassung des Patienten wider. **Der allgemeine Eindruck**, den Sie von einem Patienten haben, **wird wesentlich durch seine Körperhaltung geprägt**. Beobachten Sie den Patienten vor allem in den ersten Sekunden der Begegnung, wenn er sich noch nicht formell untersucht fühlt, z. B. wenn er bei der Begrüßung auf Sie zukommt oder Ihnen den Rücken zukehrt, um sich auszukleiden. Manche Haltungsformen sind nahezu diagnostisch wegweisend, z. B. die leicht seitlich und nach vorne gebeugte Schonhaltung von Patienten mit akuter Lumbago oder die vorgebeugte starre Haltung von Patienten mit Morbus Bechterew (Abb. **A-16.2**). Parkinson-Kranke, Depressive oder Patienten unter dem Einfluss von Neuroleptika haben häufig eine schlaffe, gebeugte Haltung mit hängenden und wenig mitbewegten Armen.

Auch bei bettlägerigen Patienten ergeben sich aus der Haltung diagnostische Rückschlüsse. Herz- und Lungenkranke bevorzugen im Bett die fast sitzende

Die **Körperhaltung** wird v. a. durch die Form der Wirbelsäule und des Thorax, die Symmetrie der Extremitäten sowie die Entwicklung und Innervation der Muskulatur bestimmt. Sie spiegelt auch die psychische Verfassung des Patienten wider. **Der allgemeine Eindruck**, den Sie von einem Patienten haben, **wird wesentlich durch seine Körperhaltung geprägt**. Manche Haltungsformen sind nahezu diagnostisch wegweisend (Abb. **A-16.2**).

Auch bei bettlägerigen Patienten ergeben sich aus der Haltung diagnostische Rück-

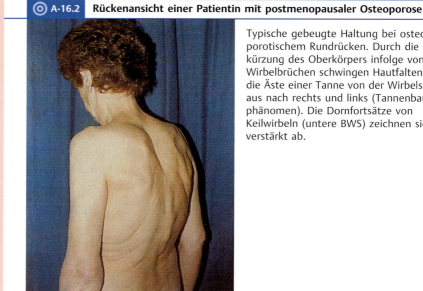

A-16.2 | **Rückenansicht einer Patientin mit postmenopausaler Osteoporose**

Typische gebeugte Haltung bei osteoporotischem Rundrücken. Durch die Verkürzung des Oberkörpers infolge von Wirbelbrüchen schwingen Hautfalten wie die Äste einer Tanne von der Wirbelsäule aus nach rechts und links (Tannenbaumphänomen). Die Dornfortsätze von Keilwirbeln (untere BWS) zeichnen sich verstärkt ab.

schlüsse. Beispielsweise bevorzugen Herz- und Lungenkranke im Bett die fast sitzende Stellung, Patienten mit schwerer Dyspnoe stützen im Sitzen zusätzlich die Arme auf die Unterlage und bringen so ihre auxiliäre Atemmuskulatur effektiver zum Einsatz.

Die **Beurteilung des Gangbilds** ist eine einfache, aber sehr effektive Methode, um den **Bewegungsablauf** und die **Koordination der Bewegungen** zu studieren. Der Hemiplegiker z. B. führt das gelähmte Bein im Halbkreis herum, da er es in Gangrichtung nicht hoch genug anheben kann, wobei der gleichseitige Arm nicht mitbewegt wird.
Bei der Peronäusparese wird der Unterschenkel abnorm hoch angehoben und der schlaff herabhängende Fuß mit der Spitze zuerst aufgesetzt (Steppergang).

Stellung, Patienten mit schwerer Dyspnoe stützen im Sitzen zusätzlich die Arme auf die Unterlage und bringen so ihre auxiliäre Atemmuskulatur effektiver zum Einsatz. Schmerzende Körperteile werden gerne mit beiden Händen gehalten. Patienten mit peritonitischer Reizung liegen meist still im Bett und haben in Seitenlage die Beine angezogen, dagegen sind Patienten mit Koliken unruhig, wühlen mit den Fäusten das Kissen und bewegen die Beine. Wer eine Pleuritis hat, liegt in der Regel auf der kranken Seite, um die Atemexkursionen auf dieser Seite möglichst gering zu halten.
Die **Beurteilung des Gangbilds ist** eine einfache, aber sehr effektive Methode, um den **Bewegungsablauf** und die **Koordination der Bewegungen** zu studieren. Bestimmte Gangmuster erlauben eine Diagnose durch bloße Beobachtung. Der Hemiplegiker führt das gelähmte Bein im Halbkreis herum, da er es in Gangrichtung nicht hoch genug anheben kann, wobei der gleichseitige Arm nicht mitbewegt wird (Wernicke-Mann-Gangbild). Patienten mit Morbus Parkinson oder zerebraler Arteriosklerose haben einen kleinschrittigen schlurfenden Trippelgang. Paraspastiker schieben beide Füße hörbar schleifend nach vorne. Patienten mit zerebellärer Ataxie setzen sie stampfend und unharmonisch auf. Bei der Peronäusparese wird der Unterschenkel abnorm hoch angehoben und der schlaff herabhängende Fuß mit der Spitze zuerst aufgesetzt (Steppergang), bei beidseitiger Lähmung des M. glutaeus medius im Rahmen einer Muskeldystrophie entsteht der sog. Watschelgang durch Absinken des Beckens auf der Seite des Schwungbeins.

16.5 Gesicht, Mimik und Gestik

Da viele Erkrankungen mit **charakteristischen Gesichtsveränderungen** einhergehen, sollten Sie bereits während des Anamnesegesprächs das Gesicht des Patienten studieren. Starke Raucher mit chronischer Bronchitis haben oft sehr **grobe Gesichtsfalten** und wirken dadurch vorgealtert (Abb. **A-16.3 a**). Patienten mit chronischer Niereninsuffizienz weisen dagegen nicht selten ein **schmutzig-braunes Hautkolorit** auf. Beim Myxödem wirken die Gesichtszüge verquollen.

16.5 Gesicht, Mimik und Gestik

Da viele Erkrankungen mit **charakteristischen Gesichtsveränderungen** einhergehen, sollten Sie bereits während des Anamnesegesprächs das Gesicht des Patienten studieren. Starke Raucher mit chronischer Bronchitis (Abb. **A-16.3 a**) haben oft sehr **grobe Gesichtsfalten** und wirken dadurch vorgealtert. Frauen mit Diabetes mellitus sehen durch gerötete Bäckchen manchmal geradezu „rosig" aus. **Teleangiektasien** an den Wangen findet man vor allem bei Menschen, die viel im Freien arbeiten (Landwirte), ebenso grobe rautenförmige Hautlinien am Nacken (Nuchen rhomboidalis). Alkoholkranke haben häufig eine beidseitige **Parotisschwellung**, ein aufgedunsenes Gesicht, Teleangiektasien und eine gerötete Nase. Bei Polycythaemia vera ist das ganze Gesicht

A-16.3

A-16.3   Charakteristische Gesichtsveränderungen

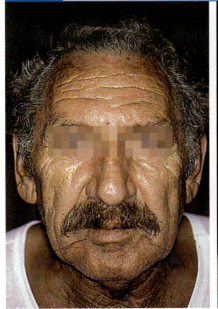
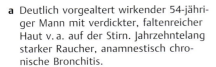
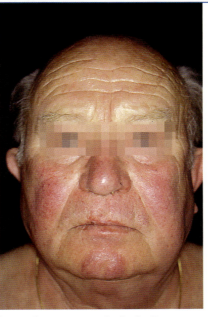

a Deutlich vorgealtert wirkender 54-jähriger Mann mit verdickter, faltenreicher Haut v. a. auf der Stirn. Jahrzehntelang starker Raucher, anamnestisch chronische Bronchitis.

b 71-jähriger Mann mit akraler Zyanose (Nase, Wangen, Kinn) bei Polycythaemia vera (Hb 18,7 g/dl).

gerötet, die Akren weisen zusätzlich eine gewisse Zyanose auf (Abb. **A-16.3 b**). Starke Blässe kann konstitutionell bedingt sein, tritt aber auch bei Anämie oder Nephrose auf, im letzten Fall kombiniert mit einem Gesichtsödem. Patienten mit chronischer Niereninsuffizienz weisen dagegen nicht selten ein **schmutzigbraunes Hautkolorit** auf. Die Akromegalie (s. S. 471) führt zu **vergröberten Gesichtszügen** mit hervorspringenden Augenwülsten und großem Kinn. Besonders typisch ist das Gesicht bei der Sklerodermie mit **schmalen Lippen und perioraler Fältelung** sowie spitzer Nase. Beim **Myxödem** wirken die Gesichtszüge verquollen (s. S. 470).

Betrachten Sie die **Gesichtsbehaarung**: Bei Männern mit Leberzirrhose, kontrasexueller Therapie, aber auch Hypogonadismus kommt es zu einer Verweiblichung mit geringem Bartwuchs und glatter, zarter Haut. Frauen mit adrenogenitalem Syndrom oder polyzystischen Ovarien weisen eine übermäßige Gesichtsbehaarung auf.

Achten Sie darauf, mit welcher **Mimik** der Patient seine Beschwerden berichtet. Bei Morbus Parkinson kommt es zu **mimischer Bewegungsarmut**. Depressive haben häufig einen **weinerlichen** oder wie **versteinert wirkenden Gesichtsausdruck**. Auch bei der Untersuchung des Abdomens ist die Mimik des Patienten ein diagnostisches Hilfsmittel: Patienten mit funktionellen Beschwerden schließen häufig bei der Palpation die Augen, was Patienten mit einer peritonitischen Reizung nie tun würden. Fehlende oder sehr spärliche Gesten des Patienten können im Rahmen des Normalen gesehen werden, aber auch Hinweise auf Störungen des Antriebs und des Affektes sein.

16.6 Geruch des Patienten

Der Geruch eines Patienten wie auch seine Kleidung geben Hinweise auf die Sorgfalt, die er bei der **Körperpflege** aufwendet, und auf seine **allgemeinen**

Betrachten Sie auch die **Gesichtsbehaarung**.

Achten Sie darauf, mit welcher **Mimik** der Patient seine Beschwerden berichtet. Bei Morbus Parkinson kommt es zu **mimischer Bewegungsarmut**. Depressive haben häufig einen **weinerlichen** oder wie **versteinert wirkenden Gesichtsausdruck**.

16.6   Geruch des Patienten

Der Geruch eines Patienten wie auch seine Kleidung geben Hinweise auf die Sorgfalt, die er bei der **Körperpflege** aufwendet, und auf seine **allgemeinen Lebensbedingungen**. Spezifische diagnostische Bedeutung haben der süßliche Azetongeruch beim Coma diabeticum, der üble Mundgeruch bei Karies und mangelnder Zahnpflege sowie der Uringeruch bei Inkontinenz.

Lebensbedingungen und **Ernährungsgewohnheiten**. Spezifische diagnostische Bedeutung haben der süßliche Azetongeruch beim Coma diabeticum, der üble Mundgeruch bei Karies und mangelnder Zahnpflege und der Fäkalgeruch bei einer gastrokolischen Fistel. Besonders häufig bemerkt man bei älteren Patienten einen Uringeruch, der meist durch eine Inkontinenz bedingt ist. Im Stadium der Urämie riecht auch die Ausatmungsluft und die Körperausdünstung nach Urin. Riecht ein bewusstseinsgestörter Patient nach Alkohol, so deutet dieser Befund zwar auf eine Alkoholintoxikation hin, allerdings sind damit andere Ursachen der Bewusstseinsstörung keineswegs ausgeschlossen (z. B. Schlaganfall).

16.7 Entkleidung des Patienten

16.7   Entkleidung des Patienten

Kommt der Patient ambulant in die Sprechstunde, so sollte er einen abgeschirmten Raum zur unbeobachteten Entkleidung haben.

▶ **Merke**

Kommt der Patient ambulant in die Sprechstunde, so sollte er einen abgeschirmten Raum zur unbeobachteten Entkleidung haben. Dazu genügt ein Paravent, noch besser ist eine verschließbare Umkleidekabine.

▶ **Merke.** Wenn Sie einen Patienten wegen unklarer Beschwerden zum ersten Mal sehen, empfiehlt es sich, ihn bis auf leichte Unterwäsche entkleiden zu lassen.

Für die Auskultation des Herzens, eine eventuelle rektale oder genitale Untersuchung braucht die Unterwäsche erst auf der Untersuchungsliege ausgezogen werden.
Bei der Untersuchung vor allem jüngerer weiblicher Patientinnen sollte möglichst eine weibliche Hilfsperson anwesend sein. In bestimmten Fällen müssen Sie dem Patienten **erklären, warum eine vollständige Untersuchung bei einem (scheinbar) lokalen Geschehen erforderlich ist**. V. a. bei dermatologischen Problemen ist eine komplette Inspektion der Haut notwendig (einschl. Genitale, Rima ani, behaarter Kopf).

Frauen können, wenn sie es wünschen, zunächst den BH anbehalten. Für die Auskultation des Herzens, eine eventuelle rektale oder genitale Untersuchung kann die Unterwäsche dann auf der Untersuchungsliege ausgezogen werden. Sorgen Sie dafür, dass Sie während der Untersuchung nicht gestört werden. Bei der Untersuchung vor allem jüngerer weiblicher Patientinnen sollte möglichst eine weibliche Hilfsperson anwesend sein. Ältere Patienten benötigen häufig zum Aus- und Ankleiden wegen Unbeweglichkeit oder Gebrechlichkeit eine Hilfsperson. In bestimmten Fällen müssen Sie dem Patienten **erklären, warum eine vollständige Untersuchung bei einem (scheinbar) lokalen Geschehen erforderlich ist**. So ist es für die meisten Patienten primär nicht verständlich, warum der Arzt bei einer Kniegelenksarthritis das gesamte Integument inklusive Glans penis sehen oder die Lunge auskultieren möchte. Besonders bei dermatologischen Problemen ist eine vollständige Inspektion der gesamten Haut inklusive der intertriginösen (Berührungsstellen der Haut) Areale und des Genitales erforderlich. Denken Sie auch an die Bereiche hinter den Ohren, in der Rima ani und den behaarten Kopf. Bei kleinen Verletzungen von Extremitäten oder bei der Kontrolle bekannter Patienten wird man sich natürlich auf den Lokalbefund beschränken.

▶ **Klinischer Fall**

▶ **Klinischer Fall.** Eine 62-jährige Bäuerin wird vom Hausarzt wegen eines schwer einstellbaren Blutdrucks in eine Spezialambulanz überwiesen. Dort wird allerdings nicht nur der Blutdruck gemessen, sondern die Patientin vollständig untersucht. Die Frau möchte aber den Büstenhalter nicht abnehmen, weil sie dort ein „kleines Geschwür" habe. Erst nach einiger Überredung erklärt sie sich bereit, das „Geschwür" zu zeigen. Sie entfernt den BH inklusive eines mit einer gelblich-grünlichen Flüssigkeit getränkten Lappens. Zum Vorschein kommt ein tiefes, schmierig belegtes Ulkus mit derbem Randwall an der linken Mamma, das bereits makroskopisch unschwer als Karzinom auszumachen ist.

16.8 Ergänzung der Anamnese im Verlauf der körperlichen Untersuchung

16.8   Ergänzung der Anamnese im Verlauf der körperlichen Untersuchung

Im Anamnesegespräch fragen Sie außer nach den aktuellen Beschwerden auch systematisch nach allen Organsystemen. Falls Sie bei der Untersuchung auf einen Befund stoßen, der ein längeres ergänzendes Gespräch erfordert, lassen Sie den

Im Anamnesegespräch fragen Sie außer nach den aktuellen Beschwerden auch systematisch nach allen Organsystemen. Dennoch werden Sie nicht alle möglichen Probleme gleich intensiv abhandeln können. Zudem stoßen Sie bei der körperlichen Untersuchung nicht selten auf Befunde, die nicht angesprochen wurden, z. B. einen Hautbefund, eine kleine Hernie oder eine Gelenkveränderung. Sie sollten dann während der Untersuchung den Patienten auf den

Befund ansprechen und gezielte Fragen nach Dauer, Symptomatik, familiärer Häufung und gesundheitlicher Beeinträchtigung stellen. Gerade bei älteren Patienten wird man häufig wichtige Befunde erheben, von denen der Patient selbst noch nichts bemerkt hat. Viele ältere Menschen sind z. B. nicht mehr in der Lage, jemals ihre Fußsohlen anzusehen. Falls der Befund ein längeres ergänzendes Gespräch erfordert, lassen Sie den Patienten nicht entkleidet auf der Untersuchungsliege liegen, sondern geben ihm Gelegenheit, sich zunächst anzukleiden.

Patienten nicht entkleidet auf der Untersuchungsliege liegen, sondern geben ihm Gelegenheit, sich zunächst anzukleiden.

16.9 Ausrüstung und Instrumentarium für die körperliche Untersuchung

Sicher werden Sie nicht alle in Abb. **A-16.4** dargestellten Geräte immer bei sich tragen. Stethoskop, Stablampe, Mundspatel und Reflexhammer haben aber die meisten Ärzte ständig in der Kitteltasche. In den letzten Jahren verbreitet sich auch bei jungen deutschen Ärzten die aus den angelsächsischen Ländern stammende „Mode", das Stethoskop um den Nacken gelegt zu tragen. Ob das zweckmäßiger ist oder das „Statussymbol" des Arztes hervorkehren soll, sei dahingestellt. Falls Sie immer einen Augenspiegel bei sich haben wollen, so werden Sie sich eine handlichere Ausführung besorgen als sie hier dargestellt ist.

Es versteht sich von selbst, dass sämtliche Geräte regelmäßig gereinigt und desinfiziert werden müssen. Vor allem im Kanal der Oliven des Stethoskops lagern sich Zerumen und Fussel des Kittels ab. Zwischen Ballon und den Schläuchen des Blutdruckapparates befindet sich bei alten Geräten ein feines Sieb, das durch Staub aus dem Ballon verlegt werden kann. Auch dieser Schmutz muss regelmäßig entfernt werden.

16.9   Ausrüstung und Instrumentarium für die körperliche Untersuchung

Sicher werden Sie nicht alle in Abb. **A-16.4** dargestellten Geräte immer bei sich tragen. Stethoskop, Stablampe, Mundspatel und Reflexhammer haben aber die meisten Ärzte ständig in der Kitteltasche.

Sämtliche Geräte müssen regelmäßig gereinigt und desinfiziert werden.

⊚ **A-16.4**   **Einfache Geräte für die körperliche Untersuchung und ihre Verwendung**

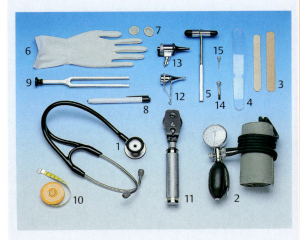

Nr.	Bezeichnung	Verwendung
1	Stethoskop	Auskultation Herz, Lunge, Abdomen, Gefäße
2	Blutdruckapparat	Blutdruckmessung nach Riva-Rocci
3	Spatel, Mundspatel	Inspektion Mundhöhle, Zungengrund, Rachen
4	Glasspatel	Wegdrückbarkeit von Hautrötungen (Hyperämie, Teleangiektasien sind wegdrückbar, zelluläre Infiltrationen nicht)
5	Reflexhammer	Auslösung von Muskeleigenreflexen
6	Latex-Handschuhe	Blutentnahme, Palpation Anogenitalbereich
7	Fingerlinge	digital rektale Untersuchung (mit Vaseline), Palpation Mundhöhle
8	Stablampe	Beleuchtung Mundhöhle, Auslösung Pupillenreaktion auf Licht
9	Stimmgabel	Vibrationsempfinden
10	Maßband	Umfangsmessung Hals, Waden, Oberarme; Längenmessung Bein; Schober-, Ott-Maß, Finger-Boden-Abstand, Taille-Hüft-Umfang
11	Augenspiegel	Fundusbeurteilung
12	Rhinoskop	Inspektion Nase
13	Otoskop	Inspektion Gehörgang und Trommelfell
14	Pinsel	Oberflächensensibilität
15	Nadel	Spitz-stumpf-Diskrimination

**16.10 Schematischer Ablauf der
körperlichen Untersuchung**

Nachfolgend erhalten Sie einen kurzen
Überblick über die einzelnen Schritte der
körperlichen Untersuchung (Tab. **A-16.3**).

16.10 Schematischer Ablauf der körperlichen Untersuchung

Man sollte sich möglichst rasch einen geordneten und schematischen Ablauf für die körperliche Untersuchung angewöhnen. Nachfolgend erhalten Sie einen kurzen Überblick über die einzelnen Untersuchungsschritte (Tab. **A-16.3**). Die ausführliche Beschreibung können Sie dann in den einzelnen Kapiteln nachlesen.

☰ A-16.3	Schematischer Ablauf der körperlichen Untersuchung	
	Untersuchung	*achten auf*
Allgemeiner Eindruck	■ Allgemeinzustand	■ normal, geschwächt, schwer krank
	■ Größe, Gewicht	■ Adipositas, Anorexie
	■ Mimik	■ Grimassieren, Tics, Maskengesicht
	■ Sprache	■ Heiserkeit, Stottern, verwaschen
	■ Geruch	■ Alkohol, Urämie
	■ Haut und Schleimhäute	■ Effloreszenzen, Turgor, Farbe (Ikterus, Anämie)
Kopf		
■ **Augen** (s. S. 125)	■ Sehschärfe	■ normal, vermindert, Sehhilfe
	■ Inspektion Lider, Bulbi, Konjunktiven, Skleren	■ Beweglichkeit, Entzündung, Rötung
	■ Pupillen und Pupillenreaktion	■ weit, eng, entrundet, Lichtreaktion
■ **Nase und Nasennebenhöhlen** (s. S. 146)	■ Inspektion äußere Nase, Nasenschleimhaut	■ Septumdeviation, Sekret
	■ Palpation Nervenaustrittspunkte	■ Druck- oder Klopfschmerz
■ **Ohren** (s. S. 159)	■ Hörvermögen	■ normal, Hörminderung
	■ Inspektion äußeres Ohr, Gehörgang, Trommelfell	■ Entzündung, Zerumen
	■ Perkussion Mastoid	■ Klopfschmerz
■ **Mund und Mundhöhle** (s. S. 152)	■ Inspektion Lippen, Mundschleimhaut, Zunge	■ Farbe, Rhagaden, Beläge
	■ Tonsillen, Pharynx	■ Größe, Beläge, Schleim- oder Eiterstraßen
	■ Zähne und Zahnfleisch	■ Prothese, Karies, Entzündung
Hals (s. S. 165)	■ Beweglichkeit	■ Meningismus
	■ Inspektion Halsvenen	■ obere Einflussstauung
	■ Inspektion und Palpation Schilddrüse, Lymphknoten	■ Struma, Lymphknotenvergrößerung
	■ Auskultation A. carotis	■ Stenosegeräusch
Thorax		
■ **Lunge** (s. S. 197)	■ Inspektion	■ Thoraxform, Atemexkursionen, Atemfrequenz
	■ Perkussion	■ (hyper-)sonor, Dämpfung, Lungengrenzen
	■ Auskultation	■ Atemgeräusch abgeschwächt, verschärft, Nebengeräusche, Pleurareiben
	■ Bronchophonie und Stimmfremitus	■ vorhanden/nicht vorhanden
■ **Herz-Kreislauf** (s. S. 173)	■ Palpation	■ Herzspitzenstoß, Schwirren
	■ Auskultation Frequenz und Rhythmus	■ Sinusrhythmus, Extrasystolen, Arrhythmie
	■ Auskultation Herztöne	■ Extratöne, Spaltung
	■ Auskultation Herzgeräusche	■ systolisch, diastolisch, Ort, Fortleitung
	■ Blutdruckmessung bds.	■ art. Hypertonie, RR-Seitenunterschied
■ **Mammae** (s. S. 301)	■ Inspektion und Palpation	■ Knoten, Schmerz, Einziehungen, Sekret, Lymphknoten

≡ A-16.3	Schematischer Ablauf der körperlichen Untersuchung (Fortsetzung)	
	Untersuchung	*achten auf*
Abdomen (s. S. 223)	▪ Inspektion Bauchdecken	▪ Gefäßzeichnung, Narben, Einziehungen, Vorwölbungen
	▪ Palpation oberflächlich und tief	▪ Druckschmerz, Resistenzen, Leber, Milz
	▪ Perkussion	▪ Leber-, Milzgröße, Klopfschmerz Nierenlager
	▪ Auskultation	▪ Darmgeräusche, Gefäßgeräusche, Kratzauskultation (Lebergröße)
Extremitäten und Wirbelsäule (s. S. 335)		
▪ **Allgemein**	▪ Inspektion	▪ Fehlstellungen, Umfangsdifferenzen
	▪ Beweglichkeit	▪ Bewegungseinschränkung
▪ **Arme**	▪ Inspektion Hände	▪ Uhrglasnägel, Trommelschlegelfinger, Palmarerythem, Dupuytren-Kontraktur
	▪ Palpation periphere Pulse	▪ tastbar ja/nein, Pulsdifferenzen
▪ **Beine**	▪ Inspektion	▪ Varizen, Ulzera, Ödeme, Fußdeformitäten
	▪ Palpation periphere Pulse	▪ tastbar ja/nein, Pulsdifferenzen, Strömungsgeräusche
▪ **Wirbelsäule**	▪ Inspektion	▪ Skoliose, Kyphose, Lordose
	▪ Palpation	▪ Klopfschmerz Dornfortsätze
	▪ Beweglichkeit	▪ Finger-Boden-Abstand, Schober-Zeichen
Neurologische Untersuchung (s. S. 421)	▪ Inspektion	▪ Tremor, Tics, Atrophien
	▪ Bewusstsein, Orientierung, psychische Auffälligkeiten	▪ Stimmung depressiv, manisch, aggressiv, Halluzinationen
	▪ Untersuchung der Hirnnerven	▪ Ausfälle
	▪ Überprüfung von Kraft und Muskeltonus	▪ latente Paresen, Spastik, Rigor, Tremor
	▪ Eigen- und Fremdreflexe	▪ gesteigert, abgeschwächt, pathologische Reflexe
	▪ Oberflächen- und Tiefensensibilität	▪ Sensibilitätsstörung
	▪ Koordinationsprüfung	▪ Ataxie
Rektum, Genitale	▪ rektale Untersuchung (s. S. 246)	▪ Hämorrhoiden, Fissuren, Resistenzen, Prostata
	▪ Untersuchung äußeres Genitale (s. S. 290)	▪ Varikozele, Behaarung
	▪ Palpation Lymphnoten	▪ vergrößert, druckdolent

16.11 Mindestumfang der körperlichen Untersuchung

Man sollte es sich in der Allgemeinmedizin oder Inneren Medizin zur Gewohnheit machen, einen gewissen Minimalstandard der körperlichen Untersuchung bei jedem Patienten und unabhängig von den geäußerten Beschwerden einzuhalten (Tab. **A-16.4**).

16.11 Mindestumfang der körperlichen Untersuchung

Siehe Tab. **A-16.4**.

Bemühen Sie sich um Ihren persönlichen standardisierten Ablauf der Untersuchung.

Viele der aufgezählten Untersuchungstechniken laufen bei einem erfahrenen Arzt mehr oder weniger automatisch auf immer gleiche Weise ab. Bemühen Sie sich um ihren persönlichen standardisierten Ablauf der Untersuchung. Muss nun tatsächlich jeder Patient vollständig untersucht werden oder reicht die Erhebung eines Lokalbefundes?

≡ A-16.4

≡ A-16.4   Mindestumfang der körperlichen Untersuchung

- Bestimmung von Größe und Gewicht
- Beurteilung des Allgemein-, Ernährungs- und Kräftezustandes
- Beurteilung von Hautfarbe und Hautturgor
- Inspektion der Mundhöhle und des Rachenrings
- Palpation der Lymphknotenstationen und der Schilddrüse
- Perkussion und Auskultation der Lungen in den beiden Atemphasen
- Auskultation des Herzens an den entsprechenden Klappenarealen
- Puls- und Blutdruckmessung (bei der ersten Begegnung auf beiden Seiten)
- Inspektion (im Liegen und Stehen), Auskultation, Perkussion und Palpation des Abdomens mit Bestimmung der Leber- und Milzgröße
- Inspektion der Unterschenkel, Interdigitalräume und Fußsohlen.

16.12 Vollständige Untersuchung oder Lokalbefund?

16.12 Vollständige Untersuchung oder Lokalbefund?

▶ Merke

▶ **Merke.** Prinzipiell sollte jeder Patient bei der ersten Konsultation vollständig untersucht werden, auch wenn er z.B. „nur" wegen einer geschwollenen Großzehe, Halsschmerzen oder Husten zum Arzt kommt.

So kann es sich z.B. bei einer geschwollenen Großzehe um einen Gichtanfall (Podagra) handeln. Die Gicht wiederum tritt häufig bei übergewichtigen Patienten auf und ist dann zusätzlich oft mit einer Fettleber, erhöhten Blutdruckwerten und anderen Stoffwechselerkrankungen vergesellschaftet. Es ergeben sich also aus einer Podagra Konsequenzen für verschiedene weitere Untersuchungen.

Bei der geschwollenen Großzehe kann es sich um einen Gichtanfall (Podagra) handeln, der eine weitere Untersuchung erforderlich macht, da z.B. nach Gichttophi an der Ohrmuschel gesucht werden sollte. Häufig kommt die Gicht bei adipösen Patienten vor, die darüber hinaus eine Fettleber haben, erhöhten Blutdruck und vielleicht andere Stoffwechselerkrankungen, die akut keine Beschwerden machen, aber insgesamt ein kardiovaskuläres Risiko darstellen. Es ergeben sich also aus einer Podagra Konsequenzen für verschiedene weitere Untersuchungen. Hinter dem Symptom „Husten" – als Leitsymptom der Bronchitis – kann sich eine dekompensierte Herzinsuffizienz, eine Pneumocystis-carinii-Pneumonie bei einem AIDS-Patienten oder auch ein Asthma bronchiale verbergen. Es ist daher eine gründlichere Durchuntersuchung, insbesondere hinsichtlich des Herz-Lungen-Status und der Kreislaufverhältnisse, erforderlich. Außerdem muss natürlich nach Beinödemen geschaut werden. Bei Patienten mit V.a. AIDS hat eine gründliche Untersuchung auf Lymphknotenvergrößerung, Milzvergrößerung, Hautveränderungen usw. zu erfolgen. Es genügt also nicht, bei Husten dem Patienten in den Rachen zu schauen oder die Lunge zu auskultieren.

Dennoch wird man nicht bei jedem Patienten sämtliche in diesem Buch beschriebenen Untersuchungstechniken anwenden.

Dennoch wird man nicht bei jedem Patienten sämtliche in diesem Buch beschriebenen Untersuchungstechniken anwenden. So ist es sicher nicht erforderlich, einen kompletten Reflexstatus zu erheben, wenn der Patient nicht über Schmerzen, Schwäche oder Gefühlsstörungen berichtet und das Gangbild offensichtlich normal ist.

16.13 Dokumentation von Anamnese und körperlicher Untersuchung

Üblicherweise sind Anamnese und körperliche Untersuchung auf einem sog. **Untersuchungsbogen** zusammen dokumentiert (Abb. **A-16.5**). Hierbei sollte größte Sorgfalt auf eine detailgetreue Darstellung aller anamnestischen Angaben und erhobenen Befunde gelegt werden. Der Untersuchungsbefund ist die Basis für alle weiteren diagnostischen und therapeutischen Schritte. Er ist ein sehr wichtiges Dokument, auf das immer wieder im Verlauf der Krankengeschichte zurückgegriffen werden muss.

16.13 Dokumentation von Anamnese und körperlicher Untersuchung

Üblicherweise sind Anamnese und körperliche Untersuchung auf einem sog. **Untersuchungsbogen** zusammen dokumentiert (Abb. **A-16.5**).

⊙ **A-16.5**   Beispiel eines Untersuchungsbogens zur Dokumentation von Anamnese und klinischer Untersuchung

Aufnahmebefund eines 72-jährigen Patienten mit seit einigen Wochen zunehmender Atemnot bei leichten körperlichen Belastungen, nächtlichen Hustenattacken und angeschwollenen Knöcheln. Muss nachts 2–3-mal Wasser lassen. Seit einigen Tagen auch Herzklopfen „bis zum Hals". Bekannte medikamentös behandelte arterielle Hypertonie seit mindestens 10 Jahren, seit 6 Jahren Diabetes mellitus Typ 2b, der mit oralen Antidiabetika behandelt wird. Vor zwei Jahren stationäre Aufnahme wegen Myokardinfarkt.

A-16.5 Fortsetzung

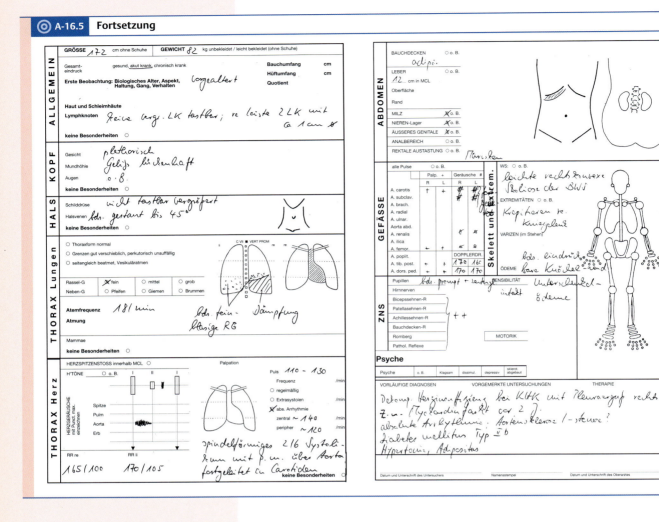

16.14 Der Notfallpatient s. a. S. 508

16.14 Der Notfallpatient s. a. S. 508

▶ Merke

In Fällen von vitaler Bedrohung spielt die Anamnese zunächst gar keine Rolle, die Untersuchung beschränkt sich auf die Vitalparameter wie Puls und Atmung bzw. den Lokalbefund (Tab. **A-16.5**).

▶ **Merke.** Grundsätzlich gilt – je akut lebensbedrohlicher die Erkrankung, umso kürzer die Anamnese und die Untersuchung!

In Fällen von vitaler Bedrohung, z. B. Herz-Kreislauf-Stillstand, akuter Verlegung der Atemwege oder spritzender Blutung, spielt die Anamnese zunächst gar keine Rolle, die Untersuchung beschränkt sich auf die Vitalparameter wie Puls und Atmung bzw. den Lokalbefund (Tab. **A-16.5**). Die lebensrettenden Maßnahmen müssen sofort eingeleitet werden, da nach ca. 3–5 Minuten Kreislaufstillstand mit irreversiblen Hirnschäden zu rechnen ist.

☰ A-16.5	Untersuchungsparameter, die bei Notfallpatienten erhoben werden
Grad der Bewusstlosigkeit	Reaktion auf Ansprechen, auf Berührung und Schmerzreize zur Beurteilung der Komatiefe
Atmung	Dyspnoe, Atemfrequenz, Atemtyp, Stridor, Atemgeräusche, Auskultation der Lunge (Rasselgeräusche, einseitig fehlendes Atemgeräusch)
Herz-Kreislauf-System	Pulsfrequenz und Pulsfüllung, Arrhythmie, Herzgeräusche, Blutdruck
Aussehen, Geruch	Zyanose, Blässe, rosige Hautfarbe, Hautturgor; Verletzungen; Alkohol, Urämie, Ketonkörper
ZNS	Pupillenform, Pupillenreaktion auf Licht, Stauungspapille (Fundoskopie), Meningismus, Paresen, Tonus, Reflexe
Abdomen	Druckschmerz, Abwehrspannung, Darmgeräusche, Organvergrößerungen
weiterführende Untersuchungen	Blutzucker (Stix), Ketonkörper (Stix), EKG, Blutgase, Elektrolyte, Hb, Schädel-CT, Röntgen-Thorax, Urin-Drogenscreening

Falls Bewusstlosigkeit besteht und dritte Personen Zeugen des Beginns der Bewusstlosigkeit waren, fragen Sie kurz nach den Begleitumständen, unter denen die Bewusstlosigkeit begann, nach der Symptomatik, Vorerkrankungen und Medikamenten (Beispiele in Tab. **A-16.6**). Bei lebensbedrohlichen Zuständen durch Trauma (Blutungen, Verbrennungen, Stromunfälle) ergeben sich die Sofortmaßnahmen aus dem Lokalbefund und den Umständen: Unterbindung der Blutung, stabile Seitenlagerung, Freimachen der Atemwege, Schockbekämpfung durch venösen Zugang und Plasmaexpander, evtl. Abschalten des Stromes, rascher Transport in eine Klinik.

Sind Puls und Atmung vorhanden und erkennen Sie nicht schon auf den ersten Blick einen Anhaltspunkt für den Grund der Bewusstlosigkeit, so haben Sie für weitere klärende Untersuchungen und Befragung von Zeugen mehr Zeit.

Bei **Bewusstlosigkeit** können auch Dritte Hinweise auf die Ursache geben (Beispiele in Tab. **A-16.6**).

▶ **Merke.** Notieren Sie alle vor und während des Transportes in ein Krankenhaus erhobenen Befunde mit Datum und Uhrzeit, da es für die weitere Diagnostik und Therapie oft entscheidend ist, in welcher Zeit sich die Befunde entwickelt haben.

◀ **Merke**

☰ A-16.6	Hinweise auf die Ursache der Bewusstlosigkeit
Patient	Zyanose, Blässe, Trauma, Blutung; Verwahrlosung
Umstände	Lage des Bewusstlosen: Bett, Toilette, Boden, Telefon; Zustand der Wohnung: leere Flaschen, Abschiedsbrief; Befragung von evtl. vorhandenen Zeugen
Medikamente	Insulin, orale Antidiabetika, Nitrate, Digitalis, weitere Herzmedikamente, Antiepileptika, Tranquilizer, Drogen-Utensilien

B

Was ist das Schwerste von allem?
Was dir das Leichteste dünket:
Mit den Augen zu sehen, was vor den Augen
dir liegt.

Goethe

1 Blickdiagnosen

Eine ärztliche Diagnose zu stellen ist in der Regel ein langwieriger Prozess, der ausgehend von der Anamnese und der körperlichen Untersuchung, über Laboruntersuchungen und evtl. technische Untersuchungsverfahren zum Ziel kommt. Körperliche Symptome sind meist vieldeutig. Als Beispiel sei eine ungewöhnliche Gesichtsblässe genannt: Dieses Symptom kann nur eine harmlose Normvariante sein, es kann sich aber auch um eine Anämie oder die Begleiterscheinung einer schweren Nierenerkrankung handeln. Bestimmte körperliche Symptome sind allerdings für gewisse Erkrankungen so charakteristisch, dass sich bei deren Auftreten fast auf den ersten Blick eine Diagnose stellen lässt. Zumindest können sie die Differenzialdiagnosen erheblich einengen. Es genügt dann manchmal ein weiterer Befund, eine entscheidende, positiv beantwortete anamnestische Frage oder die Erkennung der Gesamtkonstellation zur richtigen Diagnosestellung. Die Blickdiagnose kann somit den Weg zur endgültigen Diagnose entscheidend verkürzen, da weiterführende Untersuchungen gezielter, ökonomischer und für den Patienten weniger belastend eingesetzt werden können. Voraussetzung dafür ist die Kenntnis der pathognomonischen, charakteristischen oder zumindest wegweisenden Symptome, **da man in der Regel nur das sieht, was man auch kennt**. Bei allen Fortschritten der Medizin behält die unmittelbare Krankenbeobachtung auch in Zukunft ihren hohen Stellenwert.

Die folgenden Abbildungen zeigen eine – naturgemäß unvollständige – Auswahl von Befunden, bei denen der Erfahrene unmittelbar eine hochwahrscheinliche Diagnose stellen kann. Für den Anfänger sind es reizvolle Aufgaben, deren Auflösung jeweils am rechten Bildrand steht.

 B-1.1

Das Abdomen des Patienten ist ballonartig aufgetrieben, an der Bauchhaut findet sich eine deutliche Venenzeichnung. Bei der Perkussion spürt man ein typisches Undulationsphänomen.

? **Wie bezeichnet man die prominente Venenzeichnung?**
Welche Diagnose liegt am wahrscheinlichsten vor?
Welche Komplikation dieser Erkrankung hat der Patient?

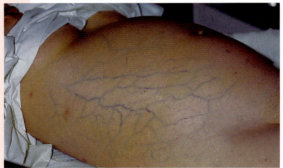

Antwort ◉ **B-1.1**

Diagnose: Caput medusae
alkoholische Leberzirrhose
portale Hypertension mit Aszites

◉ **B-1.2**

Der 52-jährige Patient hat eine bekannt alkoholische Leberzirrhose. Im Rahmen eines erneuten Alkoholexzesses kam es zu einem Anstieg der Transaminasen und des Serumbilirubins bis auf einen Wert von 6,5 mg/dl.

? **Was liegt vor?**

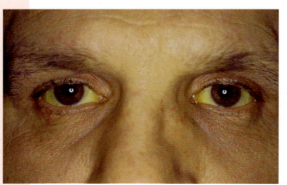

Antwort ◉ **B-1.2**

Diagnose: Ikterus bei alkoholtoxischer Hepatitis

Die Anamnese und der Befund der ikterisch verfärbten Konjunktiven bei einem Serumbilirubin von über 6,5 mg/dl machen eine akute hepatische Cholestase wahrscheinlich, die durch den Alkoholexzess ausgelöst wurde. Die Gelbfärbung der Konjunktiven über den weißen Skleren ist ab einem Bilirubinwert von ca. 2,5 mg/dl sichtbar und wird am besten bei Tageslicht erkannt.

? Nennen Sie mindestens zwei
häufige Erkrankungen, bei
denen die dargestellte Veränderung
auftreten kann.

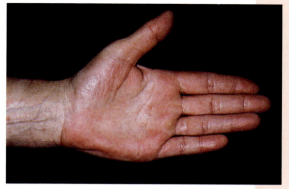

Antwort ◎ **B-1.3**

Diagnose: Palmarerythem

Ein Palmarerythem kann bei vielen
Erkrankungen auftreten (z. B. Diabetes mellitus, Colitis ulcerosa,
Herzinsuffizienz, Hyperthyreose).
In diesem Fall hatte der Patient eine
alkoholische Leberzirrhose. Weitere
klinische Zeichen der Leberzirrhose
s. unter Abb. **B-1.35**.

? Wie heißen diese Hauterscheinungen an der rechten Klavikula bei einem Patienten mit alkoholischer Leberzirrhose?

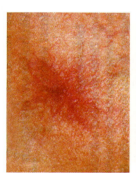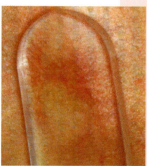

Antwort ◎ **B-1.4**

Diagnose: Spider-Nävi

Bei Druck mit dem Glasspatel lässt
sich das zentrale Gefäß ausdrücken,
der Nävus verschwindet. Lässt man
den Druck nach, so füllt sich der
arteriell-kapillare Spinnennävus von
zentral nach peripher erneut und
wird wieder rot.

Die Veränderungen bei diesem
Patienten haben sich über Jahre
hinweg entwickelt.

? Wie heißt die Erkrankung,
und welche anamnestischen
Angaben machen die Patienten
meistens?

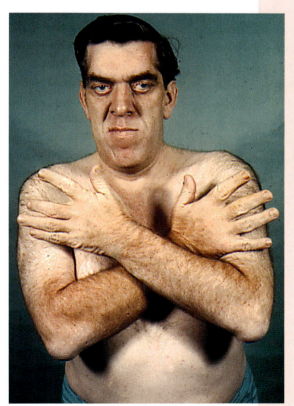

Antwort ◎ **B-1.5**

Diagnose: Akromegalie

Bei der Akromegalie nehmen die
Akren, vor allem Kinn, Orbitalwülste,
Nase und Hände, an Größe zu. Diese
Veränderungen entwickeln sich meist
langsam über Jahre hinweg und
werden daher vom Patienten lange
nicht bemerkt. Die Patienten klagen
anamnestisch meist über: Ringe
werden zu klein, Handschuhe passen
nicht mehr, Kopfschmerzen, Sehstörungen.

B-1.6

Am Irisrand beider Augen erkennt man bei dem 44-jährigen Patienten kreisförmige, weißlich-graue Einlagerungen. Er hat bereits mehrere koronare Bypass-Operationen hinter sich.

? **An welche Erkrankung denken Sie in erster Linie?**
Worauf achten Sie bei der körperlichen Untersuchung?
Welche Differenzialdiagnosen sind möglich?

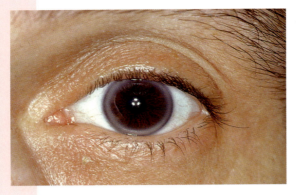

Antwort ◎ **B-1.6**

Diagnose: Arcus lipoides corneae bei familiärer Hypercholesterinämie

Am Irisrand erkennt man den Arcus lipoides als ringförmige weißlich-graue Einlagerungen als Folge der massiven Hypercholesterinämie. Bei der körperlichen Untersuchung sollte eine besonders sorgfältige Herzauskultation erfolgen. Achten Sie auf Rhythmusstörungen, Gefäßgeräusche und periphere Durchblutungsstörungen. Weiterhin werden fakultativ beobachtet: Sehnen- und Handlinienxanthome (s. Abb. **B-1.71**).

Differenzialdiagnosen des Augenbefundes: Kayser-Fleischer-Kornealring bei Morbus Wilson, idiopathische Veränderung, Arcus senilis (ringförmige, blau-grau-weiße Verfärbung der Hornhautperipherie ohne pathologische Bedeutung) bei Patienten über 70 Jahre.

B-1.7

Was fällt Ihnen auf diesem Bild auf?

? **Welches ist die kranke, welches die gesunde Seite?**
Nennen Sie einige Möglichkeiten der Entstehung dieser Veränderung.

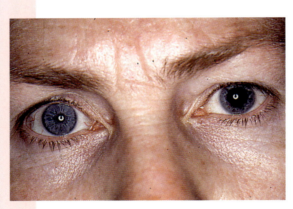

Antwort ◎ **B-1.7**

Diagnose: Anisokorie bei Hypophysenadenom

Grundsätzlich lässt sich durch bloßes Betrachten nicht sicher entscheiden, welches die kranke Seite ist. Im vorliegenden Fall ist die rechte Pupille normal weit, die linke erweitert. Die Patientin hat ein Hypophysenadenom mit Kompression des N. oculomotorius (= innere Okulomotoriusparese) und hierdurch verursachter einseitiger Mydriasis.

Differenzialdiagnosen: amaurotische Pupillenstarre, einseitige Anwendung eines Mydriatikums, Pupillotonie.

B-1.8

Der wegen einer Oberschenkelamputation bettlägerige Patient hatte eine dekompensierte Herzinsuffizienz mit feinblasigen Rasselgeräuschen über den basalen Lungenabschnitten, aber keine Knöchelödeme am verbliebenen Bein.

? **Worauf beruht die lange bestehen bleibende Einschnürung durch das Hosengummi an der unteren Flanke?**
Was ist hier zu beachten?

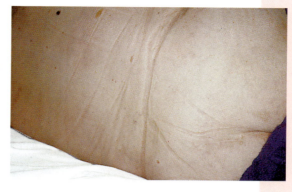

Antwort **B-1.8**

Diagnose: Anasarka bei dekompensierter Herzinsuffizienz

Bei der Anasarka handelt es sich um ein ausgeprägtes lagerungsabhängiges Ödem (= Wasseransammlung) infolge eines Herz- oder Nierenversagens, und sie gilt daher als prognostisch ungünstiges Zeichen. Das Hosengummi hinterlässt eine Einschnürung im ödematösen Bereich, die lange bestehen bleibt. Bei bettlägerigen Patienten darf man sich zur Feststellung von Ödemen nicht auf die Inspektion der Füße und Unterschenkel beschränken.

B-1.9

Bei der 32-jährigen Frau haben sich diese Veränderungen innerhalb weniger Wochen ausgebildet.

? **Was liegt vor?**
Welche Befunde erwarten Sie bei der Augenuntersuchung?

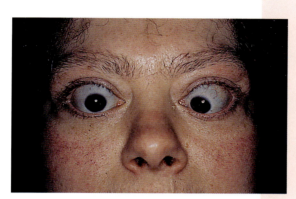

Antwort **B-1.9**

Diagnose: Exophthalmus bei Morbus Basedow

Bei Morbus Basedow handelt es sich um eine Autoimmunthyreoiditis mit Beteiligung der Orbita. Klinisch imponiert die sog. Merseburger Trias mit Struma, Exophthalmus und Tachykardie. Weitere fakultative Augensymptome sind das Stellwag-Zeichen (langsamer, seltener Lidschlag), Graefe-Zeichen (Zurückbleiben des Oberlids mit sichtbarer Sklera über der Iris bei Bewegung des Auges nach unten) und Möbius-Zeichen (Konvergenzschwäche, bei der nur ein Auge einer schnellen Naheinstellung z. B. auf die Nasenspitze folgt, das andere aber nach außen ausweicht).

Differenzialdiagnose: idiopathischer Exophthalmus, Strabismus durch Augenmuskellähmung.

B-1.10

Der 67-jährige Mann wird zur Abklärung einer beidseitigen, nicht schmerzhaften Schwellung im Bereich der Supraklavikulargruben überwiesen. Er hat anamnestisch eine chronische Bronchitis, die Lungengrenzen stehen tief und sind wenig atemverschieblich.

? **Was liegt vor?**
Wie ist die Thoraxform?
Welchen Auskultationsbefund der Lunge erwarten Sie?

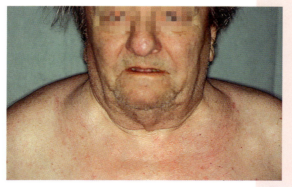

Antwort **B-1.10**

Diagnose: Lungenemphysem mit Polster der Supraklavikulargruben

Beim Emphysem wölben die überblähten Lungen die bei schlanken Menschen normalerweise schüsselförmig eingezogenen Supraklavikulargruben nach oben. Der Patient weist einen sog. Fassthorax auf, d. h. der Sagittaldurchmesser ist vergrößert. Bei der Auskultation der Lungen werden Sie auf ein verschärftes, „bronchiales" Atemgeräusch stoßen.

B-1.11

Der ca. 165 cm große Patient ist nicht in der Lage, durch Streckung der Halswirbelsäule seinem größeren Gesprächspartner in die Augen zu sehen. Dazu muss er die Knie beugen und den Oberkörper nach hinten bewegen. Es besteht eine völlige Versteifung der HWS und BWS, die Atemexkursion der Rippen ist weitgehend eingeschränkt.

? Um welche chronische Erkrankung handelt es sich, und welchen typischen Röntgenbefund erwarten Sie bei diesem Patienten?

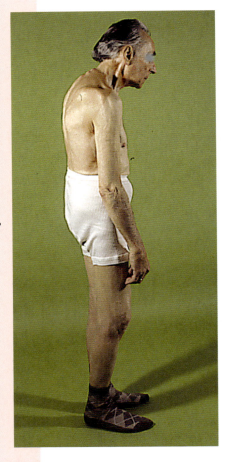

Antwort **B-1.11**

Diagnose: Morbus Bechterew

Diese entzündlich-rheumatische Erkrankung ist mit dem HLA-Typ B 27 assoziiert und wird wahrscheinlich von zusätzlichen exogenen Faktoren (Infekte) ausgelöst. Sie befällt im Frühstadium die Iliosakralgelenke und einzelne periphere Gelenke. In späteren Stadien folgt eine von kaudal nach kranial zunehmende Einsteifung der gesamten Wirbelsäule. In diesem Stadium zeigt sich radiologisch eine sog. „Bambusstab"-Wirbelsäule mit überbrückenden Syndesmophyten zwischen den Wirbelkörpern.

B-1.12

Die 35-jährige Frau wurde über einen längeren Zeitraum mit Kortisonanaloga behandelt. Sie zeigt das für dieses Krankheitsbild typische Vollmondgesicht.

? Worum handelt es sich, und welche weiteren Befunde erwarten Sie?

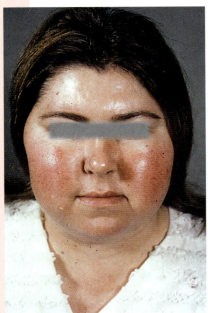

Antwort **B-1.12**

Diagnose: Morbus Cushing I (exogene bzw. iatrogene Form)

Weitere klinische Befunde sind: Büffelnacken, Stammfettsucht mit relativ dünnen Beinen wegen der begleitenden Muskelatrophie, Bluthochdruck, Akne, Striae rubrae (rote Streifen der Haut), bei Frauen vermehrte Virilisierung mit Hirsutismus und Zyklusstörungen.

B-1.13

Bei diesem Patienten haben sich an der seitlichen Bauchwand rote Streifen ausgebildet. Die Veränderungen sind noch relativ frisch, später nehmen sie eine weiße Farbe an und sind irreversibel.

? **Wie heißt diese Veränderung und welche Erkrankung liegt ihr zugrunde?**

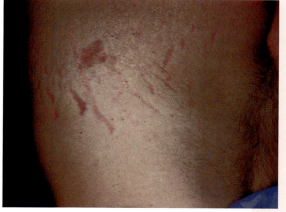

Antwort **B-1.13**

Diagnose: Striae rubrae bei Morbus Cushing II (endogene Form, hier durch Nebennierenrinden-Adenom)

Bei Morbus Cushing besteht eine diabetogene Stoffwechsellage mit verminderter Glukosetoleranz bis hin zum manifesten Diabetes mellitus. Typischer Hautbefund sind die Striae rubrae.

B-1.14

Diese krankhafte Veränderung der Hohlhand tritt vor allem bei Männern ab dem 40. Lebensjahr auf. Hier ist der 4. Strahl betroffen, zu beachten ist aber auch das Streckdefizit des Ringfingers.

? **Wie heißt diese Erkrankung, und wo kann sie sich noch manifestieren?**

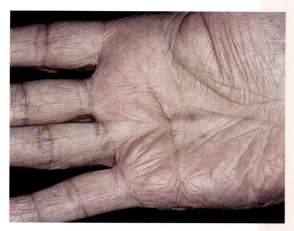

Antwort **B-1.14**

Diagnose: Dupuytren-Kontraktur

Es liegt eine Beugekontraktur des 4. Fingers rechts vor durch Schrumpfung der hypertrophierten Palmaraponeurose einschließlich der Sehnenscheide der Beugesehne und der Haut. Es können alle Finger betroffen sein, am häufigsten aber der 4. Strahl. Die Ursache dieser Veränderung ist unbekannt. Eine weitere Manifestationsform am Penis ist die Induratio penis plastica.

B-1.15

Bei der 72-jährigen Patientin besteht seit vielen Jahren ein Diabetes mellitus Typ 2. Nun liegt eine trockene Gangrän der zweiten Zehe links vor, die aber kaum schmerzhaft ist. Die Rötung und Dyshidrosis der übrigen Zehen sind ebenfalls Ausdruck eines Folgeschadens.

? **Welche Störungen liegen diesen Befunden zugrunde? Welchen vergleichsweise harmlosen Nebenbefund erkennen Sie noch?**

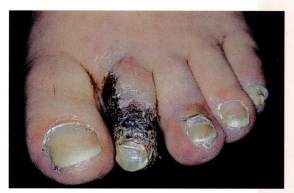

Antwort **B-1.15**

Diagnose: Angiopathie und Polyneuropathie bei Diabetes mellitus Typ 2

Die trockene Gangrän ist Folge der Makroangiopathie, die relative Indolenz hingegen beruht auf der diabetischen Polyneuropathie. Die Rötung und Dyshidrosis der übrigen Zehen sind ebenfalls typische Zeichen der Polyneuropathie. Der relativ harmlose Nebenbefund ist eine Onychomykose (Nagelpilzerkrankung) an der fünften Zehe.

B-1.16

Die 56-jährige Patientin mit Typ-2-Diabetes weist an den Streckseiten der Ober- und Unterschenkel polyzyklisch begrenzte, bis handtellergroße konfluierende Plaques ohne Schmerzen und Juckreiz auf.

? Wie heißt die Erkrankung, und welche Differenzialdiagnosen gibt es?

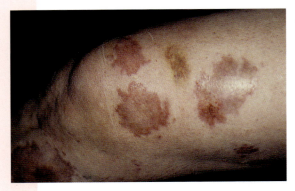

Antwort **B-1.16**

Diagnose: Necrobiosis lipoidica bei Diabetes mellitus Typ 2

Die Necrobiosis lipoidica ist in ca. 50 % der Fälle mit einem Diabetes mellitus assoziiert und geht diesem auch gelegentlich voraus. Es handelt sich um eine granulomatöse Hauterkrankung in Form von polyzyklisch begrenzten, bis handtellergroßen konfluierenden Plaques. In Spätstadien wird die Haut im Zentrum atrophisch und verletzlich, es bilden sich Teleangiektasien aus. Manchmal kommt es auch zum Auftreten hartnäckiger Ulzera.

Differenzialdiagnosen: Granuloma anulare, Sclerodermia circumscripta, Sarkoidose, rheumatische Hautmanifestationen.

B-1.17

Der 32-jährige Patient kommt wegen einer sehr druckschmerzhaften Schwellung und Rötung am linken Unterschenkel in die Praxis. Zusätzlich bestehen Zeichen einer Sprunggelenksarthritis.

? Welche Verdachtsdiagnose haben Sie?
Welche Untersuchung ordnen Sie an?
Wie wird dieses möglicherweise vorliegende Syndrom genannt?

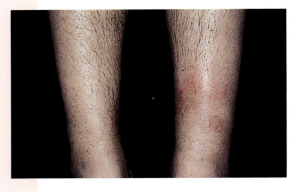

Antwort **B-1.17**

Diagnose: Erythema nodosum

Es findet sich bevorzugt an den Unterschenkelstreckseiten und tritt bei vielerlei Erkrankungen auf, z. B. bei Sarkoidose, Streptokokkeninfekten, Yersiniose, Tuberkulose, Morbus Crohn.
In Kombination mit der genannten Sprunggelenksarthritis handelt es sich wahrscheinlich um eine Form der Sarkoidose, einer granulomatösen Systemerkrankung.
Wegen der möglichen Lungenbeteiligung mit polyzyklischen Hilusvergrößerungen sollte zur Diagnosesicherung und Stadieneinteilung eine Röntgenaufnahme des Thorax erfolgen. Bestätigt sich der Sarkoidose-Verdacht, handelt es sich wahrscheinlich um ein Löfgren-Syndrom.

B-1.18

Der 28-jährige Mann wurde bei einem Waldspaziergang im Sommer am linken Oberarm von einer Zecke gebissen, die er selbstständig entfernte. Der Leib der Zecke war bereits angeschwollen. 2 Tage später entwickelte sich diese Hautrötung (Erythem).

? **Wie heißt diese Veränderung? Wodurch kommt sie zustande? Wie wird der Patient behandelt? Welcher andere gefährliche Erreger wird ebenfalls durch Zeckenstich übertragen?**

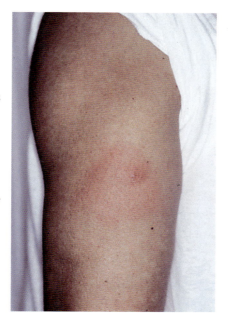

Antwort **B-1.18**

Diagnose: Erythema migrans durch Infektion mit dem Bakterium Borrelia burgdorferi

Nach der Borrelienübertragung durch den infizierten Zeckenspeichel tritt ein zentrifugal wachsendes Erythem (Hautrötung) auf, das später zentral abblasst. Bei einem Teil der Infizierten kommt es dann zur eigentlichen Lyme-Borreliose, die u. a. mit Arthralgien, Myalgien, Karditiden und Neuritiden einhergehen kann. Im Frühstadium behandelt man Erwachsene mit Tetracyclinen, Kinder mit Amoxycillin. In späten Krankheitsstadien wird mit Ceftriaxon i. v. therapiert.
In den Endemiegebieten, z. B. Baden-Württemberg oder der Steiermark, kann auch der Erreger der Frühsommer-Meningoenzephalitis (FSME-Virus) durch Zeckenbiss übertragen werden.

B-1.19

Eine 78-jährige, allein lebende Frau lag wegen eines Verwirrtheitszustandes längere Zeit in ihrer Wohnung und wurde nach Wohnungseröffnung ins Krankenhaus gebracht. Bei der Aufnahmeuntersuchung stellt man u. a. diesen Befund fest.

? **Was liegt vor? Welche Laborbefunde spiegeln diesen Befund wider? Welche Behandlung erfolgt?**

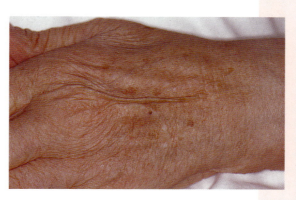

Antwort **B-1.19**

Diagnose: Exsikkose

Stehende Hautfalten zeigen einen massiven Flüssigkeitsmangel (Exsikkose = Austrocknung) an. Der Anstieg folgender Laborwerte bestätigt den Befund: Serumnatrium, Kreatinin, Harnstoff. Weiterhin ist eine arterielle Hypotonie zu erwarten.
Die Behandlung wird auf eine vorsichtige intravenöse Rehydratisierung unter Kontrolle der genannten Laborwerte und der Herzfunktion (cave Überwässerung!) abzielen.

B-1.20

Bei der 57-jährigen adipösen Frau besteht ein chronisches Lymphödem beider Unterschenkel. Sie kommt nun wegen Fieber, Schüttelfrost und Schmerzen im rechten Unterschenkel zum Arzt.

? **Welche Verdachtsdiagnose stellen Sie? Welcher Laborbefund erhärtet die Diagnose? Welche Therapie schlagen Sie vor?**

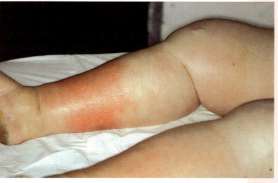

Antwort **B-1.20**

Diagnose: Erysipel

Die Kombination der flächigen, scharf begrenzten Hautrötung mit den entzündlichen Allgemeinsymptomen Fieber und Schmerzen legt gerade bei der Anamnese einer chronisch durch das Lymphödem geschädigten Haut die Diagnose Erysipel nahe. Die Bestimmung der Anti-Streptolysin-O-Reaktion (ASL-Titer) kann parallel zur sofortigen (intravenösen) Antibiotikatherapie mit Penicillin veranlasst werden.

B-1.21

Der 48-jährige Patient bietet folgenden Befund: verstrichene Stirnfalten links, hängendes Oberlid, hängender Mundwinkel.

? Wie lautet Ihre Diagnose, und welche Manöver lassen Sie den Patienten zur Diagnosesicherung ausführen?

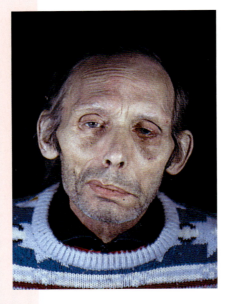

Antwort ⊙ **B-1.21**

Diagnose: idiopathische periphere Fazialisparese links (alle 3 Äste betroffen)

Zur Diagnosesicherung fordern Sie den Patienten zu folgenden mimischen Bewegungen auf: Stirnrunzeln, Augen zukneifen, Backen aufblasen, Nase rümpfen, Mund spitzen, Zähne zeigen. Sie werden beobachten, dass die mimische Motorik der betroffenen Gesichtshälfte deutlich reduziert oder aufgehoben ist, das Backenaufblasen gelingt wegen entweichender Luft meist überhaupt nicht.

B-1.22

Der 46-jährige übergewichtige Mann hat seit letzter Nacht plötzlich spontan aufgetretene, sehr heftige Schmerzen im rechten Großzehengrundgelenk. Die Schmerzen traten nach einer Weihnachtsfeier auf.

? Welche Verdachtsdiagnose haben Sie? Warum nach einer Feier? Welche diagnostische Maßnahmen schlagen Sie vor?

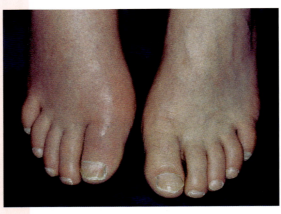

Antwort ⊙ **B-1.22**

Diagnose: akute Gichtarthritis (Arthritis urica, Podagra)

Hier handelt es sich mit größter Wahrscheinlichkeit um einen akuten Gichtanfall. Eine grundsätzliche Disposition für die Erkrankung ist anzunehmen, der Zeitpunkt des Anfalls erklärt sich durch die alkoholbedingte Hemmung (Feier!) der renalen Harnsäureausscheidung mit Anstieg der Serumharnsäure über einen kritischen Wert, der zur massiven Ausfällung von Uratkristallen im Gelenk führt und den Schmerzanfall auslöst. Die Anamnese ist hier diagnostisch wegweisend und erlaubt kaum andere Differenzialdiagnosen, daher sind keine weiteren Untersuchungen erforderlich.

B-1.23

Diese perlartigen Ablagerungen an der Ohrmuschel eines 62-jährigen Mannes haben sich im Verlauf einer langjährigen, unbehandelten Stoffwechselerkrankung entwickelt.

? Worum handelt es sich?

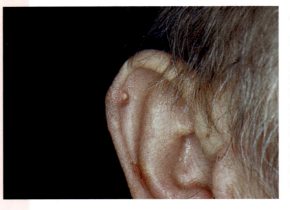

Antwort ⊙ **B-1.23**

Diagnose: Gichttophus

Besteht eine Gicht jahrelang unbehandelt fort, so kann es zu weißlichen Harnsäureablagerungen in den bradytrophen Geweben (Sehnen, Knorpel, Knochen), sog. Tophi, kommen. Typisch sind „Gichtperlen" am Ohr, wie bei diesem 62-jährigen Mann mit einer seit vielen Jahren bestehenden, nicht behandelten Hyperurikämie.

B-1.24

Der 72-jährige Mann wurde wegen eines Prostatakarzinoms zunächst operiert, anschließend mit einem Gonadotropin-Antagonisten behandelt.

? **Wie heißt die Brustveränderung, und wie erklärt sie sich?**
Welche weiteren möglichen Ursachen kennen Sie?

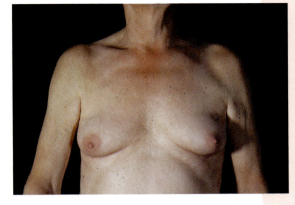

Antwort **B-1.24**

Diagnose: pharmakogene Gynäkomastie

Wegen des antiandrogenen Effekts der Gonadotropin-Antagonisten bildete sich eine beidseitige Gynäkomastie aus. Weitere mögliche Ursachen einer Gynäkomastie sind:
- Physiologisch: bei Neugeborenen, in der Pubertät bei Jungen.
- Testosteronmangel: primärer Hypogonadismus (z. B. Klinefelter-Syndrom), sekundärer Hypogonadismus (Hodenkrankheiten, Mumps, Tbc, hormonelle Störungen).
- Östrogenüberschuss: Östrogen und β-HCGbildende Tumoren, Leberzirrhose.
- Medikamente: Hormone, Spironolacton, Cimetidin, trizyklische Antidepressiva.

 B-1.25

Bei der 62-jährigen Patientin wurde 2 Jahre vor dieser Aufnahme ein Non-Hodgkin-Lymphom diagnostiziert und mittels Chemotherapie behandelt.

? **Welcher Befund liegt vor?**
Sehen Sie einen Zusammenhang zwischen dem Befund und der bekannten Vorerkrankung?

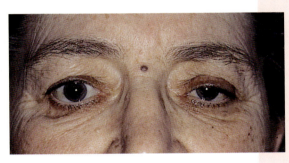

Antwort **B-1.25**

Diagnose: Horner-Syndrom

Die Patientin zeigt alle Symptome der Trias: Ptosis des linken Oberlides, Enophthalmus; eine gleichzeitig vorliegende Miosis (durch Lähmung des M. dilatator pupillae) ist im Bild nicht erkennbar. Es handelt sich um ein Horner-Syndrom infolge Infiltration des zervikalen Sympathikusplexus (Ganglion stellatum) durch ein Lymphomrezidiv.

 B-1.26

Der 35-jährige Mann hat eine seit 6 Jahren bekannte HIV-Infektion. An den Zungenrändern fallen weißliche verruköse Plaques mit samtartiger Oberfläche auf. Der Zungenbefund wird durch einen sekundären Viruserreger verursacht und ist pathognomonisch für die AIDS-Erkrankung.

? **Wie heißt diese Erkrankung und ihr Erreger?**

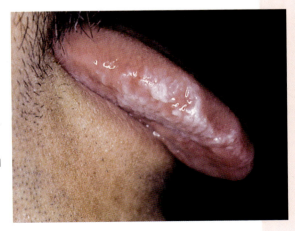

Antwort **B-1.26**

Diagnose: Haarleukoplakie bei AIDS

Die orale Haarleukoplakie wird durch eine Epstein-Barr-Virus-Infektion verursacht und ist pathognomonisch für die HIV-Infektion. Sie gehört mit zu den klinischen Definitionskriterien für AIDS.

B-1.27

? **Wie lautet die Fachbezeichnung für die auffällige Behaarung bei dieser Frau, und welche Ursachen kommen dafür in Frage?**

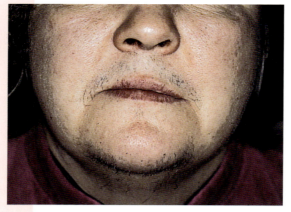

Antwort **B-1.27**

Diagnose: Hirsutismus (idiopathisch)

In Zonen mit hoher Androgenrezeptordichte kommt es vor allem bei Frauen in der Postmenopause zu einer Umwandlung von pigmentfreiem Vellushaar in dickeres, pigmentiertes Terminalhaar. In 85 % der Fälle lässt sich trotz eines ausgedehnten Untersuchungsprogramms keine spezifische Ursache für den Hirsutismus finden. Als Ursachen kommen u. a. hormonbildende Tumoren, polyzystische Ovarien und eine Reihe von Medikamenten infrage.

B-1.28

Die 42-jährige Frau bemerkte nach einem Skiurlaub im Hochgebirge zunächst ein Jucken an der Oberlippe, dann bildeten sich Bläschen an der Grenze zum Lippenrot aus, die im Lauf von 2 Wochen verkrusteten.

? **Worum handelt es sich, und welche Therapie kann Besserung verschaffen?**

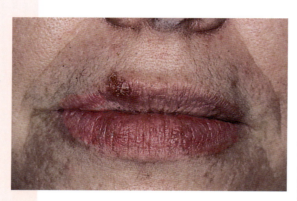

Antwort **B-1.28**

Diagnose: Herpes simplex labialis

Typisch ist das gehäufte Auftreten dieser persistierenden Herpes-simplex-Virus-(HSV-)Infektion bei lokalen Schädigungen der Haut (z. B. durch UV-Bestrahlung) oder vorübergehenden (z. B. durch fieberhafte Infekte) bzw. andauernden Immundefekten (z. B. HIV-Infektion). Eine lokale Behandlung mit Aciclovir-Creme verbessert die Kosmetik und verkürzt die Dauer der Hauterscheinungen.

B-1.29

Bei dem 45-jährigen Patienten wurde 10 Jahre vor Aufnahme dieses Bildes ein Morbus Hodgkin, initial im Stadium IIb, diagnostiziert. Im Lauf der Jahre erfolgten 12 Chemotherapiezyklen mit COPP bzw. COPBLAM und eine Mantelfeldbestrahlung. Der Patient stellt sich nun in einem deutlich reduzierten Ernährungs- und Allgemeinzustand vor: Körpergröße 176 cm, Körpergewicht 42 kg.

? **Wie würden Sie das Erscheinungsbild bezeichnen, und welche Ursache liegt hier nahe?**

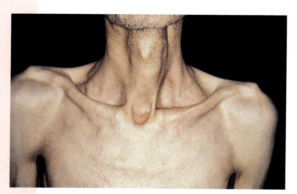

Antwort **B-1.29**

Diagnose: tumorbedingte Kachexie bei Rezidiv eines Morbus Hodgkin

B-1.30

Man erkennt überwiegend horizontal und parallel verlaufende Exkoriationen in der Lumbalregion. Bei der Patientin liegt eine primär biliäre Zirrhose mit Cholestasezeichen vor.

? Wie erklären Sie sich die Hauterscheinungen?

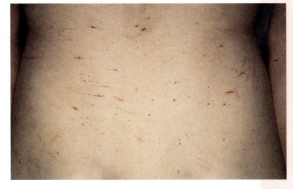

Antwort ◉ **B-1.30**

Diagnose: Kratzspuren der Fingernägel bei Juckreiz durch Cholestase

Wahrscheinlich sind in die Haut eingelagerte Gallensäuren Ursache des Juckreizes.

B-1.31

Am Unterschenkel finden sich ausgedehnte, zirkulär wachsende und konfluierende rötliche Flecken. Der Patient ist HIV-infiziert.

? Wie heißt die Hauterkrankung, und welche Schlüsse lassen sich dadurch auf das Stadium der HIV-Infektion ziehen? Welche Organe können noch betroffen sein?

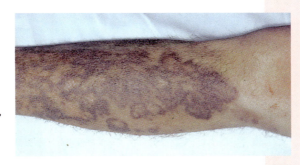

Antwort ◉ **B-1.31**

Diagnose: Kaposi-Sarkom bei AIDS

Kaposi-Sarkome sind von undifferenzierten mesenchymalen Zellen des Gefäßendothels ausgehende maligne Tumoren, die per definitionem beim Vorliegen einer HIV-Infektion das Vollbild von AIDS anzeigen. Neben Haut und Schleimhäuten kann auch der gesamte Magen-Darm-Trakt und andere innere Organe (Lunge, Leber) befallen sein.

B-1.32

? Welche Hernie liegt hier vor und wie lässt sich die direkte von der indirekten Form unterscheiden?

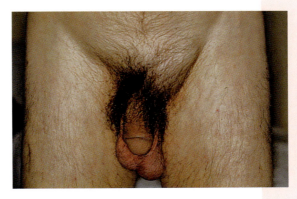

Antwort ◉ **B-1.32**

Diagnose: direkte Leistenhernie links

Die direkte Hernie liegt immer kranial des Leistenbandes in Höhe der Symphyse in kugeliger Form und geht nicht über die Wurzel des Hodensacks hinaus. Die indirekte Hernie liegt immer kaudal des Leistenbandes, manchmal bis ins Skrotum reichend.

B-1.33

Die 17-jährige Patientin stellt sich wegen symmetrischer Arthritiden der Fingergrund- und Mittelgelenke, allgemeinem Krankheitsgefühl und einem schmetterlingsförmigen Gesichtserythem vor.
Wie heißt die zugrunde liegende Autoimmunerkrankung, und welcher Laborbefund ist diagnostisch beweisend?

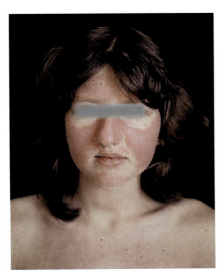

Antwort ◉ **B-1.33**

Diagnose: systemischer Lupus erythematodes

Der Laborbefund von antinukleären Antikörpern, u. a. gegen Doppelstrang-DNA, ist bei dieser Autoimmunerkrankung diagnostisch beweisend. Weitere klinische Befunde können sein: generalisierte Lymphknotenschwellung, diffuser Haarausfall, Pleuritis, Perikarditis, Nephritis.

◉ B-1.34

Die Patientin stellt sich mit einem Ödem im Bereich des linken Fußes vor.

❓ Um welche Form des Ödems handelt es sich? Begründen Sie Ihre Diagnose!

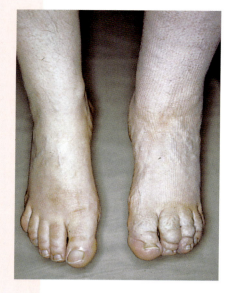

Antwort **◉ B-1.34**

Diagnose: primäres Lymphödem

Im Gegensatz zum hydropischen Ödem bei Herzinsuffizienz, beim nephrotischen Syndrom oder bei der chronisch venösen Insuffizienz sind beim Lymphödem auch die Zehen mit einbezogen. Über den Zehengelenken sind Abschnürungen der Schwellungen sichtbar. Ödeme bei Herz- und Niereninsuffizienz treten außerdem immer symmetrisch, d. h. nicht einseitig auf.

◉ B-1.35

❓ Wie heißt diese Zungenveränderung, was ist das pathologisch-anatomische Korrelat und bei welchen Grunderkrankungen kommt sie vor?

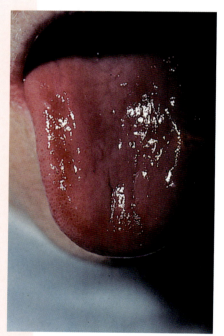

Antwort **◉ B-1.35**

Diagnose: atrophische Glossitis (Lackzunge)

Atrophie der Zungenpapillen; Vorkommen bei Eisenmangelanämie, Vitamin B_{12}- oder Folsäuremangel (Hunter-Glossitis), Malabsorption, z. B. bei Morbus Crohn, Dünndarmresektion, Sprue usw.

◉ B-1.36

Die 28-jährige Patientin ist vor einigen Monaten an einer mesangio-proliferativen Glomerulonephritis erkrankt. Das Serum-Kreatinin beträgt 5,2 mg/dl, die Eiweißausscheidung 3,6 g/die. Sie wird derzeit mit Steroiden behandelt. Vor allem am Morgen treten Lidödeme auf, das Hautkolorit ist „schmutzig"-blass.

❓ Welche anderen Ursachen der Lidödeme kommen differenzialdiagnostisch infrage?

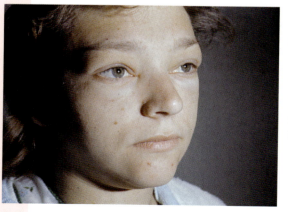

Antwort **◉ B-1.36**

Diagnose: Lidödeme bei Glomerulonephritis

Mögliche **Differenzialdiagnosen** der Lidödeme sind: endokrine Orbitopathie bei Hyperthyreose, Myxödem bei Hypothyreose, allergische Konjunktivitis, Quincke-Ödem.

B-1.37

Diese bösartige Hautveränderung ist in Australien und Neuseeland die häufigste tumorbedingte Todesursache junger Erwachsener. Neben der Sonnenexposition (in vulnerablen Entwicklungsphasen) besteht eine genetische Disposition zu dieser Erkrankung.

? Worum handelt es sich? Kennen Sie (gutartige) Differenzialdiagnosen?

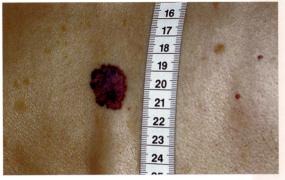

Antwort **B-1.37**

Diagnose: malignes Melanom

Hier handelt es sich um ein oberflächlich spreitendes malignes Melanom am Rücken eines 84-jährigen Mannes. Typische Merkmale, die eine Bösartigkeit vermuten lassen, sind dunkle, unregelmäßige Pigmentierung und ausgefranste Ränder.

Differenzialdiagnosen: Naevus pigmentosus (Leberfleck), seborrhoische Warze, Histiozytome u. v. m.

B-1.38

Das 11-jährige Mädchen erkrankte mit Fieber bis 39,6 °C, allgemeinem Krankheitsgefühl, tränenden Augen und laufender Nase. Ab dem 5. Krankheitstag trat zunächst nur auf der Stirn und in der Retroaurikularregion ein grobfleckiges, konfluierendes Exanthem auf, das sich im Verlauf von Tagen bis zu den unteren Extremitäten ausbreitete.

? Worum handelt es sich? Wodurch unterscheidet sich dieses Exanthem von den Hautveränderungen bei Röteln und Scharlach?

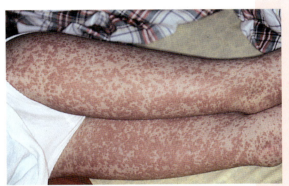

Antwort **B-1.38**

Diagnose: Masern-Exanthem

Bei Röteln zeigt sich keine Konfluenz der makulopapulösen Effloreszenzen, während bei Scharlach das Exanthem in den Beugen (vor allem Leisten) beginnt und den Mund ausspart (periorale Blässe = „Munddreieck").

B-1.39

Der sehr große und schlanke Patient mit einem Marfan-Syndrom hat überaus lange und dünne Finger („Madonnenfinger").

? Worum handelt es sich beim Marfan-Syndrom? Welche inneren Organe sind oft mit betroffen?

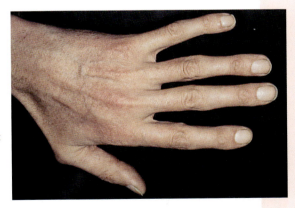

Antwort **B-1.39**

Diagnose: Marfan-Syndrom

Das Marfan-Syndrom ist eine autosomal-dominant vererbte Erkrankung des Bindegewebes mit Skelettveränderungen (Hochwuchs des Oberkörpers, lange schlanke Finger, Trichterbrust), kardiovaskulären Veränderungen (Mitralklappenprolaps, Aortendilatation mit Aorteninsuffizienz) und Augenveränderungen (Linsensubluxation, Myopie, Netzhautablösung).

◉ **B-1.40**

Bei der 82-jährigen Patientin mit einer Demenz vom Alzheimer-Typ fiel bei der Untersuchung eine deutliche Einziehung der Haut an der linken Mamma auf.

? **Welche Verdachtsdiagnose haben Sie?**
Worauf würden Sie bei einer klinischen Untersuchung neben dem Mammabefund besonders achten?

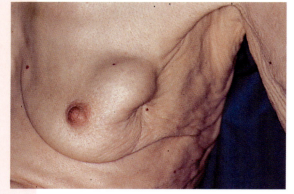

Antwort ◉ **B-1.40**

Diagnose: Mammakarzinom, Spätstadium. Auf eine Therapie wurde verzichtet.

Bei klinischem V. a. ein Mammakarzinom sollte eine sorgfältige Untersuchung auf vergrößert tastbare axilläre und supraklavikuläre Lymphknoten erfolgen.

◉ **B-1.41**

Es fällt eine teigige Gesichtsschwellung auf, die Patientin war allgemein verlangsamt und hatte im Lauf der letzten 2 Jahre ca. 15 kg an Gewicht zugenommen. Am Hals erkennt man eine Narbe nach Kocher-Kragenschnitt, die Strumektomie wurde vor etwa 8 Jahren durchgeführt.

? **Welcher Laborbefund beweist die Diagnose?**
Wie kam es zu dieser Erkrankung?

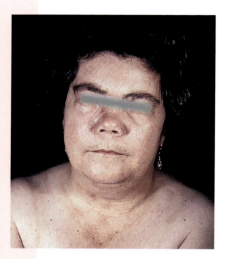

Antwort ◉ **B-1.41**

Diagnose: Myxödem bei Hypothyreose nach subtotaler Strumektomie

Gewichtszunahme, Schwellungen und allgemeine Verlangsamung sind typische Zeichen einer Hypothyreose. Weitere Symptome sind Apathie, raue Stimme, Obstipation, kalte trockene Haut, trockene brüchige Haare, Hypercholesterinämie, Hyporeflexie.
Die Bestimmung des massiv erhöhten TSH ist beweisend für die Schilddrüsenunterfunktion nach der Strumektomie; das verbliebene Restgewebe konnte die Hormonproduktion nicht ausreichend gewährleisten. Die fehlende Substitution mit Schilddrüsenhormonen führte dann zur manifesten Hypothyreose.

◉ **B-1.42**

Palpation und Ultraschalluntersuchung zeigen große, polyzyklische begrenzte Lymphknotenpakete in beiden Leisten.

? **Welche Verdachtsdiagnose haben Sie?**
Wie wird die Diagnose gesichert?

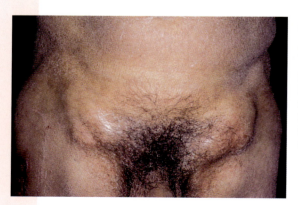

Antwort **B-1.42**

Diagnose: Non-Hodgkin-Lymphom

Die weitere Diagnostik umfasst die Untersuchung anderer Lymphknotenstationen (z. B. durch CT, MRT und Sonographie) und eine Biopsie aus den Leistenlymphknoten zur Klärung der histologischen Dignität.

B-1.43

Der 72-jährige Patient kommt wegen einer Eisenmangelanämie regelmäßig alle 4 Wochen zur Bluttransfusion. Sein Hb ist vor der Transfusion jeweils auf Werte zwischen 6,8 und 7,5 g/dl abgefallen. An Zunge, Lippen und Ohrläppchen fallen Teleangiektasien auf.

? Welche erbliche Grunderkrankung verursacht die Anämie?

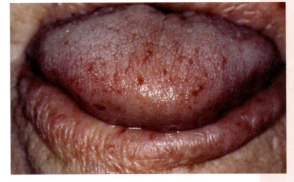

Antwort B-1.43

Diagnose: Teleangiektasien der Zunge bei Morbus Osler (hereditäre hämorrhagische Teleangiektasie)

Beim Morbus Osler befinden sich meistens im gesamten Magen-Darm-Trakt Teleangiektasien (Gefäßerweiterungen), die chronisch bluten. Eine operative Behandlung ist wegen der Ausdehnung der Herde nicht möglich.

B-1.44

Bei diesem Patienten liegt ein septisches Krankheitsbild vor, wonach es zu diesen Splitterblutungen unter den Fingernägeln gekommen ist.

? Welche Diagnose ist wahrscheinlich, und wie entstehen diese Blutungen?

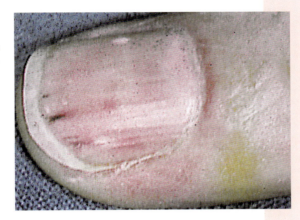

Antwort B-1.44

Diagnose: bakterielle Endokarditis

Bei bakterieller Endokarditis kann es zu typischen Hautbefunden kommen durch Mikroembolien von Klappenauflagerungen in akrale Gefäße oder eine Immunkomplexvaskulitis. An den Finger- und Zehenkuppen treten rötliche Papeln von wenigen Millimetern Durchmesser auf (Osler-Knötchen). Unter den Fingernägeln können Splitterblutungen auftreten.

B-1.45

Bei der 72-jährigen Patientin ist im Personalausweis eine Körpergröße von 166 cm vermerkt. Nun misst sie 156 cm. Im Stehen fallen beidseits Hautfalten in der Lumbalregion auf.

**? Wie erklären Sie diese Veränderung?
Welche Pathogenese liegt dieser „Volkskrankheit" zugrunde?**

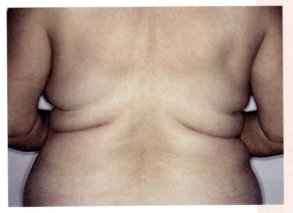

Antwort B-1.45

Diagnose: postmenopausale Osteoporose

Ursache ist v. a. der Mangel an Sexualhormonen in der Postmenopause, wodurch eine katabole Knochenstoffwechsellage entsteht, die durch weitere Faktoren begünstigt wird (Bewegungsmangel, Kalziummangel in der Nahrung u. v. m.). Die Knochendichte nimmt so weit ab, dass es zu Spontanfrakturen und Einbrüchen der Wirbelkörper kommt, die hierdurch deutlich an Höhe verlieren und bei dieser Patientin zu einer ausgeprägten Verminderung der Körpergröße sowie hierdurch bedingten Falten im Lendenbereich (= Bartelheim-Falten; „Tannenbaumphänomen") geführt haben.

B-1.46

Drückt man mit dem Finger kräftig auf den distalen Unterschenkel dieser Patientin, so bleiben für einige Minuten Dellen stehen.

? **Worum handelt es sich, und welche Ursache könnte dieser Befund haben?**

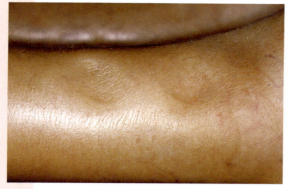

Antwort **B-1.46**

Diagnose: Ödem bei dekompensierter Herzinsuffizienz

Eindrückbare Dellen sprechen für ein vor nicht allzu langer Zeit (Tage bis Wochen) entstandenes hydropisches Ödem, in diesem Fall bei dekompensierter Herzinsuffizienz. Bleiben Ödeme über lange Zeit bestehen, so induriert das subkutane Gewebe und wird zunehmend weniger eindrückbar.

B-1.47

Bei diesem Patienten ist die Kontur der Wange vorgewölbt, die Ohrläppchen stehen dadurch leicht ab.

? **Welche Erkrankung vermuten Sie?**
Was ist die wahrscheinlichste Ursache?

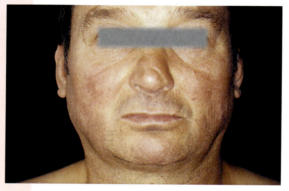

Antwort **B-1.47**

Diagnose: Parotisschwellung bei chronischer Parotitis

Die chronische Parotitis wird begünstigt durch verminderte Nahrungsaufnahme und damit reduzierten Speichelfluss. Am häufigsten kommt sie bei Personen mit Alkoholabusus vor.

B-1.48

Hier sehen Sie als Folge einer Gefäßerkrankung eine dunkelbraune Pigmentierung kranial des Sprunggelenks und ein geringgradiges Ödem, erkennbar an der Schnürfurche durch den Sockengummi.

? **Welche Erkrankung hat zu diesen Veränderungen geführt?**

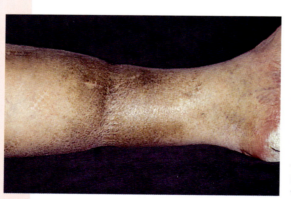

Antwort **B-1.48**

Diagnose: postthrombotisches Syndrom mit Purpura jaune d'ocre

Nach einer tiefen Beinvenenthrombose ist es zu einer chronischen venösen Insuffizienz gekommen, die sich durch Stauung und hierdurch bedingte Hämosiderineinlagerungen über den Vv. perforantes manifestiert. Die bräunliche Hautverfärbung heißt Purpura jaune d'ocre. Im weiteren Verlauf kommt es zur Hautatrophie und zu einem Ulcus cruris (s. Abb. **B-1.65**).

B-1.49

Am Handrücken (chronisch lichtexponiertes Hautareal) befinden sich nebeneinander frische Erosionen (Daumengrundglied), Blasen, hämorrhagisch-krustige Läsionen und hyperpigmentierte Narben.

? **Welche Erkrankung liegt vor? Welches innere Organ ist in der Regel mit betroffen? Was beweist die Diagnose?**

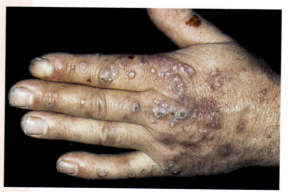

Antwort **B-1.49**

Diagnose: Porphyria cutanea tarda

Die Porphyria cutanea tarda ist symptomatisch für einen zumeist alkoholtoxisch bedingten Leberschaden und tritt bei immerhin 1 % der Bevölkerung zwischen dem 40. und 70. Lebensjahr auf. Der bierbraune, im Woodlicht (UV-Licht) rot fluoreszierende Urin mit deutlich erhöhter Porphyrinkonzentration beweist die Diagnose.

B-1.50

Der 57-jährige Patient bemerkte, dass seine Hutgröße im Lauf der letzten Monate zugenommen hat. Die Stirn ist auffallend vorgewölbt.

? **Welche Knochenerkrankung liegt hier vor und welchen auffälligen Laborbefund erwarten Sie?**

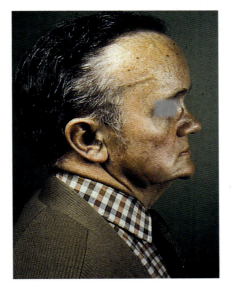

Antwort ◉ **B-1.50**

Diagnose: Morbus Paget

Diese Knochenerkrankung geht mit einem bis zu 20fach erhöhten Knochenstoffwechsel einher, wobei in der Bilanz ein Knochenanbau resultiert (zu kleiner Hut!). Der Knochen ist qualitativ minderwertig (Faserknochen) und neigt zu pathologischen Frakturen. Das Labor zeigt eine Erhöhung der alkalischen Phosphatase im Serum und eine erhöhte Ausscheidung von Hydroxyprolin (Kollagenabbaumetabolit) im Urin. Im Röntgenbild fällt die unregelmäßige Knochenstruktur auf, äußerlich ist teilweise eine Deformität der Tibia (Säbelscheidentibia) zu erkennen.

B-1.51

Die dargestellte Weißfärbung der Fingerendglieder wird durch einen anfallsartig auftretenden Vasospasmus, insbesondere bei Kälteexposition und emotionaler Belastung, hervorgerufen. Die Veränderungen sind immer beidseitig, die Arterienpulse erhalten, es entsteht keine Gangrän, die Durchuntersuchung erbringt keine zugrunde liegende Erkrankung.

? **Welches Phänomen liegt hier vor?**
Welche möglichen Grundkrankheiten müssen ausgeschlossen werden?
Nach welchen Medikamenten ist zu fragen?

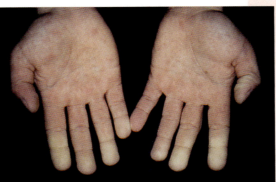

Antwort ◉ **B-1.51**

Diagnose: Raynaud-Phänomen

Differenzialdiagnostisch sind vor allem Sklerodermie und Lupus erythematodes auszuschließen (positiver Nachweis antinukleärer Antikörper). Betablocker und ergotaminhaltige Präparate können ebenfalls eine Raynaud-Symptomatik auslösen.

B-1.52

Die 56-jährige Hausfrau wird wegen der Schwellungen an den Fingerendgliedern unter der Verdachtsdiagnose chronische Polyarthritis zum Rheumatologen überwiesen.

? **Welche Diagnose liegt vor?**
Warum kann die Diagnose chronische Polyarthritis nicht zutreffen?

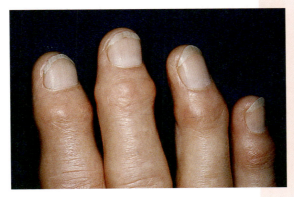

Antwort ◉ **B-1.52**

Diagnose: Fingerpolyarthrose (Heberden-Arthrose)

Typisch ist der zumeist regelmäßige Befall mehrerer distaler Interphalangealgelenke mit Ausbildung von „Heberden-Knötchen". Bei der chronischen Polyarthritis sind dagegen die Fingergrund- und Mittelgelenke betroffen, die Endgelenke bleiben ausgespart.

Bei der 36-jährigen Frau bestehen seit einigen Wochen vor allem am Morgen starke Schmerzen in den spindelförmig geschwollenen Fingergrund- und Mittelgelenken.

? **Welche Verdachtsdiagnose liegt hier nahe?**
Welche Diagnostik ist sinnvoll?

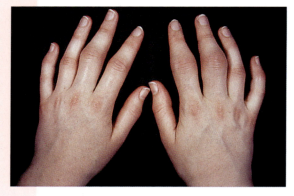

Antwort ◎ **B-1.53**

Diagnose: chronische Polyarthritis

Zur Erhärtung der Verdachtsdiagnose sollten zunächst folgende Untersuchungen erfolgen: der Nachweis eines positiven Gänsslen-Zeichens (Schmerz bei seitlicher Kompression der Metakarpophalangealgelenke), Laborwerte (fakultativ erhöht sind Rheumafaktor, antinukleäre Antikörper, CRP, BKS) und eine Röntgenuntersuchung (gelenknahe Osteoporose, Zysten, Usuren in späteren Stadien).

? **Was fällt Ihnen an dieser durch eine lange bestehende chronische Polyarthritis veränderten Hand auf?**

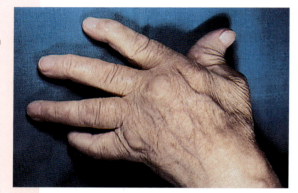

Antwort ◎ **B-1.54**

Diagnose: Rheumaknoten bei chronischer Polyarthritis

Bei dieser durch eine lange bestehende chronische Polyarthritis veränderten Hand fallen vor allem ein Rheumaknoten über dem Grundgelenk D III, eine Ulnardeviation der Langfinger und eine Überstreckung des Daumenendgliedes auf.

Diese Patientin zeigt eine Mikrostomie (kleiner Mund) und periorale Hautfältelung („Tabaksbeutelmund").

? **Für welche Autoimmunerkrankung sind diese Merkmale typisch, und welche weiteren klinischen Zeichen kennen Sie? Welche inneren Organe sind beteiligt?**

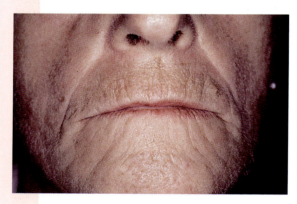

Antwort ◎ **B-1.55**

Diagnose: progressive systemische Sklerodermie I (Autoimmunerkrankung des Bindegewebes)

Weitere klinische Zeichen sind Nagelfalzhyperkeratose (s. Abb. **B-1.56**), Sklerodaktylie, Teleangiektasien, skleriertes und verdicktes Zungenbändchen, Hautverkalkungen und Raynaud-Symptomatik. Folgende innere Organe sind fakultativ mitbetroffen: Ösophagus (Dysphagie, Reflux), Lunge (Fibrose), Herz (Myokardfibrose, Perikarditis) und Nieren (Glomerulosklerose).

? **Welche Differenzialdiagnose des Raynaud-Syndroms (s. Abb. B-1.51) kommt bei diesem Befund am ehesten in Frage?**

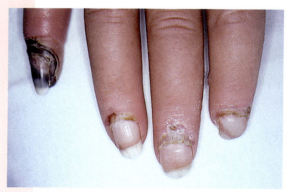

Antwort ◎ **B-1.56**

Diagnose: Sklerodermie II (Akrosklerodermie)

Erkennbar sind bei dieser Sklerodermie im ödematösen Stadium: diffuse Schwellung der Finger, Nagelfalzhyperkeratosen und Onychodystrophien, Fingerkuppennekrose des 5. Fingers.

B-1.57

Stuhldiagnostik mit zwei charakteristischen pathologischen Befunden.

? **Welche Ursachen sind jeweils wahrscheinlich?**

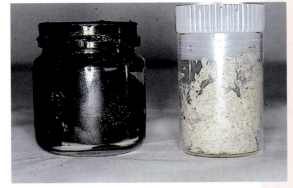

Antwort ⊙ B-1.57

Diagnose: links Teerstuhl bei oberer gastrointestinaler Blutung; rechts acholischer Stuhl bei Gallengangverschluss

Die teerschwarze Farbe und der Fettglanz beim Teerstuhl erklären sich infolge der Hämatinbildung durch Kontakt von Blut mit der Salzsäure des Magens. Die normale braune Stuhlfarbe beruht hauptsächlich auf den Gallenfarbstoffen (konjugiertes Bilirubin und Gallensäuren) und deren intestinalen Abbauprodukten. Beim Verschluss des Ductus choledochus fehlen die Gallenfarbstoffe im Darminhalt.

B-1.58

? **Worum handelt es sich bei diesen weißlichen Belägen der Mundschleimhaut? Wie heißt der Erreger? Welche Grunderkrankungen disponieren für diese Infektion?**

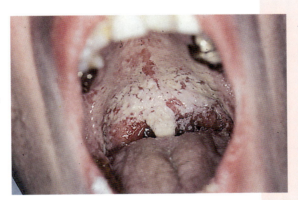

Antwort ⊙ B-1.58

Diagnose: Soor (Candida-Mykose der Mundschleimhaut)

Hier liegt ein ausgedehnter Befall des Gaumens (Candida-Stomatitis) bei einem Patienten mit AIDS vor; in diesem Fall war auch der Ösophagus beteiligt. Der Erreger ist die Hefe Candida albicans, die bei vielen asymptomatischen Menschen im Speichel nachgewiesen werden kann, aber nur bei Patienten mit einem Immundefekt (z. B. HIV-Infektion, hohes Alter, zytostatische Therapie, Diabetes mellitus) als Soor in Erscheinung tritt.

B-1.59

? **Wie lautet Ihre Diagnose bei dieser häufigen Halsschwellung?**

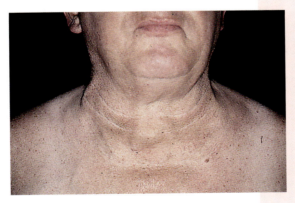

Antwort ⊙ B-1.59

Diagnose: retrosternale Struma Grad III mit oberer Einflussstauung

Man erkennt deutlich die gestaute V. jugularis externa. Bei der klinischen Inspektion fallen rein retrosternale Strumen kaum auf, daher sollten Sie den Patienten schlucken lassen und gleichzeitig Zeige- und Mittelfinger von hinten locker in das Jugulum legen. Hierbei können Sie dann die hochkommende Struma meist tasten.

◎ B-1.60

27-jährige Patientin mit im Verlauf von wenigen Monaten entstandener Schwellung an der linken Halsseite.

? Welche Diagnose ist wahrscheinlich?
Welche Differenzialdiagnosen sind möglich?

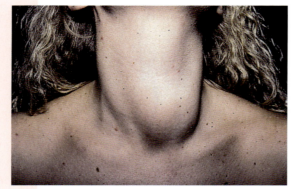

Antwort **◎ B-1.60**

Diagnose: solitäres autonomes Adenom im linken Schilddrüsenlappen

Mögliche **Differenzialdiagnosen** sind Thyreoiditis, Schilddrüsenzyste (evtl. mit Einblutung), Schilddrüsenkarzinom, seitliche Halszyste.

◎ B-1.61

Hier sehen Sie eine häufige Hautpilzinfektion im Zehenzwischenraum, die allgemein feuchte, intertriginöse Regionen bevorzugt.

? Nennen Sie weitere Beispiele für solche Hautareale!

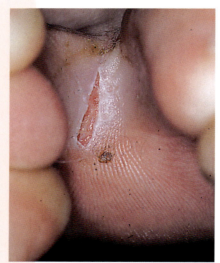

Antwort **◎ B-1.61**

Diagnose: Tinea pedis (Fußpilz)

Hautpilzinfektionen manifestieren sich vor allem an den intertriginösen Stellen wie Zehenzwischenräumen, Inguinalfalten, Submammärregion, Rima ani, Achselhöhlen.

◎ B-1.62

Beschreiben Sie diesen Gaumenbefund und nennen Sie die Diagnose.

? Welche gefährliche Differenzialdiagnose fällt Ihnen hierzu ein?

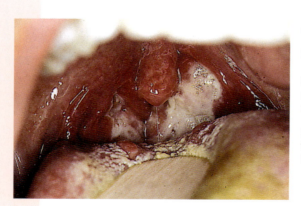

Antwort **◎ B-1.62**

Diagnose: akute Tonsillitis

Starke Vergrößerung, Rötung und ausgedehnte Fibrinbeläge der Gaumenmandeln.

Bei der **Differenzialdiagnose** Diphtherie würde man eher grau-weiße Beläge der Tonsillen erwarten.

B-1.63

Bei dem 62-jährigen Patienten (starker Raucher) entstanden innerhalb weniger Wochen Trommelschlegelfinger und Uhrglasnägel.

? **An welche Erkrankung denken Sie?**
Welche Differenzialdiagnosen kommen infrage?
Welche Untersuchung veranlassen Sie?

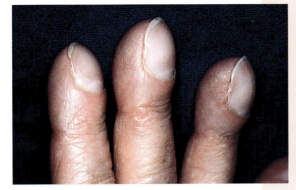

Antwort **B-1.63**

Diagnose: Trommelschlegelfinger bei Bronchialkarzinom

Trommelschlegelfinger sind ein unspezifisches Zeichen für das Vorliegen einer Lungenerkrankung.

Differenzialdiagnostisch kommen hier auch in Frage: Exazerbation einer chronischen Bronchitis, respiratorische Insuffizienz durch progressive Emphysementwicklung.
Zuerst sollte eine Röntgenaufnahme der Lunge angefertigt werden. Konventionelle Röntgenschichtaufnahmen, MRT und CT können tumorverdächtige Areale genauer darstellen.

 B-1.64

Die A. temporalis ist bei diesem Patienten stark geschlängelt und kann als verdickter, stark druckdolenter Strang palpiert werden.

? **Welche Erkrankung liegt hier vor?**
Welche weiteren Symptome können vorhanden sein? Welche Laboruntersuchung veranlassen Sie?
Welche schwer wiegende Komplikationen muss man befürchten?

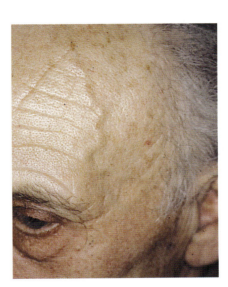

Antwort **B-1.64**

Diagnose: Riesenzellarteriitis der Temporalarterie (Arteriitis temporalis, Morbus Horton)

Weitere Symptome sind Kopfschmerzen, Schmerzen beim Kauen, Augenschmerzen, Sehstörungen, Muskelschmerzen im Sinne einer Polymyalgia rheumatica, Abgeschlagenheit.
Die Blutkörperchensenkungsgeschwindigkeit (BKS) ist typischerweise massiv beschleunigt (> 50 mm/in der 1. Stunde = Sturzsenkung).
Die Erblindung ist eine mögliche schwere Komplikation, wenn nicht rechtzeitig mit Glukokortikoiden behandelt wird.

 B-1.65

Diesem Unterschenkelbefund eines Ulcus cruris liegt eine frühere tiefe Beinvenenthrombose zugrunde.

? **Wie erklären Sie die Lokalisation dieser Hautveränderungen?**

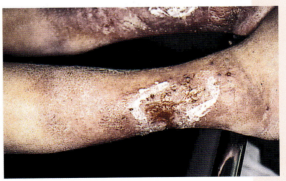

Antwort **B-1.65**

Diagnose: Ulcus cruris bei chronischer venöser Insuffizienz

Über dem Innen- bzw. Außenknöchel befinden sich die Vv. perforantes, die eine Verbindung zwischen dem tiefen und oberflächlichen Venensystem herstellen. Hier kommt es beim postthrombotischen Syndrom durch den mangelhaften venösen Rückfluss über die tiefen Beinvenen zu einer chronischen Stauung mit daraus resultierenden Ernährungsstörungen der Haut, Hämosidereineinlagerungen und schließlich Ulzera.

◎ B-1.66

Vor allem bei älteren Männern finden sich auf normaler Haut an Rumpf und Armen, im Gesichts- und Halsbereich diese scharf abgesetzten, hautfarbenen bis bräunlichen oder schmutzig-schwarzgrauen Papeln, die sich weich und fettig anfühlen. Trotz der dunklen Färbung und der Hauterhabenheit entarten diese Veränderungen nur selten maligne.

? Benennen Sie den Befund und geben Sie Differenzialdiagnosen an.
Welche Behandlung erfolgt hier?

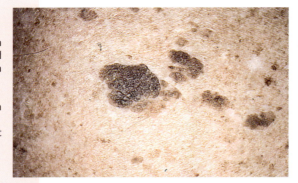

Antwort **◎ B-1.66**

Diagnose: Verrucae seborrhoicae (Alterswarzen)

Mögliche **Differenzialdiagnosen** sind eine Keratosis senilis (Präkanzerose) und Pigmentnävi. Die Behandlung erfolgt durch Kürettage in Vereisung oder Lokalanästhesie.

◎ B-1.67

Sie sehen multiple Petechien (kleine punktförmige Hautblutungen) an beiden Unterschenkeln, die auf Glasspateldruck nicht wegdrückbar sind. Es handelt sich um eine Hypersensitivitätsvaskulitis bei Kryoglobulinämie. Ursache der Kryoglobulinämie ist meistens eine chronische Hepatitis C.

? Beschreiben Sie die Pathogenese dieser Erkrankung.
Welche anderen Ursachen einer Kryoglobulinämie kommen noch in Frage?

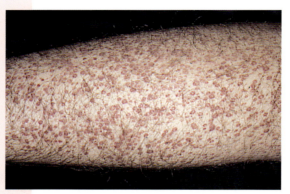

Antwort **◎ B-1.67**

Diagnose: Hypersensitivitätsangiitis bei Kryoglobulinämie

Monoklonales IgM reagiert mit polyklonalem IgG zu Immunkomplexen, die sich an der Gefäßwand ablagern. Im Verlauf dieser pathogenen Immunreaktion vom Typ III nach Coombs und Gell werden Granulozyten attrahiert, deren lysosomale Enzyme den Gefäßschaden setzen. Es kommt zur Diapedese von Erythrozyten und zu Gewebsnekrosen. Weitere mögliche Ursachen einer Kryoglobulinämie sind das Plasmozytom und der Morbus Waldenström, bei denen es zu einer pathologisch vermehrten (monoklonalen) Produktion von IgG bzw. IgM kommt.

◎ B-1.68

Diesen weißen Hautarealen liegt eine genetisch mitbedingte Antikörperbildung gegen Melanozyten zugrunde, die zu einer vollständigen Depigmentierung führt. Die nicht betroffene Haut neigt zu besonders deutlicher Pigmentierung (s. Sprunggelenkbereich).

? Wie heißt die Erkrankung, und welche anderen Krankheiten sind mit ihr assoziiert?

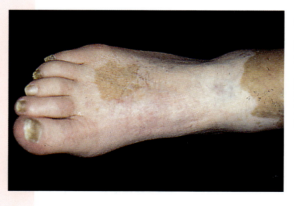

Antwort **◎ B-1.68**

Diagnose: Vitiligo (Weißfleckenkrankheit)

Eine Assoziation mit Vitamin-B_{12}-Mangelanämie, Schilddrüsenkrankheiten und Leberfunktionsstörungen wird beobachtet.

B-1.69

Bei der 28-jährigen Patientin traten bei voller Gesundheit im Verlauf einiger Tage an beiden Unterschenkeln flohstichartige Blutungen auf.

? **An welche Erkrankung denken Sie?**
Welcher Laborbefund ist charakteristisch?

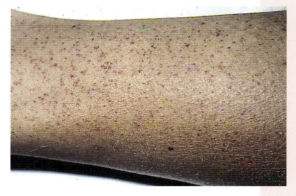

Antwort **B-1.69**

Diagnose: Petechien bei Morbus Werlhof

Eine Thrombozytopenie (aufgrund antithrombozytärer Antikörper) ist charakteristisch (Morbus Werlhof = idiopathische thrombozytenische Purpura). Ursache sind wahrscheinlich Autoantikörper, die in etwa 80 % der Fälle nachgewiesen werden können.

B-1.70

Die junge Frau entwickelte im Verlauf von Monaten eine Sattelnase infolge Zerstörung des Nasenknorpels.

? **Für welche Erkrankung ist dieser Verlauf typisch?**
Welche zusätzlichen Befunde können vorliegen?
Wie wird die Diagnose gestellt?

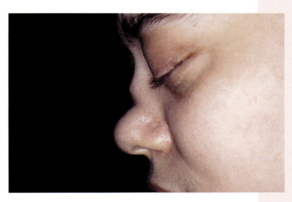

Antwort **B-1.70**

Diagnose: Wegener-Granulomatose

Die Wegener-Granulomatose ist eine Vaskulitis unbekannter Ursache mit ulzerierenden Granulomen. Zusätzliche Befunde können sein: Ulzerationen im Mund; Lungeninfiltrate und Nephritis. Die Diagnosestellung erfolgt histologisch, fakultativ auffällige Laborwerte sind BKS, Kreatinin und Autoantikörper (c-ANCA). Im Röntgenbild der Nasennebenhöhlen sieht man Verschattungen. Rundherde und Einschmelzungen der Lunge sind möglich.

B-1.71

Die Hand des 12-jährigen Jungen zeigt typische Veränderungen, die mit einer heterozygoten Stoffwechselerkrankung einhergehen. Der Cholesterinwert beträgt unbehandelt 480 mg/dl; mehrere Verwandte haben im Alter von unter 40 Jahren einen Myokardinfarkt erlitten.

? **Wie heißen diese Sehnenveränderungen und die zugrunde liegende Stoffwechselerkrankung?**
Welche anderen Symptome kennen Sie?

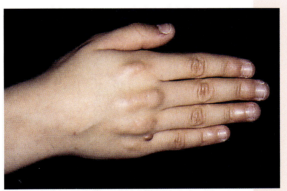

Antwort **B-1.71**

Diagnose: Xanthome der Fingerstrecksehnen bei heterozygoter familiärer Hypercholesterinämie

Weitere Symptome sind Xanthelasmen der Augenlider oder plantare Xanthome in den Zwischenfingerfalten.

B-1.72

Die Finger des Patienten (links) mit einem Lungenemphysem weisen eine ausgeprägte akrale Zyanose auf (rechts: Normalbefund zum Vergleich).

? **Ab welchem Gehalt an reduziertem Hämoglobin wird eine Zyanose sichtbar?**
Welche Körperpartien sind primär betroffen?

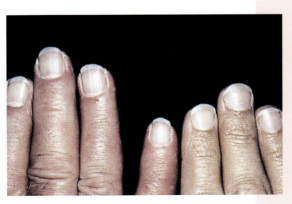

Antwort ** B-1.72**

Diagnose: Zyanose der Akren bei Lungenemphysem

Der klinische Eindruck eine Zyanose entsteht, wenn der Gehalt an reduziertem Hämoglobin mindestens 5 g/dl beträgt. Normalerweise sind im venösen Blut nicht mehr als 4 g/dl reduziertes Hämoglobin vorhanden. Betroffen sind vor allem die Akren (Finger, Nasenspitze, Wangen, Kinn).

◎ **B-1.73**

Im Bereich der unteren Thorakalsegmente rechts finden sich bei dieser 76-jährigen Frau nebeneinander bläschenförmige, erythematöse und hämorrhagische Effloreszenzen. Zu beachten ist die strenge Begrenzung zur Mittellinie hin. Nach der Abheilung blieben über lange Zeit starke Schmerzen im befallenen Hautareal bestehen.

? Worum handelt es sich, und welche Pathogenese liegt zugrunde?

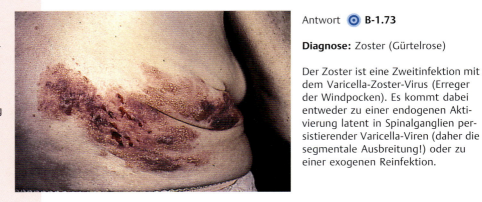

Antwort ◎ **B-1.73**

Diagnose: Zoster (Gürtelrose)

Der Zoster ist eine Zweitinfektion mit dem Varicella-Zoster-Virus (Erreger der Windpocken). Es kommt dabei entweder zu einer endogenen Aktivierung latent in Spinalganglien persistierender Varicella-Viren (daher die segmentale Ausbreitung!) oder zu einer exogenen Reinfektion.

◎ **B-1.74**

Die 72-jährige Patientin hatte bis vor einer Woche einen zentralen Venenkatheter in der rechten V. subclavia. Heute fällt bei der Visite erstmals eine verstärkte Venenzeichnung im Bereich der rechten Schulter und eine leichte Schwellung des rechten Armes auf.

? Welche Verdachtsdiagnose stellen Sie? Wie muss diese Erkrankung behandelt werden?

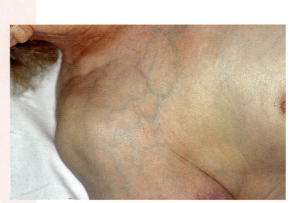

Antwort ◎ **B-1.74**

Diagnose: Thrombose der V. subclavia und V. axillaris (Paget-von-Schroetter-Syndrom)

Man erkennt einen sog. Umgehungskreislauf der Hautvenen im Bereich der rechten Schulter, des Oberarms und der vorderen oberen Thoraxwand. Wegen eines thrombotischen Verschlusses der V. subclavia, wahrscheinlich ausgelöst durch den Subclavia-Katheter, sucht sich das aus dem rechten Arm abfließende Blut einen Umweg über die Hautvenen. Die Veränderung muss nicht spezifisch behandelt werden, da die spontane Rate der Rekanalisierung hoch ist und kaum die Gefahr einer Lungenembolie besteht.

◎ **B-1.75**

Der 43-jährige Mann wurde wegen eines Alkoholentzugsdelirs stationär behandelt. Zwei Tage nach Aufnahme trat plötzlich eine massive Schwellung der Oberlippe auf. Der Patient kennt diese Schwellungen, da sie bereits mehrfach in der Vergangenheit auftraten.

? Welche Diagnose stellen Sie? Wodurch kommt die Veränderung zustande? Wie sollte behandelt werden? Welche Gefahr besteht?

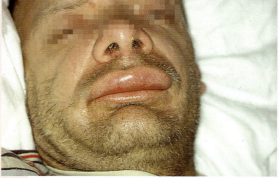
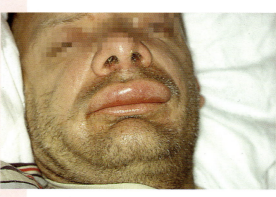

Antwort ◎ **B-1.75**

Diagnose: rezidivierendes Angioödem (Quincke-Ödem)

Subepidermale Schwellung von Haut und Schleimhäuten ohne Juckreiz meist im Gesichtsbereich, die sich in der Regel nach 48 Stunden spontan zurückbildet. Auslöser sind mechanische Faktoren wie Verletzungen oder Druckeinwirkung, psychische Belastungen, Infektionen und Medikamente. In den meisten Fällen lassen sich keine Ursachen finden. Es gibt hereditäre und erworbene Formen. Beide beruhen auf einer ungenügenden Funktion des C1-Esterase-Inhibitor-Moleküls, wodurch verschiedene Enzyme im Kinin- und Komplementsystem nicht gehemmt werden. Antihistaminika und Steroide sind nicht wirksam, Mittel der Wahl ist die Substitution mit C1-INH-Konzentrat. Diese Therapie wird notwendig bei den Fällen von massiver Zungenschwellung und Larynxödem mit Erstickungsgefahr.

B-1.76

Der 52-jährige Berufsfernfahrer verspürte während eines Rangiermanövers plötzlich ziehende Schmerzen am rechten Oberarm, die er zunächst nicht ernst nahm. Am nächsten Morgen bemerkte er beim Beugen im Ellenbogengelenk eine deutliche Vorwölbung im Bizepsbereich, die ihn sehr beunruhigte. Bei der Untersuchung besteht kein Druckschmerz im Bereich der Vorwölbung.

? **Wie lautet Ihre primäre Diagnose?**
Wie kommt der Befund zustande?
Wie würden Sie den Patienten behandeln?

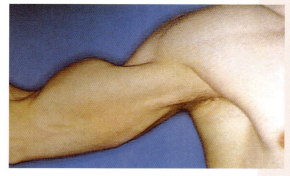

Antwort **B-1.76**

Diagnose: Ruptur der Sehne des langen Kopfs des M. biceps brachii

Die Ruptur der Sehne des langen Bizepskopfs kann spontan, beim Heben von Lasten oder bei einem Sturz auf den ausgestreckten Arm auftreten. Gelegentlich bestehen auch Zusammenhänge mit Steroidinjektionen. Trotz des eindrucksvollen klinischen Bildes besteht kein Anlass für eine Operation, solange die Oberarmfunktion voll erhalten ist. Dies ist in der Regel der Fall, da der kurze Bizepskopf nicht betroffen ist. Eine Sehnennaht bewirkt nur eine kosmetische Korrektur, jedoch keine funktionelle Verbesserung.

B-1.77

Die 82-jährige Patientin mit leichter Alzheimer-Demenz berichtet über Schmerzen im Bereich des Afters beim Sitzen. Gelegentlich treten unkontrollierte Stuhlabgänge auf, auch sei die Unterhose blutig gewesen. In Linksseitenlage sieht man nach Aufforderung zum Pressen den abgebildeten Befund.

? **Wie lautet die Diagnose?**
Welche Differenzialdiagnosen kommen infrage?
Welche Therapie?

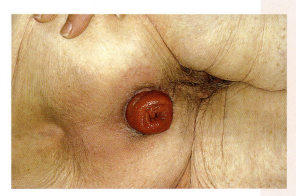

Antwort **B-1.77**

Diagnose: Rektumprolaps

Man erkennt die typischen zirkulär angeordneten, rosaroten Schleimhautfalten des ausgetretenen Rektums. Differenzialdiagnostisch käme ein Analprolaps in Betracht, bei dem die Falten aber radiär verlaufen; weiterhin prolabierende Hämorrhoiden, vorfallende anorektale Polypen oder perianale Thrombosen. Das Bild ist so typisch, dass diese Möglichkeiten fast sicher ausscheiden. Die Behandlung erfolgt operativ.

B-1.78

Bei der körperlichen Untersuchung der 48-jährigen übergewichtigen Diabetikerin stellen Sie den abgebildeten Befund fest.

? **Wie lautet die Diagnose?**
Welche Differenzialdiagnosen kommen infrage?

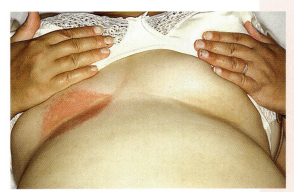

Antwort **B-1.78**

Diagnose: submammäre Kandidose

Die Hautregion unter den Mammae gehört zu den sog. intertriginösen Hautarealen, wo Haut an Haut reibt. Das feuchtwarme Hautmilieu und die chronische mechanische Reizung tragen zur Manifestation von Hautmykosen bei. Zunächst handelt es sich um Vesikulopusteln, die bald austrocknen und als rötliche juckende Herde mit peripherer Schuppung imponieren. Differenzialdiagnostisch kommen viele Hauterkrankungen wie Pyodermie, Viruserkrankungen, Psoriasis oder Kontaktekzem in Betracht.

◎ **B-1.79**

Ein 14-jähriges Mädchen wird an einem warmen Sommernachtmittag von einem Insekt am linken Handgelenk gestochen. Sie hat das Insekt nicht erkannt, meint aber, dass es sich um eine Bremse gehandelt habe. Am nächsten Morgen hat sich eine flächige Rötung ausgebildet, die in einem Streifen zur Ellenbeuge hinzieht. Das Allgemeinbefinden ist gut.

? **Wie lautet die Diagnose?
Worauf achten Sie bei der körperlichen Untersuchung?**

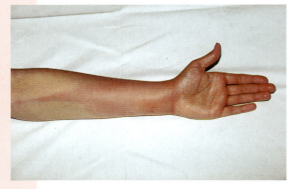

Antwort ◎ B-1.79

Diagnose: Lymphangitis nach Insektenstich

Die streifenförmige Ausbreitung der Entzündung von peripher nach zentral spricht für eine Lymphangitis. Bei der körperlichen Untersuchung sollten auch die axillaren Lymphknoten auf Vergrößerung oder Druckdolenz mit getastet werden. Im vorliegenden Fall waren sie (noch) nicht betroffen.

◎ **B-1.80**

Der 45-jährige Mann empfindet nach längerem Stehen und Gehen ein Schwere- und Spannungsgefühl im linken Bein. Im Stehen erkennt man an der Innenseite des linken Oberschenkels und des linken Kniegelenks deutlich erweiterte Venenkonvolute.

? **Wie lautet die Diagnose?
Wie erklärt sich die besondere Verteilung der Veränderungen?**

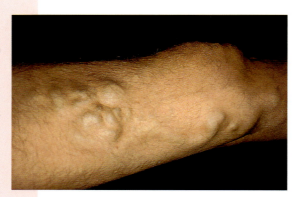

Antwort B-1.80

Diagnose: Stammvarikosis der Vena saphena magna

Das tiefe und das oberflächliche Venensystem stehen durch zahlreiche sog. Perforans-Venen miteinander in Verbindung, wobei der Blutstrom durch entsprechende Ventilklappen im Normalfall immer von der Oberfläche in die Tiefe geht. Die klinisch wichtigsten Gruppen dieser Vv. perforantes sind die Cockett-Gruppe an der Innenseite des Unterschenkels, weil an dieser Stelle am häufigsten Ulcera cruris (s. Abb. **B-1.65**) entstehen. Im vorliegenden Fall ist die Dodd'sche Perforantes-Gruppe (proximal) und die Boyd'sche Perforansvene knapp distal des Kniegelenksspalts betroffen.

◎ **B-1.81**

Ein 47-jähriger Mann, der am Samstag Nachmittag wegen abdomineller Schmerzen einen ärztlichen Notdienst aufsucht, hat mehrfach erbrochen. Das Erbrochene bietet einen typischen Befund.

? **Wie heißt der sehr anschauliche Begriff?
Wodurch kommt dieser Aspekt zustande?
Worauf lässt der Befund schließen?**

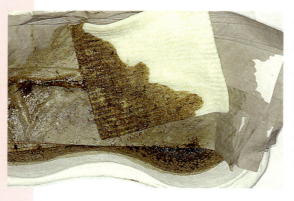

Antwort B-1.81

Diagnose: Kaffeesatz-Erbrechen

Als „Kaffeesatz" bezeichnet man das unter dem Einfluss der Salzsäure des Magens in Hämatin umgewandelte Hämoglobin. Dieser Vorgang läuft in Minuten ab. Kaffeesatz-Erbrechen spricht immer für eine obere gastrointestinale Blutung und bedarf einer endoskopischen Abklärung.

B-1.82

Beim routinemäßigen Blick in den Mund stellt der Student im praktischen Jahr bei einem Patienten diesen Befund fest und ist darüber verwundert.

? Was fällt auf und worum handelt es sich hier? Wie erklärt sich diese Veränderung?

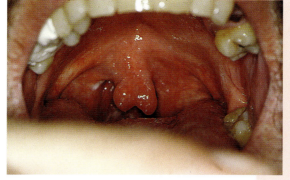

Antwort **B-1.82**

Diagnose: Uvula bipartita oder Uvulaspalte

Die Längsspaltung der Uvula ist eine Hemmungsmissbildung bei der Vereinigung der beiden Gaumenanlagen. Es handelt sich dabei um die Minimalvariante einer Gaumenspaltbildung.

B-1.83

Die 62-jährige Patientin hat in ihrem Leben bisher ca. 35 Knochenbrüche erlitten. Sie war nie größer als 148 cm und erscheint jetzt durch eine ausgeprägte Kyphoskoliose mit Gibbusbildung noch wesentlich kleiner. Die Skleren sind auffallend gefärbt.

? Wie lautet die Diagnose? Welche Störung liegt der Erkrankung zugrunde? Welcher Laborparameter ist verändert?

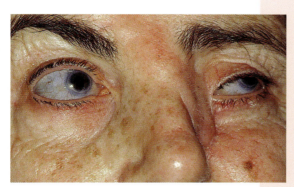

Antwort **B-1.83**

Diagnose: blaue Skleren bei Osteogenesis imperfecta tarda

Bei diesem seltenen erblichen Krankheitsbild liegt eine unzureichende Bildung der Grundsubstanz aller Mesenchymabkömmlinge vor. Die abnorme Knochenbrüchigkeit beruht auf einem Stoffwechseldefekt der Osteoblasten, wodurch die endostale und die periostale Knochenbildung gestört sind. Auch die Sklera ist verdünnt; die Pigmente der Chorioidea schimmern bläulich hindurch. Typischer Laborbefund ist die erhöhte alkalische Phosphatase.

B-1.84

Neben der charakteristischen Handstellung hat die Patientin eine Sensibilitätsstörung der ulnaren Ringfingerhälfte und des Kleinfingers sowie eine Atrophie der Mm. interossei.

? Wie bezeichnet man diese typische Handveränderung? Welche Läsion liegt zugrunde? Wie entstehen diese Läsionen meistens?

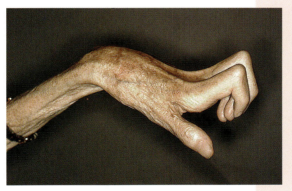

Antwort **B-1.84**

Diagnose: Krallenhand bei Läsion des N. ulnaris

Ursache sind meist Quetsch- oder Druckverletzungen des N. ulnaris in Höhe des Ellenbogens (Narkose-Lähmung). Das Sulcus-ulnaris-Syndrom kann auch durch degenerative oder entzündliche Veränderungen des Ellenbogengelenks entstehen.

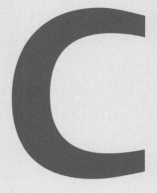

1   Kopf- und Halsbereich

1.1   Schädelkalotte und Gesichtsschädel

Das Gesicht des Patienten gibt Auskunft über Alter, Gesundheitszustand, Stimmung, Schmerzen und Leiden. Der erste allgemeine Eindruck des Untersuchers basiert auf dem Gesichtsausdruck des Patienten.

Das folgende Kapitel beschränkt sich auf organische Veränderungen im Kopf- und Halsbereich sowie die Anamnese bei Kopfschmerzen.

1.1.1 Anatomie

Die Orientierung erfolgt anhand der Schädelknochen (Abb. **C-1.1**).

1.1.2 Untersuchungstechniken

Inspektion

Die genaue Betrachtung ermöglicht bereits wichtige Blickdiagnosen. Veränderungen der Gesichtsfarbe sehen wir z. B. bei Anämie, Ikterus, Zyanose, Polyglobulie oder beim seltenen Morbus Addison.

 C-1.1

1   Kopf- und Halsbereich

1.1 Schädelkalotte und Gesichtsschädel

Das Gesicht des Patienten gibt Auskunft über Alter, Gesundheitszustand, Stimmung, Schmerzen, Leiden und vieles mehr. Der erste allgemeine Eindruck des Untersuchers basiert auf dem Gesichtsausdruck des Patienten. Mit Intuition und Erfahrung kann man viele Aspekte, die den gesamten Organismus und Menschen betreffen, in seinem Gesicht erkennen.

Das folgende Kapitel beschränkt sich auf organische Veränderungen im Kopf- und Halsbereich sowie die Anamnese bei Kopfschmerzen. Da diese Region so viele verschiedene Strukturen und Funktionen verbindet, erscheint die Untersuchung von Kopf und Hals für den Anfänger als besonders schwer. Wenn gewisse Kenntnisse aus Anatomie und Physiologie jedoch vorhanden sind und eine konsequente Untersuchungsreihenfolge eingehalten wird, bleiben auch dem aufmerksamen Anfänger die pathologischen Veränderungen nicht verborgen.

1.1.1 Anatomie

Die Orientierung erfolgt bei der Untersuchung des Kopfes anhand der Schädelknochen, z. B. frontal, temporal usw. (Abb. **C-1.1**).

1.1.2 Untersuchungstechniken

Inspektion

Die genaue Betrachtung ermöglicht bereits wichtige Blickdiagnosen, beispielsweise Alopezie (Haarausfall), Struma Grad III (= sichtbare Schilddrüsenvergrößerung), Lidödeme, Akromegalie (s. S. 91, Abb. **B-1.5**). Veränderungen der Gesichtsfarbe sehen wir bei einer Anämie (blasse Haut), beim Ikterus (gelb), bei der Zyanose (blau), bei der Polyglobulie (rot-blau) oder beim seltenen Morbus Addison (braun). Näheres s. S. 455.

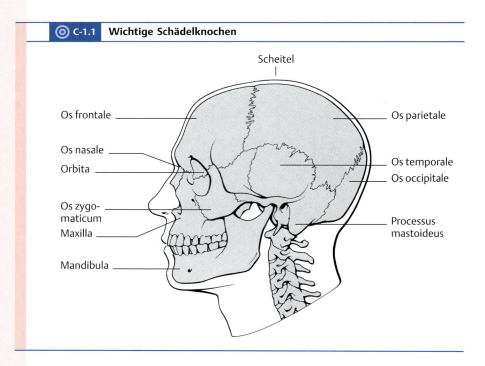

⊚ C-1.1   **Wichtige Schädelknochen**

Endokrine Störungen sind sehr häufig im Gesicht erkennbar. Das Vollmondgesicht ist typisch für den Morbus Cushing (Überfunktion der Nebennierenrinde mit Überproduktion von Kortisol, s. S. 472). Sehr viel häufiger ist der Morbus Cushing iatrogen („durch den Arzt verursacht") infolge einer Kortisontherapie. An Kinn, Oberlippe und Wangen kommt es zu verstärktem Haarwachstum. Bei der Schilddrüsenunterfunktion (Hypothyreose) ist das Gesicht aufgedunsen, die Haut trocken, die Haare stumpf und spröde (s. S. 470). Bei Überfunktion der Schilddrüse (Hyperthyreose) findet man häufig einen Exophthalmus (die Augen treten hervor und glänzen, sie werden scheinbar größer); er verleiht dem Gesicht einen unruhigen oder ängstlichen Ausdruck. Bei der seltenen Akromegalie vergröbern sich die Gesichtszüge durch Wachstum der Akren (Nase, Kinn) infolge der Überproduktion von Wachstumshormon.

Das Gesicht des Parkinson-Patienten erscheint starr und wächsern; man bezeichnet es als Maskengesicht. Zur Bedeutung der Lidödeme s. S. 127.

Die Augenbrauen sind ebenso wie die übrigen Körperhaare hormonellen Einflüssen unterworfen. Tiefschwarze Verfärbung der Augenbrauen kommt bei der chronischen Porphyrie vor.

Eine knöcherne Wucherung des Stirnbeins beobachtet man beim Morbus Paget (selten!): Der Patient braucht eine größere Hutnummer (s. S. 107).

Eine auffällige Diskrepanz zwischen biologischem und kalendarischem Alter findet man bei hormonellen Störungen (z. B. Klinefelter-Syndrom mit glatter Haut und vermindertem Bartwuchs) und bei Diabetikern (rosa Haut). Vorgealtert erscheinen dagegen Patienten mit Gefäßsklerose (Koronarsklerose, Zerebralsklerose etc.). Bei einigen extrem seltenen Krankheitsbildern kommt es zu einer vorschnellen Alterung (Progerie), die bereits Kinder wie Greise aussehen lässt.

Palpation

Die Betastung des Kopfes erfolgt mit beiden Händen. Man tastet durch die Haare und achtet auf Unebenheiten, Vorwölbungen (z. B. „Grützbeutel") oder Eindellungen, wie sie beispielsweise beim Plasmozytom auftreten können, wenn die Schädeldecke durch Plasmazellinfiltrate infiltriert bzw. durchlöchert ist.

Die Nervenaustrittpunkte werden mittels Daumendruck geprüft (Abb. **C-1.2**):

- Foramen supraorbitale (N. supratrochlearis)
- Foramen infraorbitale (N. infraorbitalis)
- Foramen mentale (N. mentalis).

Die Palpation der Lymphknoten wird weiter unten (s. S. 416 f.). beschrieben. Bei älteren Patienten sollte immer auch die A. temporalis getastet werden (Ausschluss Morbus Horton) (Abb. **C-1.3**).

Perkussion

Das Beklopfen der Schädelkalotte mit den Fingerspitzen erfolgt locker aus dem Handgelenk. Dabei wird erkundet, ob der Patient einen über die Erschütterung hinausgehenden umschriebenen Schmerz angeben kann. Wichtig ist vor allem das Beklopfen der Nasennebenhöhlen über der Stirn (Sinus frontalis) und über den Wangen (Sinus maxillaris) sowie des Mastoids bei V. a. Sinusitis oder Mastoiditis (Abb. **C-1.4**).

Endokrine Störungen sind sehr häufig im Gesicht erkennbar. Das Vollmondgesicht ist typisch für den Morbus Cushing (s. S. 94). Bei der Schilddrüsenunterfunktion (Hypothyreose) ist das Gesicht aufgedunsen, die Haut trocken, die Haare stumpf und spröde (s. S. 104). Bei Überfunktion der Schilddrüse (Hyperthyreose) findet man häufig einen Exophthalmus.

Das Gesicht des Parkinson-Patienten erscheint starr und wächsern (Maskengesicht).

Eine auffällige Diskrepanz zwischen biologischem und kalendarischem Alter findet man bei hormonellen Störungen.

Palpation

Die Betastung des Kopfes erfolgt mit beiden Händen. Man tastet durch die Haare und achtet auf Unebenheiten, Vorwölbungen (z. B. „Grützbeutel") oder Eindellungen (Abb. **C-1.2**).

Bei älteren Patienten immer auch die A. temporalis tasten (Abb. **C-1.3**).

Perkussion

Das Beklopfen der Schädelkalotte mit den Fingerspitzen erfolgt locker aus dem Handgelenk. Gibt der Patient einen über die Erschütterung hinausgehenden, umschriebenen Schmerz an (Abb. **C-1.4**)?

⊚ **C-1.2**   **Palpation der Nervenaustrittspunkte**

Vorgehensweise:

Die Nervenaustrittspunkte werden mittels Daumendruck geprüft:

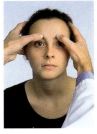

• in der Mitte der Augenbrauen (Foramen supraorbitale)

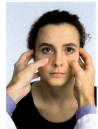

• unterhalb der Unterlider (Foramen infraorbitale) und

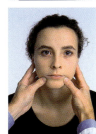

• am Kinn (Foramen mentale).

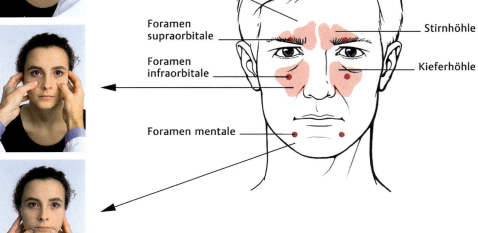

Foramen supraorbitale
Foramen infraorbitale
Foramen mentale
Stirnhöhle
Kieferhöhle

⊚ **C-1.3**

⊚ **C-1.3**   **Palpation der A. temporalis**

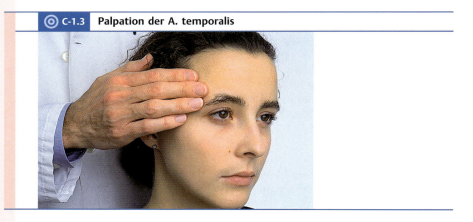

◉ C-1.4   Perkussion der Schädelkalotte und des Mastoids

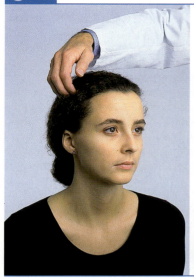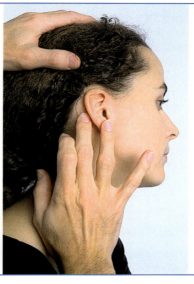

Vorgehensweise:

- Beklopfen der Schädelkalotte über dem Scheitelbein und
- des Mastoids bei Verdacht auf Mastoiditis.

Auskultation (s. S. 167)

Funktionsprüfung

Verschiedene Funktionsbereiche können geprüft werden. Die Prüfung der Sinnesfunktionen (Geruch, Geschmack, Gehör, Sehen), der Innervation und der Motorik steht dabei im Vordergrund (s. S. 425 ff.).

▶ **Merke.** Dem Patienten sollte jeweils angekündigt werden, was untersucht wird. Dies ist besonders wichtig bei der Untersuchung des Kopfes.

1.2 Schädelform und -größe

Besonders **beim Kind** ist auf die altersentsprechende Größe des Kopfes zu achten (s. S. 484). Der Kopf des Kindes ist in Relation zum Körper größer als beim Erwachsenen – besonders ausgeprägt beim Frühgeborenen (Megazephalus). Eine pathologische Vergrößerung **(Makrozephalie)** ist am häufigsten durch einen Wasserkopf **(Hydrozephalus)** bedingt. Die angeborene Form ist durch intrakranielle Missbildungen oder intrauterine Infektionen (z. B. Toxoplasmose oder Zytomegalie) bedingt, die erworbene Form entsteht ebenfalls durch Entzündungen (Meningitis, Enzephalitis), durch Traumen oder Tumoren. Ursache des Hydrozephalus ist in allen Fällen eine Vermehrung der zerebrospinalen Flüssigkeit (Liquor) und/oder ein Abflusshindernis in den Hirnkammern (Hydrocephalus internus) und/oder im Subarachnoidalraum (Hydrocephalus externus).

Bei der Untersuchung des kindlichen Kopfes fallen bei Vorliegen eines Hydrozephalus folgende klinische Zeichen auf:
- abnorm weite Fontanellen
- dünne und weiche Schädelknochen, die beim Betasten evtl. pergamentartig knistern
- klaffende Schädelnähte
- Missverhältnis zwischen Gesichts- und Gehirnschädel
- „Sonnenuntergangsphänomen": Die Pupille wird z. T. vom Unterlid überdeckt, der Bulbus wird verdrängt.

Sind die Schädelnähte bereits geschlossen, so führt der Hydrozephalus zur Ausbildung eines Turmschädels **(Turrizephalus)**. Diese Form der Kopfmissbildung (Dyskranie) tritt in Zusammenhang mit weiteren Missbildungen (Schwerhörig-

Auskultation (s. S. 167)

Funktionsprüfung

Die Prüfung von Sinnesfunktionen, Innervation und Motorik steht im Vordergrund.

◀ **Merke**

1.2   Schädelform und -größe

Besonders **beim Kind** wird man auf die altersentsprechende Größe des Kopfes achten (s. S. 484). Der Kopf des Kindes ist in Relation zum Körper größer als beim Erwachsenen. Eine pathologische Vergrößerung **(Makrozephalie)** ist am häufigsten durch einen Wasserkopf **(Hydrozephalus)** bedingt.

Bei Hydrozephalus fallen folgende klinische Zeichen auf:
- abnorm weite Fontanellen
- dünne und weiche Schädelknochen, die beim Betasten evtl. pergamentartig knistern
- klaffende Schädelnähte
- Missverhältnis zwischen Gesichts- und Gehirnschädel
- „Sonnenuntergangsphänomen": Die Pupille wird z. T. vom Unterlid überdeckt, der Bulbus wird verdrängt.

Viel seltener tritt eine pathologische Verkleinerung des Schädels **(Mikrozephalie)** auf.

keit, Strabismus, Schwachsinn usw.) auf. Einen Turmschädel findet man auch beim familiären hämolytischen Ikterus.

Viel seltener tritt eine pathologische Verkleinerung des Schädels **(Mikrozephalie)** auf. Die primäre Form ist angeboren, familiär gehäuft, ohne Krankheitswert. Die sekundäre Mikrozephalie kann durch Unterentwicklung oder Schwund des Gehirns infolge prä-, peri- oder postnataler Erkrankungen (Infektionen, vorzeitige Synostose [Verknöcherung der Schädelnähte]) entstehen.

Beim Erwachsenen gibt es nur eine wichtige Erkrankung, die durch eine Vergrößerung und Vergröberung des Schädels charakterisiert ist: die **Akromegalie**. Ursache ist eine gesteigerte Produktion von Wachstumshormon im Hypophysenvorderlappen.

Beim Erwachsenen gibt es nur eine wichtige Erkrankung, die durch eine Vergrößerung und Vergröberung des Schädels charakterisiert ist: Die Akromegalie führt zum Knochenwachstum der Akren (Kinn, Nase, Finger, Hände, Füße). Ursache ist eine gesteigerte Produktion von Wachstumshormon im Hypophysenvorderlappen. Die Gesichtszüge der Patienten werden sehr grob. Weitere Symptome der **Akromegalie** sind Diabetes mellitus, Hypertonie, Herzinsuffizienz (s. S. 91).

1.3 Haut und Haare

1.3 Haut und Haare

Die Beschaffenheit der Gesichtshaut gibt Auskunft über das Alter des Patienten, über die Körperpflege allgemein und zeigt, ob der Patient raucht.

Die Kopfhaut sollte auf Schuppung und evtl. verborgene Psoriasisherde untersucht werden. Tophi (Knötchen) an der Ohrmuschel sind ein sicherer Hinweis auf Gicht. **Xanthelasmen** kommen bei Fettstoffwechselstörungen vor (Abb. **1.5**).

Die Beschaffenheit der Gesichtshaut gibt Auskunft über das Alter des Patienten und den allgemeinen Stand der Körperpflege. Sie zeigt auch früher oder später, ob der Patient raucht: Chronischer Nikotinkonsum zerstört das Bindegewebe und lässt die Haut vorzeitig altern. Sie wird dünner und sehr kleinfaltig.

Die Kopfhaut sollte auf Schuppung und evtl. verborgene Psoriasisherde (umschriebene, rötlich-schuppende Effloreszenzen) untersucht werden. Tophi (Knötchen) an der Ohrmuschel sind ein sicherer Hinweis auf Gicht. **Xanthelasmen** (gelblich verfärbte Auflagerungen) im Bereich der Augenwinkel oder der Oberlider sollten Anlass geben, nach einer Hyperlipoproteinämie (Fettstoffwechselstörung) zu fahnden (Abb. **1.5**).

Haarausfall (Effluvium) ist bis zu einem gewissen Grad physiologisch. Die androgenetische Alopezie des Mannes ist mit 95 % die häufigste Form des Haarausfalls. Bei Frauen kann es besonders im Scheitelbereich zur Ausdünnung kommen (Abb. **C-1.6**).

Man achte auf die Haarfülle, die Beschaffenheit des Haares (stumpf, trocken etc.) und das Haarausfallmuster. **Haarausfall** (Effluvium) ist bis zu einem gewissen Grad physiologisch. Tritt er verstärkt und ausreichend lange auf, so kommt es zur sichtbaren Haarverminderung (Alopezie). Die androgenetische Alopezie des Mannes ist mit 95 % die häufigste Form des Haarausfalls. Hierbei spielen Vererbung, Lebensalter und Androgene eine wichtige Rolle. Auch bei Frauen kann es zu einer androgenetischen Alopezie kommen. Allerdings unterscheidet sich das Muster des Haarausfalls dabei von dem der Männer. Es kommt insbesondere im Scheitelbereich zur Ausdünnung der Haare (Abb. **C-1.6**). Frontal bleibt gewöhnlich ein 2 cm breiter Streifen mit normaler Haardichte stehen.

Ein kreisrunder Haarausfall (Alopecia areata) tritt häufig in Verbindung mit anderen dermatologischen Erkrankungen (z. B. atopisches Ekzem) und Nagelveränderungen auf. Psychische Faktoren spielen ebenfalls eine bedeutende Rolle. Weitere Aspekte zum Haarausfall s. S. 403.

Weitere Aspekte zum Haarausfall s. S. 403.

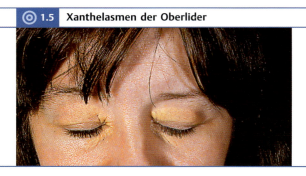

⊚ 1.5   **Xanthelasmen der Oberlider**

C-1.6 | Alopecia androgenetica Grad II bei einer 55-jährigen Frau

C-1.6

Beachte, dass die Haare an der Stirn-haargrenze saumartig stehen bleiben.

1.4 Augen

Aus mehreren Gründen sollten auch Allgemeinärzte die wichtigsten Grundzüge der Augenuntersuchung beherrschen:
- Für viele Patienten ist der Hausarzt auch bei Augenkrankheiten immer noch der erste Ansprechpartner.
- Zahlreiche Erkrankungen (neurologische, Stoffwechsel- und Herz-Kreislauf-Krankheiten) manifestieren sich am Auge oder gehen mit Augenkomplikationen einher.
- Bei Augenverletzungen muss jeder Arzt Kenntnisse in Notfalldiagnostik und -therapie des Auges haben.

1.4.1 Anamnese

Die Anamnese bei Augenkrankheiten ist im Vergleich zu anderen Organsystemen meist relativ kurz. Sie fragen nach:
- Art und Dauer von Sehstörungen bzw. Beschwerden im Augenbereich
- Doppelbildern, Kopfschmerzen (z. B. nach längerem Lesen bei Hyperopie)
- früheren Augenkrankheiten
- Brillen oder Kontaktlinsen
- Schielen in der Jugend oder
- Augenoperationen.

Weiterhin gehören Fragen nach den wichtigsten Allgemeinerkrankungen, die sich häufig am Auge manifestieren, zur ophthalmologischen Anamnese:
- arterielle Hypertonie
- Diabetes mellitus
- Infektionskrankheiten, die der Patient selbst durchgemacht hat, oder
- Infektionen der Mutter während der Schwangerschaft.

1.4.2 Instrumentarium

Die komplette augenärztliche Untersuchung ist sehr „geräteintensiv". Für den Bedarf des Allgemeinarztes genügt jedoch der elektrische Augenspiegel (Abb. **C-1.7**), der als Lichtquelle, als Spaltlampe, als Leuchtlupe, zur Untersuchung der brechenden Medien, als Ophthalmoskop zur Beurteilung des Augenhintergrundes und zur Prüfung der zentralen Fixation verwendet werden kann. Wei-

1.4 Augen

Auch Allgemeinärzte sollten die wichtigsten Grundzüge der Augenuntersuchung beherrschen.

1.4.1 Anamnese

Sie fragen nach:
- Art und Dauer von Sehstörungen bzw. Beschwerden im Augenbereich
- Doppelbildern, Kopfschmerzen (z. B. nach längerem Lesen bei Hyperopie)
- früheren Augenkrankheiten
- Brillen oder Kontaktlinsen
- Schielen in der Jugend oder
- Augenoperationen.
Nach den wichtigsten Allgemeinerkrankungen, die sich häufig am Auge manifestieren:
- arterielle Hypertonie
- Diabetes mellitus und
- Infektionskrankheiten.

1.4.2 Instrumentarium

Für den Bedarf des Allgemeinarztes genügt der elektrische Augenspiegel (Abb. **C-1.7**). Weitere wichtige Hilfsmittel sind Watteträger, eine 12–16 Dioptrien starke Lupe und Gummihandschuhe. Zur Visusbestimmung werden Nah- und Fernvisustafeln,

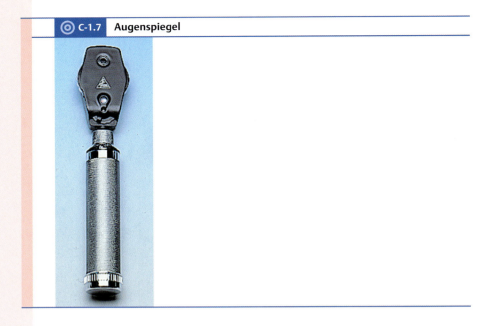

C-1.7 Augenspiegel

zur Prüfung der Farbtüchtigkeit Farbtafeln und zur Prüfung des räumlichen Sehens polarisierende Testtafeln mit polarisierenden Gläsern verwendet.

tere wichtige Hilfsmittel sind Watteträger, eine 12–16 Dioptrien starke Lupe und Gummihandschuhe. Zur Visusbestimmung werden Nah- und Fernvisustafeln, zur Prüfung der Farbtüchtigkeit Farbtafeln und zur Prüfung des räumlichen Sehens polarisierende Testtafeln mit polarisierenden Gläsern verwendet.

1.4.3 Inspektion

Ihr Patient sollte Ihnen in gleicher Augenhöhe gegenübersitzen.

1.4.3 Inspektion

Ihr Patient sollte Ihnen in gleicher Augenhöhe gegenübersitzen. Lassen Sie ihn die Brille abnehmen bzw. die Kontaktlinsen entfernen. Denken Sie auch daran, dass der Patient eine Augenprothese tragen kann, die zur Inspektion der darunter liegenden Bindehaut herausgenommen werden muss.

1.4.4 Lider und Bulbus

Beurteilen Sie nun bei guter Beleuchtung die Symmetrie der äußeren Augenabschnitte, die Lidbeschaffenheit (Schwellung, Rötung, Schuppung, Ulzeration; Tab. **C-1.1**), die Lidstellung, Lidspaltenweite und die Häufigkeit des Lidschlages. Zum Beispiel können Sie das Ausmaß des **Exophthalmus** grob quantitativ im Seitenvergleich am sitzenden Patienten von hinten oben feststellen (Abb. **C-1.8**).

1.4.4 Lider und Bulbus

Beurteilen Sie nun bei guter Beleuchtung die Symmetrie der äußeren Augenabschnitte, die Lidbeschaffenheit (Schwellung, Rötung, Schuppung, Ulzeration; Tab. **C-1.1**), die Lidstellung, Lidspaltenweite und die Häufigkeit des Lidschlages. Die Lidspalten sind streng horizontal angeordnet. Normalerweise bedeckt das Oberlid etwa 3 mm des durch die Hornhaut sichtbaren Irisanteils, das Unterlid reicht bis an den unteren Irisrand. Ein Herabhängen des Oberlides kann konstitutionell, aber auch durch ein **Horner-Syndrom** (Schädigung des N. sympathicus zwischen Hypothalamus und Grenzstrang, z. B. durch ein Bronchialkarzinom) bedingt sein. Sind Bulbus- und Tarsus-Bindehaut miteinander verwachsen **(Symblepharon)** oder besteht ein **Blepharospasmus**, so können die Lidspalten verengt sein. Weite Lidspalten treten bei der **peripheren Fazialisparese (Lagophthalmus)** sowie bei **Exophthalmus** im Rahmen eines Morbus Basedow oder einer anderweitigen entzündlichen oder tumorösen Vermehrung des retroorbitalen Bindegewebes auf. Sie können das Ausmaß des **Exophthalmus** grob quantitativ im Seitenvergleich am sitzenden Patienten von hinten oben feststellen (Abb. **C-1.8**).

Versucht der Patient mit Lagophthalmus die Augen zu schließen, so erkennt man durch den unvollständigen Lidschluss eine Drehung des Bulbus nach oben und zur Schläfe hin **(Bell-Phänomen)**.

Für Verlaufsbeobachtungen sollte der Exophthalmus genauer gemessen werden. Dazu setzen Sie ein durchsichtiges Plastiklineal auf den äußeren Orbitarand auf und projizieren den Hornhautscheitel durch senkrechten Blick von der Seite auf das Lineal. Eine exakte Messung der Bulbuslage in der Orbita

Eine exakte Messung der Bulbuslage erfolgt mit dem Spiegelexophthalmometer nach Hertel. Eine beidseitige Protrusio bulbi ist am ehesten endokrin bedingt; ein

≡ **C-1.1** | **Differenzialdiagnose bei Lidbefunden** | ≡ C-1.1

Befund	Mögliche Erkrankung
diffuse Schwellung, Rötung, Schmerz	Blepharitis, Erysipel, Pyodermie
umschriebene Rötung und Schwellung am Lidrand, umschriebene Druckdolenz	Hordeolum (Gerstenkorn)
linsengroßer, derber indolenter Knoten einige mm vom Lidrand entfernt	Chalazion (Hagelkorn)
Schwellung innerer Lidwinkel	Dakryozystitis
Schwellung äußerer Lidwinkel	Dakryoadenitis
Lilafärbung	Dermatomyositis
indolente Geschwürbildung	Lues, Tuberkulose, Herpes simplex
Rötung, Fältelung, Bläschenbildung, Nässen	Lidekzem (allergisch, toxisch)
Ödembildung	Hordeolum, Lidabszess, entzündlich-eitrige Konjunktivitis, Orbitalphlegmone lokale Lymphstauung; nephrotisches Syndrom, Myxödem, Angioödem (Quincke-Ödem), Allergie
buttergelbe, scharf begrenzte Einlagerungen	Xanthelasmen
Hämatom	direkte Verletzung, Nasen- oder Schädelfraktur
polsterartige Schwellung	Hautemphysem (Siebbeinverletzung)
Tumoren, benigne	Dermoidzysten, Atherome, Hämangiome, Fibrome, Neurofibrome
Tumoren, maligne	Basaliom, Spinaliom, Melanom

◎ **C-1.8** | **Ausmaß des Exophthalmus im Seitenvergleich** | ◎ C-1.8

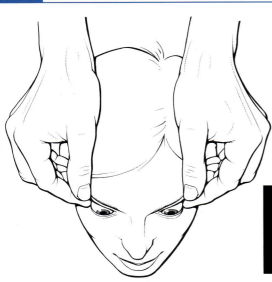

Vorgehensweise:

Sie können das Ausmaß des Exophthalmus grob quantitativ im Seitenvergleich am sitzenden Patienten von hinten oben feststellen.

Exophthalmus bei Morbus Basedow

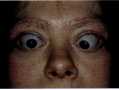

⊚ **C-1.9**   **Ectropium (a) und Entropium (b) senile**

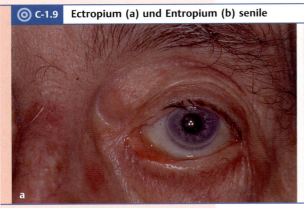
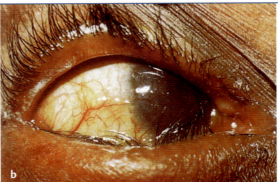

einseitiger Befund eher durch Tumoren, entzündlich oder vaskulär.

Lidschlag: Im Normalfall erfolgt etwa alle 2–3 Sekunden ein Lidschlag. Der seltene Lidschlag (Stellwag-Zeichen) ist ein Zeichen des Morbus Basedow.

Entropium, Ektropium: Dreht sich das Lid nach innen (**Entropium**), resultieren Entzündungen und sogar Erosionen. Lidverdrehungen nach außen (**Ektropium**) kommen fast nur am Unterlid vor und führen zu erhöhtem Tränenfluss (**Epiphora**) und ekzematösen Veränderungen (Abb. **C-1.9**).

1.4.5 Konjunktiven

Typische Beschwerden bei Erkrankungen der Bindehaut sind:
- **Jucken:** Reiz, die Augen zu reiben (ohne Schmerzen)
- **Brennen:** oberflächlicher Schmerz
- **Fremdkörpergefühl:** Gefühl „etwas im Auge zu haben"
- **pathologische Sekretion:** vermehrter Tränen- und/oder Sekretfluss
- **Lichtscheu.**

Inspektion: Die vollständige Beurteilung der Conjunctiva tarsi gelingt nur durch das sog. **Ektropionieren** (Abb. **C-1.10**). Für therapeutische Sofortmaßnahmen (Entfernung von Fremdkörperpartikeln, Spülungen bei Laugen- oder Säureverätzungen) ist das Ektropionieren unbedingt erforderlich.

erfolgt mit dem Spiegelexophthalmometer nach Hertel. Eine beidseitige Protrusio bulbi spricht am wahrscheinlichsten für eine endokrine Orbitopathie, einseitige Befunde eher für Tumoren, Metastasen oder Entzündungen, pulsierende Vorwölbungen sprechen für Gefäßtumoren oder arteriovenöse Shunts. Im letztgenannten Fall sollten Sie auch über Orbita, Bulbus, Temporalregion und A. carotis auskultieren, ob ein Shuntgeräusch vorliegt.

Lidschlag: Im Normalfall erfolgt etwa alle 2–3 Sekunden ein Lidschlag. Der seltene Lidschlag (**Stellwag-Zeichen**) ist ein weiteres, allerdings wenig verlässliches Augensymptom des Morbus Basedow. Sehr häufiger Lidschlag wird als Tic, aber auch bei Hypothyreose beobachtet.

Entropium, Ektropium: Dreht sich das Lid nach innen (**Entropium**), so schleifen die Wimpern auf Binde- und Hornhaut und können Entzündungen und sogar Erosionen hervorrufen.
Lidverdrehungen nach außen (**Ektropium**) kommen fast nur am Unterlid vor und führen zu erhöhtem Tränenfluss (**Epiphora**) und ekzematösen Veränderungen der Haut des Unterlides. Am häufigsten tritt dies bei alten Menschen (seniles Ektropium, Abb. **C-1.9**) im Bereich des Unterlides auf.

1.4.5 Konjunktiven

Die Bindehaut überzieht als durchsichtige glänzende Schleimhaut mit sichtbaren Gefäßen den Bulbus (ausgenommen Kornealbereich), die Lidinnenflächen und das Septum orbitale. Typische Beschwerden bei Erkrankungen der Bindehaut sind:
- **Jucken:** Reiz, die Augen zu reiben (ohne Schmerzen)
- **Brennen:** oberflächlicher Schmerz
- **Fremdkörpergefühl:** Gefühl „etwas im Auge zu haben" (vermeintlich oder tatsächlich)
- **pathologische Sekretion:** vermehrter Tränenfluss, schleimiges und/oder eitriges Sekret
- **Lichtscheu:** Licht wird als unangenehm empfunden, Augen werden geschlossen, dunkle Brille.

Inspektion: Ziehen Sie die Unterlider mit leichtem Druck so weit nach unten, bis Sie die untere Umschlagsfalte einsehen können. Der obere Bindehautsack wird beim Blick des Patienten nach unten durch Hochziehen des Oberlides mit dem Daumen inspiziert, jedoch gelingt die vollständige Beurteilung der Conjunctiva tarsi nur durch das sog. **Ektropionieren** (Abb. **C-1.10**). Nach einigen Sekunden wird der Patient einen Lidschlag ausführen, die ektropionierte Lidstellung kann jedoch beim Blick nach unten und Halten des Lides beibehalten werden. Für therapeutische Sofortmaßnahmen (Entfernung von Fremdkörper-

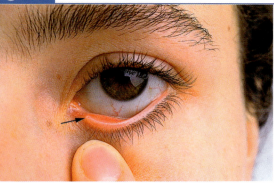

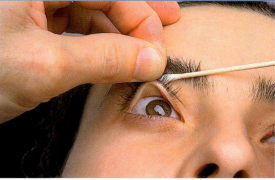

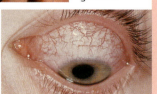

C-1.10   Untersuchung der Konjunktiven

Konjunktivale oberflächliche Injektion mit dilatierten ziegelroten Bindehautgefäßen

Vorgehensweise:

- Ziehen Sie die Unterlider mit leichtem Druck so weit nach unten, bis Sie die untere Umschlagfalte einsehen können (→ Tränenpünktchen).
- Lassen Sie den Patienten nach unten blicken, fassen Sie einige Oberlid-Zilien mit Daumen und Zeigefinger und ziehen Sie das Oberlid zunächst nach unten, dann nach vorn und oben, wobei Sie einen Glasstab oder auch nur den Zeigefinger als Hypomochlion benutzen (= Ektropionieren).

partikeln, Spülungen bei Laugen- oder Säureverätzungen) ist das Ektropionieren unbedingt erforderlich.

Normalbefunde: Die Konjunktiva der Bulbusvorderfläche ist durchsichtig farblos, vereinzelt erkennt man konjunktivale Gefäße (je älter der Mensch, umso mehr). Die Conjunctiva tarsi ist ein gewisses Spiegelbild für den Blutgehalt: im Normalfall ist sie hellrot, bei Anämie blasst sie ab, bei Polyglobulie wird sie dunkelrot.

Pathologische Befunde: Am häufigsten ist eine diffuse Rötung und Schwellung der Konjunktiven, der vieldeutige Befund des „roten Auges" (Abb. **C-1.11**). Ursachen sind vor allem Entzündungen aufgrund von aktinischen („Verblitzen"), korpuskulären (Staub, Fremdkörper) oder infektiösen (Bakterien, Viren) Schäden. Unterscheiden Sie anhand der in Tab. **C-1.2** aufgeführten Kriterien, ob es sich um eine **konjunktivale**, eine **ziliare** oder um eine **gemischte Injektion** handelt. Patienten mit akuter Konjunktivitis haben nur geringe Schmerzen, bei akuter Iritis, Keratitis und akutem Glaukom sind die Schmerzen massiv.

Normalbefunde: Die Konjunktiva der Bulbusvorderfläche ist durchsichtig farblos mit einzelnen Gefäßen. Die Conjunctiva tarsi ist ein gewisses Spiegelbild für den Blutgehalt (normal hellrot, bei Anämie blass, bei Polyglobulie dunkelrot).

Pathologische Befunde: Unterscheiden Sie beim „roten Auge", ob es sich um eine **konjunktivale**, eine **ziliare** oder um eine **gemischte Injektion** handelt (Tab. **C-1.2**). Patienten mit akuter Konjunktivitis haben nur geringe Schmerzen, bei akuter Iritis, Keratitis und akutem Glaukom sind die Schmerzen massiv (Abb. **C-1.11**).

C-1.11   Erkrankungen der Konjunktiven

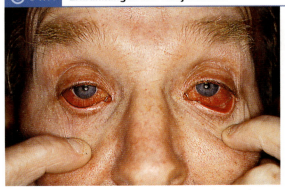

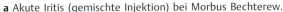

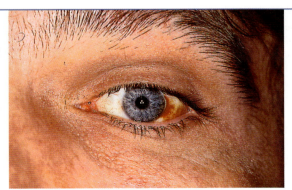

a Akute Iritis (gemischte Injektion) bei Morbus Bechterew.   **b** Subkonjunktivale Blutung nach zerebralem Krampfanfall.

≡ C-1.2

≡ **C-1.2**   **Differenzialdiagnose des „roten Auges"**

	Befund	Entstehung	Diagnostische Bedeutung
konjunktivale Injektion	hellrot, Gefäße einzeln erkennbar, verschieblich	Hyperämie der oberflächlichen Bindehautgefäße	Konjunktivitis
ziliare Injektion	bläulich-rötlich, livide, Gefäße nur mit Lupe differenzierbar, nicht verschieblich, kranzförmig perikorneal	Hyperämie der episkleralen Gefäße	schwere Entzündung des Auges; Keratitis, Iritis, Zyklitis
gemischte Injektion	überwiegend hellrot, Gefäße nicht klar erkennbar	Hyperämie der konjunktivalen und ziliaren Gefäße	akute Iritis, akutes Glaukom
Stauungshyperämie	dunkelrot, keine Gefäßdifferenzierung möglich	episklerale Venen gestaut	akutes Glaukom, intraokulärer Tumor
Hyposphagma	hellrot, später gelblich-rot	Blutung in/unter Bindehaut	harmlos; Trauma, hämorrhagische Diathese

▶ Merke

▶ **Merke.** Beim „roten Auge" kann es sich um eine Infektionskrankheit handeln: Schützen Sie sich, andere Patienten und das noch nicht betroffene Auge des Patienten durch Tragen von Gummihandschuhen bei der Untersuchung und anschließende Händedesinfektion.

Farbveränderungen von Konjunktiven und Skleren: Beim Ikterus (ab einem Bilirubin von 2 mg/dl erkennbar) ist die Konjunktiva gelblich verfärbt. Diagnostische Hinweise geben auch blaue, bräunliche und graue Verfärbungen (Abb. **C-1.12**).

Farbveränderungen von Konjunktiven und Skleren: Bei Ikterus (ab einem Bilirubin von 2 mg/dl erkennbar) (s. **B-1.2**, S. 90) ist die Konjunktiva gelblich verfärbt. Blaue Skleren sind typisch für eine Osteogenesis imperfecta (s. **B-1.83**, S. 117). Naevi pigmentosi, maligne Melanome, rostende Eisenfremdkörper und Ochronosen bei Alkaptonurie führen zu bräunlichen Einlagerungen (Abb. **C-1.12**). Graue Pigmentierungen können bei Argyrose vorkommen.

◎ **C-1.12**   **Farbveränderungen der Sklera**

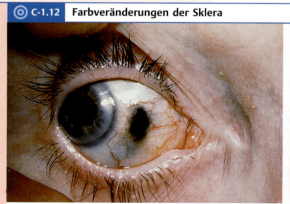
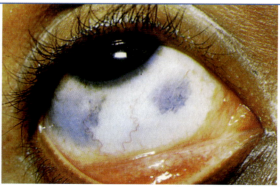

a Bräunliche Einlagerung bei Alkaptonurie.
b Blaugraue Pigmentflecken bei Melanosis sclerae.

1.4.6 Tränenorgan

Das Tränenorgan besteht aus einer Tränendrüse, dem oberen und unteren Tränenpünktchen, dem oberen und unteren Tränenkanälchen, Tränensack und Tränennasengang, der zwischen unterer Nasenmuschel und lateraler Nasenwand mündet.

Typische Beschwerden:
- **Zu geringer Tränenfluss:** idiopathisch im Alter, Sjögren-Syndrom; nach Verbrennungen
- **Zu starker Tränenfluss:** lokale Reizung, Stenosen der Tränenkanälchen, Abheben der Tränenpünktchen, z. B. posttraumatisch, Ektropium
- **„Verklebte" Augen:** Konjunktivitis, Dakryozystitis
- **Schmerzen:** äußerer Lidwinkel: Dakryoadenitis; innerer Lidwinkel: Dakryozystitis.

Typische Beschwerden:
- Zu geringer Tränenfluss
- Zu starker Tränenfluss
- „Verklebte" Augen
- Schmerzen.

Inspektion und Palpation: Der palpebrale Anteil der Tränendrüsen wird sichtbar, wenn man das Oberlid nach oben temporal zieht und den Patienten nach nasal unten blicken lässt. Normalerweise ist die Tränendrüse nicht tastbar. Bei Entzündungen **(Dakryoadenitis)** besteht ein lokaler Druckschmerz unter dem äußeren oberen Orbitarand. Prüfen Sie, ob die Tränenpünktchen an der nasalen Kante des Unterlides symmetrisch auf beiden Seiten in den Tränensee eintauchen, wenn der Patient nach oben blickt. Drücken Sie auf den Tränensack und beobachten Sie, ob sich schleimiges oder eitriges Sekret aus dem Tränenpünktchen entleert oder der Patient dabei Schmerzen empfindet **(Dakryozystitis)**.

Inspektion und Palpation: Normalerweise ist die Tränendrüse nicht tastbar. Bei Entzündungen **(Dakryoadenitis)** besteht ein lokaler Druckschmerz unter dem äußeren oberen Orbitarand. Drücken Sie auf den Tränensack und beobachten Sie, ob sich schleimiges oder eitriges Sekret aus dem Tränenpünktchen entleert oder der Patient dabei Schmerzen empfindet **(Dakryozystitis)**.

Einfache Funktionstests: Der V. a. verminderte Tränensekretion lässt sich durch den **Schirmer-Test** erhärten. Knicken Sie dazu ein 0,5 cm langes, rund zugeschnittenes Ende eines 3,5 cm langen Lackmusstreifens ab und hängen den Streifen am Übergang vom mittleren zum äußeren Drittel des Unterlids über die Unterlidkante in den Bindehautsack ein. Die leicht alkalische Tränenflüssigkeit (pH = 7,35) färbt das Papier blau. Nach 5 Minuten soll eine 1,5 cm lange Strecke feucht und blau-violett verfärbt sein (Abb. **C-1.13**). Der Test korreliert schlecht mit klinischen Symptomen: Bei älteren Patienten sind oft nur 5–6 mm befeuchtet, ohne dass Beschwerden durch Augentrockenheit bestehen.

Die Durchgängigkeit der ableitenden Tränenwege wird mit dem **Targesin-Test** geprüft. Dazu träufeln Sie einen Tropfen einer 2 %igen Targesin- oder Fluoreszein-Lösung in den Bindehautsack und führen einen Wattetupfer in den unteren Nasengang der gleichen Seite ein. Ist nach 5 Minuten die Farblösung aus dem Bindehautsack verschwunden und der Wattetupfer angefärbt, so sind die ableitenden Tränenwege durchgängig.

Einfache Funktionstests: Der V. a. verminderte Tränensekretion lässt sich durch den **Schirmer-Test** erhärten (Abb. **C-1.13**).

Die Durchgängigkeit der ableitenden Tränenwege wird mit dem **Targesin-Test** geprüft.

⊚ **C-1.13**   **Schirmer-Test**    ⊚ **C-1.13**

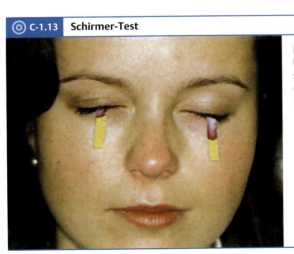

Die Streifen werden ins Unterlid eingehängt und sollen nach 5 Minuten etwa 1,5 cm weit befeuchtet sein.

1.4.7 Kornea, Sklera, Episklera

Typische Veränderungen:
- **Affektionen der Hornhaut**: brennende Schmerzen, Fremdkörpergefühl, Lichtempfindlichkeit, Sehvermögen ↓.
- **Entzündungen von Episklera** und **Sklera**: umschriebene Druckschmerzhaftigkeit ohne Visusminderung.

Untersuchung: Abb. **C-1.14**
- **Durchmesser:** Der Hornhautdurchmesser beträgt 11–12 mm.

- **Oberfläche:** Die normale Oberfläche ist glatt, glänzend und annähernd kugelförmig geformt (Abb. **C-1.15**).

- **Transparenz:** Normalerweise ist die Hornhaut völlig klar und durchsichtig. Trübungen erscheinen bei frontaler Inspektion als graue, bei seitlicher lokaler Beleuchtung mit der Spaltlampe als grauweiße Flecken.

- **Farbveränderungen:** Sichelförmige, grau-weißliche, gelbliche Einlagerungen am Hornhautrand, die vom Limbus durch eine schmale Zone klaren Gewebes abgetrennt sind, sprechen bei älteren Patienten für einen harmlosen Arcus senilis, bei jüngeren Patienten für eine familiäre Hypercholesterinämie (Abb. **C-1.16**).

1.4.7 Kornea, Sklera, Episklera

Typische Beschwerden und Veränderungen:
- **Affektionen der Hornhaut** gehen mit oberflächlichen, brennenden Schmerzen, Fremdkörpergefühl und Lichtempfindlichkeit einher und beeinträchtigen frühzeitig das Sehvermögen.
- **Entzündungen** der zwischen Sklera und Konjunktiva gelegenen **Episklera** (Episkleritis) und der eigentlichen **Sklera** (Skleritis) führen meist zu einer umschriebenen Druckschmerzhaftigkeit ohne wesentliche Visusminderung.

Zur Untersuchungstechnik s. Abb. **C-1.14**.
- **Durchmesser:** Der Hornhautdurchmesser beträgt beim Erwachsenen 11–12 mm mit erstaunlich geringer Variation. Verkleinerte Durchmesser kommen im Rahmen eines angeborenen Mikrophthalmus, vergrößerte bei frühkindlichem Glaukom (Buphthalmus) vor. Der Hornhautoberrand wird 1–3 mm weit vom Oberlid bedeckt, das Unterlid schließt mit dem unteren Hornhautrand ab.
- **Oberfläche:** Die normale Oberfläche ist glatt, glänzend und annähernd kugelförmig gewölbt (Abb. **C-1.15**). Da Fensterkreuze heute selten geworden sind, können Sie sich selbst eine derartige Versuchsanordnung herstellen: Kleben Sie Heftpflaster auf eine Glasscheibe und lassen Sie den Patienten durch diese Scheibe auf das Fenster schauen. Über entzündlichen Infiltraten erscheint das Spiegelbild matt, bei Erosionen unscharf, bei Ulkusbildung matt und verzerrt und bei Hornhautnarben mit epithelialisierter, aber unregelmäßig gewölbter Oberfläche (Astigmatismus) scharf, aber verzerrt.
- **Transparenz:** Normalerweise ist die Hornhaut völlig klar und durchsichtig. Beleuchten Sie mit einer einfachen Taschenlampe die Kornea von der Seite her (fokale Beleuchtung) und betrachten Sie die vorderen Augenabschnitte mit einer Lupe von + 16 dpt. Trübungen erscheinen bei frontaler Inspektion als graue, bei seitlicher fokaler Beleuchtung mit der Spaltlampe als grauweiße Flecken. Bringt man eine Fluoreszein-Natrium-Lösung in den Bindehautsack ein, so färben sich Epitheldefekte der Kornea selektiv grün an.
- **Farbveränderungen:** Ältere Blutaustritte färben sich zunächst grünlich-braun, später dunkelbraun. Sichelförmige grau-weißliche gelbliche Einlagerungen am oberen und unteren Hornhautrand, die vom Limbus durch eine schmale Zone klaren Gewebes abgetrennt sind, sprechen bei älteren Patienten für einen harmlosen Arcus senilis (Abb. **C-1.16**), bei jüngeren Patienten für eine familiäre Hypercholesterinämie. Sehr selten werden auch bei der Gicht kleine Kristalle in der Hornhaut beobachtet. Ein olivgrüner bis brauner Ring am Hornhautrand ist pathognomonisch für die hepatolentikuläre Degeneration **(Kayser-Fleischer-Kornealring)**.

◉ C-1.14   **Hornhautuntersuchung**

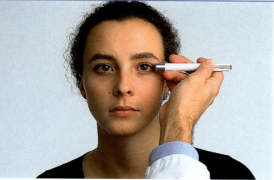
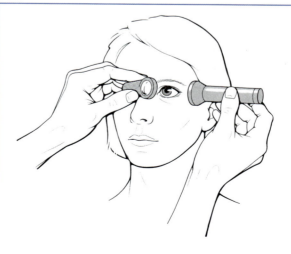

Vorgehensweise:

Beurteilen Sie die Hornhaut bei seitlicher fokaler Beleuchtung mit der Handspaltlampe nach Durchmesser, Oberfläche, Transparenz, Farbveränderungen und Sensibilität.

C-1.15 Beurteilung der Hornhautoberfläche

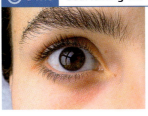
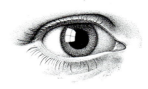
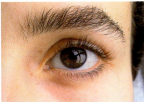
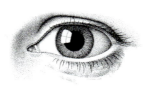

Vorgehensweise:

Spiegeln sich Fensterkreuze ohne Konturunterbrechung beidseits an korrespondierender Stelle, so spricht dieser Befund für eine intakte Oberfläche.

C-1.16 Farbveränderungen der Hornhaut

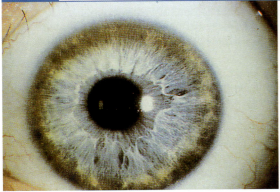
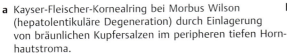
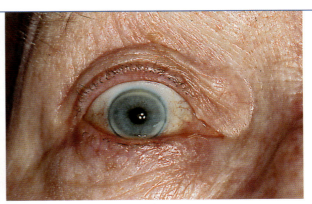

a Kayser-Fleischer-Kornealring bei Morbus Wilson (hepatolentikuläre Degeneration) durch Einlagerung von bräunlichen Kupfersalzen im peripheren tiefen Hornhautstroma.

b Arcus senilis bei einem 79-jährigen Patienten.

C-1.17 Beurteilung der Hornhautsensibilität

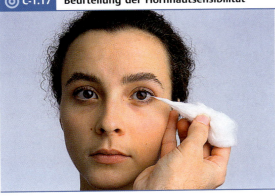

Vorgehensweise:

Berühren Sie die Hornhaut von der Seite her kommend mit einem fein ausgezogenen Wattetupfer an mehreren Stellen und im Seitenvergleich, um einen partiellen Sensibilitätsverlust herauszufinden.

- **Sensibilität:** Die Hornhaut wird sensibel vom 1. Ast des N. trigeminus versorgt, eine Berührung führt normalerweise zum Lidschlussreflex. Der Patient sollte dabei nach oben blicken (Abb. **C-1.17**).

C-1.17

- **Sensibilität:** Die Hornhaut wird sensibel vom 1. Ast des N. trigeminus versorgt (bei Berührung: Lidschlussreflex, Abb. **C-1.17**).

1.4.8 Vordere Augenkammer

Die vordere Augenkammer wird von der Hornhautrückfläche, der Iris und der Linsenvorderfläche begrenzt. Ihre normale Tiefe beträgt 3,1–3,6 mm. Sie ist mit Kammerwasser gefüllt, das vom Ziliarkörper produziert wird und aus der hinteren Augenkammer durch die Pupille in die vordere Augenkammer fließt. Der Kammerwasser-Abfluss erfolgt über den im Kammerwinkel gelegenen **Schlemm'schen Kanal**. Die Tiefe der Vorderkammer und die Weite des Kammerwinkels spielen bei der Glaukom-Diagnostik eine wichtige Rolle.
Der Augeninnendruck beträgt bei Intaktheit der Abflusswege im Kammerwinkel und Schlemm'schen Kanal bei ungestörter Regulation ca. 10–20 mmHg.

Untersuchungstechnik und pathologische Befunde: Die exakte Messung der Vorderkammertiefe erfordert ein Spezialgerät, mithilfe der Spaltlampentechnik lässt sie sich aber zumindest abschätzen. Man lässt das Licht tangential von **temporal** in die Vorderkammer einfallen und kann damit die Weite der Kammerbucht und den Kammerwinkel beurteilen. Fällt dabei ein Schatten auf die **nasalen** Irisabschnitte, spricht das für eine Vorwölbung der Iris. Dabei ist mit einem engen Kammerwinkel zu rechnen. In diesem Fall sollte man keine medikamentöse Pupillenerweiterung vornehmen, denn es besteht die Gefahr des akuten Glaukomanfalls!

▶ **Merke.** Keine medikamentöse Mydriasis ohne **zuvor** den Patienten nach einem Glaukom gefragt und die Tiefe der Vorderkammer beurteilt zu haben!

Bei Linsenquellung ist die Vorderkammertiefe abgeflacht, bei Linsenluxation vertieft. Insbesondere bei seitlicher Beleuchtung können am Boden der Vorderkammer Spiegel von sedimentierten Leukozyten **(Hypopyon)** oder Blut **(Hyphäma)** erkannt werden.

1.4.9 Iris und Pupille

Iris und Pupille werden durch direkte Inspektion und bei fokaler seitlicher Beleuchtung untersucht. Achten Sie auf Farbe und Schärfe der Irisstrukturen: Pigmentunregelmäßigkeiten **(Heterochromie)** sind kein pathologischer Befund, Gefäße dürfen aber auf der normalen Iris nicht sichtbar sein. Bei der Geburt ist die Iris dunkelblau, die individuelle Irisfarbe entwickelt sich erst im zweiten Lebensjahr. Schlotterbewegungen der Iris beim Umherblicken sprechen für ein Fehlen der Linse **(Aphakie**, z. B. nach Katarakt-Operation) oder eine Linsenluxation. Ödeme lassen das Relief der Iris verwaschen erscheinen. Spalten oder Lücken in der normalen Ringform der Iris **(Kolobome)** können angeboren (nach unten gerichtet) oder postoperativ (nach oben gerichtet) auftreten.
Betrachten Sie die Pupillen des Patienten, wenn er Ihnen bei üblicher Zimmerbeleuchtung gegenübersitzt. Im Normalfall sind sie rund, gleich groß und zwischen 2 und 5 mm weit. Seitenunterschiede bis maximal 1 mm (die Grenze der Abschätzbarkeit) sind physiologisch, größere Seitenunterschiede werden als **Anisokorie** bezeichnet. Die Pupillenweite hängt vom Innervationszustand des parasympathisch innervierten M. sphincter und des sympathisch innervierten M. dilatator pupillae ab. Freude, Schreck oder Ärger führen zur Pupillenerweiterung, im erhöhten Vagustonus des Schlafs sind die Pupillen eng.
Zur **Prüfung der Lichtreaktion** lassen Sie den Patienten einen Punkt in der Ferne fixieren, schirmen mit der flachen Hand auf dem Nasenrücken des Patienten die Augen voneinander ab und beleuchten jedes Auge getrennt mit der Taschenlampe. Dabei achten Sie sowohl auf die Reaktion des beleuchteten als auch auf die des nicht beleuchteten Auges. Normalerweise ist die Reaktion **konsensuell**. Wegen der teilweisen Kreuzung der afferenten Fasern der **Pupillenreflexbahn** im **Chiasma opticum** reagieren beide Pupillen in gleicher Weise. Haben Sie keine Lampe zur Verfügung, decken Sie einfach jeweils ein Auge mit der Hand ab und beobachten die Reaktion nach dem Wegnehmen der Hand.

C-1.18 Naheinstellungsreaktion mit zunehmender Verengung beider Pupillen und gleichzeitiger Konvergenz der Bulbi

C-1.18

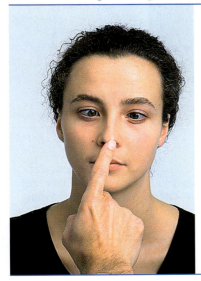

Vorgehensweise:

Halten Sie dem Patienten ca. 15 cm von der Nasenwurzel entfernt einen Finger vor die Augen. Wenn er nun den Blick aus der Ferne plötzlich auf den Finger richtet, so verengen sich die Pupillen beidseits (Verbesserung der Tiefenschärfe beim Sehen in der Nähe). Beim erneuten Blick in die Ferne werden sie wieder weiter.

Bei Akkommodation auf ein Objekt in der Nähe kommt es zur **Konvergenzreaktion** (Abb. **C-1.18**).

Wichtige pathologische Befunde: Beobachten Sie bei einem Patienten eine starke **Miosis** („stecknadelendige" Pupillen), so sollten Sie an eine **Glaukomtherapie** mit einem Miotikum oder an einen **Morphinabusus** denken. Bei **Meningitis**, in **Narkose** und beim Horner-Syndrom werden ebenfalls miotische Pupillen angetroffen. Sehr alte Menschen haben oft eine extreme Miosis, ohne dass ein pathologischer Prozess dahinter steckt. Eine abnorme **Mydriasis** kann medikamentös (Mydriatikum, Abb. **C-1.19**) oder durch einen **Glaukomanfall** hervorgerufen werden (Tab. **C-1.3**).

Zur **Konvergenzreaktion** s. Abb. **C-1.18**.

Wichtige pathologische Befunde: Beobachten Sie bei einem Patienten eine starke **Miosis**, sollten Sie an eine **Glaukomtherapie** oder **Morphinabusus** denken. Eine abnorme **Mydriasis** kann medikamentös (Mydriatikum, Abb. **C-1.19**) oder durch einen **Glaukomanfall** (Tab. **C-1.3**) hervorgerufen werden.

C-1.3 Ursachen für Miosis und Mydriasis

C-1.3

Miosis:	■ Licht ■ Schlaf, Ermüdung ■ Miotika (Parasympathomimetika, z. B. Pilocarpin und Sympathikolytika) ■ Horner-Syndrom ■ Iritis ■ Lues ■ Morphinabusus ■ pontine Läsion, Meningitis ■ Narkose
Mydriasis:	■ Dunkelheit ■ Schmerz, psychische Erregung ■ Mydriatika (Parasympathikolytika, z. B. Atropin und Sympathomimetika, z. B. Adrenalin) ■ Okulomotorius-Parese ■ Migräneanfall ■ Adie-Syndrom ■ Glaukomanfall ■ Läsion im Mittelhirn

◉ C-1.19

◉ C-1.19   **Lichtstarre weite Pupillen**

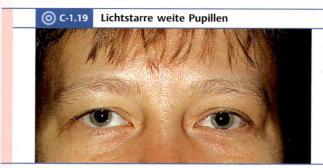

Z. n. Intoxikation mit Maprotilin (tetrazyklisches Antidepressivum).

▶ **Merke**

▶ **Merke.** Die **Pupillenreaktion** ist ein wichtiges diagnostisches Merkmal bei vielen Erkrankungen des ZNS und bei Schädel-Hirn-Verletzten. Jede Störung der Pupillenreaktion sollte Anlass zu einer ausführlichen ophthalmologischen und neurologischen Untersuchung sein.

Zu den häufigsten **Pupillenstörungen** s. Abb. **C-1.20**.

Zur **Reaktion der Pupille** bei den häufigsten Pupillenstörungen s. Abb. **C-1.20**.

▶ **Aufgabe**

▶ **Aufgabe.** Untersuchen Sie gegenseitig Ihre Pupillenreaktion auf Licht und Konvergenz durch den Abdecktest und durch die Naheinstellungsreaktion (Fixieren eines an die Nasenwurzel angenäherten Zeigefingers).

◉ C-1.20   **Pupillenreaktion auf Licht und Konvergenz bei den häufigsten Pupillenstörungen**

Pupillen-störung	Ausgangslage		Lichteinfall ↓		↓		Konvergenz		Ätiopathogenese
	rechts	links	rechts	links	rechts	links	rechts	links	
absolute Pupillenstarre (Pupille weit)	●	●	●	•	●	•	●	•	Störung im efferenten Schenkel, Ncl. Edinger-Westphal, N. oculomotorius, Irismuskulatur
amaurotische Pupillenstarre (Pupille normal weit)	●	●	●	●	•	•	●	●	Störung im afferenten Schenkel durch Läsion des N. opticus (Amaurose)
reklektorische Pupillenstarre (Pupille eng, entrundet)	•	•	•	•	•	•	•	•	Ausfall hemmender Einflüsse auf den Westphal-Edinger-Kern bei Mittelhirnläsion (Argyll-Robertson-Syndrom, bei luetischer Erkrankung des ZNS)
Pupillotonie (Pupille über mittelweit, leicht entrundet)	●	●	●	•	●	•	●	•	Ausfall der parasymphatischen Efferenz bei Läsion des Ganglion ciliare (Adie-Syndrom); harmlose, vegetative Funktionsstörung

1.4.10 Linse

Bei einfacher Inspektion erscheint die Pupille bei klarer Linse schwarz. Trübungen im Bereich der vorderen Linse führen zu einer diffusen grau-weißen Verfärbung im Pupillenbereich. Eine genaue Beurteilung der Form und Ausdehnung von Linsentrübungen (**Katarakt**, Abb. **C-1.21**) ist nur mit der Spaltlampe möglich. Im durchfallenden Licht bei der Untersuchung mit dem Augenspiegel führen Linsentrübungen zu dunklen Schatten auf der roten Netzhaut. Sie können den Grad der Visusminderung bei einer Linsentrübung grob beurteilen, wenn Sie eine Lampe unter Ihr eigenes Auge halten und den Patienten auffordern, aus einer Entfernung von ca. 50 cm in das Licht zu blicken. Sehen Sie in der Pupille des Patienten keinen roten Reflex, spricht das für eine dichte Katarakt, die den Fundus völlig abdeckt. Eine gewisse Linsentrübung ist im höheren Alter normal, nur bei stärkerer Ausprägung tritt eine Beeinträchtigung des Sehvermögens auf. Fehlt die Linse (**Aphakie**), z. B. bei Zustand nach Staroperation, beobachtet man ein Schlottern der Iris bei Blickbewegungen.

1.4.10 Linse

Eine genaue Beurteilung der Form und Ausdehnung von Linsentrübungen (**Katarakt**, Abb. **C-1.21**) ist nur mit der Spaltlampe möglich. Eine gewisse Linsentrübung ist im höheren Alter normal, nur bei stärkerer Ausprägung tritt eine Beeinträchtigung des Sehvermögens auf. Fehlt die Linse (**Aphakie**), z. B. nach einer Staroperation, beobachtet man ein Schlottern der Iris bei Blickbewegungen.

C-1.21   Bilaterale hypermature Katarakt

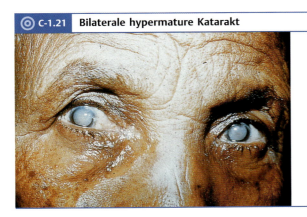

1.4.11 Bulbuspalpation

Der Patient blickt nach unten. Palpieren Sie mit den Fingerkuppen beider Zeigefinger vorsichtig jeden Bulbus durch das Oberlid. Stützen Sie dabei die Hand mit den übrigen Fingern an der Stirn des Patienten ab (**digitale Tonometrie**, Abb. **C-1.22**). Man fühlt die normale Fluktuation und Imprimierbarkeit des Bulbus. Im Seitenvergleich beider Augen und durch Vergleich mit den eigenen Augen kann man Anhaltspunkte für den intraokularen Druck gewinnen. Bei Zunahme dieses Drucks (**Glaukomanfall**) wird der Bulbus sehr hart, die Fluktuation verschwindet. Zur genauen Beurteilung und quantitativen Druckmessung ist ein Tonometer erforderlich. Bei vermindertem Druck sollte die Palpation äußerst vorsichtig erfolgen, da wahrscheinlich eine perforierende Augenverletzung vorliegt.

1.4.11 Bulbuspalpation

Bei der digitalen Tonometrie fühlt man die normale Fluktuation und Imprimierbarkeit des Bulbus (Abb. **C-1.22**). Im Seitenvergleich und durch Vergleich mit den eigenen Augen erhält man Anhaltspunkte für den intraokularen Druck. Bei Zunahme dieses Drucks (**Glaukomanfall**) wird der Bulbus sehr hart, die Fluktuation verschwindet. Zur genauen Beurteilung und quantitativen Druckmessung ist ein Tonometer erforderlich.

C-1.22   Bulbuspalpation: digitale Tonometrie

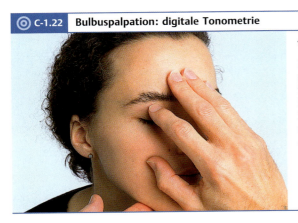

Vorgehensweise:

Palpieren Sie mit den Fingerkuppen beider Zeigefinger vorsichtig den Bulbus durch das Oberlid. Stützen Sie dabei die Hand mit den übrigen Fingern an der Stirn des Patienten ab.

1.4.12 Ophthalmoskopie

Indikationen sind alle Visusminderungen, die nicht durch eine Untersuchung der vorderen Augenabschnitte geklärt werden können (v. a. schmerzlose plötzliche Sehverschlechterung). Auch bei arterieller Hypertonie und Diabetes mellitus ist eine Funduskopie durchzuführen.

Untersuchungstechnik: Bei der **direkten Ophthalmoskopie** (Spiegeln im aufrechten Bild) mit dem elektrischen Augenspiegel beurteilen Sie die Papille und die angrenzenden zentralen Anteile der Netzhaut mit den Gefäßen in 16facher Vergrößerung (Abb. **C-1.23**).

Indirekte Ophthalmoskopie: Sammellinse.

1.4.12 Ophthalmoskopie

Indikationen für eine Untersuchung des Fundus sind alle Visusminderungen, die nicht durch eine Untersuchung der vorderen Augenabschnitte geklärt werden können. Dazu gehört vor allem die schmerzlose plötzliche Sehverschlechterung. Nachdem der Augenfundus die einzige Stelle des Körpers ist, an der Blutgefäße nichtinvasiv direkt inspiziert werden können, hat die Ophthalmoskopie auch für den Allgemeinarzt und den Internisten große Bedeutung: Vor allem bei arterieller Hypertonie und Diabetes mellitus kann man pathologische Befunde erwarten.

Untersuchungstechnik: Bei der **direkten Ophthalmoskopie** (Spiegeln im aufrechten Bild) mit dem elektrischen Augenspiegel beurteilen Sie die Papille und die angrenzenden zentralen Anteile der Netzhaut mit den Gefäßen in 16facher Vergrößerung (Abb. **C-1.23**). Wenn Sie sich aus einer Richtung ca. 15° nach lateral abweichend dem Auge nähern, sehen Sie die Pupille rot aufleuchten. Ist das nicht der Fall, so liegt eine Trübung der brechenden Medien vor (z. B. eine ausgeprägte Katarakt). Nach einigen Änderungen der Winkelstellung des Gerätes sind schließlich die Papille und die umliegenden Gefäße scharf zu erkennen, sofern Arzt und Patient emmetrop sind. Erscheinen die Strukturen unscharf, so schalten Sie durch Drehen an der **Recoss-Scheibe** so lange Konvex- oder Konkavlinsen dazwischen, bis sich ein scharfes Bild ergibt. Sollte das mit keiner Linse gelingen, so könnte eine Trübung der Medien oder ein Astigmatismus vorliegen.

Die **indirekte Ophthalmoskopie** wird mit einer Sammellinse durchgeführt.

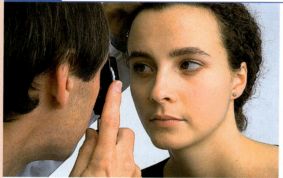

1. Spiegelung im aufrechten Bild
(= direkte Ophthalmoskopie)

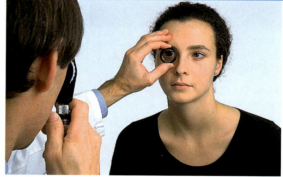

2. Spiegelung im umgekehrten Bild
(= indirekte Ophthalmoskopie)

Vorgehensweise:

- Nehmen Sie (falls vorhanden) Ihre eigene und die Brille des Patienten ab und stellen Sie die Recoss-Scheibe des Ophthalmoskops zunächst auf Linse 0 ein. Halten Sie das Gerät mit der rechten bzw. linken Hand senkrecht so dicht vor Ihr Auge, dass es Ihren Orbitarand berührt, und nähern Sie sich nun dem Auge des Patienten bis auf wenige Zentimeter.
- Damit keine Probleme mit den Nasen entstehen, untersuchen Sie das rechte Patientenauge mit Ihrem rechten Auge und umgekehrt.
- Fordern Sie den Patienten auf, mit beidseits geöffneten Augen streng geradeaus, aber nicht in die Lichtquelle zu blicken.
- Wenn Sie sich nun aus einer Richtung ca. 15° nach lateral abweichend dem Auge nähern, sehen Sie die Pupille rot aufleuchten. Ist das nicht der Fall, so liegt eine Trübung der brechenden Medien, z. B. eine ausgeprägte Katarakt vor.
- Nach einigen Änderungen der Winkelstellung des Gerätes sind schließlich die Papille und die umliegenden Gefäße scharf zu erkennen.
- Für die **indirekte Ophtahlmoskopie** wird eine Sammellinse von +12 bis +30 dpt benutzt. Dies führt zu einer deutlich geringeren Vergrößerung (2–6fach) und ermöglicht einen besseren Überblick über den gesamten Fundus.

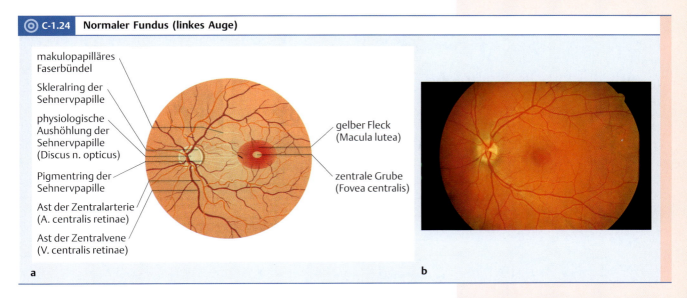

C-1.24   Normaler Fundus (linkes Auge)

makulopapilläres Faserbündel

Skleralring der Sehnervpapille

physiologische Aushöhlung der Sehnervpapille (Discus n. opticus)

Pigmentring der Sehnervpapille

Ast der Zentralarterie (A. centralis retinae)

Ast der Zentralvene (V. centralis retinae)

gelber Fleck (Macula lutea)

zentrale Grube (Fovea centralis)

a   b

Bei nicht notfallmäßiger Ophthalmoskopie erleichtern Sie sich die Beurteilung vor allem der peripheren Fundusgefäße durch eine **medikamentöse Erweiterung der Pupille**. Zumindest die Papille muss allerdings auch bei nicht erweiterter Pupille eingesehen werden, da man sich z. B. bei Schädel-Hirn-Verletzten die Beurteilung der Pupillenreaktion nicht durch eine medikamentöse Mydriasis verbauen darf.

Die Beurteilung der peripheren Fundusgefäße wird erleichtert durch eine **medikamentöse Erweiterung der Pupille**. Zumindest die Papille muss allerdings auch bei nicht erweiterter Pupille eingesehen werden können.

▶ **Merke.** Nach einer medikamentösen Weitstellung der Pupille dürfen Patienten kein Kraftfahrzeug lenken.

◀ **Merke**

Normale Befunde: Die **normale Sehnervpapille** ist rotgelb, rund bis leicht oval und weist einen Durchmesser von 1,5 mm auf. Sie liegt im Niveau der Netzhaut und grenzt sich scharf von dieser ab. Aus der etwas aufgehellten Mitte treten die Zentralgefäße der Netzhaut aus. Arterien erscheinen hellrot mit hellen Reflexen, Venen sind etwas breiter, dunkelrot und weniger reflexreich (Abb. **C-1.24**). Die Breite des Reflexbandes auf den Gefäßen beträgt normalerweise etwa ein Drittel der gesamten Gefäßbreite. Lassen Sie den Patienten genau in die Lichtquelle schauen, so blicken Sie auf die **Makula**, eine gefäßfreie flache Vertiefung, die im rotfreien Licht (Grünfilter des Augenspiegels vorschlagen) als gelber Fleck erscheint (Macula lutea). In ihrem Zentrum erkennt man eine kleine dunklere Einziehung, **die Fovea centralis, welche genau in der Sehachse liegt**. Sie ist die Stelle des schärfsten Sehens und enthält nur Zapfen. Die Fovea centralis liegt anatomisch lateral (temporal) der Sehnervpapille. Zur Inspektion der gesamten einsehbaren Netzhaut lassen Sie den Patienten seitlich, nach oben und nach unten blicken.

Normale Befunde: Die **normale Sehnervpapille** ist rotgelb, rund bis leicht oval und hat einen Durchmesser von 1,5 mm. Sie liegt im Niveau der Netzhaut und grenzt sich scharf von dieser ab. Aus der Mitte treten die Zentralgefäße aus; Arterien sind hellrot mit hellem Reflex, Venen etwas breiter, dunkelrot und weniger reflexreich (Abb. **C-1.24**). Die **Makula** erscheint im rotfreien Licht als gelber Fleck. Die Einziehung in ihrem Zentrum ist die **Fovea centralis** (Ort des schärfsten Sehens, enthält nur Zapfen). Sie liegt lateral (temporal) der Sehnervpapille.

▶ **Aufgabe.** Spiegeln Sie bei einem Kollegen den Fundus, bestimmen Sie die Papille, differenzieren Sie Netzhaut-Arterien und -Venen sowie die Makula durch Vorschlagen des Grünfilters!

◀ **Aufgabe**

Pathologische Befunde: Eine **Unschärfe der Papille** kann viele Gründe haben (Tab. **C-1.4**, Abb. **C-1.25**), doch handelt es sich in jedem Fall um einen schwer wiegenden Befund. Sie können die Prominenz einer Papille auch messen. Stellen Sie dazu durch Drehen an der Recoss-Scheibe ein Gefäß an der Papillenoberfläche scharf ein. Suchen Sie dann ein neben der Papille im Netzhautniveau gelegenes Gefäß auf und drehen weiter an der Recoss-Scheibe des Ophthalmoskops in den Minusbereich, bis Sie auch dieses Gefäß scharf sehen. Die Differenz zwischen beiden Werten ergibt die Papillenprominenz in Dioptrien, wobei gilt: 3 Dioptrien = 1 mm.

Pathologische Befunde: Eine **Unschärfe der Papille** kann viele Gründe haben (Tab. **C-1.4**, Abb. **C-1.25**), doch handelt es sich in jedem Fall um einen schwer wiegenden Befund.

≡ **C-1.4**   **Differenzierung der unscharfen Papille**

Befunde	Verdachtsdiagnose
■ beidseitige Stauungspapille, zentrale Sehschärfe normal, blinder Fleck vergrößert	Hirntumor, Retinopathia angiospastica, Aneurysma, Sinusvenenthrombose, Hydrozephalus
■ einseitige Stauungspapille	Orbitatumoren, Sehnervtumoren, Zentralvenenthrombose
■ Zentralskotom	Papillitis
■ Venenstauung, Blutungen, höheres Alter, Hypertonie	Apoplexia papillae
■ BKS-Beschleunigung, Schläfenkopfschmerz	Arteriitis temporalis mit Optikomalazie
■ maligne Hypertonie, Netzhautgefäße verändert	Fundus hypertonicus IV

◎ **C-1.25**   **Veränderungen der Papille**

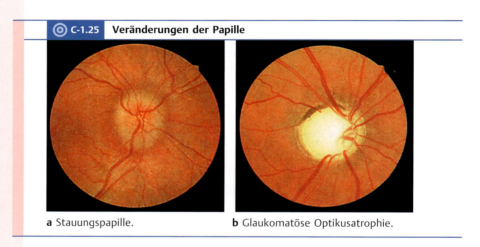

a Stauungspapille.   **b** Glaukomatöse Optikusatrophie.

◎ **C-1.26**   **Beispiele für Fundusveränderungen**

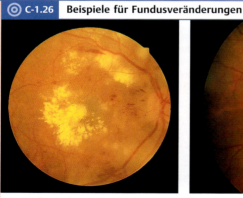
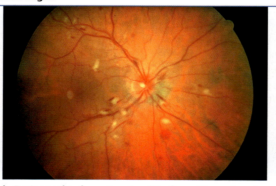
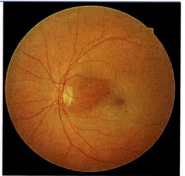

a Diabetische Retinopathie (re. Auge): Gelbliche, harte Exsudate, Punktblutungen, spritzerförmige Blutungen und diffuses Netzhautödem am hinteren Pol.

b Retinopathia hypertensiva (Stadium III, re. Auge): Blutungen, Cotton-wool-Herde.

c Zentralarterienverschluss: Kirschroter Fleck der Makula, erhaltene Perfusion der Netzhaut am temporalen Papillenrand durch zilioretinales Gefäß.

Ist bei der Untersuchung des Augenhintergunds eine schüsselförmige Auswölbung und Abblassung der Papille **(Exkavation)** zu sehen, spricht dies für eine Sehnervatrophie (mit Verdacht auf erhöhten intraokulären Druck).

Vor allem bei Diabetes mellitus und arterieller Hypertonie kommt es zu zwei charakteristischen Fundusveränderungen aufgrund von Nervenfaserschwellungen bzw. lipidhaltigen retinalen Einlagerungen: weiße bis hellgraue, unscharf begrenzte **Flecken** auf dem rot erscheinenden Fundus **("weiche Exsudate", Cotton-wool-Herde)** und scharf begrenzte, sternförmig-streifig angeordnete gelbliche Flecken **("harte Exsudate"**, Abb. **C-1.26**). Kapillare Mikroaneurysmen als Frühveränderungen einer diabetischen Retinopathie stellen sich als kleine rote Flecken meist in der mittleren Fundusperipherie dar.

Kaliberschwankungen der Fundusarterien, Schlängelung der Venen und **Kreuzungszeichen** sind Zeichen einer Arteriosklerose. Dabei werden die Venen durch kreuzende Arterien sanduhrförmig eingeengt.

Fundusblutungen sind eines der Kriterien einer hypertensiven Krise bzw. malignen Hypertonie. Die Fundusveränderungen im Rahmen einer Hypertonie werden gemäß Tab. **C-1.5** in vier Stadien eingeteilt.

Bei schüsselförmiger Auswölbung und Abblassung der Papille **(Exkavation)**: V. a. Sehnervatrophie und erhöhten intraokulären Druck.

Vor allem bei Diabetes mellitus und arterieller Hypertonie kommt es zu zwei charakteristischen Fundusveränderungen: weiße bis hellgraue, unscharf begrenzte **Flecken** auf dem rot erscheinenden Fundus und scharf begrenzte gelbliche Flecken (Abb. **C-1.26**).

Kaliberschwankungen der Fundusarterien, Schlängelung der Venen und **Kreuzungszeichen** sind Zeichen einer Arteriosklerose.

Fundusblutungen sind eines der Kriterien einer hypertensiven Krise bzw. malignen Hypertonie (Tab. **C-1.5**).

≡ C-1.5	**Stadieneinteilung des Fundus hypertonicus**
Stadium	***Befund***
I	gering verengte Netzhautgefäße etwas verbreiterte Reflexe der großen Arterien Papille scharf begrenzt
II	erweiterte, gelblich-rote Reflexe (Kupferdrahtarterien) Kreuzungszeichen einzelne punktförmige Blutungen in der Netzhaut
III	Papillenunschärfe Netzhautödem Venolen geschlängelt schmale Arterien mit hellen Reflexen einzelne Blutungen Cotton-wool-Herde
IV	Stauungspapille, extreme Reflexverschmälerung (Silberdrahtarterien) ausgedehnte Blutungen Cotton-wool-Exsudate Lipoidablagerungen

≡ C-1.5

▶ **Klinischer Fall.** Ein 77-jähriger Mann mit einer seit 15 Jahren bekannten Hypertonie bemerkt an einem Freitag gegen 13 Uhr einen plötzlichen Visusverlust am rechten Auge ohne Schmerzen. Er sucht seinen Hausarzt auf, der einen Blutdruck von 210/120 mmHg feststellt und den Patienten in die Ambulanz der Universitäts-Augenklinik überweist. Dort diagnostiziert man ein ausgeprägtes Netzhautödem mit einem kirschroten Fleck der Makula. Der Patient wird dem internistischen Konsiliarius vorgestellt. Dieser stellt bei dem Patienten eine allgemeine Arteriosklerose und eine Polyglobulie (Hb 17,4 g/dl; Hkt 58 %) bei Lungenemphysem fest. Eine isovolämische Hämodilution wird versucht. Am nächsten Tag treten zusätzlich Fundusblutungen auf. Wahrscheinlich aufgrund eines thrombembolischen Verschlusses der Zentralarterie ist es zu einer Apoplexia papillae gekommen. Der Visus auf diesem Auge bessert sich nur noch minimal. Zur Verhinderung eines Rezidivs am noch gesunden Auge wird Aspirin zur Thrombozyten-Aggregationshemmung verordnet.

◀ **Klinischer Fall**

1.4.13 Funktionsprüfungen

Zentrale Sehschärfe (Visus)

Lassen Sie den Patienten mit der Handfläche jeweils ein Auge zudecken und **prüfen Sie jedes Auge einzeln**. Bei guter Beleuchtung versucht der Patient, Zeichen oder Zahlen auf einer **Leseprobetafel** (Abb. **C-1.27**) aus einer Entfernung von 5 m zu erkennen.

Erkennt ein Patient aus 5 m Entfernung alle Zeichen, so beträgt seine Sehschärfe 5/5 (oder 1,0: voller Visus). Kann er die Zeichen nur bis zur dritten Zeile erkennen, so hat er einen Visus von 5/25 = 1/5 oder 0,20 des normalen Sehvermögens. Bei sehr schlechter Sehleistung prüfen Sie, ob der Patient die Einfallsrichtung eines hellen Lichts in einem abgedunkelten Raum angeben kann (Ausschluss einer völligen Blindheit = **Amaurose**).

 Merke

1.4.13 Funktionsprüfungen

Zentrale Sehschärfe (Visus)

Lassen Sie den Patienten mit der Handfläche jeweils ein Auge zudecken und **prüfen Sie jedes Auge einzeln**. Bei guter Beleuchtung versucht der Patient, Zeichen oder Zahlen auf einer **Leseprobetafel** (Abb. **C-1.27**) aus einer Entfernung von 5 m zu erkennen. Die Tafeln sind so gestaltet, dass man auch Kinder und Personen mit Sprachproblemen untersuchen kann. Neben den Zeichen ist auf den Sehtafeln angegeben, in welcher Entfernung Normalsichtige diese noch erkennen können. Testen Sie zunächst ohne Brille (Visus naturalis), dann mit Brille (cum correctione). Die erreichte Sehschärfe wird in Form eines Bruchs, in dessen Zähler der Untersuchungsabstand („Ist-Entfernung") und in dessen Nenner die Entfernung steht, in der ein Normalsichtiger das Sehzeichen eben noch erkennen müsste („Sollentfernung"), errechnet. Die Größe der kleinsten Zeichen ist so gestaltet, dass sie in einer Entfernung von 5 m unter einem Sehwinkel von 1 Bogenminute erscheinen (Snellen-Prinzip). Dieser Sehwinkel entspricht etwa der Zäpfchenbreite. Zwei Punkte können nur dann diskriminiert werden, wenn zwischen zwei gereizten Zäpfchen mindestens ein nicht gereiztes liegt.

Erkennt ein Patient aus 5 m Entfernung alle Zeichen, so beträgt seine Sehschärfe 5/5 (oder 1,0: voller Visus). Kann er die Zeichen nur bis zur dritten Zeile erkennen, so hat er einen Visus von 5/25 = 1/5 oder 0,20 des normalen Sehvermögens. Werte unter 1/10 der normalen Sehschärfe werden in kürzeren Prüfabständen näher untersucht, bei noch schlechterer Sehleistung lässt man in 6, 3 und 1 m Abstand Finger zählen. Wenn auch beim Fingerzählen oder der Feststellung der Bewegungsrichtung einer Hand keine korrekten Angaben zu erhalten sind, prüft man, ob der Patient die Einfallsrichtung eines hellen Lichts in einem abgedunkelten Raum angeben kann. Wird auch helles Licht nicht erkannt, so liegt eine vollständige Blindheit des untersuchten Auges **(Amaurose)** vor.

▶ **Merke.** Eine einseitige Blindheit (Amaurose) bei unauffälligem Sehvermögen des anderen Auges spricht für eine isolierte Schädigung des N. opticus der betroffenen Seite.

◎ **C-1.27**

◎ **C-1.27** **Sehprobetafel mit Zahlen, Landolt-Ringen und bildhaften Optotypen**

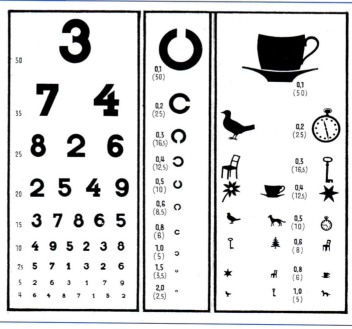

Die Nahsehschärfe beurteilt man üblicherweise mit den Tafeln nach Nieden oder Birkhäuser. Als Untersuchungsergebnis dokumentiert man, welche Textnummer in einer Entfernung von 30 cm noch gelesen werden kann ("Nieden 1 bis 30 cm").

Gesichtsfeldprüfung

Gesichtsfeldprüfung

▶ **Definition.** Das Gesichtsfeld ist die Summe der mit unbewegten Augen und unbewegtem Kopf von der Netzhaut erfassten Reize, die von Leitungsbahnen übermittelt und kortikal wahrgenommen werden können.

◀ Definition

Eine grobe Beurteilung ist mit dem einfachen Konfrontations- oder Parallelversuch möglich. Dabei wird das Gesichtsfeld des Patienten mit dem des Untersuchers verglichen (Abb. **C-1.28**). Normalerweise reicht das Gesichtsfeld temporal bis 90°, unten bis 70°, nasal und oben bis 60°. Die Methode ist allerdings sehr grob und nur bei Quadrantenausfall oder einer Hemianopsie positiv. Wegen der großen diagnostischen und prognostischen Bedeutung von Gesichtsfeldausfällen (Abb. **C-1.29**) sollte man schon beim V. a. Gesichtsfeldausfall eine **Perimetrie** beim Facharzt vornehmen lassen.

Normalerweise reicht das Gesichtsfeld temporal bis 90°, unten bis 70°, nasal und oben bis 60° (Abb. **C-1.28**). Wegen der großen diagnostischen und prognostischen Bedeutung (Abb. **C-1.29**) sollte man schon beim V. a. Gesichtsfeldausfall eine **Perimetrie** beim Facharzt vornehmen lassen.

◎ C-1.28	Gesichtsfeldprüfung

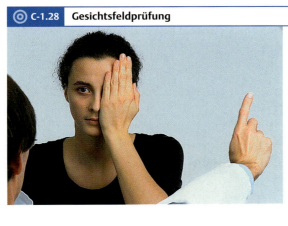

Vorgehensweise:

- Der Patient deckt ein Auge ab und fixiert mit dem anderen das gegenüberliegende, nicht abgedeckte Auge des Untersuchers, dessen Kopf sich auf gleicher Höhe in 1 m Entfernung befinden sollte.
- Nun bewegt der Arzt seinen ausgestreckten Arm mit erhobenem Zeigefinger in alle Quadranten von peripher nach zentral.
- Bemerkt der Patient den Finger, so gibt er Zeichen.

◎ C-1.28

Schielen (Strabismus)

Schielen (Strabismus)

Vergleichen Sie die Lokalisation der Lichtreflexe auf den beiden spiegelnden Korneae, die normalerweise beim Blick geradeaus beidseits genau zentral liegen. Schielen bedeutet, dass die Gesichtslinien beider Augen nicht auf den fixierten Punkt gerichtet sind. Den Winkel, den die Gesichtslinie des fixierenden mit der des schielenden Auges bildet, nennt man **Schielwinkel**. Bei den meisten Menschen stehen die Augen in Ruhelage beim Blick in die Ferne nicht parallel, sondern leicht divergent oder konvergent, es besteht latentes Schielen **(Heterophorie)**. Ein Fusionszentrum im Gehirn sendet jedoch ständig motorische Einstellimpulse, so dass stets eine Abbildung auf korrespondierenden Netzhautpunkten erfolgt.

Eine einfache Methode zur Feststellung eines latenten Schielens ist der **Aufdecktest** (Abb. **C-1.30**). Fordern Sie den Patienten auf, einen Gegenstand hinter Ihnen zu fixieren. Decken Sie dann ein Auge mit der flachen Hand oder einem Gegenstand ab, wodurch die Fusion aufgehoben wird und das abgedeckte Auge nach innen oder außen abweicht. Beim Freigeben des Auges beobachten Sie eine blitzschnelle **Einstellbewegung**. Je nach der Richtung der Einstellbewegung lässt sich entscheiden, ob ein latentes Divergenz- **(Exophorie)** oder Konvergenz- **(Esophorie)** Schielen vorliegt.

Vergleichen Sie die Lokalisation der Lichtreflexe auf den spiegelnden Korneae, die normalerweise beim Blick geradeaus beidseits genau zentral liegen. Beim Schielen sind die Gesichtslinien beider Augen nicht auf den fixierten Punkt gerichtet. Den Winkel, den die Gesichtslinie des fixierenden mit der des schielenden Auges bildet, nennt man **Schielwinkel**. Bei den meisten Menschen besteht latentes Schielen **(Heterophorie)**.

Eine einfache Methode zur Feststellung latenten Schielens ist der **Aufdecktest** (Abb. **C-1.30**).

⊚ **C-1.29**   **Gesichtsfelddefekte**

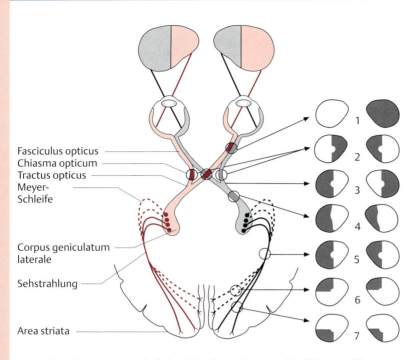

Fasciculus opticus
Chiasma opticum
Tractus opticus
Meyer-
Schleife

Corpus geniculatum
laterale

Sehstrahlung

Area striata

1. **Monokularer Gesichtsfeldausfall**
   (Amaurose) infolge Durchtrennung oder
   kompletter Kompression des Fasciculus opticus.
2. **Heteronyme binasale Hemianopsie**
   bei beidseitiger Kompression des Chiasma
   opticum (z. B. suprasellärer Tumor).
3. **Heteronyme bitemporale Hemianopsie** bei
   medialer Kompression des Chiasma opticum
   (z. B. Hypophysenadenom).
4. **Homonyme Hemianopsie,** die bei
   chiasmanahen Läsionen (Tractus opticus oder
   Corpus geniculatum laterale) häufig
   inkongruent ist, d. h. der Gesichtsfeldausfall für
   das rechte und linke Auge unterscheidet sich
   in Form und Größe.
5. **Homonyme Hemianopsie** bei Läsion der
   gesamten Sehstrahlung in ihrem gebündelten
   Verlauf durch die Capsula interna
   (z. B. A.-cerebri-media-Infarkt).
6. **Quadrantenanopsie nach oben** bei
   rindennaher Läsion der Sehstrahlung unterhalb
   des Sulcus calcarinus oder durch Läsion der
   Meyer-Schleife im Temporalpol
   (z. B. A.-cerebri-posterior-Infarkt).
7. **Quadrantenanopsie nach unten** bei
   rindennaher Läsion der Sehstrahlung oberhalb
   des Sulcus calcarinus (z. B. parietaler Tumor).

Je nach Läsionsort im Verlauf der Sehbahn sind unterschiedliche Ausfälle zu erwarten.

⊚ **C-1.30**   **Aufdecktest zur Feststellung des latenten Schielens**

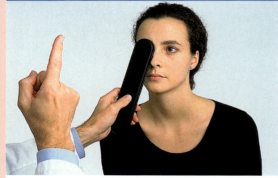
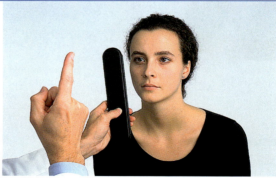

Vorgehensweise:

• Fordern Sie den Patienten auf, einen Gegenstand hinter Ihnen zu fixieren.
• Decken Sie dann ein Auge ab (Aufheben der Fusion).
• Beim Freigeben des Auges beobachten Sie eine blitzschnelle Einstellbewegung.

Zur Differenzierung zwischen einem
scheinbaren Schielen **(Pseudostrabismus)**,
das durch eine Abweichung der Gesichtslinie von der anatomischen Achse des
Auges entsteht, und einem **echten Strabismus** machen Sie den **Abdecktest** (Abb.
C-1.31).

Zur Differenzierung zwischen einem scheinbaren Schielen **(Pseudostrabismus)**,
das entsteht, wenn die Gesichtslinien der Augen nicht durch die Hornhautmitte
verlaufen, und einem **echten Strabismus** machen Sie den **Abdecktest** (Abb.
C-1.31). Fordern Sie den Patienten auf, einen Gegenstand hinter Ihnen zu fixieren. Decken Sie dann ein Auge ab und beobachten das freie Auge. Macht es eine
Einstellbewegung, liegt ein echter Strabismus vor; bei einer Bewegung nach
temporal ein Strabismus convergens, bei einer Bewegung nach nasal ein Strabismus divergens. Wiederholen Sie den Test mit dem anderen Auge. Wenn
mehrfach eine reproduzierbare Einstellbewegung eines Auges beobachtet
wird, so ist ein echter Strabismus gesichert.

C-1.32

C-1.31   Abdecktest

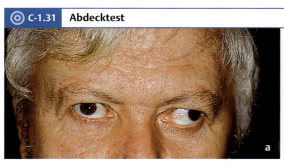
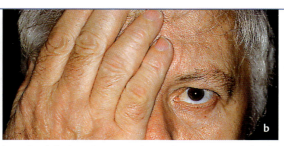

a Strabismus des linken Auges mit Abweichung nach temporal

b nach Abdecken des normalen rechten Auges macht das linke Auge eine Einstellbewegung nach nasal: Strabismus divergens.

Zur Überprüfung der Augenmuskelbeweglichkeit s. S. 427.

Motilitätsprüfung s. S. 427.

Prüfung des Farbensinns und des stereoskopischen Sehens

Farbtüchtiges Sehen ist für die Ausübung mancher Berufe unbedingt erforderlich. Die Rot- oder Grünschwäche wird mit den **Farbtafeln nach Ishihara oder Stilling-Velhagen** (Abb. **C-1.32**) geprüft, bei denen Farbpunkte so verteilt sind, dass der Normalsichtige eine Zahl lesen kann, der Farbenfehlsichtige dagegen nicht. Die wichtigsten Formen des eingeschränkten Farbensinns sind die **Protanopie** (Rotblindheit), **Deuteranopie** (Grünblindheit) und **Achromasie** (totale Farbenblindheit). Unter Protanomalie und Deuteranomalie versteht man abgeschwächte Formen.

Zur Überprüfung des **stereoskopischen Sehens** betrachtet der Patient durch eine polarisierte Brille mit beiden Augen zwei entsprechend polarisierte Halbbilder. Ist das räumliche Sehen intakt, hat er dabei einen räumlichen Eindruck. Bei Kindern verwendet man den Fliegentest nach Wirth. Dabei wird die Abbildung einer großen Fliege verwendet, die im Normalfall plastisch erscheint.

Tab. **C-1.6** gibt abschließend Hinweise zur **Differenzialdiagnose bedrohlicher akuter Augenkrankheiten**.

Prüfung des Farbensinns und des stereoskopischen Sehens

Die Rot- oder Grünschwäche wird mit den **Farbtafeln nach Ishihara oder Stilling-Velhagen** (Abb. **C-1.32**) geprüft. Die wichtigsten Formen des eingeschränkten Farbensinns sind die **Protanopie** (Rotblindheit), **Deuteranopie** (Grünblindheit) und **Achromasie** (totale Farbenblindheit).

Zur Überprüfung des **stereoskopischen Sehens** betrachtet der Patient durch eine polarisierte Brille mit beiden Augen zwei polarisierte Halbbilder. Im Normalfall hat er einen räumlichen Eindruck.

C-1.32   Pseudoisochromatische Tafel nach Stilling-Velhagen zur Prüfung des Farbensinns (Zahl 69)

C-1.32

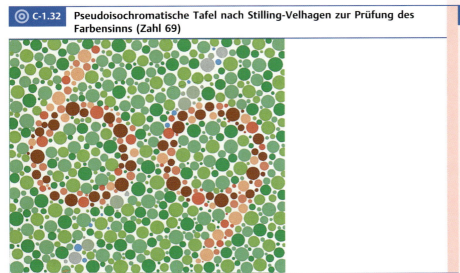

C-1.6

≡ C-1.6	Differenzialdiagnose bedrohlicher akuter Augenkrankheiten	
Beschwerden	**Klinischer Befund**	**Wahrscheinlichste Diagnose**
Schmerz, rotes Auge	rotes Auge, weite Pupille	akuter Glaukomanfall
Schmerz, rotes Auge	rotes Auge, enge Pupille	Iritis
akuter Visusverlust, keine Schmerzen, älterer Patient	Netzhautödem, kirschroter Fleck	Gefäßverschluss
akuter Visusverlust, keine/leichte Schmerzen	unscharfe Papille/kein Befund	Neuritis, Retrobulbärneuritis

1.5   Nase, Mundhöhle, Rachen, Kehlkopf und Ohren

Der Einblick in die Organe des Hals-Nasen-Ohren-Bereichs wird vom Patienten oft nur kurz gewährt, ehe Würgereflex, ein Hustenstoß oder eine schmerzhafte Fluchtreaktion die Untersuchung beenden. Erklären Sie, was geschieht, kündigen Sie dem Patienten die Unannehmlichkeiten an und zeigen Sie ihm die verwendeten Instrumente vor deren Anwendung.

1.5 Nase, Mundhöhle, Rachen, Kehlkopf und Ohren

Die Untersuchung von Nase, Ohren, Rachen und Kehlkopf ist technisch relativ anspruchsvoll. Untersucht werden überwiegend lange enge Röhren, in die mit einem Instrument einzudringen von den meisten Patienten als sehr unangenehm, manchmal sogar lebensbedrohlich empfunden wird. Vor allem Kinder leisten nicht selten so große Widerstände, dass die Untersuchung überhaupt unmöglich ist. Der Einblick in die Organe des Hals-Nasen-Ohren-Bereichs wird daher oft nur sehr kurz gewährt, ehe Würgereflex, ein Hustenstoß oder eine schmerzhafte Fluchtreaktion die Untersuchung beenden. Erklären Sie, was geschieht, kündigen Sie dem Patienten die Unannehmlichkeiten an und zeigen Sie ihm die verwendeten Instrumente vor deren Anwendung. Je sicherer man die Instrumente führt, umso weniger unangenehm wird die Untersuchung für den Patienten sein.

Spiegeltechnik: Setzen Sie sich dem Patienten leicht nach rechts versetzt etwa in „bequemer Armlänge" (30–40 cm) gegenüber und schauen Sie ihn frontal an. Abb. **C-1.33** zeigt die Untersuchungstechnik. Ca. 10–15 cm rechts vom Kopf des Patienten befindet sich in Scheitelhöhe eine homogene Lichtquelle von 60 W. Der konkave Spiegel des Stirnreflektors bündelt die Lichtstrahlen, durch das zentrale Loch blicken Sie mit dem linken Auge auf den Patienten. Licht- und Sehachse müssen kongruent sein.

Spiegeltechnik: Setzen Sie sich dem Patienten nach rechts versetzt etwa in „bequemer Armlänge" (30–40 cm) gegenüber und schauen Sie ihn frontal an, wobei die Köpfe von Arzt und Patient sich etwa in gleicher Höhe befinden. Vermeiden Sie, dass Ihre Knie sich zwischen den gespreizten Beinen des Patienten/der Patientin befinden, da dies nicht nur von Frauen als unangenehm empfunden wird. Wenn Sie mit dem Stirnreflektor untersuchen, sollte beim Blick geradeaus die Blickachse Ihres linken Auges in der medianen Sagittallinie des Patienten liegen. Etwa 10–15 cm rechts vom Kopf des Patienten befindet sich in Scheitelhöhe eine homogene Lichtquelle von 60 W. Der konkave Spiegel des Stirnreflektors bündelt die Lichtstrahlen, durch das zentrale Loch blicken Sie mit dem linken Auge auf den Patienten (Abb. **C-1.33**). Licht und Sehachse müssen kongruent sein. Schließen Sie das rechte Auge zur Kontrolle und korrigieren Sie den Lichtstrahl ggf. durch Drehen und Kippen des Spiegels. Bei Instrumenten mit eingebauter Lichtquelle, wie sie überwiegend von Allgemeinärzten verwendet werden, brauchen Sie keinen Stirnreflektor, es kommt dabei auch weniger auf die korrekte Sitzposition an. Sie eignen sich für den Notfalleinsatz und Hausbesuch, allerdings ist die Lichtausbeute dieser Geräte schlechter.

Die rechte Hand fixiert und führt den Kopf des Patienten. Zungenspatel, Nasenspekulum und Ohrtrichter werden mit der linken Hand gehalten. Bei der Spiegelung von Kehlkopf und Nasen-Rachen-Raum führt die rechte Hand den Spiegel, da die linke die Zunge bzw. den Zungenspatel hält (Tab. **C-1.7**).

Fassen Sie den Kopf des Patienten kräftig mit den Fingerspitzen der rechten Hand am Scheitel an. Diese Hand fixiert und führt den Kopf. Sie selbst verändern Ihre Position während der Untersuchung nicht, bewegt wird nur der Kopf des Patienten. Zungenspatel, Nasenspatel, Nasenspekulum und Ohrtrichter werden mit der linken Hand gehalten; nur bei der Spiegelung von Kehlkopf und Nasen-Rachen-Raum führt die rechte Hand den jeweiligen Spiegel, da die linke Hand die Zunge bzw. den Zungenspatel hält (Tab. **C-1.7**).

◎ C-1.33   **Räumliche Verhältnisse bei der HNO-ärztlichen Spiegeltechnik**   ◎ C-1.33

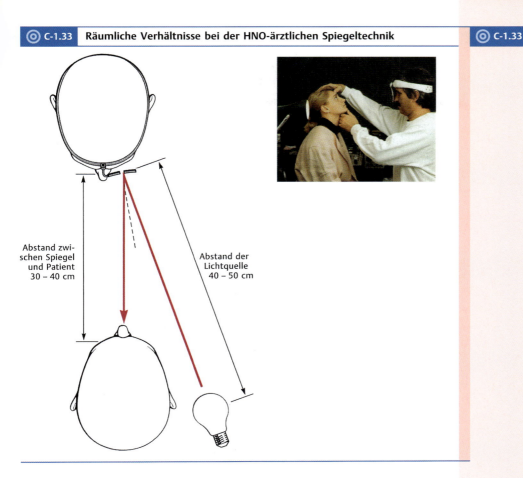

Abstand zwischen Spiegel und Patient 30 – 40 cm

Abstand der Lichtquelle 40 – 50 cm

≡ C-1.7   **Einsatz der Hände bei der HNO-Spiegeluntersuchung**   ≡ C-1.7

Untersuchte Region	Linke Hand hält	Rechte Hand hält
Ohren	Ohrtrichter in Endstellung	Kopf des Patienten
rechte Nasenhöhle	Nasenspekulum	Kopf des Patienten
linke Nasenhöhle	Kopf des Patienten	Nasenspekulum
Mundhöhle	Zungenspatel	Kopf des Patienten
Kehlkopf	Zunge	Kehlkopfspiegel
Nasen-Rachen-Raum	Zungenspatel	Nasen-Rachen-Spiegel

1.5.1 Nase

Inspektion und Palpation: Achten Sie auf den äußeren Aspekt der Nase: Form, Stellung, Beschaffenheit und Farbe der Haut über der Nase und in der Umgebung. Sind Missbildungen und Deformierungen durch Traumen, spontan und in welchem Zeitraum entstanden? Bestehen Schmerzen, Schwellungen und Rötungen im Bereich des Nasenrückens (phlegmonöse Entzündung) oder am Nasenloch (Naseneingangsfurunkel), oder ist die Nase schmerzfrei knollig aufgetrieben (**Rhinophym**, Abb. **C-1.34**)? Prüfen Sie die Durchgängigkeit der Nasengänge, indem Sie dem Patienten jeweils ein Nasenloch zuhalten und ihn Luft ausblasen lassen. Fragen Sie nach Mundatmung und Schnarchen. Ein- oder beidseitige chronische Behinderung der Nasenatmung kann durch Nasenpolypen, Septumdeviation, Adenoide oder Fremdkörper bedingt sein. Besteht Sekretfluss aus einem oder beiden Nasenlöchern, und wie sieht das Sekret

1.5.1 Nase

Inspektion und Palpation: Form, Stellung, Beschaffenheit und Farbe der Haut über der Nase und in der Umgebung, Schmerzen, Schwellungen und Rötungen oder schmerzfreie knollige Auftreibung (**Rhinophym**, Abb. **C-1.34**)? Prüfen Sie die Durchgängigkeit der Nasengänge. Chronische Behinderung der Nasenatmung kann z. B. durch Septumdeviation oder Fremdkörper bedingt sein. Besteht Sekretfluss (Tab. **C-1.8**)? Eine näselnde Sprache **(Rhinolalia clausa)** kommt beim Verschluss der Nase vor, klanglose Sprache bei

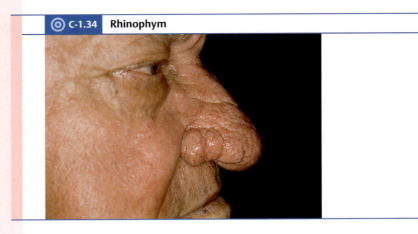

⊙ **C-1.34**   **Rhinophym**

≡ **C-1.8**   **Nasensekret und diagnostische Bedeutung**

Art des Sekrets	Bedeutung	Zusatzinformation
wässrig-klar	Schnupfen, allergische Rhinitis	Jahreszeit?
schleimig	Nasenpolypen	Nasenatmung?
eitrig-dick	Nebenhöhlenentzündung	Dauer? Schmerzen?
wässrig/blutig	zerebrospinale Rhinorrhö	Schädeltrauma? Verstärkung bei Stauung der Halsvenen
blutig (beidseitig)	Wegener-Granulomatose	Lungenbefund?
blutig (einseitig)	Malignom	
rezidivierendes Nasenbluten	Locus-Kiesselbachi-Hypertonie, hämorrhagische Diathese, Morbus Osler	Anämie? Blutdruck? Sonstige Blutungsneigung? Teerstuhl

fehlendem Rachenabschluss (Gaumenspalte, Gaumensegellähmung) **(Rhinolalia aperta)**.

Inspizieren Sie die vorderen Abschnitte des Vestibulum nasi (Abb. **C-1.35**). Die Perkussion der Nasennebenhöhlen und der Nervenaustrittspunkte erbringt gelegentlich Hinweise auf die Genese chronischer Kopfschmerzen (z. B. bei Sinusitis maxillaris/frontalis oder Trigeminusneuralgie, s. S. 122).

Vordere Rhinoskopie (Rhinoscopia anterior): Abb. **C-1.36** zeigt Ihnen, wie Sie das Nasenspekulum halten und in die Nase einführen müssen. Lassen Sie die Vorderkante der Branchen etwas vom Septum wegzeigen, um keine Verletzungen zu verursachen.

aus (Tab. **C-1.8**)? Spricht der Patient näselnd oder klanglos? Eine näselnde Sprache **(Rhinolalia clausa)** kommt beim Verschluss der Nase vor, klanglose Sprache tritt bei fehlendem Rachenabschluss (z. B. bei Gaumenspalte oder Gaumensegellähmung) auf **(Rhinolalia aperta)**.

Palpieren Sie den Nasenrücken zwischen Daumen und Zeigefinger beider Hände zur Suche nach Knochen- oder Weichteiltumoren oder bei V. a. eine Nasenbeinfraktur. Bei Nasenbeinfraktur kommt es zu fühlbaren Krepitationen. Inspizieren Sie die vorderen Abschnitte des Vestibulum nasi (Abb. **C-1.35**). Manchmal können bereits so Polypen, Mukozelen oder Malignome erkannt werden. Die Perkussion der Nasennebenhöhlen und der Nervenaustrittspunkte erbringt gelegentlich Hinweise auf die Genese chronischer Kopfschmerzen, z. B. bei Sinusitis maxillaris/frontalis oder Trigeminusneuralgie (s. S. 122).

Vordere Rhinoskopie (Rhinoscopia anterior): Legen Sie das Nasenspekulum so in die geöffnete linke Hand, dass das Gelenk des mit den Branchen nach unten zeigenden Instruments auf dem Mittelglied des Mittelfingers zu liegen kommt und der Zeigefinger die linke Branche hält. Führen Sie nun das Instrument mit geschlossenen Branchen etwa 1 cm parallel zum Nasenboden ein, legen den linken Zeigefinger auf die Außenseite der Nasenwand und öffnen die Branchen in vertikaler Richtung bis zu einem fühlbaren Widerstand (Abb. **C-1.36**). Der Patient soll dabei keine Schmerzen haben. Lassen Sie die Vorderkante der Branchen etwas vom Septum wegzeigen, um keine Verletzungen zu verursachen.

⊚ C-1.35

⊚ C-1.35   **Inspektion der vorderen Abschnitte des Vestibulum nasi**

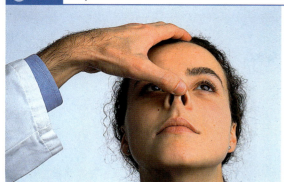

Vorgehensweise:

Drücken Sie mit dem Daumen die Nasenspitze leicht nach oben und stützen Sie sich dabei mit den übrigen Fingern auf der Stirn des Patienten ab.

Neigen Sie mit der rechten Hand den Kopf des Patienten nach vorn in die sog. **erste Position**: Sie können nun den Nasenboden, den unteren Nasengang, die untere Muschel, medial die unteren Septumanteile mit dem Locus Kiesselbachi und die Hinterwand des Nasen-Rachen-Raums inspizieren. Bewegen Sie den Kopf des Patienten in seinen Nacken **(zweite Position)**, so können Sie den klinisch wichtigen (Einmündung der Gänge der Nasennebenhöhlen) mittleren Nasengang und die mittlere Muschel sowie die oberen Septumanteile einsehen (Abb. **C-1.36**). Bei maximaler Rückwärtsneigung des Kopfes (horizontal stehender Nasenrücken, **dritte Position**) blicken Sie auf das Nasendach mit der Riechspalte, die zwischen Nasenseptum und oberer Muschel liegt. Sollte der Einblick durch eine Schwellung der Nasenschleimhaut behindert sein, können Sie abschwellende Nasentropfen (Privin) anwenden und die Untersuchung nach einigen Minuten wiederholen. Es ist zweckmäßig, das Spekulum zur Untersuchung der rechten Nasenhöhle mit der linken Hand, zur Untersuchung der linken Nasenhöhle mit der rechten Hand zu halten.

Die **normale Nasenschleimhaut** ist blassrot, glänzend und feucht. Die häufigsten **pathologischen Befunde** sind Septumdeviation, Schleimhautschwellung, Leistenbildung, Muschelschwellung, Polypen und Borkenbildung. Eitriges Sekret im mittleren Nasengang stammt in der Regel aus einer oder mehreren Nasennebenhöhlen, Sekret in der Riechspalte aus den Siebbeinzellen oder aus der Keilbeinhöhle.

Wenn Sie das Spekulum mit vollständig geschlossenen Branchen herausnehmen, wird Ihnen der Patient böse sein: Sie klemmen dann nämlich Haare ein, deren langsames Herausziehen sehr schmerzhaft ist.

In der **ersten Position** können Sie Nasenboden, unteren Nasengang, untere Muschel, medial die unteren Septumanteile mit dem Locus Kiesselbachi und die Hinterwand des Nasenrachenraums inspizieren. In der **zweiten Position** können Sie mittleren Nasengang und mittlere Muschel sowie die oberen Septumanteile einsehen (vgl. Abb. **C-1.36**). Bei maximaler Rückwärtsneigung des Kopfes (horizontal stehender Nasenrücken, **dritte Position**) blicken Sie auf das Nasendach mit der Riechspalte (zwischen Nasenseptum und oberer Muschel).

Die **normale Nasenschleimhaut** ist blassrot, glänzend und feucht. Häufigste **pathologische Befunde**: Septumdeviation, Schleimhautschwellung, Leistenbildung, Muschelschwellung, Polypen und Borkenbildung.

Nehmen Sie das Spekulum mit leicht geöffneten Branchen heraus.

▶ **Aufgabe.** Führen Sie bei sich selbst eine Rhinoskopie vor dem Spiegel durch und studieren Sie die Anatomie der eingesehenen Bereiche; üben Sie an Kommilitonen die vordere Rhinoskopie und erklären Sie die Untersuchungsposition und den erhobenen Befund.

◀ **Aufgabe**

Hintere Rhinoskopie (Rhinoscopia posterior): Mit der hinteren Rhinoskopie wird der Nasen-Rachen-Raum (Nasopharynx) untersucht. Sie brauchen dazu einen Zungenspatel und einen Nasen-Rachen-Spiegel, den Sie gegen Beschlagen mit dem Spiritusbrenner angewärmt haben (cave: Verbrennungen! Temperatur der metallischen Rückseite des Spiegels erst bei sich selbst am Handrücken prüfen!). Die Spiegelfläche ist gegenüber dem Stiel um 100° geknickt. Lassen Sie den Patienten den Kopf an eine Stütze oder an die Wand lehnen, da Sie keine Hand zur Fixierung des Kopfes frei haben. Mit dem Mundspatel in der linken Hand drücken Sie die vorderen zwei Drittel der Zunge nach unten. Der Spiegel wird, gehalten wie ein Bleistift, horizontal bis vor die Rachenwand geführt, die ebenso wenig wie die Uvula berührt werden soll. Stützen Sie Ihre rechte Hand am Unterkiefer des Patienten ab. Durch Dreh- und Kippbewegungen des Spie-

Hintere Rhinoskopie (Rhinoscopia posterior): Mit der hinteren Rhinoskopie wird der Nasen-Rachen-Raum (Nasopharynx) untersucht. Sie brauchen dazu einen Zungenspatel und einen Nasen-Rachen-Spiegel, den Sie gegen Beschlagen mit dem Spiritusbrenner angewärmt haben (cave: Verbrennungen! Temperatur des Gerätes erst bei sich selbst am Handrücken prüfen!). Abb. **C-1.37** zeigt die Untersuchungstechnik. Durch Dreh- und Kippbewegungen des Spiegels wird der Nasen-Rachen-Raum sektorförmig und systematisch abgesucht.

C-1.36   **Handhabung des Nasenspekulums und Blickfeld in verschiedenen Untersuchungspositionen bei der Rhinoscopia anterior**

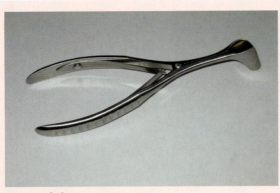

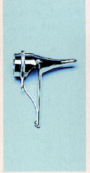

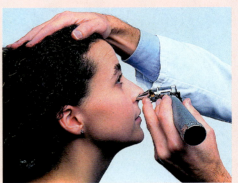

Nasenspekulum

Untersuchung mit dem Nasenspekulum mit eingebauter Lichtquelle

Vorgehensweise:

- Das Nasenspekulum wird in der linken Hand gehalten. Das Gelenk des Instruments liegt auf dem Mittelglied des Mittelfingers, der Zeigefinger hält die linke Branche.
- Mit geschlossenen Branchen wird das Spekulum etwa 1 cm parallel zum Nasenboden eingeführt. Berühren Sie nicht die Nasenscheidewand mit dem Spekulum!
- Öffnen Sie nun die Branchen bis zu einem fühlbaren Widerstand.
- Entfernen Sie das Spekulum in nur halb geschlossenem Zustand aus der Nase, um keine Nasenhaare einzuklemmen und auszureißen.

Blickfeld bei den verschiedenen Untersuchungspositionen:

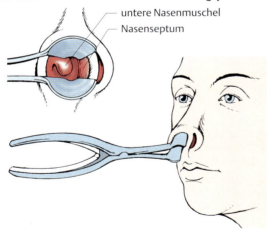

untere Nasenmuschel
Nasenseptum

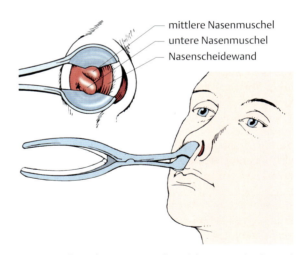

mittlere Nasenmuschel
untere Nasenmuschel
Nasenscheidewand

- In **Position 1** (leicht nach vorn geneigter Kopf) sieht man beim Blick parallel zum Nasenboden auf den Kopf der unteren Nasenmuschel.

In **Position 2** (zurückgeneigter Kopf) sind die Nasenscheidewand sowie untere und mittlere Nasenmuschel im Blickfeld.

Einen noch besseren Gesamtüberblick erhält man mit starren oder flexiblen Endoskopen.

gels wird der Nasen-Rachen-Raum sektorförmig und systematisch abgesucht (Abb. **C-1.37**).

Mit der konventionellen hinteren Rhinoskopie können nur jeweils begrenzte Abschnitte eingesehen werden. Einen besseren Gesamtüberblick erhält man mit starren oder flexiblen Endoskopen, die mit einer Winkeloptik und der Möglichkeit zur Vergrößerung des Bildes ausgestattet sind.

◉ C-1.37 | **Inspektion des Nasen-Rachen-Raumes (Rhinoscopia posterior)** ◉ C-1.37

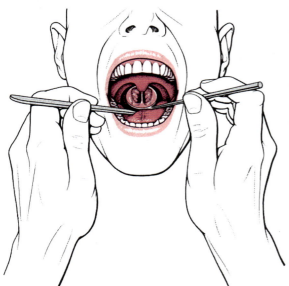

Vorgehensweise:

- Mit dem Mundspatel drücken Sie die vorderen ⅔ der Zunge nach unten.
- Der Spiegel wird horizontal bis vor die Rachenwand geführt.
- Rachenwand und Uvula sollten Sie nicht berühren.

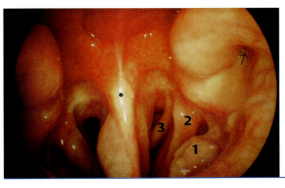

Der Einblick zeigt den linken Tubuswulst mit der Öffnung zur Eustachischen Röhre (→), oben das Rachendach und in Bildmitte vertikal die Hinterkante des Vomers (*) sowie in der Choane die posterioren Ansätze der drei Nasenmuscheln (**1** = untere, **2** = mittlere, **3** = obere Muschel).

Die konventionelle hintere Rhinoskopie erfordert viel Übung und Erfahrung. Vor allem bei Kindern kann sie das Verhältnis zwischen dem Arzt und dem kleinen Patienten so gründlich zerstören, dass man sich weitere Kontaktmöglichkeiten auf absehbare Zeit verbaut. Überlegen Sie daher gut, ob Sie diese Technik selbst anwenden wollen oder sie nicht lieber einem erfahrenen Facharzt überlassen, der apparativ besser ausgestattet ist und der auch das Kind nur vorübergehend betreut.

Orientieren Sie sich an der hinteren **Vomerkante**, die zwischen den beiden **Choanen** liegt. Zu beiden Seiten des Vomers erkennen Sie die untere, mittlere und obere Nasenmuschel. Pathologisches Sekret zwischen der mittleren und unteren Muschel stammt aus dem mittleren Nasengang, während Sekret zwischen der oberen und mittleren Muschel aus dem hinteren Drittel der Siebbeinzellen stammt. Lateral der Nasenmuscheln erkennen Sie den Tubenwulst und die Öffnung der **Eustachio-Röhre**.

Wenn sich der Vomer bei der hinteren Rhinoskopie nicht darstellt, so spricht das bei Kindern am wahrscheinlichsten für **Adenoide** (im Volksmund „Polypen" genannt), bei Erwachsenen eher für einen Tumor.

Die konventionelle hintere Rhinoskopie erfordert viel Übung. V. a. bei Kindern sollte man sich überlegen, ob die Untersuchung nicht besser einem erfahrenen Facharzt überlassen wird.

Pathologisches Sekret zwischen der mittleren und unteren Muschel stammt aus dem mittleren Nasengang, Sekret zwischen der oberen und mittleren Muschel aus dem hinteren Drittel der Siebbeinzellen. Lateral der Nasenmuscheln erkennen Sie den Tubenwulst und die Öffnung der **Eustachio-Röhre**.

Stellt sich der Vomer nicht dar, spricht das bei Kindern für **Adenoide**, bei Erwachsenen eher für einen Tumor.

▶ Praktischer Tipp

▶ **Praktischer Tipp.** Kommen Sie mit dem Spiegel nicht hinter das Gaumensegel, so drücken Sie die Zunge tiefer nach unten oder fordern Sie den Patienten auf, heftig zu „riechen", wobei das Gaumensegel erschlafft. Wenn die Untersuchung wegen eines ausgeprägten Würgereizes nicht gelingt, kann die Rachenhinterwand mit einem Oberflächenanästhetikum (z. B. Xylocain-Spray) vorübergehend unempfindlich gemacht werden. Die hintere Rhinoskopie gehört zu den anspruchsvollsten Techniken und erfordert viel Übung und Erfahrung.

Charakteristische Beschwerden: Typische Beschwerden bei Erkrankungen der Nase und der Nasennebenhöhlen sind vor allem Schmerzen im Gesichts- und Stirnbereich, jede Art von Sekretfluss aus der Nase sowie Behinderungen der Nasenatmung. Kinder mit vergrößerten Rachenmandeln **(Adenoide)** bekommen durch die Nase ungenügend Luft.

Charakteristische Beschwerden: Typische Beschwerden bei Erkrankungen der Nase und der Nasennebenhöhlen sind vor allem Schmerzen im Gesichts- und Stirnbereich, jede Art von Sekretfluss aus der Nase (wässrig, schleimig, eitrig, fötide, blutig) sowie Behinderungen der Nasenatmung. Eine Behinderung der Nasenatmung kann weit reichende, zunächst nicht selten fehlgedeutete Folgen haben. So bekommen Kinder mit vergrößerten Rachenmandeln **(Adenoide)** durch die Nase ungenügend Luft und fallen durch einen andauernd geöffneten Mund auf. Das durch die Adenoide hervorgerufene nächtliche Schnarchen führt zu Schlafstörungen, aus denen Verhaltensstörungen und Leistungsminderung in der Schule resultieren können.

Die Nasenschleimhaut ist ein häufiger Manifestationsort von **allergischen Erkrankungen**. Bei **Geruchsstörungen** kann der Riechspalt durch Polypen oder Tumoren verlegt sein.

Die Nasenschleimhaut ist ein häufiger Manifestationsort von **allergischen Erkrankungen** (allergische Rhinitis). Bei **Geruchsstörungen** kann eine periphere Verlegung des Riechspaltes durch Polypen oder Tumoren bestehen, denken Sie aber auch an eine Erkrankung des ZNS.

1.5.2 Mund und Rachen

Inspektion: Die Mundhöhle ist ein gutes Spiegelbild von Gewohnheiten (Rauchen, Alkohol) und allgemeiner Körperpflege (Zahnstatus) eines Patienten.

1.5.2 Mund und Rachen

Inspektion: Im Bereich der Mundhöhle sind wichtige Anteile des Verdauungsapparates (Mundschleimhaut, Speicheldrüsen, Zähne), der Luftwege (Nase, Rachen, Kehlkopf), des retikuloendothelialen Systems (Tonsillen) und der peripheren Sprechwerkzeuge (Lippen, Zunge, Gaumen) einer direkten Inspektion zugänglich. Darüber hinaus ist die Mundhöhle ein gutes Spiegelbild von Gewohnheiten (Rauchen, Alkohol) und allgemeiner Körperpflege (Zahnstatus) eines Patienten.

Lippen: Die Farbe der Lippen sollte möglichst bei Tageslicht beurteilt werden, zur gründlichen Inspektion von Mundhöhle und Rachen benötigen Sie eine Untersuchungslampe und einen Spatel.

Lippen: Die Farbe der Lippen sollte möglichst bei Tageslicht beurteilt werden, zur gründlichen Inspektion von Mundhöhle und Rachen benötigen Sie eine Untersuchungslampe und einen Spatel. Für eine mögliche Palpation von Befunden in der Mundhöhle sollten Gummihandschuhe bereit liegen. Falls der Patient eine Zahnprothese trägt, geben Sie ihm ein Papiertuch und eine Schale und bitten ihn, die Prothese zu entfernen.

Inspizieren Sie die Lippen auf Farbe, Form und Stellung, achten Sie auf Bläschen, Ulzerationen, Mundwinkelrhagaden und Verhärtungen. Bei **Fazialisparese** gelingt der Lippenschluss nur unvollständig oder schwach.

Inspizieren Sie die Lippen hinsichtlich Farbe, Form und Stellung, achten Sie auf Bläschen, Ulzerationen, Mundwinkelrhagaden und Verhärtungen. Lassen Sie den Patienten die Backen aufblasen oder pfeifen und prüfen Sie die Verschlusskraft durch beidseitigen Druck auf die Backen (s. S. 430). Bei **Fazialisparese** gelingt der Lippenschluss nur unvollständig oder schwach.

Zunge, Zähne, Schleimhaut: Lassen Sie den Patienten den Mund öffnen. Inspizieren Sie nun Zähne, Zahnfleisch, Wangenschleimhaut und Zunge. Ein eventuell vorhandener Mundgeruch (Nikotin, Alkohol) lässt Schlüsse auf anamnestisch vielleicht verschwiegene Gewohnheiten zu.

Zunge, Zähne, Schleimhaut: Lassen Sie den Patienten den Mund öffnen. Wie weit ist das möglich, hat er dabei Schmerzen? Inspizieren Sie nun Zähne, Zahnfleisch, Wangenschleimhaut und Zunge. Sind die Zähne vollständig, lückenhaft oder vollständig fehlend, kariös, saniert oder verfärbt? Ist das Zahnfleisch geschwunden oder hyperplasiert, besteht eine saumartige Verfärbung am Zahnfleisch? Bei dieser Gelegenheit können Sie sich ein Bild über den generellen Hygienezustand eines Patienten machen. Auch eventuell vorhandener Mundgeruch (Nikotin, Alkohol) lässt Schlüsse auf anamnestisch vielleicht verschwiegene Gewohnheiten zu.

Lassen Sie den Patienten die **Zunge** herausstrecken, achten Sie dabei auf die Größe, die Oberfläche und eine evtl. Abweichung von der Mittellinie. Beurteilen Sie den weichen Gaumen, die Ausführungsgänge der Speicheldrüsen (Abb. **C-1.38a**) und das Zungenbändchen.

Lassen Sie den Patienten die **Zunge** herausstrecken, achten Sie dabei auf die Größe, die Oberfläche und eine evtl. Abweichung von der Mittellinie. Fordern Sie den Patienten auf, die Zunge nach hinten an den weichen Gaumen und nach beiden Seiten zu bewegen. Dabei werden die Ausführungsgänge der Glandulae sublinguales und submandibulares freigelegt, die auf kleinen Schleimhauthöckern des Mundbodens in die Mundhöhle münden (Abb. **C-1.38a**).

C-1.38   Mundhöhle und Speicheldrüsen

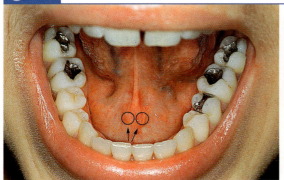
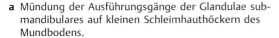
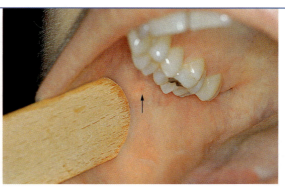

a Mündung der Ausführungsgänge der Glandulae submandibulares auf kleinen Schleimhauthöckern des
Mundbodens.

b Der Ausführungsgang der Glandula parotis mündet
gegenüber dem zweiten oberen Molaren.

Außerdem können Sie in dieser Zungenstellung das Zungenbändchen beurteilen. Lassen Sie die Zunge nach beiden Seiten bewegen und inspizieren Sie die
seitliche Zungenflächen.

Mit der linken Hand nehmen Sie nun einen Mundspatel, mit der rechten die
Untersuchungslampe. Erklären Sie dem Patienten, der Angst vor dem Würgereiz
hat, Sie würden besonders vorsichtig sein. Allerdings lassen sich tiefer gelegene
Strukturen der Mundhöhle bei manchen Patienten, vor allem Kindern, kaum
untersuchen, da sich sofort massiver Würgereiz einstellt. In diesen Fällen können Sie ein Oberflächenanästhetikum applizieren. Mit dem Spatel halten Sie die
Wangen von der Zahnreihe ab und lassen den Patienten den Kopf zur Seite drehen, um die Schleimhaut besser einsehen zu können. Gegenüber dem zweiten
oberen Molaren mündet der Ausführungsgang der Gl. parotis, der als kleiner
dunkler Punkt in der Wangenschleimhaut erkennbar ist (Abb. **C-1.38b**). Wenn
Sie die Gl. parotis massieren, können Sie den Speichelaustritt sehen. Dann drücken Sie die Zunge mit dem Spatel nach unten und inspizieren die **Tonsillen** und
die Rachenhinterwand. Lassen Sie den Patienten „A" phonieren: Im Normalfall
hebt sich der weiche Gaumen symmetrisch an und Sie sehen einen größeren
Anteil der Rachenhinterwand ein. Falls Sie wegen einer ausgeprägten Würgere-
aktion den Rachen nicht einsehen können, machen Sie eine Pause und versuchen es noch einmal. Vergessen Sie auch nicht, den harten und weichen Gaumen vollständig zu mustern.

Tonsillen (Tonsilla palatina): In den meisten Fällen genügt die Inspektion der
Tonsillen nach Größe, Farbe und Oberfläche in der gleichen Technik wie die
Inspektion der übrigen Mundhöhle. Für die instrumentelle „Palpation" benötigen Sie allerdings zwei Spatel und die Lichtquelle muss über den Stirnreflektor
eingespiegelt werden, da Sie keine Hand mehr frei haben. Der eine Spatel dient
zur Fixierung der Zunge, den anderen setzen Sie am lateralen vorderen Gaumenbogen an und führen ihn nach hinten und oben (Abb. **C-1.39**). Dadurch
kann die Tonsille nach medial luxiert werden. Bei chronischen Entzündungen
tritt aus den Tonsillen Sekret (Detritus) aus, der Patient empfindet Schmerzen.
Die Untersuchung der Tonsillen verursacht regelmäßig starken Würgereiz und
sollte daher am Ende der Untersuchung im HNO-Bereich stehen.

Palpation: Jede Unregelmäßigkeit oder Farbveränderung der Schleimhaut an
Zunge, Mundboden oder Wange bedarf der Palpation, um Informationen über
die Konsistenz, Ausdehnung und Druckdolenz zu erhalten. Ist der Befund im
Gaumen- oder Rachenbereich lokalisiert, so müssen Sie meist ein Oberflächenanästhetikum einsetzen, um heftige Würgereaktionen zu vermeiden. Ziehen Sie
Gummihandschuhe an und palpieren Sie Zungenbefunde zwischen Daumen
und Zeigefinger, indem Sie die Zunge mit der anderen Hand fixieren (Abb.

Mit der linken Hand nehmen Sie nun einen
Mundspatel, mit der rechten die Untersuchungslampe. Tiefer gelegene **Strukturen der Mundhöhle** sind meist schwierig
zu untersuchen. Stellt sich ein massiver
Würgereiz ein, können Sie ein Oberflächenanästhetikum applizieren.
Beurteilen Sie die Schleimhaut, den Ausführungsgang der Parotis, die **Tonsillen**
und die Rachenhinterwand. Vergessen Sie
auch nicht, den harten und weichen Gaumen vollständig zu mustern.

Tonsillen (Tonsilla palatina): In den meisten Fällen genügt die Inspektion der Tonsillen nach Größe, Farbe und Oberfläche.
Für die instrumentelle „Palpation" benötigen Sie zwei Spatel (Abb. **C-1.39**). Bei
chronischen Entzündungen tritt aus den
Tonsillen Sekret (Detritus) aus, der Patient
empfindet Schmerzen.

Palpation: Jede Unregelmäßigkeit oder
Farbveränderung der Schleimhaut an Zun-
ge, Mundboden oder Wange bedarf der
Palpation, um Informationen über die
Konsistenz, Ausdehnung und Druckdolenz
zu erhalten. Befunde im Mundboden- oder
Wangenbereich werden bimanuell von

innen und außen gleichzeitig palpiert (Abb. **C-1.40**).

C-1.40a). Befunde im Mundboden- oder Wangenbereich werden bimanuell von innen und außen gleichzeitig palpiert (Abb. **C-1.40b**).

⊚ **C-1.39**   **Instrumentelle Palpation der Tonsillen**

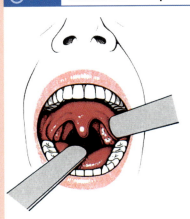

Vorgehensweise:

Mit einem Spatel fixieren Sie die Zunge, den anderen Spatel setzen Sie am lateralen Gaumenbogen an und führen ihn nach hinten und oben.

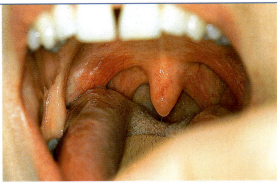

a Normalbefund.

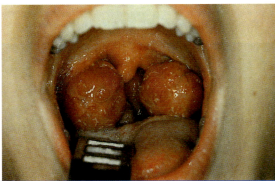

b Tonsillenhyperplasie.

⊚ **C-1.40**   **Palpation der Zunge (a) und bimanuelle Palpation im Bereich des Mundbodens und der Wangen (b)**

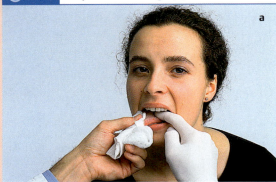

a

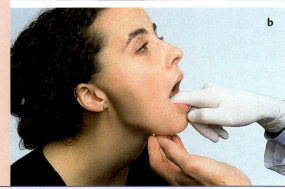

b

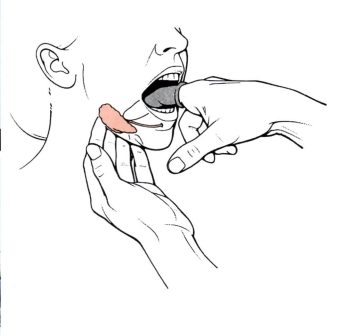

▶ **Merke.** Jede **Schleimhautunregelmäßigkeit** (Knoten, Ulzeration) sollte unter dem V. a. ein Malignom palpiert und abgeklärt werden!

◀ Merke

Häufige pathologische Befunde: Strichförmige schmale Lippen und ein verdicktes Zungenbändchen sind typisch für eine **Sklerodermie**, dicke wulstige Lippen können beim **angioneurotischen Ödem** auftreten. **Herpesbläschen** sind typischerweise an der Grenze zwischen Lippenrot und Haut lokalisiert. An der Wangenschleimhaut findet man weißlich-gelbliche, von einem roten Rand umgebene, meist sehr schmerzhafte Läsionen **(Aphthen)** bei **Stomatitis aphthosa** (Abb. **C-1.42a**). Leicht erhabene, scharf begrenzte weißliche Flecken an der Wangenschleimhaut und am harten Gaumen sind verdächtig für eine **Leukoplakie**, die als Präkanzerose anzusehen ist. Bei einigen Infektionskrankheiten (Scharlach, Lues) und allergischen Reaktionen kommt es zu rötlichen **Enanthemen** an der Schleimhaut. Tab. **C-1.9** zeigt die wichtigsten Befunde im Bereich der Zunge und ihre klinische Bedeutung.

Entleeren sich bei Druck mit dem Spatel feste gelbliche Bröckchen aus den Tonsillen ("Tonsillenpfröpfe"), so handelt es sich um einen physiologischen Befund. Zeichen einer **chronischen Tonsillitis** sind vielmehr zerklüftete, vernarbte und schlecht luxierbare Tonsillen, aus denen bei Spateldruck gelbliches, flüssig-eitriges Sekret austritt. Tasten Sie in diesen Fällen auch die Kieferwinkellymphknoten (s. a. S. 418, Abb. **C-8.1**). Die normale Rachenhinterwand ist glatt und feucht. Kleine rundliche Erhebungen entsprechen vergrößerten Lymphfollikeln, schleimiges Sekret deutet auf einen entzündlichen Prozess im Nasen-Rachen-Raum hin.

Häufige pathologische Befunde: Herpesbläschen sind typischerweise an der Grenze zwischen Lippenrot und Haut lokalisiert. Weißlich-gelbliche, rot umrandete, meist sehr schmerzhafte Läsionen **(Aphthen)** an der Wangenschleimhaut treten bei **Stomatitis aphthosa** auf (Abb. **C-1.42a**). Leicht erhabene, scharf begrenzte weißliche Flecken an Wangenschleimhaut und hartem Gaumen sind verdächtig für eine **Leukoplakie** (Präkanzerose). Zungenbefunde: s. Tab. **C-1.9**.

Zeichen einer **chronischen Tonsillitis** sind zerklüftete, vernarbte und schlecht luxierbare Tonsillen, aus denen bei Spateldruck gelbliches, flüssig-eitriges Sekret austritt.

▶ **Aufgabe.** Suchen Sie mithilfe eines Spiegels und eines Spatels bei sich selbst die Mündungen der Glandula sublingualis und der Parotis auf! Führen Sie bei Kommilitonen Mund- und Rachenuntersuchungen durch und lassen Sie diese Untersuchung bei sich selbst vornehmen! Versuchen Sie zunächst, möglichst keinen Würgereiz auszulösen. Erfahren Sie danach aber das Gefühl, wenn massiv Würgereiz ausgelöst wird!

◀ Aufgabe

≡ C-1.9	Zungenveränderungen und ihre mögliche diagnostische Bedeutung	
Bezeichnung	*Befund*	*Bedeutung*
belegte Zunge (Abb. **1.41a**)	weißlich-gelblicher Belag	meist Normalbefund
trockene Zunge	fehlender Glanz	Exsikkose, Urämie
glatte Zunge (Lingua glabra, Abb. **1.41d**)	glatt, lackartig-rot (Papillenverlust)	Vitamin-B$_{12}$, Eisenmangel, Leberzirrhose
vergrößerte Zunge	evtl. offener Mund	Hypothyreose, Akromegalie, Amyloidose
schwarze Haarzunge (Lingua villosa nigra, Abb. **1.41b**)	gelb-braune bis schwarze Färbung (elongierte Papillen)	nach Antibiotika, unbekannte Ursache, harmlos
Landkartenzunge (Lingua geographica)	unregelmäßig verteilte rote Flecken (partieller Papillenverlust)	harmlose Normvariante
Faltenzunge (Lingua scrotalis)	tiefe Furchen auf der Zungenoberfläche	gehäuft im Alter, keine pathologische Bedeutung
Leukoplakie (Abb. **1.41c**)	verdickter weißlicher anhaftender Fleck auf Zunge oder Mundschleimhaut	Präkanzerose
Himbeerzunge	scharlachrot	Scharlach
Haarleukoplakie	weißliche Beläge am seitlichen Zungenrand	typisch für HIV-Infektion
Candida (Soor, Abb. **1.41e**)	weißliche, abwischbare Beläge auf Zungenoberfläche, Gaumen und Rachen	Hinweis auf Immundefekt

⊚ **1.41**   **Zungenveränderungen**

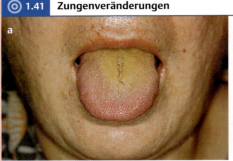
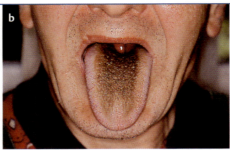
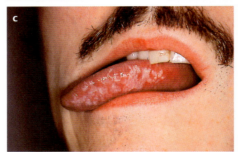
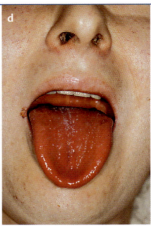
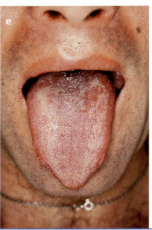

a belegte Zunge (Normalbefund).
b schwarze Haarzunge bei starkem Raucher (ohne krankhafte Bedeutung).
c Haarleukoplakie bei HIV-Infektion.
d Lackzunge (Papillenatrophie) und Mundwinkelrhagaden bei Eisenmangel.
e Kandidose der Zunge.

Charakteristische Beschwerden und anamnestische Angaben: Hautläsionen im Bereich der Lippen sind häufig, **Herpes simplex labialis** und **Mundwinkelrhagaden**. Rauchen, übermäßiger Alkoholgenuss und ungenügende Oralhygiene sind die wichtigsten Risikofaktoren für Karzinome im Lippen-, Zungen- und Mundbodenbereich.

Mundgeruch **(Fötor)** kann durch kariöse Zähne, Parodontose, chronische Tonsillitis und Magenerkrankungen bedingt sein.

Nicht selten werden karzinomatöse Frühveränderungen als Folgen einer schlecht sitzenden Zahnprothese, Bissverletzungen oder bestimmter Gewohnheiten fehlgedeutet.

▶ **Merke**

Charakteristische Beschwerden und anamnestische Angaben: Hautläsionen im Bereich der Lippen sind häufig, vor allem Bläschenbildung nach Sonnenexposition **(Herpes simplex labialis**, Abb. **C-1.42b**) und **Mundwinkelrhagaden**. Fragen Sie nach entsprechender Exposition, Dauer der Veränderung, Begleiterkrankungen und Rezidivneigung. Denken Sie daran, dass Lippen und Mundhöhle auch Manifestationsort sexuell übertragbarer Erkrankungen (Lues, Gonorrhö) sein können. Rauchen, übermäßiger Alkoholgenuss und ungenügende Oralhygiene sind die wichtigsten Risikofaktoren für Karzinome im Lippen-, Zungen- und Mundbodenbereich.

Mundgeruch **(Fötor)** tritt bei fast jedem Menschen nach längerer Nahrungskarenz auf. Er hat zwar unangenehme soziale Folgen, ist aber meist kein Zeichen einer Erkrankung. Gelegentlich kann Mundgeruch jedoch durch kariöse Zähne, Parodontose, chronische Tonsillitis und Magenerkrankungen bedingt sein.

Die Zunge ist extrem sensibel versorgt. Daher bemerken die meisten Patienten von sich aus Schleimhautveränderungen in der Mundhöhle. Allerdings werden nicht selten karzinomatöse Frühveränderungen als Folgen einer schlecht sitzenden Zahnprothese, Bissverletzungen oder bestimmter Gewohnheiten fehlgedeutet.

▶ **Merke.** Nehmen Sie Angaben von Patienten über Schleimhautveränderungen ernst und gehen Sie jedem Verdacht durch gründliche Inspektion, Palpation und evtl. Überweisung zur Probebiopsie nach.

C-1.42 Häufige pathologische Befunde von Mund und Mundschleimhaut

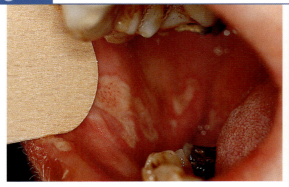
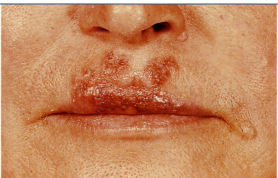

a Stomatitis aphthosa. **b** Herpes simplex labialis.

Klagen über mangelnde oder überschießende Speichelsekretion, Mundtrocken- heit und Zungenbrennen haben oft kein morphologisches Korrelat. Denken Sie in diesen Fällen auch an rheumatologische Systemerkrankungen sowie neuro- logisch-psychiatrische Störungen und fragen Sie nach der Einnahme von Medika- menten.

Schmerzen im Rachen, verstärkt beim Schlucken, sind typisch für Pharyngitis oder Tonsillitis. Erkundigen Sie sich nach Begleiterscheinungen wie Fieber, Hautausschläge und Gelenkschmerzen.

Bei Störungen der Speichelsekretion oder Zungenbrennen sollten Sie an rheumato- logische Systemerkrankungen, neurolo- gisch-psychiatrische Störungen oder an Medikamente denken.

Schmerzen im Rachen, verstärkt beim Schlucken, sind typisch für Pharyngitis oder Tonsillitis.

1.5.3 Kehlkopf

Der Larynx ist beim Mann durch den prominenten „Adamsapfel" (Prominentia laryngea) leicht erkennbar. Lassen Sie den Patienten schlucken und verfolgen Sie die Bewegung des Larynx nach oben. Palpieren Sie den Larynx von außen bei vorgebeugtem Kopf des Patienten und hören Sie, ob bei der Atmung ein in- und/oder exspiratorischer **Stridor** vorhanden ist. Palpieren Sie mit den Fin- gerkuppen von Zeige- und Mittelfinger entlang des M. sternocleidomastoideus, vor dem Schildknorpel und in den Supraklavikulargruben. Achten Sie auf even- tuell vergrößerte Lymphknoten und charakterisieren Sie diese nach Größe, Lage, Konsistenz und Druckdolenz (s.S. 417). Das Zungenbein sollte nicht mit einem harten Tumor verwechselt werden.

Kehlkopfspiegelung: Neben Lichtquelle und Stirnreflektor (s.S. 146) benötigen Sie zur Kehlkopfspiegelung ein Zungenläppchen bzw. Krepppapier, einen Kehl- kopfspiegel und einen nicht rußenden Spiritusbrenner. Der Spiegel wird wie ein Bleistift mit der rechten Hand gehalten, die Spiegelfläche gegen Beschlagen kurz am Brenner angewärmt. Prüfen Sie vor dem Einführen des Spiegels in den Mund des Patienten die Temperatur des Instruments an Ihrem Handrücken. Die Untersuchungstechnik ist in Abb. **C-1.43** dargestellt. Führen Sie nun den Larynxspiegel flach über den Zungenrücken bis vor die Uvula und heben Sie diese mit der Metallseite des Spiegels leicht an. Zungengrund und Rachenwand dürfen dabei nicht berührt werden, da sonst ein Würgereflex ausgelöst werden kann. Nun muss der Patient ein lang gezogenes „hiii–" oder „häää –" singen. Dabei steigt der Larynx nach kranial und die **Epiglottis** klappt nach vorne. Bei einem **Neigungswinkel des Spiegels von 45°** werden die Stimmbänder sichtbar. Im Spiegel erscheint der anatomisch dorsale Anteil des Larynx seitenverkehrt unten.

Studieren Sie die **Phonationsstellung** (geschlossen) und die **Respirationsstel- lung** (offen) der Stimmbänder, indem Sie den Patienten abwechselnd atmen und „hiii –" singen lassen. Die Stimmbänder erscheinen als gelblich-weiße, glatt begrenzte Bänder (Abb. **C-1.43**).

1.5.3 Kehlkopf

Der Larynx ist beim Mann durch den pro- minenten „Adamsapfel" (Prominentia laryngea) leicht erkennbar. Palpieren Sie den Larynx von außen bei vorgebeugtem Kopf des Patienten und hören Sie, ob ein in- und/oder exspiratorischer **Stridor** vor- handen ist. Achten Sie auf eventuell ver- größerte Lymphknoten (s.S. 417).

Kehlkopfspiegelung: Neben Lichtquelle und Stirnreflektor benötigen Sie zur Kehl- kopfspiegelung ein Zungenläppchen bzw. Krepppapier, einen Kehlkopfspiegel und einen nicht rußenden Spiritusbrenner. Die Untersuchungstechnik ist in Abb. **C-1.43** dargestellt.

Studieren Sie die **Phonationsstellung** (ge- schlossen) und die **Respirationsstellung** (offen) der Stimmbänder (Abb. **C-1.43**).

⊙ C-1.43　Untersuchungstechnik bei der Kehlkopfspiegelung und Stimmbandbefund

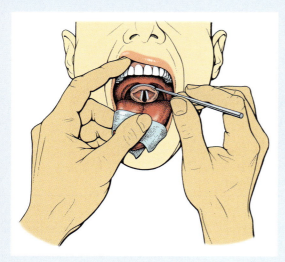

Vorgehensweise:

- Die herausgestreckte Zunge des Patienten wird mit Zungenpapier umwickelt und zwischen Daumen und Mittelfinger der linken Hand festgehalten, der Zeigefinger stützt sich dabei an der Oberlippe des Patienten ab und hält diese nach oben weg.
- Ziehen Sie nicht zu kräftig an der Zunge, das verschlechtert die Bedingungen eher. Es ist sehr schmerzhaft, das Zungenbändchen über die unteren Schneidezähne zu ziehen!
- Führen Sie nun den Larynxspiegel flach über den Zungenrücken bis vor die Uvula und heben Sie diese mit der Metallseite des Spiegels leicht an. Nun muss der Patient ein langgezogenes „hiii…" oder „häää…" singen.
- Bei einem Neigungswinkel des Spiegels von 45° werden die Stimmbänder sichtbar.

Der Larynx im Kehlkopfspiegel:

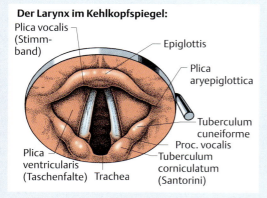

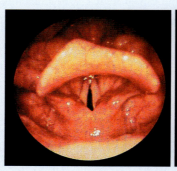

Spiegelbild bei Phonation („hiii…").

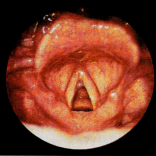

Spiegelbild bei Respiration.

Der N. laryngeus recurrens versorgt sämtliche Kehlkopfmuskeln außer dem M. cricothyroideus (N. laryngeus sup.).

Pathologische Befunde: Rötung und Schwellung der Stimmbänder und der Epiglottis bei Laryngitis, Ulzerationen, Stimmbandpolypen und bizarre Tumoren der Stimmbänder (Karzinome), paramediane Stimmbandposition (**Rekurrensparese**).

Charakteristische Beschwerden – anamnestische Angaben: Führendes Symptom von Larynxerkrankungen ist die **Heiserkeit** bis hin zur **Aphonie**, aber auch Fremdkörpergefühl und Räusperzwang. Plötzlich aufgetretene Heiserkeit spricht für eine **akute Laryngitis** oder eine **Stimmbandlähmung**. Eine chronisch gleich bleibende oder allmählich zunehmende Heiserkeit tritt beim **Larynxkarzinom**, beim **Myxödem**, bei Kompression des **N. recurrens** (z. B. Bronchialkarzinom) und bei der **Myasthenia gravis** auf.

Neben der direkten Inspektion der Stimmbänder erlaubt die Spiegelung auch eine funktionelle Untersuchung des X. Hirnnervs (**N. vagus**), der über den N. laryngeus recurrens sämtliche Kehlkopfmuskeln außer dem M. cricothyroideus (N. laryngeus sup.) versorgt.

Pathologische Befunde: Beispiele sind Rötung und Schwellung der Stimmbänder und der Epiglottis bei Laryngitis; Ulzerationen und Fremdkörper; „Sängerknötchen", Stimmbandpolypen und bizarre Tumoren der Stimmbänder (Karzinome). Außerdem Bewegungseinschränkungen der Stimmbänder, wie z. B. eine andauernde paramediane Stellung eines oder beider Stimmbänder bei ein- oder beidseitiger **Rekurrensparese** (z. B. nach Strumektomie).

Charakteristische Beschwerden – anamnestische Angaben: Führendes Symptom von Larynxerkrankungen ist die **Heiserkeit** in den graduellen Abstufungen „belegte Stimme", heisere Stimme und **Aphonie**. Gelegentlich schildern die Patienten keine ausgesprochene Heiserkeit, sondern Fremdkörpergefühl und Räusperzwang. Fragen Sie nach der Dauer und dem zeitlichen Ablauf sowie nach Begleiterkrankungen. Plötzlich aufgetretene Heiserkeit spricht für eine **akute Laryngitis** oder eine **Stimmbandlähmung**. Eine chronisch gleich bleibende oder allmählich zunehmende Heiserkeit tritt beim **Larynxkarzinom**, beim **Myxödem**, bei Kompression des **N. recurrens** (z. B. durch ein Bronchialkarzinom) und bei der **Myasthenia gravis** auf. Auf eine besonders leise Stimme trifft man bei Morbus Parkinson oder bei Depression. Bei Frauen gehört eine tiefe und heisere Stimme zu den Virilisierungszeichen und sollte an androgen-bildende Tumoren, Einnahme von Steroiden oder Myxödem denken lassen.

▶ **Merke.** Jede Heiserkeit, die länger als drei Wochen besteht, bedarf der Abklärung durch den HNO-Arzt um ein Larynxkarzinom auszuschließen.

◀ Merke

1.5.4 Untersuchung der Ohren

Inspektion und Palpation: Betrachten Sie die Ohrmuschelform, den äußeren Gehörgang und die Umgebung des Ohres. Liegen angeborene Missbildungen vor, bestehen Entzündungszeichen (Rötung, Schwellung, Pusteln), Ausfluss oder Blutungen aus dem Gehörgang oder retroaurikuläre Narben? Stellen Sie Einlagerungen in der Haut der Ohrmuschel fest, z. B. weißliche Harnsäure-ansammlungen bei Gicht (**Tophi**, s. S. 98) oder braun-schwarze Einlagerungen bei **Ochronose**?
Palpieren Sie dann Ohrmuschel, Tragus, Mastoid und retroaurikuläre, prä-aurikuläre und Kieferwinkellymphknoten (s. S. 418). Ein Druckschmerz im Bereich des Tragus spricht beim Säugling für eine akute Otitis media, beim Erwachsenen für eine Otitis externa oder einen Gehörgangsfurunkel. Ab-stehende Ohrläppchen sind Zeichen einer Parotitis, die bei Kindern auf eine **Parotitis epidemica** (Mumps), bei Erwachsenen am häufigsten auf eine Parotis-schwellung aufgrund eines erhöhten Alkoholkonsums hinweisen. Durch leichten Zug an der Ohrmuschel nach hinten oben und Spannen der Haut vor dem Tragus begradigen Sie den Gehörgang und gewinnen dadurch auch ohne Trichter etwas mehr Einblick. Stützen Sie dabei die übrigen Finger beider Hände am Kopf des Patienten ab, um plötzliche unwillkürliche Kopfbewegun-gen abzufangen.

Charakteristische Beschwerden: Die wesentlichen Beschwerden bei Ohren-erkrankung sind Druckgefühl und/oder Schmerzen im Ohr oder dessen Umge-bung, Sekretion aus dem Ohr, Schwerhörigkeit, Ohrgeräusche und Schwindel. Wird der Schmerz durch eine Bewegung der Ohrmuschel verstärkt, so spricht das für eine Erkrankung des äußeren Gehörgangs. Klopfende Schmerzen mit Hörminderung und Fieber lassen eine Otitis media vermuten. Bedenken Sie, dass auch Affektionen umgebender Strukturen wie Temporomandibulargelenk, Glandula parotis, Zähne, N. trigeminus, Halslymphknoten und Tonsillen in die Ohrgegend ausstrahlen können.

Spiegeltechnik: Zunächst sollte immer das gesunde Ohr untersucht werden. Unter Verwendung des Stirnreflektors und einer festen Lichtquelle drehen Sie den Kopf des Patienten so, dass der Lichtstrahl des zu untersuchenden Ohres dem Gehörgang folgt. Benutzen Sie einen elektrischen Ohrenspiegel mit Batte-rie, so können Sie sich dem Patienten von beiden Seiten nähern. Neigen Sie nun den Kopf von sich weg in Richtung auf die gegenüberliegende Schulter. Zur Untersuchung des **rechten Ohres** ziehen Sie die Ohrmuschel mit der linken Hand nach hinten oben (der knorpelige Anteil des äußeren Gehörgangs wird so in Richtung des knöchernen Anteils gebracht) und schieben den Ohrtrichter mit Daumen, Zeige- und Mittelfinger rechts unter leichten Drehbewegungen in den knorpeligen Gehörgang. Ist der Trichter in situ, so übernehmen ihn der linke Daumen und Zeigefinger, während Mittel- und Ringfinger die Ohrmuschel weiter nach hinten oben ziehen (Abb. **C-1.44**). Die rechte Hand führt den Kopf des Patienten.
Bei der Spiegelung des **linken Ohres** ziehen Sie mit der rechten Hand die Ohr-muschel nach hinten oben und führen mit der linken Hand den Trichter ein. Um die rechte Hand zur Führung des Kopfes frei zu bekommen, drücken Sie die Kuppe des linken Mittelfingers in die Koncha und schieben damit die Ohr-muschel in die Richtung hinten oben.

1.5.4 Untersuchung der Ohren

Inspektion und Palpation: Betrachten Sie Ohrmuschelform, äußeren Gehörgang und Umgebung des Ohres. Achten Sie auf Missbildungen, Entzündungszeichen, Aus-fluss oder Blutungen aus dem Gehörgang.

Palpieren Sie dann Ohrmuschel, Tragus, Mastoid und retroaurikuläre, präaurikuläre und Kieferwinkellymphknoten (s. S. 418). Ein Druckschmerz im Bereich des Tragus spricht beim Säugling für eine akute Otitis media, beim Erwachsenen für eine Otitis externa oder einen Gehörgangsfurunkel. Abstehende Ohrläppchen sind Zeichen einer Parotitis, die bei Kindern auf eine **Parotitis epidemica** (Mumps) hinweisen.

Charakteristische Beschwerden: Typisch sind Druckgefühl und/oder Schmerzen, Sekretion, Schwerhörigkeit, Ohrgeräusche und Schwindel. Wird der Schmerz durch eine Bewegung der Ohrmuschel verstärkt, spricht das für eine Erkrankung des äuße-ren Gehörgangs. Klopfende Schmerzen mit Hörminderung und Fieber lassen eine Oti-tis media vermuten.

Spiegeltechnik: Zunächst sollte immer das gesunde Ohr untersucht werden. Zur Untersuchung des **rechten Ohres** ziehen Sie die Ohrmuschel mit der linken Hand nach hinten oben und schieben den Ohr-trichter mit Daumen, Zeige- und Mittelfin-ger rechts unter leichten Drehbewegungen in den knorpeligen Gehörgang. Ist der Trichter in situ, so übernehmen ihn der linke Daumen und Zeigefinger, während Mittel- und Ringfinger die Ohrmuschel weiter nach hinten oben ziehen (Abb. **C-1.44**).

Bei der Spiegelung des **linken Ohres** zie-hen Sie mit der rechten Hand die Ohr-muschel nach hinten oben und führen mit der linken Hand den Trichter ein.

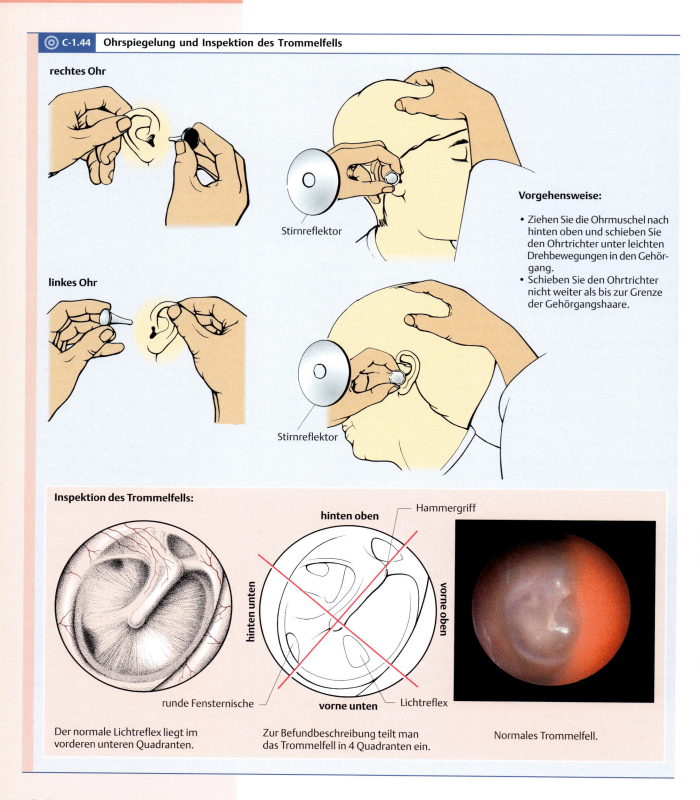

C-1.44   Ohrspiegelung und Inspektion des Trommelfells

rechtes Ohr

Stirnreflektor

linkes Ohr

Stirnreflektor

Vorgehensweise:

- Ziehen Sie die Ohrmuschel nach hinten oben und schieben Sie den Ohrtrichter unter leichten Drehbewegungen in den Gehörgang.
- Schieben Sie den Ohrtrichter nicht weiter als bis zur Grenze der Gehörgangshaare.

Inspektion des Trommelfells:

hinten oben   Hammergriff

hinten unten

vorne oben

runde Fensternische   **vorne unten**   Lichtreflex

Der normale Lichtreflex liegt im vorderen unteren Quadranten.

Zur Befundbeschreibung teilt man das Trommelfell in 4 Quadranten ein.

Normales Trommelfell.

Schieben Sie den Ohrtrichter nicht weiter in den Gehörgang als bis zur Grenze der Gehörgangshaare.

Eine vagale Reizung ist möglich, z. B. Hustenreiz (Innervation äußerer Gehörgang von N. V und N. X).

Schieben Sie den Ohrtrichter nicht weiter in den Gehörgang als bis zur Grenze der Gehörgangshaare: Hier endet der knorpelige und beginnt die knöcherne Teil des Gehörgangs. Die Gehörgangshaut würde durch den Trichter auf den Knochen gepresst, was für den Patienten sehr schmerzhaft ist.
Bitte beachten Sie, dass durch die Ohrspiegelung eine vagale Reizung möglich ist, z. B. Hustenreiz, Synkope (Innervation des äußeren Gehörgangs durch N. trigeminus und N. vagus).

Inspektion des Trommelfells: Das normale Trommelfell stellt sich als teils glänzend-spiegelnde, teils durchscheinende, perlmuttgraue Membran dar, die trichterförmig im Gehörgang ausgespannt ist. Den tiefsten Punkt dieses Trichters bildet der **Umbo** (Nabel), der dem Ende des Hammergriffs entspricht. Hält der Patient den Kopf gerade, so sehen Sie nach dem Einführen des Ohrtrichters meist den hinteren Teil des Trommelfells. Für das Einsehen des vorderen Teils muss der Kopf mit dem Gesicht vom Untersucher weggedreht werden, für die Inspektion des oberen Teils zur gegenüberliegenden Schulter geneigt und für das Betrachten des unteren Teils zum Untersucher geneigt werden. Inspizieren Sie das gesamte Trommelfell in einer frei gewählten, aber individuell feststehenden Reihenfolge, um keinen Befund zu übersehen. Der **normale Lichtreflex** des Trommelfells liegt im vorderen unteren Quadranten (Abb. **C-1.44**). Das bedeutet, dass nur auf diesen Teil des Trommelfells das Licht senkrecht auftrifft. Da jede Veränderung dieses Reflexes auf Einziehungen oder Vorwölbungen hinweist, ist er ein wichtiges diagnostisches Zeichen. Zur Befundbeschreibung teilt man das Trommelfell durch zwei Linien in **vier Quadranten** ein: Eine gedachte Linie wird durch den Verlauf des Hammergriffs gelegt, eine zweite steht darauf senkrecht, der Schnittpunkt liegt über dem Umbo. Halten Sie eine Lupe vor den Ohrtrichter, um Trommelfellbefunde genauer beurteilen zu können. Bei elektrischen Ohrenspiegeln ist die Lupe bereits fest angebracht.

Pathologische Befunde: Die wichtigsten pathologischen Befunde sind:
- Rötung und Vorwölbung: Otitis media
- Retraktion (durch Unterdruck in der Paukenhöhle): Tubenmittelohrkatarrh
- Ergusslinie: Paukenerguss (Serom)
- Perforation (frisch blutend): Trauma
- zentraler (mesotympanaler) Defekt: chronische Otitis media, Schleimhauteiterung
- randständiger (epitympanaler) Defekt: Cholesteatom

Probleme bei der Ohrspiegelung: Gelegentlich verhindert reichlich Ohrenschmalz **(Zerumen)** den Blick auf das Trommelfell. Spülen Sie den Gehörgang mit der Ohrspritze, wobei körperwarmes Wasser verwendet werden muss, um nicht durch eine thermische Reizung des Labyrinths beim Patienten Schwindel hervorzurufen. Ist eine Trommelfellperforation bekannt, darf nicht gespült werden. Instrumentelle Manipulationen am Gehörgang sollten nur vom Facharzt vorgenommen werden.

1.5.5 Funktionsprüfungen des Gehörs

Für die **Hörweiteprüfung** lassen Sie den Patienten mit abgewandtem Gesicht das jeweils nicht untersuchte Ohr mit dem Zeigefinger zuhalten und flüstern dann viersilbige Zahlenwörter in einer Entfernung von 6 m, die der Patient wiederholen soll. Bei Kindern verwenden Sie einfache, kindgerechte Wörter. Zur Prüfung des **Hörvermögens** für Umgangssprache muss der Patient den Tragus des nicht untersuchten Ohres kräftig rhythmisch eindrücken **(Schüttelvertäubung)**. Grob klinisch lässt sich die Schwerhörigkeit nach Tab. **C-1.10** einstufen. Geringgradige Schwerhörigkeiten können mit der Hörweitenprüfung nicht festgestellt werden, da ein gut Hörender in stiller Umgebung Flüstersprache bis zu 20 m weit hören kann. Eine genauere Analyse gelingt nur mit der apparativen **Audiometrie** oder **Impedanzaudiometrie**.

Klassische Hörprüfungen

Sie benötigen eine **Stimmgabel** mit 440 Hz, zur Klärung einer Hochtonschwerhörigkeit auch eine Stimmgabel mit 4096 Hz. Gesunde hören den Luftleitungston (Stimmgabel vor das Ohr) einer Stimmgabel länger und lauter als den Knochenleitungston (Stimmgabel auf das Mastoid).

Inspektion des Trommelfells: Das normale Trommelfell stellt sich als teils glänzend spiegelnde, teils durchscheinende, perlmuttgraue Membran dar, die trichterförmig im Gehörgang ausgespannt ist. Den tiefsten Punkt dieses Trichters bildet der **Umbo** (Nabel), der dem Ende des Hammergriffs entspricht.

Inspizieren Sie das gesamte Trommelfell. Der **normale Lichtreflex** des Tommelfells liegt im vorderen unteren Quadranten (Abb. **C-1.44**). Jede Veränderung dieses Reflexes ist ein wichtiges diagnostisches Zeichen.

Zur Befundbeschreibung teilt man das Trommelfell durch zwei Linien in **vier Quadranten** ein. Halten Sie eine Lupe vor den Ohrtrichter, um Trommelfellbefunde genauer beurteilen zu können.

Pathologische Befunde:
- Rötung und Vorwölbung: Otitis media
- Retraktion: Tubenmittelohrkatarrh
- Ergusslinie: Paukenerguss
- Perforation: Traumen
- zentraler (mesotympanaler) Defekt: chronische Otitis media, Schleimhauteiterung
- randständiger (epitympanaler) Defekt: Cholesteatom

Probleme bei der Ohrspiegelung: Gelegentlich verhindert reichlich Ohrenschmalz **(Zerumen)** den Blick auf das Trommelfell. Ist eine Trommelfellperforation bekannt, darf nicht gespült werden.

1.5.5 Funktionsprüfungen des Gehörs

Hörweiteprüfung: Flüstern Sie viersilbige Zahlenwörter in einer Entfernung von 6 m, die der Patient wiederholen soll. Prüfung des **Hörvermögens** für Umgangssprache: Der Patient muss den Tragus des nicht untersuchten Ohres kräftig rhythmisch eindrücken **(Schüttelvertäubung)**. Geringgradige Schwerhörigkeiten können nur apparativ festgestellt werden **(Audiometrie oder Impedanzaudiometrie)**. Grobe Einteilung: s. Tab. **C-1.10**.

Klassische Hörprüfungen

Gesunde hören den Luftleitungston (Stimmgabel vor das Ohr) einer **Stimmgabel** länger und lauter als den Knochenleitungston (Stimmgabel auf das Mastoid).

≡ C-1.10

≡ C-1.10	Einstufung des Grades der Schwerhörigkeit nach der Hörweite für Umgangssprache	
Befund		**Schwerhörigkeit**
bis 4 m Umgangssprache	→	geringgradig
1–4 m Umgangssprache	→	mittelgradig
0,25–1 m Umgangssprache	→	hochgradig
unter 0,25 m	→	an Taubheit grenzend
keine Hörwahrnehmung	→	Taubheit

Beim **Rinne-Versuch** wird das Hörvermögen jedes Ohres für Luft- und Knochenleitung verglichen (Abb. **C-1.45**). Im Normalfall („Rinne positiv") hört der Patient den luftvermittelten Ton länger als den knochenvermittelten. Bei Mittelohr- (= Schalleitungs-)Schwerhörigkeit ist der Rinne-Versuch negativ. Das Verhalten des Rinne-Versuchs bei häufigen Krankheiten des Ohres gibt Tab. **C-1.11** wieder.

Beim **Rinne-Versuch** wird das Hörvermögen jedes Ohres für Luft- und Knochenleitung verglichen (Abb. **C-1.45**). Schlagen Sie die Stimmgabel an und setzen Sie sie auf das Mastoid. Sobald der Patient nichts mehr hört, halten Sie die Stimmgabel dicht vor das Ohr. Im Normalfall („Rinne positiv") soll der Patient in dieser Position wieder etwas hören. Bei Mittelohr-(= Schalleitungs-)Schwerhörigkeit hört der Patient den knochenvermittelten Ton länger als den luftvermittelten („Rinne negativ"). Bei Innenohrschwerhörigkeit ist sowohl die Luft- als auch die Knochenleitung beeinträchtigt, allerdings hört der Patient die vor das Ohr gehaltene Stimmgabel immer noch länger als die aufgesetzte. Das Verhalten des Rinne-Versuchs bei häufigen Krankheiten des Ohres gibt Tab. **C-1.11** wieder.

⊙ C-1.45 **Rinne-Versuch**

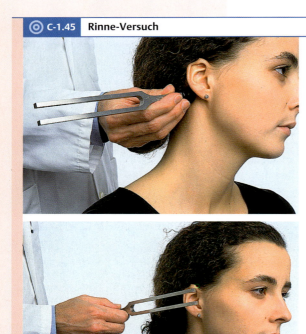
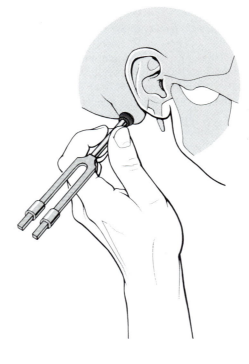

Vorgehensweise:
- Schlagen Sie die Stimmgabel an und setzen Sie sie auf das Mastoid.
- Sobald der Patient nichts mehr hört, halten Sie die Stimmgabel dicht vor das Ohr.
- Im Normalfall sollte der Patient in dieser Position wieder etwas hören.

C-1.11 | **Rinne- und Weber-Versuch bei einigen häufigen Ohrenkrankheiten**

Erkrankung	Ergebnis der Hörprüfung
• Otitis media (akut/chronisch) • Otosklerose • Tubenventilationsstörung • Gehörknöchelchenluxation	**Rinne-Versuch** negativ **Weber-Versuch:** Lateralisation in das schlechter hörende Ohr
• Lärmschwerhörigkeit • Altersschwerhörigkeit • Hörsturz • Morbus Ménière • Labyrinthitis • toxisch (Aminoglykoside, Salicylate)	**Rinne-Versuch** positiv **Weber-Versuch:** Lateralisation in das besser hörende Ohr

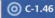 C-1.11

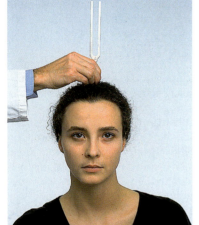 C-1.46 | **Weber-Versuch**

Vorgehensweise:

• Setzen Sie die angeschlagene Stimmgabel auf die Mitte der Schädelkalotte auf.
• Im Normalfall hört der Patient den Schall auf beiden Ohren gleich laut.

⊚ C-1.46

Mit Hilfe des **Weber-Versuchs** vergleicht man das Hörvermögen beider Ohren bei der Knochenleitung. Setzen Sie die angeschlagene Stimmgabel auf die Mitte der Schädelkalotte auf (Abb. **C-1.46**). Im Normalfall hört der Patient den Schall auf beiden Ohren gleich laut, d. h., die Tonempfindung wird nicht lateralisiert. Bei Mittelohrerkrankungen ist der direkte normale Schallweg verbaut, der Schall dringt daher über die Knochenleitung zum kranken Ohr, wo er lauter empfunden wird (Lateralisation in das kranke Ohr). Bei Innenohrkrankheiten kann das kranke Ohr gar keinen Ton empfinden. Daher wird der Schall im gesunden Ohr lauter gehört (Lateralisation in das gesunde Ohr).

Prüfung der Tubendurchgängigkeit

Die Ohrtrompete (Tuba Eustachii) verbindet die Paukenhöhle mit dem Nasen-Rachen-Raum und sorgt für einen **Druckausgleich** zwischen dem atmosphärischen Druck und dem Druck im Mittelohr. Damit wird die Schwingungsfähigkeit des Trommelfells und der Gehörknöchelchen gewährleistet. Unter normalen Verhältnissen öffnet sich die Ohrtrompete bei jedem Schluckakt. Durch Schleimhautschwellung bei Entzündungen oder aufgrund einer Verlegung durch Tumoren kann der Druckausgleich behindert sein.

Mit Hilfe des **Weber-Versuchs** vergleicht man das Hörvermögen beider Ohren bei der Knochenleitung (Abb. **C-1.46**). Im Normalfall hört der Patient den Schall auf beiden Ohren gleich laut. Bei einseitigen Mittelohrerkrankungen hört der Patient den Ton auf dem kranken Ohr, bei einseitigen Innenohrkrankheiten auf dem gesunden Ohr lauter.

Prüfung der Tubendurchgängigkeit

Die Ohrtrompete (Tuba Eustachii) verbindet die Paukenhöhle mit dem Nasen-Rachen-Raum und sorgt für einen **Druckausgleich** zwischen dem atmosphärischen Druck und dem Druck im Mittelohr. Damit wird die Schwingungsfähigkeit des Trommelfells und der Gehörknöchelchen gewährleistet.

Die Tubendurchgängigkeit wird mit drei Untersuchungsverfahren geprüft:

- **Valsalva-Versuch:** Der Patient presst mit geschlossenem Mund und zugehaltener Nase Luft aus dem Mund durch die Ohrtrompete; otoskopisch Vorwölbung des Trommelfells.

- **Valsalva-Versuch:** Lassen Sie den Patienten mit geschlossenem Mund und zugehaltener Nase Luft aus der Mundhöhle durch die Ohrtrompete in die Paukenhöhle pressen. Dabei verspürt er ein Knacken in beiden Ohren. Otoskopisch kann man eine Vorwölbung des Trommelfells, zumindest eine Bewegung des Lichtreflexes beobachten.

- **Toynbee-Versuch:** Schluckt der Patient mit zugehaltener Nase, bewirkt der Unterdruck in der Paukenhöhle eine Einziehung.

- **Toynbee-Versuch:** Um diesen Versuch zur Tubendurchgängigkeit durchzuführen, fordern Sie den Patienten auf, mit zugehaltener Nase zu schlucken, und beobachten Sie dabei das Trommelfell. Der Unterdruck in der Paukenhöhle bewirkt eine Einziehung (Lichtreflex beachten!).

- **Politzer-Versuch:** Einführen eines Gummiballons in ein Nasenloch und luftdichter Verschluss des anderen. Ist der Nasen-Rachen-Raum abgeschlossen (z. B. durch „Kuckuck"-Sagen), empfindet der Patient bei Druck auf den Ballon ein Knacken im Ohr.

- **Politzer-Versuch:** Führen Sie einen Gummiballon mit aufgesetzter durchbohrter Metallolive in ein Nasenloch ein und verschließen Sie das andere Nasenloch luftdicht. Beim Druck auf den Ballon fordern Sie den Patienten auf, vorher in den Mund genommenes Wasser zu schlucken oder „Kuckuck" zu sagen. Dadurch wird der weiche Gaumen angehoben und der Nasen-Rachen-Raum abgeschlossen, der Patient empfindet ein Knacken im Ohr.

Bei eitrigem Schnupfen dürfen die Tests nicht durchgeführt werden.

Inspizieren Sie vor Durchführung der Tubenfunktionsprüfungen Nase und Rachenraum. Bei eitrigem Schnupfen dürfen die Tests nicht durchgeführt werden.

1.5.6 Gleichgewichtsprüfung (s. a. S. 430)

1.5.6 Gleichgewichtsprüfung (s. a. S. 430)

Gleichgewicht und räumliche Orientierung beziehen das **visuelle, propriozeptive und vestibuläre System** ein. Handelt es sich um Benommenheit, Taumeligkeit, Übelkeit, Kraftlosigkeit in den Beinen, Schwarzwerden vor den Augen i. S. e. orthostatischen Kreislauf-Dysregulation oder einen systematischen Dreh- oder Schwankschwindel? Besteht der Schwindel nur kurzdauernd (Durchblutungsstörung des Labyrinths), anfallsartig (Morbus Ménière) oder andauernd (Labyrinthitis)?

Gleichgewicht und räumliche Orientierung beziehen das **visuelle, propriozeptive und vestibuläre System** ein. Daher überschneiden sich bei der Abklärung des Symptoms „Schwindel" ophthalmologische, neurologische und otologische Untersuchung (s. S. 66). Der Begriff Schwindel wird von Patienten in ganz unterschiedlicher Bedeutung verwendet. Versuchen Sie anamnestisch zu klären, ob es sich um Benommenheit, Taumeligkeit, Übelkeit, Kraftlosigkeit in den Beinen, Schwarzwerden vor den Augen im Sinn einer orthostatischen Kreislauf-Dysregulation oder tatsächlich um einen systematischen Dreh- oder Schwankschwindel handelt. Besteht der Schwindel nur kurzdauernd (Durchblutungsstörung des Labyrinths), anfallsartig (Morbus Ménière) oder andauernd (Labyrinthitis)? Tritt Schwindel nur bei Lageänderung bzw. Bewegungen auf? Bestehen zusätzlich Hörminderung und Erbrechen, Gangabweichung oder sogar Fallneigung?

Einfache Untersuchungsverfahren sind:

Ausweichreaktion: Lassen Sie den Patienten mit geschlossenen Augen auf der Stelle gehen **(Unterberger-Tretversuch)**. Im **Romberg-Versuch** lassen Sie den Patienten mit geschlossenen Augen auf einer imaginären Linie gehen (Abweichungen?).

Ausweichreaktion: Lassen Sie den Patienten mit geschlossenen Augen (Ausschaltung einer visuellen Korrektur) auf der Stelle gehen **(Unterberger-Tretversuch)**. Abweichen nach einer Seite oder Fallneigung lässt auf ein einseitiges Überwiegen des Vestibularistonus schließen, z. B. beim einseitigen Labyrinthausfall. Im **Romberg-Versuch** steht der Patient mit geschlossenen Augen und parallel nebeneinander stehenden Füßen und hebt dabei die Arme bis in die Horizontale. Lassen Sie den Patienten mit geschlossenen Augen auf einer imaginären Linie gehen (Seiltänzergang) und verfolgen Sie eventuelle Abweichungen.

▶ Merke

▶ **Merke.** Seien Sie darauf gefasst, dass Patienten mit Gleichgewichtsstörungen umfallen können!

Nystagmusprüfung: Unter Nystagmus versteht man die raschen ruckartigen, unwillkürlichen und anhaltenden Augenbewegungen, die in horizontaler, vertikaler oder rotatorischer Richtung ablaufen können. Benannt wird der Nystagmus nach seiner schnellen Schlagkomponente. **Spontannystagmus ist immer Zeichen einer Vestibularisschädigung.**

Nystagmusprüfung: Unter Nystagmus versteht man die raschen, ruckartigen, unwillkürlichen und anhaltenden Augenbewegungen, die in horizontaler, vertikaler oder rotatorischer Richtung ablaufen können. Die Bewegung hat eine rasche Schlagkomponente und eine langsamere Rückholkomponente. Benannt wird der Nystagmus (rechts, links, oben, unten) nach der schnellen Schlagkomponente. **Ein Spontannystagmus ist immer Zeichen einer Vestibularisschädigung.** Eine genaue Analyse des Nystagmus ermöglicht Hinweise darauf, ob es sich um eine **zentrale oder periphere Vestibularisläsion** (Symptomatik der Vestibularisläsion, Drehschwindel und Schwankschwindel beim Blindgang) handelt. Beim Gesunden finden sich weder ein spontaner Nystagmus noch ein Provokationsnystagmus, z. B. durch Kopfschütteln.

Die Nystagmusprüfung erfolgt in einem abgedunkelten Raum, der Patient trägt eine sog. **Frenzel-Brille**. Es handelt sich um ein brillenartiges Gerät mit zwei Linsen von +15 Dioptrien und kleinen Lämpchen an beiden Seiten. Der Patient wird dadurch fehlsichtig gemacht, um eine optische Fixation zu verhindern. Durch die Linsen und die Beleuchtung kann der Untersucher die stark vergrößerten Augen gut beobachten.

Im Unterschied zum Spontannystagmus wird der Provokationsnystagmus durch bestimmte Kopf- bzw. Körperlagen, durch Drehreiz auf einem Drehstuhl oder durch kalorische Reizung mittels Ohrspülungen mit kaltem und warmem Wasser ausgelöst (kalorischer Nystagmus). Zuvor muss man sich otoskopisch davon überzeugen, dass das Trommelfell intakt ist.

1.6 Hals

Bei der **Inspektion** des Halses achte man zunächst auf Form, Symmetrie, Schwellungen, abnorme Pulsationen usw.

Eine besondere Halsdeformität, die im Zusammenhang mit einer Unterfunktion oder dem Ausfall der Ovarien einhergeht, ist das **Pterygium colli** (Flügelfell) beim Turner-Syndrom. Der Hals erscheint hier an beiden Seiten faltenartig ausgezogen.

Ein **Schiefhals** (Tortikollis), wie er z. B. nach einem Geburtstrauma auftreten kann, fällt auch dem Ungeübten auf. Der M. sternocleidomastoideus tritt hierbei deutlich hervor. Der **Morbus Bechterew** (s. S. 94) führt im fortgeschrittenen Stadium zur extremen Einschränkung der Wirbelsäulenbeweglichkeit. Im Halsbereich ist dies besonders auffällig, da sich bei den Betroffenen das Kinn immer mehr der Brust nähert: Kopfdrehungen sind nicht mehr möglich. Die Patienten müssen ihren gesamten Oberkörper drehen, um ihre Blickrichtung zu ändern. Normalerweise ist die seitliche Kopfdrehung bis 90° mühelos möglich, ebenso die Seitneigung des Kopfes bis 45°.

Riesige Lymphknotenpakete am Hals findet man bei **Lymphomen** (zur Inspektion der Halslymphknoten s. S. 418).

Als **Stokes-Kragen** wird die starke Auftreibung des gesamten Halses infolge einer venösen Abflussbehinderung aus der Kopf- und Halsregion bei Verschluss der oberen Hohlvene (Kavathrombose) bezeichnet. Dabei kommt es außerdem zum Gesichtsödem und zur Schwellung von Händen und Armen.

Bei der **Palpation** des Halses werden sichtbare und evtl. nicht sichtbare Schwellungen auf Konsistenz, Größe, Beweglichkeit und Druckdolenz geprüft.

1.6.1 Schilddrüse

Anatomie: Die Schilddrüse ist die größte endokrine Drüse des Menschen (Normalgewicht 30–50 g). Sie hat die Form eines Schmetterlings und besteht aus zwei Lappen, die sich zu beiden Seiten der Trachea befinden und kaudal durch den **Isthmus** verbunden sind. Darunter versteht man eine prätracheal gelegene Brücke von Schilddrüsengewebe zwischen den beiden Lappen in Höhe des zweiten Trachealrings. Als Anomalie kann sich in Richtung auf das Zungenbein ein **Lobus pyramidalis** erstrecken oder zusätzliches Schilddrüsengewebe an der Zungenbasis auftreten.

Untersuchungstechnik: Außer bei extrem dünnem Hals kann die normale Schilddrüse weder gesehen noch palpiert werden. Eine sichtbare und palpable Schilddrüse bezeichnet man als **Struma**.

Lassen Sie den sitzenden Patienten den Kopf zurückneigen und betrachten Sie den Hals von vorne. Ist eine eventuell vorhandene Vergrößerung ein- oder beidseitig, liegt eine generalisierte Vergrößerung vor oder zeichnen sich einzelne

Die Nystagmusprüfung erfolgt in einem abgedunkelten Raum, der Patient trägt eine sog. **Frenzel-Brille**. Der Patient wird dadurch fehlsichtig gemacht, um eine optische Fixation zu verhindern.

Der Provokationsnystagmus kann durch bestimmte Reize (z. B. Drehstuhl, Ohrspülungen) ausgelöst werden. Spülung nur bei intaktem Trommelfell!

1.6 Hals

Bei der **Inspektion** achte man auf Form, Symmetrie, Schwellungen, Pulsationen.

Eine besondere Halsdeformität ist das **Pterygium colli** beim Turner-Syndrom. Der Hals erscheint hier an beiden Seiten faltenartig ausgezogen.

Beim **Schiefhals** tritt der M. sternocleidomastoideus deutlich hervor. Der **Morbus Bechterew** führt im fortgeschrittenen Stadium zur extremen Einschränkung der Wirbelsäulenbeweglichkeit.

Riesige Lymphknotenpakete findet man bei **Lymphomen**.

Stokes-Kragen: Starke ödematöse Auftreibung des Halses durch Abflussbehinderung bei Verschluss der oberen Hohlvene (Kavathrombose).

Bei der **Palpation** werden Schwellungen auf Konsistenz, Größe, Beweglichkeit und Druckdolenz geprüft.

1.6.1 Schilddrüse

Anatomie: Die Schilddrüse ist die größte endokrine Drüse des Menschen (Normalgewicht 30–50 g). Sie hat die Form eines Schmetterlings und besteht aus zwei Lappen, die sich zu beiden Seiten der Trachea befinden und kaudal durch den **Isthmus** verbunden sind.

Untersuchungstechnik: Die normale Schilddrüse ist nicht zu sehen und nicht palpabel (andernfalls spricht man von einer **Struma**).

Lassen Sie den sitzenden Patienten den Kopf zurückneigen: Liegt eine ein- oder beidseitige Vergrößerung oder eine gene-

⊚ C-1.47   **Untersuchung der Schilddrüse**

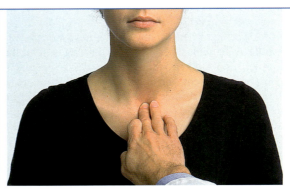

a Bimanuelle Palpation von dorsal.

b Palpation einer Retrosternalstruma.
Der Patient wird aufgefordert zu schlucken.

ralisierte Vergrößerung vor oder zeichnen sich einzeln Knoten ab? Bemerken Sie eine Stauung der Halsvenen, besteht ein Stridor? Stellen Sie sich dann hinter den sitzenden Patienten und palpieren sie die Schilddrüse bimanuell (Abb. **C-1.47a**).

▶ **Merke**

Knoten im Bereich der Schilddrüse ab? Bemerken Sie eine Stauung der Halsvenen (s. S. 109) oder besteht ein Stridor (pfeifendes Atemgeräusch bei Ein- und/oder Ausatmung)? Stellen Sie sich dann hinter den sitzenden Patienten und palpieren sie die Schilddrüse bimanuell (Abb. **C-1.47a**). Der Patient hält den Kopf in natürlicher Haltung, das Kinn nicht angehoben. Legen Sie die Daumen an den Nacken des Patienten und palpieren mit den übrigen Fingern ausgehend vom Isthmus über dem Ringknorpel nach lateral.

▶ **Merke.** Fordern Sie den Patienten zum Schlucken auf, und prüfen Sie die Schluckbeweglichkeit der Schilddrüse. Durch die feste Verbindung mit dem Larynx macht die Schilddrüse die Kranialbewegung des Larynx mit, ein Befund, der eine Struma von anderen Gewebsvermehrungen im Halsbereich unterscheidet.

Lässt sich eine Struma nicht nach kaudal abgrenzen, besteht der V. a. eine **retrosternale Ausdehnung** (Abb. **C-1.47b**).

Wie bei jeder Schwellung oder jedem Tumor registrieren Sie Größe, Form, Lage, Konsistenz, Verschieblichkeit und Druckdolenz des Gewebes. Ein Spontan- oder Druckschmerz spricht für einen akuten entzündlichen Prozess, z. B. eine **Thyreoiditis**.

Strömungsgeräusche und Schwirren deuten auf eine Hyperthyreose hin (Abb. **C-1.48**).

Die beste Reproduzierbarkeit der Strumagröße erreicht man mit der sonographischen Volumenbestimmung der beiden Schilddrüsenlappen.

Falls der Patient nicht schlucken kann, geben Sie ihm ein Glas Wasser. Nur in den seltenen Fällen eines Schilddrüsenkarzinoms, das in die umgebenden Weichteile infiltriert ist, fehlt die Mitbewegung der Schilddrüse beim Schlucken.
Können Sie die Struma nicht nach kaudal begrenzen, besteht der V. a. eine **retrosternale Ausdehnung** (Abb. **C-1.47b**). Es kann vorkommen, dass sich eine Struma ausschließlich nach retrosternal ausdehnt und die Schilddrüse im Halsbereich eine normale Größe aufweist.
Wie bei jeder Schwellung oder jedem Tumor registrieren Sie Größe, Form, Lage, Konsistenz, Verschieblichkeit und Druckdolenz des Gewebes. Die normale Schilddrüse ist homogen weich, was allerdings auch für die diffuse Struma zutrifft. Falls Sie umschriebene Knoten tasten, versuchen Sie, deren Konsistenz isoliert zu palpieren. Eine Fluktuation tritt bei zystischen Schilddrüsenveränderungen auf. Liegt ein Spontan- oder Druckschmerz der Schilddrüse vor, so spricht das für einen akuten entzündlichen Prozess, z. B. eine virale oder bakterielle **Thyreoiditis**. Eine chronische Thyreoiditis oder ein Schilddrüsenmalignom gehen meist mit einer sehr derben Schwellung einher, Jodmangelstrumen sind überwiegend weich.
Sind bei der Auskultation der Struma (Abb. **C-1.48**) **Strömungsgeräusche** hörbar oder ist ein **Schwirren** tastbar, so deutet das auf eine **Hyperthyreose** hin, bei der die Durchblutung der Schilddrüse um den Faktor 4–5 gesteigert sein kann.
Die **Messung des Halsumfangs** mit dem Bandmaß waagrecht über der Schilddrüse kann als Verlaufsparameter für eine Änderung der Strumagröße unter Therapie herangezogen werden, ist aber ungenau. Bessere Reproduzierbarkeit

C-1.48

C-1.48   **Auskultation der Schilddrüse**

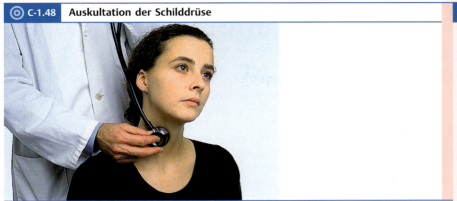

erreicht man mit der sonographischen Volumenbestimmung der beiden Schilddrüsenlappen.

Versäumen Sie nicht, den Halsbereich auch nach vergrößerten Lymphknoten (s. S. 418) abzutasten. Zur Größeneinteilung der Struma und der diagnostischen Bedeutung der erhobenen Befunde s. a. Kapitel C-10.8.

Nicht vergessen: Den Hals nach vergrößerten Lymphknoten (s. S. 418) abtasten.

1.6.2 Halsgefäße

Die am Hals verlaufenden Arterien und Venen sind die dem Herzen und dem Gehirn am nächsten gelegenen Gefäße, die einer unmittelbaren Untersuchung zugänglich sind. Daher kommt ihrer Untersuchung ein besonderer Stellenwert zu. Sie ist fester Bestandteil jeder klinischen Untersuchung und muss immer in Beziehung mit der Herzauskultation (s. S. 184 ff.) und der Anamnese (kardiale oder zerebrovaskuläre Symptome, wie Schwindel, „TIA" usw., s. S. 452 ff.) interpretiert werden.

Bei der **Inspektion** ist auf eine abnorme Füllung oder Pulsation der Venen zu achten. Der Füllungszustand der Venen ist natürlich in erster Linie von der Körperlage (größere Füllung bei Flachlagerung), der Atmung und dem intrathorakalen Druck abhängig. Der zentrale Venendruck kann mit einfachen Manövern abgeschätzt werden (s. S. 196).

1.6.2 Halsgefäße

Die am Hals verlaufenden Arterien und Venen sind die dem Herzen und dem Gehirn am nächsten gelegenen Gefäße, die einer unmittelbaren Untersuchung zugänglich sind. Diese ist fester Bestandteil jeder klinischen Untersuchung.

Bei der **Inspektion** ist auf eine abnorme Füllung oder Pulsation der Venen zu achten. Der zentrale Venendruck kann mit einfachen Manövern abgeschätzt werden (s. S. 196).

▶ **Merke.** Eine obere Einflussstauung ist ein wichtiges klinisches Zeichen bei der Rechtsherzinsuffizienz.

◀ **Merke**

Wegen der unmittelbaren Nachbarschaft der V. jugularis zur A. carotis können sich die arteriellen Pulsationen der Karotis auf die Venen übertragen. Eine sehr ausgeprägte „Venenpulsation" ist bei der Aorteninsuffizienz zu beobachten. Tatsächlich gibt es aber auch eine normale **Venenpulskurve**, die im Gegensatz zur Arterienpulskurve mindestens **doppelgipflig** verläuft: Die erste Welle ist Folge der aktiven Drucksteigerung bei der Vorhofkontraktion, die zweite Welle ist Ausdruck des passiven Druckanstiegs vor der in der Ventrikelsystole geschlossenen Trikuspidalklappe. Auf die positiven Volumen- bzw. Druckwellen folgt jeweils ein Druckabfall. Die normale Venenpulskurve weist einen systolischen Kollaps auf. Der Venenpuls ist also immer im Zusammenhang mit der Herzaktion zu beurteilen.

Eine inspiratorische Zunahme des Venendrucks und ein fehlender Kollaps kommen u. a. bei der Trikuspidalinsuffizienz und bei der Pericarditis constrictiva vor. Hierbei fließt das Blut während der Systole aus dem rechten Ventrikel in die Vena cava superior und die V. jugularis zurück. So füllen sich der Vorhof und die herznahen Venen systolisch auf, wodurch es zur Auswärtsbewegung der Venenwand kommt. Dies ist bei gleichzeitigem Vorhofflimmern, bei dem die koordinierte Dilatation des Vorhofs nicht mehr gegeben ist, noch ausgepräg-

Wegen der unmittelbaren Nachbarschaft der V. jugularis zur A. carotis können sich die arteriellen Pulsationen der Karotis auf die Venen übertragen. Die normale **Venenpulskurve** verläuft im Gegensatz zur Arterienpulskurve mindestens **doppelgipflig**: Die erste Welle ist Folge der aktiven Drucksteigerung bei der Vorhofkontraktion, die zweite Welle ist Ausdruck des passiven Druckanstiegs vor der in der Ventrikelsystole geschlossenen Trikuspidalklappe.

Inspiratorische Zunahme des Venendrucks und fehlender Kollaps kommen u. a. bei der Trikuspidalinsuffizienz und bei der Pericarditis constrictiva vor.

Die **Palpation** der Karotis spielt bei der Beurteilung des Pulsdefizits und im Schock eine wichtige Rolle (Abb. **C-1.49b**). Man tastet den Puls medial des M. sternocleidomastoideus mit den Fingerspitzen.

ter als bei Sinusrhythmus. Beide genannten Herzerkrankungen sind heute jedoch sehr selten.

Der arterielle Puls der A. carotis muss ertastet werden (Abb. **C-1.49b**). Die **Palpation** der Karotis spielt bei der Beurteilung des Pulsdefizits (s. S. 176) und im Schock eine wichtige Rolle. Man tastet den Puls medial des M. sternocleidomastoideus mit den Fingerspitzen. Die Untersuchung kann von vorn, sollte besser aber von hinten erfolgen. Man achte auf Seitenunterschiede der Pulsqualität.

▶ Merke

▶ **Merke.** Die Palpation **darf nur mit geringem Druck und nur von einer Seite** erfolgen, da bei hypersensitivem Karotissinus eine Bradykardie mit Herzstillstand und Synkope ausgelöst werden kann und bei simultaner Palpation evtl. eine zerebrale Durchblutungsstörung provoziert wird.

◉ C-1.49   Auskultieren (a) und Tasten (b) des Karotispulses

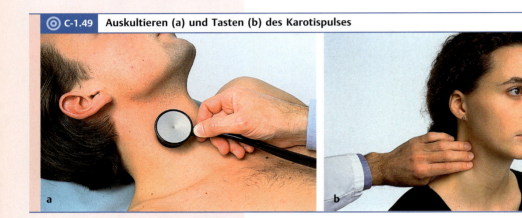

a   b

◉ C-1.50   Duplexuntersuchung der A. carotis

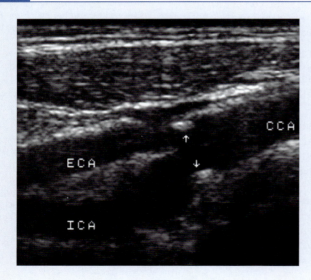
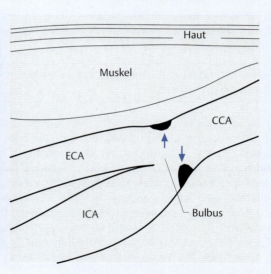

Große Plaques in ICA und Karotisbifurkation (siehe Pfeile).
CCA = A. carotis communis, ICA = A. carotis interna, ECA = A. carotis externa.

Ein Verschluss der A. carotis interna, der typischerweise zum Schlaganfall führt, aber auch gelegentlich asymptomatisch erfolgen kann, ist palpatorisch nicht nachweisbar (bei offener A. carotis ext. wird ein Puls getastet). Eine Differenzierung zwischen A. carotis int. und ext. ist palpatorisch nicht möglich.

Bei der **Auskultation** der A. carotis (Abb. **C-1.49a**) wird das Stethoskop nur leicht ohne Druck aufgesetzt. Wird mit dem Stethoskop zu starker Druck ausgeübt, kann ein Stenosegeräusch vorgetäuscht werden. Die Lautstärke eines Stenosegeräusches lässt keine Rückschlüsse auf den Schweregrad der Einengung zu. Die Auskultation sollte erst nach mindestens 10–15 Minuten körperlicher Ruhe erfolgen, da bei gesteigertem Herzminutenvolumen unter körperlicher Anstrengung physiologische Strömungsgeräusche auftreten können. Um störende Atemgeräusche zu vermeiden, bittet man den Patienten tief einzuatmen, auszuatmen und nach Exspiration die Luft kurz anzuhalten.

Die **Ultraschalluntersuchung** (Doppler und Duplex) der extrakraniellen hirnversorgenden Arterien erlaubt heute eine sehr exakte Beurteilung der Gefäßwände, des Lumens und der Strömung (Abb. **C-1.50**).

Bei der **Auskultation** der A. carotis (Abb. **C-1.49a**) wird das Stethoskop nur leicht ohne Druck aufgesetzt. Die Lautstärke eines Stenosegeräusches lässt keine Rückschlüsse auf den Schweregrad der Einengung zu.

Die **Ultraschalluntersuchung** der hirnversorgenden Arterien erlaubt eine exakte Beurteilung von Gefäßwänden, Lumen und Strömung (Abb. **C-1.50**).

1.7 Kopfschmerzen

Kopfschmerz ist ein sehr häufiges Symptom, mit dem jeder Arzt – gleich welcher Fachrichtung – konfrontiert wird. Rund 30 % der Frauen und 20 % der Männer leiden mindestens einmal in ihrem Leben an Kopfschmerzen vom **Migränetyp**. **Spannungskopfschmerzen** sind mit ca. 40 % noch häufiger.

Hinter dem Symptom Kopfschmerz **(Zephalgie)** verbergen sich ganz unterschiedliche Erkrankungen. Die häufigsten Ursachen sind Muskelverspannungen, vertebragene (von der Halswirbelsäule ausgehend), vaskuläre (gefäßbedingt) oder entzündliche Prozesse, Gesichtsneuralgien und Medikamente. Nur in einem ganz geringen Prozentsatz handelt es sich bei Kopfschmerzen um eine lebensbedrohliche Erkrankung, wie Hirntumor oder intrakranielle Blutung, die einen sofortigen Einsatz aller modernen diagnostischen Verfahren (kraniale Computertomographie, Kernspintomographie und Karotisangiographie) erfordert (z. B. muss bei plötzlich auftretendem Kopfschmerz mit Nackensteifigkeit an eine Subarachnoidalblutung gedacht werden).

1.7   Kopfschmerzen

Rund 30 % der Frauen und 20 % der Männer leiden mindestens einmal in ihrem Leben an Kopfschmerzen vom **Migränetyp**. **Spannungskopfschmerzen** sind mit ca. 40 % noch häufiger.

Hinter dem Symptom Kopfschmerz **(Zephalgie)** verbergen sich ganz unterschiedliche Erkrankungen. Nur in einem ganz geringen Prozentsatz handelt es sich bei Kopfschmerzen um eine lebensbedrohliche Erkrankung.

1.7.1 Klassifikation

Die International Headache Society hat folgende **Kopfschmerz-Klassifikation** vorgeschlagen (Tab. **C-1.12**):

1.7.1 Klassifikation

Kopfschmerz-Klassifikation der International Headache Society (Tab. **C-1.12**):

≡ **C-1.12   Kopfschmerz-Klassifikation**

≡ **C-1.12**

1. Migräne
2. Kopfschmerz vom Spannungstyp
3. Clusterkopfschmerz und chronisch-paroxysmale Hemikranie (Halbseitenkopfschmerz)
4. Kopfschmerzen ohne begleitende strukturelle Läsionen
5. posttraumatische Kopfschmerzen
6. Kopfschmerzen bei vaskulären Störungen
7. Kopfschmerzen bei nichtvaskulären intrakraniellen Störungen
8. Kopfschmerzen durch Einwirkung von Substanzen oder deren Entzug
9. Kopfschmerzen bei nicht zephalgischen Infektionen
10. Kopf- oder Gesichtsschmerzen bei metabolischen Störungen
11. Kopf- oder Gesichtsschmerzen bei Störungen bzw. Erkrankungen des Schädels, der Augen, der Ohren, der Nase und der Nasennebenhöhlen, des Mundes, der Zähne und anderen kranialen Strukturen
12. kranielle Neuralgien und Neuritiden
13. nicht klassifizierbare Kopfschmerzen

▶ **Merke**

Den **Spannungskopfschmerz** schildert der Patient als „Schraubstock", oder als „schwere Last auf dem Kopf". Der **Migränekopfschmerz** ist dagegen typischerweise halbseitig, von stärkerer Intensität, tritt attackenartig bzw. periodisch auf und ist von vegetativen Symptomen begleitet.

Vom **Spannungskopfschmerz** zu trennen ist der **zervikogene Kopfschmerz** (Tab. **C-1.13**).

Differenzierung migräneartiger Kopfschmerzen: Die Migräne ist von zwei selteneren – wahrscheinlich ebenfalls gefäßbedingten – Kopfschmerzformen abzugrenzen (Tab. **C-1.14**): **Cluster-Kopfschmerz** und chronisch-paroxysmale **Hemikranie**.

 C-1.13

1.7.2 Anamnese

▶ **Merke.** Die Anamnese ist in jedem Fall der Schlüssel zur Diagnose von Kopfschmerzen.

Der sog. **Spannungskopfschmerz** und die Migräne sind die weitaus häufigsten Formen des Kopfschmerzes. Den Spannungskopfschmerz schildert der Patient als „Schraubstock", „Eisenring um den Kopf" oder als „schwere Last auf dem Kopf". Der **Migränekopfschmerz** ist dagegen typischerweise halbseitig, von stärkerer Intensität, tritt attackenartig bzw. periodisch auf und ist von vegetativen Symptomen (Übelkeit, Erbrechen, Flimmerskotom, Licht- und Geräuschempfindlichkeit) begleitet. Die anamnestische Befragung des Patienten muss all diese Faktoren berücksichtigen. Die Migräne kommt sehr viel häufiger bei Frauen als bei Männern vor. Da sie familiär gehäuft auftritt, ist immer auch nach dem Vorkommen bei den Eltern, insbesondere der Mutter, zu fragen.

Der Begriff **Spannungskopfschmerz** ist missverständlich und wird daher auch missverständlich gebraucht. Er wird einerseits auf muskuläre Verspannungen im Nacken-, Kau-, und Stirnmuskelbereich bezogen, andererseits wird er als Ausdruck erhöhter psychischer Spannung verstanden. Er tritt typischerweise in Konfliktsituationen und als Reaktion auf Überforderung auf. Man sollte den **vertebragenen Kopfschmerz mit okzipitaler Betonung** vom Spannungskopfschmerz trennen (Tab. **C-1.13**). Typischerweise sind hierbei die schmerzhaften Verspannungen der Nackenmuskulatur nachweisbar. Letztlich sind natürlich auch diese Nackenmyogelosen häufig auf psychische Spannungen zurückzuführen. Nach auslösenden Faktoren aus dem psychosozialen Bereich ist bei jedem Kopfschmerzpatient ebenso zu fragen, wie nach den Lebensumständen, dem Beruf und nach Freizeitaktivitäten.

Differenzierung migräneartiger Kopfschmerzen: Die Migräne ist von zwei selteneren – wahrscheinlich ebenfalls gefäßbedingten – Kopfschmerzformen abzugrenzen (Tab. **C-1.14**): Der **Cluster-Kopfschmerz** hat seinen Namen von dem Auftreten als „Bündel" (= Cluster) über einige Wochen, jeweils zur gleichen Uhrzeit in der Nacht („fahrplanmäßig"). Charakteristisch sind attackenweise auftretende, einseitige unerträgliche Augen-, Stirn- und Schläfenkopfschmerzen. Die Differenzierung von Migräne und chronisch-paroxysmaler **Hemikranie** gelingt allein aufgrund der gezielten Befragung des Patienten. Cha-

 C-1.13   **Differenzierung zwischen Migräne, Spannungskopfschmerz und zervikogenem Kopfschmerz**

	Migräne	**Spannungs-kopfschmerz**	**Zervikogener Kopfschmerz**
Lokalisation	▪ temporofrontal ▪ unilateral (wechselnd)	▪ okzipital ▪ frontal ▪ bilateral	▪ okzipital ▪ unilateral (konstant)
Charakter	▪ pochend ▪ pulsierend	▪ dumpf ▪ drückend	▪ bohrend ▪ ziehend
Intensität	▪ schwer	▪ leicht bis mittel	▪ mittel bis schwer
Attacken	▪ obligat	▪ anfangs	▪ anfangs
Begleitsymptome	Sehr häufig: ▪ Übelkeit ▪ Flimmer-skotom	▪ selten	▪ gelegentlich
Provokation	▪ körperliche Belastung ▪ psychische Belastung	▪ unspezifisch ▪ psychisch	▪ „mechanisch"
Myogelosen	▪ gelegentlich ▪ ipsi-/bilateral	▪ gelegentlich ▪ beidseits	▪ oft ipsilateral

C-1.14	Differenzierung der migräneartigen Kopfschmerzen		C-1.14

	Migräne	Cluster-Kopfschmerz (Bing-Horton-Syndrom)	Chronisch-paroxysmale Hemikranie
Lokalisation	unilateral	unilateral	unilateral
Begleitsymptome	■ Übelkeit ■ Erbrechen ■ Licht- und ■ Geräuschempfindlichkeit	ipsilateral: ■ Gesichtsrötung ■ Tränensekretion ■ Nasensekretion ■ Nasenschleimhautschwellung	ipsilateral: ■ Bindehautrötung ■ Tränensekretion ■ Nasensekretion ■ Ptosis ■ Miosis
Tageszeit	Beginn oft frühmorgens	2. Nachthälfte, „fahrplanmäßig"	mehrmals am Tag
Dauer	Stunden bis Tage	halbstündig	einige Minuten

rakteristisch für die Hemikranie ist darüber hinaus das selektive Ansprechen auf Indometacin (Prostaglandin-Inhibitor).

Die Erscheinungsform der Migräne reicht von sehr leichten Kopfschmerzen ohne Begleitsymptome bis zur schweren fokalen Form, die mit neurologischen Ausfällen wie Hemiparese, Aphasie und Hemianopsie einhergehen kann. Treten neurologische Ausfälle und heftige Kopfschmerzen plötzlich und erstmalig auf, so ist natürlich in erster Linie an eine Hirnblutung, einen Hirntumor oder auch an eine Enzephalitis zu denken und schnell eine weiterführende Diagnostik einzuleiten.

An eine sehr leichte Form der Migräne erinnern die Beschwerden beim häufigen **vasomotorischen Kopfschmerz**. Die Übergänge sind fließend, es fehlen aber die typischen Begleitsymptome. Als auslösende Ursachen werden angegeben bzw. können erfragt werden: Alkohol, Schlafentzug, Stressfaktoren, „Wetterfühligkeit". Die Patienten haben meist einen normalen bis niedrigen Blutdruck. Ein erhöhter Blutdruck kann alleinige Ursache von Kopfschmerz sein. Entgegen der weitverbreiteten Meinung haben jedoch die meisten Patienten mit arterieller **Hypertonie** keine Kopfschmerzen. Bei starken, schnellen und krisenhaften Blutdruckanstiegen kann es aber zu dumpfen, drückenden oder auch stechenden Kopfschmerzen kommen. Zusätzlich können Schwindel, Benommenheit und abnorme Schläfrigkeit auftreten. In diesem Zusammenhang ist auch der morgendliche Kopfschmerz bei Patienten mit **Schlafapnoesyndrom** zu nennen, der in der Klassifikation der International Headache Society noch keine besondere Berücksichtigung gefunden hat. Näheres zur Anamnese dieses relativ häufigen Syndroms s. S. 57.

Von Nerven ausgehende Schmerzen **(Neuralgien)** sind durch blitzartige Schmerzattacken gekennzeichnet. Das wichtigste Beispiel ist die Trigeminusneuralgie. Sie beginnt typischerweise in der zweiten Lebenshälfte und befällt meist den 2. und/oder 3. Trigeminusast (s. S. 428). Die Patienten können zwischen den Attacken völlig schmerzfrei sein. Neuralgien können seltener auch im Bereich anderer Hirnnerven auftreten, z. B. die Glossopharyngeus-Neuralgie mit Schmerzlokalisation im Bereich des Zungengrundes, der Tonsillen und des Hypopharynx mit Ausstrahlung ins Ohr.

Ein **Glaukomanfall** kann ebenfalls zu heftigen, meist einseitigen bohrenden Kopfschmerzen führen, die nicht immer nur auf das betroffene Auge projiziert werden. Die Diagnose wird erleichtert, wenn der Patient gleichzeitig über eine Sehverschlechterung und das Sehen von Farbringen klagt. Erbrechen kommt auch beim Glaukomanfall vor.

▶ **Merke.** Plötzlicher Beginn des Kopfschmerzes evtl. nach einem Trauma, mit Bewusstseinstrübung, evtl. neurologischen Ausfällen, Meningismus ohne Fieber sind charakteristisch für eine intrakranielle Blutung (z. B. subdurales Hämatom, Subarachnoidalblutung, Aneurysmablutung).

Die Erscheinungsform der Migräne reicht von sehr leichten Kopfschmerzen ohne Begleitsymptome bis zur schweren fokalen Form, die mit neurologischen Ausfällen wie Hemiparese, Aphasie und Hemianopsie einhergehen kann.

An eine sehr leichte Form der Migräne erinnern die Beschwerden beim häufigen **vasomotorischen Kopfschmerz**. Die Übergänge sind fließend. Die Patienten haben meist einen normalen bis niedrigen Blutdruck. Ein erhöhter Blutdruck kann alleinige Ursache von Kopfschmerz sein. Entgegen der weit verbreiteten Meinung haben jedoch die meisten Patienten mit arterieller **Hypertonie** keine Kopfschmerzen.

Von Nerven ausgehende Schmerzen **(Neuralgien)** sind durch blitzartige Schmerzattacken gekennzeichnet. Wichtigstes Beispiel ist die Trigeminusneuralgie. Sie beginnt i. d. R. in der zweiten Lebenshälfte und befällt meist den 2. und/oder 3. Trigeminusast (s. S. 428). Die Patienten können zwischen den Attacken völlig schmerzfrei sein.

Ein **Glaukomanfall** kann zu heftigen, meist einseitigen bohrenden Kopfschmerzen führen, die nicht immer nur auf das betroffene Auge projiziert werden.

◀ Merke

Kopfschmerzen, Fieber und Bewusstseinstrübung sind typisch für intrakranielle Entzündungen (**Meningitis und Enzephalitis**).

Eine **Arteriitis temporalis** (Morbus Horton) kann alleine oder im Rahmen einer Polymyalgia rheumatica auftreten. Wegen Gefahr der Erblindung muss die Diagnose schnell gestellt werden.

Die Kopfschmerzanamnese ist nicht vollständig, wenn nicht auch nach **Medikamenten** und **Suchtmitteln** gefragt wird. So sind Kopfschmerzen **eine klassische Nebenwirkung** bestimmter Kalziumantagonisten und von Nitraten.

Im Zusammenhang mit Essen und Trinken wird gelegentlich das sog. **„China-Restaurant-Syndrom"** beobachtet (migräneartige Kopfschmerzen, wahrscheinlich durch Glutamatüberempfindlichkeit).

1.7.3 Untersuchung

Werden bei der **Inspektion** im Anfall klassische Begleitsymptome wie Nasen- und Tränensekretion, Gesichtsröte, Ptosis und Miosis gefunden, ist die Diagnosestellung einfach (s. Tab. **C-1.13**). Bei einer Arteriitis temporalis können die Gefäße evtl. verdickt hervortreten. Bei der **Palpation** ist auf Druckempfindlichkeit und Infiltration zu achten. Der Spannungszustand der Nackenmuskulatur der HWS sollte geprüft werden.

Die **Nervenaustrittspunkte** (s. S. 121) sind zu prüfen, und die **Nasennebenhöhlen** sollten leicht mit einem Finger beklopft werden. Bei entsprechendem Verdacht muss auch geprüft werden, ob ein Meningismus vorliegt.

Bei V. a. einen Glaukomanfall: digitale Tonometrie (s. S. 137).

▶ Merke

Kopfschmerzen, Fieber und Bewusstseinstrübung sind typisch für intrakranielle Entzündungen (**Meningitis und Enzephalitis**). Die Patienten können aber auch agitiert sein. Vegetative Symptome wie Übelkeit, Erbrechen und Lichtscheu sind häufig zu beobachten.

Eine **Arteriitis temporalis** (Morbus Horton) kann alleine oder im Rahmen einer Polymyalgia rheumatica auftreten. Sie kommt fast nur bei älteren Patienten vor, kann zu heftigen Kopfschmerzen und Sehstörungen bis zur Erblindung führen. Daher ist bei dieser Erkrankung eine rasche Diagnosestellung wichtig, um durch entsprechende Therapie die Erblindung zu vermeiden.

Die Kopfschmerzanamnese ist nicht vollständig, wenn nicht auch nach **Medikamenten** und **Suchtmitteln** gefragt wird. Kopfschmerzen sind eine **klassische Nebenwirkung** von Kalziumantagonisten vom Dihydropyridintyp, die bei Hypertonie und koronarer Herzkrankheit (KHK) häufig eingesetzt werden. Auch bei Nitraten, die ebenfalls bei der KHK angewandt werden, sind Kopfschmerzen die Hauptnebenwirkung. Wenn Schmerzmittel über lange Zeit ständig eingenommen werden, kann es beim Absetzen zu Entzugserscheinungen kommen, die mit schweren Kopfschmerzen einhergehen können. Betroffen sind meistens Patienten, die bereits eine sehr lange Kopfschmerzanamnese haben. Auf den **„Katerkopfschmerz"** nach Alkoholexzess soll hier nicht weiter eingegangen werden. Im Zusammenhang mit Essen und Trinken wird gelegentlich das sog. **„China-Restaurant-Syndrom"** beobachtet. Die betroffenen Patienten berichten über migräneartige Kopfschmerzen, die wahrscheinlich auf eine Überempfindlichkeit auf Natriumglutamat beruht, das in der chinesischen Küche häufig verwandt wird. Prädisponierte Patienten bekommen auch nach dem Genuss von Käse, Rotwein, Bierhefe und Schokolade Kopfschmerzen, insbesondere wenn diese Nahrungsmittel kombiniert werden. Diese Nahrungsmittel enthalten viel Tyramin und andere biogene Amine, die für die Kopfschmerzen verantwortlich gemacht werden.

1.7.3 Untersuchung

Nach der Schilderung der Symptomatik durch den Patienten und der anamnestischen Befragung, die für die weitere Diagnostik richtungweisend sind, erfolgt die gezielte klinische Untersuchung. Werden bei der **Inspektion** im Anfall klassische Begleitsymptome wie Nasen- und Tränensekretion, Gesichtsröte, Ptosis und Miosis gefunden, ist die Diagnosestellung einfach (s. Tab. **C-1.13**). Bei einer Arteriitis temporalis können die Gefäße (Aa. temporales) evtl. verdickt und geschlängelt hervortreten. Bei der **Palpation** ist auf die Druckempfindlichkeit und Infiltration (Verdickung und Verhärtung) der A. temporalis zu achten (s. Abb. **C-1.3**). Der Spannungszustand der Nackenmuskulatur und die Beweglichkeit des Kopfes bzw. der HWS sollte geprüft werden. Sind Verhärtungen (Myogelosen) der Nackenmuskulatur vorhanden, die bei fester Palpation sehr schmerzhaft sein können?

Die **Nervenaustrittspunkte** (s. S. 121) sind zu prüfen, und die **Nasennebenhöhlen** sollten leicht mit einem Finger beklopft werden, um entzündliche Prozesse zu erkennen. Bei entsprechendem Verdacht muss auch geprüft werden, ob ein Meningismus vorliegt. Meningismus ist das Leitsymptom bei entzündlichen intrakraniellen Erkrankungen, der Meningitis und der Enzephalitis. Ohne Fieber kann ein Meningismus auch bei einer intrakraniellen Blutung auftreten.

Bei V. a. einen Glaukomanfall kann ein erhöhter Augeninnendruck durch leichten Druck auf den Bulbus mit dem Daumen (Seitenvergleich!) diagnostiziert werden (s. S. 137).

▶ **Merke.** Eine Blutdruckmessung ist bei jedem Kopfschmerzpatienten erforderlich.

2   Thorax

Die Beurteilung von Kreislauf und Atmung steht v. a. bei lebensbedrohlichen Störungen der Vitalfunktionen ganz im Vordergrund. Aber nicht nur im Notfall sollte sich der Arzt bei der ersten Inspektion eines Patienten einen Überblick über die Funktionen von Atmung, Herz und Kreislauf verschaffen. Die Beurteilung der Bewusstseinslage, von Atemtiefe, -rhythmus und -frequenz sowie die Puls- und Blutdruckmessung müssen bei jedem Patienten erfolgen. Sie haben im Notfall höchste Priorität.

▶ **Aufgabe.** Messen Sie die Pulsfrequenz (Schläge/min), den Blutdruck und die Atemfrequenz (Atemzüge/min) bei sich selbst und bei einem Freund/in. Falls Sie kein Blutdruckmessgerät zur Verfügung haben, können Sie evtl. in einem medizinischen Fachgeschäft ein Gerät ausprobieren. Führen Sie zuerst die Messungen in Ruhe (Sitzen oder Liegen) durch und dann nach einer körperlichen Belastung (z. B. Treppen laufen, Fahrrad fahren). So bekommen Sie einen ersten Einblick in die Dynamik der Blutzirkulation (Hämodynamik). Anschließend palpieren Sie den Herzspitzenstoß und auskultieren die Herztöne!
Anmerkung: Messen Sie zunächst routinemäßig bei jeder Gelegenheit bei jedem Patienten Puls, Blutdruck und Atemfrequenz, um die Variationsbreite dieser drei Parameter zu erfahren.

2.1 Herz

2.1.1 Pulsmessung

Das Tasten des Pulses leitet in den meisten Fällen den Beginn der Untersuchung ein und eröffnet den unmittelbaren Kontakt zwischen Arzt und Patient. Die Pulstastung hat daher auch eine sehr starke symbolische Bedeutung.
Die **Palpation** des Pulses lässt vielfältige Rückschlüsse auf die Herzfunktion und die Beschaffenheit der Gefäße zu. Überragende Bedeutung hat hierbei die Beurteilung von Herzfrequenz und -rhythmus. Gefäßpulsationen sind gelegentlich auch direkt sichtbar, z. B. der Karotispuls am Hals oder der Aortenpuls an der Bauchdecke bei schlanken Patienten (s. S. 242). Bei schwerer Aorteninsuffizienz kann die vom Herzen fortgeleitete Druckwelle evtl. sogar im Nagelbett als **Kapillarpuls** sichtbar werden.
Der **Radialispuls** wird auf der Daumenseite des Unterarms ca. 3–5 cm distal des Handgelenks mit dem 2.–4. Finger palpiert. Der Ulnarispuls wird entsprechend auf der Gegenseite getastet (Abb. **C-2.1** ⑤).

Im Schock ist der Puls der A. radialis häufig nicht mehr tastbar. In diesem Fall muss der Puls der A. carotis oder der A. femoralis zur Beurteilung palpiert werden (Abb. **C-2.1**, ①, ⑦).

Pulsfrequenz

Bei regelmäßigem Puls genügen zur Ermittlung der Herzfrequenz die Palpation und Zählung über 15 Sekunden. Die normale Herzfrequenz in Ruhe beträgt beim Erwachsenen ca. 60–80/min. Bei Unregelmäßigkeit (**Arrhythmie**) und stark verlangsamter Herzfrequenz (**Bradykardie**) < 50/min sollte länger palpiert werden (½–1 Minute), um die Art der Rhythmusstörung und die genaue Frequenz besser erfassen zu können. Die Herzfrequenz in Ruhe und nach körperlicher Belastung ist sehr **vom Trainingszustand**, d. h. der körperlichen Fitness des Patienten, **abhängig**. Ein Ruhepuls von 45/min kann bei einem Leistungssportler normal sein (Jan Ulrichs Ruheherzfrequenz 36/min!); bei einem älteren Patienten hingegen, der evtl. über Schwindel klagt oder sogar eine Synkope erlitten hat, auf eine ernst zu nehmende bradykarde Rhythmusstörung hindeu-

2   Thorax

Die Beurteilung von Kreislauf und Atmung steht bei Störungen der Vitalfunktionen im Vordergrund. Die Überprüfung von Bewusstseinslage, Atemtiefe, -rhythmus und -frequenz sowie Puls- und Blutdruckmessung müssen immer erfolgen.

◀ **Aufgabe**

2.1   Herz

2.1.1 Pulsmessung

Das Tasten des Pulses leitet meist den Untersuchungsbeginn ein und eröffnet den Kontakt zwischen Arzt und Patient.

Die **Palpation** des Pulses lässt vielfältige Rückschlüsse auf die Herzfunktion und die Beschaffenheit der Gefäße zu.

Radialispuls: Palpation auf der Daumenseite des Unterarms ca. 3–5 cm distal des Handgelenks mit 2.–4. Finger (Abb. **C-2.1** ⑤).

Im Schock ist der Radialispuls häufig nicht mehr tastbar (Palpation A. carotis oder A. femoralis, Abb. **C-2.1**, ①, ⑦).

Pulsfrequenz

Bei regelmäßigem Puls genügen zur Ermittlung der Frequenz die Palpation und Zählung über 15 Sekunden. Die normale Herzfrequenz in Ruhe beträgt beim Erwachsenen ca. 60–80/min. Von **Tachykardie** spricht man bei einem Ruhepuls > 80–100/min, von **Bradykardie** bei Frequenzen < 50–60/min.

◉ C-2.1   Tastbare Gefäßpulse (s. a. S. 321 ff.)

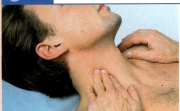

① A. carotis

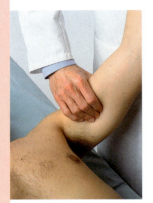

③ A. axillaris

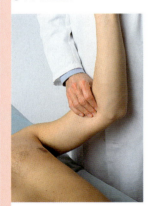

④ A. brachialis

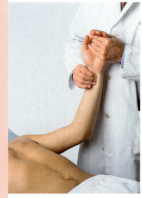

⑤ A. ulnaris/radialis

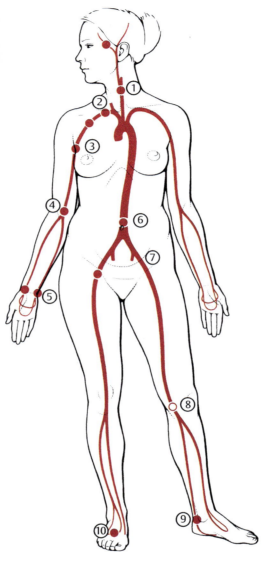

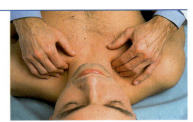

② A. subclavia

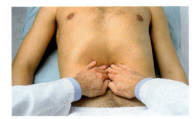

⑥ Aorta abdominalis

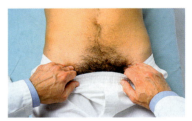

⑦ A. femoralis

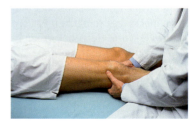

⑧ A. poplitea

⑩ A. dorsalis pedis

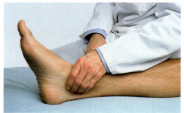

⑨ A. tibialis posterior

ten. Von **Tachykardie** spricht man bei einem Ruhepuls > 80–100/min, von **Bradykardie** bei Frequenzen < 50–60/min. Diese Bereiche werden physiologischerweise von Sportlern häufig unterschritten und von Kindern überschritten.

Rhythmus

Ist der Puls nicht regelmäßig, sollte zunächst eine **respiratorische Arrhythmie** ausgeschlossen werden. Sie ist durch eine **Pulsbeschleunigung bei der Einatmung** (Inspiration) und einen relativ abrupten **Abfall der Frequenz nach Beginn der Ausatmung** (Exspiration) gekennzeichnet. Die respiratorische Arrhythmie ist physiologisch besonders ausgeprägt im Kindes- und Jugendalter sowie bei Sportlern mit niedriger Herzfrequenz.

Als Ursache einer „echten" Arrhythmie kommen Extrasystolen (Extrasystolie) und Vorhofflimmern in Betracht (Abb. **C-2.2**). Besteht eine gewisse „Regelmäßigkeit" in der Unregelmäßigkeit (z. B. Extraschläge alle 2 oder 3 Herzaktionen), so ist eine **Extrasystolie** wahrscheinlich; man bezeichnet diese Art der Rhythmusstörung als Bigeminie bzw. Trigeminie. Sind jedoch die Pulsintervalle von Schlag zu Schlag sehr unterschiedlich, spricht man von einer **absoluten Arrhythmie**, deren Ursache in der Regel ein **Vorhofflimmern** ist.

Extrasystolen können monotop sein und ihren Ursprung im Vorhof, AV-Knoten, Ventrikel oder mehreren Stellen (polytop) haben. Ventrikuläre Extrasystolen führen zum Ausfall der regulären Systole. Die relativ große Zeitspanne zwischen der Extrasystole und der nächsten effektiven Systole des Herzmuskels ist als **kompensatorische Pause** bei der Palpation bemerkbar. Die postextrasystolische Pause beschreibt das Intervall zwischen einer Extrasystole und der nächsten normalen Kammeraktion. Eine präautomatische Pause entsteht bei Ausfall des Sinusknotens bis zur Übernahme der Schrittmacherfunktion durch ein tiefer gelegenes Zentrum (z. B. AV-Knoten). Extrasystolen können auch zwischen zwei normalen Pulsen interponiert sein. Fällt eine Arrhythmie nicht durch Extraschläge und kompensatorische Pause, sondern nur durch einzelne Pausen auf, so kann es sich z. B. um Reizleitungsstörungen mit Blockierung handeln. Der Verdacht besteht besonders, wenn die Pause ungefähr doppelt so lang ist wie das normale Pulsintervall. Dabei kann der Block entweder zwischen Sinusknoten und Vorhof (SA-Block) oder zwischen Vorhof und Ventrikel (AV-Block) liegen.

Rhythmus

Ist der Puls nicht regelmäßig, sollte zunächst eine **respiratorische Arrhythmie** ausgeschlossen werden (Pulsbeschleunigung bei der Einatmung und relativ abrupter Abfall der Frequenz nach Beginn der Ausatmung).

Ursachen einer „echten" Arrhythmie: Extrasystolen und Vorhofflimmern (Abb. **C-2.2**). Besteht eine gewisse „Regelmäßigkeit" in der Unregelmäßigkeit, ist eine **Extrasystolie** wahrscheinlich. Sind die Pulsintervalle sehr unterschiedlich, spricht man von **absoluter Arrhythmie** (Ursache i. d. R. **Vorhofflimmern**).

Extrasystolen können monotop sein und ihren Ursprung aus mehreren Stellen (polytop) haben. Ventrikuläre Extrasystolen führen zum Ausfall der regulären Systole. Die relativ große Zeitspanne zwischen der Extrasystole und der nächsten effektiven Systole des Herzmuskels ist als **kompensatorische Pause** bei der Palpation bemerkbar.

◎ C-2.2   **Schema der wichtigsten Reizbildungsstörungen**   **◎ C-2.2**

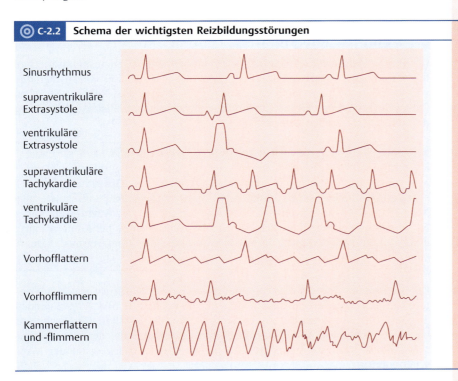

Sinusrhythmus	
supraventrikuläre Extrasystole	
ventrikuläre Extrasystole	
supraventrikuläre Tachykardie	
ventrikuläre Tachykardie	
Vorhofflattern	
Vorhofflimmern	
Kammerflattern und -flimmern	

Bei der **absoluten Arrhythmie** besteht in der Regel ein Vorhofflimmern oder -flattern. Sie ist immer ein schwerwiegender Befund und häufig Ausdruck einer **Herzinsuffizienz**. Nimmt die Herzfrequenz zu, kann die verminderte Kammerfüllung nicht bei jeder Herzaktion eine periphere Pulsation erzeugen. Die Differenz der mit dem Stethoskop hörbaren Ventrikelaktion und dem tastbaren Puls wird als **peripheres Pulsdefizit** bezeichnet.

Bei der **absoluten Arrhythmie** besteht in der Regel ein Vorhofflimmern oder -flattern. Die ständig wechselnden Intervalle der AV-Überleitung führen zu unterschiedlicher Pulsstärke aufgrund der unterschiedlichen Ventrikelfüllung: Abschwächung bei kürzeren Intervallen mit Zunahme der Herzfrequenz und Verstärkung bei längeren Intervallen mit Abnahme der Herzfrequenz. Eine absolute Arrhythmie ist immer ein schwerwiegender Befund und häufig Ausdruck einer **Herzinsuffizienz**. Nimmt die Herzfrequenz zu (tachykardes Vorhofflimmern) und werden die Intervalle immer kürzer, kann die verminderte Kammerfüllung nicht bei jeder Herzaktion eine periphere Pulsation erzeugen. Die Differenz der mit dem Stethoskop hörbaren Ventrikelaktion und dem tastbaren Puls wird als **peripheres Pulsdefizit bezeichnet** (Beispiel: Herzfrequenz 135/min, Pulsfrequenz 120/min = Pulsdefizit 15).

Eine **exakte Diagnose der Herzrhythmusstörung** ist **nur mit dem EKG** möglich.

Eine **exakte Diagnose der Herzrhythmusstörung** und die **Unterscheidung** in **Reizbildungsstörungen** und **Reizleitungsstörungen** ist **nur mit dem EKG** möglich. Beim Ruhe-EKG wird hierzu ein Rhythmusstreifen über mindestens eine Minute (über mehrere Minuten mit größerer Genauigkeit) geschrieben. Sehr viel aufwändiger ist eine Langzeit-EKG-Registrierung über mehrere Stunden (meist ca. 18 Stunden), was z. B. bei V. a. schwere, lebensbedrohliche Herzrhythmusstörungen oder bei Synkopen (s. S. 69 f.) notwendig ist.

▶ **Aufgabe**

▶ **Aufgabe.** Tasten Sie den Puls der A. radialis durch Palpation mittels Zeige- und Mittelfinger (Fingerkuppen!) direkt proximal des Handgelenks „daumenseitig". Achten Sie auf den Rhythmus (regelmäßig oder unregelmäßig?) und ermitteln Sie die Herzfrequenz. Hierzu wird der Puls über eine viertel Minute gezählt und mit vier multipliziert (= Schläge/Minute). Achten Sie auf die Steigerung der Herzfrequenz nach körperlicher Belastung (z. B. Kniebeugen)! Tasten Sie anschließend ebenfalls den Puls der A. carotis am Hals *vor* dem M. sternocleidomastoideus. Dies ist wichtig bei Patienten, deren Radialispuls nicht tastbar ist.

Pulsqualität

Die Beurteilung der Pulsqualität hat heute nur noch untergeordnete Bedeutung (Abb. **C-2.3**).

Pulsqualität

Im Vergleich zur Beurteilung der Frequenz und des Rhythmus hat die Beurteilung der **Pulsqualität** heute nur noch untergeordnete Bedeutung (Abb. **C-2.3**).

2.1.2 Blutdruckmessung

Das Prinzip besteht in der indirekten auskultatorischen Messung mittels Oberarmmanschette über der A. brachialis. Wichtig ist die **exakte Anpassung der Manschette an den Oberarm**.

2.1.2 Blutdruckmessung

Das Prinzip der Blutdruckmessung besteht in der indirekten auskultatorischen Messung mittels Oberarmmanschette über der A. brachialis. Diese Methode wurde 1896 von dem italienischen Kinderarzt Scipione Riva-Rocci beschrieben (daher die Abkürzung **RR** für den Blutdruck). Wichtig ist die **exakte Anpassung der Manschette an den Oberarm**.

▶ **Merke**

▶ **Merke.** Die Standardmanschette ist 12–13 cm breit und kann für einen Oberarmumfang bis maximal 35 cm verwendet werden. Bei dickerem Oberarm muss eine breitere und längere Manschette (sog. Oberschenkelmanschette) verwendet werden, weil hier mit der normalen Manschette zu hohe Drücke benötigt werden, um die A. brachialis zu verschließen. Die Folge sind falsch hohe Blutdruckwerte. Entsprechend muss bei Kindern und evtl. älteren Patienten mit Atrophie (Schwund) der Oberarmmuskulatur eine kleinere (sog. Kindermanschette) verwendet werden.

Die Bestimmung von systolischem und diastolischem Blutdruck erfolgt auskultatorisch über der A. brachialis beim Auftreten (Phase I) bzw. Verschwinden (Phase V) der Korotkow-Geräusche (Abb. **C-2.4**).

Die Bestimmung von systolischem und diastolischem Blutdruck erfolgt auskultatorisch über der A. brachialis beim Auftreten (Phase I) bzw. Verschwinden (Phase V) der Korotkow-Geräusche (Abb. **C-2.4**). Als Korotkow-Geräusch wird das pulssynchrone Strömungsgeräusch bezeichnet, das bei der auskultatorischen Blutdruckmessung bei sinkendem Manschettendruck distal der Manschette auftritt.

⊚ **C-2.3** | **Pulsqualitäten und ihre klinische Bedeutung**

Normalbefund

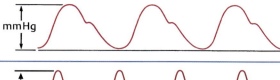

Pulsus celer, altus, durus

- »Wasserhammerpuls« – schneller (celer), hoher (altus) und harter (durus) Puls.
- Typisch bei Aorteninsuffizienz bei großer Blutdruckamplitude (z. B. auch im Alter) – auch ohne Pulsbeschleunigung (celer).

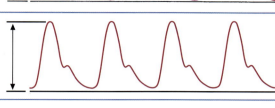

Pulsus tardus, parvus, mollis

- Langsamer (tardus), kleiner (parvus) und weicher (mollis) Puls.
- Typisch bei Aortenstenose (umgekehrt wie bei Aorteninsuffizienz).

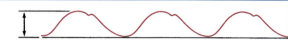

Pulsus bisferiens

- Doppelgipfel der Pulswelle (»Dromedartyp«), auch Pulsus dicrotus genannt.
- Typisch bei hypertropher obstruktiver Kardiomyopathie (HOCM), subvalvulärer Aortenstenose, kombiniertem Aortenvitium.

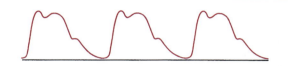

Pulsus alternans

- Wechsel von stärkerem und schwächerem Puls.
- Evtl. bei Herzinsuffizienz feststellbar.

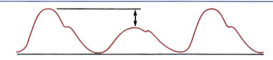

Pulsus bigeminus

- Ähnlich wie bei Pulsus alternans, regelmäßiger Wechsel von hartem und weichem Puls.
- Typisch für ventrikuläre Extrasystolie (Bigeminie).

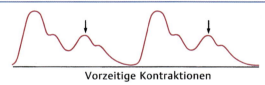

Vorzeitige Kontraktionen

Pulsus anacrotus

- Zusätzliche Pulswelle im aufsteigenden Schenkel der Pulskurve (einfach unterbrochen).
- Typisch bei Aortenstenose.

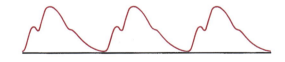

Pulsus vibrans

- Schwirrender Puls (wie Pulsus anacrotus, aber mehrfach unterbrochen) mit Schwirren der Gefäßwand (Carotispuls).
- Typisch bei Aortenstenose.

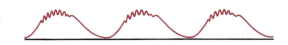

Paradoxer Puls

- Der Puls wird im Inspirium kleiner oder verschwindet ganz. Eigentlich besteht kein Grund, dieses Verhalten als paradox zu bezeichnen, da der Puls ja normalerweise seine Größe in den Atemphasen nicht wesentlich ändert. Die Tatsache aber, dass die Frequenz bei der häufig auftretenden respiratorischen Arrhythmie im Inspirium zunimmt, hat zu dieser nicht ganz korrekten Namensgebung geführt.
- Typisch bei Pericarditis constrictiva bzw. Concretio pericardii oder Panzerherz: Durch die Perikardverwachsungen mit der Umgebung ist die Füllung des linken Ventrikels im Inspirium stärker gehemmt als im Exspirium.

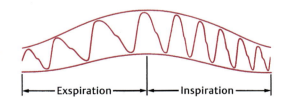

←——— Exspiration ———→ ←——— Inspiration ———→

⊙ C-2.4   **Bestimmung des systolischen und diastolischen Blutdrucks**

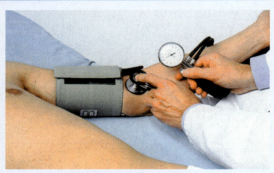

Auskultatorische Bestimmung anhand der Korotkow-Geräusche.

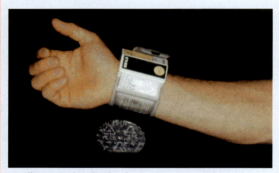

Oszillometrische Blutdruckmessung am Handgelenk (zur korrekten Messung muss das Handgelenk bzw. der Messpunkt in Herzhöhe liegen, z. B. auf einem Kissen auf den Tisch gelegt).

Vorgehensweise:

- Die Blutdruckmessung sollte immer in Ruhe (im Sitzen oder Liegen) erfolgen. Der Unterarm soll entspannt ungefähr in Herzhöhe aufliegen.

- Die Manschette des Blutdruckmessgerätes soll eng dem Oberarm anliegen, mit dem Unterrand ca. 2 Querfinger oberhalb der Ellenbeuge. Der aufblasbare Teil der Manschette muss die ganze Innenseite des Oberarms umfassen, damit die A. brachialis komprimiert werden kann.

- Tasten Sie die A. brachialis medial direkt oberhalb der Ellenbeuge. Sie sollten auch beim Aufpumpen der Manschette den Brachialispuls weiter tasten und nach dem Verschwinden des Pulses noch bis zu 20 mmHg weiter aufpumpen. Setzen Sie dann die Stethoskopmembran auf die Stelle der maximalen Pulsation der A. brachialis. Das Stethoskop sollte flach aufliegen unter mäßigem Druck, und es sollte den Manschettenrand nicht berühren.

- Lassen Sie nun den Manschettendruck über das Ablassventil langsam ab, d. h. um ca. 3 – 4 mmHg pro Sekunde bzw. ungefähr 4 mmHg pro Pulsschlag.

- Beim ersten Auftreten der Pulsationsgeräusche (Korotkow-Geräusche) bestimmen Sie den systolischen Blutdruck; mit dem völligen Verschwinden dieser Geräusche bestimmen Sie den diastolischen Wert.

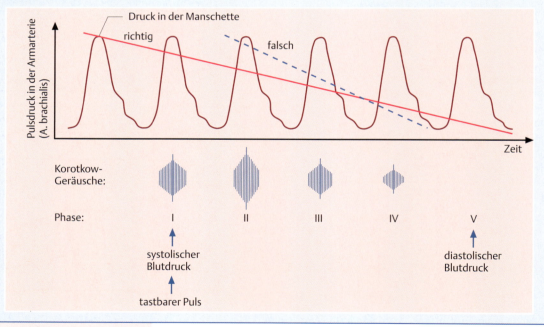

Als **auskultatorische Lücke** bezeichnet man ein kurzzeitiges Verschwinden der Korotkow-Geräusche gerade unterhalb des systolischen Blutdruckwerts. Die Ursache ist unbekannt.

Gelegentlich verschwinden die Korotkow-Geräusche nicht vollständig beim Ablassen des Manschettendrucks, was besonders häufig bei Kindern und in der Schwangerschaft zu beobachten ist. In diesen Fällen ist es erlaubt, den diastolischen Blutdruck bei Leiserwerden (Phase IV) der Töne zu bestimmen. Dies muss jedoch in der Krankenakte vermerkt werden. Als **auskultatorische Lücke** bezeichnet man ein kurzzeitiges Verschwinden der Korotkow-Geräusche gerade unterhalb des systolischen Blutdruckwerts. Die Ursache hierfür ist nicht bekannt.

▶ **Merke.** Ein Blutdruck von systolisch < 140 und diastolisch < 90 mmHg ist normal.

◀ Merke

Automatische Geräte arbeiten heute häufig mit der oszillometrischen Methode, wobei der Blutdruck aufgrund der Oszillation der Pulsdruckwelle bestimmt wird. Die Messgenauigkeit unterscheidet sich nicht von der auskultatorischen Methode. Alle Blutdruckmessgeräte müssen 2-jährlich geeicht werden. Für die manuelle Blutdruckmessung (auskultatorische Methode) stehen Quecksilbermanometer oder Anaeroid-(Feder-)manometer zur Verfügung. Der Blutdruck kann mit diesen Geräten sehr genau bis auf Einerstellen abgelesen werden.

Automatische Geräte arbeiten heute häufig mit der oszillometrischen Methode, wobei der Blutdruck aufgrund der Oszillation der Pulsdruckwelle bestimmt wird.

▶ **Aufgabe.** Üben Sie die Blutdruckmessung im Freundeskreis. Messen Sie den Blutdruck, auch direkt nach einer körperlichen Belastung, und achten Sie auf die Veränderung.
Anmerkung: Der Blutdruck normalisiert sich wieder relativ schnell nach körperlicher Belastung; er kann sogar den zuvor in Ruhe ermittelten Ausgangswert noch unterschreiten. Die Pulsfrequenz bleibt dagegen etwas länger erhöht.

◀ Aufgabe

Bei jedem Patienten sollte zu Beginn der Untersuchung der Blutdruck einmal **an beiden Armen** gemessen werden, um größere Seitendifferenzen auszuschließen, die evtl. auf eine Arterienstenose (z. B. A. subclavia) zurückzuführen sind. Am besten erfolgt dies simultan durch 2 Personen mit 2 Blutdruckmessgeräten. Wird nur von einem Untersucher gemessen, so wird zunächst links und dann rechts gemessen (oder umgekehrt), anschließend sollte stets noch mal wieder zur ersten Seite gewechselt werden. Seitendifferenzen können nämlich allein durch normale Blutdruckschwankungen während der Zeit des Manschettenwechsels von einem zum anderen Arm auftreten. Bei einer reproduzierbaren **Seitendifferenz von 10–15 mmHg** muss an eine **Einengung der Strombahn** auf der Seite mit niedrigem Druck gedacht werden. Besteht eine konstante Differenz, muss immer auf der Seite des höheren Drucks gemessen werden.
Es gibt keinen Grund, bei der Blutdruckbestimmung Messgenauigkeit dadurch zu verschenken, dass der Wert auf 0 oder 5 ab- oder aufgerundet wird (sog. Endziffernpräferenz). Es sollten möglichst immer **mehrere Blutdruckwerte** in 2–5minütigem Abstand bestimmt und evtl. ein Mittelwert errechnet werden, da der Blutdruck auch kurzfristig stark schwanken kann. Ursache hierfür sind emotionale und körperliche Belastungen, aber auch tageszeitliche Schwankungen. Daher hat die Blutdrucklangzeitmessung über 24 Stunden große Bedeutung.

Bei jedem Patienten sollte zu Beginn der Untersuchung der Blutdruck einmal **an beiden Armen** gemessen werden, um größere Seitendifferenzen auszuschließen, die evtl. auf eine Arterienstenose (z. B. A. subclavia) zurückzuführen sind. Bei einer reproduzierbaren **Seitendifferenz von 10–15 mmHg** muss an eine **Einengung der Strombahn** auf der Seite mit niedrigem Druck gedacht werden.

Es sollten möglichst immer **mehrere Blutdruckwerte** in 2–5-minütigem Abstand bestimmt und evtl. ein Mittelwert errechnet werden, da der Blutdruck auch kurzfristig stark schwanken kann.

▶ **Merke.** Bei der RR-Messung ist zu beachten:
- ruhige, entspannte Situation im Sitzen oder Liegen
- keine Unterhaltung während der Messung
- richtige Manschettenlage und -größe:
- – zu große Manschette = falsch niedrige Werte
- – zu kleine Manschette = falsch hohe Werte
- Pulspalpation (A. brachialis oder A. radialis)
- ruhige Armlage in Herzhöhe
- Ablassgeschwindigkeit ca. 3–5 mmHg pro Sekunde
- richtiges (Korotkow-Phase!) und genaues Ablesen der Blutdruckwerte.

◀ Merke

Arterielle Hypertonie

Ein erhöhter Blutdruck wird nach der WHO und der Deutschen Hochdruckliga folgendermaßen klassifiziert (Tab. **C-2.1**).

Arterielle Hypertonie
Einteilung s. Tab. **C-2.1**.

≡ **C-2.1**   **Definition und Klassifikation von Blutdruckbereichen in mmHg**

Klassifikation	systolisch	diastolisch
optimal	< 120	< 80
normal	< 130	< 85
„hoch"-normal	130–139	85–89
leichte Hypertonie (Schweregrad 1)	140–159	90–99
Untergruppe Grenzwerthypertonie	140–149	90–94
mittelschwere Hypertonie (Schweregrad 2)	160–179	100–109
schwere Hypertonie (Schweregrad 3)	≥ 180	≥ 110
isolierte systolische Hypertonie	≥ 140	< 90
Untergruppe syst. Grenzwerthypertonie	140–149	< 90

Bei einer **hypertensiven Krise** kommt es zu einer plötzlichen, relativ starken Blutdrucksteigerung. Verschlechtern sich Herz-, Nieren- oder Zerebralfunktionen bei schwerer Hypertonie rasch, spricht man von einer **malignen Hypertonie**.

Man unterscheidet die **essenzielle oder primäre Hypertonie** von der **sekundären Hypertonie** (z. B. bei hormoneller Störung).

Der Blutdruck steigt gewöhnlich mit zunehmendem Lebensalter etwas an. Bei älteren Patienten mit Arteriosklerose kommt es zur isolierten Erhöhung des systolischen Blutdrucks. Eine **große Blutdruckamplitude** ist daher charakteristisch für die **Hypertonie im Alter** (Altershypertonie nach WHO RR syst. > 160mmHg, diast. < 90 mmHg). Eine große RR-Amplitude kommt jedoch auch z. B. bei der Aorteninsuffizienz vor.

Der **Blutdruck** zeigt einen **typischen zirkadianen Verlauf**. Beim Aufstehen am Morgen steigt der Druck steil an bis vormittags, am frühen Nachmittag fällt er gering ab und steigt am späten Nachmittag bzw. frühen Abend wieder deutlich an. In der Nacht, insbesondere während des Schlafs, fällt der Blutdruck stark ab (Abb. **C-2.5**).

Bei einer **hypertensiven Krise** kommt es zu einer plötzlichen, relativ starken Blutdrucksteigerung, die bei symptomatischem Verlauf zum hypertensiven Notfall führen kann (z. B. bei Angina pectoris, Enzephalopathie oder Herzinsuffizienz). Verschlechtern sich Herz-, Nieren- oder Zerebralfunktionen im Rahmen einer schweren Hypertonie rasch, so spricht man von einer **malignen Hypertonie**. Diese ist heute aufgrund der guten therapeutischen Möglichkeiten nur noch sehr selten.

Über 90 % der Hypertoniker haben eine sog. **essenzielle oder primäre Hypertonie**. Sie basiert z. T. auf einer familiären Anlage (Hypertonie bei den Eltern, Geschwistern), Übergewicht (in 40 % der Fälle), Bewegungsmangel, Stressfaktoren und kochsalzreicher Ernährung. Nur wenige Patienten leiden dagegen unter einer **sekundären Hypertonie**, z. B. aufgrund einer hormonellen Störung (endokrine Form) oder einer Nierenerkrankung (renale Form).

Der Blutdruck steigt gewöhnlich mit zunehmendem Lebensalter etwas an. Bei älteren Patienten mit Arteriosklerose kommt es aufgrund des Elastizitätsverlustes der Gefäße zur isolierten oder überwiegenden Erhöhung des systolischen Blutdrucks. Eine **große Blutdruckamplitude** (Differenz zwischen systolischem und diastolischem Wert) ist daher charakteristisch für die **Hypertonie im Alter**. Eine große RR-Amplitude kommt aber z. B. auch bei Aorteninsuffizienz vor. Von einer Hypertonie im Alter (jenseits des 65. Lebensjahres) spricht man nach der Definition der WHO, wenn ein Blutdruck von systolisch 160 und/oder diastolisch 95 mmHg und darüber vorliegt. Eine isolierte systolische Hypertonie kommt fast ausschließlich in höherem Alter vor. Sie ist definiert als ein systolischer Blutdruck > 160 mmHg und diastolisch < 90 mmHg.

Der **Blutdruck** zeigt über 24 Stunden einen **typischen zirkadianen Verlauf**: Beim Aufstehen am Morgen steigt der Druck steil an bis vormittags, am frühen Nachmittag kommt es zu einem geringen Abfall und anschließend wieder zu einem deutlichen Anstieg am späten Nachmittag bzw. frühen Abend. In der Nacht, insbesondere während des Schlafs, fällt der Blutdruck stark ab. Dieses zirkadiane Blutdruckprofil ist bei bestimmten sekundären Hochdruckformen (renale und endokrine Hypertonie) oder auch bei der Schwangerschaftshypertonie häufig aufgehoben. Die **24-Stunden-Blutdruckmessung** kann heute mit modernen Geräten ambulant durchgeführt werden (Abb. **C-2.5**).

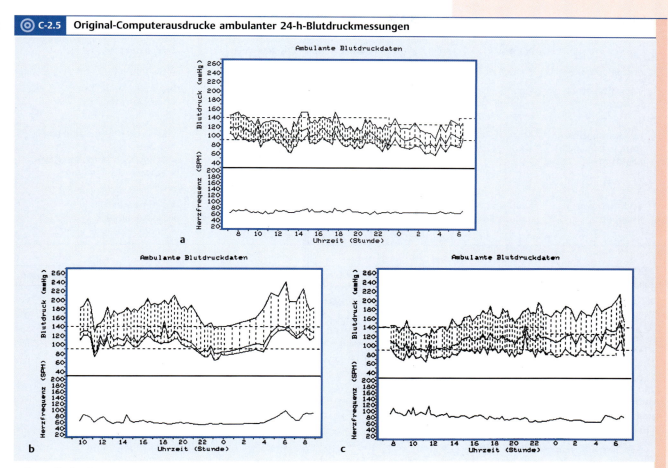

◉ C-2.5 Original-Computerausdrucke ambulanter 24-h-Blutdruckmessungen

a Normalbefund.
b Schwere primäre (essenzielle) systolische und diastolische Hypertonie mit erhaltenem Tag-Nacht-Rhythmus und sehr ausgeprägtem frühmorgendlichem Blutdruckanstieg.
c Sekundäre, vorwiegend systolische Hypertonie bei einem Patienten mit diabetischer Nephropathie: inverser Blutdruckrhythmus mit höheren Werten in der Nacht im Vergleich zum Tage.

Hypotonie

Ein zu niedriger Blutdruck (z. B. systolisch dauerhaft < 100 mmHg) ist meist eine harmlose Störung, die konstitutionell bedingt ist und häufiger in der Adoleszenz auftritt. Eine akute Hypotonie kann aber auch schwere Erkrankungen bis hin zum lebensbedrohlichen Schock anzeigen. Im Kreislaufschock fällt der Blutdruck in Ruhe stark ab (< 90 mmHg systolisch), bei gleichzeitig kompensatorisch starkem Anstieg der Herzfrequenz (> 120/min). Der Patient wird unruhig und trübt ein. Aufgrund der Kreislaufzentralisation ist der systolische Blutdruck im Schock oft nur noch sehr schwer, der diastolische gar nicht mehr messbar.
Ein starker Blutdruckabfall beim Aufstehen **(orthostatische Dysregulation)** kann besonders bei älteren Leuten zu Schwindel und Kollaps, in schwereren Fällen auch zur Synkope, führen. Als einfacher diagnostischer Test kann hier der **Schellong-Test** durchgeführt werden

Schellong-Test: Blutdruck- und Pulsmessung in zweiminütigen Abständen über 10 Minuten im Liegen, dann nach abruptem Aufstehen sofortige Messung im Stehen und dann minütlich über eine Dauer von 5–10 Minuten. Ein automatisches Gerät mit Anzeige von Blutdruck und Pulsfrequenz ist hierbei sehr hilfreich. Nach dem Aufstehen muss der Patient ruhig stehen, d. h. ohne Betätigung der Muskelpumpe

Hypotonie

Ein zu niedriger Blutdruck (z. B. systolisch dauerhaft < 100 mmHg) ist meist eine harmlose Störung, die konstitutionell bedingt ist. Eine akute Hypotonie kann aber auch schwere Erkrankungen bis hin zum lebensbedrohlichen Schock anzeigen.

Ein starker Blutdruckabfall beim Aufstehen **(orthostatische Dysregulation)** kann besonders bei älteren Leuten zu Schwindel und Synkope führen.

Schellong-Test: Blutdruck- und Pulsmessung in zweiminütigen Abständen über 10 Minuten im Liegen, dann nach abruptem Aufstehen Messung sofort und dann minütlich bis zu 10 Minuten.

C-2.2   Reaktionen im Orthostase-Versuch (Schellong-Test)

Typ	Blutdruck	Puls	Beschwerden	Erkrankung
normale Reaktion	Anstieg oder Abfall	Anstieg	keine	physiologisch
sympathikotone Reaktion	• geringer systolischer Abfall und diastolischer Anstieg • Verringerung der RR-Amplitude	starker Anstieg	• Schwindel • Herzklopfen	noch physiologisch (Trainingsmangel)
hyposympathikotone (vasovagale) Reaktion	Abfall systolisch und diastolisch	Abfall	• Kollaps • Synkope • Müdigkeit • Erschöpfung • Schwindel	„klassischer" Ohnmachtsanfall z. B. bei • Schmerzen (Venenpunktion) • emotionaler Erregung
asympathikotone Reaktion	deutlicher Abfall systolisch und diastolisch	unverändert	Kollaps, evtl. Synkope	• Arteriosklerose • Neuropathie • Endokrinopathie

C-2.3   Beispiele für die Regulation von Blutdruck und Herzfrequenz unter physiologischen und pathologischen Bedingungen

	Systolischer Blutdruck	Diastolischer Blutdruck	Herzfrequenz
Dynamische (isotonische) Belastung (z. B. Laufen, Fahrrad fahren)	Anstieg proportional zur Leistung Systole > Diastole	leichter Anstieg	starker Anstieg proportional zur Leistung, abhängig vom Trainingszustand
Statische (isometrische) Belastung (z. B. Kraftsport)	stärkerer Anstieg	starker Anstieg	Anstieg
Alter	Anstieg (z. B. 160)	normal, niedrig (< 90)	normal
Arteriosklerose (isolierte systolische Hypertonie)	überproportionaler Anstieg (z. B. 180)	normal niedrig (< 90)	normal
Aorteninsuffizienz	Anstieg (z. B. 165)	niedrig (z. B. 60)	erhöht (z. B. 90)
Schock	niedrig (z. B. < 90)	niedrig bzw. nicht messbar	hoch (z. B. > 120)

Normale Reaktion: Anstieg der Herzfrequenz um nicht mehr als 20, Abfall um nicht mehr als 5 Schläge/min und Blutdruckänderung (systolisch) um nicht mehr als ± 10 mmHg (Tab. **C-2.2**).

Normale Reaktion: Anstieg der Herzfrequenz um nicht mehr als 20, Abfall um nicht mehr als 5 Schläge/min und Blutdruckänderung (systolisch) um nicht mehr als ± 10 mmHg.
Stehtest-Resultate müssen mit Vorsicht interpretiert werden und können für sich genommen keine Diagnose ersetzen (Tab. **C-2.2**).
Beispiele für die Regulation von Blutdruck und Herzfrequenz unter physiologischen und pathologischen Bedingungen s. Tab. **C-2.3**.

2.1.3 Palpation

Die größte Bedeutung der tastbaren herzaktionssynchronen Pulsationen kommt dem **Herzspitzenstoß** zu. Seine Intensität und Lokalisation hängen ab von Herzgröße, Schlagvolumen, Austreibungsgeschwindigkeit, Thoraxwanddicke und Lungenüberlagerung (Tab. **C-2.4**).

Den Herzspitzenstoß tasten Sie in der **Medioklavikularlinie,** etwa im 5. ICR (Abb. **C-2.6**).

Linksherzdilatation: Herzspitzenstoß links unten außen (z. B. bei Mitralinsuffizienz).
Rechtsherzdilatation: Spitzenstoß links parasternal.

2.1.3 Palpation

Über verschiedenen Arealen der Brustwand können herzaktionssynchrone Pulsationen auftreten und getastet werden. Besondere Bedeutung kommt der Palpation des **Herzspitzenstoßes** zu. Dieser entsteht in der frühen Systole (isovolumetrische Kontraktion) durch das Anschlagen des linken Ventrikels gegen die Brustwand. Intensität und Lokalisation sind abhängig von der Herzgröße, dem Schlagvolumen, der Austreibungsgeschwindigkeit, der Thoraxwanddicke und Überlagerung durch die Lunge (Tab. **C-2.4**).
Den Herzspitzenstoß tasten Sie in der **Medioklavikularlinie,** etwa im fünften Interkostalraum (Abb. **C-2.6**). In Rückenlage kann der Herzspitzenstoß abgeschwächt und nach oben und lateral verlagert sein. Eine Verstärkung des Herzspitzenstoßes lässt sich durch Linksseitenlage bzw. durch Palpation im Sitzen mit Vorbeugung erreichen.
Bei **Linksherzdilatation** verlagert sich der Herzspitzenstoß nach links unten außen (außerhalb der Medioklavikularlinie; z. B. bei Mitralklappeninsuffizienz), bei **Rechtsherzdilatation** ist er hauptsächlich links parasternal palpabel.

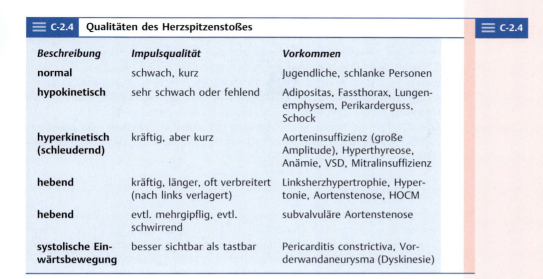

≡ C-2.4 Qualitäten des Herzspitzenstoßes   ≡ C-2.4

Beschreibung	Impulsqualität	Vorkommen
normal	schwach, kurz	Jugendliche, schlanke Personen
hypokinetisch	sehr schwach oder fehlend	Adipositas, Fassthorax, Lungen-emphysem, Perikarderguss, Schock
hyperkinetisch (schleudernd)	kräftig, aber kurz	Aorteninsuffizienz (große Amplitude), Hyperthyreose, Anämie, VSD, Mitralinsuffizienz
hebend	kräftig, länger, oft verbreitert (nach links verlagert)	Linksherzhypertrophie, Hyper-tonie, Aortenstenose, HOCM
hebend	evtl. mehrgipflig, evtl. schwirrend	subvalvuläre Aortenstenose
systolische Ein-wärtsbewegung	besser sichtbar als tastbar	Pericarditis constrictiva, Vor-derwandaneurysma (Dyskinesie)

◎ C-2.6 Für Palpation und Perkussion wichtige Orientierungslinien und Palpation des Herzspitzenstoßes

Vorgehensweise:

- Den Herzspitzenstoß tasten Sie in der Medioklavikularlinie, etwa im 5. ICR.
- Lässt sich der Herzspitzenstoß im Liegen nicht tasten, ändern Sie die Position, z. B. Linksseitenlage oder sitzend nach vorne geneigt.

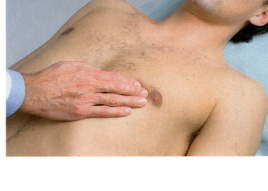

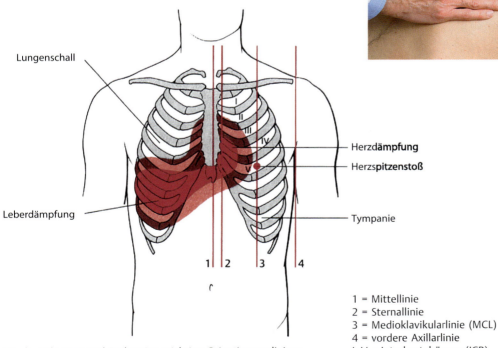

Lungenschall

Herzdämpfung
Herzspitzenstoß

Leberdämpfung

Tympanie

1 2 3 4

Für die Palpation und Perkussion wichtige Orientierungslinien:

1 = Mittellinie
2 = Sternallinie
3 = Medioklavikularlinie (MCL)
4 = vordere Axillarlinie
I–V = Interkostalräume (ICR)

Tastbares **Schwirren** entsteht durch ein lautes (4/6 oder lauter, s. S. 190. ff.) Herzgeräusch, z. B. bei pulmonaler Hypertonie oder Pulmonalstenose. Schwirren kann besser mit der Handinnenfläche als mit den Fingerspitzen erfasst werden.

Ein präkardiales **Reiben** kann z. B. bei der trockenen Perikarditis palpiert werden.

Als „Schwirren" bezeichnet man intensive tastbare Vibrationen, die durch ein lautes Herzgeräusch (4/6 oder lauter, s. S. 190. ff.) entstehen. Schwirren kann besser mit der Handinnenfläche als mit den Fingerspitzen erfasst werden. Im 2. und 3. ICR links parasternal können eine systolische Pulsation, ein systolisches Schwirren und ein endsystolisch kurzes Anschlagen (Pulmonalklappenschluss) bei pulmonaler Hypertonie tastbar sein. Ein mit der flach aufgelegten Hand tastbares Schwirren kann bei der Pulmonalstenose vorkommen.

Ebenfalls mit der Handinnenfläche kann präkardial ein **„Reiben oder Schaben"** palpiert werden, z. B. bei einer trockenen Perikarditis aufgrund des Perikardreibens.

2.1.4 Perkussion

Die Genauigkeit der Herzperkussion kann z. B. durch Thoraxveränderungen oder bei Emphysem erheblich eingeschränkt sein.

Zur Technik der Perkussion s. S. 201 ff. und Abb. **C-2.6**.

2.1.4 Perkussion

Durch die Perkussion des Herzens können Lage, Größe und Form orientierend bestimmt werden. Die Genauigkeit dieser Methode kann jedoch, z. B. durch Thoraxveränderungen oder bei Emphysem, erheblich eingeschränkt sein. Echokardiographie und Röntgen-Thoraxaufnahme liefern genauere Befunde.

Die Technik der Perkussion wird auf S. 201 ff. bei der Lungenperkussion, die sehr viel größere Bedeutung hat, ausführlich beschrieben.

Die Herzperkussion sollte von links lateral beginnen und von kranial (II. ICR) ergänzt werden, um das Ausmaß der Herzdämpfung (s. Abb. **C-2.6**) zu ermitteln.

2.1.5 Auskultation

Die Auskultation des Herzens ist der erste und entscheidende diagnostische Schritt bei der Feststellung von Herzklappenfehlern, Kurzschlussverbindungen und Perikarderkrankungen.

Als Instrument dient das Stethoskop. Probieren Sie aus, wie sich die Schallphänomene durch unterschiedlichen Auflagedruck verändern.

2.1.5 Auskultation

Die Auskultation des Herzens ist der erste und entscheidende diagnostische Schritt bei der Feststellung von Herzklappenfehlern (Stenose oder Insuffizienz der Aorten-, Pulmonal-, Mitral- oder Trikuspidalklappe), Kurzschlussverbindungen (Shunts) zwischen Vorhöfen und Kammern und von Perikarderkrankungen (Perikardreiben bei Perikarditis).

Als Instrument dient das Stethoskop; üblicherweise hat es einen Membranteil für höhere Frequenzen und einen Trichter ohne Membran für tiefere Frequenzen. Man kann sich einen Eindruck der Frequenzselektion von Glocke (Trichter) und Membran verschaffen, wenn man in flachem Winkel über die Teile haucht oder sie gegen Stoff, Haare oder Haut streicht. Mit der Glocke kann auch an unebenen Stellen (sehr knochiger Thorax) auskultiert werden, ohne den Auflagedruck zu sehr zu verstärken. Probieren Sie auch aus, wie sich die Schallphänomene durch unterschiedlichen Auflagedruck verändern. Die äußeren Untersuchungsbedingungen sind optimal zu gestalten, und der Patient ist – falls möglich – hinsichtlich Lage und Atmung richtig zu instruieren. Das Stethoskop basiert auf den Beobachtungen von *René Laennec* (1816): Er wollte nicht – wie damals üblich zur Auskultation – sein Ohr an die Brust einer großbusigen Patientin legen; daher nahm er ein zusammengerolltes Blatt Papier und band es mit einem Faden zu einer Röhre. Zu seiner Überraschung hörte Laennec die Geräuschphänomene bzw. Herztöne nicht schlechter, sondern besser!

▶ **Merke**

▶ **Merke.** Hände und Instrumentarium (z. B. Stethoskop) vor jeder Untersuchung anwärmen. Dies ist für den Patienten angenehmer und verhindert eine erschrockene Abwehr und Verspannung.

Der Untersuchungsraum sollte möglichst von Nebengeräuschen abgeschirmt sein. Der Patient liegt auf dem Rücken mit leicht erhöhtem Oberkörper.

Der Untersuchungsraum sollte möglichst von Nebengeräuschen abgeschirmt sein. Der Patient liegt auf dem Rücken mit leicht erhöhtem Oberkörper (ca. 30 Grad). Nach längerer Ruhe können Herztöne und -geräusche leiser werden. Eine kurze körperliche Anstrengung (z. B. mehrmaliges Aufrichten des Oberkörpers) führt zu einer Verstärkung der Töne und Geräusche.

▶ **Merke**

▶ **Merke.** Zur Verstärkung der Geräuschphänomene, die von der Mitralklappe ausgehen, kann der Patient in die Linksseitenlage gebracht werden. Die Geräuschphänomene, die von der Aortenklappe ausgehen, werden im Sitzen bei vorgebeugtem Oberkörper verstärkt (Abb. **C-2.7**).

⊚ C-2.7 Auskultation des Herzens

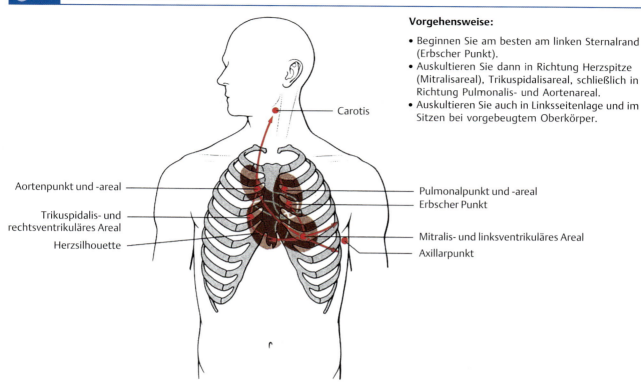

Carotis

Aortenpunkt und -areal

Trikuspidalis- und rechtsventrikuläres Areal

Herzsilhouette

Pulmonalpunkt und -areal

Erbscher Punkt

Mitralis- und linksventrikuläres Areal

Axillarpunkt

Vorgehensweise:
- Beginnen Sie am besten am linken Sternalrand (Erbscher Punkt).
- Auskultieren Sie dann in Richtung Herzspitze (Mitralisareal), Trikuspidalisareal, schließlich in Richtung Pulmonalis- und Aortenareal.
- Auskultieren Sie auch in Linksseitenlage und im Sitzen bei vorgebeugtem Oberkörper.

Beachte: Die Auskultationspunkte der Herzklappen entsprechen nicht unbedingt der exakten anatomischen Lage.

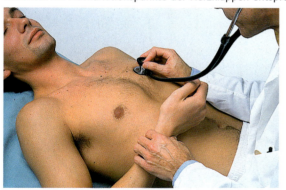

1. Auskultation in Rückenlage: Erbscher Punkt.

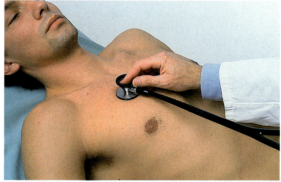

Aortenpunkt.

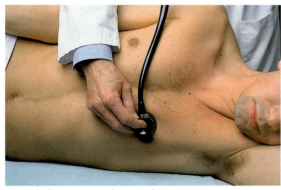

2. Auskultation in Linksseitenlage.

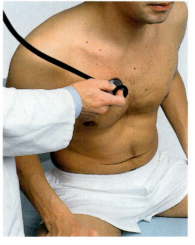

3. Auskultation bei vorgebeugtem Oberkörper.

Herztöne und -geräusche sind ohne Überlagerung der Atemgeräusche besser zu
hören. Es sollte daher **in Atemruhelage
auskultiert** werden. Vergessen Sie nicht,
den Patienten wieder zum Atmen auf-
zufordern!

Gehen Sie bei jeder Herzauskultation nach
einem festen Schema vor.

Herztöne und -geräusche sind ohne Überlagerung der Atemgeräusche besser zu
hören – insbesondere für Anfänger. Es sollte daher **in Atemruhelage auskultiert**
werden. Dazu bittet man den Patienten am Ende der Exspirationsphase den
Atem kurzfristig anzuhalten; das ist angenehmer als in der Inspirationsphase.
Vergessen Sie nicht, den Patienten zwischenzeitlich wieder zum Atmen auf-
zufordern!
Gehen Sie bei jeder Herzauskultation systematisch nach einem festen Schema
vor: z. B. beginnend über dem Aortenareal, danach Pulmonalareal, Trikuspidal-
und Mitralareal.

▶ **Merke**

▶ **Merke.** Für den Anfänger ist der Merksatz sehr hilfreich:
„Anton Pulmann trinkt Bier um 22.45."
(Aortenklappe, Pulmonalklappe, Trikuspidalklappe, Bikuspidalklappe [= Mit-
ralklappe]; 22.45 steht für die Auskultationspunkte: 2. ICR [Interkostalraum]
rechts, 2. ICR links, 4. ICR rechts, 5. ICR links).

 C-2.8

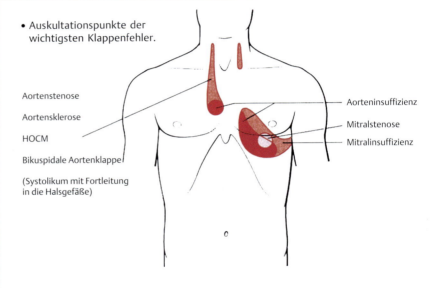

◉ C-2.8   **Auskultationspunkte der wichtigsten Herzklappenfehler**

- Auskultationspunkte der
  wichtigsten Klappenfehler.

Aortenstenose

Aortensklerose

HOCM

Bikuspidale Aortenklappe

(Systolikum mit Fortleitung
in die Halsgefäße)

Aorteninsuffizienz

Mitralstenose

Mitralinsuffizienz

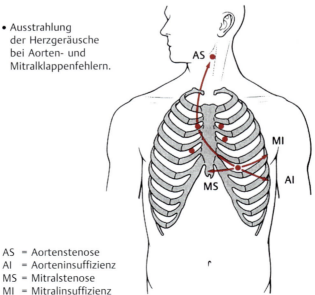

- Ausstrahlung
  der Herzgeräusche
  bei Aorten- und
  Mitralklappenfehlern.

AS

MI

MS

AI

AS = Aortenstenose
AI = Aorteninsuffizienz
MS = Mitralstenose
MI = Mitralinsuffizienz

Es bietet sich an, sofort die Auskultation der Halsgefäße (A. carotis) anzuschließen (s. S. 167). Geräusche, die von der Aortenklappe ausgehen, strahlen typischerweise in die Halsgefäße aus. Bei einem systolischen Geräusch ist dieses Phänomen ein wichtiges Unterscheidungskriterium.

Für jeden verdächtigen Herzton und jedes Geräusch müssen sowohl der Ort der größten Lautstärke **(Punctum maximum = p. m.)** als auch die **Ausstrahlung** bzw. Ausbreitung, die **Lautstärke** (1/6 bis 6/6), die **zeitliche Zuordnung** (zum 1. und 2. Herzton), der **Klangcharakter** (hoch- oder tieffrequent, rau oder weich) und der **zeitliche Verlauf** (bandförmig oder spindelförmig) angegeben werden. Mit der Glocke (Trichterseite) sollte zumindest über dem Mitral- und Trikuspidalareal auskultiert werden. Zur Klärung abnormer Auskultationsbefunde sind verschiedene Manöver (Lagerung, körperliche Belastung und Valsalva-Versuch: Lassen Sie den Patienten einatmen und mit geschlossenem Mund und zugehaltener Nase pressen [„wie beim Stuhlgang"]) und die Einbeziehung von Inspektion, Palpation, Blutdruck- und Pulsmessung sowie Anamnese erforderlich. Auf diese Weise sind mit einiger Erfahrung die meisten Herzvitien bereits ohne weitere Untersuchungen zu diagnostizieren (Abb. **C-2.8**). Weiterführende technische Untersuchungen wie EKG, Echokardiographie, Phonokardiographie (Aufzeichnung der Geräuschphänomene), Röntgenuntersuchungen und evtl. Herzkatheteruntersuchung müssen nach der Anamnese und der körperlichen Untersuchung gezielt eingesetzt werden.

Normale Herztöne und Extratöne

▶ **Definition.** Herztöne sind die bei der normalen Herzaktion durch Schwingungen v. a. der Herzklappen entstehenden, kurzzeitigen Schallphänomene, die normalerweise nur als 1. und 2. Herzton auskultierbar sind.

Herztöne sind im musikalischen Sinn keine reinen Töne mit einer einheitlichen Schwingung, sondern kurze Geräusche mit verschiedenen Frequenzanteilen. Die Herztöne sind **Klappenschlusstöne**; die Klappenöffnung erfolgt normalerweise lautlos.
Der **1. Herzton** entsteht beim Schluss der Atrioventrikularklappen (Mitral- und Trikuspidalklappen) zu Beginn der Ventrikelsystole, der **2. Herzton** beim Schließen der Semilunarklappen (Aorten- und Pulmonalklappen) am Ende der Ventrikelsystole. Die Identifizierung gelingt über die zeitlichen Abstände der Töne: Bei normaler Herzfrequenz ist die auskultatorische Systole (Abstand vom 1. zum 2. Herzton) kürzer als die Diastole (Abstand vom 2. zum nächsten 1. Herzton). Der 1. Herzton ist dumpfer, der 2. Herzton ist heller.
Auskultieren Sie erneut nach körperlicher Belastung, bei der die Herzfrequenz deutlich ansteigt, und achten Sie darauf, wie sich die Abstände zwischen den Herztönen verkürzen und angleichen! Tasten Sie immer gleichzeitig den Radialispuls und achten Sie auf das Zusammenspiel von Herztönen (Rhythmus) und Puls.
Die Intensität der Herztöne kann durch Adipositas, Lungenemphysem oder einen Perikarderguss abgeschwächt sein. Die Dämpfung kommt dabei entweder durch ein Fettpolster über der knöchernen Thoraxwand oder durch erhöhten Luftgehalt der Lunge bzw. Flüssigkeit im Herzbeutel (Perikarderguss) zustande.
Die **Unterscheidung der beiden Herztöne** ist für den Anfänger gelegentlich nicht einfach. Deshalb hier noch ein paar Tipps:

- Wie oben bereits beschrieben, ist der Abstand zwischen dem 1. und 2. Ton (Systole) kürzer als zwischen dem 2. und 1. Ton (Diastole).
- Die Pulswelle der A. carotis ist unmittelbar nach dem 1. Ton zu tasten.
- Der Beginn des Herzspitzenstoßes ist fast synchron mit dem 1. Ton.
- Der 1. Ton ist über dem Erb'schen Punkt und der Herzspitze meist lauter als der 2. Ton.
- Der 2. Ton ist über der Herzbasis lauter.

Direkt im Anschluss sollten die Halsgefäße (A. carotis) auskultiert werden (s. S. 167). Geräusche, die von der Aortenklappe ausgehen, strahlen typischerweise in die Halsgefäße aus.

Für jeden verdächtigen Herzton und jedes Geräusch müssen der Ort der größten Lautstärke **(Punctum maximum = p. m.)**, die **Ausstrahlung**, die **Lautstärke** (1/6 bis 6/6), die **zeitliche Zuordnung** (zum 1. und 2. Herzton), der **Klangcharakter** und der **zeitliche Verlauf** angegeben werden. Zur Klärung abnormer Befunde sind verschiedene Manöver (Lagerung, Belastung, Valsalva-Versuch) erforderlich. So sind mit einiger Erfahrung die meisten Herzvitien bereits zu diagnostizieren (Abb. **C-2.8**).

Normale Herztöne und Extratöne

◀ **Definition**

Die Herztöne sind **Klappenschlusstöne**; die Klappenöffnung erfolgt normalerweise lautlos.

Der **1. Herzton** entsteht beim Schluss der Atrioventrikularklappen zu Beginn der Ventrikelsystole, der **2. Herzton** beim Schließen der Semilunarklappen am Ende der Ventrikelsystole. Der 1. Herzton ist dumpfer, der 2. Herzton ist heller.

Die Intensität der Herztöne kann durch Adipositas, Lungenemphysem oder einen Perikarderguss abgeschwächt sein.

Tipps zur **Unterscheidung**:
- Der Abstand zwischen 1. und 2. Ton ist kürzer als zwischen 2. und 1. Ton.
- Die Pulswelle der A. carotis ist unmittelbar nach dem 1. Ton zu tasten.
- Beginn des Herzspitzenstoßes ist fast synchron mit dem 1. Ton.
- Der 1. Ton ist über Erb'schem Punkt und Herzspitze meist lauter als der 2.
- Der 2. Ton ist über der Herzbasis lauter.

Die **Spaltung der Herztöne** in 2 Komponenten kann noch **physiologisch** sein, gelegentlich jedoch schon **pathologische** Bedeutung haben (Abb. **C-2.9**).

Die **Spaltung des 1. Tons** ist meist akzidentell (Vorkommen auch bei pulmonaler Hypertonie und Rechtsschenkelblock).

Der **2. Ton** setzt sich aus Aortenklappen- und Pulmonalklappenschluss zusammen, wobei ersterer in der Regel letzterem etwas vorauseilt. Diese **physiologische Spaltung** variiert vor allem bei der Atmung (Zunahme bei tiefer Inspiration). Die Spaltung ist **pathologisch,** wenn sie weit und fixiert, d. h. **atemunabhängig** ist (Vorkommen bei Vorhofseptumdefekt, Rechtsschenkelblock, Pulmonalstenose).
Die **paradoxe Spaltung** zeigt gegenüber der physiologischen Spaltung ein umgekehrtes Verhalten bei In- und Exspiration: Sie wird inspiratorisch enger und exspiratorisch breiter, z. T. kann sie inspiratorisch völlig verschwinden.

Systolische Extratöne: Extratöne oder Clicks in der Systole können viele Ursachen haben. Am bedeutendsten und häufigsten ist ein Click in der Mitte der Systole **(midsystolic click)** beim **Mitralklappenprolaps** (MKP). Diese häufigste Herzklappenanomalie ist bei ca. 5 % der erwachsenen Bevölkerung echokardiographisch nachweisbar (Frauen:Männer = 3:1). Beweisend für den Mitralklappenprolaps ist die Echokardiographie.

Austreibungstöne (Ejektionsclick) in der frühen Systole können von der Aorten- und Pulmonalklappe ausgehen.

Diastolische Extratöne: Die wichtigsten diastolischen Töne sind der **Mitralöffnungston** (MÖT) bei Mitralstenose und die **Kammerfüllungstöne (3. und 4. Herzton).** Der MÖT ist frühdiastolisch und hochfrequent (Abb. **C-2.9**). Punctum maximum ist über der Herzspitze und Erb'schem Punkt.

- Beim AV-Block III. Grades findet sich ein verstärkter 1. Herzton (Bruit de canon, Kanonenschlagphänomen).

Die **Spaltung der Herztöne** in 2 Komponenten kann noch **physiologisch** sein, gelegentlich jedoch schon **pathologische** Bedeutung haben (Abb. **C-2.9**). Die Kontraktionen von linkem und rechtem Ventrikel verlaufen nicht immer absolut synchron, und damit sind auch die Tonkomponenten des Mitral- und Trikuspidalklappenschlusses innerhalb des 1. Tons manchmal (besonders bei Jugendlichen) voneinander zu unterscheiden.

Die **Spaltung des 1. Tons** ist meist akzidentell (funktionell), kommt aber auch bei pulmonaler Hypertonie (Drucksteigerung im Lungenkreislauf) und bei Rechtsschenkelblock im EKG (unterschiedliche Erregung der Kammern) vor.

Der **2. Ton** setzt sich aus den beiden Komponenten des Aortenklappen- und Pulmonalklappenschlusses zusammen, wobei ersterer in der Regel letzterem etwas (um 0,04 s) vorauseilt. Diese **physiologische Spaltung** variiert vor allen Dingen bei der Atmung: Zunahme bei tiefer Inspiration, Abnahme bei Exspiration. Die Spaltung ist **pathologisch,** wenn sie weit und fixiert, d. h. **atemunabhängig** ist. Die Übergänge zwischen physiologischer und pathologischer Spaltung sind allerdings fließend; die Spaltung ist immer pathologisch, wenn sie weit und fixiert ist, z. B. durch eine Verspätung des Pulmonalklappenschlusses, wie sie beim Rechtsschenkelblock elektrisch, beim Vorhofseptumdefekt und bei der Pulmonalstenose mechanisch durch eine Volumen- bzw. Druckbelastung des rechten Ventrikels ausgelöst wird, oder durch ein vorzeitiges Auftreten des Aortenklappenschlusses bei der Mitralinsuffizienz und bei Ventrikelseptumdefekt. Die umgekehrte (paradoxe) Spaltung des 2. Herztons findet man bei den gleichen Vorgängen im linken Ventrikel: Linksschenkelblock, offener Ductus Botalli und bei Aortenstenose. Hierbei ist der Aortenklappenschluss verspätet. Die **paradoxe Spaltung** zeigt gegenüber der physiologischen Spaltung ein umgekehrtes Verhalten bei In- und Exspiration: Sie wird inspiratorisch enger und exspiratorisch breiter, z. T. kann sie inspiratorisch völlig verschwinden.

Systolische Extratöne: Extratöne oder Clicks in der Systole können viele Ursachen haben. Am bedeutendsten und häufigsten ist ein Click in der Mitte der Systole **(midsystolic click)** beim **Mitralklappenprolaps** (MKP). Diese häufigste Herzklappenanomalie ist bei ca. 5 % der erwachsenen Bevölkerung echokardiographisch nachweisbar. Frauen sind dreimal so häufig betroffen (7,5 %) wie Männer (2,5 %). Er kommt besonders häufig bei jungen schlanken Frauen in der 3. Lebensdekade vor. Beim MKP kommt es in der mittleren Systole zu einem Ausstülpen (Prolaps) eines oder beider Mitralsegel in den linken Vorhof. Dabei entsteht ein Anspannungston, sehr hochfrequent und kurz (der Prolaps des Trikuspidalsegels ist dagegen eine Rarität). Der Click kann durch Manöver (Aufstehen, in die Hocke gehen) verstärkt werden. Bei begleitender Mitralinsuffizienz ist der Click mit einem spätsystolischen Geräusch **(late systolic murmur)** verbunden. Beweisend für den Mitralklappenprolaps ist die Echokardiographie. Vor Einführung des Echos wurde das Syndrom auch als „mid systolic click and late systolic murmur" phänomenologisch beschrieben.

Austreibungstöne (Ejektionsclick) in der frühen Systole können von der Aortenklappe (bei Aortenvitien, -aneurysma und -isthmusstenose) und von der Pulmonalklappe bei pulmonaler Hypertonie) ausgehen.

Diastolische Extratöne: Die wichtigsten diastolischen Töne sind der **Mitralöffnungston** (MÖT) bei der Mitralstenose und die **Kammerfüllungstöne (3. und 4. Herzton).** Der MÖT ist frühdiastolisch, hochfrequent (Abb. **C-2.9**) und entsteht am Ende der Mitralklappenöffnungsbewegung bei verdickter Klappe: Punctum maximum ist über der Herzspitze und Erb'schem Punkt. Bei leichteren Formen der Mitralstenose kann der MÖT noch fehlen bzw. bei schwereren Formen wieder verschwinden („stumme Mitralstenose"). Mit zunehmendem Schweregrad der Stenose wird der Abstand zum 2. Herzton kürzer. Der Mitralöffnungston fehlt wegen der insuffizienten Kontraktion des linken Vorhofs auch bei absoluter Arrhythmie,

C-2.9 Herztöne und Extratöne

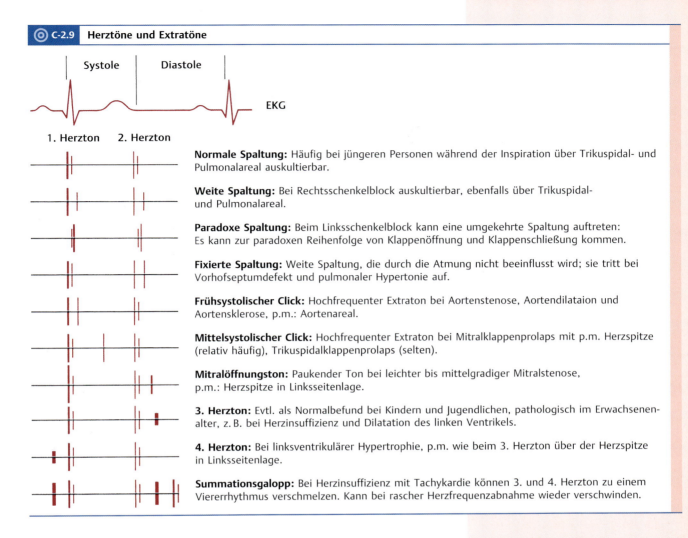

Normale Spaltung: Häufig bei jüngeren Personen während der Inspiration über Trikuspidal- und Pulmonalareal auskultierbar.

Weite Spaltung: Bei Rechtsschenkelblock auskultierbar, ebenfalls über Trikuspidal- und Pulmonalareal.

Paradoxe Spaltung: Beim Linksschenkelblock kann eine umgekehrte Spaltung auftreten: Es kann zur paradoxen Reihenfolge von Klappenöffnung und Klappenschließung kommen.

Fixierte Spaltung: Weite Spaltung, die durch die Atmung nicht beeinflusst wird; sie tritt bei Vorhofseptumdefekt und pulmonaler Hypertonie auf.

Frühsystolischer Click: Hochfrequenter Extraton bei Aortenstenose, Aortendilataion und Aortensklerose, p.m.: Aortenareal.

Mittelsystolischer Click: Hochfrequenter Extraton bei Mitralklappenprolaps mit p.m. Herzspitze (relativ häufig), Trikuspidalklappenprolaps (selten).

Mitralöffnungston: Paukender Ton bei leichter bis mittelgradiger Mitralstenose, p.m.: Herzspitze in Linksseitenlage.

3. Herzton: Evtl. als Normalbefund bei Kindern und Jugendlichen, pathologisch im Erwachsenenalter, z.B. bei Herzinsuffizienz und Dilatation des linken Ventrikels.

4. Herzton: Bei linksventrikulärer Hypertrophie, p.m. wie beim 3. Herzton über der Herzspitze in Linksseitenlage.

Summationsgalopp: Bei Herzinsuffizienz mit Tachykardie können 3. und 4. Herzton zu einem Viererrhythmus verschmelzen. Kann bei rascher Herzfrequenzabnahme wieder verschwinden.

Im Gegensatz zum MÖT sind die Kammerfüllungstöne nur schwer hörbar. Der **3. Herzton (protodiastolischer Galopp)** ist am besten nach Anstrengung (Manöver) über der Herzspitze zu hören; wobei das Klangbild eines Galopprhythmus („da-da-dub") entsteht. Er tritt **bei Jugendlichen ohne Krankheitswert** auf. Ursache des 3. Herztons ist eine abrupte Beendigung einer raschen und starken Ventrikelfüllung (z.B. bei Sportlern oder erhöhtem Schlagvolumen durch z.B. Anämie oder Hyperthyreose). Weiterhin kann er auch bei Volumenbelastung (Mitralinsuffizienz, Vorhofseptumdefekt, Herzinsuffizienz und Dilatation des linken Ventrikels) auftreten. Ein 3. Herzton ist ein **wichtiger Hinweis auf eine Herzinsuffizienz.**

Der **4. Herzton (präsystolischer Galopp)** ist **immer pathologisch** und Ausdruck einer verminderten Ventrikeldehnbarkeit (Hypertrophie bei Hypertonie oder Aortenstenose). Er entsteht durch das Auftreffen des Blutes auf eine gespannte („steife") Ventrikelwand nach verstärkter Vorhofkontraktion.

Töne bei Klappenprothesen: Kugel- oder Ballprothesen erzeugen laute, hell und metallisch klingende Öffnungs- und Schließungstöne. Sie werden durch das Anschlagen des Balls in der Käfigspitze bzw. die Setzbewegungen im Ring hervorgerufen. Die Töne können bei einigen Prothesen eine Lautstärke erreichen, die sogar aus einem Meter Entfernung wahrgenommen werden kann („Prothesen-Click"). Bei Kippscheibenprothesen sind ebenfalls helle und clickartige, jedoch leisere Töne als bei Kugelklappen, auskultierbar. Die Bioprothesen (z.B. Schweine-Aortenklappe) sind der menschlichen Herzklappe morpholo-

Die Kammerfüllungstöne sind nur schwer hörbar. Der **3. Herzton** führt z.B. nach Anstrengung zum Klangbild eines Galopprhythmus („da-da-dub"). **Bei Jugendlichen** hat der 3. Herzton **meist keinen Krankheitswert,** ist **ansonsten** aber ein **wichtiger Hinweis auf eine Herzinsuffizienz.**

Der **4. Herzton** ist **immer pathologisch** und Ausdruck einer verminderten Ventrikeldehnbarkeit.

Töne bei Klappenprothesen: Kugel- oder Ballprothesen erzeugen laute, hell und metallisch klingende Öffnungs- und Schließungstöne. Sie werden durch das Anschlagen des Balls in der Käfigspitze bzw. die Setzbewegungen im Ring hervorgerufen. Bioprothesen produzieren keinen oder nur einen sehr leisen Öffnungston.

gisch und funktionell ähnlich. Sie produzieren keinen oder nur einen sehr leisen Öffnungston. Der Schlussston ist gewöhnlich betont, hat aber nicht den clickartigen Charakter der Metallprothesen.

Herzgeräusche

Herzgeräusche

▶ Definition

▶ **Definition.** Im Gegensatz zu den Herztönen sind Herzgeräusche länger anhaltende Schallphänomene, die nur in besonderen Situationen oder bei besonderen Herzerkrankungen in der Systole bzw. Diastole infolge von Turbulenzen des Blutstroms auftreten (Abb. **C-2.10**).

Die häufigen **systolischen Herzgeräusche sind meist nicht organisch bedingt**. Man unterscheidet 3 Gruppen:

- **Organische Herzgeräusche:** bei angeborenen Herzfehlern oder erworbenen Herzklappenfehlern.
- **Funktionelle Herzgeräusche:** durch erhöhtes Schlagvolumen (z. B. bei kör-

Die häufig vorkommenden **systolischen Herzgeräusche sind meist nicht organisch bedingt**, d. h. nicht auf Herzklappenfehler oder Shuntvitien zurückzuführen. Üblicherweise werden die Herzgeräusche in drei Gruppen unterteilt:

- **Organische Herzgeräusche:** Sie entstehen durch Turbulenzen an stenosierten oder insuffizienten Klappen sowie an Missbildungen von Herz oder Gefäßen.
- **Funktionelle Herzgeräusche:** Sie entstehen durch ein erhöhtes Schlagvolumen mit erhöhter Flussgeschwindigkeit (z. B. bei körperlicher Arbeit, Fieber, Anämie, Hypertonie, Hyperthyreose, Schwangerschaft) oder durch relative

---

⊙ C-2.10   Herzgeräusche

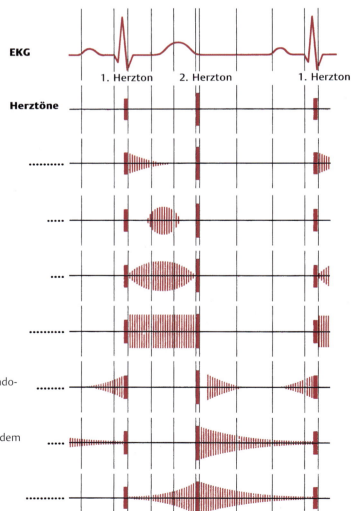

EKG

1. Herzton   2. Herzton   1. Herzton

Herztöne

Frühsystolisches (protosystolisches) Decrescendogeräusch (z. B. bei Mitral-, Tirkuspidalinsuffizienz)

Mesosystolisches spindelförmiges Geräusch (z. B. bei Aorten-, Pulmonalstenose)

Holosystolisches spindelförmiges Geräusch (crescendo – decrescendo) (bei Aorten-, Pulmonalstenose)

Holosystolisches bandförmiges Geräusch (z. B. bei Ventrikelseptumdefekt oder Mitralinsuffizienz)

Präsystolisches Crescendo- und frühdiastolisches Decrescendogeräusch (z. B. bei Mitral-, Trikuspidalstenose)

Holodiastolisches Decrescendogeräusch (unmittelbar nach dem 2. HT beginnend) (bei Aorten-, Pulmonalinsuffizienz)

Kontinuierliches systolisch-diastolisches Geräusch (Maschinengeräusch) bei offenem Ductus Botalli

Stenosen bzw. Insuffizienzen (z. B. relative Mitralstenose, s. S. 193). Es handelt sich meist um niederfrequente, leise, systolische Geräusche.

- **Akzidentelle Herzgeräusche:** Sie entstehen bei Herzgesunden ohne strukturelle oder hämodynamische Veränderung und sind harmlos. Sie treten v. a. bei Kindern und Jugendlichen auf und sind lage- und belastungsabhängig. Auskultatorisch handelt es sich um leise, systolische Geräusche (Geräusch endet vor dem 2. Herzton) im 2./3. ICR parasternal, die nicht fortgeleitet werden.

Strömungsturbulenzen entstehen bei jedem Blutstrom im Herzen. Diese sind jedoch bei normaler Ventrikelfüllung so leise, dass sie mit dem Stethoskop nicht hörbar sind. Erst bei Behinderung der Ventrikelfüllung durch Einengungen, oder wenn das Klappenostium durch ein erhöhtes Füllungsvolumen (z. B. bei Shuntvitien) relativ zu eng wird, übersteigen die Turbulenzen eine bestimmte Größe; dann werden die dadurch entstehenden Schwingungen als Geräusch wahrnehmbar. Es ist einleuchtend, dass die Geräusche nach einer körperlichen Belastung durch Erhöhung des Herzminutenvolumens (HZV) deutlicher hörbar werden.

perlicher Arbeit, Fieber, Anämie, Hypertonie, Hyperthyreose).

- **Akzidentelle Herzgeräusche:** Sie entstehen bei Herzgesunden ohne strukturelle oder hämodynamische Veränderung und sind harmlos (leise, systolische Geräusche im 2./3. ICR parasternal, nicht fortgeleitet).

▶ **Merke.** Diastolische Geräusche sind in der Regel pathologisch.

◀ **Merke**

◎ **C-2.11**   **Anatomie des Herzens**

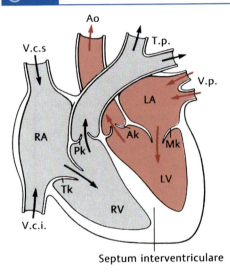

V.c.s = Vena cava superior
V.c.i = Vena cava inferior
RA = rechter Vorhof
RV = rechter Ventrikel
Tk = Trikuspidalklappe
Pk = Pulmonalklappe
T.p. = Truncus pulmonalis
V.p. = Vena pulmonalis
LA = linker Vorhof
LV = linker Ventrikel
Mk = Mitralklappe
Ak = Aortenklappe
Ao = Aorta

a Übersicht über die Anatomie des Herzens mit Klappen und Strömungsverhältnissen.

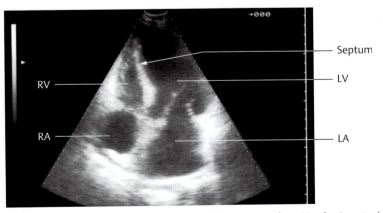

b Echokardiographie: Sog. Vierkammerblick (Herzspitze oben, Herzbasis unten): auf der rechten Seite linker Ventrikel (LV) und linker Vorhof (LA) mit offener Mitralklappe (Diastole); auf der linken Seite rechter Ventrikel (RV) und rechter Vorhof (RA) mit Trikuspidalklappe.

C-2.12   Handschriftliche Dokumentation des Auskultationsbefundes

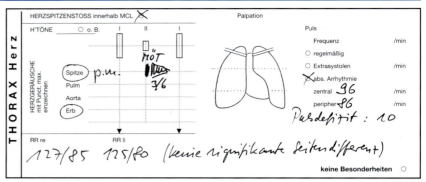

Es handelt sich um einen Patienten mit einem Mitralvitium: Mitralöffnungston (MÖT) und diastolisches Decrescendogeräusch (3/6-Lautstärke) mit p. m. über der Herzspitze.

Zunächst ist ein normales von einem abnormen Herzgeräusch zu unterscheiden. Herzgeräusche dauern länger als Herztöne und haben einen anderen Klangcharakter.

Um zu entscheiden, ob es sich bei einem Geräusch um eine Verengung oder Schlussunfähigkeit einer der vier Klappenapparate handelt (Abb. **C-2.11**), müssen **Punctum maximum, Ausstrahlung** bzw. **Fortleitung** und **Lautstärke** des Geräusches sowie **Verstärkung** bzw. **Abschwächung** durch verschiedene Manöver beschrieben werden.

Voraussetzung für die Erklärung der Geräuschphänomene bei den Vitien ist eine genaue Vorstellung des Blutflusses bzw. der kardialen Hämodynamik in Systole und Diastole.

Dokumentation des Auskultationsbefundes s. Abb. **C-2.12**.

Systolische Geräusche

Systolische Austreibungsgeräusche stammen von der Aortenklappe (Aortenstenose) oder Pulmonalklappe (Pulmonalstenose); **Rückstromgeräusche** in der Systole von der **Mitralklappe** (Mitralklappeninsuffizienz) oder der **Trikuspidalklappe** (Trikuspidalklappeninsuffizienz).

Stenosegeräusche sind **spindelförmig** (crescendo-decrescendo), **Insuffizienzgeräusche** häufig **gießend** (Abb. **C-2.13a–e**).

Zunächst ist ein normales von einem abnormen Herzgeräusch zu unterscheiden. Geräusche dauern länger als die Herztöne und haben einen anderen Klangcharakter. Manchmal sind die Töne von den Geräuschen nicht mehr klar abgesetzt, z. B. das holosystolische Geräusch bei Mitralinsuffizienz: Es beginnt mit dem 1. Herzton und reicht bis an den zweiten heran.

Zur Differenzierung organischer und funktioneller Geräusche müssen Alter, Konstitution, Anamnese und Beschwerdebild des Patienten mit herangezogen werden. Um zu entscheiden, ob es sich um eine Verengung (Stenose) oder Schlussunfähigkeit (Insuffizienz) einer der vier Klappenapparate handelt (Abb. **C-2.11**), müssen **Punctum maximum, Ausstrahlung** bzw. **Fortleitung** und **Lautstärke** des Geräusches sowie **Verstärkung** bzw. **Abschwächung** durch verschiedene Manöver beschrieben werden. Potenziell kommen 8 Herzklappenfehler in Betracht. Der Häufigkeit und damit der Wahrscheinlichkeit folgend sind **Aorten- und Mitralklappenfehler weit führend** vor Pulmonalklappenfehlern. Trikuspidalklappenfehler sind sehr selten.

Voraussetzung für die Erklärung der Geräuschphänomene bei den Vitien ist eine genaue Vorstellung des Blutflusses bzw. der kardialen Hämodynamik in Systole und Diastole. So kann man sich sehr einfach die Entstehung systolischer und diastolischer Geräusche immer wieder klar machen. Die Analyse und Beschreibung der Herzgeräusche erfolgen nach Art, Dauer und zeitlichem Auftreten, Ort, Ausstrahlung und Lautstärke.

Für die Dokumentation der Auskultation im Befundbericht dient die in Abb. **C-2.12** gezeigte verbindliche „Zeichensprache".

Systolische Geräusche

Entsprechend der kardialen Hämodynamik stammen **systolische Austreibungsgeräusche** (Stenose- oder Ejektionsgeräusche) von der **Aortenklappe** (Aortenstenose) oder seltener der **Pulmonalklappe** (Pulmonalstenose). Rückstromgeräusche (**Insuffizienz- oder Refluxgeräusche**) in der Systole stammen demnach von der **Mitralklappe** (Mitralinsuffizienz) oder sehr viel seltener von der **Trikuspidalklappe** (Trikuspidalinsuffizienz). Allerdings kommt es bei der schweren Aortenklappeninsuffizienz typischerweise durch das vermehrte Schlagvolumen zu einer relativen Aortenstenose und damit ebenfalls zu einem systolischen Herzgeräusch.

Stenosegeräusche sind **spindelförmig** (crescendo-decrescendo), vom 1. Herzton abgesetzt und reichen in der Regel nicht bis an den 2. Herzton heran. **Insuffizienzgeräusche** sind **häufig gießend**, beginnen mit dem 1. Herzton und verlaufen bandförmig während der ganzen Systole oder nehmen an Lautstärke ab (decrescendo) (Abb. **C-2.13a–e**).

> **Merke.** Das häufigste systolische Geräusch ist ein Austreibunbsgeräusch im Alter bei Sklerose des Aortenklappenapparates (auch ohne Stenose) bzw. der aortalen Ausflussbahn und bei Aortendilatation.

◄ Merke

Zur Entstehung und Bedeutung funktioneller und akzidenteller Herzgeräusche s. S. 190.
Systolische Shuntgeräusche entstehen beim Vorhofseptumdefekt und beim Ventrikelseptumdefekt (selten).

Funktionelle und akzidentelle Herzgeräusche: s. S. 190.

Systolische Shuntgeräusche entstehen bei Vorhofseptum- und Ventrikelseptumdefekt.

Diastolische Geräusche

Da diastolische Herzgeräusche in der Regel pathologisch sind, muss diesen besondere Aufmerksamkeit gewidmet werden. **Diastolika sind leiser als systolische Geräusche** und vom Anfänger nur sehr schwer wahrnehmbar. Entsprechend der kardialen Hämodynamik unterscheiden wir **Füllungs-** oder **Einströmungsgeräusche**, die bei Füllung des Ventrikels durch Turbulenzbildung an den atrioventrikulären Segelklappen der Mitral- und Trikuspidalklappe entstehen, und **Refluxgeräusche**, die nach Schluss einer undichten Taschenklappe (Aorten- oder Pulmonalklappe) durch den Regurgitationsstrom entstehen. Ähnlich wie bei den systolischen Geräuschen sind die Rückstromgeräusche hochfrequent und die Einflussgeräusche tieffrequent (Abb. **C-2.13f–h**).

Diastolische Geräusche

Da diastolische Herzgeräusche in der Regel pathologisch sind, muss diesen besondere Aufmerksamkeit gewidmet werden. **Diastolika sind leiser als systolische Geräusche** und schwer wahrnehmbar. Entsprechend der kardialen Hämodynamik unterscheiden wir tieffrequente **Füllungs-** oder **Einströmungsgeräusche** und hochfrequente **Refluxgeräusche** (Abb. **C-2.13f–h**).

> **Merke.** Die Lautstärke des Diastolikums bei Mitral- und Trikuspidalklappenstenose ist mit dem klinischen und hämodynamischen Schweregrad nicht eng korreliert, da sie auch vom aktuellen Herzminutenvolumen abhängig ist.

◄ Merke

Eine isolierte Trikuspidalstenose (TS) mit typischem Auskultationsbefund ist eine große Rarität. Meistens sind die Geräusche der begleitenden Mitral- oder Aortenvitien lauter und überlagern das TS-Geräusch.
Relativ häufig ist die **Mitralstenose (MS).** Man unterscheidet eine organische und eine relative Form. Die diastolische Kammerfüllung erfolgt im Gegensatz zur Systole auch bei Zuständen mit erhöhtem HZV (Anämie, Hyperthyreose, Hypertonie, Hyperkinesie) lautlos. Erst wenn eine deutliche zusätzliche Volumenbelastung der AV-Klappen (durch Shunt oder Regurgitationsblut) auftritt, kann auch ohne Vorliegen einer organischen Stenose (Klappenveränderung) ein Mitral- oder Trikuspidalströmungsgeräusch auftreten. Das diastolische Geräusch unterscheidet sich von dem bei organischer Stenose (Tab. **C-2.5**). Bei Aorteninsuffizienz tritt z. B. selten eine relative Mitralstenose infolge des Strömungsdrucks des aortalen Pendelbluts auf bzw. weil die normal weite Mitralklappe im Verhältnis zum stark erweiterten linken Ventrikel zu eng ist. Auskultatorisch hört man ein präsystolisches Crescendogeräusch **(Austin-Flint-Geräusch).**

Relativ häufig ist die **Mitralstenose (MS).** Man unterscheidet eine organische und eine relative Form, die sich anhand des diastolischen Geräusches differenzieren lassen (Tab. **C-2.5**).
Austin-Flint-Geräusch: Präsystolisches Crescendogeräusch bei Aorteninsuffizienz als Ausdruck einer relativen Mitralstenose.

≡ C-2.5 Differenzierung zwischen organischer und relativer Mitralstenose anhand von Herzgeräuschen und Herztönen

≡ C-2.5

	organische Mitralstenose	relative Stenose
Beginn	sofort nach dem Intervall zwischen 2. HT und MÖT	später in der mittleren Diastole
Klangcharakter	tieffrequentes Rumpeln	schärfer, lauter
Dauer	abhängig vom Stenosegrad	relativ kurz
Präsystolikum	Crescendoförmig zum 1. HT, nur bei Sinusrhythmus	selten
Herztöne	häufig MÖT, nie 3. HT	nie MÖT, oft 3. HT

⊙ **C-2.13** | **Herzgeräusche bei verschiedenen Vitien**

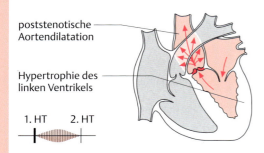

poststenotische Aortendilatation

Hypertrophie des linken Ventrikels

1. HT   2. HT

a Aortenstenose: Die verminderte Öffnungsfläche der Aortenklappe führt durch Druckbelastung zu einer Mehrarbeit des linken Ventrikels mit mittel- bis langfristiger Hypertrophie des linken Ventrikels. Die erhöhte Verwirbelung des Blutstromes nach der Stenose führt zu einer poststenotischen Dilatation der Aortenwurzel.
Auskultation:
- meso- bis holosystolisches spindelförmiges Geräusch mit p. m. über Erb und dem Aortenareal, Fortleitung in die Karotiden.

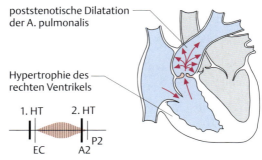

poststenotische Dilatation der A. pulmonalis

Hypertrophie des rechten Ventrikels

1. HT   2. HT   P2
EC   A2

b Pulmonalstenose: Analog zur Aortenstenose kommt es hier zu einer erhöhten Druckbelastung des rechten Ventrikels. Eine poststenotische Dilatation der A. pulmonalis kann auftreten.
Auskultation:
- vom 1. Herzton abgesetztes, spindelförmiges Systolikum über dem Pulmonalklappenareal (2. ICR li. parasternal).
- pulmonaler Ejektionsclick (EC).
- Spaltung des 2. HT durch verspäteten Schluss der Pulmonalklappe.

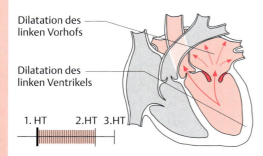

Dilatation des linken Vorhofs

Dilatation des linken Ventrikels

1. HT   2.HT 3.HT

c Mitralinsuffizienz: Aufgrund des unzureichenden Schlusses der Mitralklappe in der Systole kommt es zum Rückstrom des Blutes in den linken Vorhof. Durch das erhöhte Pendelvolumen kommt es zur Volumenbelastung des linken Ventrikels, die auf Dauer zu einer Dilatation führt.
Auskultation:
- bandförmiges, gießendes, hochfrequentes Holosystolikum mit p. m. über der Herzspitze (Mitralklappenareal), evtl. mit Fortleitung in die Axilla in Linksseitenlage besser hörbar).
- 3. Herzton als Kammerdehnungston.
- leiser 1. Herzton.

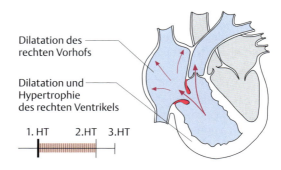

Dilatation des rechten Vorhofs

Dilatation und Hypertrophie des rechten Ventrikels

1. HT   2.HT   3.HT

d Trikuspidalinsuffizienz: Vergrößerung des rechten Vorhofs und der rechten Kammer durch Druck- bzw. Volumenbelastung.
Auskultation:
- hochfrequentes Holosystolikum mit p. m. im 4.–5. ICR links.

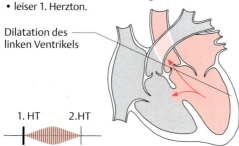

Dilatation des linken Ventrikels

1. HT   2.HT

e Ventrikelseptumdefekt: Der Ventrikelseptumdefekt führt ebenfalls zu einer vermehrten Volumenbelastung des linken Ventrikels mit der Folge einer Dilatation.
Auskultation:
- Hochfrequentes, holosystolisches „Pressstrahlgeräusch" mit p. m. über 3./4. ICR li. parasternal. Das Geräusch wird mit zunehmender Defektgröße leiser (stärkere Turbulenzen bei kleinerem Lumen).

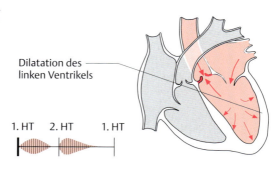

Dilatation des linken Ventrikels

1. HT   2. HT   1. HT

f Aorteninsuffizienz: Der unzureichende Schluss der Aortenklappe in der Diastole führt zu einer Regurgitation des Blutstromes aus der Aorta und zu einer Volumenbelastung des linken Ventrikels mit der Folge einer Dilatation.
Auskultation:
- hochfrequentes diastolisches Geräusch mit p. m. über Erb (besonders gut am vornübergebeugten, sitzenden Patienten zu auskultieren).
- häufig zusätzlich leises spindelförmiges Geräusch durch relative Aortenstenose.

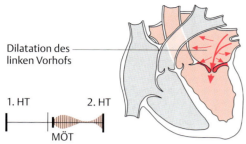

g Mitralstenose: Durch Einengung der Mitralklappe kann der Vorhofdruck auf ein Mehrfaches der Norm ansteigen. Es kommt zur ausgeprägten Dilatation des linken Vorhofes.
Auskultation:
- paukender 1. Herzton.
- Mitralöffnungston (MÖT) mit anschließendem diastolischen Decrescendogeräusch.
- bei Sinusrhythmus präsystolisches Crescendogeräusch.

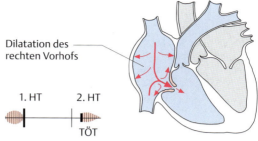

h Trikuspidalstenose: Ähnliche Veränderungen wie bei der Mitralstenose. Auskultierbar ist evtl. ein Trikuspidalöffnungston (TÖT) mit einem anschließenden Diastolikum (seltene Diagnose). Eine isolierte Trikuspidalstenose ist selten; meist tritt sie in Kombination mit einer Mitralstenose auf.

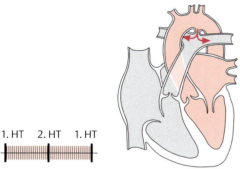

i Offener Ductus arteriosus Botalli: Bleibt der Verschluss des Ductus arteriosus aus, fließt während Systole und Diastole Blut aus der Aorta in die A. pulmonalis (Links-rechts-Shunt). Folge ist eine Volumenbelastung von Lungenkreislauf und linkem Herzen.
Auskultation:
- mittel-/hochfrequentes Systolikum/Diastolikum (Maschinengeräusch) mit p. m. im 2. ICR li. parasternal (evtl. auch links paravertebral am Rücken auskultierbar).

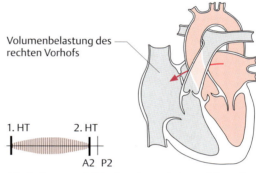

j Vorhofseptumdefekt (ASD): Durch den Defekt in der Vorhofscheidewand strömt Blut aus dem linken Vorhof in den rechten Vorhof.
Auskultation:
- früh-/mittelsystolisches, spindelförmiges Systolikum mit p. m. 2.–4. ICR li. parasternal.
- konstante Spaltung des 2. Herztons.

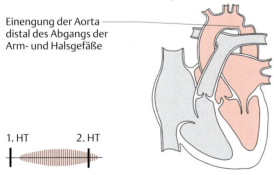

k Aortenisthmusstenose: Verengung der Aorta im Bereich des Abgangs des Ductus Botalli mit hohem Blutdruck in der oberen Körperhälfte. Es werden eine präduktale (infantile) Form mit offenem Ductus arteriosus und eine postduktale Form bei verschlossenem Ductus arteriosus unterschieden.
Auskultation:
- spätsystolisches Crescendo-Decrescendo-Geräusch, das bis in die Diastole andauert (p. m. 3./4. ICR li. parasternal und paravertebral links dorsal).
- lauter 2. Herzton (Schluss der Aortenklappe).

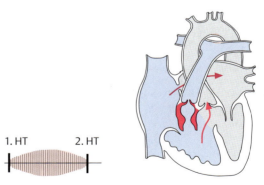

l Fallot-Tetralogie: Kombination aus Vorhofseptumdefekt, Ventrikelseptumdefekt mit überreitender Aorta, Pulmonalstenose und Hypertrophie des rechten Ventrikels. Die Hämodynamik wird vom Grad der Pulmonalstenose bestimmt (bei geringer PS findet sich ein Links-rechts-Shunt, bei Zunahme der PS ein Rechts-links-Shunt).
Auskultation:
- lautes, spindelförmiges Systolikum mit p. m. im 3. + 4. ICR li. parasternal.
- 2. Herzton abgeschwächt oder fehlend.

Man darf nicht bei jeder **organischen Mitralstenose** alle klassischen Geräusch-phänomene erwarten.

Bei Vorhofflimmern fehlt das für die Mitralstenose typische „Präsystolikum", denn eine hämodynamisch wirksame Kontraktion des linken Vorhofs findet nicht mehr statt.

▶ **Abklärung**

Man darf nicht bei jeder **organischen Mitralstenose** alle klassischen Geräusch-phänomene erwarten. Bei sehr leichter Stenose kann es erst unter Belastung zum Auftreten eines Geräusches kommen. Andererseits kann auch bei schwerer Stenose mit niedrigem HZV sowohl das Diastolikum als auch der MÖT fehlen (stumme Mitralstenose).

Ist die „Phase der raschen Füllung" vorüber und das Blut in den Ventrikel einge-strömt, so erreicht das Diastolikum ein Minimum oder es verschwindet sogar ganz. Am Ende der Diastole, also präsystolisch kann die Auffüllung des Ven-trikels noch einmal durch die Vorhofskontraktion gefördert werden. Dadurch entsteht ein präsystolisches Crescendo. Bei Vorhofflimmern fehlt das „Präsysto-likum", denn eine hämodynamisch wirksame Kontraktion des linken Vorhofs findet nicht mehr statt.

▶ **Abklärung von Herzgeräuschen:**
- Handelt es sich um ein Systolikum oder Diastolikum?
- Ist das Geräusch spindelförmig, anschwellend (crescendo), abschwellend (descrescendo) oder bandförmig?
- Stehen Beginn und Ende des Geräusches in Beziehung zu den Herztönen (früh-, mittel-, spät- und holosystolisch oder früh- und spätdiastolisch) oder handelt es sich um ein extrakardiales Geräusch (z. B. Perikard- oder Pleurareiben)?
- Ort der größten Intensität (Punctum maximum)?
- Lautstärke:
  - 1/6 = kaum hörbar
  - 2/6 = leise
  - 3/6 = mittellaut
  - 4/6 = laut
  - 5/6 = sehr laut
  - 6/6 = ohne Stethoskop hörbares Distanzgeräusch; evtl. als Schwirren zu tasten.
- Frequenz und Klangcharakter (tief-murmelnd, hoch-klingend, „Maschinenge-räusch", gießend)?

2.1.6 Jugularvenendruck

Treten die Halsvenen bereits im Stehen oder Sitzen deutlich hervor, so liegt eine Stauung vor. Diese sog. **obere Einfluss-stauung ist ein sicheres Zeichen für eine Rechtsherzinsuffizienz**. Besteht die Stau-ung nur im Liegen, so richtet man den Oberkörper des Patienten langsam auf und beobachtet, in welcher Stellung sie ver-schwindet. Diese Position wird dokumen-tiert, z. B.: **Halsvenenstauung bis 60°** (Abb. **C-2.14**).

Eine konstante **Handvenenstauung** (d. h. keine Entleerung der Venen bei Anheben des Armes) ist ein weiteres Zeichen für eine obere Einflussstauung.

Bei **einseitiger Halsvenenstauung** ist eine **lokale Ursache** zu vermuten (z. B. Struma).

2.1.6 Jugularvenendruck

Treten die Halsvenen bereits im Stehen oder Sitzen deutlich hervor, so liegt eine Stauung vor. Diese sog. **obere Einflussstauung ist ein sicheres Zeichen für eine Rechtsherzinsuffizienz**. Sie entsteht durch Druckerhöhung infolge einer Ein-strombehinderung in das rechte Herz bei Insuffizienz oder Pericarditis con-strictiva (Verwachsung des Herzbeutels) oder durch Kompression der oberen Hohlvene (V. cava). Besteht die Stauung nur im Liegen, so richtet man den Oberkörper des Patienten langsam auf und beobachtet, in welcher Stellung sie verschwindet. Bei halb aufgerichtetem (30°) Oberkörper darf in Atemmittel-lage keine Stauung mehr nachweisbar sein. So wird die Position bestimmt, bei der ein erkennbarer Venenkollaps erreicht wird. Diese Position wird dokumen-tiert, z. B.: **Halsvenenstauung bis 60°** (Abb. **C-2.14**).

Sind die **Venen am Handrücken** ebenfalls gestaut und entleeren sich auch beim Anheben nicht, so ist dies ein weiteres Zeichen für eine Stauung im oberen Kreislauf. Die äußeren Stauungszeichen lassen gewisse Rückschlüsse auf den zentralvenösen Mitteldruck in der V. cava vor dem rechten Herzen zu.

Ist die **Halsvenenstauung** nur **einseitig** und besteht z. B. ein Kropf (Struma), ist eine **lokale Ursache** der Stauung anzunehmen. Hierbei besteht auch keine Handvenenstauung.

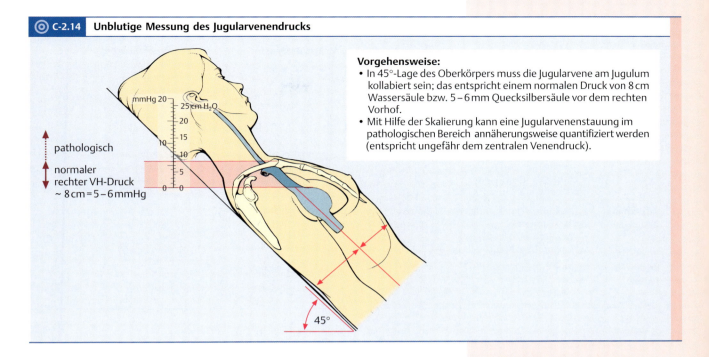

C-2.14 | **Unblutige Messung des Jugularvenendrucks**

Vorgehensweise:
- In 45°-Lage des Oberkörpers muss die Jugularvene am Jugulum kollabiert sein; das entspricht einem normalen Druck von 8 cm Wassersäule bzw. 5–6 mm Quecksilbersäule vor dem rechten Vorhof.
- Mit Hilfe der Skalierung kann eine Jugularvenenstauung im pathologischen Bereich annäherungsweise quantifiziert werden (entspricht ungefähr dem zentralen Venendruck).

mmHg 20
25 cm H_2O
20
15
10
5
0
0

pathologisch

normaler rechter VH-Druck
~ 8 cm = 5–6 mmHg

45°

2.2 Knöcherner Thorax und Lunge

Die klinische Untersuchung von Thorax und Lunge beinhaltet die Betrachtung (Inspektion) und Beurteilung von Form, Funktion und Farbe, die Betastung (Palpation) sowie das Beklopfen (Perkussion).

2.2.1 Inspektion

Die Inspektion lässt in einigen Fällen bereits Rückschlüsse auf zugrunde liegende kardiopulmonale Erkrankungen zu (Tab. **C-2.6**). Ist bereits ein **Fassthorax** aufgrund eines länger bestehenden Lungenemphysems (Lungenüberblähung) vorhanden, so kann man davon ausgehen, dass eine Lungenfunktionsstörung (respiratorische Insuffizienz) vorliegt und sich früher oder später auch eine Beeinträchtigung des rechten Herzens (Cor pulmonale) einstellt. Weiterhin haben Patienten mit Fassthorax und Lungenemphysem häufig auch eine **Sahli-Gefäßgirlande** (Abb. **C-2.15**). Sie wird auch bei Mediastinaltumoren mit Einflussstauung beobachtet, kommt aber auch nicht selten bei Männern ohne jeden krankhaften Befund vor. Männer sind insgesamt sehr viel häufiger betroffen; möglicherweise weil sie häufiger als Frauen diaphragmal (abdominal) atmen.

2.2 Knöcherner Thorax und Lunge

2.2.1 Inspektion

Die Inspektion lässt in einigen Fällen bereits Rückschlüsse auf zugrunde liegende kardiopulmonale Erkrankungen zu (Tab. **C-2.6**). Ist bereits ein **Fassthorax** aufgrund eines länger bestehenden Lungenemphysems vorhanden, liegt vermutlich respiratorische Insuffizienz vor. Häufig ist eine **Sahli-Gefäßgirlande** vorhanden (Abb. **C-2.15**).

C-2.15 | **Sahli-Gefäßgirlande bei einem Patienten mit Lungenemphysem**

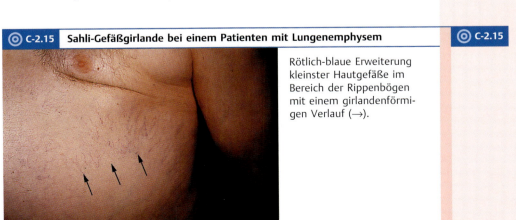

Rötlich-blaue Erweiterung kleinster Hautgefäße im Bereich der Rippenbögen mit einem girlandenförmigen Verlauf (→).

C-2.15

☰ C-2.6	**Thoraxdeformitäten und ihre Bedeutung**			
	Fassthorax	*Flachthorax*	*Trichterbrust*	*Kyphoskoliose*
Charakteristika:	▪ großer Tiefendurchmesser ▪ tiefstehende Lungengrenzen ▪ verminderte Atemexkursion ▪ hypersonorer Klopfschall ▪ geblähte Supraklavikulargruben	▪ sehr kleiner Tiefendurchmesser ▪ gerade BWS (straight back) oder BWS-Lordose	▪ Einziehung des unteren Sternums ▪ Verkleinerung des Raumes zur BWS	▪ seitliche (Skoliose) und dorsale (Kyphose) ▪ Verkrümmung der BWS (sog. Gibbus oder Buckel)
Ursachen:	▪ Asthma bronchiale ▪ Lungenemphysem ▪ chronisch obstruktive Lungenerkrankung (COLD)	▪ angeboren ▪ konstitutionell	▪ angeboren ▪ Rachitis ▪ Osteomalazie	▪ angeboren ▪ Rachitis ▪ Poliomyelitis ▪ traumatisch
Krankheitsbilder	▪ respiratorische Insuffizienz ▪ Cor pulmonale ▪ chronisch obstruktive Lungenerkrankung	häufig bei Mitralklappenprolaps	kein Krankheitswert	respiratorische Insuffizienz durch Beeinträchtigung der Lungenfunktion (Folge: Cor pulmonale)
Besonderheiten	Männer > Frauen	Frauen > Männer	abnormer Lagetyp im EKG durch Verdrängung des Herzens (Abb. **C-2.16**)	

Ein extremer **Flachthorax** ist charakteristisch für den Mitralklappenprolaps (s. S. 188).

Trichterbrust: trichterförmige Einziehung der vorderen Thoraxwand mit tiefstem Punkt am kaudalen Anteil des Sternums. (Abb. **C-2.16**).

Eine ausgeprägte **Kyphoskoliose** der BWS führt zur Beeinträchtigung der Atemexkursion mit respiratorischer Insuffizienz und Cor pulmonale.

Bei extremem **Flachthorax** wird häufig ein Mitralklappenprolaps (s. S. 188) gefunden.

Bei einer **Trichterbrust** besteht eine trichterförmige Einziehung der vorderen Thoraxwand mit tiefstem Punkt am kaudalen Anteil des Sternums. In der p. a. Thoraxaufnahme kann dadurch eine Herzvergrößerung (Kardiomegalie) vorgetäuscht werden (Abb. **C-2.16**), im EKG findet sich ein abnormer Lagetyp.

Eine ausgeprägte **Kyphoskoliose** der BWS führt zu einer deutlichen Beeinträchtigung der Atemexkursion durch teilweise Kompression bzw. Überdehnung. Die Folge ist eine restriktive Ventilationsstörung mit respiratorischer Insuffizienz und Cor pulmonale im weiteren Verlauf.

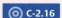

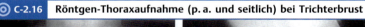

◉ C-2.16   **Röntgen-Thoraxaufnahme (p. a. und seitlich) bei Trichterbrust**

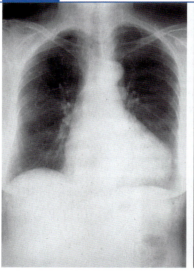
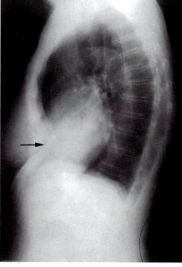

Im posterior-anterioren Strahlengang erscheint die Herzsilhouette deutlich nach links verbreitert. Die seitliche Aufnahme zeigt, dass die Einziehung des Brustbeins im Sinne einer Trichterbrust (→) zu einer Kompression des Herzens mit Verlagerung zur Wirbelsäule und seitlichen Ausdehnung führt. Ohne den Patienten tatsächlich klinisch untersucht zu haben bzw. ohne seitliche Röntgenaufnahme hätte die alleinige p. a. Aufnahme des Thorax zu einer eklatanten Fehleinschätzung der tatsächlichen Herzgröße geführt.

C-2.17   Atemtypen

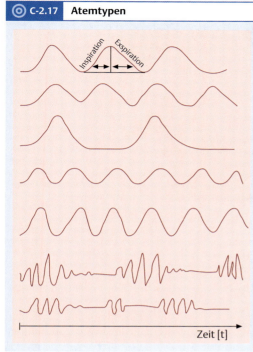

Normale Atmung (Inspiration etwas kürzer als Exspiration I/E <1) Atemfrequenz ca. 14–20/min beim gesunden Erwachsenen.

Obstruktive Atmung (verlängertes Exspirium I/E deutlich <1): Bei Asthma, COPD (die verengten Luftwege erhöhen den Widerstand gegen die Luftströmung, Tachypnoe).

Bradypnoe: verlangsamte Atemfrequenz, z. B. bei diabetischem Koma, Arzneimittel induzierter Atemdepression, intrakranieller Druckerhöhung, Schädel-Hirn-Trauma.

Tachypnoe: rasche flache Atmung, z. B. bei Zwerchfellhochstand, Adipositas, als „Schonatmung" bei Thoraxschmerzen, Pleuritis.

Hyperpnoe, Hyperventilation (rasche, tiefe Atmung)
• normal beim Sport
• pathologisch: metabolische Azidose (sog. Kussmaul-Atmung), bei Pneumonie, Angst, Hypoxie.

Cheyne-Stokes-Atmung (rhythmisch wechselnde zu- und abnehmende Atemfrequenz mit Atempausen): bei Hirnschäden, Apoplex, Meningitis, Barbiturat-, Morphinüberdosierung.

Biot-Atmung: nomale Atemzüge von gleicher Tiefe werden durch kurzdauernde Atemstillstände unterbrochen, bei Störungen des Atemzentrums in der Medulla oblongata (z. B. durch erhöhten intrakraniellen Druck), Zeichen des bevorstehenden Todes.

Zeit [t]

Apnoe = Atemstillstand; Bradypnoe = verlangsamte Atmung; Hyperpnoe = vertiefte Atmung; Tachypnoe = beschleunigte Atmung.

Ein **angeborener Herzfehler**, z. B. bei Fallot-Tetralogie, mit Vergrößerung der Ventrikel kann den kindlichen Thorax verformen und zu einem **Herzbuckel (Voussure)** führen. Im Zeitalter der Kinder-Kardiochirurgie ist dieser Befund selten geworden.
Eine **Zyanose** ist ein wichtiger Hinweis auf eine Herz- oder Lungenerkrankung. Bei einem Patienten mit normalem Hämoglobingehalt muss die Sauerstoffsättigung auf mindestens 85 % abfallen, bevor eine Zyanose bemerkbar wird. Haut und Schleimhäute werden dabei bläulich bis tiefblau verfärbt. Am deutlichsten zu sehen ist die Zyanose an den Akren (Ohrläppchen, Nase, Finger) als **Akrozyanose** oder an den Schleimhäuten (Lippen, Zunge, Mundhöhle).

Beurteilung der Atmung: Atemfrequenz und Atemtyp (Abb. **C-2.17**) sollten bei der ersten Inspektion jedes Patienten beurteilt werden. Sie können wichtige Hinweise auf kardiopulmonale Erkrankungen liefern, jedoch auch schwere Störungen der zentralen Atemregulation anzeigen.
Achten Sie auf die **Atemtiefe** (Bewegungen von Thorax und/oder Abdomen) und zählen Sie die **Atemfrequenz** (Atemzüge pro Minute). Die Frequenz sollten Sie möglichst unbemerkt vom Patienten bestimmen, da dieser sonst häufig schneller atmet. **Normal** ist eine Atemfrequenz von 14–20 Atemzüge/Minute. Übersteigt sie in Ruhe 25 Atemzüge, spricht man von einer **Tachypnoe.** Ist dabei die Einatmungsphase verlängert (inspiratorische Dyspnoe), so weist das auf eine Einengung der oberen Luftwege bis zum Bronchus hin.

2.2.2 Palpation

Die Palpation des Thorax dient der Beurteilung der Pulsation des Herzspitzenstoßes (s. S. 182) und der Atemexkursionen sowie der Lokalisation umschriebener Schmerzen, z. B. bei Rippen- oder Brustwirbelfraktur (Abb. **C-2.18**), Interkostalneuralgie und muskulären Verspannungen (Myogelosen) im Schultergürtel- und BWS-Bereich. Myogelosen sind der häufigste pathologische Befund. Sie

Ein **angeborener Herzfehler** kann zu einem **Herzbuckel (Voussure)** führen (z. B. bei Fallot-Tetralogie).

Eine **Zyanose** ist ein wichtiger Hinweis auf eine Herz- oder Lungenerkrankung. Haut und Schleimhäute werden dabei bläulich bis tiefblau verfärbt.

Beurteilung der Atmung: Atemfrequenz und -typ (Abb. **C-2.17**) können wichtige Hinweise auf kardiopulmonale Erkrankungen liefern.

Achten Sie auf Atemtiefe und bestimmen Sie die **Atemfrequenz** (normal 14–20 Atemzüge/Minute). Übersteigt sie in Ruhe 25 Atemzüge, spricht man von einer **Tachypnoe.**

2.2.2 Palpation

Die Palpation des Thorax beinhaltet die Beurteilung der Pulsation des Herzspitzenstoßes (s. S. 182) und der Atemexkursionen sowie die Lokalisation umschriebener Schmerzen (Abb. **C-2.18**). Myogelosen sind der häufigste pathologische Befund.

◎ C-2.18	**Thoraxkompression**

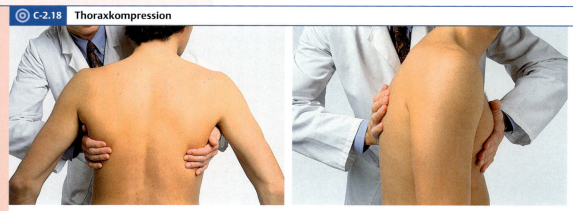

Die Thoraxkompression in der Frontalebene (links) und in der Sagittalebene (rechts) dient als Provokationsmanöver zur Schmerzauslösung bei Rippenfrakturen oder Thoraxinstabilitäten anderer Ursache.

Zur **Prüfung des Stimmfremitus** legt man beide Handflächen auf die Thoraxwand des Patienten (Abb. **C-2.19**) und fordert ihn auf, die Zahl „99" mit so tiefer Stimme wie möglich (tiefe Frequenzen) zu sagen. Ein **pathologischer Befund** liegt vor, wenn der Fremitus **verstärkt** ist (z. B. bei Pneumonie durch verbesserte Schallleitung).
Abschwächung des Stimmfremitus: bei Pleuraerguss, Atelektase, Pneumothorax, Asthma bronchiale, Emphysem.

können Ursache vielseitiger Beschwerden sein (z. B Thorax-, Rücken- oder okzipitale Kopfschmerzen).
Bei der Untersuchung des **Stimmfremitus** bzw. der **Bronchophonie** nutzt man die unterschiedlichen Schallleitungsqualitäten des Lungengewebes für niedrige und hohe Frequenzen aus.
Zur **Prüfung des Stimmfremitus** legt man beide Handflächen links und rechts auf die hintere Thoraxwand des sitzenden Patienten zwischen hinterer Axillarlinie und Skapularlinie (Abb. **C-2.19**) in Höhe der 8.–10. Rippe. Dann fordert man ihn auf, die Zahl „99" mit so tiefer Stimme wie möglich (tiefe Frequenzen) zu sagen.
- **Normal:** Der Fremitus ist im Allgemeinen auf der rechten Seite und in höheren Thoraxabschnitten etwas stärker ausgeprägt.
- **Pathologisch:** Der Fremitus ist **verstärkt,** wenn das Lungengewebe zwischen Bronchien und Thoraxwand (z. B. bei Pneumonie) dichter wird (verbesserte Schallleitung). Bei Asthma bronchiale, Pneumothorax, Pleuraerguss, Emphysem und Atelektase ist der Stimmfremitus durch den vermehrten Luftgehalt der Lunge **vermindert.**

Zur **Prüfung der Bonchophonie** setzt man das Stethoskop nacheinander beidseits vergleichend auf die hintere Thoraxwand auf und lässt den Patienten mit Flüsterstimme „66" (hohe Frequenzen) sagen.
- **Normal:** Man hört nichts über das Stethoskop.
- **Pathologisch:** Auskultation eines hochfrequenten Geräusches als Hinweis auf ein pneumonisches Infiltrat oder eine Atelektase (bessere Leitfähigkeit der flüssigkeitsgefüllten, d. h. luftleeren Lunge).

Bronchophonie: Aufsetzen des Stethoskops auf die hintere Thoraxwand, Patient flüstert „66" (hohe Frequenzen). **Pathologisch** ist die Auskultation eines hochfrequenten Geräusches als Hinweis auf ein pneumonisches Infiltrat oder eine Atelektase

◎ C-2.19

◎ C-2.19	**Prüfung des Stimmfremitus**

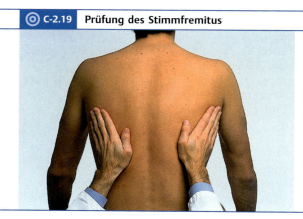

Beide Handflächen werden links und rechts auf die Thoraxwand zwischen hinterer Axillarlinie und Skapularlinie in Höhe der 8.–10. Rippe aufgelegt.

2.2.3 Perkussion

Durch das Beklopfen der Thoraxwand können die **Lungengrenzen** (Abb. **C-2.20**) und die **Atemexkursion**en beurteilt und auch **pathologische Prozesse** (z. B. Pleuraerguss) erkannt werden. Die Eindringtiefe des Perkussionsschalls ist allerdings auf ca. 5–6 cm begrenzt; tiefer liegende pathologische Prozesse können nicht erfasst werden. Generell müssen pathologische Veränderungen eine Mindestgröße von 4–5 cm haben um durch Perkussion erkannt zu werden. Bei adipösen Patienten wird die Perkussion natürlich auch aufgrund der zu durchdringenden Fettschicht erschwert.

Dem Anfänger erscheint die indirekte Perkussion („Mittelfinger auf Mittelfinger") zunächst schwer. Sie sollten daher die Perkussion an sich selbst oder einem Kommilitonen üben und diese gut beherrschen, bevor Sie einen Patienten untersuchen! Abb. **C-2.21** demonstriert die indirekte Perkussion. Dabei wird die nicht dominante Hand flach auf die Thoraxwand gelegt und mit dem Mittelfinger der dominanten Hand das festanliegende Mittelglied des Mittelfingers der nicht dominanten Hand beklopft.

Bei der direkten Perkussion wird z. B. mit den Endgliedern von Zeige- und Mittelfinger simultan die Thoraxwand direkt beklopft.

Die Perkussion sollte stets im Seitenvergleich von oben nach unten entlang der Medioklavikularlinie erfolgen; sie kann anschließend über den gesamten Thorax vorn und hinten ausgedehnt werden.

▶ **Merke.** Der Plessimeterfinger muss fest auf den Körper gelegt werden.

▶ **Aufgabe.** Da es anfangs Schwierigkeiten bereitet, den eigenen Finger als Plessimeter („Klopfplättchen", auf dem perkutiert wird) einzusetzen, kann man zunächst mit einem Mundspatel üben. Setzen Sie einen Mundspatel bei einem Freund/in fest anliegend auf den Thorax und beklopfen ihn locker aus dem Handgelenk mit einer schnellen, kurzen, aber entspannten Bewegung des Endglieds des Mittelfingers. Achten Sie auf den so erzeugten Klopfschall. Beklopfen Sie dann den Oberschenkel (Schenkelschall) und das Abdomen. Achten Sie dabei auf die verschiedenen Schallqualitäten (Tab. **C-2.7**).

Bei der Lungenperkussion zur Ermittlung der Lungengrenzen und der Atemverschieblichkeit der Lunge sitzt der Patient mit vorgebeugtem Oberkörper. Sie perkutieren von oben nach unten im Seitenvergleich. Auf jeder Thoraxseite wird die untere Lungengrenze bei maximaler In- und Exspiration (kurz die Luft anhalten lassen) bestimmt. Markieren Sie anfangs die Grenzen mit einem Filzstift und messen Sie die Verschieblichkeit aus, die in der Skapularlinie 5–6 cm betragen sollte. In Abb. **C-2.22** ist die Topografie der einzelnen Perkussionsqualitäten dargestellt.

▶ **Merke.** Beachten Sie, dass die rechte Lunge wegen der darunter liegenden Leber gewöhnlich etwas höher steht.

Bei einem Emphysem ist beispielsweise die Atemverschieblichkeit der Lunge stark eingeschränkt. Bei einem linksseitigen Pleuraerguss (Abb. **C-2.22b**) beginnt die Dämpfung auf der linken Seite mehrere Zentimeter über der Dämpfung rechts.

2.2.3 Perkussion

Durch das Beklopfen der Thoraxwand können Lungengrenzen (Abb. **C-2.20**) und Atemexkursionen beurteilt werden. Auch pathologische Prozeese können erkannt werden. Die Eindringtiefe des Perkussionsschalls ist aber auf ca. 5–6 cm begrenzt. Bei adipösen Patienten ist die Perkussion erschwert.

Die indirekte Perkussion („Mittelfinger auf Mittelfinger") demonstriert Abb. **C-2.21**.

◀ **Merke**

◀ **Aufgabe**

Bei der Lungenperkussion zur Ermittlung der Lungengrenzen und der Atemverschieblichkeit der Lunge sitzt der Patient mit vorgebeugtem Oberkörper. Sie perkutieren von oben nach unten im Seitenvergleich. Zur Topografie der Perkussionsqualitäten s. Abb. **C-2.22**.

◀ **Merke**

Die Atemverschieblichkeit der Lunge ist bei einem Lungenemphysem stark eingeschränkt.

◎ C-2.20 **Lungengrenzen und Atemexkursionen der Lunge**

Hilfslinien:

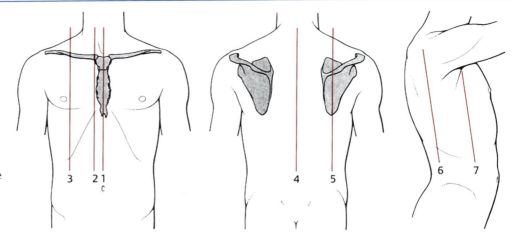

1 = Mittellinie
2 = Sternallinie
3 = Medioklavikularlinie
4 = Vertebrallinie
5 = Skapularlinie
6 = hintere Axillarlinie
7 = vordere Axillarlinie

Projektion der Lungengrenzen auf die Thoraxwand

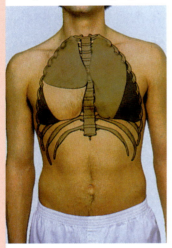

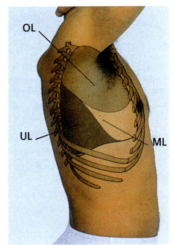

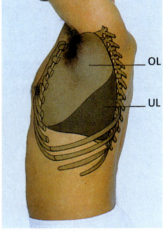

OL = Lungenoberlappen
ML = Lungenmittellappen
UL = Lungenunterlappen

rechts   links

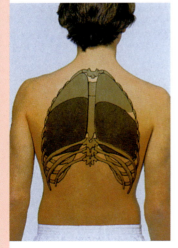

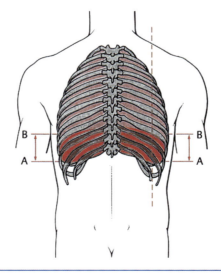

**Lungengrenzen bei maximaler In- (A)
und Exspiration (B)**

- Der Bereich zwischen A und B
  entspricht dem Komplementärraum.
- Die Verschieblichkeit sollte in der
  Skapularlinie 5–6 cm betragen.

C-2.21   Indirekte Perkussion: Mittelfinger auf Mittelfinger

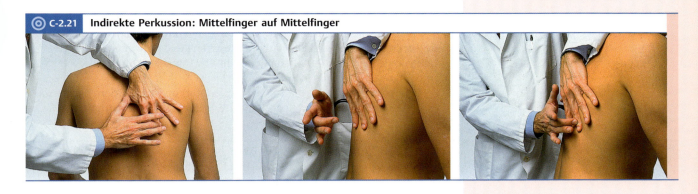

C-2.22   Perkussionsqualitäten im Bereich des Thorax

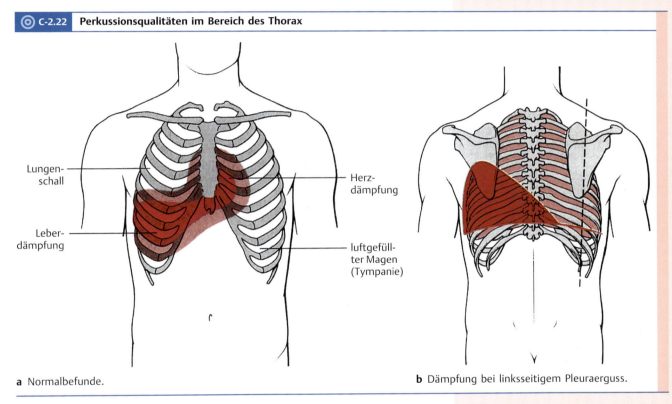

a Normalbefunde.   b Dämpfung bei linksseitigem Pleuraerguss.

C-2.7   Schallqualitäten bei der Perkussion

Schallqualität	Intensität	Tonhöhe	Dauer	Gewebeeigenschaft	Beispiele
verkürzt (Schenkelschall)	gedämpft schwach	hoch	kurz	dichtes Gewebe	parenchymatöse Organe (z. B. Leber), Muskel, Infiltrate
sonor	laut	niedrig	lang	lufthaltiges Gewebe	normaler Lungenschall
hypersonor	lauter	niedriger	länger	stark lufthaltiges Gewebe	Lungenemphysem
tympanitisch	laut	niedriger	länger	Luft im Magen-Darm-Trakt	Magenblase, Darmschlingen (luftgefüllt)

2.2.4 Auskultation

Die Auskultation sollte sich der Perkussion direkt anschließen – immer im Seitenvergleich.

Vergessen Sie nicht, die Seiten (Axillarlinie) und die vordere Thoraxwand zu auskultieren!

▶ **Aufgabe**

2.2.4 Auskultation

Da Perkutieren und Auskultieren der Lunge eine Einheit bilden, sollten Sie an die Perkussion direkt die Auskultation anschließen, entweder in der gleichen Reihenfolge wie die Perkussion oder in der umgekehrten Reihenfolge von unten nach oben – immer im Seitenvergleich.
Vergessen Sie nicht auch die Seiten (Axillarlinie) und die vordere Thoraxwand zu auskultieren! Nur so können Infiltrate, z. B. eine Oberlappenpneumonie, in dieser Region erkannt werden.

▶ **Aufgabe.** Setzen Sie das Stethoskop bei sich oder einem Freund/in am Rücken auf und atmen **leicht hauchend** tief durch den **geöffneten Mund**. Beachten Sie genau das Atemgeräusch bei der Inspiration und der Exspiration. Auskultieren Sie nach festem Schema von oben nach unten, im Seitenvergleich und in gleicher Weise vorn.

≡ **C-2.8**   **Atemgeräusche und ihre Bedeutung**

	Charakteristik	Entstehungsort	Vorkommen

Vesikuläratmen	• niederfrequent und leise
	• Dauer:
	  Inspirationsgeräusch >
	  Exspirationsgeräusch
		Alveolarraum	• normal
			• über den größten Teil der Lunge
			• in einiger Entfernung von Trachea
			  und großen Bronchien

Bronchialatmen (Röhrenatmen)	• hochfrequent und laut
	• Dauer:
	  Exspirationsgeräusch >
	  Inspirationsgeräusch
		• Trachea
		• große Bronchien
			• normal (in der Nähe
			  der großen Luftwege)
			• abnorm (über der Lunge bei
			  Infiltrationen)

Bronchovesikulär	• wie Bronchialatmen
	• Dauer:
	  beide Atemphasen gleich lang
		geringer Abstand zwischen Bronchien und Brustwand	• normal (neben dem Sternum)
			• abnorm (über der Lunge
			  bei Infiltrationen)

Trockene Nebengeräusche (NG)	• Giemen (hochfrequent) • Brummen (tieffrequent) • Pfeifen, besonders im Exspirium	Bronchien verlegt bzw. eingeengt durch • zähes Sekret • Schleimfäden • Schwellung	• Asthma bronchiale • asthmoide Bronchitis
Feuchte Rasselgeräusche	vorwiegend im Inspirium • feinblasig	Blasenbildung bei dünnflüssigem Sekret in den • Alveolen	• Herzinsuffizienz • Pneumonie • Bronchopneumonie
	• mittelblasig	• kleinen Bronchien	• Bronchitis • Alveolitis
	• grobblasig	• größeren Bronchien, Bronchiektasen	• Lungenödem • Bonchiektasen

Stridor	• lautes (ohne Stethoskop
	  hörbar) inspiratorisches Geräusch
	• Dauer:
	  beide Atemphasen gleich lang
		Luftröhre, große Bronchien	Fremdkörperaspiration,
			Pseudokrupp, Krupp,
			Tracheomalazie

Abgeschwächtes Atemgeräusch (einseitig)	abgeschwächtes oder aufgehobenes Atemgeräusch	• Minderbelüftung bzw.
		• aufgehobene
		  Belüftung eines
		  Lungensegments
			Atelektase (Verlegung
			eines Bronchus) bei
			• Tumor
			• Fremdkörper
			• Pleuraerguss
			• Pneumothorax

*Die Dicke der Balken symbolisiert die Stärke, je steiler der Anstieg, desto höherfrequent ist das Geräusch.

Wirbelbildungen in den Atemwegen des Tracheobronchialbaums und die Dehnung der Alveolarwände versetzen die Atemluft bei Inspiration und Exspiration in Schwingungen. Einengungen der Atemwege und Veränderungen des Lungengewebes sowie des Pleuraraumes können mittels Auskultation erfasst werden. Bitten Sie den Patienten, mit offenem Mund regelmäßig, aber nicht zu schnell (cave: Alkalose und Schwindel!) tief durchzuatmen!

Das **normale Atemgeräusch** bezeichnet man als **vesikulär** oder **alveolär**. Es ist ein leises, rauschendes Geräusch mit einem Crescendo-decrescendo-Charakter während der Inspirationsphase und kürzer und leiser während der Exspiration (Tab. **C-2.8**).

Einengungen der Luftwege im oberen Respirationstrakt (Larynx, Trachea) führen zu **inspiratorischen** pfeifenden oder juchzenden Nebengeräuschen **(Stridor)**.

Bei weitem häufiger sind Einengungen der unteren Luftwege (Bronchiolen), z. B. beim Asthma bronchiale (s. S. 216), die zum typischen **exspiratorischen Pfeifen, Brummen oder Giemen** führen **(trockene Nebengeräusche)**. Ursache ist eine Schwellung der Bronchialschleimhaut oder eine Verlegung durch zähe Schleimfäden, die in dem Atemstrom vibrieren. Oft kann der Schleim abgehustet werden, so dass die **Nebengeräusche** (NG) verschwinden. Man sollte daher bei der Auskultation von NG den Patienten stets bitten zu husten und danach erneut auskultieren. NG sind oft auch ohne Stethoskop hörbar.

▶ **Merke.** Die Exspirationsphase ist bei einer Bronchialobstruktion in der Regel deutlich verlängert: Die Patienten haben Mühe, die Luft auszuatmen.

Im Gegensatz dazu entstehen **feuchte Rasselgeräusche**, wenn die Atemluft dünnflüssiges Sekret („Wasser") unter Blasenbildung durchströmt, was besonders deutlich während der Inspirationsphase zu hören ist. Ursachen sind z. B. Lungenstauung bzw. Lungenödem bei Herzinsuffizienz oder eine Pneumonie. Wenn man 2 Haarsträhnen vor dem Ohr aneinander reibt, bekommt man einen sehr guten Eindruck von (sehr feinblasigen) Rasselgeräuschen.

Wirbelbildungen in den Atemwegen des Tracheobronchialbaums und die Dehnung der Alveolarwände versetzen die Atemluft bei Inspiration und Exspiration in Schwingungen.

Das **normale Atemgeräusch** bezeichnet man als **vesikulär** oder **alveolär** (Tab. **C-2.8**).

Einengungen der oberen Luftwege (z. B. Larynx) führen zu **inspiratorischem Stridor**.

Häufiger sind Einengungen der unteren Luftwege, die zum typischen **exspiratorischen Pfeifen, Brummen oder Giemen** führen **(trockene Nebengeräusche)**. Oft verschwinden **Nebengeräusche** (NG) durch Abhusten. Man sollte daher bei NG den Patienten bitten zu husten und danach erneut auskultieren.

◀ Merke

Im Gegensatz dazu entstehen **feuchte Rasselgeräusche**, wenn die Atemluft dünnflüssiges Sekret durchströmt. Ursachen sind z. B. Lungenstauung bzw. Lungenödem bei Herzinsuffizienz oder eine Pneumonie.

≡ **C-2.9   Inspektion, Perkussion und Auskultation bei verschiedenen Krankheitsbildern**

Erkrankung	Inspektion	Perkussion	Auskultation
Lungenemphysem	▪ Fassthorax	hypersonorer Klopfschall	▪ allgemein abgeschwächtes Atemgeräusch
Asthmaanfall	▪ Dyspnoe ▪ Orthopnoe ▪ Einsatz Atemhilfsmuskulatur	bei Emphysem evtl. hypersonor	▪ trockene Nebengeräusche: Giemen, Brummen, Pfeifen ▪ Exspiration verlängert
Lungenödem	▪ Dyspnoe ▪ Orthopnoe ▪ Zyanose	normal	▪ grobblasige, feuchte (nicht klingende) Rasselgeräusche ▪ evtl. auch trockene Nebengeräusche
Pneumothorax	▪ nachschleppende Atmung auf der kranken Seite ▪ paradoxe Atmung	hypersonor	▪ aufgehobenes Atemgeräusch! ▪ keine Nebengeräusche
Pneumonie	▪ evtl. Dyspnoe	normal oder gedämpft	▪ Bronchialatmen ▪ feinblasige (klingende) Rasselgeräusche ▪ „Knisterrasseln"
Pleuraerguss	▪ Nachschleppen der Atmung	Dämpfung (zu Beginn nur in Axillarlinie, Abb. **C-2.22**)	▪ abgeschwächtes Atemgeräusch ▪ fein- bis mittelblasige Rasselgeräusche
Pleuritis	▪ Nachschleppen der Atmung ▪ Schonhaltung (Schmerzen)	normal	▪ Pleurareiben („Lederknarren")
Atelektase	▪ kranke Seite erscheint evtl. eingefallen	Dämpfung	▪ aufgehobenes Atemgeräusch! ▪ keine Nebengeräusche
Lungenfibrose	▪ Tachypnoe ▪ Zyanose	normal	▪ endinspiratorische Siderophonie (feines Fibroseknistern)

Die **Tonhöhe** und der **Klangcharakter** lassen sowohl Rückschlüsse auf den Entstehungsort bzw. die Tiefe der Entstehung als
auch auf die zugrunde liegende Erkrankung
zu (Tab. **C-2.9**).

Die **Tonhöhe** und der **Klangcharakter** lassen sowohl Rückschlüsse auf den Entstehungsort bzw. die Tiefe der Entstehung als auch auf die zugrunde liegende
Erkrankung zu (Tab. **C-2.9**). Mithilfe einer einfachen Methode wie der Lungenauskultation ist bei einiger Erfahrung ein Lungenödem von einer Bronchospastik, einer Pneumonie oder Bronchiektasen (sackförmige Erweiterung der Bronchien, z. B. bei Emphysem) gut zu unterscheiden.

Ein ganz besonders charakteristisches
Geräusch findet man bei der Lungenfibrose
(Fibroseknistern oder **Siderophonie**).

Ein ganz besonders charakteristisches Geräusch findet man bei der Lungenfibrose. Es wird als Fibroseknistern oder **Siderophonie** bezeichnet und ist besonders gut gegen Ende der Inspiration zu hören.

2.3 Leitsymptome

2.3.1 Brustschmerz

Thoraxschmerzen kommen sehr häufig vor
und können viele Ursachen haben. Differenzialdiagnostisch sind v. a. alle im Thorax
liegenden Organe in Betracht zu ziehen.

Thoraxschmerzen kommen sehr häufig vor und können viele Ursachen haben.
Differenzialdiagnostisch sind v. a. alle im Thorax liegenden Organe in Betracht
zu ziehen. Meist sind vom Herzen, Lunge, Pleura und Mediastinum, dem knöchernen Thorax und der Aorta ausgehende Prozesse verantwortlich für den
Thoraxschmerz; in ca. 20 % der Fälle kommen ursächlich Ösophagus oder Kardia
in Betracht.

Sehr wichtig ist es, durch gezielte Befragung lebensbedrohliche Erkrankungen wie
z. B. Herzinfarkt, Lungenembolie oder Aor-
tendissektion von harmloseren Störungen
abzugrenzen (s. Tab. **C-2.11**).

Sehr wichtig ist es, bereits durch die anamnestische Differenzierung lebensbedrohliche Erkrankungen wie z. B. Herzinfarkt, Lungenembolie, Aortendissek-
tion von harmloseren Störungen abzugrenzen. Insbesondere punktuell auf die
Herzgegend projizierte Schmerzen sind häufig nicht durch eine myokardiale
Ischämie (Mangeldurchblutung des Herzmuskels, z. B. bei koronarer Herzkrankheit) bedingt, sondern „funktionell". Durch gezielte Befragung kann man die
beiden Formen sehr gut voneinander trennen (s. Tab. **C-2.11**).

Akut auftretende starke Brustschmerzen
erfordern eine schnelle und gezielte Diagnostik, um lebensbedrohliche kardiale und
pulmonale Erkrankungen zu erkennen.

Akut auftretende starke Brustschmerzen erfordern eine schnelle und gezielte
Diagnostik (EKG, Laboruntersuchungen [Herzmuskelenzyme], Röntgen-Thorax,
Echokardiographie), um lebensbedrohliche kardiale und pulmonale Erkrankun-
gen zu erkennen. Es handelt sich meist um tiefe Schmerzen vom **viszeralen Typ**.
Insbesondere bei sehr starken Schmerzen (Vernichtungsschmerz) ist an eine
schwer wiegende kardiopulmonale Erkrankung zu denken.
Nachfolgend werden die wichtigsten Ursachen für Brustschmerzen aufgeführt.

Angina pectoris

Angina pectoris

▶ **Definition**

▶ **Definition.** Durch myokardiale Ischämie bedingte Schmerzen, die meist
anfallsweise auftreten, retrosternal (hinter dem Brustbein) oder präkordial
(vor dem Herzen) lokalisiert sind und als Einengungs- oder Druckgefühl empfunden werden (Angina = Enge).

 C-2.10

☰ C-2.10	Typische Befunde bei Angina pectoris
Lage des Schmerzes	retrosternal, Herzgegend, flächenhaft, reifenförmig
Schmerzcharakter	Druck, Enge, Angst
Ausstrahlung	linker Arm (Innenseite, selten Außenseite), rechter Thorax, Kiefer, „Ring um die Brust"
Schmerzdauer	Minuten
Provokation	körperliche Anstrengung, Aufregung, Kälte
Nitratversuch	Schmerzlinderung bzw. -beseitigung 1–2 Minuten nach Gabe von Nitroglyzerin als Spray oder Zerbeißkapsel

Ab **vier positiven Antworten** liegt sehr wahrscheinlich eine Angina pectoris vor. Ist
bisher kein Nitratversuch erfolgt, so sollte dieser bei akutem Thoraxschmerz sofort
durchgeführt werden.

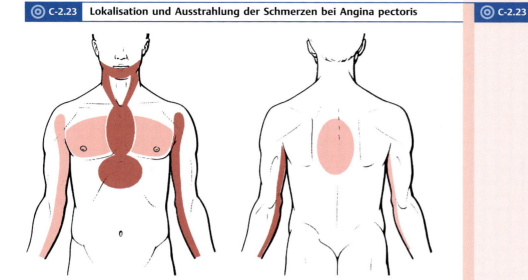

© C-2.23   Lokalisation und Ausstrahlung der Schmerzen bei Angina pectoris

© C-2.23

Angina pectoris (Brustenge) weist als wichtigstes Symptom auf die Verdachts-diagnose koronare Herzkrankheit hin, welche die häufigste Ursache einer Myo-kardischämie darstellt! Weitere Ursachen einer myokardialen Mangeldurch-blutung sind z. B. arterielle Hypertonie, Herzrhythmusstörungen und Aorten-stenose.

Die „Diagnose" des Symptoms Angina pectoris wird anhand der Anamnese gestellt; dabei sollten die in Tab. **C-2.10** aufgeführten Fragen genauestens beantwortet werden.

Als weitere Symptome kommen evtl. Atemnot und Schwindel vor. Die Patienten haben oft ein Gefühl der Atemnot mit oder ohne Thoraxschmerzen, auch wenn die Dyspnoe nicht objektiviert werden kann.

Levine-Zeichen: Der Patient legt bei Schilderung der Brustschmerzen intuitiv seine Faust vor das untere Ende des Brustbeins (typische Geste bei Angina pectoris).

Eine atypische Angina pectoris kann sich als Belastungsdyspnoe, Hals-, Zahn- oder Nackenschmerzen; seltener auch als Schmerz zwischen den Schulterblät-tern äußern. Abb. **C-2.23** zeigt die typische Lokalisation und Ausstrahlung der Schmerzen bei Angina pectoris und Herzinfarkt.

Folgende **Formen der Angina pectoris** werden unterschieden:

Stabile Angina pectoris: unverändert in den letzten 2 Monaten sind Schmerz-charakter, Intensität, Frequenz, Dauer, Belastungsabhängigkeit und Ausstrah-lung.

Instabile Angina pectoris: Zunahme der Symptomatik; Schmerzen bereits in Ruhe auftretend.

Prinzmetal- oder Variant-Angina (selten): Besonders in Ruhe auftretende Symp-tomatik bei Koronarspasmus (auch ohne Koronarsklerose); kann zum Infarkt oder plötzlichen Herztod führen.

Dekubitus-Angina: Angina pectoris tritt nachts aus dem Schlaf heraus auf.

Die verschiedenen Erscheinungsformen der Angina pectoris haben unterschied-liche prognostische Bedeutung, daher ist die genaue Charakterisierung wichtig. Ändert sich die Schmerzsymptomatik in Stärke, Häufigkeit und Charakter, so ist erhöhte Aufmerksamkeit geboten, da ein Infarkt droht. Man spricht daher bei schwerer instabiler Angina pectoris und anhaltender Schmerzsymptomatik (> 30 Minuten) von einem **Präinfarkt-Syndrom** bzw. einem akuten Koronarsyn-drom. Hier besteht die Chance, einen drohenden Infarkt durch geeignete Maß-nahmen (z. B. Gabe von Acetylsalicylsäure, Heparin, Betablocker, Nitrate) zu verhindern. Bei Verdacht muss umgehend ein EKG geschrieben werden und

Die Angina pectoris (Brustenge) weist als wichtigstes Symptom auf die Verdachts-diagnose koronare Herzkrankheit hin.

Typisch für Angina pectoris sind die in Tab. **C-2.10** aufgelisteten Befunde.

Als weitere Symptome kommen evtl. Atemnot und Schwindel vor.

Levine-Zeichen: Der Patient legt bei Schilderung der Schmerzen intuitiv die Faust vor das untere Ende des Brustbeins.

Abb. **C-2.23** zeigt die typische Lokalisation und Ausstrahlung der Schmerzen bei Angina pectoris und Herzinfarkt.

Angina-pectoris-Formen:
Stabile Angina pectoris: unverändert in den letzten 2 Monaten sind u. a. Schmerz-charakter, Belastungsabhängigkeit, Aus-strahlung.
Instabile Angina pectoris: Zunahme der Symptomatik; Schmerzen bereits in Ruhe.
Prinzmetal- oder Variant-Angina (selten): v. a. in Ruhe auftretende Symptomatik bei Koronarspasmus (auch ohne Koronar-sklerose).

Die verschiedenen Erscheinungsformen der Angina pectoris haben unterschiedliche prognostische Bedeutung. Ändert sich die Schmerzsymptomatik, ist erhöhte Auf-merksamkeit geboten, da ein Infarkt droht. Man spricht daher bei schwerer instabiler Angina pectoris von einem **Präinfarkt-Syndrom**.

eine Blutabnahme zur Bestimmung der Herzmuskelenzyme (Troponin, CK, CK-MB, LDH usw.) erfolgen; der Patient muss stationär aufgenommen werden.

▶ **Merke.** Über die Hälfte der Patienten denkt bei den ersten Symptomen nicht an einen Herzinfarkt, insbesondere wenn die Symptome „uncharakteristisch" sind.

▶ **Merke**

Die **Medikamentenanamnese** ist wichtig für die einzuschlagende Therapie und zur Deutung pathologischer Befunde.

Die **Medikamentenanamnese** darf nicht vergessen werden, da sie wichtig ist für die einzuschlagende Therapie und zur Deutung pathologischer Befunde (z. B. Bradykardie bei Einnahme von Betablockern oder Verapamil).

Risikofaktoren: Die Wahrscheinlichkeit einer Angina pectoris wird durch das Vorhandensein klassischer Risikofaktoren erhöht (z. B. Rauchen, Adipositas, Hypercholesterinämie, Hypertonie, Diabetes mellitus).

Risikofaktoren: Die Wahrscheinlichkeit einer Angina pectoris wird durch das Vorhandensein klassischer Risikofaktoren (positive Familienanamnese, männliches Geschlecht, Rauchen, Adipositas, Stressfaktoren, Hypercholesterinämie, arterielle Hypertonie, Diabetes mellitus) erhöht. Treten mehrere kardiovaskuläre Risikofaktoren gleichzeitig auf, so addiert sich das Risiko für eine KHK nicht nur, sondern es wird potenziert.

- **Familienanamnese:** Vorzeitiger Herztod in der Familie ist ein sehr wichtiger Hinweis auf eine familiäre Prädisposition für eine koronare Herzkrankheit.

- **Familienanamnese:** Ein vorzeitiger Herztod (z. B. Herzinfarkt, plötzlicher Herztod vor dem 60. Lebensjahr) in der Familie ist ein sehr wichtiger Hinweis auf eine familiäre Prädisposition für eine koronare Herzkrankheit. Außerdem ist es wichtig, nach potenziell erblichen familiären Risikofaktoren wie arterieller Hypertonie oder Hypercholesterinämie zu fragen.

- **Alter und Geschlecht:** Die koronare Herzkrankheit mit ihrem Hauptsymptom Angina pectoris manifestiert sich typischerweise bei **Männern mittleren Alters.** Frauen im gebärfähigen Alter sind vor einem Herzinfarkt relativ „geschützt"; das gilt jedoch nicht, wenn Frauen rauchen und gleichzeitig orale Kontrazeptiva einnehmen.

- **Alter und Geschlecht:** Die koronare Herzkrankheit mit ihrem Hauptsymptom Angina pectoris manifestiert sich typischerweise bei **Männern mittleren Alters**. Frauen im gebärfähigen Alter sind aufgrund der hohen Konzentration an HDL-Cholesterin und der niedrigeren Prävalenz für arterielle Hypertonie vor einem Herzinfarkt relativ „geschützt"; dies gilt jedoch nicht, wenn klassische Risikofaktoren vorliegen und/oder Frauen rauchen und gleichzeitig orale Kontrazeptiva einnehmen. Ab dem 65 Lebensjahr besteht jedoch kein Unterschied mehr in der Infarkthäufigkeit bei Frauen und Männern.
  Die Wahrscheinlichkeit, an einer koronaren Herzkrankheit zu erkranken, nimmt mit steigendem Alter ständig zu. Allein im Rahmen des Alterungsprozesses kann es zu einer Koronarsklerose kommen; wobei zu berücksichtigen ist, dass erst eine Einengung des Gefäßlumens auf > 80 % zur Angina pectoris führt. Berichtet z. B. eine jüngere Frau ohne kardiale Risikofaktoren über Thoraxschmerzen, ist eine koronare Herzkrankheit sehr unwahrscheinlich (Risiko max. 5 %). Dagegen steigt die Wahrscheinlichkeit bei einem Mann mittleren Alters mit Risikofaktoren (z. B. Raucher) und typischer Angina-pectoris-Symptomatik auf 90 %!

Myokardinfarkt

Myokardinfarkt

▶ **Definition**

▶ **Definition.** Umschriebene, ischämische Myokardnekrose, ausgelöst durch eine regionale Drosselung der koronaren Blutzufuhr.

In den meisten Fällen liegt eine akute Ulzeration einer Plaque mit thrombotischem Verschluss zugrunde. Häufig gehen physische und psychische Überlastungen als Auslöser voraus.

In den meisten Fällen ist eine akute Ulzeration (Aufbrechen) einer atherosklerotischen Plaque mit thrombotischem Verschluss Ursache für einen Myokardinfarkt. Selten sind dagegen entzündliche Veränderungen der Koronararterien, ein Koronarspasmus, eine echte Embolie in ein Kranzgefäß, Blutungen in die Gefäßwand oder Traumen verantwortlich. Häufig gehen physische und psychische Überlastungen als Auslöser voraus.

Die Infarkthäufigkeit zeigt einen Gipfel in den **frühen Morgenstunden.**

Die Infarkthäufigkeit zeigt einen Gipfel in den **frühen Morgenstunden**. Ursächlich hierfür sind sehr wahrscheinlich hämodynamische und rheologische Veränderungen: Der Blutdruck steigt nach einem Tief während der Schlafphase am frühen Morgen, insbesondere mit dem Aufstehen, steil an. Gleichzeitig ist die Thrombozytenaggregation deutlich gesteigert und die Fibrinolyse vermindert.

Das klinische Bild ist sehr unterschiedlich. Der charakteristische starke Brustschmerz (Vernichtungsschmerz) tritt nur in ca. 30 % der Fälle auf. Ein Drittel der Patienten hat nur leichte Thoraxschmerzen oder uncharakteristische Beschwerden wie Hals- oder Oberbauchbeschwerden (Hinterwandinfarkt!); ein weiteres Drittel hat keine Beschwerden. Der Infarkt kommt meist aus „heiterem Himmel", d.h. ohne Vorboten, oder nach nur geringen uncharakteristischen Beschwerden. Typische Angina-pectoris-Beschwerden gehen nur in der Hälfte der Fälle einem Infarkt längere Zeit voraus. Die plötzlich einsetzenden Infarktschmerzen sind mit normalen Nitratdosen (Spray oder Kapsel) nicht mehr beherrschbar. Die Ausstrahlung der Schmerzen erfolgt wie bei der Angina pectoris (vgl. Abb. **C-2.23**). Die Schmerzen können sehr intensiv sein und von Todesangst begleitet werden. Häufig gehen sie mit vegetativen Symptomen wie Übelkeit, Erbrechen, Schwitzen und Blässe sowie mit Dyspnoe einher, gelegentlich tritt auch Fieber auf. Der Blutdruck kann zunächst stabil sein oder sogar ansteigen. Ein Blutdruckabfall und ein Herzfrequenzanstieg, evtl. mit Rhythmusstörungen, weisen auf einen schweren Verlauf hin. In etwa 30 % der Fälle führt der Infarkt bereits innerhalb weniger Stunden zum Tod. Daher ist es so wichtig, die **Verdachtsdiagnose sehr schnell** klinisch zu **stellen** und dann mittels **EKG** und **Blutanalyse** zu bestätigen. Jede Änderung einer vorbestehenden Angina pectoris in Richtung Instabilität und jede neu auftretende Symptomatik im Brust- und Oberbauchbereich muss daher sehr ernst genommen werden und bis zum sicheren Ausschluss als Infarktverdacht gelten.

Das klinische Bild ist sehr unterschiedlich. Der charakteristische starke Brustschmerz tritt nur bei ca. 30 % der Fälle auf. Der Infarkt kommt meistens aus „heiterem Himmel" oder nach nur geringen uncharakteristischen Beschwerden. Die plötzlich einsetzenden Infarktschmerzen sind mit normalen Nitratdosen nicht mehr beherrschbar. Die Ausstrahlung der Schmerzen erfolgt wie bei der Angina pectoris (vgl. Abb. **C-2.23**). Die Schmerzen können sehr intensiv sein und von Todesangst begleitet werden. Häufig werden sie von vegetativen Symptomen begleitet. In etwa 30 % der Fälle führt der Infarkt bereits in wenigen Stunden zum Tod. Jede Änderung einer vorbestehenden Angina pectoris und jede neu auftretende Symptomatik im Brust- und Oberbauchbereich muss daher sehr ernst genommen werden und bis zum sicheren Ausschluss als Infarktverdacht gelten.

▶ **Wichtige Fragen:**
- Wann sind die Schmerzen zum ersten Mal aufgetreten?
- Wo genau sind die Schmerzen lokalisiert?
- Wohin strahlen sie aus?
- Wie lange halten sie an?
- Haben sie sich auf Nitro gebessert?

◀ **Wichtige Fragen**

Mit zunehmendem Alter verlaufen die Infarkte „stummer", d.h. sie ereignen sich ohne vorausgehende Symptomatik (Prodromi): 80 % mit Prodromi bei den 40–50-Jährigen gegenüber nur noch 50 % bei den 70-Jährigen. Im Alter kommen häufiger atypische Symptome vor wie plötzliche Dyspnoe, Herzinsuffizienzzeichen, Herzrhythmusstörungen, Kreislaufkollaps usw. Insgesamt verlaufen 25 % aller im EKG nachgewiesenen Infarkte symptomlos.

Insgesamt verlaufen 25 % aller elektrokardiographisch nachgewiesenen Infarkte symptomlos.

▶ **Merke.** Vor allem bei Diabetikern kann eine koronare Herzkrankheit einschließlich eines akuten Myokardinfarktes ohne typische Angina pectoris auftreten, d.h. „stumm" verlaufen. Ursächlich hierfür ist die autonome diabetische Neuropathie. Abzuklären ist, ob weitere Zeichen für eine Neuropathie bzw. Polyneuropathie bestehen, beispielsweise Kribbelparästhesien oder Gefühlsstörungen in den Beinen.

◀ **Merke**

Hypertensive Herzkrankheit

Hypertensive Herzkrankheit

▶ **Definition.** Bei der hypertensiven Herzkrankheit besteht ein Missverhältnis zwischen Myokarddicke und koronarem Blutfluss, so dass es insbesondere unter Belastung zu einem ischämischen Schmerz kommen kann (die Koronarreserve ist eingeschränkt, die großen Koronargefäße können selbst unauffällig sein).

◀ **Definition**

Daraus ergibt sich, dass typische pektanginöse Beschwerden auch ohne KHK auftreten können. Möglicherweise sind mikroangiopathische Veränderungen vorhanden, die insbesondere dann, wenn zusätzlich eine linksventrikuläre Hypertrophie vorliegt, zu den typischen Beschwerden unter Belastung führen können. Die Diagnose erfolgt echokardiographisch (linksventrikuläre Hypertrophie) bzw. als Ausschlussdiagnose durch ein normales Koronarangiogramm. Die Diagnose HHK wird im Vergleich zur KHK zu wenig beachtet.

Typische pektanginöse Beschwerden können auch ohne KHK auftreten. Die Diagnose erfolgt echokardiographisch (linksventrikuläre Hypertrophie) bzw. als Ausschlussdiagnose durch ein normales Koronarangiogramm.

Perikarditis/Myokarditis

▶ **Definition**

Perikarditis/Myokarditis

▶ **Definition.**
Perikarditis: Entzündung des Perikards, oft in Kombination mit Perikarderguss und Entzündung des Herzmuskels (Perimyokarditis).
Myokarditis: Umschriebene oder diffuse entzündliche Erkrankung des Herzmuskels.

Der Brustschmerz bei **Perikarditis** ist meist **bewegungs- und besonders atemabhängig**. Eine vorausgegangene Infektion (z. B. grippaler Infekt) und Fieber sind weitere Hinweise.

Der Brustschmerz bei **Perikarditis** ist ähnlich stark dem ischämischen Brustschmerz bei Angina pectoris, jedoch erfolgt die Ausstrahlung häufiger in die Schulter oder den Rücken. Er ist meist **bewegungs- und besonders atemabhängig** und wird durch Husten, Niesen oder Schlucken verstärkt; Erleichterung kann Vornüberbeugen bringen. Der Perikarditisschmerz wird oft als **dumpf** und **retrosternal** empfunden. Eine vorausgegangene Infektion (z. B. grippaler Infekt) und Fieber sind weitere Hinweise auf eine Perikarditis.

Die Auskultation eines **Perikardreibens** bestätigt die Verdachtsdiagnose. Fehlendes Perikardreiben schließt hingegen eine Perikarditis nicht aus, besonders wenn diese mit einem **Perikarderguss** einhergeht. Der Nachweis erfolgt mittels Echokardiographie (Abb. **C-2.24**).

Die Auskultation eines **Perikardreibens** bestätigt die Verdachtsdiagnose. Fehlendes Perikardreiben schließt hingegen eine Perikarditis nicht aus, besonders wenn diese mit einem **Perikarderguss** einhergeht und dadurch die Perikardblätter so weit voneinander separiert werden, dass ein Reiben nicht mehr auftritt. In Knie-Ellenbogen-Lage ist Perikardreiben dennoch häufig trotz Perikarderguss auskultierbar. Der Nachweis eines Perikardergusses erfolgt mit der Echokardiographie (Abb. **C-2.24**).

Die häufigste Form der Perikarditis ist die sog. **akute benigne Perikarditis**. Sie tritt in der Regel im Rahmen einer Virusinfektion auf.

Die häufigste Form der Perikarditis ist die sog. **akute benigne Perikarditis**. Sie tritt in der Regel im Rahmen einer Virusinfektion auf (Coxsackie- oder Influenzaviren). Sehr viel seltener sind andere Ursachen wie Tuberkulose, urämische Perikarditis im späten Stadium einer Niereninsuffizienz, rheumatische Genese (besonders bei Kindern) und Lupus erythematodes sowie Tumoren bzw. Metastasen. Eine Perikarditis kann auch im Zusammenhang mit einem Herzinfarkt auftreten (meist 2 bis 4 Wochen danach) oder nach einer offenen Herzoperation (Dressler-Syndrom). Hierbei handelt es sich wahrscheinlich um eine immunologisch bedingte Perikarditis.

Ein Perikarderguss kann gelegentlich sehr ausgeprägt sein und zur **Herztamponade** führen.

Ein Perikarderguss kann gelegentlich sehr ausgeprägt sein und zur **Herztamponade** führen. Dadurch kommt es zur mechanischen Behinderung der Ventrikelfüllung mit Abnahme des Herzschlagvolumens: der Puls wird sehr schwach und ist evtl. peripher nicht mehr tastbar, Schocksymptome können auftreten.

Eine uncharakteristische fieberhafte Erkrankung, Herzinsuffizienzzeichen, Herzrhythmusstörungen und Thoraxschmerzen sind die wichtigsten Symptome einer **Myokarditis**. Die Virusmyokarditis ist die bei weitem häufigste Form. Bevorzugt betroffen sind jüngere Patienten.

Eine uncharakteristische fieberhafte Erkrankung (meist der oberen Luftwege), Zeichen der **Herzinsuffizienz** (s. S. 218), **Herzrhythmusstörungen** und evtl. **Thoraxschmerzen** sind die wichtigsten Symptome einer **Myokarditis**. Die Virusmyokarditis ist die bei weitem häufigste Form. Charakteristisch ist der plötzliche Beginn der kardialen Erkrankung entweder mit Thoraxschmerzen infolge einer begleitenden akuten Perikarditis oder mit Rhythmusstörungen. Bevorzugt betroffen sind jüngere Patienten. Häufig treten die ersten Symptome nach einer

 C-2.24

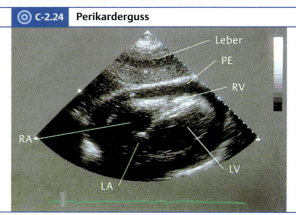

◉ C-2.24   **Perikarderguss**

Zirkulärer Perikarderguss (PE) bei einem Patienten mit Bronchialkarzinom. Der rechte Ventrikel wird durch den Erguss komprimiert (Perikardtamponade).

RA = rechter Vorhof
RV = rechter Ventrikel
LA = linker Vorhof
LV = linker Ventrikel

starken körperlichen Belastung auf (z.B. totaler AV-Block mit Adams-Stokes-Anfall, Tachykardie).

Die Thoraxschmerzen können sehr milde sein oder sogar gänzlich fehlen. Oft zeigt sich auch nur eine ventrikuläre Extrasystolie im Anschluss an einen Infekt als einziger Ausdruck einer Myokarditis. Nicht jede Myokarditis macht Beschwerden, und daher sieht man leider oft nur Spätfolgen einer früheren Myokarditis als Herzerweiterung und Herzinsuffizienz.

Oft ist eine ventrikuläre Extrasystolie einziger Ausdruck einer Myokarditis.

Funktionelle Herzbeschwerden

▶ **Synonym.** Herzneurose, Herzphobie.

Die häufigsten Herzschmerzen sind nicht organisch bedingt, sondern „funktioneller" Art. Sie treten eher bei jüngeren Patienten auf, jenseits der 4. Lebensdekade nimmt die Häufigkeit abrupt ab. Die Geschlechtsverteilung ist etwa gleich.

Die Patienten klagen über Herzschmerzen, -klopfen und -jagen. Die Schmerzen werden als Stechen in der Brust geschildert und sind subjektiv so stark, dass sie auch an einen Infarkt denken lassen. Tatsächlich haben Patienten mit funktionellen Herzbeschwerden größere Angst vor einem Herzinfarkt und geben „mehr" Herzbeschwerden an als tatsächliche Infarktpatienten. Häufig wird über Herzstolpern als Folge von Extrasystolen berichtet. Weitere Beschwerden aus dem kardiovaskulären, pulmonalen und vegetativen Bereich können hinzutreten, z.B. Schwindel, Schwarzwerden vor den Augen, Atemnot, Schwitzen, Schlaflosigkeit und Ängstlichkeit. Wichtig ist die exakte Differenzierung von der organisch bedingten Angina pectoris (Tab. **C-2.11**).

Neben den typischen Patientencharakteristika sind Schmerzcharakter und -dauer die besten Unterscheidungsmerkmale. Beim funktionellen Syndrom können **zwei Beschwerdetypen** unterschieden werden:

- Dumpfer Druck oder Brennen in der Herzgegend, punktuell bis kleinflächig, der über Stunden bis Tage andauert. Häufig besteht eine Überempfindlichkeit (Hyperalgesie) der linken Brustseite, die sogar das Stethoskop als schmerzhaft empfindet.
- Heftiger, stechender Schmerz punktuell in der Herzgegend, der maximal 2–3 Minuten andauert und evtl. atemabhängig ist. Er wird oft von den Patienten als sehr bedrohlich empfunden und lässt sie an einen Herzinfarkt bzw. eine

Funktionelle Herzbeschwerden

◀ **Synonym**

Die häufigsten Herzschmerzen sind nicht organisch bedingt, sondern „funktioneller" Art.

Die Patienten klagen über Herzschmerzen, -klopfen und -jagen. Es besteht ein subjektiv starkes Stechen in der Brust. Häufig wird über Herzstolpern berichtet. Weitere Beschwerden aus dem kardiovaskulären, pulmonalen und vegetativen Bereich können hinzutreten. Wichtig ist die exakte Differenzierung von der organisch bedingten Angina pectoris (Tab. **C-2.11**).

Beim funktionellen Syndrom können **zwei Beschwerdetypen** unterschieden werden:

- Dumpfer Druck oder Brennen in der Herzgegend, Stunden bis Tage andauernd.

- Heftiger, stechender Schmerz punktuell in der Herzgegend, der maximal 2–3 Minuten dauert.

≡ **C-2.11** Differenzierung zwischen funktionellen Herzschmerzen und Angina pectoris

	funktionelle Herzschmerzen	Angina pectoris
Lage	v.a. punktuell oder flächig an der Herzspitze	v.a. flächig, retrosternal, präkordial
Ausstrahlung	kaum oder wie bei Angina pectoris	typischerweise in den linken Arm (Abb. **C-2.23**)
Dauer	oft über Stunden, sogar Tage oder Sekunden bis Minuten	einige Minuten
Charakter	Stechen, Brennen, Druck	Druck, Enge
Risikofaktoren	meist keine	vorhanden (Rauchen, Diabetes usw.)
Alter	jüngere Patienten (< 45 Jahre)	mittleres und höheres Lebensalter
Provokation	„untypisch": • in Ruhe auftretend • nach inadäquater Anstrengung • häufig Besserung bei körperlicher Belastung	typisch: • körperliche Anstrengung • Kälte • Aufregung, Stress

Angina pectoris denken. Der Schmerz bessert sich spontan durch flaches Atmen und ruhige, etwas gekrümmte Thoraxhaltung. Nach Sekunden bis Minuten ist ein tiefes Durchatmen wieder möglich und der Schmerz ist verschwunden. Diese Schmerzen treten häufig bereits bei Jugendlichen auf.

Funktionelle Herzbeschwerden treten häufig im Zusammenhang mit Stresssituationen auf. Die genaue Ursache ist nicht bekannt; möglicherweise handelt es sich um abnorme Muskelkontraktionen.

▶ **Klinischer Fall.** Ein 52-jähriger Mann leidet seit ca. 15 Jahren unter Herzbeschwerden. Wiederholte Untersuchungen (Ruhe- und Belastungs-EKG, Echokardiographie) ergaben keinen pathologischen Befund. Da keinerlei Risikofaktoren für eine koronare Herzkrankheit bestehen und die Beschwerden untypisch für eine Angina pectoris sind (vorwiegend in Ruhe, Besserung bei körperlicher Belastung), wurde die Diagnose funktionelle Herzbeschwerden bzw. Herzneurose gestellt. Bei der jetzigen Vorstellung hat sich der Charakter der Thoraxschmerzen jedoch entscheidend geändert: Die Beschwerden treten insbesondere bei körperlicher Belastung auf und sind begleitet von Atemnot und Palpitationen. Dieses Beschwerdebild trat erstmalig vor einer Woche im Anschluss an einen fieberhaften Infekt auf. Die körperliche Untersuchung ergibt eine regelmäßige Tachykardie (110/min) in Ruhe und geringgradige Unterschenkelödeme; ansonsten unauffälliger Untersuchungsbefund. Im EKG zeigen sich eine Sinustachykardie und ein Rechtsschenkelblock, der in den früheren EKG nicht bestand. Es wird die Verdachtsdiagnose einer Myokarditis gestellt und durch weitere Untersuchungen (Echokardiographie, Labor) bestätigt.

Lungenembolie

▶ **Definition.** Thromboembolischer Verschluss der arteriellen Lungenstrombahn durch Einschwemmung eines Thrombus (seltener von Luft oder Fett) aus der Peripherie.

Die Lungenembolie stellt immer noch ein sehr häufig übersehenes Krankheitsbild dar, da die klinische Symptomatik allein meist nicht zur Diagnosestellung ausreicht. Die Symptome können nur sehr schwach ausgeprägt oder uncharakteristisch sein. Jeder V. a. eine Lungenembolie muss eingehend abgeklärt werden, denn in der Hälfte aller Fälle verläuft sie tödlich.

Führende Symptome sind **Atemnot und Thoraxschmerzen.** Besteht ein Anhalt für eine tiefe Beinvenenthrombose (schmerzhafte Schwellung einer Wade bzw. des Unterschenkels), aus der der Embolus in der Regel stammt, ist die Diagnose schon sehr wahrscheinlich. Wird dann bei der körperlichen Untersuchung noch ein Pleurareiben festgestellt und im EKG eine typische Konstellation (Rechtsherzbelastungszeichen, S1–Q3), ist die Diagnose fast sicher.

Die Atemnot kann auch nur intermittierend auftreten. Der **Thoraxschmerz ist atemabhängig** (Verstärkung durch tiefe Respiration), teilweise auch lageabhängig. Beim ausgedehnten Lungeninfarkt (Folge der Embolie) ist der Pleuraschmerz (atemabhängig) fast immer vorhanden. Besteht ausgeprägte Atemnot, verbunden mit einer Tachykardie, so ist eine Lungenembolie sehr wahrscheinlich. In schweren Fällen sinkt der Blutdruck, und die Patienten sehen blasszyanotisch aus.

Sehr häufig bestehen aber gar keine EKG-Veränderungen, daher ist die genaue Anamnese umso wichtiger. Wichtige Fragen sind: Bestehen **prädisponierende Faktoren** für eine Lungenembolie bzw. eine tiefe Beinvenenthrombose? Sind Bettlägerigkeit oder längere Immobilisation (auch bei Autofahrt oder Flugreise) vorausgegangen? So kann durchaus auch bei sonst gesunden, jüngeren Leuten eine Lungenembolie entstehen. Am häufigsten kommt die Lungenembolie jedoch nach einer Operation vor, insbesondere nach Hüftgelenkersatz oder anderen Operationen, die eine längere **Ruhigstellung der Beine** erfordern. Bei diesen prädisponierten Patienten muss sehr genau nach Anzeichen einer tiefen Beinvenenthrombose gesucht werden, da diese auch symptomlos verlaufen kann (s. S. 331).

Das Röntgenbild der Lunge ist meist normal. Die sichere Diagnose wird mit einem Perfusionsszintigramm der Lunge (Abb. **C-2.25**) (evtl. auch Pulmonalis-

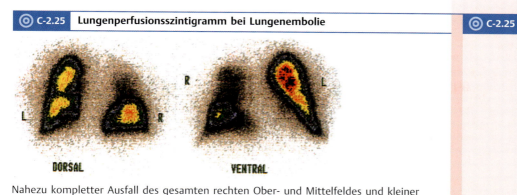

© C-2.25

C-2.25   Lungenperfusionsszintigramm bei Lungenembolie

DORSAL   VENTRAL

Nahezu kompletter Ausfall des gesamten rechten Ober- und Mittelfeldes und kleiner Ausfall des linken Unterfeldes bei einem 78-jährigen Patienten, der seit 18 Jahren an rezidivierenden Thrombophlebitiden und Phlebothrombosen beider Beine leidet.

angiographie) gestellt. Eine große Lungenembolie ist meist klinisch fassbar, rezidivierende kleinere Embolien oft nicht.

▶ **Wichtige Fragen:**
- Werden die Schmerzen bei tiefer Atmung verstärkt?
- Traten die Schmerzen plötzlich oder allmählich auf?'
- Haben Sie kürzlich eine längere Bus- oder Flugreise unternommen?
- Hatten Sie einen Unfall?
- Haben Sie Schmerzen oder Schwellungen im Bereich der Waden bemerkt?

Pleuritis

Eine Pleuritis kann im Rahmen eines harmlosen Atemwegsinfektes auftreten und wieder spontan verschwinden. Sie kann aber auch Ausdruck einer schweren Erkrankung sein – von der Tuberkulose bis zum Bronchialkarzinom.
Der typische pleuritische **Schmerz** ist **atemabhängig** wie bei der Lungenembolie. Die Schmerzen sind bei geringgradigem Pleuraerguss am stärksten und verschwinden mit zunehmender Ergussbildung, die ein Reiben der Pleurablätter gegeneinander verhindert. Bei der trockenen Pleuritis **(Pleuritis sicca)** ist das typische **Lederknarren** zu auskultieren: Es hört sich an, wie wenn steifes Leder gebogen wird. Im Extremfall ist dieses Reiben sogar als Schaben tastbar.

Ist ein **Pleuraerguss** vorhanden (Nachweis durch Perkussion und Ultraschalluntersuchung), ist eine diagnostische Punktion zwecks Analyse angezeigt. Die Eiweißkonzentration gibt Auskunft darüber, ob es sich um ein **Exsudat (> 30 g Eiweiß/l)** oder ein **Transsudat (< 30 g/l)** handelt. Exsudate findet man bei Infektionen, Tumoren, immunologischen und rheumatologischen Erkrankungen (z. B. Lupus erythematodes, Still-Syndrom). Transsudate kommen beispielsweise bei Herzinsuffizienz, dekompensierter Leberzirrhose oder nephrotischem Syndrom vor. Die Ergussflüssigkeit wird zudem zytologisch (maligne Zellen oder Entzündungszellen?) und bakteriologisch (Krankheitserreger) untersucht.

Pneumothorax

▶ **Definition.** Beim Pneumothorax befindet sich Luft im Raum zwischen den Pleurablättern, der sonst von einem dünnen Flüssigkeitsfilm ausgefüllt ist. Dies führt zum Kollaps der Lunge, die normalerweise durch den Unterdruck im Pleuraspalt entfaltet bleibt.

Von einem **spontanen Pneumothorax** sind am häufigsten junge, schlanke, große Männer betroffen. Die Ursache ist bisher nicht bekannt, möglicherweise reißt eine angeborene Pleuraschwachstelle. Charakteristisch sind plötzlicher Thoraxschmerz (meist lateral mit Ausstrahlung in die Schulter), Atemnot und trocke-

Perfusionsszintigramm der Lunge gestellt (Abb. **C-2.25**).

◀ **Wichtige Fragen**

Pleuritis

Eine Pleuritis kann im Rahmen eines harmlosen Atemwegsinfektes auftreten und wieder spontan verschwinden.

Der typische pleuritische **Schmerz** ist **atemabhängig** wie bei der Lungenembolie. Die Schmerzen sind bei geringem Pleuraerguss am stärksten und verschwinden mit zunehmender Ergussbildung. Bei der trockenen Pleuritis ist das typische **Lederknarren zu** auskultieren.

Ein Pleuraerguss muss zwecks weiterer Diagnostik punktiert werden. Handelt sich um ein **Exsudat (> 30 g Eiweiß/l)** oder **Transsudat (< 30g/l)**? Transsudate kommen z. B. bei Herzinsuffizienz, Leberzirrhose oder nephrotischem Syndrom vor. Exsudate findet man bei Infektionen, Tumoren, immunologischen und rheumatologischen Erkrankungen.

Pneumothorax

◀ **Definition**

Von einem **Spontanpneumothorax** sind meist junge, schlanke, große Männer betroffen. Symptome: plötzlicher Thoraxschmerz, Atemnot, trockener Husten.

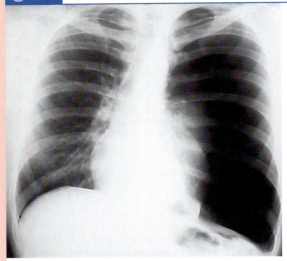

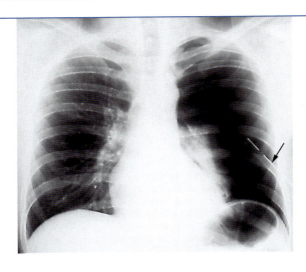

◎ C-2.26　**Spannungspneumothorax links**

a Linksseitiger Spannungspneumothorax mit Verlagerung des Mediastinums zur gesunden Seite.

b Mittelständiges Mediastinum und weitgehende Entfaltung der linken Lunge nach Anlage einer Bülau-Dränage (→).

Diagnose: Auskultation **(fehlendes Atemgeräusch)** und Perkussion **(hypersonorer Klopfschall)**.

Andere Ursachen für einen Pneumothorax sind ein geschlossenes oder offenes Thoraxtrauma oder Lungen- und Bronchialerkrankungen. Beim posttraumatischen Pneumothorax kann sich als gefürchtete Komplikation ein **Spannungspneumothorax** entwickeln (Abb. **C-2.26**). Dabei dringt inspiratorisch Luft in den Pleuraspalt ein, die exspiratorisch nicht mehr entweichen kann.

Dissektion eines Aortenaneurysmas

Die Ruptur eines Aortenaneurysmas verläuft fast immer tödlich. Eine Dissektion wird aber in der Hälfte aller Fälle überlebt. Charakteristisch ist ein **tief sitzender Vernichtungsschmerz.** Differenzialdiagnostisch muss ein Herzinfarkt ausgeschlossen werden (s. S. 208).

Von der Thoraxwand ausgehende Schmerzen

Häufig sind muskuläre Verspannungen **(Myogelosen)** die Ursache für nicht kardial bedingte Thoraxschmerzen. Schmerzen im Gebiet eines Thoraxdermatoms gehen beim **Herpes zoster** der Bläschenbildung meist voraus. Erkrankungen der BWS können zu **radikulären Thoraxschmerzen** führen.

Patienten mit **chronischem Husten** und Dyspnoe haben häufig muskuläre Thoraxschmerzen.

ner Husten. Die Diagnose wird durch Auskultation **(fehlendes Atemgeräusch)** und Perkussion **(hypersonorer = verstärkter Klopfschall)** gestellt und durch ein typisches Röntgenbild bestätigt.

Andere Ursachen für einen Pneumothorax sind ein geschlossenes oder offenes Thoraxtrauma oder prädisponierende Lungen- und Bronchialerkrankungen (z. B. bullöses Lungenemphysem, Bronchiektasen, Asthma bronchiale, Tuberkulose, zystische Lungenfibrose, kongenitale Zysten, Honigwabenlunge). Bei posttraumatischem Pneumothorax kann sich als gefürchtete Komplikation ein **Spannungspneumothorax** entwickeln (Abb. **C-2.26**). Dabei dringt über die Verletzung im Sinne eines Einwegventils inspiratorisch Luft in den Pleuraraum, während es bei der Exspiration zum Verschluss der Wunde kommt. Dadurch wird die gesunde Lunge weiter komprimiert. Ursache hierfür ist die Volumenzunahme der verletzten Seite durch den Ventilmechanismus.

Dissektion eines Aortenaneurysmas

Die Ruptur eines Aortenaneurysmas verläuft fast immer tödlich. Eine Dissektion („gedeckte Perforation") wird aber in der Hälfte aller Fälle überlebt. Charakteristisch ist ein **tief sitzender Vernichtungsschmerz**, der am ehesten an einen Herzinfarkt erinnert, und als bohrend empfunden wird. Er strahlt evtl. zwischen die Schulterblätter oder in den rechten Thorax aus, kann jedoch auch ausschließlich rechtsthorakal lokalisiert sein. Differenzialdiagnostisch muss ein Herzinfarkt ausgeschlossen werden (s. S. 208).

Von der Thoraxwand ausgehende Schmerzen

Häufig sind muskuläre Verspannungen **(Myogelosen)** die Ursache für nicht kardial bedingte Thoraxschmerzen. Schmerzen im Gebiet eines Thoraxdermatoms gehen beim **Herpes zoster** der Bläschenbildung meistens voraus. Entzündliche, degenerative oder bösartige Erkrankungen der Brustwirbelsäule können zu **radikulären Thoraxschmerzen** führen, die oft als brennend empfunden werden. Umschriebene Brustwandschmerzen und muskuläre Mitbeteiligung (besonders des Zwerchfells) lenken den V. a. eine **Coxsackie-B-Virusinfektion** (Bornholmer Krankheit). Ein endemisches Auftreten der Beschwerden stützt die Diagnose. Bei schweren Verläufen können auch pleuritische Symptome auftreten.

Patienten mit chronischem Husten **(chronischer Bronchitis)** und Dyspnoe haben häufig muskuläre Thoraxschmerzen. Heftiger Husten kann gelegentlich auch

zur **Rippenfraktur** führen, insbesondere wenn eine Osteoporose oder Rippen-
metastasen vorliegen. Betroffen sind vorwiegend die mittleren posteriolatera-
len Rippen.

Unter dem **Tietze-Syndrom** versteht man eine schmerzhafte Entzündung mit
Schwellung am Kostosternalgelenk einer oder mehrerer Rippen (Rippe 1–4,
ein- oder beidseitig). Weitere Ursachen von Thoraxschmerzen können ein Morbus Uehlinger (idiopathische Hyperostose mit Verknöcherung von Bändern und
kleinen Gelenken) sowie eine Sternoklavikular-Arthritis sein.

Die Diagnose **Interkostalneuralgie** ist meist eine Verlegenheitsdiagnose und
wird wahrscheinlich viel zu häufig gestellt, z. B. wenn funktionelle Herzbeschwerden nicht richtig gedeutet werden. Druckschmerzhafte Interkostalräume neben dem Brustbein (Knorpel-Knochen-Übergang), entlang des Rippen-
verlaufs oder in der Axillarlinie gelten als typische Zeichen. Allerdings sind
diese Beschwerden relativ häufig und nicht beweisend für eine Interkostalneuralgie. Manche Autoren verneinen die Existenz des Krankheitsbildes überhaupt.

Eine **Periarthritis humeroscapularis** kann sich als Thoraxschmerz bemerkbar
machen und bei linksseitiger Lokalisation evtl. mit der Ausstrahlung einer
Angina pectoris verwechselt werden. Eine gezielte Palpation mit Druck auf
die Schultergelenkkapsel im Bereich des Korakoids oder des Oberarmkopfes
löst einen stechenden Schmerz aus.

Thoraxschmerzen bei abdominellen Erkrankungen

In ca. 20 % der Fälle sind Thoraxschmerzen gastrointestinal bedingt. Am häufigsten kommen **Ösophagus und Magenöffner (Kardia)** als Schmerzquelle in
Betracht. Dabei löst ein Rückfluss von Magensaft akute Thoraxschmerzen aus,
auch wenn keine Ösophagitis vorliegt. Nach Sodbrennen als weiterem Symptom
eines **gastroösophagealen Refluxes** und Zeichen einer **paraösophagealen Gleithernie** sollte immer gefragt werden. Die Refluxkrankheit kann zu retrosternalen
Schmerzen und Brennen in der Herzgegend führen. Beschwerden durch eine
Gleithernie machen sich beim Bücken oder Liegen bemerkbar (insbesondere
in Linksseitenlage).

Seltener kann sich eine **Cholezystitis** nur durch Ausstrahlung in die rechte
Schulter bemerkbar machen (von Eiselsberg-Phänomen, Head-Zone). Ein **Ulkusschmerz** beim Magengeschwür wird gelegentlich in den unteren Thoraxbereich
projiziert. **Chronische Thoraxschmerzen** sind meist nicht kardiopulmonal
bedingt, sondern eher „funktioneller" Natur oder verursacht durch das Tho-
raxskelett. Bei Frauen muss darüber hinaus immer an einen Erkrankungspro-
zess der Brustdrüsen gedacht werden.

2.3.2 Atemnot

▶ **Synonym.** Dyspnoe.

▶ **Definition.** Atemnot ist die subjektive Empfindung, nicht genug Luft zu
bekommen und daher die Atemtätigkeit steigern zu müssen.

▶ **Wichtige Fragen.** Dyspnoe ist objektivierbar durch anamnestische Fragen
nach der Leistungsfähigkeit:
- Wie viele Stufen, Treppen können Sie ohne Luftnot steigen?
- Wann müssen Sie wegen Luftnot stehen bleiben?
- Besteht bereits Luftnot in Ruhe **(Ruhedyspnoe)**?
- Nimmt die Luftnot im Liegen zu bzw. bessert sie sich bei aufrechtem Sitzen
  mit aufgestütztem Thorax **(Orthopnoe)**?

Die Belastbarkeit und das Auftreten von Atemnot hängen natürlich individuell
vom Alter, Körpergewicht und Trainingszustand ab. Tatsächlich sind **Überge-**

Unter **Tietze-Syndrom** versteht man eine
schmerzhafte Entzündung mit Schwellung
am Kostosternalgelenk einer oder mehrerer Rippen.

Die Diagnose **Interkostalneuralgie** ist
meist eine Verlegenheitsdiagnose. Druckschmerzhafte Interkostalräume neben dem
Brustbein gelten als typische Zeichen.

Eine **Periarthritis humeroscapularis**
kann sich als Thoraxschmerz bemerkbar
machen.

**Thoraxschmerzen bei abdominellen
Erkrankungen**

In ca. 20 % der Fälle sind Thoraxschmerzen
gastrointestinal bedingt. Am häufigsten
kommen Ösophagus und Magenöffner
(Kardia) als Schmerzquelle in Betracht.
Nach Sodbrennen **(Refluxkrankheit)** und
Zeichen einer **paraösophagealen Gleithernie** sollte immer gefragt werden.

Selten kann sich eine **Cholezystitis** nur
durch Ausstrahlung in die rechte Schulter
bemerkbar machen. Ein **Ulkusschmerz**
wird gelegentlich in den unteren Thoraxbereich projiziert. Bei Frauen muss auch an
eine Erkrankung der Brustdrüsen gedacht
werden.

2.3.2 Atemnot

◀ **Synonym**

◀ **Definition**

◀ **Wichtige Fragen**

Das Auftreten von Atemnot hängt natürlich individuell vom Alter, Körpergewicht

C-2.12	Differenzierung der Dyspnoe nach dem zeitlichen Ablauf	
Akute Dyspnoe		**Chronische Dyspnoe**
plötzlich:	▪ Pneumothorax ▪ Lungenembolie ▪ Lungenödem ▪ Herzrhythmusstörungen ▪ Aspiration, ARDS ▪ Hyperventilation ▪ Asthmaanfall ▪ Larynxödem	**einige Wochen:** ▪ Anämie ▪ Herzinsuffizienz ▪ Pleuraerguss ▪ Hyperthyreose
Stunden bis Tage:	▪ Pneumonie ▪ Linksherzinsuffizienz ▪ Asthma bronchiale ▪ metabolische Störungen (z. B. Coma diabeticum)	**Monate bis Jahre:** ▪ Tumoren ▪ Lungenfibrose ▪ pulmonale Hypertonie ▪ Thoraxwandaffektionen

und Trainingszustand ab. Tatsächlich sind **Übergewicht und Trainingsmangel** die häufigste Ursache für eine Belastungsdyspnoe.

Die meisten Formen und Ursachen der Dyspnoe sind durch Anamnese und klinische Untersuchung gut zu charakterisieren. Eine **paroxysmale (anfallsweise) nächtliche Dyspnoe** tritt typischerweise beim nächtlichen passageren **Lungenödem** auf (sog. Asthma cardiale).

Beim **Asthma bronchiale** treten ebenfalls häufig nächtliche Atemnotanfälle auf, die mit hörbarem Pfeifen und Giemen aufgrund der **Bronchospastik** einhergehen.

Treten pathologische Atemgeräusche vorwiegend in der Inspirationsphase auf, ist an einen **Stridor** zu denken.

Der **zeitliche Ablauf** ist für die Therapie entscheidend (Tab. **C-2.12**).

Die **Atemfrequenz** sollte bestimmt werden (normal 12–16/min). Die Beurteilung des **Atemtypus** lässt darüber hinaus wichtige Rückschlüsse auf die zugrunde liegende Störung zu (s. Abb. **C-2.17**).

Asthma bronchiale

Die Diagnose wird anamnestisch-klinisch gestellt: Asthma ist schon durch **einen** vorkommenden Atemnotanfall charakteri-

wicht und Trainingsmangel die häufigste Ursache für eine Belastungsdyspnoe. Bei **psychogen bedingter Luftnot** klagen die Patienten darüber, dass sie nicht richtig einatmen können um die Lungen ausreichend zu füllen sowie über die Unmöglichkeit tief durchzuatmen. Diese Patienten sind zwar in Ruhe meist kurzatmig, haben aber bei körperlicher Belastung normalerweise keine Probleme.

Die meisten Formen und Ursachen der Dyspnoe sind durch Anamnese und klinische Untersuchung gut zu charakterisieren. Eine **paroxysmale (anfallsweise) nächtliche Dyspnoe** tritt typischerweise beim nächtlichen passageren **Lungenödem** im Rahmen einer schweren Herzinsuffizienz auf (sog. Asthma cardiale): Der Patient erwacht wegen Atemnot; Aufsitzen bringt Erleichterung. Oft müssen die Betroffenen am Fenster zusätzlich nach Luft schnappen. Unter Orthostasebedingungen am Tage kann das Lungenödem vollständig verschwunden sein, aber in der kommenden Nacht erneut Beschwerden verursachen.

Beim **Asthma bronchiale** treten ebenfalls häufig nächtliche Atemnotanfälle auf, die mit hörbarem Pfeifen und Giemen aufgrund der **Bronchospastik** (Einengung der Bronchialwege) einhergehen. Die pathologischen Atemgeräusche sind beim Asthma bronchiale oder anderen bronchospastischen Erkrankungen **(Lungenemphysem, chronisch asthmoide Bronchitis)** überwiegend während der Exspirationsphase zu hören. Dementsprechend ist die Exspiration für den Patienten erschwert.

Treten pathologische Atemgeräusche vorwiegend in der Inspirationsphase auf, ist an einen **Stridor** zu denken, der bedingt sein kann durch ein **Larynxödem**, eine **Trachealstenose** oder einen **Tumor** im Bereich von Larynx bis Hauptbronchus (s. S. 204 ff.).

Der **zeitliche Ablauf** bis zum Auftreten der Atemnot ist für die Dringlichkeit der Diagnosestellung und der daraus abzuleitenden Therapie ganz entscheidend (Tab. **C-2.12**).

Bei der **klinischen Untersuchung** ist die erste Aufgabe, die Dyspnoe zu verifizieren. Die **Atemfrequenz** (normal 12–16/min) sollte ohne Wissen des Patienten bestimmt werden, da sonst bewusst schneller geatmet wird. Eine beschleunigte Atemfrequenz **(Tachypnoe)** sollte mit Zahlenangabe dokumentiert werden. Die Beurteilung des **Atemtypus** lässt darüber hinaus wichtige Rückschlüsse auf die zugrunde liegende Störung zu (s. Abb. **C-2.17**).

Weiterführende Untersuchungen: Bestimmung der Blutgase, Röntgen-Thorax, Lungenfunktionsprüfung.

Asthma bronchiale

Die Diagnose wird anamnestisch-klinisch gestellt: Asthma ist durch **einen** Atemnotanfall charakterisiert, begleitet von den Zeichen einer Bronchialobstruktion, eines Schleimhautödems und der Hypersekretion eines viskösen

◎ C-2.27

◎ C-2.27   **Asthma bronchiale**

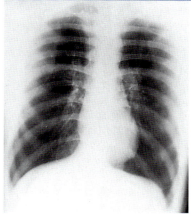

a Röntgenthorax: Verminderte Lungengefäßzeichnung, überblähte Lunge und tief stehendes Zwerchfell bei Status asthmaticus.

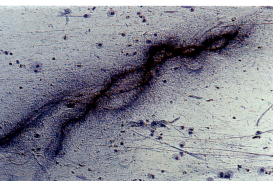

b Curschmann-Spirale im Sputum eines Asthma-Patienten (s. S. 221).

Schleims („Asthma-Trias"). Diese Zeichen können zwischen den Anfällen ganz oder teilweise verschwinden. Die Bronchialobstruktion ist gekennzeichnet durch anamnestisch berichtete **Kurzatmigkeit, Engegefühl der Brust und Husten,** vor allem nachts und am frühen Morgen, bzw. bei der Auskultation festgestellte **Nebengeräusche wie Pfeifen, Giemen oder Brummen** (Abb. **C-2.27**). Wird das Asthma bronchiale anamnestisch durch ein Allergen hervorgerufen (hyperreaktives Bronchialsystem), so sprechen wir von einem exogen-allergischen Asthma. Intrinsisches Asthma bronchiale wird in den meisten Fällen durch eine akute Bronchitis ausgelöst. Differenzialdiagnostisch zu beachten ist, dass ein Lungenödem (z. B. bei schwerer Linksherzinsuffizienz) durchaus auch mit bronchospastischen Symptomen (Giemen und Brummen) einhergehen kann.

Chronisch obstruktive Lungenerkrankungen

▶ **Synonym.** COPD (chronic obstructive pulmonary disease)

Chronisch obstruktive Bronchitis und Lungenemphysem liegen sehr häufig gemeinsam vor, weshalb sie auch unter dem Kürzel COPD zusammengefasst werden. Hiervon sollte das Asthma bronchiale abgegrenzt werden: während hier die Obstruktion reversibel sein kann, handelt es sich bei der COPD um eine chronische Lungenerkrankung. Auslösende Faktoren sind u. a. Zigarettenrauch, Luftverschmutzung und rezidivierende pulmonale Infektionen. Die Entwicklung eines Lungenemphysems benötigt in der Regel Jahrzehnte.
Phänomenologisch kann man zwei Typen der COPD unterscheiden (Abb. **C-2.28**): Der Typ **„Pink puffer"** (dyspnoisch-kachektischer Typ) hat einen typischen Fassthorax, der in Inspirationsstellung fixiert erscheint, ist kachektisch, setzt sehr stark die Atemhilfsmuskulatur ein, hat ein blass-rosafarbenes Haut-

siert, begleitet von den Zeichen einer Bronchialobstruktion, eines Schleimhautödems und der Hypersekretion eines viskösen Schleims („Asthma-Trias"). Die Bronchialobstruktion ist gekennzeichnet durch anamnestisch berichtete **Kurzatmigkeit, Engegefühl der Brust und Husten,** vor allem nachts und am frühen Morgen bzw. bei der Auskultation festgestellte **Nebengeräusche wie Pfeifen, Giemen oder Brummen** (Abb. **C-2.27**).

Chronisch obstruktive Lungenerkrankungen

◀ **Synonym**

Es handelt sich um chronische Lungenerkrankungen (chronisch obstruktive Bronchitis und Lungenemphysem).

Phänomenologisch kann man zwei Typen der COPD unterscheiden: **„Pink puffer"** und **„Blue bloater"** (Abb. **C-2.28**).

C-2.28

C-2.28   **Phänomenologische Typen bei COPD**

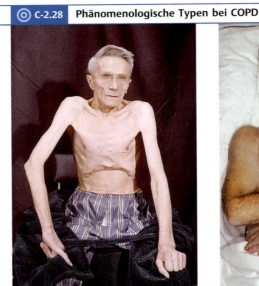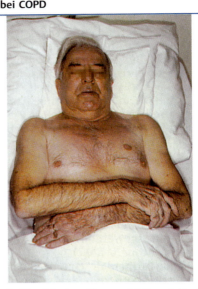

a Pink puffer: kachektischer Patient mit erheblicher Ruhedyspnoe, Einsatz der Atemhilfsmuskulatur, Fassthorax. Keine wesentliche Zyanose.

b Blue bloater: übergewichtiger Patient mit Zyanose, aufgedunsenem Gesicht. Keine wesentliche Dyspnoe.

kolorit und benutzt die Lippenbremse (Ausatmung durch die gespitzten Lippen und Verkleinerung der Mundöffnung, um den intrapulmonalen Druck nicht abrupt abfallen zu lassen und einen Bronchialkollaps zu verhindern). Dieser Typ ist gekennzeichnet durch vermehrte Atemarbeit, Tachypnoe und Hyperventilation (pO_2 mäßig erniedrigt, pCO_2 normal). Das bullöse Emphysem entspricht dem klinischen Typ des „Pink puffer".

Dagegen ist der Typ **„Blue bloater"** (bronchitischer, pyknisch-adipöser Typ) übergewichtig mit aufgedunsenem Gesicht. Er kompensiert den Sauerstoffmangel über eine Polyglobulie (Vermehrung der roten Blutkörperchen), was zur rosa-zyanotischen Gesichtsfarbe führt (pCO_2 erhöht). Es besteht keine wesentlich Dyspnoe.

Herzinsuffizienz

Herzinsuffizienz

▶ Definition

▶ **Definition.** Eine Minderung der Förderleistung des Herzens führt zu einer Verminderung der Organdurchblutung in der Peripherie sowie einer Blutüberfüllung des Venensystems und der Lungen. Dies führt zu den typischen Symptomen wie Atemnot, Schwindel, Ödemen usw.

Die häufigste Ursache der chronischen Herzinsuffizienz sind primäre Herzerkrankungen, wie koronare und hypertensive Herzkrankheit. Zweithäufigster Grund sind Erkrankungen der Herzklappen. (Tab. **C-2.13**). Man unterscheidet zwischen einer akuten und chronischen Herzinsuffizienz.

Die häufigste Ursache der chronischen Herzinsuffizienz sind primäre Herzerkrankungen, wie koronare oder hypertensive Herzkrankheit, die zur Koronarbzw. Myokardinsuffizienz führen. Zweithäufigster Grund sind Erkrankungen der Herzklappen. Man unterscheidet zwischen einer akuten und chronischen Herzinsuffizienz (Tab. **C-2.13**). Ursachen für ein akutes Auftreten sind insbesondere Herzinfarkt, Rhythmusstörungen und Lungenembolie. Eine Herzinsuffizienz kann aber auch nur in bestimmten Situationen auftreten, beispielsweise unter erhöhter körperlicher Belastung im Rahmen von Operationen, Blutverlusten, Fieber oder z. B. einer Pneumonie.

Die klassische Symptomatik mit Dyspnoe, Ödemen, Zyanose, Tachykardie und Leistungsminderung ergibt sich aus der verminderten Pumpleistung des Herzens, die

Die klassische Symptomatik mit Dyspnoe, Ödemen, Zyanose, Tachykardie und Leistungsminderung ergibt sich aus dem pathophysiologischen Ablauf. Die verminderte Pumpleistung des Herzens führt zur Aktivierung wichtiger neurohumoraler Kompensationsmechanismen:

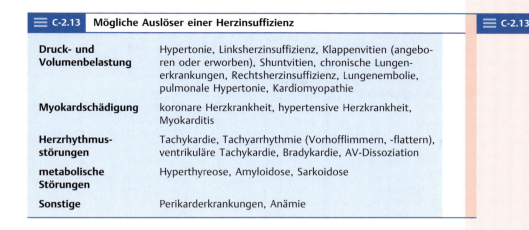

C-2.13	Mögliche Auslöser einer Herzinsuffizienz	
Druck- und Volumenbelastung	Hypertonie, Linksherzinsuffizienz, Klappenvitien (angeboren oder erworben), Shuntvitien, chronische Lungenerkrankungen, Rechtsherzinsuffizienz, Lungenembolie, pulmonale Hypertonie, Kardiomyopathie
Myokardschädigung	koronare Herzkrankheit, hypertensive Herzkrankheit, Myokarditis
Herzrhythmusstörungen	Tachykardie, Tachyarrhythmie (Vorhofflimmern, -flattern), ventrikuläre Tachykardie, Bradykardie, AV-Dissoziation
metabolische Störungen	Hyperthyreose, Amyloidose, Sarkoidose
Sonstige	Perikarderkrankungen, Anämie

C-2.13

- Stimulation des Renin-Angiotensin-Aldosteron-Systems zur Erhaltung eines ausreichenden Füllungsdruckes über Vasokonstriktion und Vermehrung des Blutvolumens (Angiotensin: Vasokonstriktion, Aldosteron: Wasser- und Natriumretention)
- Stimulation des Sympathikus und der Katecholaminsekretion erhöht die Kontraktionskraft des Herzens, die Herzfrequenz und den peripheren Gefäßwiderstand
- Stimulation des ADH (antidiuretischen Hormons): Wasserretention und Vasokonstriktion.

Diese sinnvollen Mechanismen können im Anfangsstadium eine Herzinsuffizienz voll kompensieren und die Herzleistung einem erhöhten Bedarf anpassen. Mit fortschreitender Insuffizienz führt die weitere Stimulation der o. g. Systeme jedoch in einen Circulus vitiosus: Die Wasser- und Salzretention führt zu einer kritischen Erhöhung der **Vorlast** und zur Stauungsinsuffizienz (Beinödeme, Aszites, Lungenödem). Der erhöhte periphere Widerstand führt zu einer kritischen Steigerung der **Nachlast** (erhöhter Blutdruck). Gleichzeitig kommt es zur Tachykardie. All diese Faktoren führen zu einer drastischen Erhöhung der erforderlichen Herzarbeit und des myokardialen Sauerstoffbedarfs.

Der Schweregrad der Herzinsuffizienz wird nach der New York Heart Association **(NYHA-Klassifikation)** folgendermaßen eingeteilt:

- **Stadium 1:** Keine erkennbare Einschränkung; bei normaler körperlicher Aktivität keine Herzinsuffizienzsymptome.
- **Stadium 2:** Keine Beschwerden in Ruhe; gewöhnliche körperliche Aktivität (z. B. Spaziergang über 5 km) führt zu leichter Symptomatik: abnorme Ermüdbarkeit, Dyspnoe, Herzbeschwerden.
- **Stadium 3:** Keine Beschwerden in Ruhe; leichte körperliche Aktivität (z. B. leichte Hausarbeit) führt bereits zu deutlichen Symptomen.
- **Stadium 4:** Herzinsuffizienzzeichen bereits in Ruhe; körperliche Aktivität ist selbst in geringstem Maße nicht ohne Beschwerden möglich, vorwiegend wird Bettruhe eingehalten.

Diese Einteilung ist zwar einerseits klar und eindeutig, andererseits jedoch auch sehr grob und wird daher nicht allen Formen der Herzinsuffizienz gerecht.

Die Diagnose Herzinsuffizienz stützt sich an erster Stelle auf **Anamnese und Klinik** (Tab. **C-2.14**). Man unterscheidet aus klinischen und pathophysiologischen Gesichtspunkten zwischen Linksherz-, Rechtsherz- und Globalinsuffizienz. Das Leitsymptom der **Linksherzinsuffizienz** ist die Atemnot, im fortgeschrittenen Stadium tritt auch Nykturie (nächtlicher Harndrang) sowie die zerebrale Symptomatik aufgrund der verminderten Gehirnperfusion (Verwirrtheit, Konzentrationsschwäche, Schwindel, Schlafstörungen) hinzu. Leitsymptom der **Rechtsherzinsuffizienz** sind die Stauungszeichen. Bei der **globalen Herzinsuffizienz** findet man sowohl die Symptome der Links- als auch der Rechtsherzinsuffizienz.

zur Aktivierung wichtiger neurohumoraler Kompensationsmechanismen führt:
- Stimulation des Renin-Angiotensin-Aldosteron-Systems
- Stimulation des Sympathikus und der Katecholaminsekretion
- Stimulation des ADH.

Diese sinnvollen Mechanismen können im Anfangsstadium eine Herzinsuffizienz voll kompensieren. Mit fortschreitender Insuffizienz führt die weitere Stimulation der o. g. Systeme jedoch in einen Circulus vitiosus.

NYHA-Klassifikation:
- **Stadium 1:** Keine Einschränkung; bei normaler körperlicher Aktivität keine Herzinsuffizienzsymptome.
- **Stadium 2:** Keine Beschwerden in Ruhe, gewöhnliche körperliche Aktivität führt zu leichter Symptomatik.
- **Stadium 3:** Keine Beschwerden in Ruhe; leichte körperliche Aktivität führt bereits zu Symptomen.
- **Stadium 4:** Herzinsuffizienzzeichen bereits in Ruhe.

Die Diagnose Herzinsuffizienz stützt sich primär auf **Anamnese und Klinik** (Tab. **C-2.14**). Leitsymptom der **Linksherzinsuffizienz** ist die Atemnot; Leitsymptom der **Rechtsherzinsuffizienz** sind die Stauungszeichen. Bei **Globalinsuffizienz** finden sich die Symptome sowohl der Links- als auch der Rechtsherzinsuffizienz.

≡ C-2.14   **Anamnese und klinische Befunde bei Herzinsuffizienz**

	Anamnese und subjektive Symptome	*Klinische Zeichen*
Linksherz-insuffizienz:	▪ Atemnot ▪ Flachlagerung unmöglich ▪ Husten bei Belastung ▪ Schlafstörungen ▪ Schwindel ▪ nächtliche Atemnot	▪ Dyspnoe ▪ Orthopnoe ▪ Galopprhythmus (s. S. 187 ff.) ▪ Pulsus alternans (s. S. 177) ▪ pulmonale Stauungsgeräusche ▪ Lungenödem ▪ Pleuraerguss (Abb. **C-2.29**)
Rechtsherz-insuffizienz:	▪ dicke, schwere Beine ▪ rasche Gewichtszunahme ▪ Nykturie ▪ gastrointestinale Beschwerden	▪ periphere Ödeme ▪ obere Einflussstauung ▪ Aszites ▪ Pleuraerguss ▪ Hepatosplenomegalie ▪ Proteinurie
bei beiden Formen:	▪ Müdigkeit ▪ Leistungsschwäche ▪ Gewichtszunahme	▪ Tachykardie ▪ Herzrhythmusstörungen ▪ Zyanose ▪ kalte Akren

Die **Diagnose** einer **chronischen Herzinsuffizienz** ist **nicht einfach** zu stellen. Eine Belastungsdyspnoe wird sehr häufig fälschlicherweise als Symptom interpretiert. Der **zeitliche Verlauf** und **Begleitumstände** müssen genau erfragt werden. Die klinischen Zeichen hängen davon ab, ob eine Links- oder Rechtsherzinsuffizienz besteht.

Bei der akuten Herzinsuffizienz treten dagegen alle Symptome sehr ausgeprägt auf.

▶ **Wichtige Fragen**

Die **Diagnose** einer **chronischen Herzinsuffizienz** ist bei schleichendem Beginn und chronischem Verlauf **nicht einfach** zu stellen. Eine Belastungsdyspnoe wird tatsächlich sehr häufig fälschlicherweise als Symptom einer Herzinsuffizienz interpretiert. Die häufigsten Ursachen sind allerdings Übergewicht und Trainingsmangel. Es muss daher sehr genau nach dem **zeitlichen Verlauf** und den **Begleitumständen** (Gewichtszunahme, Immobilisation usw.) gefragt werden. Treten zusätzlich andere Symptome wie Ödeme, Zyanose und Nykturie auf, ist die Diagnosestellung schon sehr viel leichter. Welche klinischen Zeichen auftreten, wird entscheidend davon bestimmt, ob eine Links- oder Rechtsherzinsuffizienz im Vordergrund steht.
Die akute Herzinsuffizienz ist dagegen relativ einfach zu diagnostizieren, da alle Symptome sehr ausgeprägt auftreten. Es handelt sich um einen lebensbedrohlichen Zustand.

▶ **Wichtige Fragen** nach Stauungssymptomen vonseiten der Lunge (insbesondere nachts, nächtliches Lungenödem) bei Linksherzinsuffizienz und in den Beinen bei Rechtsherzinsuffizienz.
▪ Können Sie flach schlafen?
▪ Wie viele Kopfkissen benötigen Sie?
▪ Müssen Sie nachts raus zum Wasser lassen?
▪ Wann müssen Sie Wasser lassen? Wie viel Wasser?
▪ Müssen Sie aufstehen, weil Sie keine Luft bekommen?
▪ Was machen Sie dann? Öffnen Sie das Fenster?
▪ Schwellen Ihre Beine abends an?
▪ Sind die Schwellungen am Morgen wieder verschwunden?
▪ Haben Sie Husten?

C-2.29 Dekompensierte Linksherzinsuffizienz

C-2.29

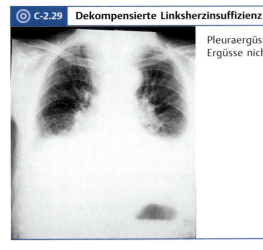

Pleuraergüsse beidseits, Herzgröße wegen der Ergüsse nicht genau beurteilbar.

2.3.3 Husten

Husten ist das häufigste Symptom bei Erkrankungen des Respirationstraktes, er kann aber auch kardial bedingt sein (s. o.). Der Hustenreflex wird normalerweise ausgelöst zur Säuberung des Bronchialsystems, d. h. um Schleim und Fremdkörper nach außen zu befördern. Bei vorgeschädigter Bronchialschleimhaut (Raucher, Asthmatiker) kann der Hustenreiz bereits durch kalte Luft ausgelöst werden. **Raucherhusten** ist sicherlich die häufigste Hustenform. Charakteristischerweise kommt es dabei zu morgendlichen Hustenattacken direkt nach dem Aufstehen. Es handelt sich um einen **trockenen Reizhusten ohne Auswurf (unproduktiv)**. Unproduktiver Husten kommt auch bei der Laryngitis, evtl. auch bei Larynxkarzinom vor.

Produktiver Husten mit Auswurf kann bei einer akuten Bronchitis auftreten und ist meist mit retrosternalen Schmerzen verbunden. Am häufigsten kommt produktiver Husten bei **chronischer Bronchitis** (Husten und Auswurf an den meisten Tagen während mindestens je drei Monaten in zwei aufeinander folgenden Jahren) und **Lungenemphysem** vor– beides Erkrankungen, die durch Nikotinabusus und Asthma bronchiale entstehen.

Unter dem Begriff **Dyskrinie** versteht man die Produktion eines pathologisch veränderten Bronchialsekrets, unter **Hyperkrinie** die verstärkte Sekretproduktion.

Große Mengen Auswurf deuten auf **Bronchiektasen** (massive Erweiterung und Blasenbildung der Alveolen) hin.

Bei Bronchiektasen, zystischer Lungenfibrose und Lungenabszess kann der spontane Auswurf bei einem Hustenstoß 20 ml (Mokkatasse) und mehr betragen. Klinisch zeigt sich bei Bronchiektasen ein grün-gelbliches, dreischichtiges, sehr voluminöses Sputum (sog. „maulvolle Expektoration").

Die Beschaffenheit des Sputums erlaubt gewisse differenzialdiagnostische Rückschlüsse (unbedingt Sputummenge genau beschreiben lassen bzw. Sputum selbst beurteilen!):

- **Curschmann-Spiralen:** gedrehte spiralförmige Schleimpfröpfe (Lichtmikroskop) bei Asthma bronchiale (s. Abb. **C-2.27 b**)
- **Charcot-Leyden-Kristalle:** Abbauprodukte von Granulozyten und Mastzellen: farblose, spitzwinklige, doppelpyramidenförmige Kristalle (lichtmikroskopisch) bei Asthma bronchiale
- **Dittrich-Pfröpfe:** Klümpchen aus Fettsäurenadeln, Myelintropfen und Bakterien bei Lungenabszessen und Bronchiektasen

Bei der **Hämoptyse** kommen nur kleine Blutbeimengungen im Sputum vor (oft nur Blutflecken oder blutige Fäden im Taschentuch). Als **Hämoptoe** bezeichnet man blutiges Sputum, also größere Blutbeimengungen oder das Abhusten von

2.3.3 Husten

Husten ist das häufigste Symptom bei Erkrankungen des Respirationstraktes. **Raucherhusten** ist die häufigste Hustenform. Charakteristischerweise kommt es dabei zu morgendlichen Hustenattacken. Es handelt sich um einen **trockenen Reizhusten ohne Auswurf**.

Produktiver Husten mit Auswurf kann bei akuter Bronchitis auftreten, häufigste Ursachen sind **chronische Bronchitis** und **Lungenemphysem**.
Dyskrinie: Produktion eines pathologisch veränderten Bronchialsekrets.
Hyperkrinie: verstärkte Produktion von Sekret.

Große Mengen Auswurf deuten auf **Bronchiektasen** hin (grün-gelbliches, dreischichtiges, sehr voluminöses Sputum [sog. „maulvolle Expektoration"]).

Das Sputum erlaubt differenzialdiagnostische Rückschlüsse:
- **Curschmann-Spiralen** (bei Asthma bronchiale) (s. Abb. **C-2.27 b**)
- **Charcot-Leyden-Kristalle** (bei Asthma bronchiale)
- **Dittrich-Pfröpfe** (bei Lungenabszessen und Bronchiektasen).

Bei der **Hämoptyse** kommen nur kleine Blutbeimengungen im Sputum vor. Als **Hämoptoe** bezeichnet man blutiges Sputum. In nahezu der Hälfte der Fälle liegen

chronisch-obstruktive Atemwegserkrankungen zugrunde. Weitere Ursachen sind
Bronchialtumoren und kardiale Erkrankungen.

Differenzialdiagnostisch muss eine **Hämatemesis** (Bluterbrechen) ausgeschlossen
werden (Tab. **C-2.15**).

≡ C-2.15

reinem Blut. In nahezu der Hälfte der Fälle liegen chronisch-obstruktive Atemwegserkrankungen wie Bronchitis, Asthma bronchiale oder Bronchiektasen
zugrunde. Zu je etwa 20 % wird das blutvermischte Sputum durch Bronchialtumoren bzw. Lungeninfektionen (Pneumonie, Bronchopneumonie, Tuberkulose,
Lungenabszess) verursacht, etwa 10 % gehen auf kardiale Erkrankungen (Herzinsuffizienz) und Lungenembolien zurück.
Berichtet ein Patient über blutigen Auswurf, muss zunächst abgeklärt werden,
ob das Blut wirklich aus dem Respirationstrakt stammt oder alternativ aus
dem Magen (Bluterbrechen oder **Hämatemesis**, Tab. **C-2.15**).

≡ C-2.15	Differenzierung zwischen Hämoptoe und Hämatemesis
Hämoptoe (Lunge)	*Hämatemesis (Magen)*
▪ Blut ausgehustet	▪ Blut erbrochen
▪ oft hellrote Farbe	▪ dunkelrote Farbe
▪ gelegentlich schaumig	▪ nie schaumig
▪ Hustenanamnese (z. B. grippaler Infekt)	▪ Magenanamnese
▪ Blut mit Eiter vermischt	▪ Blut mit Nahrungsresten vermischt

3 Abdomen

3.1 Körperliche Untersuchung

3.1.1 Anatomie und Physiologie

Für die Beschreibung und Dokumentation von Befunden wird das Abdomen üblicherweise durch zwei gedachte Linien, die im Nabel senkrecht zueinander stehen, in vier Quadranten eingeteilt (Abb. **C-3.1a**). Die klassischen Bezeichnungen der neun Regionen, wie sie durch je zwei senkrechte und zwei waagrechte gedachte Linien entstehen, ermöglichen eine weitere Differenzierung der Lokalisation von Befunden (Abb. **C-3.1b**). Anfänger in der klinischen Untersuchung vergessen oft, dass die wichtigsten Organe der Bauchhöhle vom knöchernen Thorax umschlossen werden (zumindest in Exspiration). Die Projektion der Organe des Abdomens zu den vier Quadranten und in Relation zum Rippenbogen zeigen Abb. **C-3.2a–c**.

3 Abdomen

3.1 Körperliche Untersuchung

3.1.1 Anatomie und Physiologie

Für die Beschreibung und Dokumentation von Befunden wird das Abdomen i. d. R. in vier Quadranten und neun Regionen eingeteilt (Abb. **C-3.1a** und **b**). Die klassischen Bezeichnungen ermöglichen eine weitere Differenzierung der Lokalisation von Befunden. Die Projektion der Organe zu den vier Quadranten und in Relation zum Rippenbogen zeigen Abb. **C-3.2a–c**.

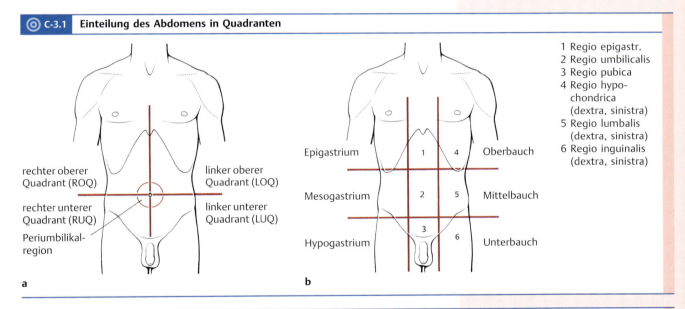

C-3.1   **Einteilung des Abdomens in Quadranten**

rechter oberer Quadrant (ROQ)

linker oberer Quadrant (LOQ)

rechter unterer Quadrant (RUQ)

linker unterer Quadrant (LUQ)

Periumbilikalregion

Epigastrium

Mesogastrium

Hypogastrium

Oberbauch

Mittelbauch

Unterbauch

1 Regio epigastr.
2 Regio umbilicalis
3 Regio pubica
4 Regio hypo-
   chondrica
   (dextra, sinistra)
5 Regio lumbalis
   (dextra, sinistra)
6 Regio inguinalis
   (dextra, sinistra)

a   b

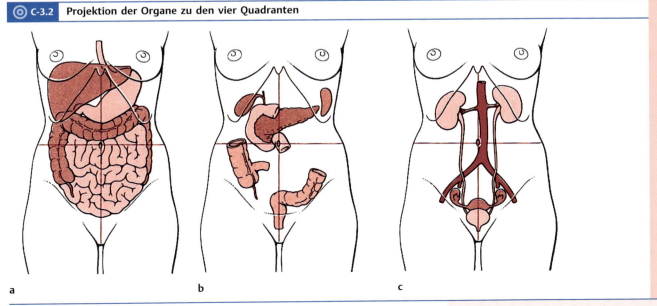

C-3.2   **Projektion der Organe zu den vier Quadranten**

a   b   c

Vergrößerte Leber

Rippenbögen

Nabel

Leistenband

a

b

Praktisch-klinisch wichtige Bezugspunkte für den Druck- und Loslassschmerz bei der akuten Appendizitis sind:

McBurney-Punkt: Mitte der Verbindungslinie zwischen Spina iliaca ant. sup. und Nabel.
Lanz-Punkt: Grenze zwischen dem rechten und mittleren Drittel der Verbindungslinie zwischen beiden Spinae iliacae ant. sup.

McBurney

Lanz

Für die klinische Befunddokumentation genügt i. d. R. eine schematische Darstellung, das sog. „Sechseck" des Abdomens (Abb. **C-3.3**).

Für die klinische Befunddokumentation begnügt man sich gerne mit einer schematischen Darstellung, dem sog. „Sechseck" des Abdomens. Es wird kranial von den beiden Rippenbögen, lateral von den Flanken und kaudal von den beiden Leistenbändern begrenzt, in seinem Zentrum befindet sich der Nabel (Abb. **C-3.3**).

▶ **Aufgabe**

▶ **Aufgabe.**
a) Zeichnen Sie die vier wichtigsten Linien mit einem abwaschbaren Stift auf den Bauch eines(r) Kollegen(in) und benennen Sie die dabei entstehenden neun Regionen des Abdomens.
b) Zeichnen Sie den McBurney- und den Lanz-Punkt auf dem Bauch ein!

3.1.2 Vorbereitung zur Untersuchung

Anforderungen an den Untersucher

Vermitteln Sie dem Patienten das Gefühl, Sie seien jetzt nur für ihn da. Kurz geschnittene Fingernägel und warme Hände sind wichtig.

3.1.2 Vorbereitung zur Untersuchung

Anforderungen an den Untersucher

Vermitteln Sie dem Patienten das Gefühl, Sie seien jetzt nur für ihn da. Sauberkeit der Hände versteht sich von selbst! Gerade für die Untersuchung des Abdomens, bei der manchmal tief palpiert werden muss, sollten Sie auf kurz geschnittene Fingernägel achten, um dem Patienten nicht weh zu tun. Setzen Sie sich auf die Bettkante oder die Untersuchungsliege, damit Sie eine entspannte Körperhaltung haben. Untersuchen Sie möglichst mit warmen Händen (evtl. durch Reiben anwärmen!).

Anforderungen an den Patienten

Der Patient sollte mit entleerter Blase entspannt auf der Liege liegen. Ein kleines Kissen unter dem Kopf, die Beine angewinkelt und die Arme neben dem Oberkörper entspannen die Bauchdecke.

Beurteilen Sie zunächst die Zunge, den Zahnstatus, die Schleimhäute, die Parotis, die Haut und die Skleren (s. S. 130 ff). Achten Sie auf Mundgeruch (Tab. **C-3.1** und Tab. **C-3.2**).

Anforderungen an den Patienten

Der Patient sollte die Blase entleert haben. Bitten Sie ihn, sich auf eine Liege zu legen oder entspannt im Bett zu liegen, und lassen Sie ihn den Bauch frei machen. Die Leistenregion sollte entblößt sein, Brust und Genitale bleiben zunächst bedeckt. Zur Entspannung der Bauchmuskeln sollte der Patient ein kleines Kissen unter dem Kopf haben und die Beine anwinkeln. Die Arme sollte er entspannt neben den Oberkörper legen (nicht unter dem Kopf verschränkt, da dies die Bauchdecken dehnt und die Palpation erschwert).
Sie lassen den Patienten zuerst die Zunge herausstrecken. In wenigen Sekunden haben Sie dann bereits folgende Dinge außerhalb des Abdomens, aber mit enger Verbindung dazu wahrgenommen:

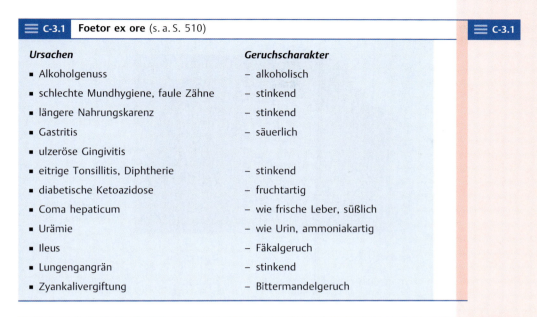

≡ **C-3.1** | **Foetor ex ore** (s. a. S. 510)   ≡ **C-3.1**

Ursachen	*Geruchscharakter*
▪ Alkoholgenuss	– alkoholisch
▪ schlechte Mundhygiene, faule Zähne	– stinkend
▪ längere Nahrungskarenz	– stinkend
▪ Gastritis	– säuerlich
▪ ulzeröse Gingivitis	
▪ eitrige Tonsillitis, Diphtherie	– stinkend
▪ diabetische Ketoazidose	– fruchtartig
▪ Coma hepaticum	– wie frische Leber, süßlich
▪ Urämie	– wie Urin, ammoniakartig
▪ Ileus	– Fäkalgeruch
▪ Lungengangrän	– stinkend
▪ Zyankalivergiftung	– Bittermandelgeruch

≡ **C-3.2** | **Mögliche Bedeutung einer Parotis-Vergrößerung**   ≡ **C-3.2**

Beidseitig	*Einseitig*
▪ alkoholassoziierte Parotitis	▪ Verlegung des Parotis-Ausführungs-gangs (Speichelstein)
▪ Malnutrition	▪ Tumorinfiltration der Parotis
▪ schwere Exsikkose (Infektionen, Nierenversagen, Koma)	
▪ Mumps	
▪ Lymphom, Sarkoidose	
▪ Sjögren-Syndrom	

- Zunge feucht/trocken (Exsikkose), borkig/glatt (Sjögren-Syndrom), Papillen-atrophie (perniziöse Anämie, Eisenmangel, Leberzirrhose), belegt (lange Nahrungskarenz, Urämie, Soor)
- Mundgeruch? (Zeichen für Alkoholgenuss, Ketoazidose, Urämie, Tab. **C-3.1**)
- Zahnstatus?
- Schleimhäute blass oder rosig? (Anämie, z. B. bei chronischer Blutung)
- Ein- oder beidseitige Parotis-Vergrößerung? (Alkohol, Malnutrition, Tab. **C-3.2**)
- Haut- oder Sklerenikterus? (Hepatitis, Gallenwegsobstruktion)

Gliederung der Untersuchung

Die Untersuchung des Abdomens sollte in einer bestimmten Reihenfolge ablaufen, da z. B. die Palpation die Auskultation beeinflussen könnte. Lassen Sie sich zunächst Zeit für die sorgfältige **Inspektion** im Liegen, wobei Sie den Patienten unter Umständen husten oder pressen lassen. Bei V. a. Hernie sollte die Inspektion auch im Stehen erfolgen. Als Nächstes folgt die **Auskultation** der Darmgeräusche. Danach **perkutieren** Sie das Abdomen und schließen die Untersuchung mit der **Palpation** ab.

3.1.3 Inspektion

▶ **Merke.** „Stürzen" Sie sich nicht sofort mit den Händen auf das Abdomen, sondern widmen Sie der Inspektion ausreichend Zeit.

Achten Sie v. a. auf:
Narben: Welche Narben hat der Patient, die Hinweise auf eine frühere Operation oder ein Trauma sein können (Abb. **C-3.4**)? Sind diese Narben reizfrei?

Gliederung der Untersuchung

Zunächst sollte die **Inspektion** im Liegen, ggf. auch im Stehen erfolgen, anschließend die **Auskultation** der Darmgeräusche. Danach **Perkussion** und abschließend **Palpation**.

3.1.3 Inspektion

◀ **Merke**

Narben: Frühere Operationen oder Trauma (Abb. **C-3.4**)?

⊙ **C-3.4**   **Narben als Hinweise auf frühere Operationen**

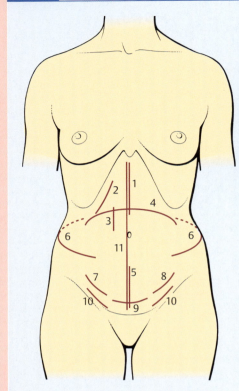

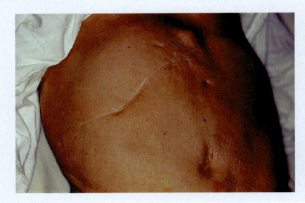

Beispiel: Narbe nach Cholezystektomie bei einer 78jährigen Frau

Schnitt, Narbe	Operation
1 medianer Oberbauchschnitt	Magen
2 rechter Subkostalschnitt	Gallenblase
3 rechter Paramedianschnitt	Gallenblase
4 Oberbauchquerschnitt	Pankreas, Querkolon
5 medianer Unterbauchschnitt	Kolektomie
6 re./li. Flankenschnitt	Nephrektomie rechts/links
7 rechter Unterbauch lateral	Appendektomie
8 linker Unterbauch lateral	Varikozele, transplantierte Niere
9 suprapubischer Querschnitt	gynäkologische Operation, Kaiserschnitt
10 rechts/links inguinal	Leistenhernie
11 medianer Längsschnitt	Bauchaortenaneurysma

▶ **Aufgabe**

▶ **Aufgabe.** Stellen Sie sich vor, Sie wären Chirurg und müssten die Schnittführung bei einer Appendektomie, Cholezystektomie, Magenoperation und einer Nierenoperation festlegen. Zeichnen Sie entsprechende Linien mit einem Stift auf den Bauch eines Kollegen.

Vorwölbungen: Bei der **Rektusdiastase** weichen die beiden Anteile des M. rectus auseinander, dazwischen wölben sich der Darm und das Mesenterium hervor.

Achten Sie auf Ernährungszustand, Dicke des subkutanen Fettgewebes, Tonus der Muskulatur und Hautturgor.

Mit der Ausnahme von Tumoren beginnen die wesentlichen Gründe für Vorwölbungen bzw. ein aufgetriebenes Abdomen mit F:

- Fett
- Flüssigkeit (z. B. Aszites)
- Fetus (Schwangerschaft)
- Fäzes
- Flatus

Die Form des Bauches und des Nabels geben Hinweise auf die Ursache der Vorwölbung (Abb. **C-3.5**).

Vorwölbungen: Spannt der Patient die geraden Bauchmuskeln an (z. B. beim Hinlegen oder Aufrichten), so weichen bei der sog. **Rektusdiastase** die beiden Anteile des M. rectus auseinander, und zwischen beiden wölben sich der hervortretende Darm und das Mesenterium vor. Dieses Phänomen beobachtet man vor allem bei Frauen, die mehrere Kinder geboren haben, oder bei älteren Menschen.
Achten Sie auf:
- Ernährungszustand
- Dicke des subkutanen Fettgewebes
- Tonus der Muskulatur
- Hautturgor.

Wenn Vorwölbungen bestehen, so ist die Frage wichtig, ob diese symmetrisch im Sinne eines aufgetriebenen Bauches oder lokal umschrieben sind. Mit der Ausnahme von Tumoren beginnen die wesentlichen Gründe für Vorwölbungen bzw. ein aufgetriebenes Abdomen mit F:
- Fett
- Flüssigkeit (z. B. Aszites)
- Fetus (Schwangerschaft)
- Fäzes
- Flatus.

Fettbauch und der **Bauch bei Aszites** haben eine unterschiedliche Form: Der Bauch bei Aszites lädt in den Flanken aus („Froschbauch"), der Fettbauch steht nach oben (beim liegenden Patienten). Achten Sie auf die Form des Nabels

◎ C-3.5 Veränderungen des Nabels

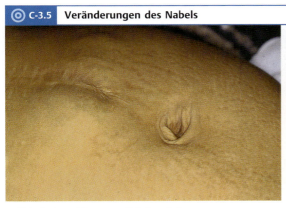
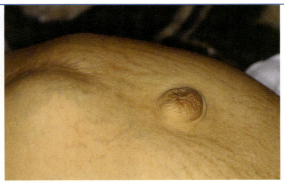

a Nabel eines Mannes mit Leberzirrhose
   und Aszites im Liegen.

b Nabel während eines Hustenstoßes
   (spontan sich reponierende kleine Nabelhernie).

(Abb. **C-3.5**). Ist er eingezogen, so liegt meist eine Adipositas vor. Bei Aszites ist er flach oder sogar vorgewölbt, Lage nach kaudal. In der Schwangerschaft wird er dagegen nach kranial verschoben.

Bei **asymmetrischen Vorwölbungen** im linken und rechten oberen Quadranten kommen entzündliche und neoplastische Vergrößerungen von Milz, Leber und Gallenblase (z. B. Splenomegalie bei lymphatischer Leukämie, Lebermetastasen, Gallenblasenhydrops, Magenausgangsstenose) oder ein stark flüssigkeitsgefüllter Magen in Betracht. Im Bereich des Unterbauchs denkt man bei medialer Lokalisation an eine massiv gefüllte Harnblase, deren Ursache ein Harnverhalt sein kann, oder – bei jüngeren Frauen – an eine Schwangerschaft. Vorwölbungen im rechten unteren Quadranten sind verdächtig für entzündliche Konglomerattumoren bei Appendizitis, Morbus Crohn, einem Zökumtumor oder einem Adnextumor. Im linken unteren Quadranten kann sich neben einem Kolonkarzinom auch eine Divertikulitis mit Abszessbildung als Vorwölbung bemerkbar machen.

Je nach Lokalisation der Vorwölbung kommen verschiedene Ursachen in Betracht (im linken und rechten oberen Quadranten z. B. entzündliche und neoplastische Vergrößerungen von Milz, Leber und Gallenblase).

Pulsationen im Bereich des Abdomens: Bemerken Sie bei der Betrachtung des Abdomens von der Seite Pulsationen? Dann sollten Sie an das Vorliegen eines Aortenaneurysmas oder einer Hufeisenniere denken. Bei sehr schlanken Menschen kann man manchmal auch die normale Aorta durch die Bauchdecke pulsieren sehen. Bedenken Sie, dass sich die Aorta in Höhe des Nabels bei schlanken Personen nur in 3–4 cm Tiefe befinden kann.

Bei **Pulsationen im Bereich des Abdomens** sollten Sie an ein Aortenaneurysma oder eine Hufeisenniere denken. Bei sehr schlanken Menschen kann man manchmal auch die normale Aorta durch die Bauchdecke pulsieren sehen.

Sichtbare Peristaltik: Manchmal werden Sie auch bei längerer Inspektion peristaltische Wellen durch die Bauchhaut sehen. Es kann sich um einen Normalbefund (bei schlanken Menschen), aber auch um ein Zeichen für eine intestinale Obstruktion (Dünndarmileus oder Pylorusstenose) handeln.

Bei **sichtbarer Peristaltik** kann es sich um einen Normalbefund oder aber um ein Zeichen für eine intestinale Obstruktion handeln.

Behaarung: Wie ist die Behaarung des Abdomens? Bei Männern verläuft die Schambehaarung keilförmig zum Nabel hin, ein Fehlen bezeichnet man als **Bauchglatze** (typisch für Leberzirrhose). Bei Frauen ist die Schambehaarung horizontal begrenzt. Verläuft sie nach kranial weiter, kann das ein Hinweis auf eine **Virilisierung** (Vermännlichung) sein. Beiden Vorgängen liegt ein gestörter Stoffwechsel der Sexualhormone zugrunde.

Behaarung: Bei Männern verläuft die Schambehaarung keilförmig zum Nabel hin, ein Fehlen bezeichnet man als **Bauchglatze**. Bei Frauen ist die Schambehaarung horizontal begrenzt. Bei kranialem Verlauf Hinweis auf Virilisierung.

Verfärbungen: Bestehen Verfärbungen der Haut? Blaue Flecken können als Hämatome Hinweise für Verletzungen, die Anwendung subkutaner Injektionen oder eine Gerinnungsstörung sein. Eine fleckige Marmorierung der Bauchhaut ist typisch für einen Mesenterialarterienverschluss, Roseolen (0,5 cm große blassrosa Flecken) kommen beim Typhus vor.

Verfärbungen: Verfärbungen der Haut geben Hinweise auf verschiedenste Erkrankungen (z. B. fleckige Marmorierung der Bauchhaut bei Mesenterialarterienverschluss, Roseolen bei Typhus).

◎ **C-3.6**

◎ **C-3.6**   Striae distensae

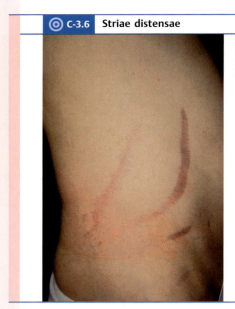

Striae distensae an der rechten Flanke bei einem 35-jährigen Mann nach Steroidbehandlung.

Striae: Striae, die durch Risse der elastischen Fasern der Haut entstehen, kommen bei Morbus Cushing, aber auch als Folge von Überdehnung der Bauchdecke, z. B. nach einer Schwangerschaft, vor (Abb. **C-3.6**).

Gefäßzeichnung: Verdickte, geschlängelte, durch die Haut scheinende Venen sind Ausdruck eines Umgehungskreislaufs zwischen Pfortader und V. cava inf. bei Leberzirrhose oder Pfortaderthrombose („Caput medusae").

Seitliche Inspektion: Bei seitlicher Inspektion während tiefer Atmung kann manchmal eine **asymmetrische Bewegung als Hinweis für eine Raumforderung** im Abdomen erkannt werden.

3.1.4 Auskultation

Auskultation Darmgeräusche:. Die Peristaltik des Dünndarms erzeugt charakteristische gurgelnde Geräusche. Mit dem Stethoskop hören Sie etwa alle 5–10 Sekunden glucksende, gurgelnde oder knarrende Geräusche. Die Peristaltik kann durch Druck mit dem Stethoskop auf das Abdomen angeregt werden.

Hochfrequente, metallisch klingende Geräusche deuten auf einen beginnenden mechanischen Ileus hin. Leise Plätschergeräusche können in der Frühphase eines paralytischen Ileus nachgewiesen werden. Das Fehlen jeglicher Darmgeräusche über einen Zeitraum von über drei Minuten

Striae: Stellen Sie Striae fest? Dabei handelt es sich um 0,1–1 cm breite, geriffelte Streifen, die durch Risse der elastischen Fasern der Haut entstehen (Abb. **C-3.6**). Besonders breite und rötlich gefärbte Striae lassen an eine krankhafte Überproduktion von Nebennierenrindenhormonen (Morbus Cushing) denken. Weißlich gefärbte Striae kommen als Folge von Überdehnung der Bauchdecken nach der Schwangerschaft, starker Gewichtsabnahme und bei Aszites vor.

Gefäßzeichnung: Besteht eine vermehrte Gefäßzeichnung? Verdickte, geschlängelte, durch die Haut scheinende Venen sind Ausdruck eines Umgehungskreislaufs zwischen Pfortader und V. cava inf. bei Leberzirrhose oder Pfortaderthrombose („Caput medusae", so genannt nach den Schlangen, die Minerva der Medusa an Stelle von Haaren auf das Haupt zauberte).

Seitliche Inspektion: Zum Abschluss der Inspektion sollten Sie sich so klein machen, dass sich Ihre Augen auf dem Niveau des Abdomens befinden. Fordern Sie den Patienten nun zu tiefer Atmung auf und beobachten Sie dabei die Bauchkontur. Oft bemerkt man erst in dieser Position eine **asymmetrische Bewegung als Hinweis auf eine Raumforderung** im Abdomen. Frauen atmen eher mit dem Brustkorb, Männer mehr mit dem Bauch.

3.1.4 Auskultation

Auskultation Darmgeräusche: Die Peristaltik des Dünndarms erzeugt charakteristische gurgelnde Geräusche, die manchmal schon mit dem bloßen Ohr auf Distanz zu hören sind. Sie entstehen durch die Propulsion von flüssigem, z. T. mit Gas vermischtem Darminhalt durch die Peristaltik. Setzen Sie das Stethoskop mit der Trichterseite auf verschiedene Punkte des Abdomens auf und verharren Sie einige Zeit an derselben Stelle. Im Normalfall hören Sie etwa alle 5–10 Sekunden glucksende, gurgelnde oder knarrende Geräusche. Hören Sie längere Zeit nichts, so können Sie versuchen, die Peristaltik durch Druck mit dem Stethoskop auf das Abdomen anzuregen.

Bei verstärkter Peristaltik, wie sie im Hungerzustand, bei Enteritis oder Zuständen von Malabsorption auftreten kann, sind die Geräusche praktisch andauernd in erhöhter Lautstärke zu hören **(Borborygmi)**. Werden die Darmschlingen durch vermehrte Gasbildung gebläht, so entstehen hochfrequente, metallisch klingende Geräusche (Zunahme der Spannung des „Trommelfells"). Dieser Befund deutet auf einen beginnenden mechanischen Ileus hin, bei dem die Peristaltik ein Hindernis überwinden muss. Dabei können auch spritzende

☰ C-3.3	Symptomenorientierte Differenzialdiagnose der Ileusformen		
	Paralytischer Ileus	**Obturations-Ileus**	**Strangulations-Ileus**
Anamnese	Erkrankung mit Peritonitis	Karzinom, Gallensteine, Askariden	frühere Laparotomien
Beginn	plötzlich; Perforation allmählich: nach Laparotomie	allmählich	plötzlich, ohne Vorboten
Allgemeinzustand	schwerstkrank, oft Schock	anfangs wenig krank	schwerkrank, Schock
Schmerz	evtl. fehlend	meist kolikartig	heftig, kolikartig
Meteorismus	ausgeprägt diffus („Trommelbauch")	gering	umschrieben
Peristaltik	fehlend („Grabesstille")	verstärkt, sichtbar	initial vorhanden, später fehlend

◎ C-3.7	Ileus

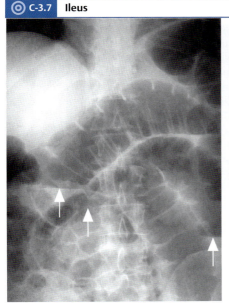

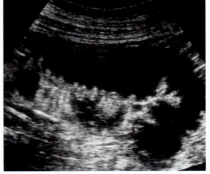

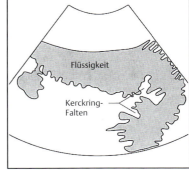

Flüssigkeit

Kerckring-Falten

b + c Dünndarmileus, sonographischer Befund: Ausgeprägte Flüssigkeitsfüllung von Dünndarmschlingen, wodurch die Kerckring-Falten deutlich sichtbar werden.

a Meteoristisch geblähte Dünndarmschlingen mit Spiegelbildung (→) bei Ileus in der Abdomenleeraufnahme.

Geräusche entstehen, wenn flüssiger Darminhalt durch eine Stenose gepresst wird. Leise Plätschergeräusche sprechen für eine vermehrte Flüssigkeitsfüllung des Darms ohne besonders heftige Bewegung, z. B. in der Frühphase eines paralytischen Ileus (Lähmung der Darmmotorik). **Ein besonders schlechtes Zeichen ist das Fehlen jeglicher Darmgeräusche über einen Zeitraum von über drei Minuten.** Dieser Befund spricht für einen paralytischen Ileus. Da es sich dabei um eine lebensbedrohliche Notfallsituation handelt, wird der Befund auch blumig als „Grabesstille" bezeichnet (Tab. **C-3.3**). Das Studium der Peristaltik liefert Hinweise, ob ein paralytischer Ileus oder ein mechanischer Darmverschluss vorliegt. Für die Diagnose wichtig sind Röntgenaufnahmen des Abdomens im Stehen, auf der waagrecht stehende Flüssigkeitsspiegel zu erkennen sind (Abb. **C-3.7a**). Auch sonographisch kann man massiv mit Flüssigkeit gefüllte Darmschlingen erkennen (Abb. **C-3.7b, c**).

Auskultation abdomineller Gefäße: Zur Feststellung von Geräuschen, die von abdominellen Gefäßen ausgehen, muss das Stethoskop tief eingedrückt werden. Die Aorta wird in der Median- oder Paramedianlinie vom Epigastrium bis zum Nabel auskultiert. Die Nierenarterien lassen sich am besten direkt kranial des Nabels etwa 2 cm rechts und links der Medianlinie auskultieren. Die meisten

spricht für einen paralytischen Ileus („Grabesstille", Tab. **C-3.3**). Für die Diagnose wichtig sind Röntgenaufnahmen des Abdomens im Stehen, auf der waagrecht stehende Flüssigkeitsspiegel zu erkennen sind (Abb. **C-3.7a**). Auch sonographisch kann man massiv mit Flüssigkeit gefüllte Darmschlingen erkennen (Abb. **C-3.7b, c**).

Auskultation abdomineller Gefäße: Zur Feststellung dieser Geräusche muss das Stethoskop tief eingedrückt werden. Die Aorta wird in der Median- oder Paramedianlinie vom Epigastrium bis zum Nabel auskultiert. Die Nierenarterien lassen sich am besten direkt kranial des Nabels etwa 2 cm rechts und links der Medianlinie auskultieren.

Reibegeräusche: Achten Sie auf atemabhängiges Reiben (wie Sandpapier). Eine beginnende Perisplenitis oder Perihepatitis kann durch Fibrinbeläge Rauigkeiten des Peritoneums verursachen.

3.1.5 Perkussion

Die Perkussion dient zur Feststellung des Luftgehalts der Darmschlingen („Tympanie"), Bestimmung der Lebergröße und weiterer Charakterisierung von Tastbefunden. Zur allgemeinen Technik s. S. 201. Routinemäßig sollten Sie die Perkussion in der Medianlinie kranial des Nabels beginnen und sich dann orientierend nach beiden Seiten bis in die Flanken vorarbeiten.

Typische Klangphänomene sind **Tympanie** und **Schenkelschall** (Tab. **C-3.4**).

Die **Tympanie** klingt ähnlich einer dumpfen Pauke und tritt bei der Perkussion luftgefüllter Abschnitte des tubulären Magen-Darm-Trakts auf. Je mehr die Wand des Hohlorgans gespannt ist, umso hochfrequenter klingt der Perkussionsschall. Über soliden Organen, großen Tumoren oder Flüssigkeitsansammlungen kommt es

arteriellen Geräusche gehen von der Aorta aus. Stenosen der Nieren- oder Mesenterialarterien sind nur unter besonders günstigen Umständen hörbar und können mit dieser einfachen Methode keineswegs ausgeschlossen werden.

Reibegeräusche: Achten Sie besonders bei umschriebenen, atemabhängigen Schmerzangaben des Patienten auf atemabhängiges Reiben, ähnlich Sandpapier. In frühen Stadien einer Perisplenitis (z. B. nach Milzinfarkten) oder Perihepatitis kann es durch Fibrinbeläge zu Rauigkeiten des Peritoneums kommen.

3.1.5 Perkussion

Die Perkussion des Abdomens dient zur Feststellung des Luftgehalts der Darmschlingen („Tympanie"), zur Bestimmung der Lebergröße und zur weiteren Charakterisierung von Tastbefunden. Zur allgemeinen Technik der Perkussion s. S. 201. Das Mittelglied des linken Mittelfingers (bei Rechtshändern) liegt stramm der Bauchwand an, Mittel- und Ringfinger der rechten Hand klopfen kräftig darauf. Routinemäßig sollten Sie die Perkussion in der Medianlinie kranial des Nabels beginnen und sich dann orientierend nach beiden Seiten bis in die Flanken vorarbeiten. Wegen der praktisch immer vorhandenen partiellen Luftfüllung des Magens werden Sie zunächst tympanitischen Klopfschall hören. Achten Sie auf mögliche Dämpfungen.

Typische Klangphänomene im Bereich des Abdomens sind **Tympanie** und **Schenkelschall** (Tab. **C-3.4**).

Die **Tympanie** klingt ähnlich einer dumpfen Pauke und tritt bei der Perkussion luftgefüllter Abschnitte des tubulären Magen-Darm-Trakts auf. Je mehr die Wand des Hohlorgans gespannt ist (z. B. bei Meteorismus), umso hochfrequenter klingt der Perkussionsschall. Über soliden Organen, großen Tumoren oder Flüssigkeitsansammlungen kommt es zur Dämpfung des Klopfschalls **(Schenkelschall)**. Dieses Phänomen benutzt man zur Größenbestimmung der Leber. Der kaudale Leberrand ist durch leise Perkussion als Dämpfung auszumachen,

≡ **C-3.4**

C-3.4	Typische Klangphänomene im Bereich des Abdomens	
Klangphänomen	**Klangcharakter**	**Vorkommen**
Tympanie	„dumpfe Pauke"	Luftgefüllte Abschnitte des Magen-Darm-Trakts
Schenkelschall	gedämpfter Klopfschall	Solide Organe, große Tumoren, freie Flüssigkeit

◎ **C-3.8**   **Perkussion zur Bestimmung der kranialen Grenze der Leber**

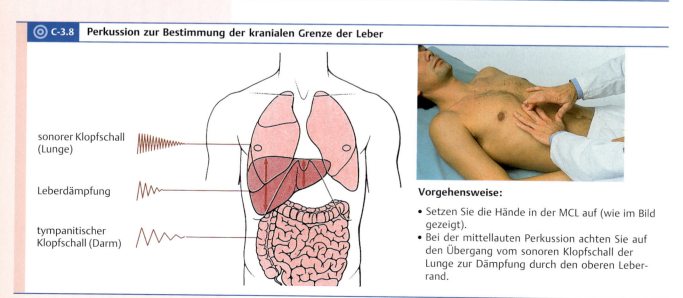

sonorer Klopfschall (Lunge)

Leberdämpfung

tympanitischer Klopfschall (Darm)

Vorgehensweise:
- Setzen Sie die Hände in der MCL auf (wie im Bild gezeigt).
- Bei der mittellauten Perkussion achten Sie auf den Übergang vom sonoren Klopfschall der Lunge zur Dämpfung durch den oberen Leberrand.

zur Festlegung des kranialen Randes führt man eine mittellaute Perkussion durch. Die Milzperkussion wird wegen der unzuverlässigen Ergebnisse im klinischen Alltag kaum durchgeführt.

Anschließend bestimmen Sie die kraniale Grenze der Leber durch eine mittellaute **Perkussion** (s. S. 201) in der MCL. Achten Sie auf den Übergang vom sonoren Klopfschall der Lunge zur Dämpfung durch den oberen Leberrand und markieren Sie diese Stelle mit einem Stift (Abb. **C-3.8**). In Inspiration befindet er sich normalerweise in Höhe der sechsten Rippe in der MCL.

Nachweis von Aszites

Das wichtigste Perkussionsphänomen ist der Nachweis von Aszites. Kleine Aszitesmengen weisen Sie nach, indem Sie den Patienten auffordern, sich in Knie-Ellenbogen-Lage zu begeben. Die Flüssigkeit sammelt sich dann am tiefsten Punkt in der Nabelgegend (Abb. **C-3.9**) und verursacht dort eine Dämpfung. In Rückenlage des Patienten hört man an dieser Stelle dagegen tympanitischen Klopfschall. Größere Aszitesmengen führen dagegen in Rückenlage zu einer Flankendämpfung, die auf dem Erguss schwimmenden luftgefüllten Darmschlingen bedingen eine Tympanie in der Nabelgegend (Abb. **C-3.10**). Sie markieren die Stelle der Flankendämpfung mit einem Stift, lassen dann den Patienten auf der Seite liegen und perkutieren erneut. Die Dämpfung muss nun, beim Vorliegen von Aszites, gewandert sein, die Tympanie ist in der rechten oder linken Flanke hörbar.

Eine zweite, weniger zuverlässige Methode ist die Auslösung des **Undulationsphänomens**. Sie legen dazu eine Hand auf eine Flanke des Patienten und klopfen mit den Fingerkuppen der anderen Hand kurz und scharf auf die Flanke der Gegenseite (Abb. **C-3.11**). Spüren Sie das Anschlagen einer Flüssigkeitswelle an der tastenden Hand, so liegt Aszites vor. Der klinische Nachweis von Aszites mittels Flankendämpfung und Undulation gelingt erst ab etwa 2 Liter Aszitesflüssigkeit. Sonographisch können dagegen bereits geringste Mengen (ca. 100 ml) freier Flüssigkeit im Abdomen festgestellt werden. Aszites kann als eiweißarmes Transsudat am häufigsten bei Leberzirrhose und Herzinsuffizienz auftreten über eine Druckerhöhung in der Pfortader bzw. einen venösen Rückstau in die Mesenterialvenen. Diffus in das Peritoneum metastasierte maligne Tumoren und entzündliche Prozesse führen dagegen zu einem eiweißreichen Exsudat. Die wichtigsten Ursachen für Aszites (Exsudat und Transsudat) sind in Tab. **C-3.5** zusammengestellt.

zur Dämpfung des Klopfschalls **(Schenkelschall)**.

Anschließend bestimmen Sie die kraniale Grenze der Leber durch eine mittellaute **Perkussion** in der MCL (Übergang vom sonoren Klopfschall der Lunge zur Dämpfung durch den oberen Leberrand normalerweise in Höhe der sechsten Rippe in der MCL, Abb. **C-3.8**).

Nachweis von Aszites

Das wichtigste Perkussionsphänomen ist der Nachweis von Aszites. Kleine Aszitesmengen führen in Knie-Ellenbogen-Lage zu einer Dämpfung am tiefsten Punkt in der Nabelgegend (Abb. **C-3.9**), die in Rückenlage des Patienten verschwindet. Größere Aszitesmengen führen in Rückenlage zu einer Flankendämpfung (Abb. **C-3.10**), die in Seitenlage des Patienten nicht mehr nachweisbar. ist.

Eine zweite, weniger zuverlässige Methode ist die Auslösung des **Undulationsphänomens** (Abb. **C-3.11**). Spüren Sie das Anschlagen einer Flüssigkeitswelle an der tastenden Hand, so liegt Aszites vor. Der klinische Nachweis von Aszites mittels Flankendämpfung und Undulation gelingt erst ab ca. 2 Liter Aszitesflüssigkeit. Sonographisch können dagegen bereits geringste Mengen (ca. 100 ml) freier Flüssigkeit im Abdomen festgestellt werden. Die wichtigsten Ursachen für Aszites (Exsudat und Transsudat) sind in Tab. **C-3.5** zusammengestellt.

| ⊙ C-3.9 | Nachweis von kleinen Aszitesmengen in der Knie-Ellenbogen-Lage | ⊙ C-3.9 |

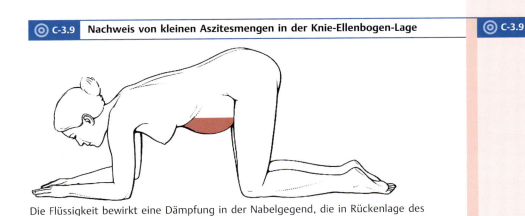

Die Flüssigkeit bewirkt eine Dämpfung in der Nabelgegend, die in Rückenlage des Patienten verschwindet.

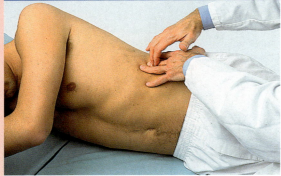

Größere Flüssigkeitsmengen bewirken eine Flankendämpfung **(a)**, die in Seitenlage wandert **(b)**.

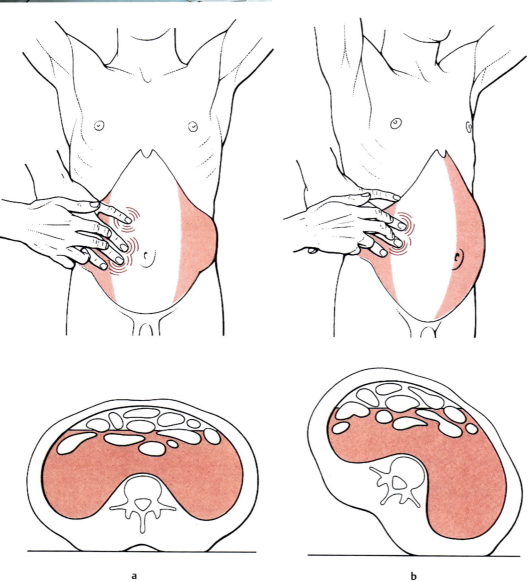

a   b

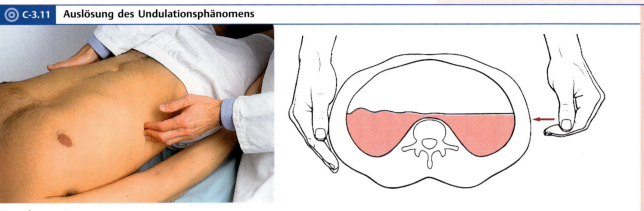

C-3.11 Auslösung des Undulationsphänomens

Vorgehensweise:

- Legen Sie eine Hand auf die Flanke des Patienten und klopfen Sie mit den Fingerkuppen der anderen Hand kurz und scharf auf die Flanke der Gegenseite.
- Spüren Sie das Anschlagen der Flüssigkeitswelle an der tastenden Hand, liegt Aszites vor.

C-3.5 Ursachen von Aszites

C-3.5

Transsudat (Proteingehalt < 3 g/dl)	**Exsudat** (Proteingehalt > 3g/dl)
▪ Leberzirrhose, portale Hypertension	▪ Lymphangiosis carcinomatosa
▪ dekompensierte Herzinsuffizienz	▪ infektiös, z. B. Tuberkulose, Chlamydien
▪ Hypoalbuminämie, z. B. nephrotisches Syndrom	▪ Obstruktion des Ductus thoracicus (chylöser Aszites)
▪ Budd-Chiari-Syndrom (Lebervenenthrombose)	▪ Pankreatitis
▪ Meigs-Syndrom (Aszites bei Ovarialfibrom)	▪ Myxödem

3.1.6 Palpation

Rekapitulieren Sie Ihre Kenntnisse in topographischer Anatomie, ehe Sie mit der Palpation beginnen. Bedenken Sie, dass sich die wichtigsten Organe des Abdomens nicht auf den in der Laiensprache sog. „Bauch" projizieren, sondern im Bereich des knöchernen Thorax liegen (Abb. **C-3.12**) und sich erst bei tiefer Inspiration zum Teil aus dem knöchernen Brustkorb nach kaudal bewegen. Viele ältere Patienten atmen so flach, dass sich die Organe des Oberbauchs nur wenig nach kaudal bewegen und daher kaum palpiert werden können. In extremen Fällen kann man die Technik der Organpalpation, vor allem von Leber und Gallenblase, dann kaum aussagekräftig anwenden.

> ▶ **Aufgabe.** Markieren Sie mit einem abwaschbaren Stift die Organe des Abdomens auf die Bauchhaut eines Kollegen entsprechend Abb. **C-3.12**! Verwenden Sie dabei die Techniken der Palpation und Perkussion!

Probleme der Palpation

Ob ein Organ durch die Bauchdecke getastet werden kann, hängt unter anderem entscheidend von deren Beschaffenheit ab. So können bei sehr fettleibigen Menschen selbst große Befunde der tastenden Hand entgehen, da sie im Fett „ertrinken". Umgekehrt werden Sie bei sehr schlanken oder muskulösen Patienten nicht selten Inspektions- und Palpationsbefunde als auffällig oder sogar pathologisch erheben, die normalen anatomischen Strukturen entsprechen. Beispiele dafür sind:

- eine kotgefüllte Sigmaschlinge (Skybala)
- der rechte untere Nierenpol

3.1.6 Palpation

Die wichtigsten Organe des Abdomens liegen im Bereich des knöchernen Thorax (Abb. **C-3.12**) und bewegen sich erst bei tiefer Inspiration zum Teil aus dem knöchernen Thorax.

Bei vielen älteren Patienten ist die Palpation durch flache Atmung erschwert.

◀ **Aufgabe**

Probleme der Palpation

Bei sehr fettleibigen Menschen können selbst große Befunde der tastenden Hand entgehen, umgekehrt können bei sehr schlanken Patienten Inspektions- und Palpationsbefunde pathologisch erscheinen, die normalen anatomischen Strukturen entsprechen, z. B. eine kotgefüllte Sigmaschlinge (Skybala) oder eine Intersectio tendinea des Musculus rectus (Abb. **C-3.13**).

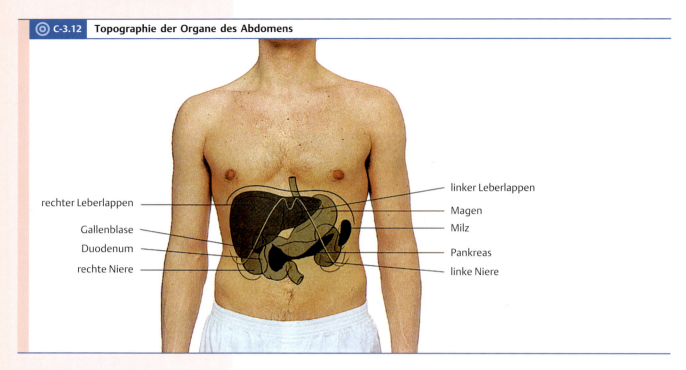

C-3.12   Topographie der Organe des Abdomens

rechter Leberlappen

Gallenblase

Duodenum

rechte Niere

linker Leberlappen

Magen

Milz

Pankreas

linke Niere

C-3.13

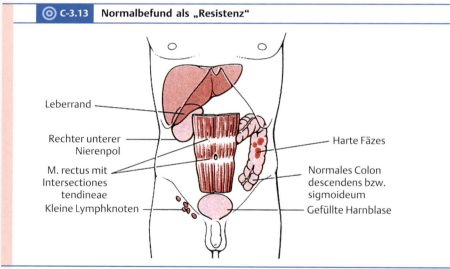

C-3.13   Normalbefund als „Resistenz"

Leberrand

Rechter unterer Nierenpol

M. rectus mit Intersectiones tendineae

Kleine Lymphknoten

Harte Fäzes

Normales Colon descendens bzw. sigmoideum

Gefüllte Harnblase

- die Aorta abdominalis
- der Musculus psoas
- eine Intersectio tendinea des Musculus rectus (Abb. **C-3.13**).

Wie an allen anderen Stellen des Körpers, so kann es auch in der Haut und Muskulatur des Abdomens zu Knotenbildung oder Verhärtungen kommen, z.B. durch Lipome, Dermoidzysten, Metastasen oder Hämatome. Um diese von intraabdominellen Resistenzen unterscheiden zu können, gibt es einen einfachen Trick:

Um z. B. Lipome, Dermoidzysten, Metastasen etc. in der Haut und Muskulatur von intraabdominellen Resistenzen unterscheiden zu können, gibt es einen einfachen Trick.

▶ **Praxistipp**

▶ **Praxistipp.** Lassen Sie den liegenden Patienten den Kopf heben. Dadurch spannen sich die Bauchmuskeln an. Eine intraabdominelle Raumforderung ist bei angespannten Bauchmuskeln schlechter tastbar, eine intrakutan oder in der Muskulatur gelegene Resistenz bleibt gleich gut palpabel.

Altersspezifische Aspekte

Auch altersspezifische Aspekte sind bei der Untersuchung des Abdomens zu berücksichtigen. Junge Menschen sind häufig nicht nur muskelkräftiger, sondern auch sehr empfindlich und kitzlig, wenn der Arzt den Bauch berührt. Manchmal kann deshalb überhaupt kein Befund erhoben werden. Hier behilft man sich mit Ablenkung oder durch einen kleinen Trick: Lassen Sie zunächst den Patienten seine eigene Hand auf den Bauch legen und legen Sie Ihre Hand darauf. Nach einiger Zeit der Gewöhnung gestattet Ihnen dann der Patient, seinen Bauch anzufassen. Bei älteren Menschen ergeben sich andere Probleme. Mit zunehmendem Alter kommt es bei den meisten Menschen, auch unabhängig von einer allgemeinen Gewichtszunahme, zu einer lokalen Vermehrung des Fettgewebes im Bereich der Bauchdecke und des Mesenteriums bei gleichzeitiger Erschlaffung der Bauchmuskulatur. Mit Erstarrung des Thorax nimmt die Atemverschieblichkeit der inneren Organe ab. Die Palpation wird durch diese Veränderungen meistens erschwert.

Altersspezifische Aspekte

Mit zunehmendem Alter kommt es bei den meisten Menschen, auch unabhängig von einer allgemeinen Gewichtszunahme, zu einer lokalen Vermehrung des Fettgewebes im Bereich der Bauchdecke und des Mesenteriums bei gleichzeitiger Erschlaffung der Bauchmuskulatur. Mit Erstarrung des Thorax nimmt die Atemverschieblichkeit der inneren Organe ab. Die Palpation wird dadurch meistens erschwert.

Untersuchungstechnik

Setzen Sie sich entspannt auf einen Stuhl in Höhe der Untersuchungsliege oder auf das Bett des Patienten (denken Sie auch an Ihren Rücken!) und überzeugen Sie den Patienten, dass Sie besonders vorsichtig sein werden, um ihm keine Schmerzen zuzufügen. Bitten Sie den Patienten, mit seinen eigenen Händen zu zeigen, wo er Schmerzen hat. Sie beginnen die Palpation an einer davon weit entfernten Stelle, um dem Patienten nicht gleich zu Beginn der Untersuchung weh zu tun.

Untersuchungstechnik

Beginnen Sie die Palpation an einer Stelle, an der der Patient keine Schmerzen angibt, um ihm nicht gleich zu Beginn der Untersuchung weh zu tun.

Leichte Palpation: Legen Sie Ihre Hände auf das Abdomen des Patienten und tasten Sie leicht und oberflächlich. Auf diese Weise informieren Sie sich über die **Dicke und den Muskeltonus der Bauchwand** sowie **oberflächlich gelegene Prozesse**, z. B. intra- und subkutan gelegene Knoten (Tumormetastasen?) oder Lücken in der Bauchwand (Hernien). Gleichzeitig gewinnen Sie das Vertrauen des Patienten und schaffen damit die Voraussetzung für eine maximale Entspannung. Während der Palpation sollte der Patient durch Fortführung des Gesprächs abgelenkt werden. Mit fortschreitender Übung sind Sie in der Lage, die Anamnese dabei befundadaptiert zu ergänzen oder auch nur über das Wetter zu plaudern.

Leichte Palpation: Durch leichte Palpation werden zunächst **Dicke und Muskeltonus der Bauchwand** sowie **oberflächlich gelegene Prozesse** beurteilt. Mit fortschreitender Übung sind Sie in der Lage, die Anamnese dabei befundadaptiert zu ergänzen.

Ablenkung des Patienten: Äußert der Patient an einer Stelle Schmerzen, so sollten Sie zunächst darüber sprechen und gezielt oberflächlich und – falls der Patient es zulässt – tief palpieren. Später palpieren Sie noch einmal die gleiche Stelle, sprechen aber über etwas anderes oder lenken den Patienten durch Palpation mit der zweiten Hand an einer anderen Stelle ab. Patienten mit organischen Befunden wie einer Appendizitis oder Adnexitis werden reproduzierbar unabhängig von der suggestiven Beeinflussung Schmerzen angeben. Wechselnde Schmerzangaben sprechen dagegen für sog. funktionelle Beschwerden (s. u.) ohne organisches Korrelat.
Achten Sie bei der Auslösung von Schmerzen auf das Gesicht!

Ablenkung des Patienten: Patienten mit organischen Befunden wie einer Appendizitis oder Adnexitis werden reproduzierbar unabhängig von der suggestiven Beeinflussung Schmerzen angeben. Wechselnde Schmerzangaben sprechen dagegen für sog. funktionelle Beschwerden (s. u.) ohne organisches Korrelat.

Achten Sie bei der Auslösung von Schmerzen auf das Gesicht!

▶ **Merke.** „Zeichen der geschlossenen Augen":
Patienten mit Schmerzangaben ohne organischen Befund schließen häufig die Augen, so als ob sie die Untersuchung und das Auslösen der Schmerzempfindung „genießen".

◀ **Merke**

Der Patient mit organischem Befund wird die Hände des Untersuchers peinlich genau beobachten, um nötigenfalls rechtzeitig eine **Abwehrbewegung** zu machen, falls der Schmerz an der besagten Stelle zu groß wird. Eine anfänglich bewusste Abwehrspannung geht mit Fortschreiten der Entzündung in eine **unwillkürliche Abwehrspannung** über („akutes Abdomen").

Eine anfänglich bewusste Abwehrspannung geht mit Fortschreiten der Entzündung in eine **unwillkürliche Abwehrspannung** über („akutes Abdomen").

Loslassschmerz, Appendizitis, Peritonitis-Zeichen: Bei Schmerzangaben sollten Sie auch den sog. **Loslassschmerz** überprüfen (s. Abb. **C-3.3b**).

Nur eine Zunahme der Schmerzen beim Loslassen ist im Sinne eines peritonitischen Zeichens anzusehen! Dieser Befund muss Anlass zur fortlaufenden Beobachtung des Patienten und zur Verständigung des Chirurgen geben.

Loslassschmerz, Appendizitis, Peritonitis-Zeichen: Bei Schmerzangaben sollten Sie auch den sog. **Loslassschmerz** überprüfen. Dazu drücken Sie die Bauchwand für mindestens 30 Sekunden ein. Der dabei auftretende Druckschmerz wird im Laufe der Zeit nachlassen. Lenken Sie den Patienten ab, und lassen Sie dann ohne Vorwarnung mit einer schnellen Bewegung plötzlich los. Achten Sie dabei auf die Mimik des Patienten (s. Abb. **C-3.3b**).

Nur eine Zunahme der Schmerzen beim Loslassen ist als Loslassschmerz im Sinne eines peritonitischen Zeichens anzusehen! Dieser Befund muss Anlass zur fortlaufenden Beobachtung des Patienten und zur Verständigung des Chirurgen geben. Hat der Patient bereits eine Abwehrspannung, so sollte man ihm den Test des Loslassschmerzes ersparen. Vergleichen Sie auch den Loslassschmerz an korrespondierenden Stellen rechts und links.

▶ **Praktische Tipps**

▶ **Praktische Tipps:**
- Bei einer Peritonitis ist die Spannungsänderung des Peritoneums schmerzhaft, gleichgültig, ob diese an der Stelle der auslösenden Ursache oder entfernt davon ausgelöst wird **(gekreuzter Loslassschmerz)**.
- Schmerzen im rechten Unterbauch bei linksseitigem Druck sprechen für eine Appendizitis **(Rovsing*-Zeichen**; Ausdrücken des Kolon-Inhalts in Richtung Zökum).
- Man kann peritonitische Schmerzen auch durch die sog. **Stoßpalpation** auslösen, indem man mit den Fingerkuppen kurz gegen das Abdomen stößt.
- Im Stehen verstärkt sich der Schmerz, wenn sich der Patient aus dem Zehenstand auf die Fersen fallen lässt.

Psoaszeichen und Obturatoriustest: Manchmal ist die Appendix nach retrozökal geschlagen, liegt auf dem Musculus psoas und verursacht dort eine retroperitoneale Entzündung. Ein positives Psoaszeichen (Abb. **C-3.14**) oder ein positiver Obturatoriustest deutet auf eine Affektion der retrozökal geschlagenen Appendix hin.

Psoaszeichen und Obturatoriustest: Manchmal ist die Appendix nach retrozökal geschlagen, liegt auf dem Musculus psoas und verursacht dort eine retroperitoneale Entzündung. Überprüfen Sie daher die **Psoaszeichen**! Dazu drücken Sie das rechte Knie auf die Unterlage und fordern den Patienten auf, das Bein anzuziehen (Abb. **C-3.14**). Verstärkt sich hierbei der Schmerz, so deutet das auf eine Affektion der retrozökal geschlagenen Appendix hin. Alternativ lassen Sie den Patienten sich auf die linke Seite legen und fordern ihn auf, das rechte Bein in der Hüfte zu überstrecken. Beim **Obturatoriustest** beugen Sie das rechte Hüft- und Kniegelenk und rotieren das Bein in der Hüfte einwärts.

Kutane Hyperästhesie: Patienten mit peritonealer Reizung, z. B. bei Appendizitis, haben oft eine kutane Hyperästhesie.

Kutane Hyperästhesie: Patienten mit peritonealer Reizung, z. B. bei Appendizitis, haben oft eine kutane Hyperästhesie. Fassen Sie an verschiedenen Stellen eine Hautfalte (ohne zu kneifen) und fragen Sie nach Schmerzen. Normalerweise tut das dem Patienten nicht weh.

▶ **Aufgabe**

▶ **Aufgabe.** Lassen Sie sich von einem(r) Kollegen(in) das Abdomen palpieren, um zu erfahren, was Sie später einmal Ihren Patienten antun werden!

◎ C-3.14

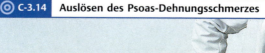

◎ C-3.14   **Auslösen des Psoas-Dehnungsschmerzes**

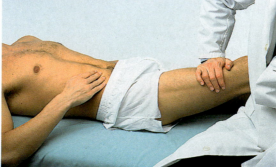

Vorgehensweise:
- Drücken Sie das rechte Knie des Patienten auf die Unterlage und fordern Sie den Patienten auf, das Bein anzuziehen.

* Thorkild Rovsing, 1862–1927, dänischer Chirurg, Kopenhagen

☰ C-3.6	**Wie beschreibe ich einen abdominellen Tastbefund**	☰ C-3.6

1. **Lokalisation:**	Quadrant, Region (s. Abb. **C-3.1** und Abb. **C-3.2**)
2. **Größe:**	Gemessen in cm, vergleichend geschätzt (Walnuss, Hühnerei, Orange, Kindskopf)
3. **Oberfläche:**	glatt, grob-, feinhöckerig
4. **Begrenzung:**	scharf, diffus, nicht abgrenzbar
5. **Konsistenz:**	hart, weich, fluktuierend
6. **Verschieblichkeit:**	ja, nein (manuell, Atmung)
7. **Druckdolenz:**	ja, nein
8. **Pulsation:**	ja, nein

Normalbefunde als „Resistenz": Unter „Resistenz" versteht man jeden Widerstand im Abdomen, auf den die palpierende Hand stößt. Vorsicht ist geboten, damit nicht Normalbefunde als pathologische Resistenz gedeutet werden! Bei der tiefen Palpation, wie sie zur Erfassung der Organgrößen und Konsistenz erforderlich ist, lassen sich gelegentlich Normalbefunde tasten, die mit Resistenzen und Tumoren verwechselt werden können (s. Abb. **C-3.13**). Die Unterscheidung kann manchmal Probleme machen und gelingt erst durch eine sonographische Untersuchung. Alle Tastbefunde sollten nach den in Tab. **C-3.6** angegebenen Punkten beschrieben werden.

Normalbefunde als „Resistenz": Bei der tiefen Palpation können Sie gelegentlich Normalbefunde tasten, die mit Resistenzen und Tumoren verwechselt werden können (s. Abb. **C-3.13**). Alle Tastbefunde sollten nach den in Tab. **C-3.6** angegebenen Punkten beschrieben werden.

Organpalpation

Leber

Untersuchungstechnik: Durch die Perkussion der Leber haben Sie bereits eine Vorstellung von der Lage des Leberunterrandes gewonnen. Es ist daher nicht immer nötig, die Palpation in der rechten Leistenregion zu beginnen, um eine extrem große Leber möglicherweise nicht zu ertasten. Legen Sie die Fingerkuppen beider Hände 3–5 cm unter die Stelle, an der Sie zuvor eine Dämpfung perkutiert haben bzw. ebenso weit unterhalb des Rippenbogens in der Medioklavikularlinie (MCL) auf (Abb. **C-3.15**). Hier befinden Sie sich lateral des Musculus rectus. Fordern Sie dann den Patienten auf, so einzuatmen, dass sich sein Bauch vorwölbt („Bauchatmung") und dabei der kaudale Leberrand nach unten auf Ihre Fingerkuppen zuwandert (normalerweise 1–3 cm). Kurz vor dem Inspirationsmaximum bewegen Sie die Fingerkuppen etwas nach kranial auf den Rippenbogen zu. Mit jeder Inspiration wandern Sie mit dem Ausgangspunkt Ihrer Finger näher zum Rippenbogen und weichen suchend etwas nach lateral oder medial der MCL ab. Oft lässt sich der Leberrand nur in der Phase der Bewegung tasten, wenn er über die Fingerkuppen gleitet (**Gleitpalpation**).

Organpalpation

Leber

Untersuchungstechnik: Zur Untersuchungstechnik s. Abb. **C-3.15**. Oft lässt sich der Leberrand nur in der Phase der Bewegung tasten, wenn er über die Fingerkuppen gleitet (**Gleitpalpation**). Gelingt es nicht, die Leber zu tasten, so muss das kein pathologischer Befund sein. Die normale Leber ist in der MCL nur gerade eben oder gar nicht tastbar.

◎ C-3.15	**Palpation der Leber**	◎ C-3.15

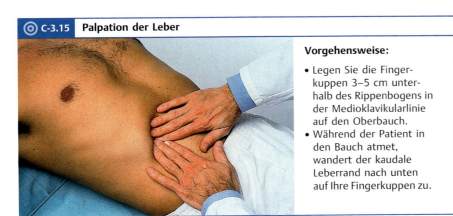

Vorgehensweise:

- Legen Sie die Fingerkuppen 3–5 cm unterhalb des Rippenbogens in der Medioklavikularlinie auf den Oberbauch.
- Während der Patient in den Bauch atmet, wandert der kaudale Leberrand nach unten auf Ihre Fingerkuppen zu.

C-3.16

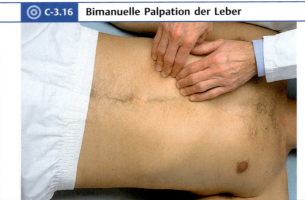

C-3.16 | Bimanuelle Palpation der Leber

Vorgehensweise:

- Sie stehen mit dem Rücken zum Kopf des Patienten.
- Drücken Sie die Finger beider Hände nach dorsal und kranial unter den Rippenbogen.
- Lassen Sie den Patienten tief einatmen und tasten Sie mit den Fingerkuppen den Leberrand.

Gelingt es nicht, die Leber zu tasten, so muss das kein pathologischer Befund sein. Die normale Leber ist in der MCL nur gerade eben oder gar nicht tastbar.

▶ **Merke**

▶ **Merke.** Beginnen Sie die Palpation aber nicht zu knapp am Rippenbogen, eine sehr stark vergrößerte Leber könnte sonst Ihrem tastenden Finger entgehen.

Haben Sie mit der konventionellen Technik keinen Erfolg, so können Sie die Leber bimanuell palpieren (Abb. **C-3.16**).

Haben Sie mit der konventionellen Technik keinen Erfolg, so können Sie die Leber bimanuell palpieren, indem Sie rechts neben dem Patienten stehen, ihm den Rücken zudrehen und seine Füße ansehen. Die Finger werden dann nach dorsal und kranial unter den Rippenbogen eingedrückt (Abb. **C-3.16**). Bitten Sie den Patienten nun, tief einzuatmen, und versuchen Sie, mit den Fingerkuppen den Leberrand zu tasten.

Die **Stoßpalpation** kann bei Vorliegen eines großen Aszites mit entsprechender Bauchdeckenspannung erfolgreicher sein als die Standardtechnik (Abb. **C-3.17**). **Leberperkussion** s. S. 231.

Bei der **Stoßpalpation** drückt man die aufgestellten Finger beider Hände stoßartig auf die Bauchdecke und versucht, den Leberrand mit den Fingerkuppen zu tasten. Diese Technik kann bei Vorliegen eines großen Aszites mit entsprechender Bauchdeckenspannung erfolgreicher sein als die Standardtechnik (Abb. **C-3.17**). Zur **Perkussion** der Leber s. S. 231.

Alternativ kann die Lebergröße durch die **Kratzauskultation** gemessen werden (Abb. **C-3.18**). Befindet sich der Spatel über der Leber, so können Sie das Kratzen über das Stethoskop hören. Kranial und kaudal der Leber hört man nichts.

Alternativ kann die Lebergröße durch die **Kratzauskultation** gemessen werden. Dazu setzen Sie das Stethoskop auf den Processus xiphoideus und kratzen mit einem Holzspatel, beginnend in Höhe der fünften Rippe, in engen Abständen entlang der MCL auf der Haut (Abb. **C-3.18**). Befindet sich der Spatel über der

C-3.17

C-3.17 | Stoßpalpation des Leberrandes

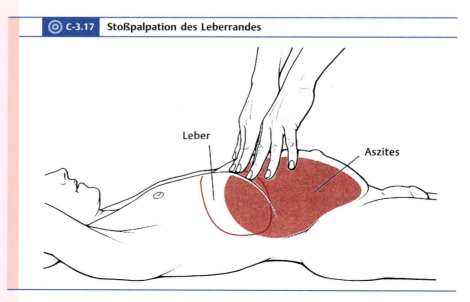

Leber

Aszites

C-3.18 | **Bestimmung der Lebergröße durch Kratzauskultation**

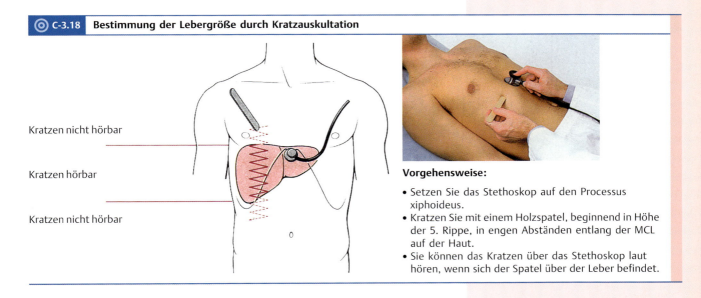

Kratzen nicht hörbar

Kratzen hörbar

Kratzen nicht hörbar

Vorgehensweise:
- Setzen Sie das Stethoskop auf den Processus xiphoideus.
- Kratzen Sie mit einem Holzspatel, beginnend in Höhe der 5. Rippe, in engen Abständen entlang der MCL auf der Haut.
- Sie können das Kratzen über das Stethoskop laut hören, wenn sich der Spatel über der Leber befindet.

Leber, so können Sie das Kratzen über das Stethoskop laut hören. Kranial und kaudal der Leber hört man fast nichts.

▶ **Aufgabe.** Versuchen Sie die Lebergröße bei einem Kollegen durch Palpation, Perkussion und Kratzauskultation zu bestimmen!

◀ **Aufgabe**

▶ **Merke.** Der **normale kraniokaudale Durchmesser** des rechten Leberlappens in der MCL beträgt beim Mann 8–12,5 cm, bei der Frau 7–11,5 cm. Der Leberrand ist leicht abgerundet, mäßig elastisch und hat etwa die Konsistenz eines prallen Luftballons. Die Leberoberfläche ist glatt. Bei der Leberpalpation verspürt der Patient normalerweise keine Schmerzen!

◀ **Merke**

Normvarianten: Bei Vorliegen eines Lungenemphysems oder anderen Ursachen für einen Zwerchfelltiefstand kann die Leber manchmal weit nach kaudal reichen, ohne dass ein pathologischer Organbefund verantwortlich ist. Man sollte daher die im klinischen Alltag häufig verwendete Größenangabe der Leber in „Querfinger unterhalb des Rippenbogens" nicht mehr verwenden. Auch eine sehr große Gallenblase kann mit dem Leberrand verwechselt werden.

Normvarianten: Bei Lungenemphysem oder anderen Ursachen eines Zwerchfelltiefstands kann die Leber weit nach kaudal reichen, ohne dass ein pathologischer Organbefund vorliegt. Eine sehr große Gallenblase kann mit dem Leberrand verwechselt werden.

Befundbeschreibung: Alle Tastbefunde an der Leber werden nach den in Tab. **C-3.6** angegebenen Kriterien Größe, Konsistenz, Rand, Oberfläche und Druckschmerzhaftigkeit beschrieben und im Krankenblatt dokumentiert. Der Tastbefund einer vergrößerten Leber lässt gewisse Rückschlüsse auf die Ursache der Lebervergrößerung zu. Typische Befunde sind in Tab. **C-3.7** zusammengefasst.

Befundbeschreibung: Alle Tastbefunde an der Leber werden nach den in Tab. **C-3.6**) angegebenen Kriterien beschrieben. Typische Tastbefunde sind in Tab. **C-3.7** zusammengefasst.

Gallenblase

Die normale Gallenblase ist nicht tastbar. Je nach Funktionszustand überragt sie mit dem Fundus gerade eben den kaudalen Rand des rechten Leberlappens in der MCL (s. Abb. **C-3.13**). Bei vergrößerter Gallenblase durch Flüssigkeitsansammlungen (Hydrops, Empyem), Konkremente oder ein Karzinom kann sie als weiche, abgerundete Resistenz etwas medial der MCL getastet werden.
Courvoisier*-Zeichen: Tastbare, prall-elastische, **nicht** druckdolente Gallenblase mit Ikterus; auftretend bei tumorösem Verschluss des Ductus choledochus, z. B. durch ein Pankreaskopfkarzinom oder bei Papillenstenose (Gallenblasenhydrops).

Gallenblase

Die normale Gallenblase ist nicht tastbar. Ggf. überragt sie mit dem Fundus gerade den kaudalen Rand des rechten Leberlappens in der MCL (s. Abb. **C-3.13**).

Courvoisier*-Zeichen: Tastbare, prall-elastische, **nicht** druckdolente Gallenblase mit Ikterus bei tumorösem Verschluss des Ductus choledochus.

---

* Ludwig Courvoisier (1843–1918), schweizer Chirurg

≡ C-3.7	Ursachen und Befunde einer Lebervergrößerung

Ursache	Befund
■ Fettleber	– abgerundeter Rand, weich, teigig
■ Leberzirrhose	– abgerundeter Rand, Oberfläche manchmal höckerig, sehr hart
■ Virushepatitis	– druckdolent, scharfrandig; Oberfläche glatt, weich bis verhärtet, Milz nicht tastbar
■ Rechtsherz-insuffizienz	– druckdolent, scharfrandig, in fortgeschrittenem Stadium grobhöckrig
■ Metastasenleber	– steinhart, häufig höckerig oder knotig
■ infektiöse Mononukleose	– druckdolent, scharfrandig; zusätzlich Milzvergrößerung
■ pulsierende Leber	– Trikuspidalinsuffizienz

Murphy*-Zeichen: Ein positives Murphy-Zeichen (umschriebener Schmerz bei Druck mit dem Finger auf die Gallenblase) spricht für eine **Cholezystitis**.

Murphy*-Zeichen: Man drückt am sitzenden Patienten die leicht gekrümmten Finger etwas medial der MCL unter den rechten Rippenbogen und lässt den Patienten tief einatmen. Klagt der Patient über eng umschriebene Schmerzen in diesem Bereich und unterbricht er reflektorisch die Inspiration, so ist das Murphy-Zeichen positiv. Dieser Befund spricht für eine **Cholezystitis**. Aufgrund der variablen Lage der Gallenblase ist das **sonographische Murphy-Zeichen** zuverlässiger: Nach sonographischer Lokalisation der Gallenblase drückt man mit einem Finger direkt auf das Organ, erkennt die Wandverformung und fragt den Patienten nach einem Druckschmerz.

Die klinische Untersuchung der Gallenblase ist seit Einführung der Sonographie in den Hintergrund getreten (Nachweis von Konkrementen, Wandverdickungen, Hydrops oder Polypen, Abb. **C-3.19**).

Die klinische Untersuchung der Gallenblase und die Differenzierung zwischen Cholezystitis, Hydrops oder Empyem ist seit Einführung der Sonographie in den Hintergrund getreten. Mit dieser einfachen und den Patienten nicht belastenden Untersuchungsmethode gelingt der Nachweis von Konkrementen, Wandverdickungen, Hydrops oder Polypen mit großer Zuverlässigkeit (Abb. **C-3.19**).

◎ C-3.19	Gallenblase im Subkostalschnitt mit großem Konkrement

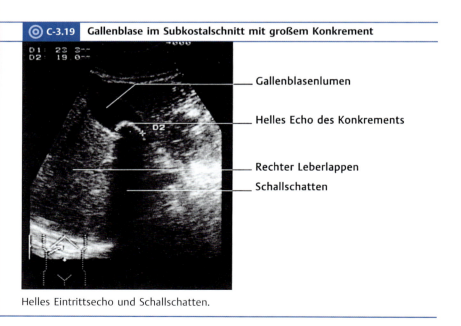

Gallenblasenlumen

Helles Echo des Konkrements

Rechter Leberlappen

Schallschatten

Helles Eintrittsecho und Schallschatten.

---

* John Murphy (1857–1916), amerikanischer Chirurg

Milz

Die normale Milz liegt der posterolateralen Wand der Abdominalhöhle an, ihre Längsachse erstreckt sich etwa entlang der 10. Rippe, ihr Vorderrand erreicht eben die linke mittlere Axillarlinie (s. Abb. **C-3.12**). Bei der Inspiration verschiebt sich der untere Milzpol nach kaudal und medial, auch Milzvergrößerungen erstrecken sich in diese Richtung. Die normal große Milz ist allenfalls bei Kindern tastbar. Die Milz wird im Allgemeinen erst bei einer Vergrößerung um das Doppelte der Palpation zugänglich. Die Methode ist zwar relativ insensitiv, bedeutet aber, dass eine **palpable Milz immer ein pathologischer Befund** ist. Die möglichen Ursachen einer Milzvergrößerung sind in Tab. **C-3.8** zusammengefasst.

Untersuchungstechnik: Sie sitzen rechts vom liegenden Patienten, führen die rechte Hand unter die linke Flanke und üben damit Druck nach ventral aus. Nun lassen Sie den Patienten tief einatmen und palpieren mit den Fingern der linken Hand in der MCL unter dem Rippenbogen. Kurz vor dem Ende der Inspiration lockern Sie den Druck der Finger der linken Hand etwas und können so den kaudalen Milzrand über die Fingerspitzen gleiten fühlen. Bei septischen Prozessen ist die Milz eher weich. Feste und derbe Milzen sprechen eher für einen chronischen neoplastischen Prozess, z.B. bei chronischer lymphatischer oder myeloischer Leukämie. Bei Milzinfarkten oder einer Perisplenitis kann die Palpation der Milz auch schmerzhaft sein.

Milz

Die normale Milz liegt der posterolateralen Wand der Abdominalhöhle an, ihre Längsachse erstreckt sich etwa entlang der 10. Rippe, ihr Vorderrand erreicht eben die linke mittlere Axillarlinie (s. Abb. **C-3.12**). Die Milz wird i.d.R. erst bei einer Vergrößerung um das Doppelte der Palpation zugänglich. **Eine palpable Milz ist immer pathologisch** (Tab. **C-3.8**).

Untersuchungstechnik: Sie sitzen rechts vom Patienten, führen die rechte Hand unter die linke Flanke und üben Druck nach ventral aus. Nun lassen Sie den Patient tief inspirieren und palpieren mit links in der MCL unter dem Rippenbogen. Eine feste und derbe Milz spricht eher für einen chronischen neoplastischen Prozess. Bei Milzinfarkt oder Perisplenitis kann die Palpation schmerzhaft sein.

☰ C-3.8   Häufige Ursachen einer Milzvergrößerung

- **Geringe Vergrößerung**
  - Polycythaemia vera
  - hämolytische Anämien
  - Virusinfekte (Mononukleose, Hepatitis, HIV-Infektion)
  - bakterielle Infekte (Endokarditis, Sepsis)

- **Mäßige Vergrößerung**
  - portale Hypertension (z.B. bei Leberzirrhose)
  - Thalassämie
  - Speicherkrankheiten (z.B. Morbus Niemann-Pick, Morbus Gaucher)
  - weitere Ursachen wie unter „Starke Vergrößerung"

- **Starke Vergrößerung**
  - chronisch myeloische Leukämie
  - chronisch lymphatische Leukämie
  - Osteomyelofibrose
  - Malaria
  - malignes Lymphom

☰ C-3.8

◎ C-3.20   Bimanuelle Palpation der Milz in Rechtsseitenlage des Patienten

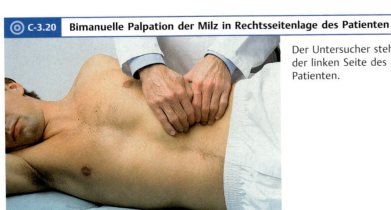

Der Untersucher steht auf der linken Seite des Patienten.

◎ C-3.20

Ggf. wiederholen Sie die Palpation in Rechtsseitenlage des Patienten von rechts und auch von links (Abb. **C-3.20**).

Eine sehr große Milz kann mit einer vergrößerten linken Niere verwechselt werden.

Pankreas

Ein normales Pankreas ist nicht zu tasten.

Der bei einer Pankreatitis auszulösende Druckschmerz im mittleren Epigastrium besitzt wegen der Überlagerung durch andere Organe nur eine geringe Sensitivität und Spezifität. Daher sind v. a. laborchemische und bildgebende Verfahren wichtig.

Dünn- und Dickdarm

Normalerweise sind weder Dünn- noch Dickdarm palpabel. Bei sehr schlanken Personen können Skybala eine Resistenz vortäuschen. Bei unklaren Palpationsbefunden: Sonographie.

Aorta abdominalis

Bei schlanken Menschen kann die Bauchaorta im gesamten Verlauf palpiert werden (Abb. **C-3.21a**). Vor allem bei älteren Personen sind Aneurysmen der Bauchaorta kein seltener Befund. Der V. a. ein Aneurysma kann bereits palpatorisch gestellt werden. Ältere Patienten mit ausgeprägter Arteriosklerose haben häufig auch ein sog. „Kinking" der Aorta abdominalis (Abb. **C-3.21b**).

Tasten Sie mit der ersten Methode nichts, so wiederholen Sie die Palpation in Rechtsseitenlage des Patienten von rechts und auch von links (Abb. **C-3.20**). Wenden Sie nicht zu viel Kraft auf. Bei Kindern kam es durch die Palpation schon zu iatrogenen Milzrissen.

Eine sehr große Milz kann mit einer vergrößerten linken Niere verwechselt werden. Sie dehnt sich allerdings häufig in Richtung auf die rechte Fossa iliaca aus und überschreitet dabei die Mittellinie. Eine vergrößerte linke Niere bleibt dagegen meist auf den linken unteren Quadranten beschränkt.

Pankreas

Ein normales Pankreas ist nicht zu tasten, und selbst große Pankreastumoren entgehen wegen der versteckten Lage meist der palpierenden Hand.

Der bei einer Pankreatitis auszulösende Druckschmerz im mittleren Epigastrium besitzt wegen der Überlagerung durch andere Organe (Magen, Duodenum, Colon transversum) nur eine geringe Sensitivität und Spezifität. Daher sind in der Pankreasdiagnostik vor allem laborchemische und bildgebende Verfahren (Sonographie, CT, endoskopisch-retrograde Pankreatikocholangiographie [ERCP], MRT) wichtig.

Dünn- und Dickdarm

Normalerweise sind weder Dünn- noch Dickdarm palpabel. Bei sehr schlanken Personen können Skybala vor allem im Colon descendens und im Sigma eine Resistenz vortäuschen. In unklaren Fällen empfiehlt es sich, den Palpationsbefund ad hoc durch einen sonographischen Befund zu ergänzen.

Aorta abdominalis

Bei schlanken Menschen kann die Bauchaorta im gesamten Verlauf palpiert werden. Der Bauchwand am nächsten liegt sie in Nabelhöhe kurz vor der Bifurkation vor dem Promontorium. Versuchen Sie die Weite der Bauchaorta durch eine bimanuelle Palpation ihrer beiden Wandkonturen zu erfassen (Abb. **C-3.21a**). Vor allem bei älteren Personen sind Aneurysmen der Bauchaorta kein seltener Befund. Der V. a. ein Aneurysma kann bereits palpatorisch gestellt werden. Ältere Patienten mit ausgeprägter Arteriosklerose haben häufig auch ein sog. „Kinking" der Aorta abdominalis (Abb. **C-3.21b**). Darunter versteht man einen deutlich geschlängelten Verlauf, so als ob die Aorta für die Größe ihres Besitzers zu lang geworden wäre. Bei der Palpation macht sich dies durch ein Abweichen der Aorta aus der Medianlinie bemerkbar.

 C-3.21

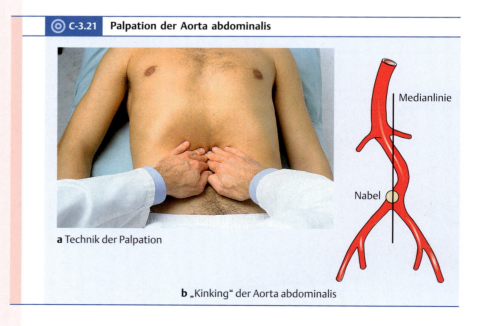

⊚ **C-3.21**   Palpation der Aorta abdominalis

a Technik der Palpation

b „Kinking" der Aorta abdominalis

Medianlinie

Nabel

3.1.7 Untersuchung der Leistenregion

Wichtige anatomische Leitstruktur der Leistenregion ist das sehnige Leisten- band, das von der Spina iliaca anterior superior zum Tuberculum pubicum zieht. Kranial des Leistenbandes und fast parallel dazu liegt der Leistenkanal, der beim Mann den Samenstrang, bei der Frau das runde Mutterband enthält (Abb. **C-3.22**). Die wesentlichen in der Leistenregion zu erhebenden Befunde sind Hernien, Lymphknoten, Varixknoten und die Pulse der A. femoralis.

Lymphknoten

Ziehen Sie Untersuchungshandschuhe an, und palpieren Sie beide Leisten beim liegenden Patienten nach vergrößerten Lymphknoten. Bei schlanken Personen wird man immer einige, bis maximal erbsgroße und nicht druckdolente Lymph- knoten tasten können (kein pathologischer Befund). Stellen Sie Lymphknoten über 1 cm Durchmesser fest, so fragen Sie den Patienten nach durchgemachten Infektionen, insbesondere venerische Infekte. Die Patienten wissen meistens selbst, ob eine Lymphknotenvergrößerung schon lange besteht oder neu auf- getreten ist. Überprüfen Sie, ob die Lymphknoten druckdolent, verschieblich, ein- oder beidseitig vergrößert sind.

▶ **Merke.** Über dem Leistenband gelegene Lymphknoten dränieren die Lym- phe aus dem äußeren Genitale, dem Damm, der Analregion und der Bauch- haut unterhalb des Nabels, der Haut der Hüft- und Gesäßregion und teilweise auch des inneren Genitales. Vertikal entlang der Vena femoralis liegende Lymphknoten dränieren den oberflächlichen Lymphstrom der unteren Extre- mität. Der wichtigste ist der Rosenmüller*-Lymphknoten auf dem Septum femorale zwischen V. femoralis und Lig. lacunare.

◀ **Merke**

▶ **Aufgabe.** Tasten Sie bei sich selbst beide Leisten ab und stellen Sie die Größe evtl. vorhandener Lymphknoten fest! Tasten Sie die Spina iliaca ante- rior superior, das Tuberculum pubicum und das Leistenband in seinem Ver- lauf zwischen diesen beiden Punkten!

◀ **Aufgabe**

3.1.7 Untersuchung der Leistenregion

Die wesentlichen in der Leistenregion zu erhebenden Befunde (Abb. **C-3.22**) sind Hernien, Lymphknoten, Varixknoten und die Pulse der A. femoralis.

Lymphknoten

Bei der Palpation der Leisten wird man immer einige, bis maximal erbsgroße und nicht druckdolente Lymphknoten tasten können (kein pathologischer Befund). Bei Lymphknoten über 1 cm sollten Sie nach durchgemachten Infektionen, vor allem venerischen Infekten, fragen.

◉ **C-3.22**   **Klinisch wichtige Strukturen der Leistenregion**

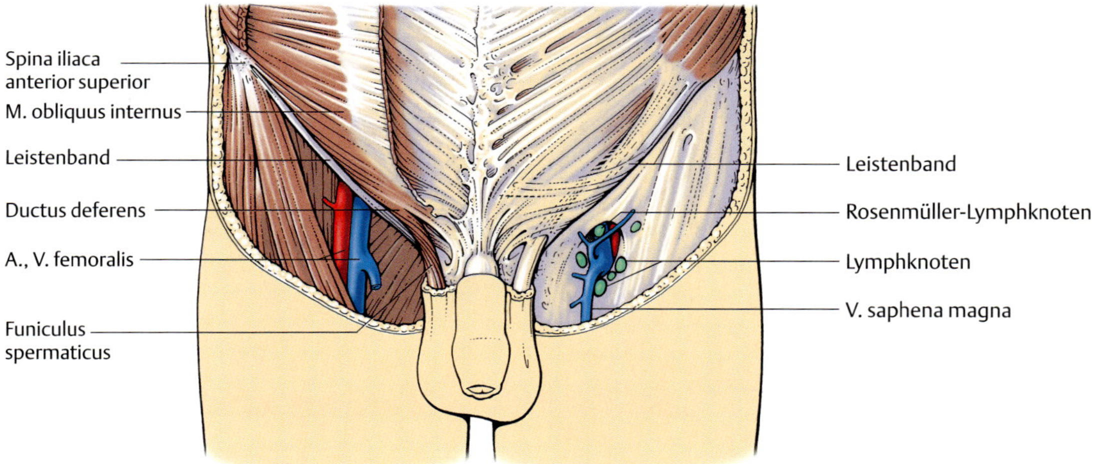

Spina iliaca anterior superior
M. obliquus internus
Leistenband
Ductus deferens
A., V. femoralis
Funiculus spermaticus

Leistenband
Rosenmüller-Lymphknoten
Lymphknoten
V. saphena magna

---

* Johann Christian Rosenmüller (1771–1820), Anatom in Leipzig

Hernien

Gemeinsame Merkmale:
- Auftreten an „schwachen Stellen" der Bauchwand.
- Hervortreten bei intraabdomineller Druckerhöhung.
- Rückgang beim liegenden Patienten.

Die Untersuchung von Hernien muss daher beim stehenden Patienten erfolgen! Die häufigsten Lokalisationen von Hernien sind in Abb. **C-3.23** dargestellt.

Hernien

Alle Hernien haben drei gemeinsame Merkmale:
- Sie treten an „schwachen Stellen" der Bauchwand auf.
- Sie treten hervor, wenn sich der intraabdominelle Druck erhöht (Husten, Niesen, Pressen).
- Sie gehen beim liegenden Patienten zurück.

Die Untersuchung von Hernien muss daher beim stehenden Patienten erfolgen! Fordern Sie den Patienten auf zu husten und beobachten Sie dabei die Bauchdecke und die Leistenregion von ventral und von lateral. Treten Vorwölbungen auf, liegt der V. a. eine Hernie nahe. Die häufigsten Lokalisationen von Hernien sind in Abb. **C-3.23** dargestellt.

▶ **Merke.**

▶ **Merke.** Leistenhernien treten immer kranial, Schenkelhernien immer kaudal des Leistenbandes, etwa 2 cm medial des Pulses der A. femoralis auf! (Abb. **C-3.24**).

C-3.23

◉ C-3.23 **Die häufigsten Lokalisationen von Hernien**

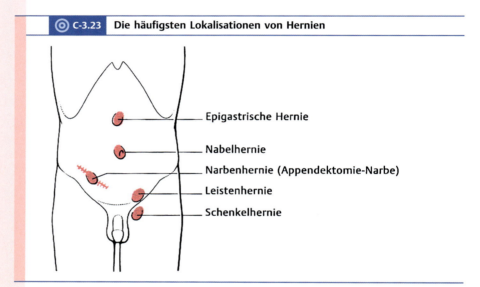

- Epigastrische Hernie
- Nabelhernie
- Narbenhernie (Appendektomie-Narbe)
- Leistenhernie
- Schenkelhernie

C-3.24

◉ C-3.24 **Topographische Lage von Leisten- und Schenkelhernien**

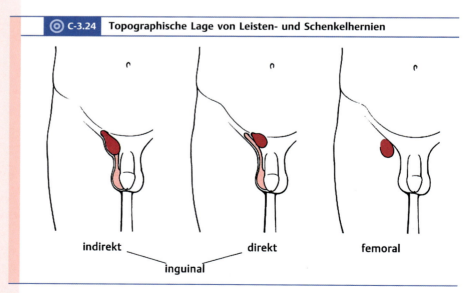

indirekt — direkt — femoral

inguinal

C-3.25 Palpation kleiner Hernien vom Skrotum aus

C-3.25

Vorgehensweise:

- Stülpen Sie beim stehenden Patienten reichlich Skrotalhaut mit dem Kleinfinger ein.
- Tasten Sie sich entlang des Samenstrangs bis zum äußeren Leistenring vor, bis die Fingerbeere die dorsale Wand des Leistenkanals berührt.
- Wenn der Patient hustet, spüren Sie eine direkte Hernie gegen die Fingerbeere, eine indirekte Hernie gegen die Fingerspitze schlagen.

C-3.9 Differenzialdiagnostische Merkmale von Hernien im Inguinalbereich

Merkmal	Indirekte Leistenhernie	Direkte Leistenhernie	Schenkelhernie
Häufigkeit	am häufigsten	weniger häufig	selten
Alter, Geschlecht	oft bei Kindern	meist Männer über 40 Jahre	meist Frauen
Lokalisation	kranial des Leistenbandes, lateral	kranial des Leistenbandes, medial	kaudal des Leistenbandes, 2 cm medial des Femoralpulses
Ausdehnung in das Skrotum	oft	selten	nie
Palpation im Inguinalkanal	Fingerspitze	Fingerbeere	Inguinalkanal leer

Kleine Hernien werden bei Männern besser vom Skrotum aus diagnostiziert. Stülpen Sie beim stehenden Patienten reichlich Skrotalhaut mit dem rechten Kleinfinger (bei Untersuchung der rechten Seite) ein und tasten Sie sich entlang des Samenstrangs bis zum äußeren Leistenring vor, so dass die Fingerbeere die dorsale Wand des Leistenkanals berührt (Abb. **C-3.25**). Wenn der Patient nun hustet, so spüren Sie eine kleine indirekte Hernie gegen die Fingerspitze, eine direkte Hernie gegen die Fingerbeere schlagen **(Bailey-Anstoßtest)**. Große Hernien, indirekte wie direkte, können sich beim Mann bis in das Skrotum, bei der Frau bis in die großen Labien erstrecken. Vergessen Sie nicht, Vorwölbungen im Bereich von Hernien zu auskultieren! Darmgeräusche sind nur über Hernien zu hören. Nicht immer sind Hernien klinisch sicher zu diagnostizieren. Allerdings machen Alter und Geschlecht des Patienten bestimmte Diagnosen a priori wahrscheinlich (Tab. **C-3.9**).

Bei Vorwölbungen im Bereich der Leiste und bei Raumforderungen im Skrotum müssen Sie differenzialdiagnostisch denken an:
- Hydrozelen
- Varikozelen
- nicht deszendierte Hoden
- Tumoren des Hodens und Nebenhodens
- Lipome im Leistenkanal.

Lässt sich eine Hernie manuell in den Bauchraum zurückdrängen, so ist sie reponibel; jedoch sollten derartige Versuche unterlassen werden, wenn dieses Manöver sehr schmerzhaft ist (Abb. **C-3.26**). Oft demonstrieren die Patienten selbst, wie die Schwellung in der Leiste zum Verschwinden gebracht werden kann. Nicht reponible Hernien sind eingeklemmt und jederzeit durch eine Strangulation der Gefäßversorgung gefährdet mit der Folge einer Gangrän und Peritonitis.

Kleine Hernien werden bei Männern besser vom Skrotum aus diagnostiziert. Mit dem **Bailey-Anstoßtest** können Sie eine indirekte Hernie von einer direkten unterscheiden. Große Hernien, indirekte wie direkte, können sich beim Mann bis ins Skrotum, bei der Frau bis in die großen Labien erstrecken (Abb. **C-3.25**). Nicht immer sind Hernien klinisch sicher zu diagnostizieren. Allerdings machen Alter und Geschlecht des Patienten bestimmte Diagnosen a priori wahrscheinlich (Tab. **C-3.9**).

Differenzialdiagnostisch kommen Hydrozelen, Varikozelen, nicht deszendierte Hoden, Tumoren und Lipome in Frage.

Lässt sich eine Hernie manuell in den Bauchraum zurückdrängen, so ist sie reponibel (Abb. **C-3.26**). Nicht reponible Hernien sind eingeklemmt und jederzeit durch eine Strangulation der Gefäßversorgung gefährdet mit der Folge einer Gangrän und Peritonitis.

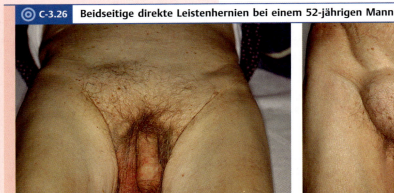
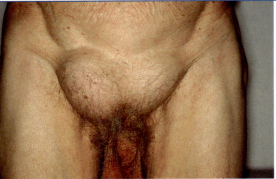

C-3.26   Beidseitige direkte Leistenhernien bei einem 52-jährigen Mann

a Im Liegen.   **b** Im Stehen.

▶ Merke

▶ **Merke.** Unterlassen Sie Reponierversuche, wenn diese sehr schmerzhaft sind.

3.1.8 Inspektion des Anus und rektale Untersuchung

3.1.8 Inspektion des Anus und rektale Untersuchung

▶ Merke

▶ **Merke.** Die Untersuchung des Abdomens ist unvollständig ohne rektale Untersuchung.

20–30 % aller Karzinome des Dickdarms entwickeln sich in einem dem palpierenden Finger zugänglichen Bereich.

Zumindest bei stationär in ein Krankenhaus aufgenommenen Patienten über 45 Jahre sollte die rektale Untersuchung immer durchgeführt werden, es sei denn, ein akutes Krankheitsbild (z. B. Myokardinfarkt) bildet eine vorübergehende Kontraindikation. Wenngleich die rektale Untersuchung epidemiologisch betrachtet wahrscheinlich nur wenig zur Verminderung der Mortalität am Rektumkarzinom beitragen kann, so sollte doch jedem einzelnen Patienten die Chance einer möglichen Früherkennung eines Rektum- oder Prostatakarzinoms gegeben werden. Immerhin entwickeln sich ca. 20–30 % aller Karzinome des Dickdarms in einem dem palpierenden Finger zugänglichen Bereich.

Untersuchungstechnik

Die Harnblase sollte entleert sein. Die rektal-digitale Untersuchung kann in drei verschiedenen Körperpositionen des Patienten vorgenommen werden (Abb. **C-3.27**): Linksseitenlage, Knie-Ellenbogen-Lage und Steinschnittlage. Am schonendsten für den Patienten ist sicher die Linksseitenlage.

Untersuchungstechnik

Die Harnblase sollte entleert sein. Die rektal-digitale Untersuchung kann in drei verschiedenen Körperpositionen des Patienten vorgenommen werden (Abb. **C-3.27**). Bei Rechtshändern empfiehlt sich die **Linksseitenlage** des Patienten mit leicht angezogenen Beinen (Gesäß möglichst nahe an der Bettkante). Die **Knie-Ellenbogen-Lage** auf der Liege oder stehend vornüber gebeugt verschafft zwar einen guten Zugang zum Anus, wird aber von vielen Patienten als sehr unangenehm empfunden. Steht ein gynäkologischer Untersuchungsstuhl zur

C-3.27   Körperpositionen für die digitale rektale Untersuchung

Linksseitenlage   Knie-Ellenbogen-Lage   Steinschnittlage

Verfügung, kann in **Steinschnittlage** (wie auf dem gynäkologischen Untersuchungsstuhl liegend untersucht werden. Diese Stellung ermöglicht die gleichzeitige Palpation des Abdomens mit der linken Hand. Am schonendsten für den Patienten ist sicher die Linksseitenlage.

Inspektion

Ziehen Sie Untersuchungshandschuhe an und erklären Sie dem Patienten die Prozedur, die zwar unangenehm, jedoch nicht schmerzhaft ist. Bei Untersuchung in Linksseitenlage heben Sie mit der linken Hand die rechte Gesäßbacke an und inspizieren die Analregion bei gutem Licht. Lassen Sie den Patienten pressen, um ein mögliches Prolabieren von Hämorrhoiden oder einen Analprolaps zu provozieren. Achten Sie auf Marisken, Rötungen und Nässen als Ausdruck eines Analekzems, auf Kondylome, Fisteln und Fissuren, Perianalthrombosen und Hämorrhoiden (Abb. **C-3.28**). Denken Sie an die Möglichkeit sexuell übertragbarer Infektionen im Analbereich.

Hämorrhoiden: Hämorrhoiden sind hyperplastische Gefäße des arteriell gespeisten, proximal der Linea dentata gelegenen Corpus cavernosum recti. Da es sich um arterielles Blut handelt, ist die Hämorrhoidalblutung hellrot! Dieser Schwellkörper wird aus drei Ästen der A. rectalis sup. gespeist. An deren Durchtrittsstellen durch die Darmwand liegen die drei typischen Prädilektionsstellen der Hämorrhoidalknoten (3 Uhr, 7 Uhr und 11 Uhr in Steinschnittlage, 2 Uhr, 5 Uhr und 9 Uhr in Knie-Ellenbogen-Lage).

Etwa 70 % der Erwachsenen über 30 Jahre haben Hämorrhoiden, allerdings weist nur eine Minderheit davon Beschwerden wie Juckreiz, Schmerzen oder Blutungen auf! Das Hämorrhoidalleiden wird in vier Schweregrade eingeteilt:

- **Grad I:** Der Knoten kann nicht palpiert, sondern nur proktoskopisch festgestellt werden.
- **Grad II:** Die Knoten prolabieren beim Pressen und verschwinden danach wieder spontan.
- **Grad III:** Die Knoten sind fixiert prolabiert und nur digital zu reponieren.
- **Grad IV:** Digital nicht reponible, permanente Hämorrhoidalknoten.

Inspektion

Erklären Sie dem Patienten die Prozedur. Lassen Sie den Patienten pressen, um ein mögliches Prolabieren von Hämorrhoiden oder einen Analprolaps zu provozieren. Achten Sie auf Marisken, Rötungen und Nässen als Ausdruck eines Analekzems, auf Kondylome, Fisteln und Fissuren, Perianalthrombosen und Hämorrhoiden (Abb. **C-3.28**).

Hämorrhoiden: Hämorrhoiden sind hyperplastische Gefäße des arteriell gespeisten, proximal der Linea dentata gelegenen Corpus cavernosum recti. Da es sich um arterielles Blut handelt, ist die Hämorrhoidalblutung hellrot! Die drei typischen Prädilektionsstellen der Hämorrhoidalknoten befinden sich bei 3, 7 und 11 Uhr in Steinschnittlage.

Ca. 70 % der Erwachsenen über 30 Jahre haben Hämorrhoiden. Einteilung:
- **Grad I:** Knoten nur proktoskopisch feststellbar.
- **Grad II:** Knoten prolabieren beim Pressen.
- **Grad III:** Knoten prolabiert und nur digital zu reponieren.
- **Grad IV:** digital nicht reponible Hämorrhoidalknoten.

C-3.28   **Schematische Darstellung häufiger Analerkrankungen**

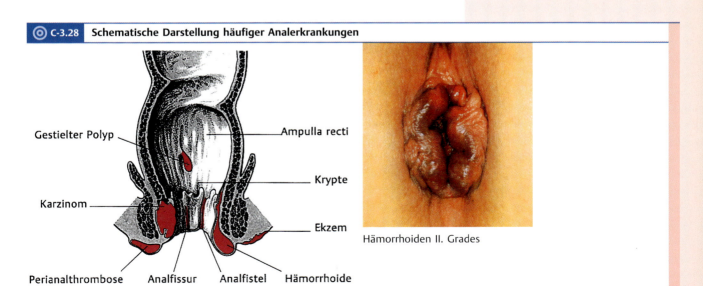

Gestielter Polyp — Ampulla recti
— Krypte
Karzinom — — Ekzem
Perianalthrombose   Analfissur   Analfistel   Hämorrhoide

Hämorrhoiden II. Grades

Palpation

Streifen Sie nun einen Fingerling über den rechten Zeigefinger, geben etwas Vaseline auf die Fingerspitze und führen den Finger unter sanftem Druck in den Anus ein (Abb. **C-3.29**). Beurteilen Sie bei der Rektumpalpation den spontanen und willkürlichen Sphinktertonus. Dieser ist bei älteren Patienten, bei Analprolaps, Proktitis, einer neurogenen Harninkontinenz oder auch bei sexueller Aktivität im Analbereich vermindert.

▶ **Merke**

Palpation

Berühren Sie mit dem Finger die perianale Haut und lösen den Analreflex (Zusammenziehen des Sphincter ani externus bei Berührung) aus. Streifen Sie nun einen Fingerling über den rechten Zeigefinger, geben etwas Vaseline auf die Fingerspitze und führen den Finger unter sanftem Druck in den Anus ein. Sollte der Patient das Eingehen des Fingers durch einen Spasmus des äußeren Analsphinkters erschweren, so fordern Sie ihn auf, wie zum Stuhlgang zu pressen. Registrieren Sie den spontanen und willkürlichen Tonus des sich um den palpierenden Finger schließenden Sphincter ani, indem Sie den Patienten auffordern, den Anus zusammenzukneifen. Der Sphinktertonus ist bei älteren Patienten, bei Analprolaps, Proktitis, einer neurogenen Harninkontinenz oder auch bei sexueller Aktivität im Analbereich vermindert. Führen Sie den Finger unter Palpation der gesamten Zirkumferenz der Rektumwand weiter ein (Abb. **C-3.29**).

▶ **Merke.** Schmerzen bei Druck auf die Rektumwände sprechen für einen entzündlichen, evtl. abszedierenden Prozess im Bereich von Adnexe, Appendix, Parametrien oder im Douglas*-Raum.

ⓒ **C-3.29**   **Rektumpalpation**

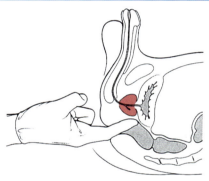

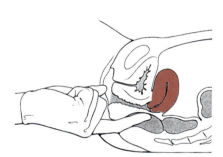

Beim Mann tasten Sie die Prostata. Beurteilen Sie deren Größe, Konsistenz, Abgrenzbarkeit sowie Verschieblichkeit der Schleimhaut.

Bei der Frau tasten Sie die Cervix uteri. Im Bereich der Parametrien lässt sich bei entzündlichen Prozessen der Portioschiebeschmerz auslösen.

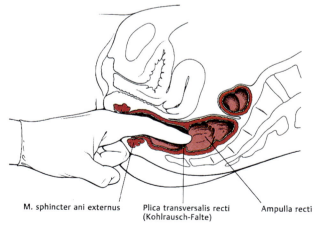

M. sphincter ani externus   Plica transversalis recti (Kohlrausch-Falte)   Ampulla recti

Vorgehensweise:

- Führen Sie den Finger unter sanftem Druck in den Anus ein.
- Registrieren Sie den spontanen und willkürlichen Sphinktertonus.

Achten Sie auf folgende Tastbefunde:

- Derber, höckriger Tumor mit wallartigen Rändern: V. a. Rektumkarzinom.
- Mehrere weiche Vorwölbungen: V. a. Hämorrhoiden.
- Weiche, gut verschiebliche Tumoren, evtl. gestielt: V. a. Polypen.
- Harte Skybala bei habitueller Obstipation.
- Extraluminale Befunde (Myome, Zystozelen, Pessare, Tampons etc.).

---

* James D. Douglas (1675–1742), Anatom und Chirurg aus London

In ca. 7–8 cm Tiefe tasten Sie beim Mann an der Rektumvorderwand die **Prostata**. Beurteilen Sie **Größe** und **Konsistenz** beider Lappen, die **Verschieblichkeit** der Schleimhaut und die **Abgrenzbarkeit** gegenüber dem umgebenden Gewebe. Die normale Prostata ist etwa kastaniengroß und weist die Konsistenz eines angespannten Daumenballens auf; sie ist in der Mitte durch einen Sulkus getrennt. Umfahren Sie mit dem Finger die gesamte Zirkumferenz. Bei einer massiven, benignen Prostatahyperplasie gelingt dies manchmal nicht mehr, die Schleimhaut des Rektums ist aber gut gegen die Prostata verschieblich. Beim Prostatakarzinom fühlt sich die Prostata knochenhart an, die Rektumschleimhaut kann verbacken sein. Eine weiche, schlecht abgrenzbare und druckschmerzhafte Prostata spricht für eine akute oder chronische Entzündung. Die kranial und lateral der Prostata gelegenen **Samenblasen** sind nur bei chronisch-entzündlichen Prozessen, Tuberkulose oder beim Vorliegen von Verkalkungen tastbar.

Bei der Frau lässt sich rektal die **Cervix uteri** fühlen. Hier kann man bei entzündlichen Prozessen im Bereich der Parametrien den sog. **Portioschiebeschmerz** auslösen und in der Spätschwangerschaft den Stand des kindlichen Kopfes im Bereich des äußeren Muttermundes feststellen.

Nach der rektalen Untersuchung betrachten Sie die Reste von Stuhl, Blut, Schleim oder Eiter am Fingerling. Frisches hellrotes Blut spricht für eine stattgefundene Hämorrhoidalblutung, aber auch für eine Kontaktblutung bei einem Karzinom. Pechschwarzer Stuhl („Teerstuhl") deutet auf eine obere gastrointestinale Blutung hin. Verwenden Sie die Stuhlreste am Fingerling, um auf okkultes Blut zu testen **(Haemoccult-Test)**. Dieser Test wird zur Diagnose eines Kolonkarzinoms eingesetzt und von den Krankenkassen als Früherkennungsmaßnahme bei Personen über 40 Jahre propagiert (s. a. S. 273). Bieten Sie dem Patienten nach der Untersuchung Zellstoff an, damit er sich den After von der Vaseline reinigen kann.

Proktoskopie und Rektosigmoideoskopie

Bei jedem Patienten mit einer Symptomatik im Anorektalbereich bzw. mit neu aufgetretenen Stuhlgangsunregelmäßigkeiten ist die Proktoskopie essenzieller Bestandteil der körperlichen Untersuchung. Der Nachweis von Hämorrhoiden Grad I gelingt nur mit diesem Untersuchungsverfahren. Der Patient liegt dabei in leichter Kopftieflage auf einem Spezialstuhl oder kniet auf der Untersuchungsliege. In dieser Stellung entfaltet sich der Enddarm am besten. Schwerkranke Patienten können auch in Linksseitenlage untersucht werden. Nach Inspektion und digitaler Untersuchung wird das Proktoskop vorsichtig zunächst mit Zielrichtung auf die Liege, dann nach dorsal in Richtung Os sacrum vorgeschoben. Die Inspektion der Schleimhaut erfolgt unter ständigen Kreisbewegungen beim Rückzug des Proktoskops. Über das Proktoskop lässt sich auch die konservative Behandlung von Hämorrhoiden (Sklerosierung durch Injektion, Infrarotkoagulation) durchführen.

Mit längeren starren Geräten oder flexiblen Fiberendoskopen gelingt eine Inspektion der Schleimhaut des Colon sigmoideum (Rektosigmoideoskopie) maximal bis etwa 40 cm vom Anus entfernt. Diese Untersuchung ist bei Patienten über 45 Jahre als wichtiges Verfahren zur Karzinomfrüherkennung anzusehen, da in diesem Darmabschnitt 60–70 % der kolorektalen Tumoren lokalisiert sind.

3.2 Anamnese

Nach einer mit Genuss verbundenen Nahrungsaufnahme ist der ungestörte und unbemerkte Ablauf der Verdauung eine wesentliche Basis für körperliches und psychisches Wohlbefinden. Etwa 30 % der Patienten einer allgemeinmedizinischen, internistischen oder pädiatrischen Praxis suchen den Arzt wegen abdomineller Beschwerden auf. Bei ca. 70 % dieser Patienten kann dabei auch nach dem mehr oder weniger intensiven Einsatz von Labor- und apparativen Unter-

In ca. 7–8 cm Tiefe tasten Sie beim Mann an der Rektumvorderwand die **Prostata**. Beurteilen Sie **Größe** und **Konsistenz** beider Lappen, Verschieblichkeit der Schleimhaut und **Abgrenzbarkeit** gegenüber dem umgebenden Gewebe. Die normale Prostata ist etwa kastaniengroß und hat die Konsistenz eines angespannten Daumenballens. Bei Prostatakarzinom fühlt sie sich knochenhart an, die Rektumschleimhaut kann verbacken sein. Eine weiche, schlecht abgrenzbare und druckschmerzhafte Prostata spricht für eine Entzündung.

Bei der Frau lässt sich rektal die **Cervix uteri** fühlen. Hier kann man bei entzündlichen Prozessen im Bereich der Parametrien den sog. **Portioschiebeschmerz** auslösen.

Nach der rektalen Untersuchung betrachten Sie Reste von Stuhl, Blut, Schleim oder Eiter am Fingerling. Frisches hellrotes Blut spricht für eine Hämorrhoidalblutung, aber auch eine Kontaktblutung bei Karzinom. Pechschwarzer Stuhl („Teerstuhl") deutet auf eine obere gastrointestinale Blutung hin. Verwenden Sie Stuhlreste am Fingerling für den **Haemoccult-Test** (s. a. S. 273).

Proktoskopie und Rektosigmoideoskopie

Bei jedem Patienten mit einer Symptomatik im Anorektalbereich bzw. mit neu aufgetretenen Stuhlgangsunregelmäßigkeiten ist die Proktoskopie essenzieller Bestandteil der körperlichen Untersuchung. Nach Inspektion und digitaler Untersuchung wird das Proktoskop vorsichtig zunächst mit Zielrichtung auf die Liege, dann nach dorsal in Richtung Os sacrum vorgeschoben. Die Inspektion der Schleimhaut erfolgt unter ständigen Kreisbewegungen beim Rückzug des Proktoskops.

Mit Endoskopen gelingt eine Inspektion der Schleimhaut des Colon sigmoideum (Rektosigmoideoskopie, maximal bis etwa 40 cm vom Anus). Hier sind ca. 60–70 % der kolorektalen Tumoren lokalisiert.

3.2 Anamnese

Etwa 30 % der Patienten einer allgemeinmedizinischen, internistischen oder pädiatrischen Praxis klagen über abdominelle Beschwerden. Bei ca. 70 % dieser Patienten kann auch nach dem Einsatz von Labor- und apparativen Untersuchungen kein organischer Befund erhoben werden. Gastrointestinale Symptome sind besonders vieldeutig und können sowohl durch eine spezifische Magen-Darm-Erkrankung, aber auch durch eine Systemkrankheit bedingt sein. Das Abdomen ist zudem eines der häufigsten Manifestationsorgane körperlicher Funktions- und Befindensstörungen sowie psychosomatischer Erkrankungen. Vielfältige und häufig wechselnde Symptome sowie oft unpräzise, wertende und interpretierende Angaben des Patienten stellen hohe Anforderungen an die anamnestische Fragetechnik.

suchungen kein organischer Befund erhoben werden. Gastrointestinale Symptome wie Übelkeit, Erbrechen, Bauchschmerzen oder Obstipation sind besonders vieldeutig und können sowohl durch eine spezifische Magen-Darm-Erkrankung, aber auch durch eine Systemkrankheit bedingt sein. Das Abdomen, insbesondere der tubuläre Magen-Darm-Trakt, ist zudem eines der häufigsten Manifestationsorgane körperlicher Funktions- und Befindensstörungen sowie psychosomatischer Erkrankungen, die sich in einer Fülle von Symptomen äußern können. Andererseits können organische Krankheiten im Bauchraum weit fortgeschritten sein, ehe sie Beschwerden verursachen. Abdominelle Symptome werden von vielen Patienten als besonders bedrohlich, rätselhaft und oft schwer definierbar empfunden. Die vielfältige und häufig wechselnde Symptomatik sowie die oft unpräzisen, wertenden und interpretierenden Angaben des Patienten stellen hohe Anforderungen an die Kunst der anamnestischen Fragetechnik des Arztes. Gerade für die rasche und ökonomische Diagnostik abdomineller Beschwerden sind eine subtile Untersuchungstechnik und umfassende differenzialdiagnostische Kenntnisse erforderlich.

3.2.1 Bauchschmerzen

Schildert ein Patient Bauchschmerzen, so wenden Sie die auf S. 70 dargestellte Technik der Analyse an. Hat der Patient seine Schilderung beendet, versuchen Sie durch gezieltes Fragen den Schmerz zu charakterisieren:

1. **Lokalisation**
2. **Ausstrahlung**
3. **Dauer**
4. **Schmerzbeginn**
5. **Häufigkeit und Periodik**
6. **Intensität**
7. **Charakter**
8. **Auslösende, verstärkende und lindernde Faktoren**.

3.2.1 Bauchschmerzen

Schildert ein Patient Bauchschmerzen, so wenden Sie die gleiche Technik der Analyse an, wie sie auf S. 70 dargestellt ist. Spezifisch für das Abdomen ist lediglich die Assoziation des Schmerzereignisses mit den Funktionen der Bauchorgane wie Nahrungsaufnahme oder Stuhlgang. Hat der Patient die spontane Schilderung seiner Beschwerden beendet, versuchen Sie durch gezieltes Fragen anhand der folgenden acht Punkte den Schmerz zu charakterisieren:

1. **Lokalisation:** Wo sind die Schmerzen? am gleichen Ort? wandernd?
2. **Ausstrahlung:** Wohin strahlen sie aus?
3. **Dauer:** Wie lange? Sekunden? Minuten? Stunden? Tage? Wochen?
4. **Schmerzbeginn:** Wann? unter welchen Umständen? plötzlich? allmählich?
5. **Häufigkeit und Periodik:** Kommen und Gehen? wellenförmig? kontinuierlich? wie oft?
6. **Intensität:** leicht, mittel, schwer, unerträglich; vernichtend; Begleitsymptome (Schweißausbruch, Zittern, Schwindel etc.)
7. **Charakter:** dumpf, drückend, bohrend, brennend
8. **Auslösende, verstärkende und lindernde Faktoren:** Nahrung, Stuhlgang, Flatus, Erbrechen, Körperlage, Stress, Ereignisse, Stimmungen, Jahreszeiten.

Lokalisation

Patienten mit funktionellen Beschwerden weisen oft mit der flachen Hand auf das gesamte Abdomen, während Patienten mit einem organischen Befund gezielt mit dem Zeigefinger oder Mittelfinger auf eine Stelle deuten (Abb. **C-3.30**).

Lokalisation

Fordern Sie den Patienten auf, mit seinen eigenen Händen auf den Punkt oder die Region zu zeigen, in der er Schmerzen empfindet. Patienten mit funktionellen Beschwerden weisen oft mit der flachen Hand auf das gesamte Abdomen, während Patienten mit einem organischen Befund gezielt mit dem Zeige- oder Mittelfinger auf eine Stelle deuten, z.B. bei einer Cholezystitis präzise auf den rechten Oberbauch. Die wichtigsten Verdachtsdiagnosen in Abhängigkeit zur Schmerzlokalisation sind in Abb. **C-3.30** dargestellt.

▶ Merke

▶ **Merke.** Denken Sie daran, dass die Schmerzlokalisation letztlich durch die Empfindung des Patienten bestimmt wird und durch eine anatomische Variante (hochgeschlagene Appendix, Senkniere) oder durch Schmerzprojektionen anhand der Head-Zonen irreführend sein kann (Head-Zonen: Hautareale, in denen bei Erkrankungen innerer Organe als viszerokutaner Reflex Hyperästhesie und Hyperalgesie auftreten können).

Als Faustregel kann gelten, dass Schmerzen, die von der Leber und den Gallenwegen sowie vom Magen-Darm-Trakt oral des **Treitz'schen Bandes** ausgehen, im Epigastrium lokalisiert werden. Vom Dünndarm ausgehende Schmerzen werden periumbi-

Schmerzen, die ausschließlich über die viszeralen Afferenzen geleitet werden, können meist nicht gut lokalisiert werden und werden vom Patienten in der Medianlinie empfunden, unabhängig davon, wo sich der Entstehungsort befindet. Als Faustregel kann gelten, dass Schmerzen, die von der Leber und den Gallenwegen sowie vom Magen-Darm-Trakt oral des **Treitz'schen Bandes** aus-

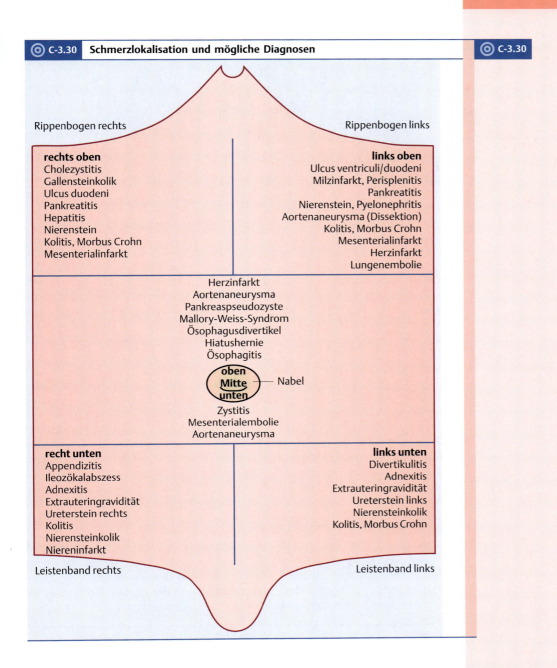

C-3.30   Schmerzlokalisation und mögliche Diagnosen

Rippenbogen rechts

Rippenbogen links

rechts oben
Cholezystitis
Gallensteinkolik
Ulcus duodeni
Pankreatitis
Hepatitis
Nierenstein
Kolitis, Morbus Crohn
Mesenterialinfarkt

links oben
Ulcus ventriculi/duodeni
Milzinfarkt, Perisplenitis
Pankreatitis
Nierenstein, Pyelonephritis
Aortenaneurysma (Dissektion)
Kolitis, Morbus Crohn
Mesenterialinfarkt
Herzinfarkt
Lungenembolie

Herzinfarkt
Aortenaneurysma
Pankreaspseudozyste
Mallory-Weiss-Syndrom
Ösophagusdivertikel
Hiatushernie
Ösophagitis

**oben
Mitte
unten** — Nabel

Zystitis
Mesenterialembolie
Aortenaneurysma

recht unten
Appendizitis
Ileozökalabszess
Adnexitis
Extrauteringravidität
Ureterstein rechts
Kolitis
Nierensteinkolik
Niereninfarkt

links unten
Divertikulitis
Adnexitis
Extrauteringravidität
Ureterstein links
Nierensteinkolik
Kolitis, Morbus Crohn

Leistenband rechts

Leistenband links

gehen, im Epigastrium lokalisiert werden. Vom Dünndarm ausgehende Schmerzen werden periumbilikal, am Kolon entstehende Schmerzen in den Unterbauch projiziert. Die Patienten sind meist in der Lage, zwischen einem oberflächlichen kutanen Schmerz (z. B. bei einem Zoster) und einem tiefen viszeralen Schmerz zu unterscheiden. Allerdings treten bei Läsionen innerer Organe auch Hyperästhesien der Haut auf.

Ausstrahlung

Schmerzen, deren Ursache im Abdomen liegt, können in weit entfernt liegende Körperregionen ausstrahlen (Abb. **C-3.31**). Selbst bei Schmerzphänomenen im Bereich des Nackens und der Oberschenkel ist an eine abdominelle Ursache zu denken. So werden bei subphrenischen Abszessen nicht selten auch Schulterschmerzen beschrieben (Dermatom C4 als charakteristischer Projektionsort bei Zwerchfellaffektionen).

likal, am Kolon entstehende Schmerzen in den Unterbauch projiziert.

Ausstrahlung

Schmerzen, deren Ursache im Abdomen liegt, können in weit entfernt liegende Körperregionen ausstrahlen (z. B. Schulterschmerz bei subphrenischen Prozessen, Abb. **C-3.31**).

⊚ **C-3.31** **Schmerzausstrahlung bei verschiedenen abdominellen Erkrankungen**

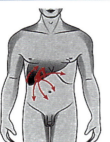 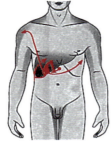 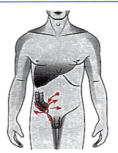 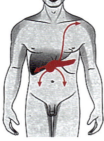 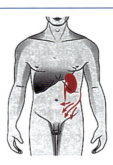

Cholezystitis   Gallenkolik   Appendizitis   Pankreatitis   Nierenkolik

Bei der **Appendizitis** beginnt der Schmerz meist periumbilikal und verlagert sich zunehmend in den rechten Unterbauch. Das Maximum des Druckschmerzes befindet sich am McBurney-Punkt (s. Abb. **C-3.3b**).

Schmerzen bei akuter **Pankreatitis** und bei **Pankreaskarzinom** strahlen meist gürtelförmig um den Leib, in die linke Flanke und in die linke Schulterblattregion aus.

Bei **Cholezystitis** und **Gallensteinkoliken** liegt das Schmerzmaximum im rechten Oberbauch.

Magenschmerzen strahlen nach links bis in die linke Schulter aus. Schmerzen bei **Nieren- und Ureterkolik** werden in den Flanken, in ipsilateraler Leiste, Skrotum, großen Labien oder Kreuzbein empfunden.

▶ **Merke**

▶ **Klinischer Fall**

Bei der **Appendizitis** beginnt der Schmerz meist periumbilikal und konzentriert sich mit Fortschreiten der Entzündung auf den rechten Unterbauch. Das Maximum des Druckschmerzes findet sich am McBurney-Punkt in der Mitte einer Verbindungslinie zwischen Spina iliaca anterior superior und Nabel (s. Abb. **C-3.3b**).

Schmerzen bei akuter **Pankreatitis** und bei **Pankreaskarzinom** strahlen meist gürtelförmig um den Leib, in die linke Flanke und in die linke Schulterblattregion aus. Daher suchen Patienten mit einem Pankreaskarzinom oft unter der Verdachtsdiagnose von vertebragenen Schmerzen einen Orthopäden oder Rheumatologen auf. Im Rahmen einer Pankreatitis kann es zur proteolytischen Andauung weit entfernter retroperitonealer Strukturen kommen, was mit **Rückenschmerzen oder Schmerzen im Bereich des Skrotums** verbunden sein kann.

Bei **Cholezystitis** und **Gallensteinkoliken** liegt das Schmerzmaximum zwar im rechten Oberbauch, allerdings können die Schmerzen nach rechts bis in den Rücken in Höhe des 12. Brustwirbelkörpers und in die rechte Schulterblattregion ausstrahlen **(Eiselsberg-Phänomen)**.

Schmerzen mit Ursprung im **Magen** strahlen dagegen mehr nach links bis in die linke Schulter aus und können sogar kaudal und medial der Skapula zu einem Druckschmerz führen. Schmerzen bei **Nieren- und Ureterkolik** werden manchmal nicht nur im Bereich der Flanken, sondern in der ipsilateralen Leiste, im Skrotum, den großen Labien oder im Kreuzbein empfunden.

▶ **Merke.** Eine der häufigsten Fehlerquellen in der ärztlichen Diagnostik sind **extraabdominelle Krankheiten**, die Schmerzen im Bereich des Abdomens hervorrufen können, wie z. B. basale Pneumonien, Läsionen im Bereich der Wirbelsäule (Spondylitis, Spondylodiszitis, paraspinale Abszesse), inferiorer Myokardinfarkt oder Myokarditis.

▶ **Klinischer Fall.** Ein 46-jähriger, sportlich aktiver Mann empfindet beim Tennisspielen am Nachmittag plötzlich heftige Schmerzen im Epigastrium. Er hatte bereits früher ähnliche, wenn auch weniger starke Beschwerden, die als Gastritis erfolgreich mit Antazida behandelt wurden. Als er die Praxis seines Hausarztes aufsucht, möchte er gar nicht untersucht werden, sondern verlangt und erhält dort ein Rezept für ein Aluminiumhydroxid-Gel. Die Schmerzen bessern sich nach Einnahme des Gels nur geringfügig. Im Laufe der Nacht nehmen die epigastrischen Schmerzen derart zu, dass der Mann die Nothilfe eines Krankenhauses aufsuchen muss. Auf dem dort angefertigten EKG sind die Zeichen eines frischen inferioren Infarkts zu sehen (Abb. **C-3.32**). Der Patient wird stationär aufgenommen und übersteht den Infarkt komplikationslos.

◎ C-3.32   **Inferiorer Myokardinfarkt**

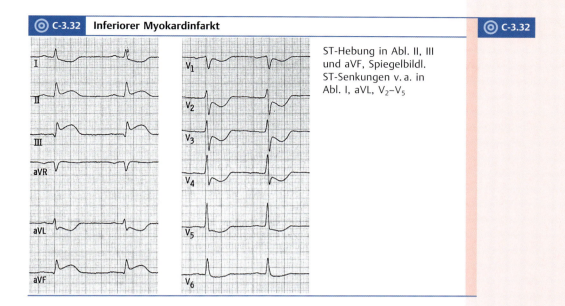

ST-Hebung in Abl. II, III und aVF, Spiegelbildl. ST-Senkungen v. a. in Abl. I, aVL, V$_2$–V$_5$

Schmerzdauer

Angaben über die Dauer eines Schmerzphänomens leisten oft den wichtigsten Beitrag zur Diagnosefindung. Wie bei den meisten Symptomen wird es mit zunehmender Dauer der Schmerzen immer unwahrscheinlicher, dass der Schmerz einer bestimmten organischen Krankheit zugeordnet werden kann.

> ▶ **Merke.** Je länger eine Schmerzsymptomatik besteht, umso unwahrscheinlicher ist es, dass jemals eine organische Ursache gefunden wird!

Erstmals und akut aufgetretene Schmerzen, die nicht länger als Stunden oder einen Tag bestehen, sind diagnostisch wesentlich ergiebiger als Schmerzen, von denen der Patient sagt, er habe sie „eigentlich schon immer" gehabt. Die letztere Angabe spricht a priori eher für eine funktionelle Ursache der Beschwerden. Das bedeutet aber keineswegs, dass derartige Schmerzangaben des Patienten als unwichtig abgetan werden dürfen! Besteht der Bauchschmerz dagegen weniger als sechs Tage und ist er heftig genug, um den Patienten zum Arzt zu führen, so sollte man die Symptomatik zumindest engmaschig kontrollieren, vielleicht sogar den Patienten ins Krankenhaus einweisen.

Schmerzbeginn

Ein **starker, plötzlich einsetzender Schmerz** deutet auf eine schwer wiegende organische Erkrankung hin. Dazu gehören vor allem die Perforation (z. B. eines Ulkus) oder Obstruktion (z. B. bei Ileus) eines Hohlorgans oder des Verschlusses eines arteriellen Gefäßes (z. B. Mesenterialarterienembolie). Im Fall der Embolisierung in eine viszerale Arterie werden Arzt und Patient oft durch eine spontane Besserung der Schmerzen in falscher Sicherheit gewiegt (schmerzfreies oder schmerzarmes „faules" Intervall), ehe die Katastrophe ihren Lauf nimmt und die Schmerzen einer Peritonitis einsetzen.
Häufiger ist der allmähliche Schmerzbeginn, wobei Patienten mit einer kontinuierlichen Zunahme der Schmerzen der besonderen Aufmerksamkeit bedürfen.

Häufigkeit und Periodik

Die meisten funktionsabhängigen abdominellen Schmerzen haben einen **intermittierenden Verlauf**, d. h., mehr oder weniger lange schmerzfreie Perioden wechseln mit kurzdauernden Schmerzattacken (Abb. **C-3.33**). Zu den Ursachen gehören vor allem das Colon irritabile, Gallenwegsdyskinesien und die Angina abdominalis bei einer Stenose der Mesenterialgefäße. Fragen Sie den Patienten

Schmerzdauer

Angaben über die Dauer eines Schmerzphänomens leisten oft den wichtigsten Beitrag zur Diagnosefindung.

◀ Merke

Schmerzen, von denen der Patient sagt, er habe sie „eigentlich schon immer gehabt", sprechen eher für funktionelle Beschwerden. Besteht der Bauchschmerz weniger als sechs Tage und ist er heftig genug, um den Patienten zum Arzt zu führen, so sollte man die Symptomatik zumindest engmaschig kontrollieren, vielleicht sogar den Patienten ins Krankenhaus einweisen.

Schmerzbeginn

Ein **starker, plötzlich einsetzender Schmerz** deutet auf eine schwer wiegende organische Erkrankung hin, wie die Perforation, Obstruktion oder den Verschluss eines arteriellen Gefäßes. **Cave:** schmerzfreies Intervall bei Mesenterialarterienverschluss!

Häufigkeit und Periodik

Die meisten funktionsabhängigen abdominellen Schmerzen haben einen **intermittierenden Verlauf** (Abb. **C-3.33**). Fragen Sie den Patienten nach einer zirkadianen Periodik seiner Schmerzen auch unabhängig von den jeweiligen Mahlzeiten!

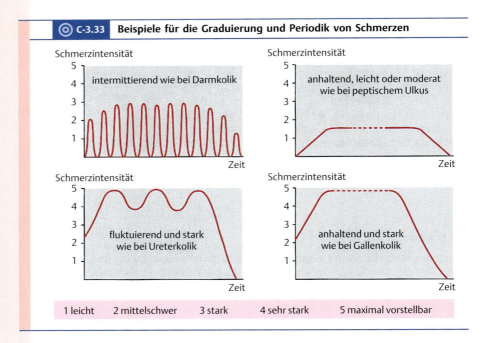

C-3.33 **Beispiele für die Graduierung und Periodik von Schmerzen**

| 1 leicht | 2 mittelschwer | 3 stark | 4 sehr stark | 5 maximal vorstellbar |

nach einer zirkadianen Periodik seiner Schmerzen auch unabhängig von den jeweiligen Mahlzeiten!

▶ **Merke.** Nächtliche Bauchschmerzen haben eher eine organische als eine funktionelle Ursache!

Wacht der Patient durch die Schmerzen auf oder hindert ihn ein vorher bestehender Schmerz am Einschlafen? Der sog. „Mittelschmerz" bei der Ovulation und die Beschwerden bei der Endometriose folgen einer annähernden Monatsperiodik. **Wellenförmig krampfartige Bauchschmerzen** im Sinne von **Koliken** weisen auf eine Überdehnung von Hohlorganen (Magen, Gallenblase, Harnleiter, Uterus) oder Organkapseln hin. Sie haben zwar einen fluktuierenden Verlauf, behalten aber stets ein gewisses Grundschmerzniveau bei. Völlig regellos verlaufen die Zustände von „Pseudoperitonitis". Darunter versteht man rasch einsetzende Bauchschmerzen, die zunächst an ein akutes Abdomen denken lassen, jedoch keine der üblichen Ursachen haben. Dazu gehören die Pseudoperitonitis diabetica, die urämische Peritonitis, Bauchschmerzen bei der akuten intermittierenden Porphyrie, im Rahmen von hämolytischen Krisen beim familiären Mittelmeerfieber und sog. „Bleikoliken" bei der Bleiintoxikation. Die Symptomatik ähnelt so sehr einem akuten Abdomen, dass diese Patienten fast durchweg im Rahmen einer dieser Bauchschmerzattacken laparotomiert werden.

Intensität

Bei einem Patienten mit akutem Abdomen ist die Intensität der Bauchschmerzen anhand der Stellung des Patienten, seiner Reaktion auf Berührung oder Palpation und vor allem durch die nicht willkürlich gesteuerte Abwehrspannung der Bauchmuskulatur für jeden zu erkennen und nachzuvollziehen. Probleme der Interpretation ergeben sich bei anamnestisch berichteten Bauchschmerzen. Die Intensität eines Schmerzzustandes ist subjektiv und damit für den Arzt nur aufgrund der Angaben des Patienten oft schwer zu beurteilen. Zwar müssen Sie zunächst bei der Anamnese die Angaben so hinnehmen, wie sie der Patient macht. Es gibt allerdings einige Techniken, wie Sie **objektive Informationen über die Intensität der Schmerzempfindung** eines Patienten erhalten können.

▶ Merke

Wellenförmige krampfartige Bauchschmerzen (Koliken) weisen auf eine Überdehnung von Hohlorganen (Magen, Gallenblase, Harnleiter, Uterus) oder Organkapseln hin. Sie haben zwar einen fluktuierenden Verlauf, behalten aber stets ein gewisses Grundschmerzniveau bei. Völlig regellos verlaufen die Zustände von „Pseudoperitonitis" (z. B. Pseudoperitonitis diabetica, urämische Peritonitis, Bauchschmerzen bei der akuten intermittierenden Porphyrie). Die Symptomatik ähnelt so sehr einem akuten Abdomen, dass diese Patienten fast durchweg im Rahmen einer dieser Bauchschmerzattacken laparotomiert werden.

Intensität

Bei einem Patienten mit akutem Abdomen ist die Intensität der Bauchschmerzen anhand der Stellung des Patienten, seiner Reaktion auf Berührung oder Palpation und vor allem durch die nicht willkürlich gesteuerte Abwehrspannung der Bauchmuskulatur für jeden zu erkennen und nachzuvollziehen. Probleme ergeben sich bei anamnestisch berichteten Bauchschmerzen, da die Intensität von Schmerzen subjektiv ist. Fragen Sie den Patienten, **wie er sich in der Schmerzsituation ver-**

- Fragen Sie den Patienten, **wie er sich in der Schmerzsituation verhalten hat**. Musste er seine Tätigkeit unterbrechen, herumgehen, sich hinlegen, sich krümmen, den Bauch halten; oder konnte er unbemerkt von der Umgebung weiter arbeiten.
- Frauen, die ihre Schmerzen mit Wehen oder Geburtsschmerzen vergleichen, haben wahrscheinlich intensive Schmerzen.
- Formulierungen wie „ich dachte, ich müsse sterben", „es war, als wenn ein Messer in meinen Bauch gerammt wurde" oder „die Schmerzen waren so wie damals, als ich die Nierenkolik hatte" sprechen ebenfalls für schwere Schmerzen.
- Beim Vergleich verschiedener Schmerzepisoden miteinander lassen Sie den Patienten seine **Schmerzerlebnisse auf einer Skala zwischen 1 und 10 einstufen**.

Die Intensität von Schmerzerlebnissen lässt kaum Rückschlüsse auf die Genese zu: Patienten mit funktionellen Schmerzen erleben ihren Schmerz oft stärker als Patienten z. B. mit einer Divertikulitis. Aufgrund ihrer nicht selten extrovertierten und eher hysterischen Persönlichkeitsstruktur schildern sie ihre Schmerzen blumiger und weitschweifiger, wodurch der unerfahrene Arzt stärker beeindruckt wird als von der manchmal stilleren Klage eines Patienten mit organisch bedingtem Schmerz.

Charakter

Abdominelle Schmerzen werden im Wesentlichen über **drei Leitungswege** vermittelt:

- über viszerale oder splanchnische Leitungsbahnen, deren Nozizeptoren vor allem in den Wänden und im Parenchym der Organe lokalisiert sind
- über somatische oder parietale Leitungsbahnen, die von Nozizeptoren des parietalen Peritoneums und der angrenzenden Gewebe aktiviert werden
- über Querverbindungen zwischen beiden, die starke viszerale Schmerzen auf somatische afferente Neuronen desselben Spinalsegments fortleiten können („Überlaufphänomen").

Viszerale Schmerzen werden als dumpf, in der Intensität wechselnd und schlecht lokalisierbar empfunden. Patienten beschreiben sie als drückend, krampfartig oder nagend, das Gefühl „es gehe nun dahin", ähnlich wie bei schwerer Übelkeit herrscht vor. Der Patient kann sich durch Bewegung oder Umhergehen Erleichterung verschaffen. **Somatische** oder **parietale Schmerzen** sind eher akut einsetzend, intensiver, scharf, brennend und werden umschrieben lokalisiert. Im Vergleich zum viszeralen Schmerz steht die Lokalisation in engerem Zusammenhang mit dem Situs des betroffenen Organs. Patienten mit somatischem Schmerz erfahren durch Bewegung eine Schmerzverstärkung und neigen deshalb dazu, sich ruhig zu halten oder hinzulegen. **Fortgeleitete** oder **projizierte Schmerzen** stehen vom Charakter her zwischen viszeralem und somatischem Schmerz, können auch umschrieben lokalisiert werden, wobei aber die Schmerzempfindung weit vom erkrankten Organ entfernt sein kann. Häufig sind auch Haut und Muskulatur der betroffenen Region schmerzhaft.

Sie sollten den Patienten auffordern, die empfundenen Schmerzen in seinen eigenen Worten zu beschreiben. Allerdings reichen das Vokabular und die Phantasie der meisten Patienten nicht für eine adäquate Beschreibung aus. Eine verbale Hilfestellung vonseiten des Arztes kann leicht zu Suggestivfragen führen. Viele Patienten schildern ihre Schmerzen mit Ausdrücken, die eine Diagnose beinhalten, z. B. „da kam wieder mein Gallenschmerz" (bei Schmerzen im rechten Oberbauch) oder „meine Nierenschmerzen dauerten zwei Wochen" (bei Flankenschmerz).

halten hat. Beim Vergleich verschiedener Schmerzepisoden lassen Sie den Patienten seine **Schmerzerlebnisse auf einer Skala zwischen 1 und 10 einstufen**. Die Intensität von Schmerzerlebnissen lässt allerdings kaum Rückschlüsse auf die Genese zu: Patienten mit funktionellen Schmerzen erleben ihren Schmerz aufgrund ihrer nicht selten extrovertierten und eher hysterischen Persönlichkeitsstruktur oft stärker als Patienten mit z. B. einer Divertikulitis.

Charakter

Abdominelle Schmerzen werden im Wesentlichen über **drei Leitungswege** vermittelt:

- über viszerale oder splanchnische Leitungsbahnen
- über somatische oder parietale Leitungsbahnen
- über Querverbindungen zwischen beiden.

Viszerale Schmerzen werden als dumpf, in der Intensität wechselnd und schlecht lokalisierbar empfunden. Der Patient kann sich durch Bewegung oder Umhergehen Erleichterung verschaffen. **Somatische** oder **parietale Schmerzen** sind eher akut einsetzend, intensiver, scharf, brennend und werden umschrieben lokalisiert. Patienten mit somatischem Schmerz erfahren durch Bewegung eine Schmerzverstärkung. **Fortgeleitete** oder **projizierte Schmerzen** stehen vom Charakter her zwischen viszeralem und somatischem Schmerz.

Sie sollten den Patienten auffordern, die empfundenen Schmerzen in seinen eigenen Worten zu beschreiben. Viele Patienten schildern ihre Schmerzen mit Ausdrücken, die eine Diagnose beinhalten, z. B. „da kam wieder mein Gallenschmerz".

▶ **Merke.** Widerstehen Sie der Versuchung, die Angaben des Patienten als Diagnosen zu übernehmen, bevor Sie die Schmerzangabe nicht sorgfältig analysiert haben!

◀ **Merke**

**Auslösende, verstärkende
und lindernde Faktoren**

Fragen nach auslösenden, verstärkenden
und lindernden Faktoren gehören zu den
wertvollsten Informationshilfen bei der
Analyse von Schmerzen im Bereich des
Abdomens.

Nahrungsaufnahme

Die Schmerzauslösung durch bestimmte
Nahrungsmittel wird im Allgemeinen
überbewertet. Diagnostisch wichtiger ist
der zeitliche Zusammenhang zwischen
Schmerzen und Nahrungsaufnahme.
Schmerzen, die **wenige Minuten nach
dem Essen** auftreten, lassen an Gastritis,
Hiatushernie oder Magentumor denken.
Die Schmerzen bei **Angina intestinalis**
treten meist **20–60 Minuten** nach einem
reichlichen Essen auf.

Beim **Ulcus duodeni** liegt der Schmerzbeginn zwischen **1 und 4 Stunden nach
dem Essen** (Nüchternschmerz). **Gallenkoliken** beginnen **typischerweise 3–5 Stunden nach schweren Mahlzeiten.**

Der zeitliche Zusammenhang zwischen
Nahrungsaufnahme und Schmerz ist den
Patienten oft nicht bewusst oder kann
nicht exakt angegeben werden. In diesen
Fällen empfiehlt sich die Führung eines
Symptomen-Tagebuches über einige
Wochen (Abb. **C-3.34**).

▶ **Merke**

 C-3.34

Auslösende, verstärkende und lindernde Faktoren

Fragen nach auslösenden, verstärkenden und lindernden Faktoren gehören zu
den wertvollsten Informationshilfen bei der Analyse von Schmerzen im Bereich
des Abdomens. Beginnen Sie mit Fragen, bei denen der Zusammenhang mit
dem Abdomen für jeden Patienten ersichtlich ist, im Wesentlichen also zu
den Bereichen von Nahrungszufuhr, Stuhlgang, Erbrechen und Miktion.

Nahrungsaufnahme

Die Schmerzauslösung durch bestimmte Nahrungsmittel als diagnostisches
Hilfsmittel wird im Allgemeinen überbewertet. Die früher häufig als Hinweis
auf ein Ulcus duodeni oder ventriculi angesehene Schmerzauslösung durch
scharfe, gewürzte Speisen, durch Alkohol oder Kaffee ist sehr unzuverlässig,
wenngleich viele Patienten diesen Zusammenhängen gerne breiten Raum
geben. Auch Angaben über eine Schmerzauslösung durch fette Mahlzeiten lassen keine verlässlichen Schlüsse auf eine biliäre Genese der Schmerzen zu.
Diagnostisch wichtiger ist der zeitliche Zusammenhang zwischen Schmerzen
und Nahrungsaufnahme. Epigastrische oder umbilikale Schmerzen, die **wenige
Minuten nach dem Essen** auftreten, lassen an Gastritis, Hiatushernie, Magentumor oder Kaskadenmagen denken. Die Schmerzen bei **Angina intestinalis** treten
meist **20–60 Minuten** nach einem reichlichen Essen auf.

Beim **Ulcus duodeni** liegt der Schmerzbeginn zwischen **1 und 4 Stunden nach
dem Essen** (Nüchternschmerz), wenn die puffernde Wirkung der Nahrung
nachgelassen hat. Die Aufnahme einer kleinen Mahlzeit oder von Antazida lin-
dert die Schmerzen. **Gallenkoliken** beginnen **typischerweise 3–5 Stunden nach
schweren Mahlzeiten**. Patienten mit nichtulzeröser Dyspepsie berichten oft, es
gehe ihnen am besten, wenn sie gar nichts essen („Wenn ich nichts esse, habe
ich keine Bauchkrämpfe").

Der zeitliche Zusammenhang zwischen Nahrungsaufnahme und Schmerz ist
den Patienten oft nicht bewusst oder kann nicht exakt angegeben werden. In
diesen Fällen empfiehlt sich die Führung eines **Symptomen-Tagebuches** über
einige Wochen. Lassen Sie den Patienten einen Kalender anlegen, in den er Zeitpunkt und Art des Essens, des Schmerzbeginns und evtl. eine Graduierung der
Schmerzen anhand einer Zahl von 1–10 oder einer visuellen Analogskala dokumentiert (Abb. **C-3.34**). Dieses Vorgehen empfiehlt sich vor allem bei schon
lange bestehenden, unregelmäßig auftretenden abdominellen Beschwerden
insbesondere funktioneller Natur und ist auch zur Therapiekontrolle sehr nützlich.

▶ **Merke.** Ein Symptomen-Tagebuch hilft bei der Evaluierung chronischer
Schmerzen und erlaubt eine Kontrolle des Therapieerfolgs.

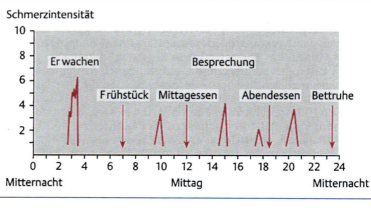

◎ C-3.34   **Einfaches Diagramm zur Dokumentation von Intensität und zeitlichem
Auftreten von Schmerzen im Symptomen-Tagebuch**

Bei Schluckschmerzen **(Odynophagie)** fragen Sie nach einem Schmerzunterschied zwischen der Aufnahme von festen und flüssigen Speisen. Organische Stenosen oder Entzündungen, z. B. bei Ösophaguskarzinom oder Candida-Ösophagitis, verursachen mehr Schmerzen bei der Aufnahme von festen als von flüssigen Speisen; bei funktionellen Störungen des Schluckaktes besteht kein Unterschied zwischen fester und flüssiger Nahrung (s. S. 259).

Stuhlgang und Flatus

Patienten mit Colon irritabile empfinden oft Erleichterung ihrer Bauchschmerzen, wenn sie Stuhlgang haben. Beim Meteorismus wird der Abgang von Winden meist als eine Linderung des abdominellen Druck- und Völlegefühls empfunden. Schmerzen im Unterleib unmittelbar beim Stuhlgang (Tenesmen) treten bei entzündlichen und infektiösen Kolitiden auf, z. B. bei Colitis ulcerosa, Morbus Crohn oder Dysenterie. Bei Analfissuren, ulzerösen Erkrankungen des Rektums oder Proktitis kann der Durchtritt des Stuhles extrem schmerzhaft sein, insbesondere wenn es sich um harten Stuhl handelt.

Erbrechen

Patienten mit stenosierenden Prozessen im oberen Gastrointestinaltrakt empfinden Erbrechen als Erleichterung. Dies kann sie sogar zur Induktion von Erbrechen veranlassen, indem sie den Finger in den Rachen stecken. Am häufigsten beobachtet man dieses Phänomen beim Retentionsmagen auf Grund einer Magenausgangsstenose und – wesentlich seltener – bei der diabetischen Gastroparese. Beim Mallory-Weiss-Syndrom führt heftiges Erbrechen zu einem Einriss der Schleimhaut am gastroösophagealen Übergang. Dieses Ereignis kann einen heftigen epigastrischen Schmerz, manchmal auch eine Blutung hervorrufen.

Miktion

Bei entzündlichen Erkrankungen der ableitenden Harnwege, gelegentlich auch bei Raumforderungen im Bereich des kleinen Beckens (Uterus- oder Ovarialtumoren) kann die Miktion einen Schmerz im Unterleib auslösen oder verstärken.

Körperlage und -haltung

Patienten mit **Hiatushernie** empfinden beim flachen Liegen nach dem Essen oft vermehrt Druck- und Völlegefühl oder Sodbrennen (s. S. 258). Zur Erleichterung der Beschwerden bevorzugen sie es, mehrere Kissen unter den Oberkörper und Kopf zu legen. Die Schmerzen bei der **Pankreatitis** werden durch eine gekrümmte, zusammengekauerte Haltung gelindert, der Patient hält sich mit verschränkten Armen den Oberbauch. Dagegen verstärkt eine Überstreckung in der LWS den Schmerz. Der Patient mit **akuter Peritonitis** findet eine gewisse Linderung seiner Schmerzen durch völlige Bewegungslosigkeit. Kolikartige Schmerzen bei der **Gallen- oder Nierensteinkolik** oder beim mechanischen Ileus zwingen den Patienten, ständig herumzugehen oder sich zu bewegen. Durch die Verschiebung der entzündeten Peritonealblätter bei der Atmung können Schmerzen bei **Appendizitis, Cholezystitis** oder **Perihepatitis** von tiefen Atemexkursionen abhängig sein.

Schmerzbeeinflussung durch extraintestinale Faktoren

Bei der vollständigen Anamnese von abdominellen Schmerzen darf die Frage nach auslösenden oder lindernden extraintestinalen Faktoren nicht fehlen. Dazu gehören die mögliche Beziehung zu Körperlage und -haltung, zur Atmung, zu Anstrengungen, aber auch zu äußeren Umständen, Ereignissen und Stimmungen. Versuchen Sie, möglichst viel Informationen über extraabdominelle auslösende Faktoren der Bauchschmerzen zu erhalten, gerade darin kann der Schlüssel zur Diagnose liegen! Hierzu gehören auch Fragen nach einem möglichen Zusammenhang mit der **Einnahme von Medikamenten, bestimmten Tätigkeiten** (Arbeitsplatz, Freizeit, Sport) oder dem **Menstruationszyklus**. Erkundigen Sie sich, ob der Patient seine Schmerzen zu bestimmten Zeiten hat, und wann sie nicht auftreten. Das Auftreten der Schmerzen vor allem am

Bei Schluckschmerzen **(Odynophagie)** fragen Sie nach einem Unterschied zwischen der Aufnahme fester und flüssiger Speisen (organische Stenosen oder Entzündungen: Schmerzen bei Aufnahme von festen als flüssigen Speisen; funktionellen Störungen: kein Unterschied, s. S. 259).

Stuhlgang und Flatus

Patienten mit Colon irritabile empfinden oft Erleichterung, wenn sie Stuhlgang haben. Schmerzen im Unterleib beim Stuhlgang (Tenesmen) treten bei entzündlichen und infektiösen Kolitiden auf, z. B. bei Colitis ulcerosa. Bei Analfissuren kann der Durchtritt des Stuhles extrem schmerzhaft sein.

Erbrechen

Bei stenosierenden Prozessen im oberen Gastrointestinaltrakt wird Erbrechen als Erleichterung empfunden. Beim Mallory-Weiss-Syndrom führt heftiges Erbrechen zu einem Einriss der Schleimhaut. Dieses Ereignis kann einen heftigen epigastrischen Schmerz, manchmal auch eine Blutung hervorrufen.

Miktion

Bei entzündlichen Erkrankungen der ableitenden Harnwege kann die Miktion einen Schmerz im Unterleib auslösen oder verstärken.

Körperlage und -haltung

Patienten mit **Hiatushernie** empfinden beim flachen Liegen nach dem Essen oft vermehrt Druck- und Völlegefühl oder Sodbrennen. Die Schmerzen bei der **Pankreatitis** werden durch eine gekrümmte, zusammengekauerte Haltung gelindert. Der Patient mit **akuter Peritonitis** findet eine gewisse Linderung seiner Schmerzen durch völlige Bewegungslosigkeit. **Kolikartige Schmerzen** zwingen den Patienten, ständig herumzugehen oder sich zu bewegen.

Schmerzbeeinflussung durch extraintestinale Faktoren

Bei der vollständigen Anamnese von abdominellen Schmerzen darf die Frage nach auslösenden oder lindernden extraintestinalen Faktoren nicht fehlen. Dazu gehören die mögliche Beziehung zu Körperlage und -haltung, zur Atmung, zu Anstrengungen, aber auch zu äußeren Umständen, Ereignissen und Stimmungen. Fragen Sie nach einem möglichen Zusammenhang mit der **Einnahme von Medikamenten, bestimmten Tätigkeiten** (Arbeitsplatz, Freizeit, Sport) oder dem

Menstruationszyklus. Auftreten der Schmerzen vor allem am Wochenende oder völlige Schmerzfreiheit im Urlaub sprechen für eine Auslösung durch psychische Faktoren. Fragen Sie, ob eine **Änderung der Lebensverhältnisse** eingetreten ist.

Bei Männern spielen berufliche sowie finanzielle Probleme die größte Rolle. Frauen sind eher durch Partnerprobleme, Überforderung durch Doppelbelastung oder Erschöpfung durch die Betreuung von Kleinkindern betroffen. Prinzipiell sollten Sie den Patienten mit Ihren Vermutungen nicht überfallen, sondern sich vorsichtig an mögliche psychische Faktoren herantasten.

Wochenende oder völlige Schmerzfreiheit im Urlaub sprechen für eine Auslösung durch psychische Faktoren. Letzteres Phänomen ist besonders bei ausländischen Arbeitsnehmern häufig anzutreffen. Zur Ursachenklärung bei allen längere Zeit bestehenden Bauchschmerzen ist es erforderlich, nach Änderungen der persönlichen Lebensumstände zu fragen. Orientierend kann man sich zunächst erkundigen, ob seit Auftreten der Beschwerden oder in den Monaten davor eine **Änderung der Lebensverhältnisse** eingetreten ist. Dazu gehören bei beiden Geschlechtern partnerbezogene Probleme wie Freundschaft, Verlobung, Heirat, Untreue, Scheidung, Tod eines Partners oder nahen Angehörigen.

Bei Männern spielen berufliche Probleme durch Wechsel des Arbeitsplatzes oder des Vorgesetzten, Schichtarbeit, berufliche Kränkungen und Frustrationen sowie finanzielle Probleme die größte Rolle. Frauen sind eher durch Partnerprobleme, Wechsel der Wohnung oder des Wohnorts, Überforderung durch die Doppelbelastung als Hausfrau und berufstätige Frau oder Erschöpfung durch die Betreuung von Kleinkindern betroffen. Sensible Patienten, die zunächst noch keinen Zusammenhang zwischen ihren körperlichen Problemen und äußeren Umständen sehen, fühlen sich überfallen, wenn Sie gleich beim ersten Gespräch derartige Probleme ansprechen. Tasten Sie sich in diesen Fällen zunächst einmal behutsam an mögliche auslösende psychische Faktoren heran.

▶ **Klinischer Fall**

▶ **Klinischer Fall.** Eine 24-jährige, bis dahin gesunde Frau, stellt sich wegen seit drei Monaten bestehender, stechender Schmerzen im linken Unterbauch vor. Die Schmerzen sind auf einem gewissen Grundniveau dauernd vorhanden, verstärken sich aber mehrmals pro Woche plötzlich. Es besteht keine Abhängigkeit von Nahrungsaufnahme oder vom Stuhlgang, das Gewicht ist konstant, Durchfälle werden nicht angegeben. Die Patientin berichtet, dass während eines zweiwöchigen Mallorca-Urlaubs mit ihrer Mutter die Schmerzen völlig verschwunden waren, jedoch unmittelbar nach der Rückkehr wieder auftraten. Mehrfache Untersuchungen und Behandlungen bei verschiedenen Ärzten seien ohne Erfolg geblieben. Bei der dritten Konsultation berichtet die Patientin, die Schmerzen hätte begonnen, seit sie das Abendgymnasium besuche. Außer körperlicher Untersuchung, Blutbild und Sonographie erfolgen keine Untersuchungen. In einem Gespräch wird der Patientin versichert, dass es sich bei den Schmerzen zwar um einen unangenehmen, jedoch im Prinzip harmlosen Zustand mit günstiger Prognose handle. Zusätzlich wird Weizenkleie als Diätetikum verordnet. Bei einem Telefongespräch nach etwa drei Monaten berichtet die Frau, dass die Schmerzen mittlerweile verschwunden seien.

3.2.2 Sodbrennen

3.2.2 Sodbrennen

▶ **Synonym**

▶ **Synonym.** Pyrosis

Unter Sodbrennen versteht man einen brennenden Schmerz, der von der Gegend des Processus xiphoideus ausgeht und sich nach kranial bis in die Gegend der Fossa jugularis erstrecken kann. Als Ursache für den Schmerz wird der Reflux von saurem Mageninhalt in die Speiseröhre angesehen, deren Epithel nicht wie das des Magens durch eine Schleimschicht gegen den Einfluss der Säure geschützt ist. Daher gehen manche Episoden von Sodbrennen auch mit einem sauren oder bitteren Geschmack im Mund einher. Gemeinsame Ursache eines Refluxes ist der ungenügende Schluss des unteren Ösophagussphinkters, doch genügt dies allein nicht, um ein klinisches Krankheitsbild hervorzurufen (die meisten Refluxepisoden sind nämlich asymptomatisch). Erst wenn der Reflux mit Beschwerden einhergeht, spricht man von einer Refluxkrankheit. Führt der Reflux zu einer Läsion des Ösophagusepithels, so liegt eine Refluxösophagitis vor. Daraus folgt, dass die Diagnose einer Refluxkrankheit vorwiegend anamnestisch, die einer Refluxösophagitis streng genommen nur endoskopisch gestellt werden kann. Nur etwa ein Viertel der Patienten, die wegen einer Refluxsymptomatik endoskopiert werden, haben auch erosive Schleimhautveränderungen des Ösophagus.

Fünf anamnestische Angaben sprechen für eine Refluxkrankheit: Schmerzcharakter,

Fünf anamnestische Angaben sprechen für eine Refluxkrankheit:

- Schmerzcharakter
- Lokalisation

- Ausstrahlung
- auslösende Faktoren
- erleichternde Faktoren.

Der **Schmerzcharakter** wird von den meisten Patienten als brennend wie Feuer oder scharf wie Senf beschrieben. Gelegentlich tritt auch eine Art von Druck- oder Engegefühl in der Brust auf, wodurch das Beschwerdebild gelegentlich an eine Angina pectoris denken lässt. Der Schmerz **beginnt** hinter dem Processus xiphoideus (nicht im Epigastrium) und erstreckt sich nach kranial bis in die Fossa jugularis. Manchmal **strahlt** die Schmerzsensation auch in den Hals, die Zähne, die Oberarme oder in den Rücken aus. Die **Schmerzauslösung** erfolgt durch „Belastungstests" für den unteren Ösophagussphinkter wie beim Bücken oder beim Hinlegen. Typische Situationen sind Schmerzen kurz nach dem Zu-Bett-Gehen, wenn spät noch eine größere Mahlzeit eingenommen wurde. Viele Patienten, die bereits längere Zeit unter Refluxbeschwerden leiden, können auch bestimmte Nahrungsmittel angeben, die auslösend wirken. Dazu gehören trockene Weine (weiß oder rot durchaus unterschiedlich), scharfe und stark gewürzte Speisen, fette Speisen und Schokolade. **Erleichternd** wirken dagegen die aufrechte Lage nach dem Essen und die Einnahme von Antazida.
Sodbrennen und saure Regurgitation sind die diagnostisch hochwertigen anamnestischen Angaben für das Vorliegen einer Refluxkrankheit. Da die Diagnose weitgehend aus der Anamnese gestellt wird, sollte der Arzt gut zuhören, die Beschreibungen des Patienten sorgfältig analysieren und die richtigen Fragen stellen – hier wie generell bei der Anamneseerhebung.

> ▶ **Klinischer Fall.** Ein 27-jähriger Lehrer kommt in die Sprechstunde und klagt über Minuten bis Stunden anhaltende Episoden von Sodbrennen sowohl nach dem Essen, aber auch nachts im Bett. Er wacht manchmal davon auf. Bei der Frage nach der Schmerzlokalisation zeigt er mit dem Finger auf eine Strecke vom Proc. xiphoideus bis zur Mitte des Sternums. „Weiße Milch im Beutel!" würde ihm meist Erleichterung schaffen, manchmal nähme er mehr als zehn Beutel pro Tag. Auslösende Speisen seien vor allem gebratene Zwiebeln, Rotwein und auch Schokolade. Es besteht ein deutlicher Zusammenhang mit psychischen und beruflichen Belastungen. Vor kurzem sei es auch beim Jogging zu Sodbrennen und saurem Aufstoßen gekommen. In letzter Zeit wirken Antazida kaum noch. Schmerzen beim Schlucken bestehen nicht. Bei der Endoskopie erkennt man mehrere streifenförmige Schleimhautrötungen mit Fibrinbelägen im Bereich des distalen Ösophagus unmittelbar oral der Kardia bei einer kleinen Hiatusgleithernie. Der Patient wird diätetisch beraten und sechs Wochen lang mit Omeprazol behandelt, einem Protonenpumpen-Inhibitor, der die Säuresekretion des Magens weitgehend lahm legt. Daraufhin verschwinden die Beschwerden rasch, treten aber nach Absetzen des Medikaments bald wieder auf. Der Patient stimmt einer vorgeschlagenen Operation seiner Hiatusgleithernie bislang nicht zu, sondern will weiter Medikamente einnehmen.

3.2.3 Dysphagie, Odynophagie

Der unspezifische Ausdruck **Dysphagie** bedeutet, dass **Probleme beim Schlucken** bestehen, mit dem spezifischeren Ausdruck **Odynophagie** sind **Schmerzen beim Schlucken** belegt. Eine Dysphagie geht selten mit einer Odynophagie einher, während die Odynophagie immer auch eine gewisse dysphagische Komponente beinhaltet. Wenngleich auch eine Entzündung im Rachenbereich (z. B. Tonsillitis) von einer Odynophagie begleitet ist, bezieht sich der Ausdruck doch nur auf den Schluckakt, soweit er den Ösophagus mit einbezieht. Die Dysphagie ist eines der wenigen Symptome, die eindeutig auf ein Organ bezogen werden können.
Jeder Patient mit Dysphagie oder Odynophagie sollte nach folgendem **Stufenschema** untersucht werden, wobei sich auf jeder der Stufen eine abschließende Diagnose ergeben kann:
- Sorgfältige Anamnese
- Inspektion des Halses und Rachenraums, Beobachtung des Schluckakts
- Radiologische Untersuchung des Schluckakts
- Ösophagogastroskopie
- Ösophagusmanometrie.

Lokalisation, Ausstrahlung, auslösende Faktoren, erleichternde Faktoren.

Der **Schmerzcharakter** wird meist als brennend wie Feuer oder scharf wie Senf beschrieben. Gelegentlich tritt auch ein Druck- oder Engegefühl in der Brust auf. Der Schmerz **beginnt** hinter dem Processus xiphoideus (nicht im Epigastrium) und erstreckt sich nach kranial bis in die Fossa jugularis. Die **Schmerzauslösung** erfolgt durch „Belastungstests" für den unteren Ösophagussphinkter wie Bücken oder Hinlegen. Nahrungsmittel (z. B. trockene Weine, scharfe und stark gewürzte Speisen) wirken auslösend. **Erleichternd** wirken aufrechte Lage nach dem Essen und Antazida.

Sodbrennen und saure Regurgitation sind die diagnostisch hochwertigsten anamnestischen Angaben für das Vorliegen einer Refluxkrankheit.

◀ **Klinischer Fall**

3.2.3 Dysphagie, Odynophagie

Der unspezifische Ausdruck **Dysphagie** bedeutet, dass **Probleme beim Schlucken** bestehen, mit dem spezifischeren Ausdruck **Odynophagie** sind **Schmerzen beim Schlucken** belegt. Der Ausdruck Odynophagie bezieht sich nur auf den Schluckakt, soweit er den Ösophagus mit einbezieht.

Nach folgendem **Stufenschema** sollte untersucht werden:
- Sorgfältige Anamnese
- Inspektion des Halses und Rachenraums, Beobachtung des Schluckakts
- Radiologische Untersuchung des Schluckakts
- Ösophagogastroskopie
- Ösophagusmanometrie.

C-3.10

 C-3.10   **Fragen bei Dysphagie zum Ablauf des Schluckakts**

- Symptome bei Aufnahme fester oder flüssiger Speisen oder bei beidem?
- Beschwerden beim Leerschlucken?
- Kau- und Essgewohnheiten?
- Druckgefühl am Hals von außen – Kragen zu eng?
- Stopp am Hals oder tiefer?
- Verschlucken oder nasopharyngeale Regurgitation?
- Anamnese von Sodbrennen?
- Ungewollte Gewichtsabnahme?
- Langsamer oder plötzlicher Beginn?
- Wechsel oder Konstanz?
- Langfristiger Verlauf? (Vergleich gestern/vor 2 Jahren)
- Auslösende Umstände – Maßnahmen zur Erleichterung?

Man fragt zuerst nach der Art der Speisen, bei denen die Symptomatik auftritt (Tab. **C-3.10**). Organische Stenosen (z. B. durch Karzinom) führen zunächst nur bei festen, später auch bei flüssigen Speisen zur Dysphagie. Störungen der motorischen Ösophagusfunktion, z. B. beim Ösophagospasmus, führen bei Aufnahme von festen **und** flüssigen Speisen zu Schluckbeschwerden. Bei Läsionen im Bereich des Pharynx, z. B. Gaumensegellähmung infolge Bulbärparalyse, entstehen Probleme vor allem beim Schlucken von Flüssigkeit.

Schmerzen sogar beim bloßen Schlucken von Speichel sprechen für eine massive Ösophagitis. Schwerste Schluckschmerzen können Patienten mit „Tabletten-Ösophagitis" empfinden. Diese entsteht, wenn Pillen an der physiologischen Engstelle des Ösophagus stecken bleiben – ein Ereignis, von dem meist ältere Patienten betroffen sind. Denken Sie auch an abnorme Essgewohnheiten (z. B. hastiges Essen).

In welcher Höhe lokalisiert der Patient den Stopp eines Bissens?

Patienten mit dem sog. **Globusgefühl** („Globus hystericus") berichten, es sei, als ob „eine Hand sich um den Hals legen würde", als ob „ein Kloß im Hals stecke" und manchmal ein Bissen einfach nicht „hinterginge". Oft, aber nicht immer handelt es sich um ängstliche Personen mit hysterischen Zügen.

Bei der Befragung führt man am besten den Patienten durch den gesamten Schluckakt (Tab. **C-3.10**) und beginnt mit der Art der Speisen, bei denen die Symptomatik auftritt. Als Faustregel kann gelten, dass organische Stenosen wie narbige Strikturen, Kompression von außen oder Stenosen durch Karzinome zunächst nur bei festen Speisen, im fortgeschrittenen Stadium auch bei flüssigen Speisen eine Dysphagie hervorrufen. Störungen der motorischen Ösophagusfunktion, z. B. beim Ösophagospasmus, bei der Achalasie oder beim Verlust der peristaltischen Funktion im Rahmen einer progressiven systemischen Sklerodermie, führen bei Aufnahme von festen **und** flüssigen Speisen zu Schluckbeschwerden. Bei Läsionen im Bereich des Pharynx, z. B. Gaumensegellähmung infolge Bulbärparalyse, entstehen Probleme vor allem beim Schlucken von Flüssigkeiten: Der Patient neigt zum „Verschlucken", d. h., er bekommt Flüssigkeiten „in die falsche Röhre", da der Larynx nicht ausreichend abgedichtet werden kann. Es kann auch zur nasopharyngealen Regurgitation kommen. Schmerzen sogar beim bloßen Schlucken von Speichel sprechen für eine massive Ösophagitis, z. B. eine generalisierte Candida-Ösophagitis oder sogar ulzerierende Schleimhautschäden, wie sie bei Säure- oder Laugenverätzungen, Herpes- oder Zytomegalie-Ösophagitis auftreten können. Schwerste Schluckschmerzen können Patienten mit „Tabletten-Ösophagitis" empfinden. Diese entsteht, wenn Pillen an der physiologischen Engstelle des Ösophagus stecken bleiben – ein Ereignis, von dem meist ältere Patienten betroffen sind. Auch bestimmte Anomalien (Falten und Ringe) des Ösophagus erschweren gelegentlich die Einnahme großer Tabletten und erhöhen das Risiko für ein Steckenbleiben. Denken Sie auch an **abnorme Kau- oder Essgewohnheiten** des Patienten: Isst er immer unter Zeitdruck? Wie sieht der Zahnstatus aus? Hindern ihn Schmerzen im Kiefergelenk am richtigen Kauen?

In welcher Höhe lokalisiert der Patient den Stopp eines Bissens? Manche Patienten spüren ziemlich genau die Stelle einer Ösophagusstenose hinter dem Brustbein, in welcher ein Bissen stecken bleibt.

Sehr häufig berichten vor allem jüngere Patienten über ein **Kloß- oder Engegefühl** am Hals. Dieses Problem hat zwar nur am Rande einen Bezug zur Dysphagie, soll aber hier kurz angesprochen werden. Patienten mit dem sog. **Globusgefühl** („Globus hystericus") berichten, es sei, als ob „eine Hand sich um den Hals legen würde", als ob „ein Kloß im Hals stecke" und manchmal ein Bissen einfach nicht „hinterginge". Meistens wird von den Patienten eine vermeintlich vergrößerte Schilddrüse angeschuldigt, was dann auch häufig zur Durchführung eines Schilddrüsenszintigramms führt. Oft, aber nicht immer, handelt es sich um ängstliche Personen mit hysterischen Zügen. Merkwürdigerweise schafft oft gerade ein Schluck Wasser (zumindest vorübergehend) Erleichterung.

▶ **Cave**

▶ **Cave:** Hinter der Angabe eines Globusgefühls kann auch einmal ein organisches Leiden, z. B. eine Innervationsstörung der Schlundmuskulatur stecken!

Achten Sie in diesen Fällen auch auf eine Änderung der Stimme, Verschlucken und Hustenreiz beim Trinken und denken Sie an einen Tumor im Mittelhirn, eine degenerative neurologische Erkrankung oder eine Myasthenie!

Hatte der Patient eine lange Anamnese von Sodbrennen, das sich in letzter Zeit bei gleichzeitiger Zunahme der Dysphagie vielleicht sogar gebessert hat? Dahinter kann ein **„Barrett-Ösophagus"** stecken. Diese Zylinderzellmetaplasie der Schleimhaut des distalen Ösophagus gilt als Präkanzerose. Auf ihrem Boden könnte sich ein Karzinom entwickelt haben, das nun mit einer Dysphagie einhergeht.

Ein **langsamer Beginn der Dysphagie** mit kontinuierlicher Zunahme ist immer verdächtig auf eine mechanische Stenose, insbesondere ein Karzinom. Hier ist unbedingt auch die Frage nach einer eventuellen Gewichtsabnahme zu stellen! **Funktionelle Störungen** können relativ rasch wechseln und sind durch verschiedene, dem Patienten meistens bekannte Maßnahmen beeinflussbar. Achalasie-Patienten nehmen gerne mit jedem Bissen einen kleinen Schluck Wasser, versuchen, durch Aufstehen, Zurückneigen des Kopfes oder Heben der Arme den Bissen durch die Engstelle zu befördern; sie können nicht mehr richtig und befreiend aufstoßen. Patienten mit Ösophagospasmus erfahren ihre Beschwerden am schlimmsten bei den ersten Bissen einer Mahlzeit; oft nehmen die Schluckprobleme zu, wenn sie ein kaltes Getränk zu sich nehmen.

3.2.4 Übelkeit und Erbrechen

Erbrechen wird ausgelöst durch **Reizung des Brechzentrums** am Boden des vierten Ventrikels. Das Brechzentrum befindet sich in enger Nachbarschaft zum Atemzentrum, zu Zentren der vestibulären und vasomotorischen Regulation und verschiedener vegetativer Funktionen wie Speichelfluss oder Defäkation. Daraus ergibt sich, dass das Brechzentrum durch ganz verschiedenartige Reize stimuliert werden kann. Dazu gehören psychogene, zentralnervöse, infektiös-toxische und reflektorische Reize. Beim Vorgang des Erbrechens kommt es zu einer tiefen Inspiration, zum Verschluss der Glottis und des Pylorus, zur Entspannung des unteren Ösophagussphinkters und zur Kontraktion des Magens bzw. der Bauchmuskulatur. Dadurch entleert sich der Mageninhalt nach retrograd. Soweit bekannt, gibt es jedoch kein zentralnervöses Zentrum für die Auslösung von Übelkeit. Möglicherweise ist Übelkeit eine milde Form der Stimulation des Brechzentrums.

Die verschiedenen Formen und Ursachen von Erbrechen sind durch eine sorgfältige Anamnese und eine Analyse der Begleitumstände näher zu differenzieren.

Unter „Übelkeit" verstehen durchaus nicht alle Patienten das Gleiche. Die häufig gebrauchten Begriffe wie „mir ist schlecht", „ich fühlte mich, als ob es dahingingе", „mir war elend zumute", „mir wurde flau (im Magen)" sind unscharf und nicht immer gleichbedeutend mit Nausea. Versuchen Sie herauszufinden, ob der Patient tatsächlich ein Gefühl verspürte, als ob er demnächst erbrechen müsste. Nausea als eigenständiges Symptom, ohne dass Erbrechen auftritt, spricht eher für einen zerebralen Prozess oder eine metabolische Störung als für eine gastrointestinale Genese. Umgekehrt kann auch Erbrechen ohne vorangehende Übelkeit („aus heiterem Himmel") auftreten, z. B. bei erhöhtem Hirndruck oder bei der kindlichen hypertrophen Pylorusstenose. Die diagnostische Bedeutung des Bezugs zur Nahrungsaufnahme, von zusätzlich auftretenden abdominellen Schmerzen und der Qualität des Erbrochenen sind in Tab. **C-3.11** aufgeführt.

> ▶ **Merke.** Eine wichtige Schlüsselfrage ist: Ging dem Erbrechen Übelkeit voraus?

Denken Sie bei Verschlucken und Hustenreiz auch an einen Tumor im Mittelhirn, eine degenerative neurologische Erkrankung oder eine Myasthenie.

Eine lange Anamnese von Sodbrennen bei gleichzeitiger Zunahme der Dysphagie sollte an einen **„Barrett-Ösophagus"**, eine Zylinderzellmetaplasie der Schleimhaut des distalen Ösophagus, denken lassen.

Eine **langsame Zunahme der Dysphagie** ist immer verdächtig auf eine mechanische Stenose (v. a. bei Karzinom). Achalasie-Patienten nehmen gerne mit jedem Bissen einen kleinen Schluck Wasser und versuchen, durch Aufstehen, Zurückneigen des Kopfes oder Heben der Arme den Bissen durch die Engstelle zu befördern. Bei Ösophagospasmus sind die Beschwerden am schlimmsten bei den ersten Bissen einer Mahlzeit.

3.2.4 Übelkeit und Erbrechen

Erbrechen wird ausgelöst durch **Reizung des Brechzentrums** am Boden des vierten Ventrikels. Das Brechzentrum kann durch psychogene, zentralnervöse, infektiös-toxische und reflektorische Reize stimuliert werden. Soweit bekannt, gibt es jedoch kein zentralnervöses Zentrum für die Auslösung von Übelkeit. Möglicherweise ist Übelkeit eine milde Form der Stimulation des Brechzentrums.

Unter „Übelkeit" verstehen nicht alle Patienten das Gleiche. Versuchen Sie herauszufinden, ob der Patient tatsächlich ein Gefühl verspürte, als ob er demnächst erbrechen müsste. Nausea als eigenständiges Symptom ohne Erbrechen spricht eher für einen zerebralen Prozess oder eine metabolische Störung als für eine gastrointestinale Genese. Wichtig sind der Bezug zur Nahrungsaufnahme, zusätzlich auftretende abdominelle Schmerzen und die Qualität des Erbrochenen (Tab. **C-3.11**).

◀ **Merke**

≡ C-3.11	Erbrechen und Begleitsymptome – diagnostische Bedeutung			
Erbrechen/ Nahrungsauf- nahme	**Erbrechen/ Bauchschmerzen**	**Qualität des Erbrochenen**	**Begleitsymptome**	**Wahrscheinlichste Diagnose**
sofort danach	vor epigastrischem Schmerz	saurer Schleim, Speisereste	saures Aufstoßen	Gastritis
danach	vor diffusem Bauch- schmerz	Nahrungsreste	Durchfall, Fieber	infektiöse Gastroenteritis
bald danach	nach epigastrischem Schmerz	flüssig, wenig Speisereste	Antazida wirken	Ulcus ventriculi
danach	nach epigastrischem Schmerz	viel Flüssigkeit, viel Speisereste	Nüchternschmerz	Ulcus duodeni
lange danach	danach epigastrischer Schmerz	massig, übel riechend	Erbrechen im Schwall, keine Nausea	Pylorusstenose
danach	vor epigastrischem Schmerz	Speisereste	Bewusstseinsstörung, urämischer Geruch	Lebensmittelintoxikation, Urämie
uneinheitlich	epigastrischer Dauer- schmerz	Speisereste	Gewichtsabnahme, Anämie	Magenkarzinom
nach schwerem Essen	sofort nach dem Essen Gürtelschmerz	Nahrungsreste	Gürtelschmerz, Meteorismus	akute Pankreatitis
nach schwerem Essen	nach kolikartigen Schmerzen rechts	unbestimmt	Murphy-Zeichen	akute Cholezystitis
unabhängig	Unterbauch, Flanken	unbestimmt	Leukozyturie, Hämaturie, Dysurie	Harnwegssteine
unabhängig	nach Bauchschmerz	gallig, fäkulent (Miserere)	Ileuszeichen	Ileus
unabhängig	kurz nach Beginn	Nahrungsreste	Peritonitiszeichen	Perforation
unabhängig	kein Bauchschmerz	wässrig, morgens	Fötor	Azidose, Alkoholismus
unabhängig	kein Bauchschmerz	uneinheitlich	Liquorveränderungen, Bradykardie	Hirndruck
unabhängig	kein Bauchschmerz	uneinheitlich	lageabhängiger Schwin- del	Labyrintherkrankung

▶ **Klinischer Fall**

▶ **Klinischer Fall.** Ein 48-jähriger jugoslawischer Arbeiter stellt sich wegen täglich mehrfachen Erbrechens vor, das seit etwa zwei Wochen besteht. Er hat Völlegefühl und Aufstoßen, jedoch keine starken abdominellen Schmerzen. Das Erbrechen tritt regelhaft ca. eine Stunde nach der Nahrungsaufnahme auf, im Erbrochenen erkennt man unverdaute Speisen. Bis vor einigen Jahren hatte der Patient etwa 1- bis 2-mal pro Jahr Oberbauchschmerzen, wobei einmal ein Ulcus duodeni diagnostiziert wurde. Bei der Untersuchung ist der Leib aufgetrieben und leicht druckdolent, die Peristaltik plätschernd. Die sonographische Untersuchung zeigt einen riesigen Retentionsmagen, der mehrere Liter Flüssigkeit enthält. Nach Absaugen des Mageninhalts wird eine Barium-Kontrastmitteluntersuchung durchgeführt, die eine fadenförmige Pylorusstenose ergibt. Der Patient wird operiert, es zeigt sich eine narbige Stenose des Pylorus, wahrscheinlich bei rezidivierenden Ulzera, die eine Gastroenterostomie erforderlich macht.

Wichtige anamnestische Fragen und mögliche Erkrankungen s. Tab. **C-3.12**.

Besteht Erbrechen völlig isoliert, sollten Sie an **Medikamente** (z. B. Digitalis) denken (Tab. **C-3.13**).

Die wichtigsten anamnestischen Fragen und mögliche Erkrankungen bei Übelkeit und Erbrechen sind in Tab. **C-3.12** zusammengestellt.

Es kann vorkommen, dass Erbrechen völlig isoliert besteht. Da es für sich genommen ein unspezifisches und vielsagendes Symptom ist, kann die Ursachenfindung nicht leicht sein. Denken Sie in solchen Fällen vor allem an **Medikamente,** insbesondere an eine Digitalis-Überdosierung bei alten Patienten (Tab. **C-3.13**). Meistens sind aber Begleitsymptome vorhanden, welche die Diagnose der zu Grunde liegenden Krankheit und die Entscheidung über weitere diagnostische Maßnahmen bestimmen (s. Tab. **C-3.11**).

≣ C-3.12 **Wichtige anamnestische Fragen bei Übelkeit und Erbrechen**

- **Nahrung** in den letzten Tagen – Nahrungsmittelvergiftung
  - Tischgenossen betroffen? Restaurant?
  - neues ungewohntes Gericht?
  - aufgewärmte Speisen?
- **Schwindel, Hörminderung?**
  - Morbus Ménière
- **Schwangerschaft?**
  - Vomitus gravidarum
- **Medikamente**
  - Intoxikation, Gastritis
  - Analgetika, Opiate, Digitalis, Chinidin
  - Chemotherapie
- **Alkohol?**
  - alkoholische Gastritis
- **Frühere Magen-Darm-Krankheiten?**
- **Stoffwechselkrankheiten**
  - chronische Niereninsuffizienz
  - Hyperparathyreoidismus
  - Hyperthyreose
  - Nebennierenrindeninsuffizienz
- **Herzinsuffizienz**
  - Rechtsherzinsuffizienz (Stauungsgastritis)
  - Angina pectoris
- **Atemwegserkrankungen**
  - Asthma bronchiale, COPD
  - Krupp
- **Schädel-Hirn-Trauma, Tumoren mit Hirndruckerhöhung**
- **Psychische Probleme**
  - traumatisierende Erlebnisse
  - Panikattacken
  - Anorexia nervosa, Bulimie

≣ C-3.13 **Häufige Übelkeit und Erbrechen auslösende Medikamente**

- ACE-Hemmer
- Allopurinol
- α_1-Blocker
- Antibiotika (Penizilline, Co-trimoxazol, Cephalosporine)
- Antidepressiva, trizyklische
- Benzbromaron
- Benzodiazepine
- Chinidin
- Cumarine
- Digitalis (zentrales Erbrechen)
- H_2-Blocker
- Kalziumantagonisten
- Theophyllin
- Zytostatika

3.2.5 Aufstoßen, Meteorismus und Flatulenz

Bei jedem Menschen ist im Magen-Darm-Trakt Gas vorhanden, das verschluckt wird oder bei der Verdauung entsteht. Es handelt sich überwiegend um Stickstoff, Kohlendioxid, Wasserstoff und Methan, wobei bezüglich Zusammensetzung und Menge erhebliche individuelle Unterschiede bestehen. **Aufstoßen und Flatulenz sind normale Ereignisse**, die aber – zumindest in unserer Gesellschaft – als unschicklich gelten. Ob Gasansammlungen von einem Patienten als krankhaft oder zumindest unangenehm empfunden werden, hängt daher weitgehend von der individuellen Akzeptanz ab. Treten diese Symptome allerdings

3.2.5 Aufstoßen, Meteorismus und Flatulenz

Aufstoßen und Flatulenz sind normale Ereignisse, die aber – zumindest in unserer Gesellschaft – als unschicklich gelten. Ob Gasansammlungen von einem Patienten als krankhaft oder zumindest unangenehm empfunden werden, hängt daher weitgehend von der individuellen Akzeptanz ab.

weitaus häufiger als im Durchschnitt bei gesunden Personen auf, so muss man auch an eine möglicherweise schwer wiegende Grundkrankheit denken.

Aufstoßen (Eruktation)

Fragen Sie den Patienten, bei welchen Gelegenheiten das Aufstoßen vorwiegend auftritt. Patienten mit ständigem Aufstoßen haben meist die Angewohnheit der **Aerophagie**. Beim Sprechen und Essen schlucken sie große Mengen von Luft, die nach kurzer Zeit regelmäßig entleert werden muss. Die Luft kann nicht nur nach oben, sondern auch in den aboralen Darmtrakt abwandern und dort das Gefühl eines geblähten Abdomens, des Unbehagens bis hin zu krampfartigen abdominellen Schmerzen vermitteln.

Fragen Sie den Patienten, bei welchen Gelegenheiten das Aufstoßen vorwiegend auftritt. Es ist normal nach dem Genuss von kohlensäurehaltigen Getränken oder einem geschlagenen Soufflee, nach einem reichlichen oder besonders hastig genossenen Essen. Patienten mit ständigem Aufstoßen haben in den meisten Fällen die Angewohnheit der **Aerophagie**, d. h. bei Sprechen und Essen schlucken sie große Mengen von Luft, die nach kurzer Zeit regelmäßig entleert werden muss. Beobachten Sie den Patienten beim Sprechen, ob er den Mund vor dem Schlucken öffnet! Lassen Sie ihn auf etwas beißen, z. B. einen Korken, und sehen dann, ob er weiter aufstoßen muss! In den meisten Fällen verhindert kräftiges Beißen das Luftschlucken. Die Luft kann nicht nur nach oben, sondern auch in den aboralen Darmtrakt abwandern und dort dem Patienten das Gefühl eines geblähten Abdomens, des Unbehagens bis hin zu krampfartigen abdominellen Schmerzen vermitteln.

Meteorismus

Klagen über „zu viel Luft im Bauch", „Magendrücken", Völlegefühl, Blähungen, manchmal verbunden mit krampfartigen Bauchschmerzen, gehören zu den häufigsten Gründen, warum Patienten einen Arzt aufsuchen. **Häufig** handelt es sich um **Motilitätsstörungen** oder eine **erhöhte Sensibilität für normale Spannungen** des Darmes. Allerdings hat die objektiv feststellbare Luftfüllung nur wenig mit den subjektiv empfundenen Beschwerden zu tun.

Klagen über „zu viel Luft im Bauch", „Magendrücken", Völlegefühl, Blähungen, manchmal verbunden mit krampfartigen Bauchschmerzen, gehören zu den häufigsten Gründen, warum Patienten einen Arzt aufsuchen. Vor allem jüngere Frauen sind oft der Ansicht, ihr Leib sei von Gasen aufgetrieben. Diese Beschwerden haben nur **selten** etwas mit einem **tatsächlichen abnormen Gasgehalt des Magen-Darm-Trakts** zu tun. Viel häufiger handelt es sich um **Motilitätsstörungen** oder eine **erhöhte Sensibilität für normale Spannungen** des Darmes, wie sie im Zuge des Verdauungsablaufs auftreten. In Versuchen mit kontrollierter Luftinsufflation oder Dehnung bestimmter Darmabschnitte mit Ballons konnte gezeigt werden, dass die Sensibilität für eine Erhöhung der Darmwandspannung individuell sehr verschieden ausgeprägt ist. Die Luftfüllung des Darmes lässt sich auf Röntgen-Übersichtsaufnahmen des Abdomens gut abschätzen. Allerdings hat die objektiv feststellbare Luftfüllung nur wenig mit den subjektiv empfundenen Beschwerden zu tun. Patienten mit reichlich Luftfüllung können nicht die geringsten Beschwerden haben, während andere mit ausgesprochen geringer Luftfüllung ständig klagen.

▶ **Merke**

▶ **Merke.** Klagen über Blähungen und Völlegefühl korrelieren nicht mit dem objektiv festgestellten Gasgehalt des Darms.

Die Ursache für Meteorismus können auch ein Laktasemangel, eine vorausgegangene Enteritis sowie eine Therapie mit Antibiotika, Guar oder Acarbose sein.

Lange bestehender Meteorismus bei Patienten unter 40 Jahren beruht in den meisten Fällen auf einer **veränderten Perzeption des normalen Luftgehalts**. Die Ausnahmen bilden ein Laktasemangel, reichlicher Genuss von blähenden Nahrungsmitteln wie Hülsenfrüchten, Kohlgemüse oder frischem Brot, eine vorangegangene Enteritis sowie eine Therapie mit Antibiotika oder Resorptionshemmern wie Guar oder Acarbose. In allen Fällen hilft die Anamnese weiter. Fragen Sie den Patienten, ob er selbst Nahrungsmittel oder Medikamente kennt, deren Genuss bzw. Einnahme die Beschwerden verschlimmern! Die meisten Patienten haben solche Zusammenhänge schon herausgefunden.

Neu aufgetretener Meteorismus bei älteren Patienten sollte Anlass zu einer Durchuntersuchung geben (z. B. Leberzirrhose mit portaler Hypertension, Pankreasinsuffizienz Malignom).

Neu aufgetretener Meteorismus bei älteren Patienten sollte Anlass zu einer Durchuntersuchung geben, vor allem wenn zusätzlich Gewichtsverlust, Erbrechen, Diarrhö oder Blut im Stuhl berichtet wird. Denken Sie an eine Leberzirrhose mit portaler Hypertension, eine Pankreasinsuffizienz oder ein Malignom.

Flatulenz

Wenngleich nur wenige Daten zu diesem gerne ausgesparten Problem vorliegen, so dürften 25 Gasaustritte aus dem Rektum pro Tag normal sein.

Wenngleich nur wenige Daten zu diesem gerne ausgesparten Problem vorliegen, so dürften 25 Gasaustritte aus dem Rektum pro Tag normal sein. Rücken Sie hier falsche Vorstellungen zurecht und lassen Sie den Patienten vielleicht ein Symptomen-Tagebuch führen! Für die Einschätzung und Klärung einer Flatulenz gelten im Übrigen dieselben anamnestischen Überlegungen wie für den Meteorismus.

Ein besonders heikles Thema bildet die **von Stuhlinkontinenz begleitete Flatulenz**. Alte Ärzte sprachen gerne vom „falschen Freund". Der Patient glaubt, es würde sich eine gasförmige Entleerung ankündigen, tatsächlich kommt es aber zu einer Verschmutzung der Wäsche. Wenn Sie von sich aus das Problem ansprechen, fällt es dem Patienten leichter, darüber zu reden. Leichte Formen kommen auch bei Gesunden vor. Bei älteren Patienten kann dieses Symptom Zeichen einer beginnenden Demenz sein. Weiterhin sind Störungen im Bereich des Frontalhirns, des limbischen Systems, des spinalen Mastdarmzentrums, der Cauda equina bis hin zu den intramuralen Ganglien in Betracht zu ziehen. Es kommen aber auch eine Reihe von lokalen Erkrankungen in Betracht wie entzündliche kolorektale Prozesse (Morbus Crohn, Colitis ulcerosa), Analfisteln, Rektumprolaps, Traumen und ein Analkarzinom, so dass dieses Symptom immer Anlass zu einer rektalen Untersuchung bzw. einer Rektoskopie geben sollte.

3.2.6 Diarrhö

▶ **Definition.** Im medizinischen Sinn spricht man von einer Diarrhö, bei
- einem Stuhlgewicht > 250 g/Tag
- einer Stuhlfrequenz > 4 ×/Tag
- flüssiger Stuhlkonsistenz.

Nicht so in der Sprache der meisten Patienten! Der Begriff „Durchfall" ist stark subjektiv geprägt, und die wenigsten Patienten, die deshalb zum Arzt gehen, erfüllen die oben genannten Kriterien. Versuchen Sie daher erst zu klären, wie häufig der Patient seinen Darm entleert, wie die Konsistenz des Stuhls ist und welche Menge entleert wird. Fragen Sie den Patienten immer, ob er seinen Stuhl auch angesehen hat!

▶ **Nachfolgend ein Dialog, wie er in der Praxis häufig vorkommt:**
Arzt: *„War Ihr Stuhl – hell oder dunkel?"*
Patient: *„Der Stuhl hatte normale Farbe."*
Arzt: *„War der Stuhl fest oder flüssig?"*
Patient: *„Er war normal."*
Arzt: *„Hatten Sie je Blut im Stuhl?"*
Patient: *„Nein, nie."*
Arzt: *„Haben Sie Ihren Stuhl denn angesehen?"*
Patient: *„Um ehrlich zu sein, Herr Doktor, ich schaue da eigentlich nie hin."*
Die letzte Antwort spricht für sich!

Über die normale Stuhlfrequenz bestehen unterschiedliche Ansichten. Manche Patienten stellen diesbezüglich sehr hohe Anforderungen und glauben, es sei krankhaft, wenn sie nicht jeden Tag Stuhlgang hätten. Abhängig vom Fasergehalt der zugeführten Nahrung und von individuellen Unterschieden der Darmflora ist unter den Ernährungsbedingungen der westlichen Länder eine Stuhlfrequenz zwischen dreimal pro Tag und einmal jeden dritten Tag normal. Versuchen Sie hier, falsche Vorstellungen zurechtzurücken.

Das unscharfe und vielsagende Symptom Diarrhö sollte dann nach den in Tab. **C-3.14** angeführten Punkten näher charakterisiert werden.

Akute Diarrhö: Die in Tab. **C-3.14** unter Punkt 1 aufgeführten Fragen zielen auf die Ätiologie ab und versuchen insbesondere Infektionen, Vergiftungen und Nebenwirkungen von Medikamenten zu erfassen. Frage 1.g soll einen Hinweis liefern, ob es sich um ein lokales Problem des Darmes, um eine Infektionskrankheit mit systemischen Effekten, z. B. durch Toxin bildende Erreger, oder um eine

Ein besonders heikles Thema bildet die **von Stuhlinkontinenz begleitete Flatulenz**. Bei älteren Patienten kann dieses Symptom Zeichen einer beginnenden Demenz sein. Weiterhin sind Störungen im Bereich des Frontalhirns, des limbischen Systems, des spinalen Mastdarmzentrums, der Cauda equina bis hin zu den intramuralen Ganglien in Betracht zu ziehen. Es kommen aber auch eine Reihe von lokalen Erkrankungen in Betracht, z. B. Morbus Crohn, Analfisteln, Traumen.

3.2.6 Diarrhö

◀ **Definition**

Der Begriff „Durchfall" ist stark subjektiv geprägt, und die wenigsten Patienten, die deshalb zum Arzt gehen, erfüllen die oben genannten Kriterien. Fragen Sie den Patienten immer, ob er seinen Stuhl auch angesehen hat!

◀ **Praktisches Beispiel**

Über die normale Stuhlfrequenz bestehen unterschiedliche Ansichten. Abhängig vom Fasergehalt der Nahrung und individuellen Unterschieden der Darmflora ist eine Stuhlfrequenz zwischen 3× pro Tag und 1× jeden dritten Tag normal.

Das Symptom Diarrhö sollte nach den Punkten in Tab. **C-3.14** charakterisiert werden.

Akute Diarrhö: Die Fragen versuchen insbesondere Infektionen, Vergiftungen und Nebenwirkungen von Medikamenten zu erfassen. Hautsymptome können z. B. auftreten beim Karzinoid als Flush-Symptomatik, bei Typhus als Roseolen oder beim

C-3.14

1. Ist der Durchfall **vor kurzem** ($<$ 7 Tage) und plötzlich aufgetreten? Wenn ja:
   a) Waren Sie im Ausland (nicht Österreich!)? Hat der Durchfall bereits dort begonnen?
   b) Haben Sie in einem Restaurant gegessen? Ein neues, unbekanntes Gericht? Rohes Fleisch? Fisch? Wasser aus zweifelhafter Quelle?
   c) Haben andere mit Ihnen gegessen und wurden sie auch krank?
   d) Haben Sie Medikamente eingenommen, vor allem Antibiotika?
   e) Haben Sie Haustiere? Sind diese gesund?
   f) Ist die Stuhlentleerung explosionsartig? Haben Sie dabei Bauchschmerzen?
   g) Haben oder hatten Sie noch andere Symptome? Fieber, Kopfschmerzen, Übelkeit, Erbrechen, Hautausschläge?

2. Haben Sie den Durchfall **schon lange**? Wenn ja:
   a) Wie lange schon?
   b) Andauernd oder gelegentlich mit Unterbrechungen?
   c) Haben Sie nach einer Durchfallperiode Verstopfung?
   d) Haben Sie Gewicht abgenommen, fühlen Sie sich geschwächt?
   e) Haben Sie über längere Zeit Abführmittel eingenommen?
   f) Hatten Sie je eine Bauchoperation oder Bestrahlung?
   g) Glauben Sie, der Durchfall könnte etwas mit einer Änderung Ihrer Lebensgewohnheiten oder der äußeren Verhältnisse zu tun haben? Ernährung? Medikamente? Stress?
   h) Ändert sich die Symptomatik im Urlaub?
   i) Werden Sie nachts vom Stuhldrang geweckt?

3. Wie sieht der **Stuhl** aus?
   a) Konsistenz: Wasser, Suppe, Apfelmus? Geformte (Wurst, Schafsboller) und flüssige Anteile? Was zuerst?
   b) Stuhlfrequenz und Volumen:
      Häufig – groß?
      Häufig – gering?
      Selten – groß?
   c) Haben Sie unverdaute Nahrungsbestandteile im Stuhl bemerkt?
   d) Klebt der Stuhl an der Toilettenschüssel? Glänzt er? Sind Fetttropfen im Wasser?
   e) Erscheint der Stuhl schaumig? Haben Sie Schleimbeimengungen bemerkt?
   f) Welche Farbe hat der Stuhl?
   g) War Blut im oder auf dem Stuhl?
   h) Hatten Sie Abgang von Schleim ohne Stuhl?
   i) Riecht der Stuhl sehr unangenehm?

Glukagonom als nekrotisierende Dermatitis.

Chronische Diarrhö: Die Dauer des Geschehens und eine möglicherweise zugrunde liegende chronische Darmerkrankung, die eventuell zu einem Malabsorptionssyndrom geführt hat, müssen eruiert werden. Auch die Einnahme von Laxanzien oder Schädigungen des Magen-Darm-Trakts durch Operationen, Antibiotika oder Bestrahlungen sind zu bedenken. Bei selten auftretenden Perioden von Diarrhö ist das Führen eines Tagebuchs sinnvoll.

Systemerkrankung mit Manifestation im Magen-Darm-Trakt handelt. Hautsymptome können z. B. auftreten beim Karzinoid als Flush-Symptomatik, bei Typhus als Roseolen oder beim Glukagonom als nekrotisierende Dermatitis.

Chronische Diarrhö: Mit den in Tab. **C-3.14** unter Punkt 2 genannten Fragen sollen die Dauer des Geschehens und eine möglicherweise zugrunde liegende chronische Darmerkrankung, die eventuell zu einem Malabsorptionssyndrom geführt hat, eruiert werden. Auch die Einnahme von Laxanzien oder Schädigungen des Magen-Darm-Trakts durch Operationen, Antibiotika oder Bestrahlungen sind zu bedenken. Einflüsse von Lebensumständen und Gewohnheiten sowie lange Phasen von Diarrhö, die sich mit Neigung zur Obstipation abwechseln, kennzeichnen den irritablen Darm. Der Urlaub ist als Zeitraum ohne aktuelle berufliche Belastung anamnestisch wichtig, da er eine Änderung des üblichen Lebensrhythmus bedeutet und Hinweise auf Umgebungseinflüsse als Auslöser funktioneller Beschwerden bringt. Bei selten auftretenden Perioden von Diarrhö empfiehlt es sich, ein Tagebuch führen zu lassen.

Die Frage nach den nächtlichen Entleerungen erlaubt bis zu einem gewissen Grad die Zuordnung zu funktionellen und organischen Ursachen einer Diarrhö. Patienten mit irritablem Darm haben nachts meist keine Durchfälle, Kolitis-Patienten dagegen sehr wohl.

Patienten mit irritablem Darm haben nachts meist keine Durchfälle, Kolitis-Patienten dagegen sehr wohl.

Stuhlvolumen: Es wäre wünschenswert, die tägliche Stuhlmenge eines Patienten exakt zu kennen. Die Messung der Stuhlmenge ist jedoch selbst unter stationären Bedingungen gleichermaßen unzuverlässig wie unbeliebt. Geschätzte Angaben von Patienten sind fast immer übertrieben. Sind Sie also skeptisch, wenn Sie hören, jemand habe liter- oder kiloweise Stuhl abgesetzt. Dennoch ist zur ätiopathogenetischen Klärung die Angabe hilfreich, ob eine großvolumige oder eine kleinvolumige Diarrhö vorliegt. Als Faustregel gilt: Großvolumige, breiige Stühle sprechen eher für eine Malabsorption im Dünndarmbereich, z. B. infolge Pankreasinsuffizienz oder Zöliakie, wässrige, spritzende Stühle eher für eine Affektion des Dickdarms.

Stuhlvolumen: Als Faustregel gilt: Großvolumige, breiige Stühle sprechen eher für eine Malabsorption im Dünndarmbereich, z. B. infolge Pankreasinsuffizienz oder Zöliakie, wässrige, spritzende Stühle eher für eine Affektion des Dickdarms.

Steatorrhö (Stuhlfettausscheidung > 7g/d)**:** Unverdaute Nahrung, insbesondere Fettbeimengungen, deuten ebenfalls auf eine Verdauungs- bzw. Absorptionsstörung im Dünndarm hin. Fragen Sie nach Fetttropfen auf dem Wasser, wie sie auch in modernen Tiefspültoiletten beobachtet werden können. Typischerweise klebt fetthaltiger Stuhl auch sehr stark an der Toilette und muss mit der Bürste entfernt werden. Fetthaltige Stühle riechen meist sehr unangenehm. Hat ein älterer Patient häufig feste Anteile in Form von **Skybala** im Stuhl, setzt aber gleichzeitig am Ende der Defäkation flüssigen Stuhl ab, so sollte man auch an einen stenosierenden Kolontumor denken.

Steatorrhö: Unverdaute Nahrung, v. a. Fettbeimengungen, deuten auf eine Verdauungs- bzw. Absorptionsstörung im Dünndarm hin. Fragen Sie nach Fetttropfen auf dem Wasser. Fetthaltige Stühle riechen meist unangenehm.

Hat ein älterer Patient häufig **Skybala** und setzt am Ende der Defäkation flüssigen Stuhl ab, sollte man an einen stenosierenden Kolontumor denken.

Schleimabgang, wenn er beobachtet wird, ist für das irritable Kolon charakteristisch, kann aber auch bei einem villösen Adenom des Rektums vorkommen. Häufiger Stuhldrang mit Absetzen von nur kleinen Mengen Stuhl spricht für eine Proktitis oder einen Tumor im Bereich des Rektums.

Schleimabgang ist für das irritable Kolon charakteristisch, häufiger Stuhldrang mit Absetzen kleiner Mengen für eine Proktitis oder einen Tumor.

Stuhlfarbe: Die diagnostische Bedeutung der Stuhlfarbe ist in Tab. **C-3.15** zusammengefasst. Grundsätzlich macht eine rasche Darmpassage den Stuhl heller, eine chronische Obstipation dunkler. Versuchen Sie, anhand von Gegenständen, die Sie dem Patienten zeigen, Farbvergleiche herbeizuführen. Vor allem im Hinblick auf den wirklich schwarzen Stuhl bestehen häufig unrichtige Vorstellungen. Zur Beschreibung von Blut im Stuhl s. S. 272.

Stuhlfarbe: Die diagnostische Bedeutung der Stuhlfarbe ist in Tab. **C-3.15** zusammengefasst. Grundsätzlich macht eine rasche Darmpassage den Stuhl heller, eine chronische Obstipation dunkler. Zur Beschreibung von Blut im Stuhl s. S. 272.

▶ **Merke.** Wenn immer möglich, sollten Sie sich den Stuhl eines Patienten mit Diarrhö zeigen lassen!

◀ **Merke**

≡ C-3.15	Stuhlfarbe und diagnostische Bedeutung
▪ sehr hell (Haferschleim)	– Diarrhö, z. B. infektiöse Gastroenteritis
▪ dunkel (bittere Schokolade)	– fleischreiche Nahrung, Obstipation
▪ hell, gelblich, fettglänzend	– Steatorrhö, Malabsorption
▪ grau, lehmfarben	– Verschlussikterus (Stein, Papillenkarzinom)
▪ schwarz	– Blutbeimengung oberer GI-Trakt („Teerstuhl"), Einnahme von Wismut- oder Eisenpräparaten
▪ blutig-dunkelrot	– Polypen, Karzinome, Ulzera, Angiodysplasie in Kolon oder Rektum
▪ blutig-hellrot	– Hämorrhoiden („Nachbluten")
▪ schleimig-blutig	– Colitis ulcerosa, Morbus Crohn
▪ schleimig	– Colon irritabile

≡ C-3.15

Die Bedeutung einer subtilen Ernährungsanamnese zeigt folgender klinischer Fall:

▶ **Klinischer Fall.** Eine 24-jährige Studentin stellt sich wegen seit zwei Monaten bestehender wässriger Diarrhö mit bis zu acht Entleerungen täglich beim Hausarzt vor. Abdominelle Schmerzen hat sie nicht, klagt aber über ständiges Glucksen und Plätschern im Bauch, Meteorismus und Flatulenz. Sie war bislang nicht krank, war im letzten Jahr nicht im Ausland und ernährt sich normal. Auch die Familienanamnese ist leer. Die körperliche Untersuchung der normalgewichtigen Frau ist bis auf sehr lebhafte Peristaltik unauffällig. Nachdem Laborbefunde, Oberbauchsonographie und totale Koloskopie nicht weiterhelfen, kehrt der behandelnde Arzt noch einmal zur Anamnese zurück. Bei erneutem Nachfragen zu Details der Ernährung ergibt sich, dass die Studentin vor zwei Monaten mit dem Rauchen aufgehört hat und seitdem täglich ca. 20 Streifen einer bestimmen Kaugummimarke kaut. Die Lektüre der Packungsaufschrift bringt die Lösung: Der „zuckerfreie" Kaugummi enthält Sorbit. Nach „Umsetzen" auf einen anderen Kaugummi verschwindet die Diarrhö innerhalb von Tagen.

Fabula docet:
1. Eine von Anfang an sorgfältige und ausführliche Erhebung der Anamnese spart riskante und teuere Untersuchungen!
2. Hat man die „erste Runde" von laborchemischer und apparativer Diagnostik hinter sich und immer noch keine Diagnose, schreite man auf diesem Weg nicht fort, sondern kehre zur Anamnese zurück!

3.2.7 Obstipation

Die Ausdrücke „schlechter Stuhlgang", „Verstopfung", „träge Verdauung", „Darmträgheit" gehören zu den häufigsten Angaben bei der anamnestischen Befragung von Patienten, wobei Frauen weitaus häufiger betroffen sind. Bei Befragungen bezeichnen sich 10–30 % aller Frauen als „chronisch verstopft", nur eine Minderheit sucht aber deshalb einen Arzt auf, sondern findet sich entweder mit dem Zustand ab oder verwendet ein Präparat aus der großen Palette von Laxanzien, die in der Apotheke erhältlich sind. Eine exakte Definition von Verstopfung im medizinischen Sinne gibt es nicht, so dass man zunächst einmal klären muss, was den Patienten genau stört. Nicht selten haben Patienten zu hohe Ansprüche an die Stuhlfrequenz.

▶ **Merke.** Stuhlentleerungen zwischen dreimal täglich und einmal alle drei Tage sind normal.

Chronisch obstipierte Patienten klagen aber zusätzlich über zu harten Stuhl, die Notwendigkeit des Pressens und das Gefühl der unvollständigen Entleerung. Wegen der großen Variation des Normalen sollte die Anamnese daher weniger auf den Vergleich mit anderen Patienten, sondern auf eine intraindividuelle Änderung der Stuhlgewohnheiten im Lauf der Zeit abheben.

3.2.7 Obstipation

Die Ausdrücke „schlechter Stuhlgang", „Verstopfung", „träge Verdauung", „Darmträgheit" gehören zu den häufigsten Angaben bei der anamnestischen Befragung von Patienten, wobei Frauen weitaus häufiger betroffen sind. Eine exakte Definition von Verstopfung im medizinischen Sinne gibt es nicht, so dass man zunächst einmal klären muss, was den Patienten genau stört.

Chronisch obstipierte Patienten klagen über zu harten Stuhl, Notwendigkeit des Pressens und Gefühl der unvollständigen Entleerung. Wegen der großen Variation ist v. a. die intraindividuelle Änderung der Stuhlgewohnheiten wichtig.

 C-3.16

C-3.16	Fragen bei Obstipation
	• Frequenz? Wie häufig?
	• Was halten Sie für normal?
	• Änderungen gegenüber früher? Immer schon obstipiert?
	• Kein spontaner Stuhldrang?
	• Einnahme von Laxanzien? Welche? Wie lange? Welche Dosis?
	• Stuhl zu hart? Oder weich, aber zu selten?
	• Notwendigkeit des Pressens?
	• Gefühl der unvollkommenen Entleerung?
	• Schmerzen beim Durchtritt des Stuhls (Tenesmen)?
	• Besondere Diät?
	• Einnahme von Medikamenten (Antazida, Antidepressiva, Anticholinergika, Diuretika, Opiate)
	• Begleitsymptome?
	• Operationen? Geburten?

≡ C-3.17   Ursachen einer Obstipation
≡ C-3.17

A Diätetische Ursachen
- faserarme Kost
- Fastenperiode
- zu geringe Flüssigkeitszufuhr

B Medikamente (s. Tab. **C-3.16**)

C Funktionelle Ursachen
- allgemeine Schwäche
- Bettlägrigkeit, Immobilität
- Depression
- Verwirrtheit
- Reisen, schlechte hygienische Verhältnisse

D Grundkrankheiten
- Obstruktion des Kolons
- endokrine/metabolische Erkrankungen
- Kollagenosen
- neuromuskuläre Krankheiten

In Tab. **C-3.16** finden sich wichtige Fragen zur diagnostischen Klärung des Symptoms Obstipation. Besteht die Obstipation „schon immer", „von Kindheit an" oder „über viele Jahre", so kann man mit großer Wahrscheinlichkeit von einer spastischen **habituellen Obstipation** ausgehen und wird den Patienten im weitesten Sinne diätetisch beraten.

In Tab. **C-3.16** finden sich wichtige Fragen zur diagnostischen Klärung. Besteht die Obstipation „schon immer", so besteht wahrscheinlich eine spastische **habituelle Obstipation**.

▶ **Merke.** Ist die Verstopfung neu aufgetreten oder hat sich überhaupt eine Änderung der Stuhlgewohnheiten ergeben, die vom Üblichen abweicht, so ist eine Abklärung erforderlich, insbesondere wenn noch zusätzliche Symptome wie Bauchschmerzen, Meteorismus oder Blut im Stuhl bestehen.

◀ Merke

Vor allem bei älteren Menschen wirken sich Bettlägrigkeit, neoplastische Erkrankungen, neurologisch-psychiatrische Krankheiten und Operationen häufig auf die Stuhlgewohnheiten aus. Die Obstipation kann solche Ausmaße annehmen, dass es zur Ausbildung von Koprolithen (Kotsteinen) kommt, die anal-manuell oder sogar operativ entfernt werden müssen.
Die **wichtigsten Ursachen einer Obstipation** sind diätetische Einflüsse, Nebenwirkungen von Medikamenten, funktionsbedingte Faktoren, lokale organische sowie systemische Erkrankungen. Beispiele für diese vier Gruppen zeigt Tab. **C-3.17**.

Wichtigste Ursachen sind u. a. diätetische Einflüsse, Nebenwirkungen von Medikamenten und organische Erkrankungen (Tab. **C-3.17**).

3.2.8 Essstörungen und Anorexie

Essen ist lebensnotwendig zur Erhaltung der physischen Gesundheit (organische Ebene), ist aber für einen gesunden Menschen auch mit Lust verbunden (psychische Ebene). Aus dieser Ambivalenz ergibt sich ein sehr breites Ursachenspektrum für **Störungen der Nahrungsaufnahme**: Es reicht vom rein mechanischen Problem des verengten Rohres, z. B. bei einer Ösophagusstenose, bis zu den vielschichtigen psychopathologischen Veränderungen, wie sie z. B. bei Anorexia nervosa vorliegen. Die Folgen sind jedoch in allen Fällen die gleichen, nämlich Gewichtsabnahme bis hin zur Kachexie.

3.2.8 Essstörungen und Anorexie

Essen ist lebensnotwendig zur Erhaltung der physischen Gesundheit (organische Ebene), ist aber für einen gesunden Menschen auch mit Lust verbunden (psychische Ebene). Aus dieser Ambivalenz ergibt sich ein sehr breites Ursachenspektrum für Störungen der Nahrungsaufnahme.

▶ **Klinischer Fall.** Ein 72-jähriger Mann wird wegen Gewichtsabnahme von ca. vier Kilogramm in sechs Wochen überwiesen. Er hatte immer Freude am Essen, doch in den letzten zwei Monaten stört ihn ein Völlegefühl, das sich bereits nach den ersten Bissen einstellt. Selbst von seinen Leibspeisen lässt er den halben Teller stehen, was ihm früher nie passiert wäre. Die körperliche Untersuchung ist bis auf eine leichte Prostatahypertrophie völlig unauffällig, man stellt nur fest, dass der Patient „nicht gut aussieht". Die Laboruntersuchung ergibt eine leichte hypochrome Anämie von 11,8 g/dl, ansonsten keine pathologischen Befunde. Vor

◀ Klinischer Fall

allem wegen des Alters und wegen einer sonographisch auf 7 mm verdickten Magenwand entschließt man sich zu einer vollen Diagnostik und beginnt mit einer Magen-Dünndarm-Passage. Es stellt sich ein kleiner, wenig entfaltungsfähiger Magen dar, die Verdachtsdiagnose lautet szirrhöses Karzinom. Endoskopisch ist die Magenschleimhaut ohne Befund. Nur in einer tiefen Biopsie findet man Zellen mit großen Kernen und reichlich Mitosen, die verdächtig sind für ein Karzinom. Der Mann wird daraufhin laparotomiert. Mehrere gastrische Lymphknoten sind vergrößert, im Schnellschnitt ergibt sich ein Adenokarzinom des Magens. Es erfolgt eine totale Gastrektomie. Der Patient erholt sich, isst wieder mit Appetit und nimmt fünf Kilogramm an Gewicht zu. Drei Jahre später treten Lymphknotenmetastasen im Bereich der Supraklavikulargrube links sowie Lebermetastasen auf. Der Patient verstirbt vier Jahre nach der Operation in der Tumorkachexie.

Eine verminderte Nahrungsaufnahme läuft über drei wesentliche Mechanismen ab, die in Tab. **C-3.18** dargestellt sind. Der Mann in dem klinischen Fall gehört in die zweite Gruppe: Sein Appetit war erhalten, doch schränkt er das Essen wegen der zu erwartenden Beschwerden weitgehend ein.

Versuchen Sie, durch eine genaue Befragung herauszufinden, worauf der Patient selbst seine Abneigung gegen das Essen zurückführt!

▶ **Wichtige Fragen:**
- Macht Ihnen das Essen immer noch Freude?
- Bereitet Ihnen das Essen selbst Beschwerden?
- Trat die Gewichtsabnahme bei gutem Appetit oder bei Abneigung gegen das Essen auf?

Bedenken Sie, dass gerade Patienten mit Essstörungen zur Dissimulation und Negierung neigen. Daher ist es oft nicht leicht, eine Gewichtsabnahme sicher festzustellen, da sich die wenigsten Menschen regelmäßig wiegen, zumindest nicht diejenigen, bei denen es zu einer ungewollten Gewichtsabnahme kommt.

▶ **Merke.** Eine Anorexie besteht oft bereits über längere Zeit, ehe eine organische Erkrankung diagnostiziert wird!

Fragen Sie nach dem letzten dokumentierten Körpergewicht, um eine Vorstellung davon zu bekommen, in welchem Zeitraum der Patient abgenommen hat! Hilfsfragen sind, ob sich die Kleidergröße oder Kragenweite geändert hat oder ob man den Gürtel ein Loch enger schnallen musste. Ging das Gewicht konstant zurück oder gab es Schwankungen nach oben und unten? Ist die Gewichtsabnahme das einzige Symptom oder gibt es noch andere Hinweise auf eine Erkrankung? Haben sich die Essgewohnheiten des Patienten geändert, z. B. durch einen neuen Arbeitsplatz? Wie viel Zeit nimmt sich der Patient täglich für das Essen?

≡ **C-3.18**　　**Gründe für die verminderte Nahrungsaufnahme**

Appetitverlust	*Sitophobie**	*Frühe Sättigung*
Abneigung gegen alle Speisen	Essen bereitet Schmerzen	frühzeitiges Völlegefühl, dadurch weniger Essen
	Typische Bemerkungen	
„Ich habe auf nichts Lust, das Essen ekelt mich fast an."	„Ich hätte schon Hunger und Appetit, habe aber Angst zu essen wegen der Schmerzen."	„Nach ein paar Bissen reichts mir schon wieder."
	Mögliche Ursachen	
Neoplasien Infektionskrankheiten Depression	Ulkus im Ösophagus intestinale Ischämie Dünndarmobstruktion	Magenkarzinom Magenpolypen Magenausgangsstenose

* Sitophobie: sitos = Nahrung; phoben = fliehen, flüchten

Eine verminderte Nahrungsaufnahme läuft über drei wesentliche Mechanismen ab, die in Tab. **C-3.18** dargestellt sind.

Versuchen Sie herauszufinden, worauf der Patient selbst seine Abneigung gegen das Essen zurückführt!

▶ **Wichtige Fragen**

Bedenken Sie, dass gerade Patienten mit Essstörungen zur Dissimulation und Negierung neigen.

▶ **Merke**

Fragen Sie nach dem letzten dokumentierten Körpergewicht, um eine Vorstellung davon zu bekommen, in welchem Zeitraum der Patient abgenommen hat! Hilfsfragen sind, ob sich die Kleidergröße oder Kragenweite geändert hat. Haben sich die Essgewohnheiten des Patienten geändert?

≡ **C-3.18**

> **Merke.** Rasche Gewichtsänderungen innerhalb von Tagen sprechen für eine Störung des Wasserhaushalts; langsame Gewichtsänderungen sprechen für eine Zu- oder Abnahme von Körpergewebe!

◀ **Merke**

Anorexia nervosa und Bulimie

Anorexia nervosa und Bulimie

> **Definition.** Psychogene Essstörungen sind durch intensive Furcht vor dem Dickwerden, verändertes Essverhalten sowie eine Störung der Körperwahrnehmung charakterisiert. Bei der **Anorexia nervosa** (Magersucht) kommt es zu erheblichem Gewichtsverlust und typischen Symptomen (z. B. Amenorrhö), bei der **Bulimia nervosa** (Ess-Brech-Sucht) zu Heißhungerattacken und oft selbstinduziertem Erbrechen. Sekundäre somatische Veränderungen sind häufig.

◀ **Definition**

Bei der Anorexia nervosa handelt es sich um eine **psychogene Essstörung**, von der vor allem junge Mädchen und Frauen betroffen sind. Die wichtigsten Kriterien sind fehlende Gewichtszunahme im Laufe der normalen Entwicklung oder sogar Gewichtsabnahme von mehr als 15 %. Weitere Symptome bestehen in Amenorrhö, Muskelschmerzen, dauerndem Kältegefühl, Bradykardie, niedrigem Blutdruck und trockener Haut. Die Patientinnen haben eine abnorme Vorstellung von ihrer Figur, fühlen sich ständig zu dick und haben Probleme mit ihrer Rolle als Frau. Gleichzeitig kommt es aber bei derselben Person oft zu polyphagischen Exzessen, bei denen bis zu 20 000 Kalorien auf einmal zugeführt und anschließend durch induziertes Erbrechen meist wieder entleert werden **(Bulimie)**. Diese Exzesse geschehen meist allein und heimlich und können sogar von einer Nahrungsmittel-Kleptomanie begleitet sein. Diese schwere psychische Störung entgeht den Eltern und Angehörigen oft lange Zeit. Zumindest die Verdachtsdiagnose kann von jedem Arzt durch eine subtile Anamnese gestellt werden.

Typisches Verhalten bei Anorexia nervosa:
- Betont langsames Essen
- Zerschneiden der Nahrung in Ministücke
- Herumstochern auf dem Teller
- Verstecken von nicht genossener Nahrung.

3.2.9 Gastrointestinale Blutung

Eine gastrointestinale Blutung kann sich entweder als Bluterbrechen **(Hämatemesis)**, analer Blutabgang **(Hämatochezie)** oder Teerstuhl **(Meläna)** manifestieren. **Sie ist immer ein beunruhigendes Ereignis und sollte Anlass zu einer vollständigen Untersuchung sein.** Versuchen Sie, das Erbrochene oder den Stuhl selbst in Augenschein zu nehmen, das sagt mehr aus als alle Beschreibungen durch den Patienten!

Hämatemesis

Hämatemesis ist das **Erbrechen von deutlich sichtbarem Blut in größeren Mengen**. Nicht gemeint sind dabei blutige Fäden auf dem Sputum (Hämoptyse) oder das Aushusten von größeren Blutmengen (Hämoptoe). Die Unterscheidung zwischen Hämatemesis und Hämoptoe ist anamnestisch nur schwer und oft sogar dann kaum möglich, wenn man Zeuge des akuten Geschehens wird.

Das aus dem oberen Gastrointestinaltrakt stammende Blut kann entweder rot oder fast schwarz (wie Kaffeesatz) sein. Im letzteren Fall wurde durch den Kontakt mit Salzsäure Hämatin gebildet. Die Blutungsquelle bei Hämatemesis befindet sich im Ösophagus, Magen oder Duodenum proximal des Treitz-Bandes.

Liegt das Ereignis bereits längere Zeit zurück, so fragen Sie nach Oberbauchschmerzen (Ulkusleiden), Gewichtsabnahme und Appetitlosigkeit (Magenkarzinom) sowie Risikofaktoren für eine Leberzirrhose (Alkohol, Hepatitis). Zumindest im Fall der Ösophagusvarizenblutung bei portaler Hypertension bleibt aber für eine Anamnese keine Zeit, da sofortiges Handeln erforderlich ist.

▶ **Merke**

▶ **Merke.** Die Quelle für eine Hämatemesis liegt fast immer im Ösophagus, Magen oder Duodenum.

Hämatochezie

Hämatochezie

Es handelt sich um eine **rektale Entleerung von deutlich sichtbarem, hell- oder dunkelrotem Blut**. Sitzt die Blutungsquelle im distalen Kolon, Rektum oder Anus, erscheint das Blut meist hellrot. Blutungen aus dem Colon ascendens sind eher dunkelrot (Tab. **C-3.19**).

Bei jeder rektalen Blutung sollte immer eine rektale Untersuchung, möglichst eine Proktoskopie, ab dem 45. Lebensjahr eine Sigmoidoskopie und bei positiver Familienanamnese eines kolorektalen Karzinoms auch eine Koloskopie gehören.

Als Hämatochezie bezeichnet man **jede rektale Entleerung von deutlich sichtbarem, hell- oder dunkelrotem Blut**. Sitzt die Blutungsquelle im distalen Kolon, Rektum oder Anus, so erscheint das Blut meistens hellrot, Blutungen aus dem Colon ascendens sind dagegen eher dunkelrot. Bei schneller Transitzeit und großen Blutmengen kann auch Blut aus proximalen Darmabschnitten noch deutlich rot rektal entleert werden. Die wichtigsten Gründe für eine Hämatochezie sind in Tab. **C-3.19** aufgeführt.

Die anamnestischen Fragen müssen notgedrungen sehr ins Detail der Toilettengewohnheiten gehen. Bei aller anamnestischen Kunst sollte man aber bei jeder rektalen Blutung eine diagnostische Klärung anstreben, zu der immer eine rektale Untersuchung, möglichst eine Proktoskopie, ab dem 45. Lebensjahr eine Sigmoidoskopie und bei positiver Familienanamnese eines kolorektalen Karzinoms auch eine Koloskopie gehören.

C-3.19

☰ C-3.19	Ursachen für Hämatochezie
Analkanal	– Hämorrhoiden (Abb. **C-3.35**) – Fissuren – Tumoren (Polypen, Karzinome) – Analprolaps – Proktitis
Rektum und Kolon	– Colitis ulcerosa – Morbus Crohn – infektiöse Kolitis – pseudomembranöse Kolitis – ischämische Kolitis – strahleninduzierte Kolitis – Divertikulose und Divertikulitis – Angiodysplasien (Morbus Osler)
Seltene Ursachen	– Blutungen aus dem Dünndarm – massiv blutende Ulzera aus dem oberen Magen-Darm-Trakt

▶ **Wichtige Fragen**

▶ **Wichtige Fragen:**
- *Ist schon einmal eine Blutung aufgetreten?*
  Hat sich die gleiche Art der Blutung schon einmal vor vielen Jahren ereignet, so ist ein maligner Prozess sehr unwahrscheinlich.
- *Ist das meiste Blut auf dem Toilettenpapier?*
  Frisches Blut, das sich überwiegend auf dem Papier befindet, spricht mit einiger Wahrscheinlichkeit für eine Hämorrhoidalblutung.
- *Ist das Wasser in der Schüssel rot vom Blut?*
  Falls ja, so tropfte das Blut wahrscheinlich vom Anus, auch dies ein typisches Ereignis bei Hämorrhoiden. Nachdem einige Tropfen genügen, um das Wasser deutlich rot zu färben, wird in den meisten Fällen die Blutmenge vom Patienten überschätzt.
- *Ist das Blut hell- oder dunkelrot?*
  Hellrotes Blut spricht für eine Blutung aus dem arteriell gespeisten Plexus haemorrhoidalis, etwas dunkleres aus dem distalen Sigmoid, dunkelrotes Blut aus dem proximalen Kolon.
- *War der Stuhl bei der Blutentleerung hart oder weich? Mussten Sie besonders stark pressen?*

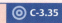

C-3.35 Hämorrhoidalblutung

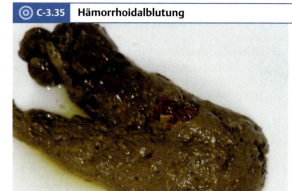

Auf den Stuhl aufgelagertes, hellrotes Blut am Übergang von den harten zu den weicheren Anteilen der Fäzes.

Blutungen im Zusammenhang mit starkem Pressen oder bei sehr hartem Stuhl sind am ehesten durch Hämorrhoiden oder Analfissuren bedingt.

- *Besteht eine Stuhlinkontinenz? Ist die Unterwäsche voller Blut?*
  Auch hier denken Sie an Hämorrhoiden, aber auch an einen Analprolaps oder ein Karzinom des Anus.
- *Wie verteilte sich das Blut auf dem Stuhl?*
  Blut an der Oberfläche des Stuhls, unter Umständen in Streifen, stammt aus dem Analkanal oder dem unteren Rektum. Kleine Blutflecken auf dem geformten Stuhl sind typisch für blutende Polypen des Kolons.
- *Ist das Blut mit dem Stuhl vermischt?*
  Würde diese Frage richtig positiv beantwortet, so spräche das für eine Blutungsquelle proximal der linken Flexur. Die wenigsten Patienten können aber solche Details exakt angeben.
- *Hatten Sie Schmerzen beim Stuhlgang oder Bauchschmerzen?*
  Verdächtig auf Analfissuren, Proktitis, Neoplasien oder Divertikulitis.

Meläna (Teerstuhl)

Eine Sonderform der gastrointestinalen Blutung ist der Teerstuhl (Meläna, s. S. 109). Teerstuhl entsteht, wenn sich Blut mit der Salzsäure des Magens vermischt und Hämatin gebildet wird. Für das Auftreten von Teerstuhl ist es erforderlich, dass die **Blutungsquelle im oberen Magen-Darm-Trakt** liegt (meist proximal des Treitz-Bandes), ein **Blutvolumen von ca. 80 ml** anfällt und die **Verweildauer des Blutes im Darm etwa sechs Stunden** beträgt. Teerstuhl ist nicht nur pechschwarz, sondern auch glänzend, klebrig und hat einen fauligen Geruch, ganz anders als übliche Fäzes. Blut, das aus dem Bereich des unteren Dünndarms stammt, kann auch sehr dunkel werden, ist aber im Gegensatz zum echten Teerstuhl nicht glänzend und klebrig (Pseudomeläna).

Die anamnestische Angabe von Teerstuhl, wenn es wirklich einer war, ist beunruhigend und sollte immer Anlass zu einer vollständigen Durchuntersuchung inklusive Ösophago-Gastro-Duodenoskopie geben. Denken Sie auch an die Möglichkeit der Schwarzfärbung des Stuhls durch Nahrung und Medikamente. Nach reichlichem Genuss von roter Bete und Heidelbeeren oder der Einnahme von Eisentabletten kann es zur dunklen Verfärbung des Stuhls kommen, allerdings ohne den für Teerstuhl typischen Glanz. Versuchen Sie, dem Patienten Farbvergleiche anhand von schwarzen Gegenständen zu ermöglichen!

Nachweis von okkultem Blut im Stuhl

Bestehen aufgrund der Angaben des Patienten Zweifel, ob tatsächlich Blut im Stuhl auftrat, oder ist es durch zu geringe Mengen zu keiner Verfärbung des Stuhls gekommen, so kann man einen Test auf okkultes Blut mit Hilfe vorbereiteter Testbriefchen anwenden. Dieser Test wird in der medizinischen Literatur häufig pars pro toto „Haemoccult-Test" genannt, obwohl sich dieser Name

Meläna (Teerstuhl)

Eine Sonderform ist der Teerstuhl (Meläna, s. S. 109). Er entsteht, wenn sich Blut mit der Salzsäure des Magens vermischt und Hämatin gebildet wird. Für das Auftreten von Teerstuhl ist es erforderlich, dass die **Blutungsquelle im oberen Magen-Darm-Trakt** liegt, ein **Blutvolumen von ca. 80 ml** anfällt und die **Verweildauer des Blutes im Darm etwa sechs Stunden** beträgt.

Die anamnestische Angabe von Teerstuhl sollte immer Anlass zu einer vollständigen Durchuntersuchung inklusive Ösophago-Gastro-Duodenoskopie geben. Denken Sie auch an die Möglichkeit der Schwarzfärbung des Stuhls durch Nahrungsmittel (z. B. rote Bete) und Medikamente (z. B. Eisentabletten).

Nachweis von okkultem Blut im Stuhl

Bestehen aufgrund der Angaben des Patienten Zweifel, ob Blut im Stuhl auftrat, oder ist es aufgrund der geringen Menge zu keiner Verfärbung des Stuhls gekommen, so kann man einen Test auf okkultes Blut mit Hilfe vorbereiteter Testbriefchen anwenden (Früherkennung kolorektaler Karzinome).

Testprinzip: Der Test bedient sich der Peroxidaseaktivität des Hämoglobins. Aus H_2O_2 wird Sauerstoff frei, das ein mit Guajakharz imprägniertes Filterpapier **blau färbt**.

Testablauf: In den Tagen vor dem Test möglichst schlackenreiche Ernährung. Von mehreren Stellen des Stuhls mit einem Spatel Proben entnehmen und dünn auf dem Filterpapier des Testbriefchens ausstreichen. Der Test soll an drei aufeinander folgenden Tagen bzw. mit drei sukzessiven Stuhlportionen durchgeführt werden. Ist mindestens eine Probe positiv, gilt der Test als positiv.

Testbewertung: Die diagnostische Sensitivität des Tests im Hinblick auf die Erkennung von kolorektalen Karzinomen wird in der Literatur sehr unterschiedlich zwischen 50 % und 76 % angegeben. Der positive prädiktive Wert des Tests für kolorektale Karzinome liegt zwischen 5 und 20 %. Daraus folgt, dass sich die Mehrzahl der Patienten mit positivem Test einer ausgiebigen Durchuntersuchung (rektal-digitale Untersuchung, Sigmoidoskopie, Koloskopie, evtl. Kolonkontrasteinlauf) unterziehen, ohne dass bei ihnen ein Karzinom vorliegt.

eigentlich auf ein bestimmtes Handelspräparat bezieht. Wegen der Blutungsneigung von kolorektalen Karzinomen wird der Blutnachweis im Stuhl als Test zur Früherkennung verwendet.

Testprinzip: Das Testbriefchen besteht aus mit Guajakharz imprägniertem Filterpapier. Ist im Stuhl Hämoglobin vorhanden, so kommt es beim Auftropfen der H_2O_2-haltigen Entwicklerlösung durch die Peroxidaseaktivität des Hämoglobins zur Spaltung von H_2O_2. Der entstehende Sauerstoff führt zu einer **Blaufärbung** des Guajakharzes.

Testablauf: Der Patient sollte sich in den Tagen vor dem Test möglichst schlackenreich ernähren. Von mehreren Stellen des Stuhls werden mit einem Spatel Stuhlproben entnommen und dünn auf dem Filterpapier des Testbriefchens ausgestrichen. Das verschlossene Briefchen kann dem Arzt per Post zugeschickt werden. Im Praxislabor tropft man auf die Rückseite des Filterpapiers Entwicklerlösung. Kommt es innerhalb von 30 Sekunden zur Blaufärbung, so ist Blut in mikroskopischen Mengen im Stuhl vorhanden. Der Test soll an drei aufeinander folgenden Tagen bzw. mit drei sukzessiven Stuhlportionen durchgeführt werden. Wenn mindestens eine der Proben positiv ist, gilt der Test als positiv.

Testbewertung: Die diagnostische Sensitivität des Tests im Hinblick auf die Erkennung von kolorektalen Karzinomen wird in der Literatur sehr unterschiedlich zwischen 50 % und 76 % angegeben. Die Werte hängen davon ab, welches Kollektiv man untersucht bzw. wie hoch die Prävalenz und damit die A-priori-Wahrscheinlichkeit der Erkrankung in diesem Kollektiv ist. Gleiches gilt für den positiven prädiktiven Wert des Tests. Anhand von Literaturdaten ergeben sich Werte für kolorektale Karzinome zwischen 5 % beim Screening asymptomatischer Personen und 20 % bei Patienten mit Verdachtssymptomen. Daraus folgt, dass sich 19 von 20 Patienten mit positivem Test einer ausgiebigen Durchuntersuchung (rektal-digitale Untersuchung, Sigmoidoskopie, Koloskopie, evtl. Kolonkontrasteinlauf) unterziehen, ohne dass bei ihnen ein Karzinom vorliegt. Dennoch konnte nachgewiesen werden, dass der Okkultbluttest bei regelmäßiger Durchführung in der Lage ist, die Sterblichkeit am kolorektalen Karzinom zu verringern.

Als optimale Maßname zur Früherkennung kolorektaler Karzinome bei asymptomatischen Personen gilt heute eine wiederholte totale Kolonoskopie, durchgeführt erstmals um das 50.–55. Lebensjahr. Dabei besteht die Möglichkeit, Polypen endoskopisch abzutragen, die als Vorstufe von Karzinomen gelten. Familiär vorbelastete Personen sollten sich dieser Untersuchung bereits um das 40. Lebensjahr unterziehen. Wer keine Polypen hat, braucht die Kolonoskopie erst nach zehn Jahren wiederholen zu lassen.

▶ **Klinischer Fall**

▶ **Klinischer Fall.** Ein 74-jähriger Patient, der seit vielen Jahren wegen Hämorrhoidalbeschwerden in ärztlicher Behandlung ist, berichtet über eine Änderung der Stuhlgewohnheiten. Die früher nur bei der Entleerung von hartem Stuhl bekannten Blutauflagerungen seien in letzter Zeit fast täglich vorhanden. Außerdem erwähnt der Patient, er würde oft ungewöhnlich „dünne Würstchen" absetzen. Bei der rektalen Untersuchung und der Proktoskopie ergeben sich nur die bekannten Hämorrhoiden, worauf der Hausarzt eine Salbenbehandlung verordnet. Nach einer kurzfristigen Abnahme der Blutungshäufigkeit bekommt der Patient etwa drei Monate später plötzlich heftige Bauchschmerzen und wird vom Notarzt unter der Verdachtsdiagnose eines Subileus ins Krankenhaus eingewiesen. Das Einführen eines Darmrohres gelingt nicht, eine Sigmoidoskopie ergibt ein stenosierendes Sigmakarzinom 20 cm vom Anus entfernt, das bereits in das Mesenterium infiltriert ist und regionäre Lymphknoten befallen hat. Man legt zunächst eine Entlastungskolostomie an und reseziert den Darmabschnitt im Intervall. Trotz einer adjuvanten Chemotherapie verstirbt der Patient nach neun Monaten an dem metastasierenden Tumorleiden.

3.2.10 Ikterus

3.2.10 Ikterus

▶ **Definition**

▶ **Definition.** Als Ikterus wird die **Gelbfärbung von Geweben und Körperflüssigkeiten durch eine erhöhte Bilirubinkonzentration** bezeichnet.

Klinisch erkennt man die Gelbfärbung der Konjunktiven über der Sklera (man liest häufig „Sklerenikterus", obwohl nicht die Skleren, sondern die Konjunktiven gelb gefärbt sind, s. S. 90, Abb. **B-1.2**) bei gutem Tageslicht ab einem **Bilirubinwert im Serum von 1,5–2,0 mg/dl**. Bei höheren Bilirubinkonzentrationen ab 3–4 mg/dl färben sich auch die Haut und sämtliche Körperflüssigkeiten gelb. Ein Ikterus der Konjunktiven wird oft eher von der Umgebung als vom Patienten selbst bemerkt und ist immer ein beunruhigendes Symptom. Die meisten Patienten verwenden den Ausdruck „Gelbsucht".

Bilirubin ist ein Abbauprodukt des Häms, das aus zugrunde gegangenen Erythrozyten stammt. Es wird in die Leber aufgenommen, gespeichert, konjugiert (glukuronidiert), mit der Galle in den Dünndarm entleert, z. T. mit dem Stuhl ausgeschieden, z. T. aber auch rückresorbiert („enterohepatischer Kreislauf") und über die Nieren ausgeschieden.

Pathogenetisch unterscheidet man einen **prä-, intra- und posthepatischen Ikterus**. Bei gutem Tageslicht lassen sich die Farbnuancen blassgelb, gelbrot und gelbgrün differenzieren. Mit einigen Einschränkungen gelingt es, aus der Farbe auf die Ursache des Ikterus zurückzuschließen. Der blasse **Flavinikterus** spricht für eine prähepatische Genese des Ikterus infolge Hämolyse, z. B. bei Autoimmunkrankheiten, Thalassämie oder toxischen Ursachen. Der gelbrote **Rubinikterus** entsteht durch Einlagerung von direktem Bilirubin in die Haut bei Leberzellschäden, z. B. im Rahmen einer Hepatitis, Leberzirrhose oder medikamentösen Leberschädigung (hepatischer Ikterus). Einen grüngelben **Verdinikterus** kann man bei Patienten mit Verschluss des Gallengangs durch Gallensteine, Cholangitis oder Tumoren im Pankreaskopf sehen (posthepatischer Ikterus). Daneben gibt es auch pseudoikterische Verfärbungen der Haut beim übermäßigen Genuss von Karotten, Orangen oder Aprikosen, meist aus Gründen der übergroßen Besorgtheit um die eigene Gesundheit. Diese Art der Gelbfärbung betrifft insbesondere den Gesichtsbereich und die Handflächen, nicht jedoch die Konjunktiven.

Die **Klärung der Ursache eines Ikterus** stellt hohe Anforderungen an die differenzialdiagnostischen Kenntnisse des Arztes. Dennoch erweist sich auch bei

---

Klinisch erkennt man die Gelbfärbung der Konjunktiven über der Sklera. Ab einem **Serum-Bilirubin von 1,5–2 mg/dl** sind die Konjunktiven sichtbar gelb gefärbt, ab 3–4 mg/dl auch die Haut und sämtliche Körperflüssigkeiten.

Man unterscheidet einen **prä-, intra- und posthepatischen Ikterus**. Die Farbnuance liefert Hinweise auf die Ursache des Ikterus:

- **Flavinikterus** (blassgelb): prähepatische Genese infolge Hämolyse, Thalassämie oder toxischer Ursachen.
- **Rubinikterus** (gelbrot): Einlagerung von direktem Bilirubin in die Haut bei Leberzellschäden (z. B. bei Hepatitis, Zirrhose: hepatischer Ikterus).
- **Verdinikterus** (grüngelb): bei Verschluss des Gallenganges (posthepatischer Ikterus).

Die **Klärung der Ursache eines Ikterus** gelingt durch die gezielte Anamnese. Aus

---

≡ C-3.20   Differenzialdiagnosen bei Ikterus   **≡ C-3.20**

Diagnose	Wahrscheinliche Angaben/Bedingungen
Leberschaden, v. a. alkoholisch	männlicher Patient, hoher Alkoholkonsum
Leberzirrhose	Alkoholismus, anamnestisch Hepatitis, Leberhautzeichen, Feminisierung
Leberschaden, toxisch	Drogen- und Medikamentenanamnese, v. a. orale Kontrazeptiva, Psychopharmaka
Gallengangsstenose	weiblicher Patient, kolikartige Schmerzen, evtl. Fieber, Erbrechen, dunkler Urin vor dem Ikterus, anamnestisch bekanntes Steinleiden
Hepatitis	junger Patient, Transfusionen, wechselnde Sexualpartner, Tropenaufenthalt, i. v. Drogen, allgemeines Krankheitsgefühl
primär biliäre Zirrhose	weibliches Geschlecht, Juckreiz vor Ikterus
Cholangitis	Fieber, Schmerzen rechter Oberbauch, bekannte Cholelithiasis
Tumor (z. B. Papille, Pankreaskopf), Metastasen	älterer Patient, keine Schmerzen, Gewichtsverlust, acholischer Stuhl
Hämolyse	keine Schmerzen, intermittierender Ikterus
Morbus Gilbert-Meulengracht	keine Schmerzen, kein Krankheitsgefühl, schlanker junger Patient, familiäre Häufung, Bilirubinanstieg bei Nahrungskarenz
Hyperkarotinämie	„ikterische Haut", Konjunktiven nicht gelb

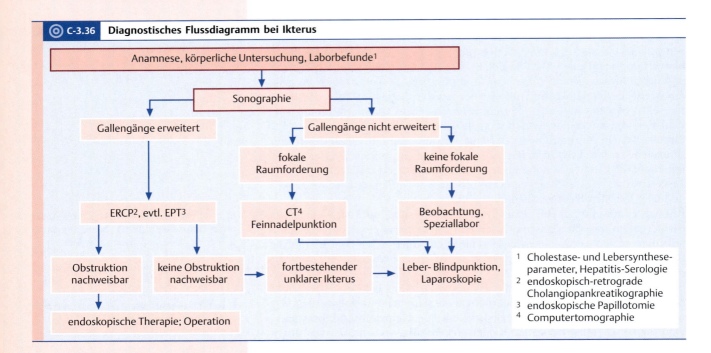

◎ **C-3.36**   **Diagnostisches Flussdiagramm bei Ikterus**

Anamnese, körperliche Untersuchung, Laborbefunde[1]

Sonographie

Gallengänge erweitert   Gallengänge nicht erweitert

fokale Raumforderung   keine fokale Raumforderung

ERCP[2], evtl. EPT[3]   CT[4] Feinnadelpunktion   Beobachtung, Speziallabor

Obstruktion nachweisbar   keine Obstruktion nachweisbar   fortbestehender unklarer Ikterus   Leber- Blindpunktion, Laparoskopie

endoskopische Therapie; Operation

[1] Cholestase- und Lebersynthese-parameter, Hepatitis-Serologie
[2] endoskopisch-retrograde Cholangiopankreatikographie
[3] endoskopische Papillotomie
[4] Computertomographie

den A-priori-Bedingungen und den Angaben des Patienten lassen sich die Differenzialdiagnosen anamnestisch eingrenzen oder sogar bereits klären (Tab. **C-3.20**).

Die diagnostische Abklärung lässt sich weitgehend schematisch handhaben (Abb. **C-3.36**). Zur Abgrenzung eines Verschlussikterus eignet sich die Oberbauchsonographie.

3.2.11 Aszites

Typische Beschwerden sind eine **Zunahme des Leibesumfangs** und eine **Gewichtszunahme**. Die **häufigste Ursache** für einen Aszites ist eine **Lebererkrankung** (Tab. **C-3.21**). Entsprechend sollte man zunächst nach einschlägigen Risiken (Alkohol) und Vorerkrankungen (Hepatitis, Ikterus) fragen.

diesem Problem die Anamnese als der entscheidende Schlüssel zum Erfolg. Wie lange besteht der Ikterus schon? Tritt er intermittierend auf? Hat der Patient einen Tropenaufenthalt hinter sich, besteht ein Risiko für eine Virushepatitis (häufig wechselnde Sexualpartner, Bluttransfusionen, i. v. Drogen, medizinisches Personal)? Bestanden Begleitsymptome, z. B. Oberbauch- oder Rückenschmerzen (kolikartig? anhaltend? wo lokalisiert?), Fieber, allgemeines Krankheitsgefühl, Gewichtsverlust, Übelkeit und Erbrechen, Dunkelfärbung des Urins, Entfärbung des Stuhls, Juckreiz? Ist ein Gallensteinleiden bekannt, wurden Operationen an der Gallenblase oder den Gallenwegen vorgenommen? Waren bislang Oberbauchschmerzen oder Übelkeit durch fettreiche Nahrungsmittel auslösbar? Wurden in den Tagen bis Wochen vor Auftreten des Ikterus Medikamente eingenommen? Aus den A-priori-Bedingungen und den Angaben des Patienten lassen sich die Differenzialdiagnosen anamnestisch eingrenzen oder sogar bereits klären (Tab. **C-3.20**).

Wegen der relativ klaren pathophysiologischen Zusammenhänge lässt sich die diagnostische Abklärung eines Ikterus weitgehend schematisch handhaben (Abb. **C-3.36**). Als diskriminierende technische Untersuchung zwischen einem invasiv-endoskopischen bzw. chirurgischen Vorgehen bei Verschlussikterus und der abwartenden Haltung bei einer infektiösen oder parenchymatösen Ursache des Ikterus gilt dabei die Oberbauchsonographie.

3.2.11 Aszites

Die spontan geäußerten Beschwerden von Patienten mit Aszites sind in der Regel eine **Zunahme des Leibesumfanges** und eine **Gewichtszunahme**. Lediglich in Fällen von malignem Aszites berichten Patienten, sie hätten Gewicht verloren, obwohl der Leibesumfang zugenommen habe. Nachdem die mit Abstand **häufigste Ursache** für einen Aszites eine **Lebererkrankung** ist (Tab. **C-3.21**), sollte man zunächst nach einschlägigen Risiken (z. B. Alkohol) und Vorerkrankungen (Hepatitis, Ikterus) fragen. Bei den seltenen Ursachen von Aszites wie Rechtsherzinsuffizienz, Infektionen (Tuberkulose, Chlamydien), Pankreatitis, nephrotischem Syndrom, exsudativer Enteropathie oder Myxödem äußern die Patienten meist spontan weitere Krankheitszeichen wie Dyspnoe, Fieber, Bauchschmerzen, generalisierte Ödemneigung, Durchfälle oder allgemeine Adynamie. In diesen Fällen wird man die Anamnese entsprechend erweitern müssen.

≡ C-3.21	Ursachen für Aszites (geordnet nach der Häufigkeit)

Erkrankung	Relative Häufigkeit (%)
chronische Lebererkrankung	83
maligne Erkrankung – Lebermetastasen – Peritonealkarzinose	10 3 7
Herzinsuffizienz	3
Tuberkulose	1
nephrotisches Syndrom	1
Serositis bei Kollagenosen	< 1
Budd-Chiari-Syndrom	< 1
chylöser Aszites	< 1
Myxödem	< 1

≡ C-3.21

Die Pathogenese des Aszites bei Leberzirrhose ist noch nicht vollständig geklärt. Man nimmt an, dass die sinusoidale portale Hypertension zu einer durch vasoaktive Substanzen ausgelösten Vasodilatation der arteriellen Gefäße führt. Dadurch werden das sympathische Nervensystem, die ADH-Ausschüttung und das Renin-Angiotensin-Aldosteron-System aktiviert, es kommt zur Natrium- und Wasserretention bei gleichzeitiger Kaliumsekretion durch die Niere mit Neigung zur Hypokaliämie.

Aszites kann rasch auftreten bei akuter alkoholischer Hepatitis, Gefäßverschlüssen der Lebervenen (Budd-Chiari-Syndrom) oder Pfortaderthrombose, akuter Pankreatitis oder Peritonitis. Häufiger ist jedoch die langsame Zunahme nach einer Phase mit ausgeprägtem Meteorismus und Flatulenz („Nach dem Wind kommt der Regen"). Tritt bei bekannter Leberzirrhose Aszites auf, so ist dies ein schlechtes prognostisches Zeichen. Zur klinischen Untersuchung von Patienten mit Aszites s. S. 231.

3.2.12 Geschmacks- und Geruchsstörungen

Geschmacks- und Geruchsfunktion sind eng mit der ungestörten Nahrungsaufnahme verknüpft und sollen daher an dieser Stelle kurz besprochen werden. Obwohl es sich um anatomisch und physiologisch getrennte Funktionen handelt, werden beide Begriffe von den Patienten häufig vermengt. Versuchen Sie also zunächst durch gezieltes Befragen klar herauszuarbeiten, welche der beiden Empfindungen gestört oder verändert ist. Die Geschmacksempfindung setzt sich aus den vier Qualitäten süß, sauer, salzig und bitter zusammen. Diese Empfindungen können ganz oder teilweise verloren gehen (**Hypo- oder Ageusie**), oder es können, intermittierend oder anhaltend, neue unangenehme Geschmacksempfindungen auftreten (**Parageusie**).

Der Verlust der Geruchsempfindung (**Anosmie**) wird oft von den Betroffenen auch als fehlender Geschmack bezeichnet. Abnorme Geruchsempfindungen können halluziniert sein, z.B. im Rahmen einer Psychose (**Phantosmie**) oder tatsächlich bewusst als solche empfunden werden (**Parosmie**), z.B. bei Läsionen im Bereich des N. olfactorius (Schädel-Hirn-Trauma, frontobasale Meningeome).

Berichtet ein Patient, der Kaffee rieche nach Kaffee, aber die Zugabe von Zucker würde ihn nicht süß machen, so liegt eine **Störung** der **Geschmacksempfindung** vor. Äußert er dagegen, Vanille- und Schokoladeneis wären zwar beide süß, würden aber sonst gleich schmecken, so handelt es sich um eine **Geruchsstörung**. Entsprechend der anatomischen Verteilung der Geschmacksempfindung in der Mundhöhle sprechen Probleme bei der Differenzierung von salzig/sauer für eine Störung im Bereich der Zunge, z.B. bei Glossitis, Lichen planus oder

Die Pathogenese des Aszites bei Leberzirrhose ist noch nicht vollständig geklärt.

Aszites kann rasch auftreten, z.B. bei akuter alkoholischer Hepatitis, Gefäßverschlüssen der Lebervenen (Budd-Chiari-Syndrom), Pfortaderthrombose, akuter Pankreatitis oder Peritonitis. Häufiger ist jedoch die langsame Zunahme nach einer Phase mit ausgeprägtem Meteorismus und Flatulenz.

3.2.12 Geschmacks- und Geruchsstörungen

Die Geschmacksempfindung setzt sich aus den Qualitäten süß, sauer, salzig und bitter zusammen; diese können ganz oder teilweise verloren gehen (**Hypo- oder Ageusie**). Treten neue unangenehme Geschmacksempfindungen auf, spricht man von **Parageusie**.

Der Verlust der Geruchsempfindung (**Anosmie**) wird oft als fehlender Geschmack bezeichnet.

Berichtet ein Patient, der Kaffee rieche nach Kaffee, aber die Zugabe von Zucker würde ihn nicht süß machen, so liegt eine **Störung** der **Geschmacksempfindung** vor. Äußert er dagegen, Vanille- und Schokoladeneis wären zwar beide süß, würden aber sonst gleich schmecken, so handelt es sich um eine **Geruchsstörung**.

C-3.22

C-3.22	Ursachen von Geschmacks- und Geruchsstörungen	
Geschmack		
• Verhalten	mangelnde Mundpflege, Tabak- und Alkoholgenuss, Knoblauch, Zwiebeln	
• Medikamente	Tetrazykline, Biguanide, Allopurinol, Wismut (metallischer Geschmack), Sulfasalazin, Metronidazol, Carbamazepin	
• lokale Ursachen	Zahnprothesen, Aphthen, Glossitis (Vitamin-B$_{12}$-, Folsäuremangel)	
• neurologisch-psychiatrische Erkrankungen	Temporallappenepilepsie, Korsakow-Syndrom, Morbus Parkinson, Morbus Alzheimer, Depression, Schizophrenie	
• paraneoplastisch	Karzinome von Lunge, Ovar, Mamma	
Geruch		
• lokale Ursachen	Rhinitis, Nasenpolypen	
• traumatisch	Schädel-Hirn-Trauma	
• psychogen	Schwangerschaft, Psychosen	
• neoplastisch	Tumor im Stirnhirnbereich (z. B. Meningeom)	
• toxisch	Urämie	

Die Ursachen von Geschmacks- und Geruchsstörungen können durch eine sorgfältige Anamnese diagnostisch weitgehend eingeengt werden. Man darf dabei auch nicht vergessen, dass die Geschmacks- und Geruchempfindungen physiologisch im Alter abnehmen. Die wichtigsten Möglichkeiten sind in Tab. **C-3.22** zusammengefasst.

Manche Patienten klagen über Geschmacksstörungen und meinen aber eine **Mundtrockenheit**, die z. B. auf Medikamentennebenwirkung (Antihistaminika, trizyklische Antidepressiva, Neuroleptika) auftreten kann.

Mundgeruch (Halitosis)

Foetor ex ore kann durch Alkohol-, Knoblauch-, Zwiebelgenuss, Rauchen, Tabak kauen, mangelnde Mundhygiene, aber auch durch Erkrankungen im Bereich der Mundhöhle bedingt sein (Peridontopathien, Karies, Aphthen, Tonsillitis). Übler Geruch der durch die Nase ausgeatmeten Luft kommt vor bei bakterieller Bronchitis, Lungenabszessen und nekrotisierenden Lungentumoren (s. Tab. **C-3.1**).

Schädigung des N. facialis. Unvermögen der Unterscheidung sauer/bitter für eine Läsion im Gaumenbereich, z. B. bei einer irritierenden Zahnprothese.

Geschmacks- und Geruchsstörungen mögen für den Arzt auf den ersten Blick ein relativ banales Problem darstellen, sind aber für den Patienten meist sehr belastend. Die vielfältigen Ursachen von Geschmacks- und Geruchsstörungen können durch eine sorgfältige Anamnese diagnostisch weitgehend eingeengt werden. Dazu gehören auch Fragen nach diätetischen Gewohnheiten, Einnahme von Medikamenten, sonstigen Symptomen und die Berücksichtigung von eventuell vorliegenden psychischen Erkrankungen und Störungen. Die wichtigsten Möglichkeiten sind in Tab. **C-3.22** zusammengefasst. Man darf dabei auch nicht vergessen, dass die Geschmacks- und Geruchsempfindungen physiologisch im Alter abnehmen.

Manche Patienten sprechen von Geschmacksstörungen und meinen tatsächlich eine bestehende **Mundtrockenheit**. In erster Linie ist dabei an die Nebenwirkung von Medikamenten zu denken, vor allem Antihistaminika, trizyklische Antidepressiva und Neuroleptika. Auch bei Sjögren-Syndrom und als Sicca-Syndrom bei Kollagenosen kann Mundtrockenheit im Vordergrund der Beschwerden stehen. Während die Speichelproduktion nur schlecht zu überprüfen ist, gelingt es leichter, eine meist gleichzeitig bestehende verringerte Tränensekretion mit Hilfe des Schirmer-Tests (s. S. 131) zu objektivieren.

Mundgeruch (Halitosis)

Hinter schlecht riechendem Atem steckt meist kein gravierendes medizinisches Problem, doch kann dieses Symptom zu einer erheblichen sozialen Beeinträchtigung des Betroffenen führen. Vergewissern Sie sich zunächst, ob tatsächlich ein **Foetor ex ore** vorliegt oder ob der Patient dies nur selbst empfindet. Vergleichen Sie den Geruch der durch den Mund und durch die Nase ausgeatmeten Luft zur Differenzierung der Quelle des üblen Geruchs. Mundgeruch kann durch bestimmte Gewohnheiten wie Alkoholgenuss, Rauchen und Tabak kauen, Genuss von Knoblauch oder Zwiebeln und mangelnde Mundhygiene, aber auch durch Erkrankungen im Bereich der Mundhöhle bedingt sein. Dazu gehören Peridontopathien, kariöse Zähne, Aphthen oder eine Tonsillitis. Übler Geruch der durch die Nase ausgeatmeten Luft kommt vor bei bakterieller Bronchitis, Lungenabszessen und nekrotisierenden Lungentumoren (s. Tab. **C-3.1**).

4   Urogenitaltrakt und Brustdrüse

4   **Urogenitaltrakt und Brustdrüse**

4.1 Körperliche Untersuchung

4.1   **Körperliche Untersuchung**

4.1.1 Nieren, Harnleiter und Harnblase

4.1.1 **Nieren, Harnleiter und Harnblase**

Anatomie

Nieren und obere Harnwege liegen **retroperitoneal**, die Harnblase und das innere weibliche Genitale extraperitoneal. Von dorsal werden die **Nieren** von der Rückenmuskulatur, lateral und ventral von der 11. und 12. Rippe und den Bauchorganen überlagert. Durch ihre geschützte Lage sind die Nieren einer direkten Untersuchung nicht zugänglich, Raumforderungen werden erst in fortgeschrittenen Stadien durch eine Vorwölbung nach außen sichtbar. Die linke Niere erstreckt sich in Atemmittellage von BWK 12 bis LWK 2, die rechte Niere steht wegen des Raumbedarfs der Leber 2–3 cm tiefer (Abb. **C-4.1**). Selbst von erfahrenen Ärzten werden die Nieren oft tiefer vermutet: Was gemeinhin unter Flanke oder „Nierenlager" verstanden wird, projiziert sich links nur auf den unteren Nierenpol, rechts auf die kaudale Nierenhälfte.

Anatomie

Nieren und obere Harnwege liegen **retroperitoneal**, die Harnblase und das innere weibliche Genitale extraperitoneal. Durch ihre geschützte Lage sind die Nieren einer direkten Untersuchung nicht zugänglich, Raumforderungen werden erst in fortgeschrittenen Stadien durch eine Vorwölbung nach außen sichtbar. Die linke Niere erstreckt sich in Atemmittellage von BWK 12 bis LWK 2, die rechte Niere steht wegen des Raumbedarfs der Leber 2–3 cm tiefer (Abb. **C-4.1**).

▶ **Aufgabe.** Zeichnen Sie bei einem Kommilitonen die Nierenkonturen mit einem Filzstift auf den Rücken entsprechend Abb. **C-4.1**. Nutzen Sie die Konturen der 11. und 12. Rippe als Leitlinie! Der Nierenlängsdurchmesser beträgt 10–12 cm.

◀ **Aufgabe**

Die etwa 30 cm langen **Ureteren** liegen voll retroperitoneal und weisen drei physiologische Engstellen auf, die ein bevorzugter Ort für die Einklemmung von Uretersteinen sind:
- am Nierenbeckenausgang
- an der Überkreuzungsstelle der Iliakalgefäße
- an der Stelle des Durchtritts durch die Harnblasenwand.

Die **Harnblase** verschwindet im nicht gefüllten Zustand vollständig hinter der Symphyse und kann dann gar nicht getastet werden. Ab einer Füllung von ca. 200 ml ist sie palpabel, bei maximaler Füllung (ca. 500 ml) befindet sich ihr

Die **Ureteren** liegen retroperitoneal und weisen 3 Engstellen auf:
- Nierenbeckenausgang
- Überkreuzungsstelle der Iliakalgefäße
- beim Durchtritt durch die Harnblasenwand.

Die **Harnblase** verschwindet im nicht gefüllten Zustand vollständig hinter der Symphyse, bei maximaler Füllung (ca. 500 ml)

◎ **C-4.1**   **Topographie der Nieren** (dorsale Ansicht)   ◎ **C-4.1**

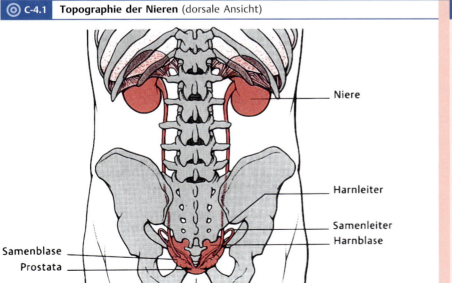

Niere

Harnleiter

Samenleiter
Harnblase

Samenblase
Prostata

⊚ **C-4.2** | **Stand des Blasenoberrandes bzw. des Peritoneums**

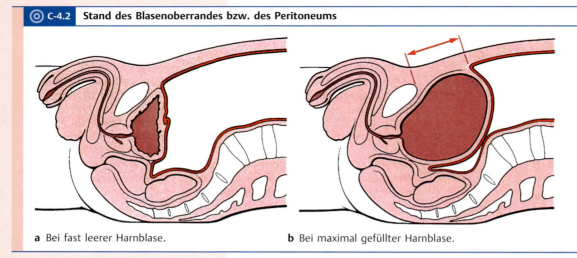

a Bei fast leerer Harnblase.   **b** Bei maximal gefüllter Harnblase.

befindet sich ihr Oberrand in Nabelhöhe. Bei leerer Blase liegen zwischen Symphyse und Peritoneum nur wenige Zentimeter freie Blasenvorderwand, bei voller Blase beträgt der Abstand mehr als eine Hand- breit, was bei einer Punktion beachtet werden muss (Abb. **C-4.2a, b**).

Vorbereitung zur Untersuchung

Nieren und Harnblase werden meist bei der Untersuchung des Abdomens miterfasst.

Allgemeinveränderungen bei Nieren- krankheiten

Betrachten Sie das **Hautkolorit** und den **Hautturgor** Ihres Patienten. Bei **chro- nischer Niereninsuffizienz** tritt eine „schmutzig" grau-braune Hautverfärbung auf. Die Atemluft kann urinös riechen. Eine mögliche **Exsikkose** erkennen Sie an ste- henden Hautfalten und einer trockenen Zunge. Achten Sie auf **Ödeme**, vor allem auch auf **Lidödeme**. Kratzeffloreszenzen können auf einen **urämischen Juckreiz** hinweisen.

▶ Merke

Achten Sie auf Hautveränderungen, die gehäuft mit Nierenmissbildungen einher- gehen (v. a. Missbildungen von Harnröhre, Ohrmuscheln, Mamillen). Missbildungen und Anomalien der Nieren und Harnwege gehören zu den häufigsten Fehlbildungen

Oberrand in Nabelhöhe. Das Blasendach wird je nach Füllungszustand von einer peritonealen Umschlagsfalte mit variabler Ausdehnung überdeckt. Bei leerer Blase liegen zwischen Symphyse und Peritoneum nur wenige Zentimeter freie Blasenvorderwand, bei voller Blase beträgt der Abstand mehr als eine Handbrei- te. Dieser Umstand ist wichtig für eine evtl. Punktion der Harnblase, bei der das Peritoneum nicht verletzt werden darf (Abb. **C-4.2a, b**).

Vorbereitung zur Untersuchung

Nieren und Harnblase werden meist im Rahmen der Untersuchung des Abdo- mens mit erfasst. Für den Untersucher und den Patienten gelten daher diesel- ben Voraussetzungen, wie sie im Kapitel Abdomen dargestellt sind.

Allgemeinveränderungen bei Nierenkrankheiten

Betrachten Sie das **Hautkolorit** und den **Hautturgor** Ihres Patienten. Bei **chro- nischer Niereninsuffizienz** tritt aufgrund der Kombination aus Ablagerung von Urochromen in der Haut und der Blässe infolge Anämie eine „schmutzig" grau- braune Hautverfärbung auf. Die Atemluft kann urinös riechen, der Patient ist meist dyspnoisch. Eine mögliche **Exsikkose** erkennen Sie an stehenden Hautfal- ten und einer trockenen Zunge. **Ödeme** treten nicht nur an den Beinen auf – denken Sie auch an **Lidödeme**, ein Lungenödem, Penis- und Skrotalödeme sowie Anasarka über dem Os sacrum bei bettlägerigen Patienten. Finden sich Spuren von Kratzeffloreszenzen, die auf einen **urämischen Juckreiz** hinweisen, oder hat der Patient **Hautblutungen**? Betrachten Sie die Handgelenke: Hat der Patient Narben an der Beugeseite, die auf einen arteriovenösen Shunt hin- deuten? Erhielt der Patient eine Niere transplantiert, die sich normalerweise in der Leistenregion tasten lässt?

▶ **Merke.** Klinische Zeichen der chronischen Niereninsuffizienz sind
- graubraunes Hautkolorit
- Juckreiz/Kratzspuren
- Foetor uraemicus
- Hautblutungen
- Exsikkose/Ödeme.

Achten Sie auf Hautveränderungen als mögliche Hinweise auf eine Missbildung der Nieren. Dazu gehören behaarte Nävi, eine auffällige Behaarung über dem Os sacrum, aber auch Missbildungen der Ohrmuscheln, Verlagerung der Mamillen, Harnröhrenmissbildungen und Kryptorchismus. Missbildungen und Anomalien der Nieren und Harnwege gehören zu den häufigsten Fehlbildungen überhaupt

| C-4.1 | **Differenzialdiagnose bei Vorwölbungen im Bereich der Flanken** | C-4.1 |

- große Nierenzysten
- perirenale Hämatome
- Zystennieren, polyzystische Nierendegeneration
- paranephritische Abszesse
- Harnstauungsnieren und Hydronephrosen
- Nierentumoren
- dystope Nieren
- Splenomegalie (links)
- Gallenblasenhydrops (rechts)
- Pankreaspseudozyste

(Aplasie, Hypoplasie, Doppelniere, Hufeisenniere, malrotierte Niere, Hydronephrose) und sind selten nur auf die Nieren beschränkt. Wichtig ist auch darauf zu achten, ob der Patient eine Narbe im Bereich der Flanke hat.

Inspektion

Nieren, Harnleiter und Harnblase werden von anderen Organen bzw. Fett überlagert. Daher ist die Inspektion meist unergiebig. Achten Sie dennoch auf Schwellungen im Bereich der Flanken, die sich am stehenden Patienten meist besser abzeichnen als im Liegen. Ursachen sind in Tab. **C-4.1** zusammengestellt. Eine Vorwölbung nach ventral ist ein Hinweis auf Nierentumoren, eine Vorwölbung nach dorsal deutet auf Abszesse oder eine Hydronephrose (Harnstauungsniere) hin. Bei schlanken Menschen ist eine maximal gefüllte Harnblase sogar sichtbar und kann auf den ersten Blick mit einem Tumor im Unterbauch oder einer Schwangerschaft verwechselt werden.

Zur Diagnose bei V. a. einen **paranephritischen Abszess** wird ein kleiner Trick angewandt: Lassen Sie den stehenden Patienten seitliche Rumpfbeugungen durchführen. Handelt es sich um einen Abszess, gibt der Patient beim Beugen zur gesunden Seite Schmerzen an, nicht aber beim Beugen zur kranken Seite.

> ▶ **Merke.** Zeichen des paranephritischen Abszesses: Schmerzen beim Beugen zur gesunden Seite, aber keine Schmerzen beim Beugen zur kranken Seite.

Palpation

Die **Nieren** werden beidseits **bimanuell** untersucht.
- **Rechte Niere:** Sie stehen rechts vom flach liegenden Patienten und drücken mit der linken Hand die rechte Lendengegend des Patienten nach ventral. Die Fingerkuppen der rechten Hand legen Sie unterhalb des rechten Rippenbogens auf das Abdomen. Während der Inspiration des Patienten drücken Sie beide Hände kräftig gegeneinander und versuchen mit den Fingerspitzen der rechten Hand den rechten unteren Nierenpol zu tasten (Abb. **C-4.3a**). Alternativ können Sie auch versuchen, die rechte Niere zu „fangen". Dazu drücken Sie bei maximaler Inspirationsstellung des Patienten die Finger beider Hände sehr kräftig gegeneinander und lassen den Patienten ausatmen. Wenn Sie nun den Druck der Hände lockern, können Sie fühlen, wie die Niere nach kranial zurückrutscht, und dabei Aussagen zur Größe und Oberflächenbeschaffenheit machen. In der Regel tastet man von einer nicht vergrößerten rechten Niere nur den unteren Pol, häufig ist die Niere gar nicht palpabel.
- **Linke Niere:** Die Palpation der linken Niere erfolgt analog zur rechten, wobei man zweckmäßigerweise von der linken Seite des Patienten aus untersucht (Abb. **C-4.3b**). Die normale linke Niere ist nur selten palpabel, da sie höher steht als die rechte.

Bei der Palpation leicht zu erreichende Nieren sprechen für eine **Senk- oder Wanderniere**. Pathologische Vergrößerungen finden sich bei Nierenzysten, Zystennieren, Nierentumoren **(hypernephroide Karzinome)** oder **Hydronephrose**

überhaupt (Aplasie, Hypoplasie, Doppelniere, Hufeisenniere, malrotierte Niere, Hydronephrose).

Inspektion

Nieren, Harnleiter und Harnblase werden von anderen Organen bzw. Fett überlagert. Daher ist die Inspektion meist unergiebig. Ursachen sind in Tab. **C-4.1** zusammengestellt.
- Vorwölbung nach ventral: V. a. Nierentumor
- Vorwölbung nach dorsal: V. a. Abszess, Hydronephrose

Liegt ein **paranephritischer Abszess** vor, so gibt der stehende Patient beim Beugen zur gesunden Seite Schmerzen an, nicht aber beim Beugen zur kranken Seite.

◀ **Merke**

Palpation

Die **Nieren** werden beidseits **bimanuell** untersucht.
- **Rechte Niere:** Die Untersuchung der rechten Niere ist in Abb. **C-4.3a** dargestellt. Versuchen Sie, Aussagen zur Größe und Oberflächenbeschaffenheit zu machen. In der Regel tastet man von einer nicht vergrößerten rechten Niere nur den unteren Pol, häufig ist die Niere gar nicht palpabel.

- **Linke Niere:** Die Palpation erfolgt analog zur rechten Niere (Abb. **C-4.3b**). Die normale linke Niere ist nur selten palpabel, da sie höher steht als die rechte.

Leicht zu palpierende Nieren sprechen für eine **Senk- oder Wanderniere**. Pathologische Vergrößerungen finden sich bei Nie-

⊚ **C-4.3**   **Nierenpalpation**

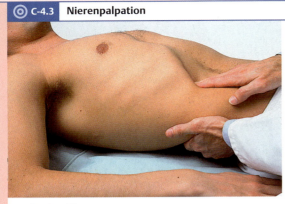

a Rechte Niere.

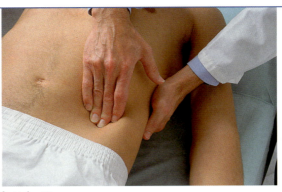

b Linke Niere.

⊚ **C-4.4**   **Häufige Nierenanomalien**

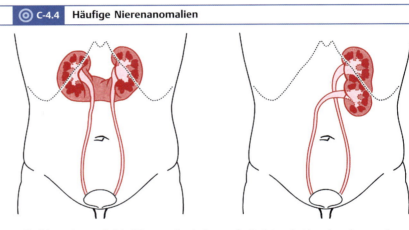

a Hufeisennieren: Beide Nierenpole sind durch eine Gewebsbrücke verbunden.

b Unilaterale Verschmelzungsniere mit gekreuzten Harnleitern.

renzysten, Zystennieren, Nierentumoren **(hypernephroide Karzinome)** oder **Hydronephrose**. **Hufeisennieren** (Abb. **C-4.4**) können den V. a. einen Tumor hervorrufen.

Normale **Ureteren** und selbst ausgedehnte organische Veränderungen des Ureters können nicht palpiert werden. An den physiologischen Engen bleiben oft Konkremente stecken (Abb. **C-4.5**).

Zur Palpation der **Harnblase** legen Sie die gestreckten Finger einer Hand kranial der Symphyse auf den Unterbauch und üben kurz Druck auf die Harnblasenregion aus. Der Harnblasenrand kann als Resistenz gespürt werden (bei schlanken Personen). Ist die Harnblase sehr voll, umfassen Sie den Blasenoberrand mit beiden Händen und tasten mit den ulnaren Handkanten. Die nicht oder schwach gefüllte Harnblase ist nicht tastbar.

(Harnstauungsnieren mit Parenchymverlust). Bedenken Sie, dass Nierenmissbildungen zu den häufigsten Anomalien gehören. Insbesondere **Hufeisennieren** (Abb. **C-4.4a**), große **Doppelnieren** und **einseitige Verschmelzungsnieren** (Abb. **C-4.4b**) können bei der Palpation den V. a. einen Tumor hervorrufen.
Normale **Ureteren** und selbst ausgedehnte organische Veränderungen des Ureters können nicht palpiert werden. Allerdings sollte man sich drei klinisch wichtige Druckpunkte einprägen, die den physiologischen Engen der Ureteren (s. S. 279) entsprechen und an denen oft Konkremente stecken bleiben (Abb. **C-4.5**).

Zur Palpation der **Harnblase** liegt der Patient mit entblößtem Oberkörper und geöffnetem Gürtel flach auf der Untersuchungsliege, die Arme zur Entspannung der Bauchdecken neben sich. Der Untersucher sitzt auf der Liege oder steht neben dem Patienten. Legen Sie die gestreckten Finger einer Hand direkt kranial der Symphyse auf den Unterbauch und üben Sie einen kurzen Druck auf die Harnblasenregion aus. Der Harnblasenrand kann als Resistenz gespürt werden, wenn die Bauchdecken nicht zu adipös sind. Ist die Harnblase sehr voll, so umfassen Sie den Blasenoberrand mit beiden Händen und tasten mit den ulnaren Handkanten, analog der Größenbestimmung des schwangeren Uterus. Die nicht oder schwach gefüllte Harnblase ist beim Erwachsenen nicht tastbar.

◎ C-4.5

◎ C-4.5   Palpation der Ureteren und wichtige Druckpunkte

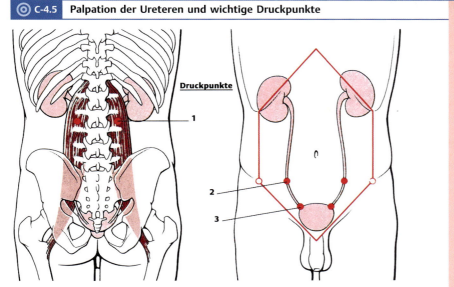

Druckpunkt 1: 2.–3. Lendenwirbelkörper, 2–3 Querfinger medial vom Psoasrand
(Enge am Nierenabgang)
Druckpunkt 2: 2–3 Querfinger medial der Spina iliaca ant. sup.
(Enge an der Überkreuzung der Iliakalgefäße)
Druckpunkt 3: 2–3 Querfinger medial des Leistenbandes, lateral der Blase
(Eintritt in die Harnblasenwand)

▶ **Merke.** Die Palpation der akut überdehnten und maximal gefüllten Harnblase ist schmerzhaft, die chronisch überdehnte Harnblase ist dagegen indolent.

◀ Merke

Tab. **C-4.2** gibt Anhaltspunkte zur Abschätzung des ungefähren Füllungs-
zustands der Harnblase analog zum Tastbefund.

Tab. **C-4.2** gibt Anhaltspunkte zur Abschätzung des ungefähren Füllungs-zustands.

≡ C-4.2   Abschätzung des ungefähren Harnblaseninhalts anhand des Palpationsbefundes

≡ C-4.2

▪ nicht tastbar	< 200 ml
▪ Fundus 3 Querfinger über Symphyse	200–300 ml
▪ Nabelhöhe oder höher	400–500 ml

Perkussion

Wichtig ist auch die Untersuchung der **Nierenlager** bzw. des kostovertebralen
Winkels auf **Klopfschmerzhaftigkeit** (Abb. **C-4.6a**). Eine Schmerzreaktion beim
Beklopfen der Nierenlager weist auf entzündliche Prozesse (z. B. Pyelonephritis,
Abszess) oder einen Harnstau hin. Um überflüssige Lageänderungen des Patienten zu vermeiden, nimmt man sie am besten während der Untersuchung des
Rückens (s. S. 369) vor. Der Patient sitzt dazu auf dem Bett, und Sie beklopfen
mit der Faust oder der Handkante beide Flanken, zunächst vorsichtig und orien-
tierend, bei negativer Reaktion nochmals etwas stärker. Normalerweise soll der
Patient eine Erschütterung, aber keinen Schmerz bemerken. Patienten mit **Pyelonephritis** haben bereits bei der leisesten Erschütterung in dieser Gegend
starke Schmerzen; klopfen Sie in diesem Fall auf Ihre aufgelegte Hand (Abb.
C-4.6b) oder benutzen Sie nur die Fingerkuppen! Perkutieren Sie stets beide
Nierenlager und beginnen Sie bei einseitigen Schmerzen auf der gesunden Seite,
damit der Patient sich darauf einstellen kann, was ihn erwartet. Oft können Sie

Perkussion

Nierenlager bzw. kostovertebrale Winkel werden auf **Klopfschmerzhaftigkeit** untersucht (Abb. **C-4.6**). Schmerzen weisen auf entzündliche Prozesse (Pyelonephritis, Abszess) oder Harnstau hin. Sie beklopfen mit der Faust oder der Handkante beide Flanken, zunächst vorsichtig und orientie-rend, bei negativer Reaktion nochmals etwas stärker. Normalerweise soll der Patient eine Erschütterung, aber keinen Schmerz bemerken. Patienten mit **Pyelo-nephritis** haben bereits bei der leisesten Erschütterung starke Schmerzen. Oft kön-nen Sie aufgrund der Angaben des Patien-ten nicht sicher entscheiden, ob der Schmerz von der Wirbelsäule, paraver-

C-4.6 **Überprüfung der Klopfschmerzhaftigkeit des Nierenlagers in Höhe des kostovertebralen Winkels**

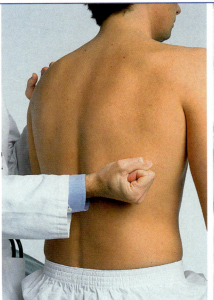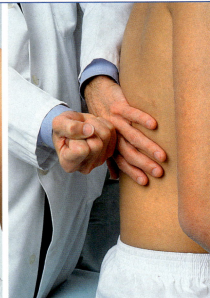

a Routineperkussion mit der Faust.

b Vorsichtige Perkussion bei Patienten mit Pyelonephritis mit aufgelegter Hand.

tebralen Muskulatur oder vom Nierenlager ausgeht. Prüfen Sie in jedem Fall auch die Beweglichkeit und Klopfempfindlichkeit der Wirbelsäule (s. S. 369).

Die Perkussion eignet sich am besten zur **Größenbestimmung der Harnblase**. Der flüssigkeitsgefüllte Hohlraum erzeugt im Vergleich zum tympanitischen Klopfschall der Darmschlingen eine Dämpfung. Dieses Phänomen tritt erst ab einem Füllungsvolumen von ca. 150 ml auf. Im Gegensatz zum Aszites ändert sich die Dämpfung bei Umlagerung nicht.

Auskultation

Bei **Nierenarterienstenosen, Aneurysmen der Nierenarterien** oder **arteriovenösen Shunts** kann manchmal ein Strömungsgeräusch rechts oder links am Rippenbogen, unmittelbar kranial des Nabels, 2 cm von der Medianlinie entfernt oder beim sitzenden Patienten in beiden Flanken auskultiert werden.

aufgrund der Angaben des Patienten nicht sicher entscheiden, ob der Schmerz von der Wirbelsäule, von der paravertebralen Muskulatur oder vom Nierenlager ausgeht. Prüfen Sie in jedem Fall auch die Beweglichkeit und Klopfempfindlichkeit der Wirbelsäule, eine mögliche Schmerzauslösung durch Beugung der Wirbelsäule nach ventral und seitwärts und den Tonus der paravertebralen Muskulatur.

Unter den manuellen Untersuchungstechniken eignet sich die Perkussion am besten zur **Größenbestimmung der Harnblase**. Legen Sie das Mittelglied des linken Mittelfingers auf die Gegend direkt über der Symphyse und klopfen Sie leicht mit dem Mittelfinger der rechten Hand darauf. Der flüssigkeitsgefüllte Hohlraum erzeugt im Vergleich zum tympanitischen Klopfschall der Darmschlingen eine Dämpfung. Dieses Phänomen tritt allerdings erst ab einem Füllungsvolumen von ca. 150 ml auf. Nach einer ersten Orientierung beginnen Sie die Perkussion im Epigastrium und fahren kaudalwärts fort. Anschließend versuchen Sie die seitliche Begrenzung der Harnblase perkutorisch festzulegen. Im Gegensatz zum Aszites ändert sich die Dämpfung bei Umlagerung des Patienten nicht.

Auskultation

Die Auskultation spielt bei der Untersuchung des Urogenitaltrakts von wenigen Ausnahmen abgesehen nur eine untergeordnete Rolle. Bei **Nierenarterienstenosen, Aneurysmen der Nierenarterien** oder **arteriovenösen Shunts** kann manchmal ein Strömungsgeräusch rechts oder links am Rippenbogen, unmittelbar kranial des Nabels, 2 cm von der Medianlinie entfernt oder beim sitzenden Patienten in beiden Flanken auskultiert werden. Achten Sie darauf, ob ein systolisches, diastolisches oder systolisch-diastolisches Geräusch vorliegt (s. S. 192). Diastolische Geräusche sind diagnostisch aussagekräftiger und sprechen eher für eine hämodynamisch relevante Gefäßverengung. Diese Untersuchungstechnik ist insgesamt wenig sensitiv, auch die Lokalisation der Gefäßerkrankung kann auskultatorisch nur annäherungsweise bestimmt werden.

Bei der Differenzialdiagnose der **Ureterkolik** kommt der Auskultation des Abdomens dagegen große indirekte Bedeutung zu. Eine lebhafte Darmperistaltik schließt eine Ureterkolik nahezu aus; typisch ist vielmehr eine reflektorische Darmlähmung bis hin zum Bild des paralytischen Ileus (s. S. 229).

Bei der Differenzialdiagnose der **Ureterkolik** kommt der Auskultation große indirekte Bedeutung zu. Eine lebhafte Darmperistaltik schließt eine Ureterkolik nahezu aus.

▶ **Merke.** Eine Nierensteinkolik geht typischerweise mit einer Verminderung oder Aufhebung der Darmperistaltik einher.

◀ **Merke**

▶ **Klinischer Fall.** Eine 25-jährige, bislang immer gesunde Studentin, stellt sich wegen abdomineller Schmerzen beim Hausarzt vor. Dieser tastet einen „pulsierenden Tumor im Mittelbauch" und überweist die Patientin in eine Klinik. Dort bestätigt man den Palpationsbefund. Die sonographische Untersuchung ergibt den typischen Befund einer Hufeisenniere. Der überbrückende Teil der Hufeisenniere liegt zwischen der Bauchaorta und den Bauchdecken und wird vom Untersucher als pulssynchron pulsierender „Tumor" empfunden.

◀ **Klinischer Fall**

4.1.2 Urinuntersuchung

Das wichtigste Produkt des Harntrakts, der **Urin**, hat gleichzeitig größte Bedeutung für die medizinische Diagnostik. Dies gilt nicht nur für Erkrankungen des Urogenitalsystems, sondern auch für viele andere Organ- und Stoffwechselkrankheiten. Die Urinuntersuchung liefert mit relativ einfachen Methoden diagnostisch hochwertige Ergebnisse.

4.1.2 Urinuntersuchung

Das wichtigste Produkt des Harntrakts, der **Urin**, hat größte Bedeutung für die Diagnostik von Erkrankungen des Urogenitalsystems, sowie vieler anderer Organ- und Stoffwechselkrankheiten.

▶ **Zitat:** „Die Geister verstorbener Patienten, die uns in den Träumen verfolgen, fragen nicht, warum sie nicht in den Genuss des letzten Schreis der modernen Medizin kamen; vielmehr fragen Sie: ‚Warum hast du meinen Urin nicht untersucht?'"

Sir Robert Hutchison, Londoner Internist (1871–1943)

◀ **Zitat**

Uringewinnung

Sollen zuverlässige Resultate erzielt werden, so müssen bei der Abnahme des Urins folgende Bedingungen erfüllt sein: Nach Möglichkeit sollte der Urin morgens gelassen und rasch (innerhalb von 45 Minuten) untersucht werden. **Urin aus Sammelbeuteln (Dauerkatheter) eignet sich nicht!** Für aussagekräftige mikrobiologische Untersuchungen sollten vor der Miktion Penis und insbesondere Vulva gereinigt werden. Das gilt vor allem, wenn Ausfluss oder entzündli-

Uringewinnung

Für zuverlässige Resultate müssen bei Abnahme des Urins folgende Bedingungen erfüllt sein: Nach Möglichkeit sollte der Urin morgens gelassen und rasch (innerhalb von 45 Minuten) untersucht werden. **Urin aus Sammelbeuteln (Dauerkatheter) eignet sich nicht!** Die erste Urinportion

C-4.3 Methoden der Uringewinnung und Urinsammlung

◀ **C-4.3**

Bezeichnung	Technik
Strahlurin, Spontanurin	spontan gelassener Harn, der nach Reinigung der äußeren Harnröhrenmündung in einem sauberen, evtl. sterilen Gefäß aufgefangen wird
Mittelstrahlurin	Harnsammlung während der Mitte des Miktionsvorgangs
Morgenurin	erste Entleerung des während der Nacht in der Blase angesammelten Harns
konzentrierter Morgenurin	Morgenurin nach einer Durstperiode von 12 Stunden
24-Stunden-Sammelurin	gesamte im Verlauf von 24 Stunden ausgeschiedene Harnmenge (erster Urin am Morgen wird verworfen, dann komplette Sammlung inklusive Morgenurin des folgenden Tages)
Zwei-Gläserprobe	s. Abb. **C-4.9**
Katheterurin	mittels Einmalkatheter gewonnener Urin aus der Harnblase
Blasenpunktionsurin	durch Blasenpunktion mittels Kanüle gewonnener Urin aus der Harnblase

C-4.7   **Referenzskala für Urinteststreifen (Stix) und diagnostische Bedeutung**

Test	normal	Bedeutung des pathologischen Befundes
pH-Wert	4,5--8,0	große physiologische Schwankungsbreite; bei Fleischnahrung sauer, bei pflanzlicher Nahrung alkalisch; bei bakterieller Besiedelung und therapeutisch bei Harnsäuresteinen anhaltend alkalisch; therapeutisch bei Infektsteinen: anhaltend sauer
Glukose	negativ	Diabetes mellitus, renale Glukosurie
Keton	negativ	diabetische Ketoazidose, Hungerzustand
Protein	negativ/ schwach positiv	jede Nierenkrankheit; Fieber, körperliche Anstrengung, Herzinsuffizienz, Hypertonie, Alkohol
Urobilinogen	negativ	Hämolyse, evtl. Hepatitis
Bilirubin	negativ	Verschlussikterus, evtl. Hepatitis
Nitrit	negativ	Harnwegsinfekt (nicht beweisend)
Leukozyten	< 20/ml	Harnwegsinfekt, Tuberkulose
Erythrozyten	< 10/ml	renal: Glomerulonephritis, Nierenkarzinom extrarenal: Zystitis, Blasentumor, Prostatakarzinom

wird verworfen, die mittlere gesammelt (**Mittelstrahlurin**). In bestimmten Fällen kann die Uringewinnung mittels **Zwei-Gläserprobe** oder durch Katheter bzw. Blasenpunktion erforderlich sein (Tab. **C-4.3**).

Wesentliche Aussagen gewinnt man mit **Urinteststreifen** („Stix", s. Abb. **C-4.7**). Folgende Parameter können semiquantitativ bestimmt werden:

- pH-Wert
- spezifisches Gewicht
- Glukose
- Protein
- Keton
- Urobilinogen
- Bilirubin
- Nitrit
- Leukozyten
- Erythrozyten.

Zur Bedeutung der einzelnen Parameter s. Abb. **C-4.7**. Eine Untersuchung mit Teststreifen reicht in der Regel für ein Screening aus.

Urinsediment

Mit der schwachen Vergrößerung des Mikroskops verschafft man sich einen groben Überblick über die **Anzahl der**

che Prozesse an der Vulva oder am Orificium externum der Harnröhre vorliegen. Bei bettlägerigen oder älteren Patienten kann dazu die Mithilfe von Pflegepersonal erforderlich sein. Die erste Urinportion wird verworfen, die mittlere gesammelt (**Mittelstrahlurin**). In bestimmten Fällen kann die Uringewinnung mittels **Zwei-Gläserprobe** (s. Abb. **C-4.9**) oder durch Katheter bzw. Blasenpunktion erforderlich sein. In Tab. **C-4.3** sind die Arten der Uringewinnung und Urinsammlung zusammengestellt.

Wesentliche Aussagen gewinnt man mit **Urinteststreifen** („Stix"), die zwar simpel aussehen, bei denen jedoch eine Fülle raffinierter chemischer Methoden angewandt wird. Durch Farbänderungen und Vergleich mit einer Referenzskala (Abb. **C-4.7**) können semiquantitativ folgende Parameter bestimmt werden:

- pH-Wert
- spezifisches Gewicht
- Glukose
- Protein
- Keton
- Urobilinogen
- Bilirubin
- Nitrit
- Leukozyten
- Erythrozyten.

Zur Bedeutung der einzelnen Parameter s. Abb. **C-4.7**. Eine Untersuchung mit Teststreifen reicht in der Regel für ein Screening aus. Nur bei spezieller klinischer Indikation sind weiterführende Untersuchungen wie Mikroskopie des Urinsediments oder quantitative und qualitative Proteinbestimmung erforderlich.

Urinsediment

Bei entsprechender Erfahrung kann die Untersuchung des Urinsediments wichtige Hinweise auf Erkrankungen von Nieren und Harnwegen geben. Bei Patienten mit V. a. Nierenerkrankungen werden hierzu ca. 10 ml frisch produzierter

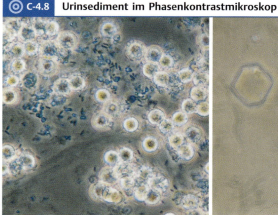

C-4.8 | **Urinsediment im Phasenkontrastmikroskop**

C-4.8

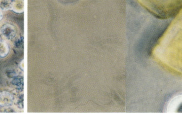

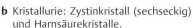

a Leukozyturie und Bakteriurie (Harnwegsinfekt).

b Kristallurie: Zystinkristall (sechseckig) und Harnsäurekristalle.

Urin bei 3000 U/min zehn Minuten lang zentrifugiert, der Überstand wird verworfen, ein Tropfen des Sediments auf einen Objektträger gebracht und mit einem Deckgläschen bedeckt. Mit der schwachen Vergrößerung des Mikroskops verschafft man sich einen groben Überblick über die **Anzahl der geformten Zellelemente**, danach identifiziert und zählt man diese mit der starken Vergrößerung. Die Zahl der Zellen wird auch häufig als Zahl pro Gesichtsfeld bei 400facher Vergrößerung geschätzt.

geformten Zellelemente, danach identifiziert und zählt man diese mit der starken Vergrößerung. Die Zahl der Zellen wird auch häufig als Zahl pro Gesichtsfeld bei 400facher Vergrößerung geschätzt.

▶ **Merke.** Normalerweise sind nicht mehr als drei Erythrozyten und nicht mehr als fünf Leukozyten pro Gesichtsfeld zu sehen, wenngleich die Schwankungsbreite in Abhängigkeit vom spezifischen Gewicht beträchtlich ist.

◀ **Merke**

Weiterhin werden im Urinsediment die Anzahl und Form von **Epithelzellen** beurteilt. Möglicherweise finden sich **Zylinder, Kristalle, Fetttröpfchen, Pilze, Trichomonaden, Wurmeier** oder **Spermien** (Abb. **C-4.8**).

Zudem wird die Zahl und Form von **Epithelzellen** beurteilt, evtl. finden sich **Zylinder, Kristalle, Fetttröpfchen, Pilze, Trichomonaden, Wurmeier** oder **Spermien**. Mit der **Urikult-Methode**, bei der ein mit einem Nährboden beschichteter Objektträger in frischen und korrekt gewonnenen Urin kurz eingetaucht wird, lassen sich Erreger schnell und einfach nachweisen.

Die Diagnose eines bakteriellen Harnwegsinfekts setzt den Nachweis einer signifikanten **Bakteriurie** (d. h. $> 10^5$ Keime pro ml Urin) voraus. Mit der **Urikult-Methode**, bei der ein mit einem Nährboden beschichteter Objektträger in frischen und korrekt gewonnenen Urin kurz eingetaucht wird, lassen sich Erreger schnell und einfach nachweisen.

▶ **Merke.** Nur die bakteriologische Untersuchung des frischen Mittelstrahlurins mit Keimzahlbestimmung ($> 10^5$/ml) beweist eine Harnwegsinfektion.

◀ **Merke**

Hämaturie

Eine Hämaturie kann viele harmlose Ursachen haben (Tab. **C-4.4**), jedoch muss man immer auch an eine maligne Erkrankung denken. Sie kann als makroskopisch nicht erkennbare **Mikrohämaturie** im Streifentest bzw. mikroskopisch im Sediment entdeckt werden oder als **Makrohämaturie** den Patienten sehr beunruhigen. Geringe Blutbeimengungen bewirken eine opaleszente Trübung des Urins, größere Mengen eine Rötung von Weißherbst bis Beaujolais. Eine Hämaturie kann bei allen Formen der Glomerulo- und Pyelonephritis auftreten, durch Steine bedingt sein oder Zeichen entzündlicher oder tumoröser Erkrankungen von Nierenbecken, Ureter, Harnblase oder Prostata sein.
Mit Hilfe der **Zwei-Gläserprobe** (Abb. **C-4.9**) gelingt eine gewisse Einengung der Lokalisation der Blutungsquelle. Wenn Sie die Miktion des Patienten bei dieser Gelegenheit beobachten, gewinnen Sie gleich wertvolle Aufschlüsse über die **Reichweite** und **Qualität des Harnstrahls** (Abb. **C-4.10**).

Hämaturie

Eine Hämaturie kann viele Ursachen haben (Tab. **C-4.4**). Sie kann als **Mikrohämaturie** im Streifentest bzw. mikroskopisch im Sediment entdeckt werden oder als **Makrohämaturie** den Patienten beunruhigen. Ursache sind z. B. Glomerulo- und Pyelonephritis, Steine, tumoröse Erkrankungen von Nierenbecken, Ureter, Harnblase oder Prostata.

Die **Zwei-Gläserprobe** (Abb. **C-4.9**) hilft bei der Einengung der Blutungslokalisation. Beurteilen Sie auch **Reichweite** und **Qualität des Harnstrahls** (Abb. **C-4.10**).

◎ C-4.9

◎ **C-4.9**   **Zwei-Gläserprobe**

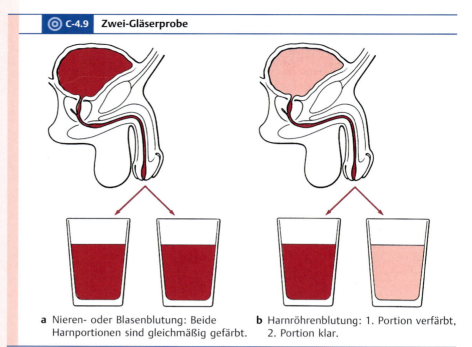

a Nieren- oder Blasenblutung: Beide   **b** Harnröhrenblutung: 1. Portion verfärbt,
Harnportionen sind gleichmäßig gefärbt.   2. Portion klar.

◎ **C-4.10**   **Reichweite und Qualität des Harnstrahls**

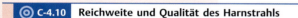

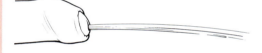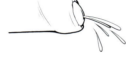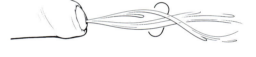

a Normalbefund.   **b** Schwacher Strahl   **c** Gespaltener und gedrehter Harnstahl
und Harnträufeln bei   bei Harnröhrenstriktur.
Entleerungsstörungen
(z. B. Prostataadenom).

≡ **C-4.4**   **Begleitsymptome bei Hämaturie und mögliche Diagnosen**

■ Nierenkoliken	– Nierensteine, Uretersteine, Blasensteine
■ Flankenschmerz, Fieber	– Pyelonephritis
■ Lidödeme, Hypertonie, Proteinurie	– Glomerulonephritis
■ Hauterytheme, Pleuritis	– Lupus erythematodes
■ Trauma	– Nierenruptur
■ plötzlicher Flankenschmerz, Herzrhythmusstörungen	– Niereninfarkt
■ Hämatome, Ekchymosen, Petechien	– Blutungsübel, Antikoagulanzien
■ Schmerzen, Gewichtsabnahme	– Nierenzellkarzinom
■ schmerzhafte Miktion, Schmerzen im Unterbauch	– Urethritis, Zystitis, Prostatitis
■ Harnträufeln, „Startprobleme" bei der Miktion	– Prostataadenom, Prostatakarzinom
■ unbestimmte Allgemeinsymptome	– „idiopathische" Hämaturie, IgA-Nephropathie
■ harmlose, anamnestisch zu klärende Ursachen	– Menstruation, „Jogger-Hämaturie"

Wichtig sind auch die mikroskopische Untersuchung des Urinsediments und die Beurteilung der Erythrozytenmorphologie, am besten im Phasenkontrastmikroskop. **Erythrozytenzylinder** und ein hoher Anteil **dysmorpher Erythrozyten** sprechen für eine glomeruläre Blutungsquelle, regelrecht geformte Erythrozyten machen eine Blutungsquelle in den ableitenden Harnwegen wahrscheinlicher.

Erythrozytenzylinder und ein hoher Anteil **dysmorpher Erythrozyten** sprechen für eine glomeruläre Blutungsquelle, regelrecht geformte Erythrozyten machen eine Blutungsquelle in den ableitenden Harnwegen wahrscheinlicher.

> ▶ **Merke.** Bei jeder Hämaturie, auch wenn sie spontan sistiert, ist an ein Karzinom von Niere, Harnblase oder Prostata zu denken!

◀ **Merke**

Urinverfärbung

Eine Verfärbung des Urins, vor allem rote oder braune Farbtöne, ist für viele Patienten ein sehr beunruhigendes Ereignis. Dahinter muss sich aber nicht immer eine schwere Erkrankung verstecken; die Urinverfärbung kann eine durchaus harmlose Ursache haben, die bei entsprechenden Kenntnissen überwiegend anamnestisch geklärt werden kann. Die wichtigsten Farbveränderungen des Urins und ihre diagnostische Bedeutung sind in Tab. **C-4.5** zusammengefasst.

Urinverfärbung

Eine Verfärbung des Urins, vor allem in rote oder braune Farbtöne, ist für viele Patienten ein sehr beunruhigendes Ereignis. Die wichtigsten Farbveränderungen des Urins und ihre diagnostische Bedeutung sind in Tab. **C-4.5** zusammengefasst.

≡ C-4.5	Farbveränderungen des Urins, Pigmente und diagnostische Bedeutung		≡ C-4.5
Farbe	*Pigment*	*Mögliche Ursache(n)*	
hellgelb, farblos	—	verdünnter Urin (Überwässerung, reichlicher Biergenuss)	
gelb	Tetrazykline, Riboflavin	Antibiotika-Behandlung, Vitamin-B-Therapie	
gelb-orange	Urobilin	Hämolyse, Hepatitis, konzentrierter Urin	
braun bis grün	Bilirubin	cholestatischer Ikterus	
rosa, hellrot	Farbstoff von roter Bete Porphyrine Medikamente	Genuss von roten Beten Porphyrie phenolphthaleinhaltige Laxanzien	
rot	Hämoglobin/Erythrozyten Myoglobin Porphyrine	Hämolyse, Blasenblutung, Menses Rhabdomyolyse Porphyrie	
braun-schwarz	Methämoglobin Homogentisinsäure Melanin	schwere Hämolyse (Malaria) Alkaptonurie metastasierendes Melanom	
grün	Methylenblau	Farbstoff in Süßigkeiten	
milchig	Leukozyten Chylomikronen	Harnwegsinfekt Chylurie	

▶ **Klinischer Fall.** Ein 72-jähriger Mann berichtet über seit dem gestrigen Abend bestehende plötzliche starke, nicht bewegungsabhängige Schmerzen in der rechten Flanke. Unter der Annahme einer Nierenbeckenentzündung, die er bereits einmal vor einigen Jahren hatte, legte er sich mit einer Wärmflasche ins Bett. Die Schmerzen hätten daraufhin etwas abgenommen. Der Urin am nächsten Morgen sei „rot wie Blut" gewesen. Die Untersuchung ergibt folgenden Befund: klopfschmerzhafte Flanke rechts, Blutdruck 170/110 mmHg, absolute Arrhythmie, im EKG Vorhofflimmern. Im Urinsediment massenhaft Erythrozyten. Die beim Hausarzt durchgeführte Ultraschalluntersuchung der Nieren ist unauffällig, in einer drei Tage später angefertigten CT mit Kontrastmittel ist ein keilförmiger Defekt am lateralen Parenchym der rechten Niere zu sehen.
Diagnose: Niereninfarkt, wahrscheinlich embolischer Genese bei Thrombusbildung im linken Vorhof und embolischer Verschleppung bei absoluter Arrhythmie.
Die Hämaturie bildet sich im Verlauf von zehn Tagen zurück, ebenso die Schmerzen. Die Nierenfunktion bleibt unbeeinflusst. Der Blutdruck des Patienten wird mit Kalziumantagonisten und Diuretika gesenkt. Zur Prophylaxe weiterer Embolien bei unverändert bestehender absoluter Arrhythmie wird der Patient mit Antikoagulanzien behandelt.

◀ **Klinischer Fall**

4.1.3 Untersuchung der Genitalien

Die Genitalien sollten nicht routinemäßig, sondern nur bei Beschwerden oder auf Wunsch des Patienten untersucht werden.

Denken Sie bei der Untersuchung daran, dass die Genitalregion schon im gesunden Zustand sehr schmerzempfindlich ist. Gewinnen Sie das Vertrauen des Patienten, indem Sie ihm genau erklären, was Sie jeweils tun und gehen Sie äußerst behutsam vor. Bei **gynäkologischen Untersuchungen** sollte aus forensischen Gründen unbedingt eine **dritte Person**, am besten eine Schwester oder Sprechstundenhilfe, **anwesend** sein.

Männliches Genitale

Allgemeines zu Inspektion und Palpation

Die Untersuchung des männlichen Genitales muss **im Liegen und im Stehen** erfolgen. Aus hygienischen Gründen und zum Schutz vor Infektionen ziehen Sie zur Untersuchung **Latex-Handschuhe** an.

Beginnen Sie zunächst beim liegenden Patienten und inspizieren Sie die **Haut** und die **Behaarung**. Eine sog. Bauchglatze ist ein Hinweis auf eine Feminisierung, z. B. bei Leberzirrhose. Achten Sie auf Kratzspuren, Parasiten **(Filzläuse)** und Milbengänge in der Haut **(Skabies)**.

Penis

Beurteilen Sie Form und Größe des Penis und achten Sie auf die Vorhaut **(Präputium)**. Liegt eine generalisierte Schwellung des Penis vor, z. B. ein Penisödem (Abb. **C-4.11a**)? Schieben Sie die Vorhaut vorsichtig zurück und beurteilen dabei, wie eng sie sich um die Glans schließt. Kann die Vorhaut nicht zurückgestreift werden, so liegt ein **Phimose** vor. Führen Sie diese Manöver nicht bei Säuglingen und Kleinkindern durch, da hier noch eine physiologische Verklebung der Präputialblätter vorliegt.

4.1.3 Untersuchung der Genitalien

Die Genitalien sollten nicht routinemäßig, sondern nur bei Beschwerden oder auf Wunsch des Patienten untersucht werden. Berichten Patienten spontan oder bei Nachfragen (s. S. 34) nicht über Beschwerden, die sich auf das Genitale beziehen, so wird man im Rahmen der allgemeinen ärztlichen Untersuchung keine Untersuchung der Geschlechtsorgane vornehmen. Gelegentlich wird der Arzt auch um eine Stellungnahme zu normalen Befunden oder Variationen des Normalen gebeten, die der Patient bei sich selbst gesehen oder getastet hat, z. B. einen normalen Nebenhoden.

Bedenken Sie, dass es vielen Patienten nicht leicht fällt, sich vor dem Arzt zu entblößen, und bewahren Sie einen absolut sachlichen und neutralen Ton. Denken Sie bei der Untersuchung daran, dass die Genitalregion schon im gesunden Zustand sehr schmerzempfindlich ist, umso mehr, wenn Erkrankungen vorliegen. Gewinnen Sie das Vertrauen des Patienten, indem Sie ihm genau erklären, was Sie jeweils tun. Meistens kann er bei der Untersuchung Ihre Hände nicht sehen. Gehen Sie bei der Palpation äußerst behutsam vor! Es ist nicht nötig, dass der Patient oder die Patientin vollständig entkleidet ist. Halten Sie ein Tuch bereit, um den Patienten bei Unterbrechungen der Untersuchung – die nicht vorkommen sollten – bedecken zu können. Bei **gynäkologischen Untersuchungen** sollte aus forensischen Gründen unbedingt eine **dritte Person**, am besten eine Schwester oder Sprechstundenhilfe, **anwesend** sein.

Männliches Genitale

Allgemeines zu Inspektion und Palpation

Die Untersuchung des männlichen Genitales muss **im Liegen und im Stehen** erfolgen. Inspektion und Palpation lassen sich nicht streng trennen, da wegen der anatomischen Gegebenheiten eine vollständige Inspektion nur unter gleichzeitiger Palpation möglich ist. Aus hygienischen Gründen und zum Schutz vor Infektionen ziehen Sie zur Untersuchung der Genitalien **Latex-Handschuhe** an. Beginnen Sie zunächst beim liegenden Patienten und inspizieren Sie die **Haut** und die **Behaarung**. Hat der Patient einen normalen männlichen Behaarungstyp, d. h. ein dreiecksförmiges Auslaufen der Schambehaarung bis zum Nabel? Oder liegt eine mangelhafte oder fehlende Sekundärbehaarung vor, eine sog. Bauchglatze als Hinweis auf eine Feminisierung, z. B. bei Leberzirrhose (s. S. 90, Abb. **B-1.1**). Achten Sie auf Kratzspuren, Parasiten **(Filzläuse)**, Nissen im Schamhaar und auf Milbengänge in der Haut **(Skabies)**. Untersuchen Sie die Leistenregion nach Schwellungen und Hautausschlägen, z. B. Pilzinfektionen wie ein **Erythrasma**.

Penis

Beurteilen Sie Form und Größe des Penis und achten Sie auf die Vorhaut **(Präputium)**. Bedeckt die Vorhaut die Glans penis oder liegt diese frei? Ist der Patient beschnitten? Ist das Präputium rüsselförmig verlängert (Hinweis auf Phimose)? Liegt eine generalisierte Schwellung des Penis vor, z. B. ein Penisödem (Abb. **C-4.11a**)? Untersuchen Sie die Penishaut nach Verletzungen oder Ulzerationen. Sodann schieben Sie die Vorhaut vorsichtig zurück und beurteilen dabei, wie eng sie sich um die Glans schließt. Versuchen Sie nicht, das Präputium gegen einen Widerstand zurückzuschieben (Verletzungsgefahr!), und reponieren Sie es nach Abschluss der Untersuchung wieder. Sie könnten sonst eine Einklemmung der Glans **(Paraphimose)** herbeiführen. Auch heute noch gibt es junge Männer, die noch nie selbst versucht haben, die Vorhaut nach hinten zu streifen. Kann die Vorhaut nicht zurückgestreift werden, so liegt eine **Phimose** vor. Führen Sie diese Manöver nicht bei Säuglingen und Kleinkindern durch, da hier noch eine physiologische Verklebung der Präputialblätter vorliegt.

▶ Merke

▶ **Merke.** Kein Zurückstreifen des Präputiums gegen Widerstand! Keine Versuche bei Säuglingen und Kleinkindern!

C-4.11

C-4.11 Inspektion des männlichen Genitales

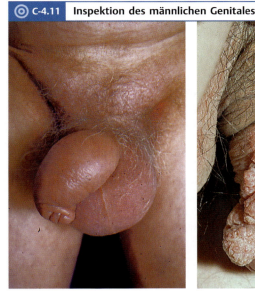

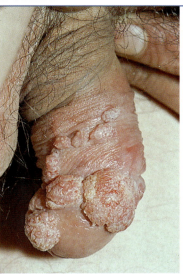

a Penisödem.   **b** Condylomata acuminata.

▶ **Klinischer Fall.** Ein 68-jähriger Bauer wird von seiner Frau zum Arzt geschickt. Der Frau war Blut in der Unterhose des Mannes aufgefallen, für das man keine Erklärung fand. Weder bei der Inspektion der Analregion noch der Genitalregion im Stehen konnte ein pathologischer Befund erhoben werden. Erst als der Arzt bei der Untersuchung im Liegen das Skrotum des Mannes anhebt, findet sich an der Rückseite ein etwa pfenniggroßes Geschwür mit unscharf begrenztem, aufgeworfenem Rand und schmierigem Belag im Ulkusgrund. Die histologische Untersuchung ergibt ein Plattenepithelkarzinom der Skrotalhaut.
Fabula docet: 1. Die Inspektion muss gründlich und vollständig sein. 2. Mangelhafte Körperhygiene gibt es auch heute noch.

◀ **Klinischer Fall**

Sobald die Vorhaut zurückgestreift ist, liegt die **Glans penis** zur Inspektion frei. Im **Sulcus coronarius** findet sich meist eine weißlich-gelbliche, käsige Masse, das sog. **Smegma**. Es handelt sich zwar um einen normalen Befund, doch spricht reichlich Smegma für eine ungenügende Körperpflege. Im Fall einer Phimose kann das Smegma nicht entfernt werden; es treten dann häufig entzündliche Reaktionen an der Glans penis und am Präputium auf (sog. **Balanoposthitis**). Inspizieren Sie die freigelegte Glans penis nach Entzündungszeichen, Ulzera, Warzen, Knötchen und Narben. Besonders bei promiskuitiv lebenden Personen finden sich gehäuft **Condylomata acuminata** (Abb. **C-4.11b**), insbesondere auf der Glans penis, aber auch am Penisschaft, am Damm oder am Anus. Ihre warzenartige Oberflächenstruktur erinnert an einen Blumenkohl. Vor allem wenn Sie Geschwüre feststellen, sollten Sie unbedingt die Leisten nach vergrößerten Lymphknoten palpieren (s. S. 419).
Achten Sie nun auf die Lage der vertikalen spaltförmigen äußeren Harnröhrenöffnung **(Orificium externum urethrae)**. Im Normalfall sollte sie ventral auf der Spitze der Glans liegen. Bei Lokalisation weiter unten am Penis liegt eine **Hypospadie**, bei Lokalisation am Penisrücken eine **Epispadie** vor. Diese meist angeborenen Missbildungen können mit konvexen oder konkaven Penisverkrümmungen während der Erektion einhergehen und bringen Kohabitationsprobleme mit sich. Suchen Sie in diesem Fall nach weiteren Missbildungen im Urogenitaltrakt.

Im **Sulcus coronarius** der **Glans penis** findet sich meist eine weißlich-gelbliche, käsige Masse (sog. **Smegma**). Bei Phimose kann das Smegma nicht entfernt werden; es treten häufig entzündliche Reaktionen an Glans und Präputium auf (sog. **Balanoposthitis**). Inspizieren Sie die freigelegte Glans. V. a. bei promiskuitiv lebenden Personen finden sich gehäuft **Condylomata acuminata** (Abb. **C-4.11b**). Palpieren Sie die Leisten nach vergrößerten Lymphknoten (s. S. 419).

Achten Sie auf die Lage der vertikalen spaltförmigen äußeren Harnröhrenöffnung **(Orificium externum urethrae)**. Im Normalfall sollte sie ventral auf der Spitze der Glans liegen. Bei Lokalisation weiter unten am Penis liegt eine **Hypospadie**, bei Lokalisation am Penisrücken eine **Epispadie** vor.

▶ **Merke.** Die häufigsten Anomalien des Penis sind Phimose, Hypospadie und Epispadie.

◀ **Merke**

Inspizieren Sie die Harnröhrenöffnung und achten Sie auf das Vorliegen einer **Meatusstenose**. Besteht Ausfluss, sollte ein Abstrich mit mikroskopischer und bakteriologischer Untersuchung erfolgen. Denken Sie an eine unspezifische Urethritis, Gonorrhö oder Manipulationen an der Urethra.

Palpieren Sie den Penis zunächst medial entlang des **Corpus spongiosum** und der Harnröhre, dann lateral entlang der **Corpora cavernosa**. Achten Sie dabei auf Verhärtungen, wie sie am häufigsten bei der **Induratio penis plastica** auftreten. Dabei handelt es sich um eine Bindegewebsverhärtung.

Durch leichten Druck auf die Glans penis von proximal nach distal können Sie die Harnröhrenöffnung zum Klaffen bringen und inspizieren. Besteht eine **Meatusstenose**, befindet sich ein Fremdkörper oder ein eingeklemmter Stein in der Harnröhre? Entleert sich aus der Harnröhre weißlicher, dicker gelblicher oder braungrau-blutiger Ausfluss? Falls ja, sollte ein Abstrich mit anschließender mikroskopischer und bakteriologischer Untersuchung vorgenommen werden. Denken Sie in diesen Fällen an eine unspezifische Urethritis, eine Gonorrhö oder an Manipulationen an der Urethra.

Fixieren Sie nun den Penis mit den Fingern beider Hände und palpieren Sie den Penisschaft von der Glans in Richtung Penisbasis, zunächst medial entlang des **Corpus spongiosum** und der Harnröhre, dann lateral entlang der **Corpora cavernosa**. Achten Sie dabei auf Verhärtungen, wie sie am häufigsten bei der **Induratio penis plastica** auftreten. Dabei handelt es sich um eine Bindegewebsverhärtung, die zu Schwierigkeiten bei der Kohabitation führen kann. Die Urethra lässt sich durch Einstülpung der Skrotalhaut mit dem Zeigefinger der einen Hand und Anheben des Penis mit der anderen Hand bis fast zur Prostata hin palpieren.

Skrotum, Hoden, Nebenhoden

Stellen Sie fest, ob eine Vergrößerung des Skrotums im Vergleich zum liegenden Patienten als Hinweis auf eine Hernie (s. S. 244) besteht. Das Skrotum muss immer beim **liegenden** und **stehenden Patienten** untersucht werden.

Die **Hoden** sind beim erwachsenen Mann zwischen 3,5 und 5,5 cm lang. Der linke Hoden steht normalerweise etwas tiefer als der rechte. Abb. **C-4.12a** zeigt die Untersuchung der Hoden. Versuchen Sie sich ein exaktes Bild von der Anatomie entsprechend Abb. **C-4.12b** zu machen. Vergleichen Sie Größe und Konsistenz der beiden Hoden untereinander und absolut. Stellen Sie eine Verhärtung, Vorwölbung oder druckdolente Stelle fest? Noch immer ist die Palpation das wichtigste Instrument zur Diagnose von Hodentumoren.

Skrotum, Hoden, Nebenhoden

Nun lassen Sie den Patienten aufstehen und inspizieren das Skrotum **im Stehen**. Bei diesem Untersuchungsgang ist es wichtig, dass das Skrotum weich und schlaff ist. Hat der Patient zu lange in kalter Umgebung gelegen, so ist eine ausreichende Beurteilung des Skrotalinhalts infolge der Retraktion nicht möglich. Stellen Sie fest, ob eine Vergrößerung des Skrotums im Vergleich zum liegenden Patienten als Hinweis auf eine Hernie (s. S. 244) besteht. Das Skrotum muss immer beim **liegenden** und **stehenden Patienten** untersucht werden.

Die **Hoden** sind beim erwachsenen Mann zwischen 3,5 und 5,5 cm lang und besitzen eine gummiartige Konsistenz. Der linke Hoden steht normalerweise etwas tiefer als der rechte. Sind zwei Hoden im Skrotum vorhanden? Palpieren Sie die beiden Hoden einzeln von kranial nach kaudal. Fixieren Sie dabei jeden Hoden am oberen und unteren Pol zwischen Daumen und Zeigefinger der linken Hand und tasten die Ventral- und Dorsalfläche mit Daumen und Zeigefinger der rechten Hand ab (Abb. **C-4.12a**). Versuchen Sie sich ein exaktes Bild von der Anatomie entsprechend Abb. **C-4.12b** zu machen. Die Zeichnung kann auch als Vorlage für die Befunddokumentation im Krankenblatt dienen. Vergleichen Sie die Größe und Konsistenz der beiden Hoden untereinander und absolut. Stellen Sie am Hoden eine Verhärtung, Vorwölbung oder druckdolente Stelle fest?

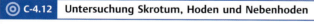

⊙ **C-4.12**   Untersuchung Skrotum, Hoden und Nebenhoden

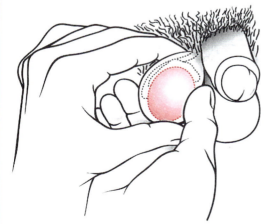

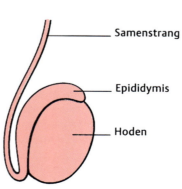

Samenstrang

Epididymis

Hoden

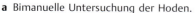

a Bimanuelle Untersuchung der Hoden.

b Schema für die Befunddokumentation.

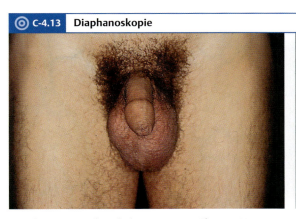
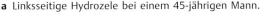
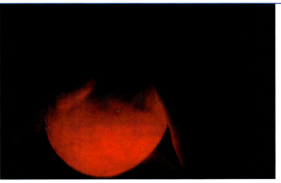

a Linksseitige Hydrozele bei einem 45-jährigen Mann.

b Bei der Diaphanoskopie mit einer Taschenlampe lässt der flüssige Skrotalinhalt das Licht durchscheinen.

Noch immer ist die Palpation das wichtigste Instrument zur Diagnose von Hodentumoren.

Der **Nebenhodenkopf** sitzt dem Hoden auf, verjüngt sich dann kommaförmig an der Dorsolateralseite des Hodens und geht am unteren Hodenpol in den Samenstrang über. Suchen Sie auch hier mit dem palpierenden Finger nach druckdolenten Stellen, Knötchen oder Raumforderungen. Nun bitten Sie den Patienten, den Penis leicht anzuheben, und palpieren mit beiden Händen gleichzeitig zwischen Daumen und Zeigefinger die etwa stricknadeldicken **Samenstränge**. Sie fühlen im Samenstrang den **Ductus deferens**, der einen Durchmesser von 2–4 mm und die Konsistenz einer ungenügend gekochten Spaghetti-Nudel hat. Verfolgen Sie den Samenstrang bis zum äußeren Leistenring. Bei dieser Gelegenheit können Sie auch gleich mit dem kleinen Finger überprüfen, ob eine Leistenhernie vorliegt (s. S. 245, Abb. **C-3.25**).

Wenn Sie am stehenden Patienten eine **Raumforderung im Skrotum** bemerken, die Ihnen am liegenden Patienten nicht aufgefallen ist, so überprüfen Sie folgende Punkte:

- Ist die Raumforderung auf das Skrotum beschränkt, d. h., können Sie eine kraniale Begrenzung innerhalb des Skrotums palpieren?
- Bemerken Sie eine kurzzeitige Zunahme der Raumforderung, wenn Sie den Patienten husten lassen?
- Können Sie Hoden und Nebenhoden differenzieren?
- Ist die Raumforderung bei der **Diaphanoskopie** (Abb. **C-4.13**) durchscheinend oder nicht?
- Ist die Raumforderung druckdolent?

Der **Nebenhodenkopf** sitzt dem Hoden auf. Suchen Sie auch hier mit dem palpierenden Finger nach druckdolenten Stellen, Knötchen oder Raumforderungen. Palpieren Sie die **Samenstränge** und den **Ductus deferens**. Verfolgen Sie den Samenstrang bis zum äußeren Leistenring. Überprüfen Sie, ob eine Leistenhernie vorliegt (s. S. 245, Abb. **C-3.25**).

Wenn Sie am stehenden Patienten eine **Raumforderung im Skrotum** bemerken, die Ihnen am liegenden Patienten nicht aufgefallen ist, so überprüfen Sie folgende Punkte:

- Begrenzung der Raumforderung
- Zunahme der Raumforderung beim Husten
- Differenzierbarkeit von Hoden und Nebenhoden
- Diaphanoskopie (Abb. **C-4.13**)
- Druckdolenz.

C-4.6 Einige typische Diagnosekriterien bei Schwellungen des Skrotums C-4.6

Diagnose	Schmerz	Skrotalerythem	Diaphanoskopie	Altersgipfel
Hydrozele	–	–	+	jedes Alter
Spermatozele	–	–	+	jedes Alter
Varikozele	–	–	–	> 15 Jahre
Hernie	–/+*	–	–	jedes Alter
Hodentumor	–/+	–	–	< 35 Jahre
Epididymitis	++	+	–	jedes Alter
Hodentorsion	++	+	–	< 35 Jahre

* so weit nicht inkarzeriert

⊚ **C-4.14**   **Diagnostisches Flussdiagramm bei skrotalen Raumforderungen (RF)**

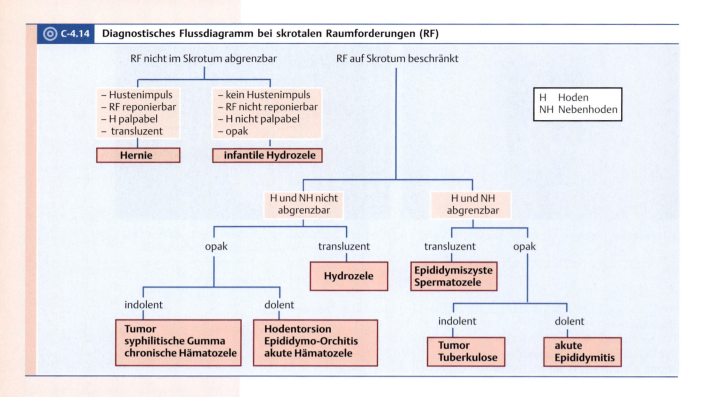

⊚ **C-4.15**   **Erkrankungen, die eine Schwellung des Skrotalinhalts hervorrufen können**

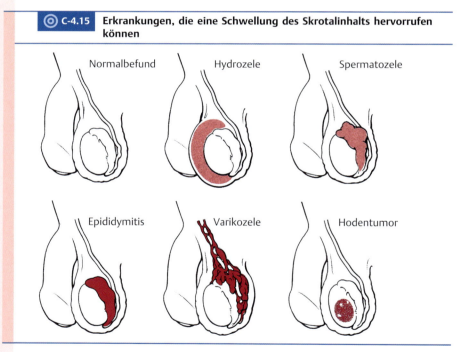

Verschiedene Kombinationsmöglichkeiten und wahrscheinliche Diagnosen sind in Abb. **C-4.14** zusammengestellt. Abb. **C-4.15** zeigt schematisch die wichtigsten Erkrankungen, die eine Schwellung des Skrotalinhalts hervorrufen können (s. a. Tab. **C-4.6**).

Die verschiedenen Kombinationsmöglichkeiten und die wahrscheinlichsten Diagnosen sind in Abb. **C-4.14** zusammengestellt. Für die Diaphanoskopie benutzen Sie am besten eine Kaltlichtquelle, notfalls geht auch eine starke Taschenlampe in einem abgedunkelten Raum. Abb. **C-4.15** zeigt schematisch die wichtigsten Erkrankungen, die eine Schwellung des Skrotalinhalts hervorrufen können (s. a. Tab. **C-4.6**).

▶ **Merke.** Die häufigsten Raumforderungen innerhalb des Skrotums sind Hydrozelen, Varikozelen und Spermatozelen.

◀ Merke

Ein prall gefülltes, nicht berührungsempfindliches Skrotum, in dem Sie Fluktuationen spüren, enthält wahrscheinlich eine **Hydrozele**. Dabei handelt es sich um eine vermehrte Flüssigkeitsansammlung in der **Tunica vaginalis testis**. Typischerweise kann der Hoden selbst in diesen Fällen nicht getastet werden, da er weitgehend von der Flüssigkeit umgeben ist. Ein ausdrückbares Venenkonvolut entlang des Samenstrangs, das sich häufig durch die Skrotalhaut abzeichnet, entspricht einer **Varikozele**. Diese variköse Erweiterung des venösen **Plexus pampiniformis** tritt wegen der rechtwinkligen Einmündung der V. spermatica in die linke Nierenvene überwiegend linksseitig auf, füllt sich im Stehen und entleert sich im Liegen. Sie kann Ursache einer Infertilität sein. Palpieren Sie eine schmerzlose, fluktuierende, innerhalb des Skrotums gelegene Schwellung kraniodorsal des Hodens in der Größe von wenigen Millimetern bis maximal 5 cm Durchmesser, so handelt es sich wahrscheinlich um eine **Epididymiszyste** oder **Spermatozele**. Im Unterschied zur Hydrozele ist der Hoden selbst dabei tastbar.

Ein prall gefülltes, nicht berührungsempfindliches Skrotum, in dem Sie Fluktuationen spüren, enthält wahrscheinlich eine **Hydrozele**. Ein ausdrückbares Venenkonvolut entlang des Samenstrangs, das sich häufig durch die Skrotalhaut abzeichnet, entspricht einer **Varikozele** (variköse Erweiterung des venösen **Plexus pampiniformis**). Palpieren Sie eine schmerzlose, fluktuierende, innerhalb des Skrotums gelegene Schwellung kraniodorsal des Hodens, so handelt es sich wahrscheinlich um eine **Epididymiszyste** oder **Spermatozele**.

▶ **Merke.** Bei der Hydrozele tastet man den Hoden selbst nicht, bei der Spermatozele bleibt er tastbar.

◀ Merke

Entscheidender Befund bei der Diagnostik von Hernien ist die fehlende Abgrenzbarkeit der Schwellung nach kranial (s. Abb. **C-4.14** und S. 244 ff.).

Entscheidender Befund bei Hernien: fehlende Abgrenzbarkeit der Schwellung nach kranial (s. S. 244 ff.).

Ektope Testes: Tasten Sie nur einen oder gar keinen Hoden im Skrotalsack, so liegt wahrscheinlich eine **Hodenretention** vor. Meist ist auch die Seite des Skrotums, auf welche der Hoden fehlt, mangelhaft entwickelt. Drängen Sie das leere Skrotum mit leicht geöffneten Fingern der einen Hand kranialwärts gegen den Leistenkanal, während sie mit der anderen Hand das Fettgewebe des Leistenkanals nach kaudal zu ausstreichen. Manchmal gelingt es, den im Leistenkanal retinierten Hoden auf diese Weise in das Skrotum zu „melken". Aber Vorsicht: Sie können dem Patienten dabei ziemlich weh tun.
Die Hoden deszendieren in den letzten Fetalmonaten von der Bauchwand durch den Leistenkanal in das Skrotum. Bei der Geburt ist bei etwa 90 % aller Knaben der Deszensus abgeschlossen, jedoch ist der Hoden noch sehr mobil und schlüpft leicht zurück in den Leistenkanal **(Testis mobilis)**. Mit etwa einem Jahr sollte der Hoden permanent im Skrotum sein, was bei etwa 2 % der Jungen nicht der Fall ist. Je nach der Lokalisation unterscheidet man einen Bauchhoden

Ektope Testes: Tasten Sie nur einen oder gar keinen Hoden im Skrotalsack, liegt wahrscheinlich eine **Hodenretention** vor. Manchmal gelingt es, den im Leistenkanal retinierten Hoden in das Skrotum „auszustreichen".

Die Hoden deszendieren in den letzten Fetalmonaten. Bei der Geburt ist bei etwa 90 % der Deszensus abgeschlossen, jedoch ist der Hoden noch sehr mobil und schlüpft leicht zurück in den Leistenkanal **(Testis mobilis)**. Zur Lokalisation s. Abb. **C-4.16**. Sie müssen medikamentös zum Deszen-

◎ C-4.16

◎ C-4.16   **Häufigste Lokalisationen retinierter Hoden**

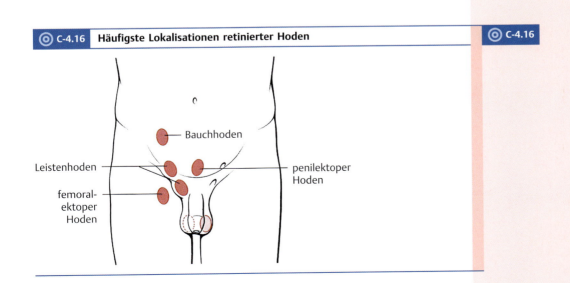

- Bauchhoden
- Leistenhoden
- femoral-ektoper Hoden
- penilektoper Hoden

dieren gebracht oder operativ entfernt werden (hohes Risiko für eine maligne Entartung).

oder Leistenhoden, auch Hoden an der Peniswurzel, im Femoralkanal und am Damm kommen vor (Abb. **C-4.16**). Diese Hoden müssen entweder medikamentös zum Deszendieren gebracht oder operativ entfernt werden, da sie ein hohes Risiko für eine maligne Entartung bergen.

Prostata

Untersuchungstechnik s. S. 249.

Prostata

Zur Untersuchungstechnik der Prostata s. S. 249.

Weibliches Genitale

Gerade bei **akuten abdominellen Schmerzen** ist häufig eine gynäkologische Ursache mit in die differenzialdiagnostischen Überlegungen einzubeziehen. Die Untersuchung der Mammae hat im Rahmen der Karzinomfrüherkennung große Bedeutung und sollte von jedem Allgemeinarzt beherrscht werden.

Weibliches Genitale

Der Allgemeinarzt wird heute nur noch in seltenen Fällen gynäkologisch untersuchen und Frauen für diese Untersuchung normalerweise zum Gynäkologen überweisen. Dennoch sollte jeder Arzt gewisse Grundkenntnisse der gynäkologischen Untersuchungstechnik besitzen, da er in Notfällen oder im Nachtdienst durchaus damit konfrontiert werden kann. Gerade bei **akuten abdominellen Schmerzen** ist häufig eine gynäkologische Ursache mit in die differenzialdiagnostischen Überlegungen einzubeziehen. Die Untersuchung der Mammae hat im Rahmen der Karzinomfrüherkennung große Bedeutung und sollte von jedem Allgemeinarzt beherrscht werden.

Allgemeine Vorbemerkungen

Die gynäkologische Untersuchung ist für viele Frauen mit Ängsten und Unbehagen besetzt. Taktlosigkeit oder einfach nur Ungeschicklichkeit können ein Arzt-Patientinnen-Verhältnis gründlich zerstören. Je entspannter die Patientin ist, umso einfacher und gleichzeitig informativer wird die Untersuchung sein!

Allgemeine Vorbemerkungen

Die gynäkologische Untersuchung ist für viele Frauen mit Ängsten und Unbehagen besetzt. Nicht selten hatten Frauen traumatisierende Erlebnisse oder empfinden die Stellung auf dem gynäkologischen Untersuchungsstuhl allgemein als erniedrigend. Taktlosigkeit oder einfach nur Ungeschicklichkeit können ein Arzt-Patientinnen-Verhältnis gründlich zerstören. Umgekehrt kann dieses Verhältnis durch langsames und behutsames Vorgehen, ständiges Sprechen über die Vorgänge und konstanten Blickkontakt während der Untersuchung auf eine besonders gute und vertrauensvolle Basis gestellt werden. Je entspannter die Patientin ist, umso einfacher und gleichzeitig informativer wird die Untersuchung sein!

Für den Medizinstudenten und jungen Arzt kann die gynäkologische Untersuchung ebenfalls mit Ängsten, wenn auch anderer Art, verbunden sein. Befürchtungen sollten in Gesprächen mit erfahrenen Ärzten und in studentischen Gruppen offen ausgesprochen, diskutiert und aufgearbeitet werden.

Für den Medizinstudenten und jungen Arzt kann die gynäkologische Untersuchung ebenfalls mit Ängsten, wenn auch anderer Art, verbunden sein. Dazu gehören die Sorge, die Patientin zu verletzen oder ihr Schmerzen zuzufügen, nicht sachlich-professionell und kompetent genug zu wirken, sexuelle Erregung zu erleben oder zu erzeugen oder aus ästhetischen Gründen Abneigungen gegen die Untersuchung und das weibliche Genitale überhaupt zu entwickeln. Derartige Befürchtungen sollten in Gesprächen mit erfahrenen Ärzten und in studentischen Gruppen diskutiert, offen ausgesprochen und aufgearbeitet werden.

▶ **Merke**

▶ **Merke.** Wichtige Bedingungen für eine erfolgreiche gynäkologische Untersuchung sind: Takt, Behutsamkeit, Sprechen, Blickkontakt und bei männlichen Ärzten eine dritte Person aus forensischen Gründen.

Vorbereitung zur Untersuchung

Bei der gynäkologischen Untersuchung sollte aus forensischen Gründen und zur **Assistenz** immer eine Krankenschwester oder Arzthelferin anwesend sein, bei Kindern oder Jugendlichen, falls keine Einwände vonseiten der Patientin bestehen, die Eltern.

Vorbereitung zur Untersuchung

Das anamnestische (s. S. 12) bzw. vorbereitende Gespräch sollte in einem Raum stattfinden, der zumindest optisch vom Untersuchungsraum getrennt ist. Nur wenn Ihnen die Patientin voll bekleidet gegenüber sitzt, fühlt sie sich als gleichwertige Gesprächspartnerin, nicht auf dem Untersuchungsstuhl. Bei der gynäkologischen Untersuchung sollte aus forensischen Gründen und zur **Assistenz** immer eine Krankenschwester oder Arzthelferin anwesend sein, bei Kindern oder Jugendlichen, falls keine Einwände vonseiten der Patientin bestehen, die Eltern. Harnblase und Rektum sollten entleert sein.

Bitten Sie nun die Patientin, sich auf die **gynäkologische Untersuchungsliege** zu legen, das Gesäß möglichst nahe am Rand. Der Kopf sollte leicht anteflektiert bzw. das Kopfende der Liege angehoben, die Lendenlordose möglichst ausgeglichen werden.

Bitten Sie nun die Patientin, sich auf die **gynäkologische Untersuchungsliege** zu legen, das Gesäß möglichst nahe am Rand. Das Genitale bleibt bis zur eigentlichen Untersuchung mit einem Tuch bedeckt. Nun legt die Patientin ihre Kniekehlen auf die Beinstützen, die ebenfalls mit einem Tuch gepolstert und angewärmt werden sollten. Der Kopf sollte leicht anteflektiert bzw. das Kopfende der Liege angehoben, die Lendenlordose möglichst ausgeglichen werden.

Dadurch sind nicht nur die Bauchdecken entspannt, sondern es wird auch der Blickkontakt erleichtert. Fragen Sie die Patientin, ob die Lage bequem ist. Die Patientin sollte nicht in grelles Licht blicken, dafür ist eine gute Ausleuchtung des Genitalbereichs umso wichtiger.

Ziehen Sie nun Latex-Handschuhe an und nehmen Sie auf einem Hocker zwischen den Beinen der Patientin Platz. Die Untersuchung des weiblichen Genitales erfolgt in der Reihenfolge:

1. Inspektion und Palpation des äußeren Genitales
2. Spekulum-Untersuchung
3. bimanuelle Palpation
4. rektovaginale Palpation.

Inspektion und Palpation des äußeren Genitales

Beachten Sie die Verteilung des Schamhaars (normalerweise zum Nabel hin horizontal begrenzt) und inspizieren Sie es auf Parasiten oder Nissen. Liegen Schwellungen, Ulzerationen oder Hämatome im Bereich des Mons pubis vor? Besteht eine Vergrößerung inguinaler Lymphknoten? Weist die Haut der Vulva Rötungen, Ulzerationen, vermehrte oder verminderte Pigmentierungen auf? Bei älteren Frauen findet sich nicht selten eine spröde, blasse und dünne Haut (**Craurosis vulvae**), die als Präkanzerose gilt. Auch weißliche hyperkeratotische Flecken an den Labien und am Damm (**Leukoplakie**) sind als solche zu betrachten. Bestehen blumenkohlartige Papillome an den Labien oder im Analbereich (**Condylomata acuminata**, s. S. 291)? Gruppenförmig angeordnete Bläschen sind typisch für einen **Herpes genitalis**.

Nun erklären Sie der Patientin, dass Sie die Labien mit den Fingern spreizen und den Introitus vaginae auf Veränderungen (Ulzera, Ausfluss, Narben, Kondylome, Raumforderungen) inspizieren. Sollte Ausfluss vorhanden sein, so tauchen Sie ein Wattestäbchen ein und streichen es auf einem Objektträger aus. Liegt eine Rötung der äußeren Mündung der Harnröhre vor? Palpieren Sie nun die Bartholin-Drüsen der Labien. Achten Sie dabei durch Blickkontakt mit der Patientin auf Schmerzreaktionen! Lassen Sie nun die Patientin wie zum Stuhlgang pressen und beobachten dabei die Vaginalwände: Ein Hervortreten der vorderen Vaginalwand vor den Introitus spricht für eine **Zystozele**, tritt die hintere Vaginalwand hervor, so liegt eine **Rektozele** vor. Vermeiden Sie es, die Klitoris zu berühren!

Spekulumuntersuchung

Im Unterschied zu den meisten übrigen Untersuchungsgängen geht bei gynäkologischen Untersuchungen die instrumentelle Untersuchung der Palpation voraus. Zur Inspektion von Vaginalwänden und Portio benötigt man ein Spekulum. Es stehen zwei Typen von Spekula zur Verfügung: das zweiblättrige **Rinnenspekulum** und das selbsthaltende Spekulum (**Entenschnabelspekulum**) (Abb. **C-4.17**). Bei intaktem Hymen verbietet sich die Anwendung normaler Spekula, man benutzt sehr kleine Spekula bzw. ein Vaginoskop. Rinnenspekula haben zwar den Vorteil, dass sie einen größeren Einblick ermöglichen, allerdings ist eine zweite Person zur Assistenz nötig. Sie werden daher überwiegend in der Klinik verwendet. Hier soll nur die Technik des Entenschnabelspekulums besprochen werden (Abb. **C-4.18**).

Machen Sie sich mit der Funktion des Spekulums vor dem Einführen vertraut. Das Instrument sollte in warmem Wasser auf ca. 35 °C angewärmt werden. Prüfen Sie die Temperatur vor dem Einführen mit dem Handrücken. Zeigefinger und Mittelfinger der linken Hand spreizen die Labien und drücken in Richtung Damm, die rechte Hand führt das Spekulum in Schrägstellung (Handgriff bei 4 Uhr) langsam und vorsichtig ein. Bei senkrechter Stellung des Instruments könnten Verletzungen der Harnröhre auftreten! Eine Dehnung der Scheide sollte immer in Richtung Damm, nicht in Richtung Symphyse vorgenommen werden.

Nun wird das Spekulum so weit wie möglich vorgeschoben, der Griff nach 6 Uhr gedreht und die Branchen **langsam** geöffnet. Die Zervix sollte vollständig zwischen den Spekulumblättern liegen. Durch Anziehen der Schraube kann das

Die Untersuchung erfolgt in der Reihenfolge:

1. Inspektion und Palpation des äußeren Genitales
2. Spekulum-Untersuchung
3. bimanuelle Palpation
4. rektovaginale Palpation.

Inspektion und Palpation des äußeren Genitales

Bei älteren Frauen findet sich nicht selten eine spröde, blasse und dünne Haut (**Craurosis vulvae; Präkanzerose**). Auch weißliche hyperkeratotische Flecken an den Labien und am Damm (**Leukoplakie**) sind Präkanzerosen. Bestehen blumenkohlartige Papillome an den Labien oder im Analbereich (**Condylomata acuminata**, s. S. 291)? Gruppenförmig angeordnete Bläschen sind typisch für einen **Herpes genitalis**.

Inspizieren Sie den Introitus vaginae auf Veränderungen (Ulzera, Ausfluss, Kondylome etc.). Lassen Sie nun die Patientin wie zum Stuhlgang pressen und beobachten dabei die Vaginalwände: Ein Hervortreten der vorderen Vaginalwand vor den Introitus spricht für eine **Zystozele**, tritt die hintere Vaginalwand hervor, so liegt eine **Rektozele** vor.

Spekulumuntersuchung

Zur Inspektion von Vaginalwänden und Portio benötigt man ein Spekulum. Es gibt zwei Typen: das zweiblättrige **Rinnenspekulum** und das selbsthaltende Spekulum (**Entenschnabelspekulum**) (Abb. **C-4.17**). Rinnenspekula ermöglichen einen größeren Einblick, allerdings ist eine zweite Person zur Assistenz nötig (Verwendung v. a. in der Klinik). Zur Untersuchungstechnik mit dem Entenschnabelspekulum s. Abb. **C-4.18**.

Machen Sie sich mit der Funktion des Spekulums vor dem Einführen vertraut. Das Instrument sollte in warmem Wasser auf ca. 35 °C angewärmt werden. Eine Dehnung der Scheide sollte immer in Richtung Damm, nicht in Richtung Symphyse vorgenommen werden.

Inspizieren Sie die Portio auf Farbe, Erosionen, Ulzerationen, Ausfluss, Leukoplakien oder Wucherungen. Die Form des

C-4.17

C-4.17   Gebräuchliche Vaginalspekula

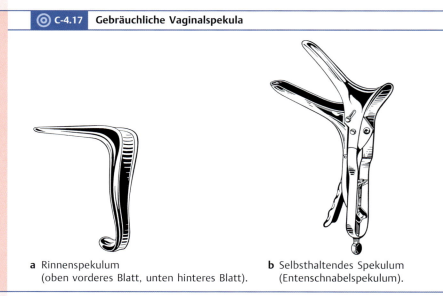

a Rinnenspekulum
(oben vorderes Blatt, unten hinteres Blatt).

b Selbsthaltendes Spekulum
(Entenschnabelspekulum).

C-4.18   Einführen des Entenschnabelspekulums

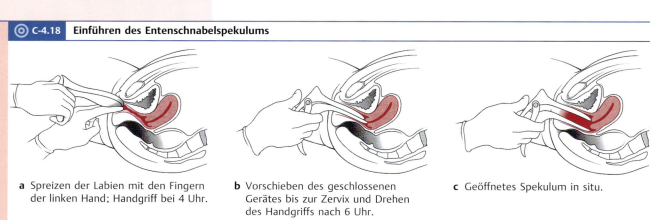

a Spreizen der Labien mit den Fingern
der linken Hand; Handgriff bei 4 Uhr.

b Vorschieben des geschlossenen
Gerätes bis zur Zervix und Drehen
des Handgriffs nach 6 Uhr.

c Geöffnetes Spekulum in situ.

Muttermundes ändert sich bei Frauen, die geboren haben: Bei Nulliparae ist der Muttermund eine kreisrunde Vertiefung, bei Frauen mit vaginalen Geburten schlitzförmig quer.

Abstrichtechnik

Der zytologische **Portio- und Zervikalkanalabstrich** nach **Papanicolaou** ist die wichtigste Maßnahme zur Früherkennung des Zervixkarzinoms (Abb. **C-4.19**, **C-4.20**). Kleinste Zonen mit Anomalien des Plattenepithels können mit der **Schiller-Jodprobe** entdeckt werden, wobei man eine Vergrößerungsoptik zur genauen Inspektion verwendet **(Kolposkopie)**.

Beim Zurückziehen des Spekulums dürfen keinesfalls Hautfalten zwischen Branchen des Spekulums eingeklemmt werden, da dies sehr schmerzhaft ist.

Instrument in situ gehalten werden. Jetzt können Sie die Portio inspizieren und Abstriche entnehmen. Inspizieren Sie die Portio auf Farbe, Erosionen, Ulzerationen, Ausfluss, Leukoplakien oder Wucherungen. Die Form des Muttermundes ändert sich bei Frauen, die geboren haben: Bei Nulliparae bildet er eine kreisrunde Vertiefung, bei Frauen mit vaginalen Geburten ist der Muttermund schlitzförmig quer.

Abstrichtechnik

Der zytologische **Portio- und Zervikalkanalabstrich** nach **Papanicolaou** ist die wichtigste Maßnahme zur Früherkennung des Zervixkarzinoms (Abb. **C-4.19**, **C-4.20**). Größere Schleimmengen müssen vorsichtig entfernt werden. Dann wird die Portiooberfläche mit einem Watteträger oder einem speziellen Spatel kräftig abgestrichen und das noch feuchte Material auf einem Objektträger ausgerollt und sofort mit einem Fixierspray fixiert. Ein zweiter Abstrich wird vom Zervikalkanal entnommen. Kleinste Zonen mit Anomalien des Plattenepithels können mithilfe der **Schiller-Jodprobe** entdeckt werden, wobei man eine Vergrößerungsoptik zur genauen Inspektion verwendet **(Kolposkopie)**.
Nun sagen Sie der Patientin, dass Sie das Spekulum zurückziehen. Lösen Sie die Schraube mit dem rechten Zeigefinger und drehen Sie das Instrument wieder in Richtung 4 Uhr. Während des Rückzugs inspizieren Sie die Vaginalwände nach Veränderungen. Keinesfalls dürfen Hautfalten zwischen den Branchen des Spekulums eingeklemmt werden, da dies sehr schmerzhaft ist.

◎ C-4.19   **Zytologischer Abstrich von Portio und Zervixkanal**

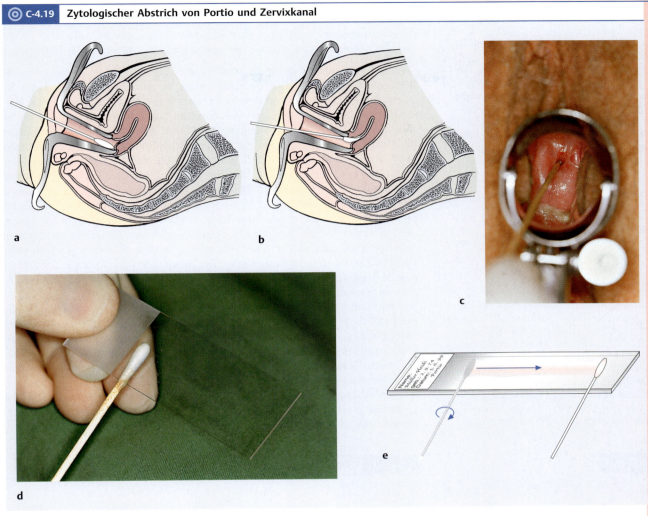

a   Abstrich von der Portiooberfläche (Ektozervix).
b, c Abstrich aus dem Zervixkanal (Endozervix).
d, e Das Abstrichmaterial wird auf den Objektträger abgerollt und muss anschließend sofort fixiert werden.

◎ C-4.20   **Zervixabstrich**

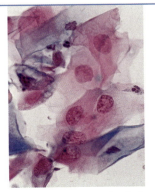

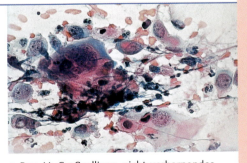

a Pap. I: Unauffälliges Zellbild.

b Pap. IIID: Ausgereifte Zellen mit vergrößerten, leicht entrundeten Kernen und unregelmäßiger Chromatin-struktur.

c Pap. V: Großzelliges, nicht verhornendes Plattenepithelkarzinom der Cervix uteri.

Palpation

Uterus und Adnexe: I. d. R. führt man Zeige- und Mittelfinger der rechten Hand in die Vagina ein, mit der linken Hand palpiert man das Abdomen.

Sagen Sie der Patientin, dass Sie nun mit der „inneren Untersuchung" fortfahren. Beobachten Sie dabei das Gesicht der Frau, damit Sie sofort erkennen, ob die Untersuchung schmerzhaft ist. Die Zervix kann meist einige Zentimeter in jede Richtung bewegt werden.

Bei normaler anteflektierter Lage des Uterus fühlen Sie diesen zwischen den Fingern (Abb. **C-4.21a**). Ist er retroflektiert, so fühlen Sie zwischen dem vorderen Scheidengewölbe und der Bauchdecke nichts. Beurteilen Sie Lage, Größe, Form, Position, Oberfläche, Konsistenz und Beweglichkeit von Zervix, Uterus und Parametrien. Anschließend palpieren Sie die Adnexen (Abb. **C-4.21b**). Die walnussgroßen Ova-

Palpation

Uterus und Adnexe: Mithilfe der **bimanuellen Palpation** werden Uterus und Adnexe untersucht. Im Allgemeinen führt man Zeige- und Mittelfinger der rechten Hand in die Vagina ein, mit der linken Hand palpiert man das Abdomen.

Stehen Sie auf, wechseln Sie die Handschuhe und stellen Sie sich zwischen die Beine der Patientin. Den rechten Fuß stellen Sie auf einen Schemel, damit Sie Ihren rechten Ellenbogen auf dem eigenen rechten Knie abstützen können. Verwenden Sie für die rechte Hand ein Gleitmittel. Sagen Sie der Patientin, dass Sie nun mit der „inneren Untersuchung" fortfahren. Mit Daumen und Zeigefinger der linken Hand spreizen Sie die Labien und führen Zeige- und Mittelfinger der rechten Hand vorsichtig ein. Beobachten Sie dabei das Gesicht der Frau, damit Sie sofort erkennen, ob die Untersuchung schmerzhaft ist. Vermeiden Sie Kontakt mit der Klitoris! Nun drehen Sie die beiden Finger in der Vagina um 90° im Uhrzeigersinn, so dass die Handfläche nach oben schaut. Die Fingerkuppen der linken Hand ruhen auf der Bauchhaut an einem Punkt etwas kaudal der Hälfte der Strecke zwischen Symphyse und Nabel. Die Finger der rechten Hand drücken den Uterus nun nach ventral und stabilisieren ihn, die linke Hand palpiert durch die Bauchdecke. Die Zervix kann meist einige Zentimeter in jede Richtung bewegt werden, wobei Sie registrieren, ob dies für die Patientin schmerzhaft ist.

Bei normaler anteflektierter Lage des Uterus fühlen Sie, vorausgesetzt die Patientin ist nicht zu adipös, den Uterus zwischen den Fingern beider Hände (Abb. **C-4.21a**). Ist er retroflektiert, so fühlen Sie zwischen dem vorderen Scheidengewölbe und der Bauchdecke nichts. Beurteilen Sie Lage, Größe, Form, Position, Oberfläche, Konsistenz und Beweglichkeit von Zervix, Uterus und Parametrien. Anschließend palpieren Sie die beiden Adnexen, indem Sie die Finger der rechten intravaginalen Hand jeweils in das rechte und linke Scheidengewölbe positionieren und mit der linken Hand den rechten und linken unteren Quadranten des Abdomens palpieren (Abb. **C-4.21b**). Die walnussgroßen Ovarien

 C-4.21

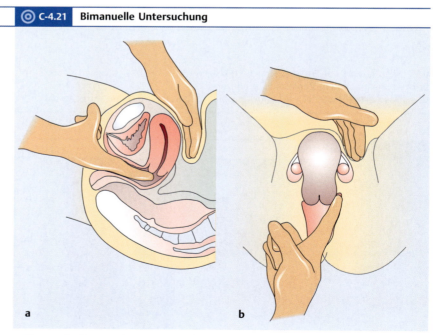

◉ C-4.21 **Bimanuelle Untersuchung**

a   b

a Bimanuelle Uteruspalpation: Normalbefund: Anteflexio (Corpus uteri ist normalerweise gegen die Cervix uteri nach vorne in einem Winkel von 70–90° abgeknickt) und Anteversio (Zervixachse ist in einem Winkel von 90° nach vorn gegen die Vagina geneigt).

b Bimanuelle Palpation der linken Adnexe: Ovar und Tuben zwischen den palpierenden Händen.

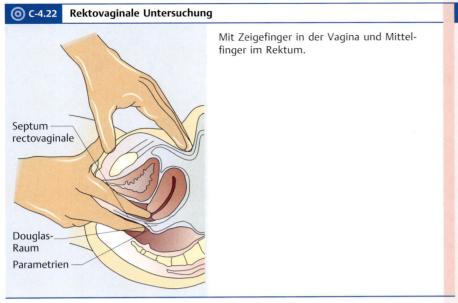

C-4.22   Rektovaginale Untersuchung

Mit Zeigefinger in der Vagina und Mittelfinger im Rektum.

Septum rectovaginale

Douglas-Raum

Parametrien

C-4.22

sind bei vielen Frauen nicht tastbar; **tastbare Tuben sind immer ein pathologischer Befund**. Abschließend palpieren Sie das hintere Scheidengewölbe und stellen fest, ob der Douglas-Raum und die sakrouterinen Bänder druckschmerzhaft sind.

Rektovaginale Palpation: Erklären Sie der Patientin, dass Sie nun noch gleichzeitig Vagina und Rektum untersuchen wollen. Ziehen Sie die rechte Hand so weit aus der Vagina, dass der Mittelfinger frei wird. Fordern Sie zum Pressen auf und schieben den Mittelfinger langsam so weit wie möglich in das Rektum. Dabei palpieren Sie das rektovaginale Septum und den Douglas-Raum, registrieren Verdickungen, Schmerzen oder Raumforderungen (Abb. **C-4.22**).
Erklären Sie nun, dass die „innere Untersuchung" beendet sei und Sie nun die Finger herausziehen würden. Beachten Sie, ob sich an Ihren Fingern gefärbter **Ausfluss oder Blut** befindet. Die Assistenz stellt die Fußstützen tiefer und hilft der Patientin unter Unterstützung des Kopfes zum Sitzen auf. Bedenken Sie, dass die gynäkologische Untersuchung für manche Frauen eine Anstrengung bedeuten kann. Bieten Sie der Patientin ein Tuch an, um sich von Gleitmittel und Sekret reinigen zu können.
Besprechen Sie das Ergebnis der gynäkologischen Untersuchung unmittelbar danach mit der Patientin.

4.1.4 Untersuchung der Mammae

Die Untersuchung der Mammae sollte zwar im Rahmen der gynäkologischen Untersuchung erfolgen, jedoch ist es vor allem wichtig, die Patientin in der **Selbstuntersuchung** zu unterweisen und sie dazu anzuhalten. Es hat sich gezeigt, dass die Früherkennung des häufigsten Karzinoms der Frau durch die Kombination aus regelmäßigen Selbstuntersuchungen und Mammographien wesentlich verbessert werden kann. Wegen der zyklusabhängigen Schwankungen des Drüsengewebes ist der günstigste Termin für die Selbstuntersuchung der Zeitraum unmittelbar nach der Menstruation. Die ärztliche Untersuchung der weiblichen Brust umfasst: Inspektion, Palpation und die Untersuchung der Achselhöhle.

Inspektion: Die bis zur Hüfte vollständig entkleidete Patientin sitzt oder steht in entspannter Haltung vor Ihnen. Achten Sie auf Größendifferenzen, Asymmetrien, Vorwölbungen und Einziehungen, Hautverfärbungen und ödematöse

rien sind bei vielen Frauen nicht tastbar; **tastbare Tuben sind immer ein pathologischer Befund**.

Rektovaginale Palpation: Informieren Sie die Patientin. Palpieren Sie das rektovaginale Septum und den Douglas-Raum, registrieren Sie Verdickungen, Schmerzen oder Raumforderungen (Abb. **C-4.22**).

Erklären Sie nun, dass die „innere Untersuchung" beendet sei und Sie nun die Finger herausziehen würden. **Beachten Sie**, ob sich an Ihren Fingern gefärbter **Ausfluss oder Blut** befindet.

Besprechen Sie das Ergebnis der Untersuchung unmittelbar danach mit der Patientin.

4.1.4 Untersuchung der Mammae

Unterweisen Sie die Patientin in der Selbstuntersuchung. Wegen der zyklusabhängigen Schwankungen des Drüsengewebes ist der günstigste Termin für die **Selbstuntersuchung** der Zeitraum unmittelbar nach der Menstruation. Die ärztliche Untersuchung der weiblichen Brust umfasst Inspektion, Palpation und Untersuchung der Achselhöhle.

Inspektion: Hinweise auf ein Mammakarzinom sind folgende klinische Zeichen:
▪ neu aufgetretene Größendifferenzen

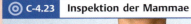

◎ C-4.23 Inspektion der Mammae

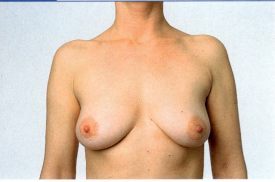

a Mit herabhängenden Armen im Sitzen oder Stehen.

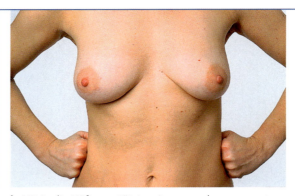

b Mit in die Hüfte gestützten Armen und angespanntem M. pectoralis major.

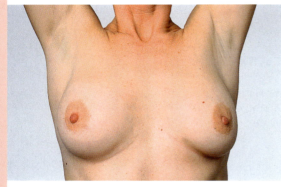

c Mit angehobenen Armen.

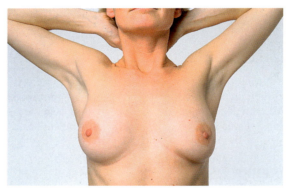

d Im Nackengriff.

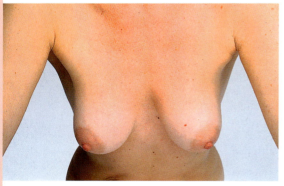

e Mit nach vorn geneigtem Oberkörper und frei hängenden Brüsten.

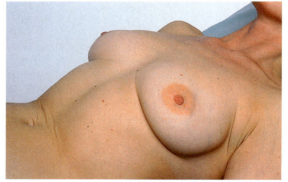

f Im Liegen.

- neu aufgetretene Einziehungen der Mamille
- einseitige, blutige oder dunkel gefärbte Mamillensekretion
- einseitige Hauteinziehungen
- Verwachsung der Haut mit der Subkutis
- „Orangenhaut".

Schwellungen. Gleiches gilt für die Mamillen, wobei besonders Einziehungen und Sekretabgang aus den Brustwarzen von Bedeutung sind. **Hinweise auf ein Mammakarzinom** sind folgende klinische Zeichen:
- neu aufgetretene Größendifferenzen
- neu aufgetretene Einziehungen der Mamille (viele Frauen haben kongenital eingezogene Mamillen)
- einseitige, blutige oder dunkel gefärbte Mamillensekretion
- einseitige Hauteinziehungen
- Verwachsung der Haut mit der Subkutis
- „Orangenhaut" (Aussehen der Haut wie die einer Orange durch sichtbare Schweißdrüsenöffnungen in ödematöser Haut).

⊙ C-4.24 Palpation der Mammae

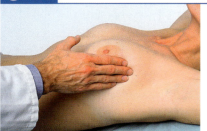 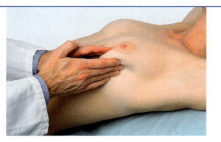 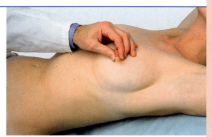

a, b Tasten nach Gewebsverhärtungen oder Knoten.   **c** Kompression der Mamille.

Die Inspektion sollte in folgenden verschiedenen Arm- bzw. Körperstellungen der Frau durchgeführt werden (Abb. **C-4.23**), die als Provokationsmanöver dienen, um zunächst nicht erkennbare Veränderungen doch noch zum Vorschein zu bringen.

Palpation der Achselhöhlen: Sie halten mit der einen Hand den Unterarm auf der untersuchten Seite, um den M. pectoralis major zu entspannen, und palpieren mit den Fingerkuppen der anderen Hand die Achselhöhle. Beginnen Sie weit kaudal in Höhe der 7.–8. Rippe und tasten Sie so weit es geht in die Tiefe der Axilla. Vergessen Sie nicht die Pektoralisränder und die Supra- und Infraklavikulargruben. Führen Sie mit den Fingern kleine kreisförmige Bewegungen aus. Bis zu 5 mm große, frei bewegliche Lymphknoten in den Achselhöhlen sind normal.

Palpation der Mammae: Bitten Sie nun die Patientin, sich auf die Liege zu legen. Sie setzen sich an den Liegenrand und palpieren mit den Fingern beider Hände die Mammae nach Gewebsverhärtungen oder Knoten (Abb. **C-4.24a, b**). Gehen Sie dabei systematisch vor. Zur Befundbeschreibung wird die Mamma in vier Quadranten eingeteilt (unten außen, unten innen, oben außen, oben innen). Beschreiben Sie den Tastbefund nach:
- Größe in Zentimetern („5 cm")
- Form („unregelmäßig geformt")
- Abgrenzung zur Umgebung („nicht abgrenzbar")
- Konsistenz („knorpelhart")
- Verschieblichkeit („mit dem umgebenden Gewebe, z. B. Haut, verbacken").

Die in Klammern angegebenen Befunde sind typisch für ein Mammakarzinom! Abschließend inspizieren Sie die Mamille nach Einziehungen oder Fissuren und palpieren sie. Versuchen Sie, durch sanfte Kompression zwischen zwei Fingern Sekret aus der Mamille auszudrücken (Abb. **C-4.24c**). Fragen Sie die Patientin aber zuvor, ob sie das nicht selbst vornehmen möchte.

▶ **Merke.** Bedenken Sie, dass die Inspektion und Palpation der Mammae zumindest für die Diagnose eines Mammakarzinoms keine sehr sensitive Untersuchungsmethode ist. Jede Auffälligkeit sollte daher Anlass zu weiterführenden Untersuchungen geben.

Die Inspektion sollte in verschiedenen Arm- bzw. Körperstellungen der Frau durchgeführt werden (Abb. **C-4.23**).

Palpation der Achselhöhlen: Sie halten mit der einen Hand den Unterarm auf der untersuchten Seite, um den Musculus pectoralis major zu entspannen und palpieren mit den Fingerkuppen der anderen Hand die Achselhöhle. Bis zu 5 mm große, frei bewegliche Lymphknoten sind normal.

Palpation der Mammae: Palpieren Sie an der liegenden Patientin mit den Fingern beider Hände die Mammae nach Gewebsverhärtungen oder Knoten (Abb. **C-4.24a, b**). Gehen Sie systematisch vor. Zur Befundbeschreibung wird die Mamma in vier Quadranten eingeteilt (unten außen, unten innen, oben außen, oben innen).
- Größe in Zentimetern
- Form
- Abgrenzung zur Umgebung
- Konsistenz
- Verschieblichkeit.

Abschließend inspizieren Sie die Mamille nach Einziehungen oder Fissuren und palpieren sie.

◀ **Merke**

4.2 Anamnese

4.2.1 Allgemeine Aspekte

Akute Nierenerkrankungen machen sich meist nur durch wenige Symptome bemerkbar: Schmerzen im Bereich der Flanken, Fieber und Ödeme können isoliert oder auch in Kombination Hinweise auf eine Nierenkrankheit sein. Nicht

4.2 Anamnese

4.2.1 Allgemeine Aspekte

Akute Nierenerkrankungen machen sich meist nur durch wenige Symptome bemerkbar (z. B. Flankenschmerz, Fieber, Ödeme). Oft verlaufen sie völlig asymptomatisch bis zum Endzustand der chronischen Niereninsuffizienz.

selten verlaufen sie auch völlig asymptomatisch und machen sich erst im Endzustand der chronischen Niereninsuffizienz aufgrund metabolischer Folgeerscheinungen bemerkbar.

▶ **Merke**

▶ **Merke.** Akute und chronische Krankheiten des Nierenparenchyms verlaufen oft mit sehr blander Symptomatik.

Die Anamnese von Schmerzen im Genitalbereich, Störungen der Miktion und Veränderungen der Urinfarbe sollten sehr sorgfältig aufgenommen werden, da gerade hier oft der Schlüssel zur Diagnose in der Anamnese liegt.

Die Anamnese ist bei chronischer Niereninsuffizienz oft „leer", d. h., der Patient kann keine Angaben über frühere Nierenerkrankungen machen. Für die Anamnese von Schmerzen im Genitalbereich, Störungen der Miktion und Veränderungen der Urinfarbe sollten Sie große Mühe aufwenden, da gerade hier oft der Schlüssel zur Diagnose in der Anamnese liegt.

Bestimmte Krankheiten treten in den verschiedenen Altersklassen gehäuft auf:
- Missbildungen und Anomalien bei **Säuglingen und Kleinkindern**
- sexuelle Probleme bei **jungen Erwachsenen**
- Miktionsstörungen und Inkontinenzprobleme bei **älteren Menschen**.

Bei Krankheiten und Funktionsstörungen im Genitalbereich spielt das Alter des Patienten die größte Rolle für die A-priori-Wahrscheinlichkeit einer bestimmten Diagnose.
- **Säuglinge und Kleinkinder** werden meist wegen Missbildungen und Anomalien (z. B. Phimosen) dem Arzt vorgestellt.
- **Junge Erwachsene** suchen den Arzt überwiegend wegen sexueller Probleme auf: Sexuell übertragene Infektionskrankheiten, mechanische oder psychische Beeinträchtigung des Geschlechtsverkehrs und Fertilitätsfragen stehen in dieser Altersgruppe im Vordergrund.
- **Alte Menschen** sind vor allem von Erkrankungen betroffen, die zu Miktionsstörungen führen. Die Prostatahypertrophie älterer Männer äußert sich als Nachträufeln und Harnverhalt, ältere Frauen leiden eher unter Inkontinenzproblemen.

Trotz der freizügigen Behandlung sexueller Themen in den Medien haben viele Patienten nach wie vor Probleme, über sexuelle Störungen und Erkrankungen in diesem Bereich zu sprechen und sich dem Arzt anzuvertrauen. Bemühen Sie sich um eine klare Sprache, von der Sie sicher sind, dass Sie der Patient auch versteht, vermeiden Sie dabei aber Vulgärausdrücke (Tab. **C-4.7**).

Trotz der freizügigen Behandlung sexueller Themen in den Medien, wie sie im Lauf der letzten Jahrzehnte üblich wurde, haben viele Patienten nach wie vor Probleme, über sexuelle Themen, insbesondere über eigene Störungen und Erkrankungen in diesem Bereich zu sprechen und sich dem Arzt anzuvertrauen (s. a. S. 34). Das beginnt bereits bei der Schwierigkeit, die rechten Worte zu finden. Oft müssen Sie als Arzt dem Patienten entsprechende Termini in den Mund legen, ohne ihn aber bezüglich des sachlichen Inhalts der Anamnese festzulegen. Bemühen Sie sich um eine klare Sprache, von der Sie sicher sind, dass Sie der Patient auch versteht, vermeiden Sie dabei aber Vulgärausdrücke (Tab. **C-4.7**). In den Praktika der Anamneseerhebung sollten Sie üben, auch über sexuelle Themen mit der nötigen Distanz und Neutralität ohne Hemmungen sprechen zu können.

≡ C-4.7

≡ C-4.7	**Kompendium allgemein verständlicher, nicht vulgärer Ausdrücke für Sexualorgane und Sexualfunktion**
Glied	Scheide
Hodensack	Kitzler
Hoden	Schamlippen
Vorhaut	Erregung
Schwellkörper	Höhepunkt
Gliedsteife, Erregung	Regel, Monatsblutung, Periode
Geschlechtsverkehr	
Samenerguss (erstmaliger, vorzeitiger)	
Selbstbefriedigung	

4.2.2 Symptomatologie

Häufigste Symptome im Bereich des Urogenitaltraks sind:
- Schmerzen
- Miktionsstörungen
- Abnorme Veränderungen der Urinmenge
- Hautläsionen und Lymphknotenschwellungen
- Störungen der Sexualfunktion.

Die ersten drei Punkte werden für beide Geschlechter gemeinsam abgehandelt, die beiden letzten Punkte werden wegen der spezifischen Besonderheit für Mann und Frau getrennt besprochen.

Schmerz

Lokalisation, Dauer, Art und Ausstrahlung von Schmerzen im Bereich des Urogenitalsystems sind manchmal so charakteristisch, dass ihre genaue Kenntnis und Interpretation wichtige diagnostische Rückschlüsse zulässt. Versuchen Sie, die Schmerzen nach den in Tab. **C-4.8** angegebenen acht Punkten zu charakterisieren. Nachdem der Urogenitaltrakt auch muskuläre Hohlorgane einschließt, können prinzipiell drei Schmerzformen auftreten (s. a. S. 250 ff.):
- Organschmerz: gleich bleibend, dumpf
- Kolik: wellenförmig, sehr heftig
- Tast- oder Druckschmerz: regelmäßig auslösbar

4.2.2 Symptomatologie

Häufigste Symptome sind:
- Schmerzen
- Miktionsstörungen
- Veränderungen der Urinmenge
- Hautläsionen und Lymphknotenschwellungen
- Störungen der Sexualfunktion.

Schmerz

Lokalisation, Dauer, Art und Ausstrahlung von Schmerzen sind z. T. so charakteristisch, dass sich daraus wegweisende diagnostische Schlüsse ziehen lassen (Tab. **C-4.8**). Drei Schmerzformen können auftreten (s. a. S. 250 ff.):
- Organschmerz
- Kolik
- Tast- oder Druckschmerz.

C-4.8 Charakterisierung von Schmerzen im Bereich des Urogenitaltrakts und mögliche Diagnosen

Lokalisation	Lumbalgegend	Nierenaffektion
	Leiste	Hernie, Harnleiterkolik
	tiefer Rücken	Prostatitis, weibliche Adnexe
	Unterbauch, Symphyse	Harnblase (Steine, Fremdkörper), Harnverhalt, Adnexitis, Extrauteringravidität, Endometriose
	Harnröhre, Penis	Zystitis, Urethritis
	Hoden, Nebenhoden	Orchitis, Epididymitis
Ausstrahlung	Leiste, Hoden, Labien, Oberschenkel	Ureterkolik
Intensität	leicht bis mittel	Glomerulonephritis, Hufeisen-, Beckenniere, Hydronephrose, Prostatitis
	mittel bis schwer	Pyelonephritis, Zystitis, Adnexitis
	schwerst	Steinkoliken, Harnverhaltung, Hodentorsion
Dauer	Minuten bis Stunden	Steinkolik, Harnverhaltung
	Tage bis Wochen	Nephritis, Zystitis
	Monate bis Jahre	chronische Prostatitis
Häufigkeit und Periodik	monatlich	Menses, Endometriose
	mehrfach pro Jahr	Zystitis bei Missbildungen
Charakter	dumpf, drückend	„Organschmerz", z. B. Glomerulonephritis
	hell, scharf	Steinkolik
	brennend	Zystitis, Miktionsschmerz
Auslösende Faktoren	Miktion	Zystitis, Urethritis
	Stehen	Senk-, Wanderniere, Varikozele
	langes Sitzen	Prostatitis
	Erschütterungen	Ureterkolik
	Defäkation	Prostatitis
	Menses	Endometriose
	Geschlechtsverkehr	Dyspareunie
	Perkussion	Pyelonephritis
	Palpation	Orchitis, Epididymitis
	Anheben des Skrotums	Hodentorsion
	rektale Untersuchung	Prostataabszess
Lindernde Faktoren	horizontale Lage	Wander-, Senkniere
	Anheben des Skrotums	Epididymitis
	Anziehen des Beines	paranephritischer Abszess

Lokalisation und Ausstrahlung

Von den Nieren ausgehende Schmerzen werden meist in der Lumbalgegend unterhalb des Rippenbogens angegeben **(Angulus costovertebralis)** und als dumpf, gleich bleibend, tiefliegend und erträglich geschildert.

Lokalisation und Ausstrahlung

Von den Nieren ausgehende Schmerzen werden meist in der Lumbalgegend unterhalb des Rippenbogens angegeben **(Angulus costovertebralis)**. Sie entstehen durch eine Spannung der Capsula fibrosa infolge Volumenzunahme des Organs bei Entzündungen, Tumoren oder Kelchektasien infolge eines Harnstaus. Überwiegend werden sie als dumpf, gleich bleibend und in der Tiefe liegend geschildert; ihre Intensität ist erträglich. Typischerweise treten diese Schmerzen einseitig auf.

▶ **Merke**

▶ **Merke.** Nierenschmerzen werden im kostovertebralen Winkel angegeben und treten meist einseitig auf.

Wegen der Ausstrahlung der Nierenschmerzen nach dorsal geben manche Patienten zunächst Rückenschmerzen oder Kreuzschmerzen an. Häufiger trifft man aber das Umgekehrte an: Patienten mit Lumbago denken primär an die Niere.

Wenn Sie Patienten nach der Lokalisation von Nierenschmerzen befragen, legen die meistens die Hand der betroffenen Seite so auf den Angulus costovertebralis, dass der Daumen kranial der Spina iliaca anterior superior zu liegen kommt. Wegen der Ausstrahlung der Schmerzen nach dorsal geben manche Patienten mit Nierenschmerzen zunächst Rückenschmerzen oder Kreuzschmerzen an. Häufiger kommt hingegen der umgekehrte Fall vor: Patienten mit Lumbago denken primär an eine Erkrankung der Nieren. Dies mag daran liegen, dass die Nieren von den meisten Patienten als lebenswichtige Organe eingestuft werden, denen höchste Aufmerksamkeit gilt.

Bei Affektionen des Ureters ziehen die Schmerzen vom kostovertebralen Winkel weiter nach kaudal in **Leiste, Symphyse, Penisbasis, Hoden, Labien** bis auf die **Innenseite des Oberschenkels** (Abb. **C-4.25**).

Ziehen die Schmerzen vom kostovertebralen Winkel weiter nach kaudal in **Leiste, Symphyse, Penisbasis, Hoden, Labien** bis auf die **Innenseite des Oberschenkels**, so lässt das eine Affektion des Ureters vermuten (Abb. **C-4.25**). Der Punkt, an dem der Schmerz begann, entspricht meist der Stelle, an der ein Fremdkörper im Ureter feststeckt, z. B. ein Konkrement oder Koagel.

Schmerzen in **Unterbauchmitte** sollten an eine Zystitis, Harnverhaltung, Steine und Fremdkörper in der Harnblase oder eine Lageabweichung des Uterus denken lassen. Bei Schmerzen im **Bereich des Damms** oder **tief im Kreuz** besteht v. a. eine Prostatitis oder eine Adnexitis.

Schmerzen in **Unterbauchmitte** sollten an eine Zystitis, Harnverhaltung, Steine und Fremdkörper in der Harnblase oder eine Lageabweichung des Uterus (retroflektierter Uterus) denken lassen. Gibt der Patient den Schmerz im **Bereich des Damms** oder **tief im Kreuz** an, so liegt wahrscheinlich eine Prostatitis oder eine Adnexitis vor. Wegen der exponierten Lage sind Schmerzen in der **Harnröhre**, im **Penis** sowie in **Hoden und Nebenhoden** relativ leicht zuzuordnen. Es kommt allerdings vor, dass die Patienten bei Entzündungen von Hoden oder Nebenhoden den Schmerz auf die Leiste oder den Unterbauch projizieren, so dass der Schmerzursprung im Bereich des Skrotalinhalts verschleiert wird.

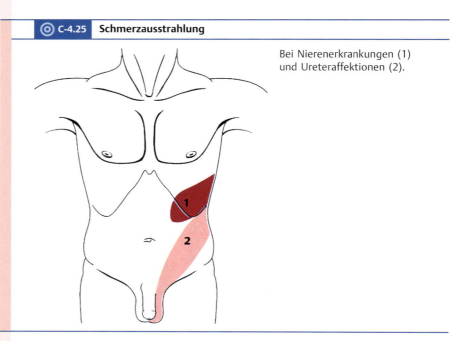

◎ C-4.25

◎ C-4.25   **Schmerzausstrahlung**

Bei Nierenerkrankungen (1) und Ureteraffektionen (2).

Intensität, Dauer und Charakter

Von der Niere ausgehende Schmerzen werden als dumpf und in der Tiefe liegend empfunden. Sie sind gleich bleibend vorhanden und nicht von Bewegungen abhängig; ihre Intensität ist bei Glomerulonephritiden, Hydronephrosen und Nierenkarzinomen erträglich. Die Schmerzen beginnen allmählich und bestehen wegen des schleichenden Charakters oft schon lange Zeit, ehe der Patient zum Arzt kommt. Bei akuter Pyelonephritis dagegen beginnen die Schmerzen in der Lumbalregion meist akut und können sehr heftig werden.

> ▶ **Merke.** Symptome der akuten Pyelonephritis sind akuter Schmerzbeginn im Angulus costovertebralis, Fieber und Schüttelfrost. Kopfschmerzen, Übelkeit und Erbrechen können dem Schmerz vorausgehen.

Bis auf den Prostataabszess sind die meisten Affektionen der Prostata nur gering schmerzhaft. Schwere Schmerzen in der suprapubischen Region entwickeln sich im Verlauf weniger Stunden bei Adnexitis, Zystitis oder Urethritis. Im Fall der akuten Zystitis empfindet der Patient vor allem **brennende Schmerzen** bei und am Ende der Miktion **(End- oder Terminalschmerz)**. Diese Schmerzen können so heftig sein, dass es zur reflektorischen Blasensperre kommt, d. h. aus Furcht vor den schweren Schmerzen tritt ein Spasmus des Blasensphinkters ein, und die Miktion wird unmöglich.

> ▶ **Merke.** Bei einer schweren Zystitis kann es aus Furcht vor den Schmerzen bei der Miktion zu einem Harnverhalt kommen.

Mit zu den schwersten Schmerzen, die überhaupt auftreten können, gehören im Bereich des Urogenitaltrakts **Ureterkoliken**, Schmerzen bei **akuter Harnverhaltung** und bei **Hodentorsion**. Patienten mit **Ureterkoliken** sind meist unruhig, sie versuchen sich durch Umhergehen und Herumrollen im Bett eine gewisse Erleichterung zu verschaffen. Als Begleitphänomen können Übelkeit und Erbrechen auftreten. Typischerweise verläuft der Schmerz ähnlich wie der Geburtsvorgang wellenförmig mit fast schmerzfreien Perioden zwischen den Attacken (Kontraktion glatter Muskulatur!). Der **akute Harnverhalt** führt zu schweren Schmerzen in Unterbauch (im Gegensatz zur chronischen Harnsperre). Die Patienten fühlen die Überdehnung der Blase deutlich und können entsprechende Angaben machen. Außerdem hilft in diesen Fällen die Anamnese einer seit vielen Stunden nicht stattgefundenen Miktion und die einfache Blasenpalpation und Perkussion.

> ▶ **Merke.** Die akute Harnverhaltung ist sehr schmerzhaft, die chronische Überdehnung der Harnblase verursacht keine Schmerzen.

> ▶ **Klinischer Fall.** Eine 32-jährige australische Krankenschwester befindet sich seit vier Wochen auf „Rucksacktour" durch Europa. Sie hat die letzte Nacht in einem Zeltlager verbracht und leidet seit dem Morgen unter heftigen Schmerzen im Unterbauch. Bei der morgendlichen Miktion empfand sie einen brennenden Schmerz im Bereich der Harnröhre, fühlt sich ansonsten aber nicht allgemein krank. Die Untersuchung ergibt einen Druckschmerz im Unterbauch ohne Abwehrspannung, die Lumbalregion ist nicht klopfschmerzhaft. Die Patientin stellt die Diagnose einer akuten Zystitis selbst, da sie exakt dieselben Beschwerden vor zwei Jahren schon einmal hatte. Dennoch wird eine Urinuntersuchung vorgenommen, die massenhaft Leukozyten und viele Erythrozyten im Urinsediment ergibt (s. S. 314). Bereits zwölf Stunden nach Beginn einer antibiotischen Behandlung ist die Patientin annähernd beschwerdefrei.

Häufigkeit und Periodik

Zu den wichtigsten anamnestischen Fragen gehört, ob Krankheiten bislang einmalig oder bereits wiederholt aufgetreten sind. Gerade im Bereich der ableitenden Harnwege sind rezidivierende Infektionen und Entzündungen Hinweis auf

Intensität, Dauer und Charakter

Von der Niere ausgehende Schmerzen werden als dumpf und in der Tiefe liegend empfunden. Sie sind bewegungsunabhängig, ihre Intensität meist erträglich. Bei akuter Pyelonephritis dagegen beginnen die Schmerzen in der Lumbalregion meist akut und können sehr heftig werden.

◀ **Merke**

Schwere Schmerzen in der suprapubischen Region entwickeln sich im Verlauf weniger Stunden bei Adnexitis, Zystitis oder Urethritis. Bei der akuten Zystitis empfindet der Patient v. a. **brennende Schmerzen** bei und am Ende der Miktion **(End- oder Terminalschmerz)**.

◀ **Merke**

Schwerste Schmerzen im Bereich des Urogenitaltrakts verursachen **Ureterkoliken, akute Harnverhaltung** und **Hodentorsion**. Begleitend können Übelkeit und Erbrechen auftreten. Typischerweise verläuft der Kolikschmerz ähnlich wie beim Geburtsvorgang (Kontraktion glatter Muskulatur!) wellenförmig mit intermittierenden fast schmerzfreien Perioden. Auch ein akuter Harnverhalt führt zu schweren Schmerzen im Unterbauch.

◀ **Merke**

◀ **Klinischer Fall**

Häufigkeit und Periodik

Rezidivierende Infektionen und Entzündungen der ableitenden Harnwege können Hinweis auf eine **Missbildung** oder Anomalie sein. Daher sollten die anatomischen

Verhältnisse mittels Sonographie und Röntgendarstellung abgeklärt werden, wenn Harnwegsinfekte öfter als zweimal aufgetreten sind.

▶ **Merke**

Regelmäßig um den Zeitpunkt der Menstruation auftretende Schmerzen können auf eine **Endometriose** zurückgehen. Das versprengte Endometriumgewebe in der Uteruswand, im Bereich der Adnexe oder an der Darmwand unterliegt dem Menstruationszyklus und verursacht durch lokale Blutungen Schmerzen. Manche Frauen haben zum Zeitpunkt der Ovulation (Zyklusmitte) einen mäßig starken, kurzdauernden Schmerz in Unterbauchmitte (sog. **Mittelschmerz**).

▶ **Merke**

Auslösende Faktoren

Fragen Sie den Patienten, ob er einen Zusammenhang zwischen dem Auftreten der Schmerzen und anderen Körperfunktionen oder Umständen bemerkt hat (z. B. bei der Miktion).

▶ **Merke**

Leichte bis mäßige Schmerzen im Unterbauch nach langem Stehen sind verdächtig auf eine **Senk- oder Wanderniere**. Auch bei einer **Varikozele** können nach langem Stehen Schmerzen in Hoden und Nebenhoden auftreten. Schmerzen bei **chronischer Prostatitis** können wegen der engen Nachbarschaft der Prostata zum Rektum auch **Schmerzen bei der Defäkation** verursachen.

▶ **Merke**

Schmerzen der Frau beim Geschlechtsverkehr **(Dyspareunie)** sind verdächtig auf ein mechanisches Hindernis z. B. durch Anomalien oder eine Kolpitis, aber auch psychische Ursachen.

Schmerzphänomene, die durch die ärztliche Untersuchung ausgelöst werden können, liefern wertvolle diagnostische Hinweise.

---

eine möglicherweise vorliegende **Missbildung** oder Anomalie. Daher sollten die anatomischen Verhältnisse mittels Sonographie und Röntgendarstellung abgeklärt werden, wenn Harnwegsinfekte öfter als zweimal aufgetreten sind. Fragen Sie auch nach den Begleitumständen, unter denen die Erkrankung begann.

▶ **Merke.** Faustregel zur diagnostischen Abklärung von Harnwegsinfekten: bei Männern nach der ersten Episode, bei Frauen nach dem ersten Rezidiv.

Schmerzen, die bei Frauen **regelmäßig** in monatlichen Abständen auftreten, lassen an einen Zusammenhang mit dem **Menstruationszyklus** denken. Versuchen Sie, die Lage des Schmerzereignisses innerhalb des Zyklus festzulegen. Falls das auf Anhieb nicht gelingt, empfehlen Sie der Patientin, ein Symptomen-Tagebuch zu führen. Beschwerden um den Zeitpunkt der Menstruation sind einfache Regelschmerzen, können aber auch auf eine **Endometriose** zurückgehen. Dabei handelt es sich um versprengtes Endometriumgewebe in der Uteruswand, im Bereich der Adnexe oder an der Darmwand, das den Menstruationszyklus mitmacht und durch lokale Blutungen Schmerzen verursacht. Manche Frauen empfinden zum Zeitpunkt der Ovulation in der Zyklusmitte einen mäßig starken, kurzdauernden Schmerz in Unterbauchmitte, den sog. **Mittelschmerz**.

▶ **Merke.** Typische Beispiele für regelhaft auftretende Unterbauchschmerzen sind Endometriose und Mittelschmerz.

Auslösende Faktoren

Fragen Sie den Patienten, ob er einen Zusammenhang zwischen dem Auftreten der Schmerzen und anderen Körperfunktionen oder Umständen bemerkt hat. Besonders typisch für eine Zystitis oder Urethritis ist die Verstärkung der brennenden Schmerzen im Bereich der Harnröhre bei der **Miktion**, insbesondere an deren Ende **(Terminalschmerz)**.

▶ **Merke.** Brennende Schmerzen im Bereich der Harnröhre bei der Miktion, die sich gegen Ende der Miktion noch verstärken (Terminalschmerz), sind fast beweisend für eine Zystitis.

Leichte bis mäßige Schmerzen im rechten oder linken Unterbauch nach langem Stehen sind verdächtig für das Vorliegen einer **Senk- oder Wanderniere**. Auch bei einer **Varikozele** können nach langem Stehen Schmerzen in Hoden und Nebenhoden auftreten. Stundenlanges **Sitzen**, womöglich auf kalter Unterlage, provoziert Schmerzen bei **chronischer Prostatitis**. Wegen der engen Nachbarschaft der Prostata zum Rektum kann diese Erkrankung auch **Schmerzen bei der Defäkation** verursachen. Fragen Sie Patienten mit V. a. eine Ureterkolik, ob sie in den Stunden zuvor großen **Erschütterungen**, z. B. Fahren in einem Geländewagen auf schlechter Straße, Reiten etc. ausgesetzt waren.

▶ **Merke.** Ureterkoliken werden oft durch Erschütterungen ausgelöst, da sich Konkremente aus den Nierenkelchen lösen und im Ureter stecken bleiben.

Starke Schmerzen im Zusammenhang mit der Menstruation sind verdächtig auf eine **Endometriose**. Empfinden Frauen Schmerzen beim Geschlechtsverkehr **(Dyspareunie)**, so ist an ein mechanisches Hindernis, z. B. durch anatomische Anomalien, eine entzündliche Erkrankung im Vaginalbereich oder auch an psychische Ursachen (z. B. latente Abneigung gegen die Sexualität) zu denken. Auch Schmerzphänomene, die durch die ärztliche Untersuchung ausgelöst werden können, erlauben wertvolle diagnostische Schlüsse. So werden Schmerzen, die von der Niere ausgehen, durch die Perkussion im kostovertebralen Winkel verstärkt.

▶ **Merke.** Vorsicht: Bei Patienten mit Pyelonephritis genügt schon ein ganz leichtes Klopfen, um schwerste Schmerzen zu erzeugen!

◀ Merke

Die Palpation von Hoden und Nebenhoden ist bei einer Hodentorsion, akuter Orchitis oder Epididymitis nahezu unmöglich, da der Patient bereits leichte Berührungen kaum toleriert. Insbesondere das Anheben des Skrotums löst bei Hodentorsion schwerste Schmerzen aus **(Prehn-Zeichen)**. Gleiches gilt für die rektale Untersuchung bei einem Prostataabszess.

Die Palpation von Hoden und Nebenhoden ist bei Hodentorsion, akuter Orchitis oder Epididymitis nahezu unmöglich, da der Patient bereits leichte Berührungen kaum toleriert.

▶ **Merke.** Als Differenzialdiagnose zwischen akuter Epididymitis und Hodentorsion gilt das sog. **Prehn-Zeichen**: Hebt man das Skrotum symphysenwärts an, so verschlimmert sich der Schmerz bei der Hodentorsion, er verringert sich jedoch bei der Epididymitis.

◀ Merke

Die Schmerzauslösung durch den Arzt als diagnostisches Mittel muss sparsam eingesetzt werden, da sie das Arzt-Patienten-Verhältnis gründlich zerstören kann. Vor allem in der Klinik sollte nicht jeder Arzt (in aufsteigender Hierarchie) diesen Versuch machen, sondern ihn dem kompetentesten Kollegen überlassen, der auch die therapeutischen Entscheidungen trifft.
Denken Sie auch daran, dass **Missempfindungen und Schmerzen** im Bereich des **Unterbauchs** (bei Frauen) oder des **Genitales** (bei Männern) **Ausdruck psychischer Probleme** sein können. Versuchen Sie daher bei Beschwerden ohne Lokalbefund mögliche auslösende Lebenssituationen in der Anamnese zu erfragen. Dazu gehört auch, sich ein Bild von den jetzigen und früheren Lebensumständen des Patienten zu machen (biografische Anamnese, s. S. 21). Fragen Sie sich, ob dem Patienten aus seinen Beschwerden nicht auch Vorteile entstehen, z. B. durch vermehrte Zuwendung oder im Sinne einer Entschuldigung für nicht erreichte Leistungen (sekundärer Krankheitsgewinn).

Die Schmerzauslösung durch den Arzt als diagnostisches Mittel muss sparsam eingesetzt werden, da sie das Arzt-Patienten-Verhältnis gründlich zerstören kann.

Denken Sie auch daran, dass **Missempfindungen und Schmerzen** im Bereich des **Unterbauchs** (bei Frauen) oder des **Genitales** (bei Männern) **Ausdruck psychischer Probleme** sein können. Versuchen Sie daher, bei Beschwerden ohne Lokalbefund mögliche auslösende Situationen zu erfragen und eine biografische Anamnese (s. S. 21) zu erheben.

Lindernde Faktoren

Bei einigen wenigen Erkrankungen des Urogenitaltrakts kann die Erleichterung, die sich Patienten durch bestimmte Stellungen verschaffen, diagnostische Hinweise liefern. Die Beschwerden bei Senk- oder Wanderniere werden durch Hinlegen gemindert. Patienten mit einem paranephritischen Abszess verschaffen sich eine gewisse Schmerzfreiheit durch Anziehen des Beines auf der betroffenen Seite. Bei Epididymitis wird das Anheben des Skrotums als angenehm empfunden. Dieses Phänomen nutzt man therapeutisch durch das Tragen eines Suspensoriums.

Lindernde Faktoren

Die Beschwerden bei Senk- oder Wanderniere werden durch Hinlegen gemindert. Patienten mit paranephritischem Abszess verschaffen sich eine gewisse Schmerzfreiheit durch Anziehen des Beines auf der betroffenen Seite. Bei Epididymitis wird das Anheben des Skrotums als angenehm empfunden.

▶ **Anamnestische Fragen an den Patienten mit Flankenschmerzen:**
- Wann begannen die Schmerzen?
- Wo begannen die Schmerzen?
- Können Sie auf die Stelle zeigen?
- Trat der Schmerz nur an dieser Stelle auf oder strahlte er aus?
- Begannen die Schmerzen plötzlich oder allmählich?
- Hatten Sie derartige Schmerzen schon einmal?
- Ist der Schmerz dauernd vorhanden?
- Gibt es Stellungen, Bewegungen oder Maßnahmen, welche die Schmerzen verschlimmern oder erleichtern?
- Haben Sie eine Verfärbung des Urins bemerkt?
- Hatten Sie nur Schmerzen oder auch andere Krankheitszeichen, z. B. Fieber, Schüttelfrost, Übelkeit, Erbrechen, Bauchschmerzen, Brennen beim Wasserlassen?
- Sind bei Ihnen Nierensteine bekannt?
- Hat jemand in Ihrer Familie eine Nierenerkrankung?

◀ Wichtige Fragen

▶ **Aufgabe**

Miktionsstörungen und Änderungen der Harnmenge

Miktionsstörungen können durch Erkrankungen auf der Ebene von Harnblase und ableitenden Harnwegen, aber auch durch Läsionen im Bereich des Rückenmarks oder des Gehirns bedingt sein. Auch psychische Faktoren beeinflussen die Miktion.

Dysurie

Als „Dysurie" werden alle Formen von Miktionsstörungen bezeichnet. Besser ist eine exakte Benennung (s. Tab. **C-4.9**). Ein schwacher Harnstrahl (s. Abb. **C-4.10**), Harnträufeln, „Harnstottern", langes Warten auf den Beginn der Miktion trotz Harndrangs und die Notwendigkeit, bei der Miktion die Bauchpresse zu betätigen sprechen für eine Einengung der Urethra oder eine Störung der Innervation der Blasenmuskulatur (z. B. bei Prostataadenom).

Strangurie (Algurie)

Kennzeichnend sind brennende Schmerzen, die bei der Miktion im Bereich von Harnröhre und Harnblase auftreten, am intensivsten gegen Ende des Miktionsvorgangs. Sie sind fast beweisend für eine **Zystitis** oder **Urethritis** und u. U. Ursache für einen Harnverhalt.

▶ **Aufgabe.** Versuchen Sie, anhand Ihrer Kenntnisse aus Kap. 4.1 (s. S. 279) und aus den Angaben in Tab. **C-4.9** den Sinn dieser Fragen zu interpretieren!

Miktionsstörungen und Änderungen der Harnmenge

Die Miktion ist ein komplexer neuromuskulärer Vorgang, an dessen Steuerung drei nervale Zentren beteiligt sind: ein **zerebrales** und ein **spinales Blasenzentrum** sowie ein **vesikales Innervationszentrum**. Für den ungestörten Ablauf der Miktion bei gleichzeitiger Erhaltung der Kontinenz ist ein kompliziertes Zusammenspiel der zwei Hauptmuskeln, M. detrusor vesicae und M. sphincter externus, erforderlich. Miktionsstörungen können durch Erkrankungen auf der Ebene der Harnblase und ableitenden Harnwege, aber auch durch Läsionen im Bereich des Rückenmarks oder Gehirns bedingt sein. Auch psychische Faktoren beeinflussen die Miktion.

Dysurie

Für alle Formen von Miktionsstörungen wird häufig der Ausdruck „Dysurie" verwendet. Diese Bezeichnung ist wenig aussagekräftig und sollte durch eine exakte Benennung der Symptomatik ersetzt werden. Was liegt genau vor, welches Problem schildert der Patient? Die wichtigsten Symptome und ihre mögliche Bedeutung sind in Tab. **C-4.9** zusammengefasst. Ein schwacher Harnstrahl (s. Abb. **C-4.10**), Harnträufeln, „kraftloses Wasserlassen" („Harnstottern"), das in kleinen Stößen oder sogar nur in Tropfen erfolgt, langes Warten auf den Beginn der Miktion trotz Harndrangs und die Notwendigkeit, bei der Miktion die Bauchpresse zu betätigen, sprechen für eine Einengung der Urethra oder eine Störung der Innervation der Blasenmuskulatur. Am häufigsten berichten Patienten mit einem Prostataadenom über diese Symptomatik.

Strangurie (Algurie)

Unter Strangurie versteht man das Auftreten brennender Schmerzen bei der Miktion im Bereich von Harnröhre und Harnblase, am intensivsten gegen Ende des Miktionsvorgangs, wenn sich die entzündeten Schleimhäute nach Durchtritt des Urin wieder berühren. Sie sind fast beweisend für eine **Zystitis** oder **Urethritis**. Die Schmerzen können so stark sein, dass der Patient aus Furcht vor Schmerzen die Miktion zurückhält und sogar ein Harnverhalt aufgrund einer Spastik des M. sphincter externus auftritt.

≡ **C-4.9**	**Typische Symptome bei Behinderungen des Harnflusses und häufige Ursachen**
▪ Warten auf Miktion	– psychogen; Prostataadenom
▪ schwacher Harnstrahl („bis zur Schuhspitze")	– **neurologisch:** Querschnittsläsion, Rückenmarkstumoren, multiple Sklerose – **urologisch:** Prostataadenom, Steine, Gerinnsel
▪ verdrehter oder gespaltener Harnstrahl	– Harnröhrenstriktur
▪ Harntröpfeln	– Prostataadenom, Striktur, Innervationsstörung
▪ Harnstottern (stoßweise Miktion)	– Prostataadenom, Blasensteine
▪ Bauchpresse	– Prostataadenom, Sphinktersklerose
▪ Pollakisurie (Zunahme der Miktionsfrequenz)	– Prostataadenom
▪ Nykturie (DD Herzinsuffizienz!)	– Prostataadenom
▪ Gefühl der unvollständigen Entleerung	– Restharnbildung, meist bei Prostataadenom

Reizblase

Bei der Reizblase wird der Patient sehr häufig von dem Gefühl geplagt, er müsse Wasser lassen. Begibt er sich auf die Toilette, so geht fast kein Urin ab. Eine organische Ursache lässt sich oft nicht finden, meist besteht ein Zusammenhang mit Aufregungen oder anderweitigen psychischen Belastungen. Die Symptomatik gehört in die Gruppe der vegetativen urogenitalen Symptome.

Harnverhaltung

Als Harnverhaltung bezeichnet man das völlige Unvermögen, Wasser zu lassen. Bei **akuter Harnverhaltung** empfinden die Patienten starke Unterbauchschmerzen und einen **imperativen Harndrang**. Sie können nicht mehr still sitzen, laufen ständig umher und versuchen, unter Betätigung der Bauchpresse und Auflegen der Hände, die Blase zu entleeren. Die akute Harnverhaltung verläuft zwar für den Patienten dramatisch, ist aber objektiv weniger gefährlich als die **chronische Harnverhaltung**. Diese entwickelt sich über mehrere Jahre hinweg bei Patienten, die – meist wegen eines Prostataadenoms – die Harnblase nicht vollständig entleeren können. Es kommt zur Bildung von **Restharn** in der Harnblase mit Urinaufstau in den Ureteren und im Nierenbecken, woraus eine Schädigung des Nierenparenchyms resultiert (Abb. **C-4.26**). Manchmal suchen die Patienten erst den Arzt auf, wenn die allgemeinen Symptome der Urämie unerträglich werden.

Reizblase

Der Patient hat oft das Gefühl, er müsse Wasser lassen, auf der Toilette geht aber fast kein Urin ab. Meist besteht keine organische, sondern eine psychische Ursache.

Harnverhaltung

Bei **akuter Harnverhaltung** empfinden die Patienten starke Unterbauchschmerzen und **imperativen Harndrang**. Sie können nicht mehr still sitzen, laufen ständig umher. Eine **chronische Harnverhaltung** entwickelt sich über mehrere Jahre hinweg bei Patienten, die (v. a. bei Prostataadenom) die Harnblase nicht vollständig entleeren können. Es kommt zur Bildung von **Restharn** mit Urinaufstau in Ureteren sowie Nierenbecken und konsekutiver Nierenparenchymschädigung (Abb. **C-4.26**).

 C-4.26   **Restharnbildung**

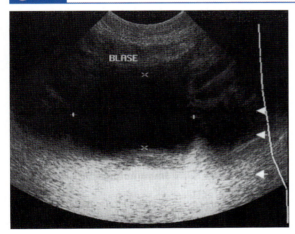

Dargestellt ist der Transversalschnitt der Blase. Gemessen wird der größte vertikale und horizontale Durchmesser im Transversalbild und der größte horizontale Durchmesser im Longitudinalschnittbild. Berechnungsformel für die Restharnbestimmung:

$$Vol = H_t \times V_t \times H_l \times (0{,}524)$$

H_t = größter Horizontaldurchmesser im Transversalbild

V_t = größter Vertikaldurchmesser im Transversalbild

H_l = größter Horizontaldurchmesser im Longitudinalbild.

 C-4.26

Harninkontinenz

Patienten mit Harninkontinenz können auch ohne Harndrang das Wasser nicht mehr halten, es erfolgt ein unwillkürlicher Urinabgang. Je nach Ursache werden verschiedene Formen der Harninkontinenz unterschieden. Bei der häufigen **Stressinkontinenz** ist der Urinabgang zunächst auf Situationen beschränkt, bei denen ein erhöhter intraabdomineller Druck entsteht, z.B. Husten, Niesen, Lachen, schweres Heben. Die meisten Patienten empfinden derartige Symptome als peinlich und verschweigen sie in der Anamnese. Fragen Sie mit Verständnis und Mitgefühl! Versuchen Sie dem Patienten zu vermitteln, dass es sich um ein häufiges Symptom handelt, das Ihnen von anderen Patienten her wohl geläufig ist!

Die Harninkontinenz ist **überwiegend ein Problem älterer Menschen, und kommt bei Frauen wesentlich häufiger vor** als bei Männern. Meist beruht sie auf Lockerungen des Stütz- und Bindegewebes im Beckenbereich, vor allem

Harninkontinenz

Bei Patienten mit Harninkontinenz kommt es zum unwillkürlichen Urinabgang. Dieser erfolgt z.B. bei der häufigen Stressinkontinenz in Situationen, bei denen ein erhöhter intraabdomineller Druck entsteht (z.B. Husten, Niesen, Lachen, schweres Heben). Die meisten Patienten verschweigen derartige Symptome.

Die Harninkontinenz ist **überwiegend ein Problem älterer Menschen; bei Frauen wesentlich häufiger** als bei Männern.

Meist beruht sie auf Lockerungen des Stütz- und Bindegewebes im Beckenbereich, vor allem bei Multipara (Deszensus des Beckenbodens). Nicht unter den Begriff Inkontinenz fällt die Miktion im Rahmen eines epileptischen Anfalls.

bei Frauen, die mehrere Kinder geboren haben (Deszensus des Beckenbodens). Andere Ursachen sind iatrogene Zerstörung des Blasensphinkters, z. B. bei Operationen, neurologische Funktionsstörungen (multiple Sklerose) oder ein Prostatakarzinom. Vorübergehend kann es auch bei jungen Frauen nach einer Geburt zu Inkontinenz kommen.

Nicht unter den Begriff Inkontinenz fällt die Miktion im Rahmen eines epileptischen Anfalls.

Pollakisurie, Polyurie, Nykturie

▶ **Definition**

Pollakisurie, Polyurie, Nykturie

▶ **Definition.**
Pollakisurie: Häufige Entleerung kleiner Harnmengen.
Polyurie: Pathologisch erhöhtes Harnvolumen (> 2 l/24h).
Nykturie: Vermehrtes nächtliches Wasserlassen.

Es ist nicht immer möglich, zwischen häufigem Wasserlassen bei normaler Urinmenge (< 2 Liter/Tag; **Pollakisurie**) und häufiger Miktion infolge Ausscheidung großer Urinmengen (**Polyurie**) zu unterscheiden (Bestimmung des 24-Stunden-Urins).

Anamnestisch ist es nicht immer möglich, zwischen häufigem Wasserlassen bei normaler Urinmenge (< 2 Liter/Tag; **Pollakisurie**) und häufiger Miktion infolge Ausscheidung großer Urinmengen (**Polyurie**) zu unterscheiden. Eine exakte Aussage können Sie letztlich nur gewinnen, wenn der Patient seinen Urin 24 Stunden lang sammelt, doch ist diese Methode relativ aufwändig. Fragen Sie zunächst, ob sich die Urinmenge und die Miktionsfrequenz nach dem persönlichen Eindruck des Patienten verändert haben.

Patienten mit Polyurie haben auch nachts ein großes Miktionsvolumen. Bei Herzinsuffizienz werden in horizontaler Lage Ödeme ausgeschwemmt und ausgeschieden (**Nykturie**). Bei Pollakisurie besteht häufiger Harndrang (wenig Urin).

Zur anamnestischen Unterscheidung kann auch das Miktionsverhalten bei Nacht herangezogen werden. Patienten mit Polyurie haben auch während der Nacht ein großes Miktionsvolumen. Bei Herzinsuffizienz werden in der horizontalen Lage Ödeme ausgeschwemmt und ausgeschieden (**Nykturie**). Patienten mit Pollakisurie haben zwar auch häufig Harndrang, jedoch produzieren sie pro Miktion nur relativ wenig Urin, zumindest nicht so viel, als es ihrem Harndrang im Normalfall entspricht.

Eine **Pollakisurie** kann durch Urethritis, Zystitis, Blasensteine sowie durch **Überlaufblase** bei Prostataadenom bedingt sein, aber auch funktionell im Rahmen des Reizblasensyndroms auftreten. Die häufigsten Ursachen der **Polyurie** sind die Aufnahme großer Flüssigkeitsmengen, v. a. von diuretisch wirksamen Substanzen wie Alkohol und Koffein, ein entgleister Diabetes mellitus und ein Diabetes insipidus. Bei **psychogener Polydipsie** bestehen psychische Störungen, die sich anamnestisch erfassen lassen.

Eine **Pollakisurie** kann durch Urethritis, Zystitis, Blasensteine sowie durch **Überlaufblase** bei Prostataadenom bedingt sein, aber auch funktionell im Rahmen des sog. Reizblasensyndroms auftreten. Die häufigsten Ursachen der **Polyurie** sind die Aufnahme großer Flüssigkeitsmengen, insbesondere von diuretisch wirksamen Substanzen wie Alkohol und Koffein, ein entgleister Diabetes mellitus und ein Diabetes insipidus. Bei schlecht eingestelltem Diabetes mellitus scheidet der Patient über die Niere reichlich osmotisch wirksame Glukose aus. Beim zentralen Diabetes insipidus besteht ein Mangel an Vasopressin (antidiuretisches Hormon, ADH) aufgrund von Tumoren, Operationen oder entzündlichen Erkrankungen des Gehirns, beim renalen Diabetes insipidus liegt ein Nichtansprechen der Niere auf ADH durch eine Nierenerkrankung vor. Noch häufiger als der echte hormonell bedingte Diabetes insipidus ist die **psychogene Polydipsie** (gesteigerte Flüssigkeitsaufnahme und vermehrtes Durstempfinden) bei Patienten mit psychischen Störungen. Die beiden Formen können mit einiger Sicherheit anamnestisch unterschieden werden.

▶ **Merke**

▶ **Merke.** Patienten mit psychogener Polydipsie trinken alles, was sie bekommen können. Patienten mit echtem Diabetes insipidus bevorzugen dagegen Wasser.

Oligurie und Anurie

Die Ausscheidung von $< $ **500 ml Urin** pro Tag bezeichnet man als Oligurie. Bestehen sonst keine weiteren Symptome, besteht v. a. eine parenchymatöse Nierenkrankheit. Bei Verlegung der Harnröhre bestehen meist zusätzlich Miktionsstörungen oder Beschwerden im Harnblasenbereich (Abb. **C-4.27**).

Oligurie und Anurie

Die Ausscheidung von **weniger als 500 ml Urin** pro Tag bezeichnet man als Oligurie. Berichtet der Patient über keine weiteren Symptome, so handelt es sich am ehesten um eine parenchymatöse Nierenkrankheit, z. B. eine Glomerulonephritis oder eine postrenale Abflussbehinderung. Bei Hindernissen im Bereich der Harnröhre (Strikturen, Steine, Tumoren) bemerkt der Patient meistens zusätzlich eine Störung der Miktion oder Beschwerden im Harnblasenbereich (Abb. **C-4.27**).

◎ C-4.27

◎ C-4.27   **Urethrogramm bei einer Harnröhrenstriktur**

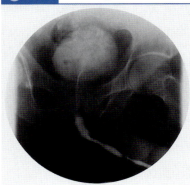

Multiple Kaliberschwankungen der Harnröhre infolge Strikturen.

Von einer **Anurie** spricht man, wenn die Harnmenge < 100 ml pro Tag beträgt. Unterschieden werden eine prärenale Anurie (z. B. im Schock), die renale Anurie (bei Nierenerkrankungen) und die postrenale Anurie (bei Abflusshindernissen).

Anurie: Harnmenge < 100 ml/die. Man unterscheidet je nach Ursache prärenale, renale und postrenale Anurie.

4.2.3 Anamnese bei Erkrankungen und Funktionsstörungen des männlichen Genitales

Das männliche Genitale ist der Selbstuntersuchung durch den Patienten und der unmittelbaren Untersuchung durch den Arzt gut zugänglich. Daher kann man die Anamnese bei den meisten Krankheiten kurz halten und rasch den klinischen Befund erheben. Ausnahmen bilden die sexuell übertragbaren Krankheiten. Häufigste Symptome sind:
- Urethraler Ausfluss
- Hautläsionen am Genitale
- Impotenz
- Infertilität.

4.2.3 Anamnese bei Erkrankungen und Funktionsstörungen des männlichen Genitales

Da das männliche Genitale der Untersuchung durch den Arzt gut zugänglich ist, lässt sich die Anamnese bei den meisten Krankheiten kurz halten. Häufigste Symptome sind urethraler Ausfluss, Hautläsionen, Impotenz und Infertilität.

Sexuell übertragbare Krankheiten

Zu den sexuell übertragbaren Krankheiten im Sinne des Gesetzes zur Bekämpfung der Geschlechtskrankheiten zählen **Gonorrhö, Lues, Ulcus molle (weicher Schanker)** und **Lymphogranuloma inguinale**, im weiteren Sinn auch überwiegend sexuell übertragene Infektionskrankheiten wie **Chlamydien- und Mykoplasmeninfektionen, HIV-Infektion, Herpes genitalis** und **Condylomata acuminata**.
Bei allen Formen des **urethralen Fluors, bei Haut- und Schleimhautläsionen im Genitalbereich** und bei **Lymphknotenschwellungen in den Leisten**, aber auch bei unklaren extragenitalen Hautläsionen sollten Sie an die Möglichkeit einer sexuell übertragenen Krankheit denken und eine Sexualanamnese erheben. Fragen Sie nach „risikoträchtigen" Sexualkontakten in den letzten vier Wochen. Dazu gehören ungeschützter Geschlechtsverkehr mit Prostituierten oder anderen Personen mit häufigem Partnerwechsel sowie mit weitgehend unbekannten Personen oder homosexuelle Kontakte. Bedenken Sie, dass bei jeder Geschlechtskrankheit immer auch der ständige Partner des Patienten in die Anamnese mit einbezogen werden muss, sei es als Überträger oder als Empfänger einer Geschlechtskrankheit. Daraus ergeben sich oft schwere Belastungen für eine Beziehung, die der Patient unter Umständen durch falsche Angaben zu vermeiden sucht.

Sexuell übertragbare Krankheiten

Hierzu zählen **Gonorrhö, Lues, Ulcus molle** und **Lymphogranuloma inguinale**, i. w. S. auch **Chlamydien- und Mykoplasmeninfektionen, HIV-Infektion, Herpes genitalis und Condylomata acuminata**.

Bei allen Formen des **urethralen Fluors, bei Haut- und Schleimhautläsionen im Genitalbereich** und **Lymphknotenschwellungen in den Leisten**, aber auch bei unklaren extragenitalen Hautläsionen sollten Sie an die Möglichkeit einer sexuell übertragenen Krankheit denken. Bedenken Sie, dass bei jeder Geschlechtskrankheit immer auch der ständige Partner des Patienten als Überträger oder Empfänger der Infektion in die Anamnese mit einbezogen werden muss.

▶ **Merke.** Bei jeder sexuell übertragbaren Erkrankung muss der Patient angehalten werden, seine(n) Sexualpartner über die Möglichkeit einer Infektion zu informieren und ihn/sie zu einer Untersuchung veranlassen.

◀ **Merke**

◎ **C-4.28 Gonorrhö**

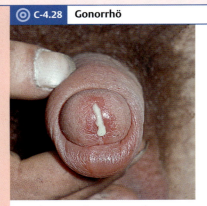

a Akute Urethritis gonorrhoica ant. mit eitrigem Ausfluss, gerötetem Orificium urethrae externum und Präputiumödem.

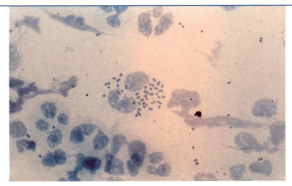

b Ausstrichpräparat mit Leukozyten sowie intra- und extrazellulär gelegenen, semmelförmigen Diplokokken (Methylenblaufärbung).

Fragen Sie auch nach früher durchgemachten Geschlechtskrankheiten.

Lassen Sie sich nicht durch Alter, Beruf oder soziale Stellung des Patienten beeinflussen, sondern erheben Sie die Anamnese vorurteilsfrei. Tasten Sie sich aber taktvoll an den Problemkreis heran, Sie könnten manche Patienten vor den Kopf stoßen (s. S. 34). Fragen Sie auch nach früher durchgemachten Geschlechtskrankheiten.

Bei unklaren Haut- oder Schleimhautbefunden, die im Zusammenhang mit einer sexuell übertragbaren Erkrankung stehen könnten, ist es erforderlich, detailliert auf die sexuelle Orientierung und die ausgeübten Sexualpraktiken einzugehen.

Liegen unklare Haut- oder Schleimhautbefunde vor, die im Zusammenhang mit einer sexuell übertragbaren Erkrankung stehen könnten, so ist es bei der Anamneseerhebung erforderlich, detailliert auf die sexuelle Orientierung und eventuell ausgeübte Sexualpraktiken einzugehen. Vermeiden Sie bei dem Patienten aber den Eindruck, Sie würden diese Fragen aus neugierigem Interesse stellen! Vielmehr geht es darum, das weitere Untersuchungsprogramm, z. B. mikrobiologische Untersuchungen, festzulegen.

▶ **Merke**

▶ **Merke.** Der Patient muss sicher sein, dass Sie es mit der ärztlichen Schweigepflicht sehr ernst nehmen und nichts ohne seine Information und sein Einverständnis geschieht.

▶ **Klinischer Fall**

▶ **Klinischer Fall.** Ein 26-jähriger Mann kommt wegen Brennens bei der Miktion und gelblichem Ausfluss aus der Harnröhre in die Sprechstunde. Anamnestisch hatte er vor drei Tagen ungeschützten Geschlechtsverkehr mit einem Mädchen, von dem er nur den Vornamen weiß. Beim Ausstreifen der Harnröhre quillt ein dicker gelber Eitertropfen aus dem Orificium externum (Abb. **C-4.28a**). An Hoden, Nebenhoden, Rektum und Prostata ist kein pathologischer Tastbefund zu erheben. Im mit Methylenblau gefärbten Ausstrich finden sich massenhaft Leukozyten, in deren Zytoplasma reichlich Diplokokken (Abb. **C-4.28b**) eingelagert sind. Bereits am zweiten Tag einer dreitägigen Penicillinbehandlung ist der Patient beschwerdefrei, im Ausstrich werden keine Gonokokken mehr gefunden.

Impotenz und Infertilität

Reicht die Erektion nicht aus, um den Geschlechtsakt auszuführen, so spricht man von einer **Impotentia coeundi**; ist der Mann nicht fähig, Nachkommen zu zeugen, liegt eine **Impotentia generandi** vor. Mit zunehmendem Alter kommt es zur physiologischen Abnahme von Potenz und Libido. Erkundigen Sie sich zunächst mit Fragen nach nicht psychischen Gründen für eine Impotenz, z. B. früher durchgemachte Krankheiten oder ärztliche Eingriffe, Geschlechtskrankheiten oder chronische Erkrankungen sowie die Einnahme von

Impotenz und Infertilität

Bei der Abklärung von Potenzstörungen spielt die Anamnese eine entscheidende Rolle. Reicht die Erektion nicht aus, um den Geschlechtsakt auszuführen, so spricht man von einer **Impotentia coeundi**; ist der Mann nicht fähig, Nachkommen zu zeugen, so liegt eine **Impotentia generandi** vor. Beide Probleme sind sehr verbreitet und können zu erheblichen psychischen Belastungen führen. Impotenz tritt zwar in allen Altersgruppen auf, ist aber bei älteren Männern wesentlich häufiger als bei jungen. Mit zunehmendem Alter kommt es zu einer physiologischen Abnahme von Potenz und Libido, was aber nicht von allen Männern ohne weiteres akzeptiert wird. Häufig bestehen, gefördert durch die Medien – überzogene Vorstellungen von Normalem, die Sie erst zurechtrücken müssen. Ehe Sie eine detaillierte Sexualanamnese erheben, erkundigen Sie sich zunächst mit Fragen nach nicht psychischen Gründen für eine Impotenz, für die der Patient eher zugänglich ist und die weniger in seine Intimsphäre eindringen. Dazu gehören früher durchgemachte Krankheiten oder ärztliche Eingriffe, Geschlechtskrankheiten oder chronische Erkrankungen sowie die Einnahme von Medikamenten. Denken Sie dabei vor allem an einen Diabetes mellitus, arterielle Durchblutungsstörungen, multiple Sklerose, Rückenmarkstumoren und Traumata im Beckenbereich.

Medikamenten. Denken Sie z. B. an einen Diabetes mellitus oder arterielle Durchblutungsstörungen.

▶ **Merke.** Beispiele für Medikamente, bei denen eine Impotenz als Nebenwirkung auftreten kann, sind Betablocker, Clonidin, Alpha-Methyldopa, Thiaziddiuretika.

◀ Merke

Dir Ursachen einer **psychogenen Impotenz** liegen in der intimsten Sphäre des Patienten und werfen eine Reihe von existenziellen Fragen auf. Sollten Sie bemerken, dass der Patient beim ersten Besuch noch nicht über sein Problem offen mit Ihnen sprechen kann, so können Sie ihm zunächst einen Fragebogen mitgeben, den er bis zum nächsten Termin beantworten kann (Tab. **C-4.10**). Auf dieser Basis kann das Gespräch möglicherweise begonnen werden, und Sie vermeiden Fragen, die für den Patienten ohnehin irrelevant sind. Der Fragebogen hebt darauf ab, ob nicht falsche Vorstellungen von Normalität vorliegen, ob anatomische Hindernisse bestehen, welches konkrete Problem beim Sexualakt vorliegt und ob eine generelle oder eine partnerbezogene Impotenz vorliegen könnte.

Falls überhaupt eine erfolgreiche Behandlung möglich ist, so hängt sie entscheidend von der Vertrauensbasis zwischen Arzt und Patient ab. Entwickelt sich kein Vertrauensverhältnis, werden Sie im Gespräch mit dem Patienten gar nicht zu den entscheidenden Punkten kommen.

Die Ursachen einer **psychogenen Impotenz** liegen in der intimsten Sphäre des Patienten und wirft eine Reihe von existenziellen Fragen auf. Sollten Sie bemerken, dass der Patient beim ersten Besuch noch nicht über sein Problem offen mit Ihnen sprechen kann, so können Sie ihm zunächst einen Fragebogen mitgeben (Tab. **C-4.10**).

Entwickelt sich kein Vertrauensverhältnis, werden Sie im Gespräch mit dem Patienten gar nicht zu den entscheidenden Punkten kommen.

≡ **C-4.10** **Fragen zur Sexualanamnese beim Mann**

≡ **C-4.10**

Allgemeines
1. Empfinden Sie Ihr Sexualleben als befriedigend?
2. Wie oft versuchen Sie, im Durchschnitt, Geschlechtsverkehr auszuüben?
3. Haben Sie Anomalien an den Geschlechtsorganen oder Schmerzen, die Sie am Vollzug des Geschlechtsverkehrs hindern?

Erektion
1. Haben Sie eine ausreichende Erektion für den Geschlechtsverkehr?
   Falls nein, kreuzen Sie die Aussage an, die Ihrem Problem am nächsten kommt:
   - niemals Erektionen
   - gelegentliche schwache Erektionen, aber zu geringe Gliedsteife für den Verkehr
   - kräftige Erektion zu Beginn, aber nicht lange genug anhaltend zum vollständigen Vollzug des Sexualakts
   - kräftige Erektionen am Morgen oder bei Träumen, aber keine Erektion beim Versuch des Verkehrs mit dem Partner
   - kräftige Erektion, aber Abknickung des Penis
2. Wann hatten Sie zum letzten Mal eine für den Verkehr ausreichende Erektion?
3. Haben Sie Erektionen am Morgen?

Ejakulation
1. Haben Sie eine befriedigende Ejakulation?
   Falls nein, beantworten Sie folgende Fragen:
   - Ist Ihre Ejakulation normal, wenn Sie Verkehr mit Ihrem Partner haben?
   - Ist Ihre Ejakulation normal bei der Masturbation?
   - Haben Sie Ejakulationen beim Träumen?
2. Haben Sie das Gefühl, dass der Samen in die falsche Richtung geht, der Samenerguss zu früh erfolgt, überhaupt kein Samenerguss erfolgt?

Psychische Probleme
Glauben Sie, dass Ihr Problem mit emotionalen oder psychischen Schwierigkeiten zusammenhängt? Falls ja, schildern Sie diese bitte kurz.

Zur Klärung einer möglichen **Impotentia generandi** fragen Sie nach der Häufigkeit des Geschlechtsverkehrs, dem Gefühl bei der Ejakulation, früheren Erkrankungen oder Operationen und vorhandenen Nachkommen aus anderen Partnerschaften.

Zur Klärung einer möglichen **Impotentia generandi** fragen Sie zunächst nach der Häufigkeit des Geschlechtsverkehrs, dem Gefühl bei der Ejakulation, früher durchgemachten Erkrankungen (z. B. Mumps-Orchitis, Traumen, Geschlechtskrankheiten) oder Operationen (z. B. Varikozele) und eventuell vorhandenen Nachkommen aus anderen Partnerschaften. Die Anamnese sollte auch Fragen nach den Lebens- und Arbeitsgewohnheiten, dem Alkoholkonsum und dem Schlafverhalten mit einbeziehen.

▶ **Merke**

▶ **Merke.** Etwa 10–15 % aller Ehen bleiben ungewollt kinderlos, wobei die Ursache zu 35–40 % beim Mann, zu 45–50 % bei der Frau liegt und in 10–20 % der Fälle ungeklärt bleibt.

4.2.4 Anamnese bei Erkrankungen und Funktionsstörungen des weiblichen Genitales

Die häufigsten Symptome sind:
- Vaginaler Fluor und Juckreiz
- abnorme vaginale Blutung
- Raumforderungen
- (Schleim-)Hautläsionen
- Infertilität.

4.2.4 Anamnese bei Erkrankungen und Funktionsstörungen des weiblichen Genitales

Die häufigsten Symptome bei Erkrankungen und Funktionsstörungen der weiblichen Geschlechtsorgane sind:
- Vaginaler Fluor und Juckreiz
- abnorme vaginale Blutung
- Raumforderungen
- Haut- und Schleimhautläsionen
- Infertilität.

Mit der Abklärung dieser Probleme befasst sich zwar hauptsächlich der Gynäkologe, jedoch bestehen zahlreiche Querverbindungen zu extragenitalen Erkrankungen, so dass jeder Arzt über entsprechende Grundkenntnisse verfügen sollte.

Vaginaler Fluor

Geringer vaginaler Fluor ist physiologisch. Ein fischiger oder fauliger Geruch, v. a. in Verbindung mit vaginalem Juckreiz, weist auf eine abnorme Keimbesiedelung hin, z. B. auf eine bakterielle Vaginose, Candida- oder Trichomonaden-Infektion. Fragen Sie nach der Einnahme von Medikamenten (Antibiotika!) und nach Scheidenspülungen. Begleitsymptome wie Inkontinenz, Strangurie, Hämaturie oder Pollakisurie können wichtige Hinweise geben. Erheben Sie auch eine Regelanamnese und fragen Sie z. B. nach Geschlechtskrankheiten, Adnexitis, Tuberkulose oder Diabetes mellitus.

Vaginaler Fluor

Geringer vaginaler Fluor ist physiologisch. Manche Frauen haben allerdings eine falsche Vorstellung vom Normalen, die Sie u. U. zurechtrücken müssen. Ein fischiger oder fauliger Geruch des Fluors, vor allem in Verbindung mit vaginalem Juckreiz, weist auf eine abnorme Keimbesiedelung der Vagina hin, z. B. auf eine bakterielle Vaginose, Candida- oder Trichomonaden-Infektion. Fragen Sie nach der Einnahme von Medikamenten (Antibiotika!) und nach der Durchführung und Häufigkeit von Scheidenspülungen. Oft wird die physiologische Vaginalflora durch übertriebene Hygienemaßnahmen zerstört und so das Problem erst induziert. Frauen mit häufig wechselnden Partnerschaften haben eher eine abnorme Vaginalflora oder vaginale Infektionen als Frauen in monogamer Beziehung. Begleitsymptome wie Inkontinenz, Strangurie, Hämaturie oder Pollakisurie können wichtige Hinweise auf die Ursache des Fluors geben. Erheben Sie auch eine Regelanamnese (vermehrter Fluor genitalis in der Frühschwangerschaft!) und fragen Sie nach durchgemachten oder bestehenden Erkrankungen, z. B. Geschlechtskrankheiten, Adnexitis, Tuberkulose oder Diabetes mellitus.

▶ **Merke**

▶ **Merke.** Jeder starke Fluor bedarf der diagnostischen Abklärung, wobei man in den meisten Fällen mit Anamnese und vaginaler Spiegelung auskommt. Findet man bis zur Portio keine sichtbare Ursache, so ist eine Abrasio angezeigt.

Wichtige Ursachen von vaginalem Fluor s. Tab. **C-4.11**.

Die wichtigsten Ursachen von vaginalem Fluor mit hinweisenden Begleitsymptomen sind in Tab. **C-4.11** zusammengestellt.

C-4.11	Vaginaler Fluor und Begleitsymptome		
Konsistenz	**Geruch/Aussehen**	**Begleitsymptome**	**Verdachtsdiagnose**
dickflüssig	gelblich, fötide	brennende Schmerzen, Juckreiz	bakterielle Infektion (z. B. E. coli, Staphylokokken)
dickflüssig, bröcklig	weißlich-gelb, käsig	Juckreiz	Candida-Kolpitis
wässrig	weißlich-grau, typischer Fischgeruch	Nässegefühl	bakterielle Vaginose
schaumig-dünn	gelblich-grünlich	Brennen, Juckreiz	Trichomonaden
flüssig	fötide; braun, fleischfarben oder blutig	Wundgefühl, Juckreiz, Wucherungen, Zwischen- und Schmierblutungen	Malignome (z. B. Vulva-, Zervix-, Korpuskarzinom)

Abnorme vaginale Blutungen

Unbeeinflusst von hormonhaltigen Medikamenten (z. B. Ovulationshemmern) ist eine normale und regelmäßige Menstruationsblutung eines der wichtigsten Zeichen für einen intakten Zyklus und die Fruchtbarkeit der Frau. Bleibt die Periodenblutung nach der Pubertät aus, ohne je eingetreten zu sein, so spricht man von einer **primären Amenorrhö**. Die **sekundäre Amenorrhö** bezeichnet ein Ausbleiben der Blutung nach einer Phase des regelmäßigen Auftretens. Physiologische Zustände der Amenorrhö bestehen vor der Pubertät, in der Schwangerschaft und in der Postmenopause. Die **erste Frage bei Amenorrhö** muss also lauten: „War die Periode je vorhanden und regelmäßig?"

Häufiger als durch eine fassbare endokrine Störung ist eine Amenorrhö durch Lebensumstände und Allgemeinkrankheiten bedingt. Für die normale Periodenblutung ist z. B. ein gewisser Fettanteil des weiblichen Körpers erforderlich. Daher haben Patientinnen mit Anorexia nervosa aufgrund ihrer schweren Essstörung fast regelhaft eine Amenorrhö. Ein ähnlicher Mechanismus liegt bei Leistungssportlerinnen (z. B. Langstreckenläuferinnen oder Balletttänzerinnen) und bei schweren konsumierenden Krankheiten (Tumorerkrankungen, Kollagenosen) vor. Bei Krankheiten des Hypothalamus, der Hypophyse, der Schilddrüse und der Ovarien ist die Amenorrhö oft das Erstsymptom. Fragen Sie nach einer milchigen Sekretion aus den Mamillen (Galaktorrhö), wie sie bei Prolaktin produzierenden Tumoren der Hypophyse beobachtet wird.

Verstärkte Blutungen zum Zeitpunkt der regulären Menstruation werden als **Menorrhagien** bezeichnet. Dabei kann die Blutungsstärke normal, aber die Dauer verlängert (> 5 Tage) oder bei normaler Blutungsdauer der Blutfluss verstärkt sein. Zur Quantifizierung fragen Sie die Patientin nach der Dauer der Periodenblutung und nach der Zahl der verwendeten Binden/Tampons. Menorrhagien können physiologisch kurz nach der Menarche oder vor der Menopause auftreten. Sie können aber auch Symptom einer Endometriose des Uterus oder Hinweis auf eine allgemeine Blutungsneigung, z. B. im Rahmen einer Hämophilie, einer Thrombozytopenie oder einer Leukose, sein.

Metrorrhagien (Zwischen- oder Zusatzblutungen) sind zyklusunabhängige Blutungen. Ergeben sich keine nahe liegenden Erklärungen, wie z. B. das Tragen eines Intrauterinpessars (IUP), so sind Metrorrhagien immer verdächtig auf eine schwer wiegende organische Erkrankung (Korpus- oder Zervixkarzinom) und bedürfen der gründlichen gynäkologischen Abklärung.

Fragen Sie die Patientin nach der Zyklusdauer, nach der Stärke der Periodenblutung, eventuell auftretenden Schmerzen im Zusammenhang mit der Periode und vor allem nach Zwischenblutungen. Tragen Sie die Befunde in ein Schema ein (Abb. **C-4.29**). Besonders verdächtig auf Neoplasien sind **Postmenopausenblutungen**. Jede Blutung, die nach einer einjährigen Amenorrhöperiode bei Frauen im Menopausenalter auftritt, muss gründlich abgeklärt werden.

Abnorme vaginale Blutungen

Bleibt die Periodenblutung nach der Pubertät aus, ohne je eingetreten zu sein, spricht man von einer **primären Amenorrhö**. Die **sekundäre Amenorrhö** bezeichnet ein Ausbleiben der Blutung nach einer Phase des regelmäßigen Eintretens. Die **erste Frage bei Amenorrhö** muss also lauten: „War die Periode je vorhanden und regelmäßig?"

Häufiger als durch eine fassbare endokrine Störung ist eine Amenorrhö durch Lebensumstände und Allgemeinkrankheiten bedingt. Bei Krankheiten des Hypothalamus, der Hypophyse, der Schilddrüse und der Ovarien ist die Amenorrhö oft das Erstsymptom. Fragen Sie nach einer milchigen Sekretion aus den Mamillen (Galaktorrhö), wie sie bei Prolaktin produzierenden Hypophysentumoren beobachtet wird.

Verstärkte Menstruationsblutungen werden als **Menorrhagien** bezeichnet. Die Blutungsstärke kann normal, aber die Dauer verlängert (> 5 Tage) oder bei normaler Dauer der Blutfluss verstärkt sein. Menorrhagien können physiologisch kurz nach der Menarche oder vor der Menopause auftreten, aber auch Symptom z. B. einer Endometriose sein.

Metrorrhagien (Zwischen- oder Zusatzblutungen) sind zyklusunabhängige Blutungen und verdächtig auf schwer wiegende organische Erkrankungen (Korpus- oder Zervixca.).

Fragen Sie nach Zyklusdauer, nach der Stärke der Periodenblutung, Schmerzen im Zusammenhang mit der Periode und nach Zwischenblutungen (s. Abb. **C-4.29**). Besonders verdächtig auf Neoplasien sind **Postmenopausenblutungen**.

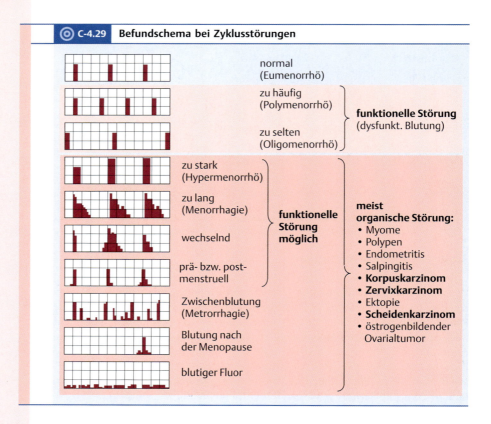

◎ C-4.29   **Befundschema bei Zyklusstörungen**

normal
(Eumenorrhö)

zu häufig
(Polymenorrhö)

zu selten
(Oligomenorrhö)

funktionelle Störung
(dysfunkt. Blutung)

zu stark
(Hypermenorrhö)

zu lang
(Menorrhagie)

wechselnd

prä- bzw. post-
menstruell

**funktionelle
Störung
möglich**

**meist
organische Störung:**
• Myome
• Polypen
• Endometritis
• Salpingitis
• **Korpuskarzinom**
• **Zervixkarzinom**
• Ektopie
• **Scheidenkarzinom**
• östrogenbildender
  Ovarialtumor

Zwischenblutung
(Metrorrhagie)

Blutung nach
der Menopause

blutiger Fluor

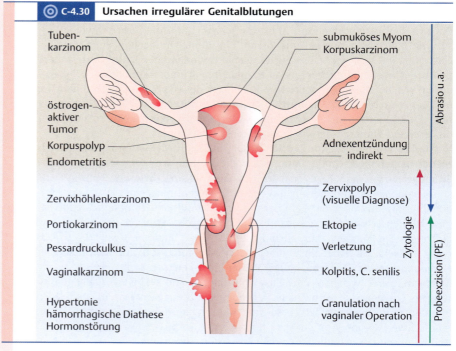

◎ C-4.30   **Ursachen irregulärer Genitalblutungen**

Tuben-
karzinom

submuköses Myom
Korpuskarzinom

östrogen-
aktiver
Tumor

Korpuspolyp

Endometritis

Adnexentzündung
indirekt

Zervixhöhlenkarzinom

Zervixpolyp
(visuelle Diagnose)

Portiokarzinom

Ektopie

Pessardruckulkus

Verletzung

Vaginalkarzinom

Kolpitis, C. senilis

Hypertonie
hämorrhagische Diathese
Hormonstörung

Granulation nach
vaginaler Operation

Abrasio u.a.

Zytologie

Probeexzision (PE)

▶ Merke

▶ **Merke.** Jede Postmenopausenblutung ist verdächtig auf ein Uteruskarzinom und muss abgeklärt werden.

Mögliche Ursachen und Lokalisationen von abnormen Blutungen aus dem weiblichen Genitaltrakt s. Abb. **C-4.30**.

Mögliche Ursachen und Lokalisationen von abnormen Blutungen aus dem weiblichen Genitaltrakt und die diagnostischen Verfahren zur Abklärung sind in Abb. **C-4.30** dargestellt.

Lageveränderungen

Vor allem ältere Patientinnen können über ein Gefühl berichten, als ob sich etwas im Unterbauch oder im Genitalbereich befindet, was dort nicht hingehört und nach unten drückt. Fragen Sie die Patientin nach der Anzahl der Geburten und nach Begleitsymptomen wie Urin- oder Stuhlinkontinenz, neu aufgetretener Obstipation oder Tenesmen. Meistens liegt eine Erschlaffung des Beckenbodens vor, die in fortgeschrittenen Stadien zur Ausbildung einer Zysto- bzw. Rektozele oder zum Totalprolaps des Uterus führen kann.

Haut- und Schleimhautläsionen

Bei allen Hautläsionen im Bereich des Genitales fragen Sie nach der Dauer ihres Vorhandenseins, nach Schmerzen, nach evtl. bereits mehrmaligem Auftreten und nach Sexualkontakten mit neuen oder unbekannten Partnern. Der luetische Primäraffekt ist z. B. ein scharf ausgestanztes, schmerzloses Ulkus, der weiche Schanker (Ulcus molle) schmerzt. Abszesse der Bartholin-Drüsen sind extrem schmerzhaft. Große Condylomata acuminata können als Raumforderung im Genitalbereich empfunden werden.

▶ **Merke.** Haut- und Schleimhautdefekte junger, sexuell aktiver Frauen haben eher eine venerische, die älterer Frauen eher eine maligne Genese.

Infertilität

Regelmäßige Menstruationsblutungen sind zwar eine notwendige, wenngleich keine hinreichende Bedingung für die Fertilität einer Frau. Zu Beginn der Abklärung erheben Sie daher eine Regelanamnese und fragen nach der Basaltemperatur (Abb. **C-4.31**), die von den meisten Frauen mit Fertilitätsproblemen bereits verfolgt wurde, ehe sie sich erstmals beim Arzt vorstellen. Wichtige anamnestische Angaben beziehen sich auf frühere venerische Infektionen, bislang durchgeführte Verhütungsmaßnahmen (z. B. orale Ovulationshemmer, Intrauterinpessar) und die Frequenz des Sexualverkehrs. Der nächste diagnostische Schritt ist die systematische Aufzeichnung der Basaltemperatur, um festzustellen, ob eine Ovulation stattfindet.

Lageveränderungen

V. a. bei älteren Patientinnen kann ein Gefühl bestehen, als ob sich ein Fremdkörper im Unterbauch oder im Genitalbereich befindet, der nach unten drückt. Fragen Sie nach der Anzahl der Geburten und Begleitsymptomen. Meist liegt eine Erschlaffung des Beckenbodens vor.

Haut- und Schleimhautläsionen

Bei allen Hautläsionen im Bereich des Genitales fragen Sie nach der Dauer ihres Vorhandenseins, nach Schmerzen, nach evtl. bereits mehrmaligem Auftreten und nach Sexualkontakten mit neuen oder unbekannten Partnern.

◀ **Merke**

Infertilität

Zu Beginn der Abklärung erheben Sie daher eine Regelanamnese und fragen nach der Basaltemperatur (Abb. **C-4.31**). Wichtige anamnestische Angaben beziehen sich auf frühere venerische Infektionen, bislang durchgeführte Verhütungsmaßnahmen (z. B. orale Ovulationshemmer, Intrauterinpessar) und die Frequenz des Sexualverkehrs.

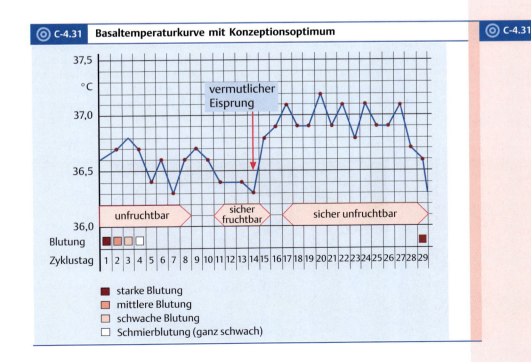

C-4.31 Basaltemperaturkurve mit Konzeptionsoptimum

5   Peripheres Gefäßsystem

Zusammen mit den typischen anamnestischen Angaben und weiteren klinischen Zeichen sind arterielle und venöse Durchblutungsstörungen eindeutig voneinander zu differenzieren. Eine Gangrän kann ebenso wie das Ulcus cruris (Unterschenkelgeschwür) als Blickdiagnose bei der Inspektion erkannt werden (Abb. **C-5.1**). Zusammen mit den typischen anamnestischen Angaben sind arterielle und venöse **Durchblutungsstörungen** eindeutig voneinander zu differenzieren.

Die Lokalisation eines arteriellen Verschlusses bzw. einer venösen Thrombose lässt sich durch Anamnese und körperliche Untersuchung feststellen.

▶ Merke

5   Peripheres Gefäßsystem

Die Untersuchung der Extremitäten konzentriert sich auf Gelenke und Muskulatur, Haut, peripheres Gefäßsystem und neurologische Auffälligkeiten. In diesem Kapitel wird das periphere Gefäßsystem besprochen. Die anderen Aspekte der Extremitätenuntersuchung werden in den speziellen Kapiteln abgehandelt (s. S. 335). Zusammen mit den typischen anamnestischen Angaben und weiteren klinischen Zeichen sind arterielle und venöse Durchblutungsstörungen eindeutig voneinander zu differenzieren. Eine Gangrän (ischämische Nekrose), als schwerste Folge einer **arteriellen Durchblutungsstörung**, kann ebenso wie das Ulcus cruris (Unterschenkelgeschwür) – die schwerste Manifestation einer chronisch **venösen Insuffizienz** – als Blickdiagnose bei der Inspektion erkannt werden (Abb. **C-5.1**). Nur in seltenen Fällen liegen Mischformen vor, die zu sog. gemischten Ulzerationen führen. Auch hier haben Anamnese und klinische Untersuchung die größte Bedeutung für die Diagnosestellung.
Es ist ohne weitere technische Untersuchung möglich, sogar die Lokalisation eines arteriellen Verschlusses bzw. einer venösen Thrombose allein aufgrund der Anamnese und der körperlichen Untersuchung festzustellen.

▶ **Merke.** Arterielle Durchblutungsstörungen und venöse Insuffizienz sind sehr häufig Erkrankungen, die relativ einfach klinisch diagnostiziert werden können, wenn man einige wichtige Regeln beachtet.

5.1 Arterielle Durchblutungsstörungen

5.1.1 Inspektion

5.1   Arterielle Durchblutungsstörungen

5.1.1 Inspektion

Bei der Inspektion fallen minderdurchblutete Hände und Füße durch ihre Hautverfärbung auf. **Weiße oder bläulich verfärbte** Finger oder Zehen sind typisch. Wichtig ist auch, die **Zehenzwischenräume** genau zu inspizieren. Hier verbergen sich oft Hautläsionen, die zum Ausgangspunkt für schwere bakterielle Infektionen werden können. Arterielle Ulzera sitzen im Gegensatz zu venösen Ulzera immer ganz peripher und schreiten im weiteren Verlauf nach proximal fort.

Bei der Inspektion fallen minderdurchblutete Hände und Füße durch ihre Hautverfärbung auf. **Weiße oder bläulich verfärbte** Finger oder Zehen sind typisch für **arterielle Durchblutungsstörungen**. Da die Veränderungen meist einseitig beginnen bzw. auf einer Seite stärker ausgeprägt sind, ist stets ein direkter **Seitenvergleich** vorzunehmen. Bestehen Hautdefekte, z. B. Zehen- oder Fingerkuppennekrosen, ist bereits ein fortgeschrittenes Stadium der Durchblutungsstörung erreicht. Wichtig ist auch, die **Zehenzwischenräume** genau zu inspizieren. Hier verbergen sich oft – selbst vom Patienten nicht beachtete – Hautläsionen, die z. B. Folge einer diabetischen Angiopathie oder einer Mykose (Pilzinfektion) sein und zum Ausgangspunkt für schwere bakterielle Infektionen werden können. Arterielle Ulzera sitzen im Gegensatz zu venösen Ulzera immer ganz peripher und schreiten im weiteren Verlauf nach proximal fort.

| ◎ **C-5.1**   Inspektion bei Durchblutungsstörungen |

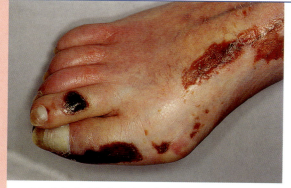 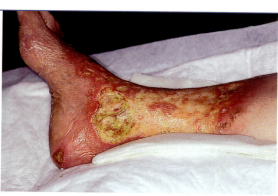

a Arterielle Ischämie bei embolischem Verschluss der A. poplitea; Prägangrän der Zehen D1 und 2 mit Blässe.

b Ausgedehntes Ulcus cruris bei chronisch venöser Insuffizienz.

5.1.2 Palpation

Bei Verdacht auf eine arterielle Durchblutungsstörung sollte die **Beurteilung der Hauttemperatur** am Anfang der angiologischen Unersuchung stehen. Ist beispielsweise ein Fuß deutlich kälter und evtl. blasser als der andere, so ist eine Minderperfusion sehr wahrscheinlich. Die nachfolgende Palpation der Fußpulse wird den Verdacht erhärten.

Die **typischen Stellen zur Palpation** der peripheren Pulse sind in Abb. **C-5.2** dargestellt (s. a. S. 173, Abb. **C-2.1**). Die Pulspalpation erscheint dem Anfänger an einigen Stellen (z. B. A. poplitea) zu Beginn oft sehr schwierig. Am besten üben Anfänger die Palpation erst einmal untereinander. Da der Ungeübte oft nicht sicher ist, ob er bei der Patientenuntersuchung nicht seinen eigenen Puls tastet, ist es hilfreich, den eigenen Puls zur Unterscheidung zu beschleunigen, z. B. durch ein paar Kniebeugen. Die anschließende vergleichende Palpation (eine Hand am Puls des Patienten, die andere am eigenen Puls) bringt Klarheit. Die Pulse sollten stets simultan **im Seitenvergleich** palpiert werden, v. a. bei Verdacht auf eine periphere arterielle Verschlusskrankheit (pAVK). Dies ist mit Ausnahme der A. poplitea bei allen Pulsen möglich. Die A. poplitea muss mit beiden Händen bei leicht gebeugtem Knie in der Kniekehle getastet werden.

> ▶ **Merke.** Palpieren Sie nie gleichzeitig beide Aa. carotides, um keine Synkope auszulösen.

Man sollte sich ein **systematisches Untersuchungsschema** angewöhnen, z. B. an den Beinen von der Leistenbeuge (A. femoralis) über die Kniekehle (A. poplitea) bis zum Innenknöchel (A. tibialis posterior) und Fußrücken (A. dorsalis pedis). So kann eventuell schon die alleinige Palpation Aufschluss darüber geben, in welcher Höhe sich ein Arterienverschluss befindet (z. B. seitengleiche kräftige

5.1.2 Palpation

Bei V. a. arterielle Durchblutungsstörung sollte primär die **Beurteilung der Hauttemperatur** erfolgen (bei Minderperfusion ist z. B. ein Fuß kälter und evtl. blasser als der andere).

Die **typischen Stellen zur Palpation** der peripheren Pulse sind in Abb. **C-5.2** dargestellt (s. a. S. 173, Abb. **C-2.1**). Die Pulse sollten stets **im Seitenvergleich** palpiert werden, v. a. bei Verdacht auf pAVK (Ausnahme: A. carotis).

◀ **Merke**

Man sollte sich ein **systematisches Untersuchungsschema** angewöhnen. So kann evtl. schon die alleinige Palpation Aufschluss darüber geben, in welcher Höhe sich ein Arterienverschluss befindet.

⊙ **C-5.2**   **Palpation der peripheren Pulse** (s. a. S. 174, Abb. **C-2.1**)

⊙ **C-5.2**

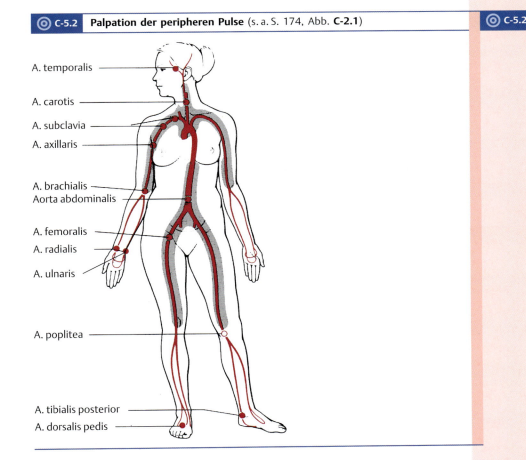

A. temporalis
A. carotis
A. subclavia
A. axillaris
A. brachialis
Aorta abdominalis
A. femoralis
A. radialis
A. ulnaris
A. poplitea
A. tibialis posterior
A. dorsalis pedis

Femoralispulse, rechtsseitig fehlender Poplitealpuls und abgeschwächte Fußpulse rechts: Verschluss im Bereich des rechten Oberschenkels).

Untere Extremität: Die **A. femoralis** wird direkt unterhalb des Leistenbandes getastet. Bei der Palpation der **A. poplitea** müssen die Fingerkuppen tief in der Kniekehle tasten. Die **A. tibialis posterior** wird hinter dem medialen Knöchel getastet, die **A. dorsalis pedis** verläuft am Fußrücken zwischen der Verlängerung der ersten und zweiten Zehe (Abb. **C-5.3**). Aa. dorsalis pedis und tibilias posterior werden am besten beim liegenden Patienten untersucht. Die Fußpulse sind bei Ödemen nur schwer oder gar nicht tastbar (s. S. 331).

Untere Extremität: Die **A. femoralis** wird direkt unterhalb des Leistenbandes getastet. Die Palpation erfolgt wie bei allen anderen Pulsen mit dem 2.–4. Finger unter leichtem Druck. Bei der Palpation der **A. poplitea** müssen die Fingerkuppen evtl. tief in der Kniekehle tasten, insbesondere bei adipösen Patienten. Man muss sich für diese Untersuchung Zeit lassen und darf die Palpationsstelle nicht zu schnell wechseln. Ein Seitenvergleich ist möglich, wenn der Patient auf dem Bauch liegt (Unterschenkel durch ein Kissen anheben!) und die Palpation beidseits jeweils mit dem Daumen erfolgt. Die **A. tibialis posterior** wird hinter dem medialen Knöchel getastet. Die Untersucherfinger müssen tief und evtl. mit größerem Druck hinter den Knöchel greifen. Die **A. dorsalis pedis** verläuft am Fußrücken zwischen der Verlängerung der ersten und zweite Zehe. Der Verlauf ist häufig atypisch! Aa. dorsalis pedis und tibilias posterior werden am besten beim liegenden Patienten untersucht, wobei darauf zu achten ist, dass die Muskulatur entspannt ist und der Fuß nicht überstreckt wird (Abb. **C-5.3**). Bei Ödemen sind die Fußpulse nur schwer oder gar nicht tastbar (s. S. 331).

◎ **C-5.3** | **Palpation der Arterienpulse im Bereich der unteren Extremität**

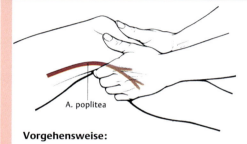

A. poplitea

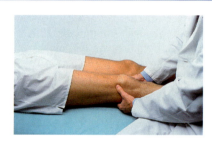

Vorgehensweise:

Zur **Palpation der A. poplitea** werden beide Hände auf die Tibiakondylen gelegt. Mit gebeugten Fingern kann der Puls zwischen den Gastrocnemiusköpfen ertastet werden. Schwierigkeiten können bei der Palpation dieser Arterie bei gestrecktem Knie entstehen, da das Gefäß von der gespannten Fascia poplitea und einem dicken Fettgewebskörper überlagert ist.

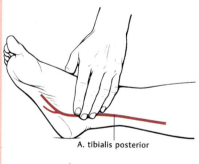

A. tibialis posterior

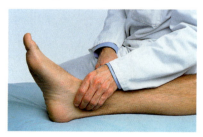

Vorgehensweise:

Die **A. tibialis posterior** kann im medialen Knöchelbereich getastet werden.

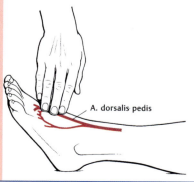

A. dorsalis pedis

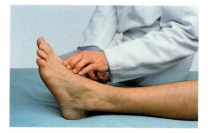

Vorgehensweise:

Die **A. dorsalis pedis** ist am dorsalen Fußrücken lateral der Sehne des M. extensor hallucis longus tastbar.

C-5.4 | Palpation der A. brachialis

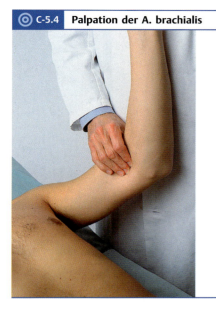

Obere Extremität: Die Pulse der oberen Extremität sind für den Anfänger leichter zu tasten. Die **A. radialis** wird entweder in der **„Begrüßungsstellung"** getastet oder für einen Seitenvergleich ohne „Händeschütteln". Zur Palpation der A. ulnaris s. Abb. **C-5.7.** Die Hand des Patienten wird zur Begrüßung ergriffen und dabei der Puls der A. radialis mit der anderen Hand getastet! Die **A. brachialis** wird kurz oberhalb der Ellenbeuge medialseits in der Tiefe getastet (Abb. **C-5.4**). Sie sollte vor **jeder** auskultatorischen Blutdruckmessung am Arm getastet werden, da für eine optimale Blutdruckmessung das Stethoskop/Mikrophon auf den Punkt der maximalen Pulsation aufzusetzen ist.

Medial des M. sternocleidomastoideus tastet man die **A. carotis.** Im Seitenvergleich palpiert man hinter dem Patienten stehend mit den Fingerspitzen beider Hände. Dabei ist größerer Druck unbedingt zu vermeiden (cave: Bradykardie bzw. Asystolie bei sensitivem Karotissinus!). Der Seitenvergleich sollte nicht simultan, sondern wegen der Gefahr zerebraler Durchblutungsstörungen nacheinander durchgeführt werden. Die **A. temporalis** kann 1–2 cm vor dem Tragus des Ohres getastet werden. Der Ramus frontalis der A. temporalis superficialis ist seitlich an der Stirn entlang dem Haaransatz zu tasten.

Die Pulsation der **Aorta abdominalis** kann bei tiefer Palpation des Abdomens ertastet werden. Eine verbreiterte und kräftige Pulsation, die bereits beim vorsichtigen Berühren der Bauchdecken spürbar ist, kann auf ein Aortenaneurysma hinweisen. Bei sehr schlanken Patienten ist die Pulsation der Bauchaorta durch die Übertragung auf die Bauchdecken sichtbar, insbesondere bei erhöhtem Herzminutenvolumen (z. B. nach körperlicher Anstrengung).

Blutdruckmessung (s. a. S. 176): Die Blutdruckmessung sollte bei der Erstuntersuchung eines Patienten nicht nur **im Seitenvergleich** (linker und rechter Arm), sondern auch im **Vergleich obere und untere Extremität** erfolgen. Dies ist besonders wichtig bei Kindern und Jugendlichen, um eine **Aortenisthmusstenose** nicht zu übersehen (typisch sind u. a. abgeschwächte Fußpulse). Normalerweise ist der Blutdruck in den Beinen etwas höher als der Druck in den Armen. Bei peripherer AVK und Aortenisthmusstenose ist der Blutdruck in den Beinen signifikant erniedrigt.

Am einfachsten erfolgt die Messung des Blutdrucks an den Beinen durch Anlegen der Blutdruckmanschette im unteren Drittel des Unterschenkels und die **palpatorische Ermittlung des systolischen Blutdruckes an der A. tibilias posterior oder A. dorsalis pedis,** d. h. man achtet beim Aufblasen der Blutdruckman-

Obere Extremität: Die **A. radialis** wird in der „Begrüßungsstellung" getastet, die **A. brachialis** kurz oberhalb der Ellenbeuge medialseits in der Tiefe (Abb. **C-5.4**).

Medial des M. sternocleidomastoideus tastet man die **A. carotis.** Dabei ist größerer Druck unbedingt zu vermeiden (cave: Bradykardie bzw. Asystolie bei sensitivem Karotissinus!). Die **A. temporalis** kann 1–2 cm vor dem Tragus des Ohres getastet werden.

Die Pulsation der **Aorta abdominalis** kann bei tiefer Palpation ertastet werden. Eine verbreiterte und kräftige Pulsation, die bereits beim vorsichtigen Berühren der Bauchdecken spürbar ist, kann auf ein Aoretenaneurysma hinweisen.

Blutdruckmessung (s. a. S. 176): Sie sollte bei der Erstuntersuchung nicht nur **im Seitenvergleich**, sondern auch im **Vergleich obere und untere Extremität** erfolgen. Bei peripherer AVK und Aortenisthmusstenose ist der Druck in den Beinen signifikant erniedrigt.

Messung des Blutdrucks an den Beinen: Anlegen der Manschette im unteren Drittel des Unterschenkels und **palpatorische Ermittlung des systolischen Druckes** an A. **tibialis posterior** oder **A. dorsalis pedis.**

◎ C-5.5　**Auskultation der A. femoralis**

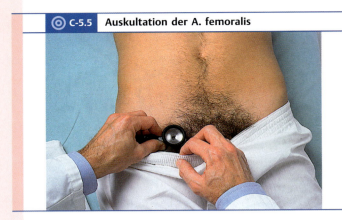

schette und beim Ablassen auf das Verschwinden bzw. das Wiederauftreten der Pulsation (s. Abb. **C-5.8**).

5.1.3 Auskultation

Normalerweise sind beim Gesunden über den Arterien keine Geräusche hörbar. Jede geringgradige Einengung kann jedoch bereits zur Wirbelbildung und Turbulenz führen und ein **Stenosegeräusch** erzeugen. Die Auskultation der Gefäße gibt daher wichtige Hinweise auf Gefäßerkrankungen. Es sollten stets beide Karotiden, A. subclavia und Aorta abdominalis auskultiert werden, bei pAVK auch über der A. femoralis und der A. poplitea sowie im Bereich des Adduktorenkanals (Abb. **C-5.5**).

5.1.3 Auskultation

Normalerweise sind beim Gesunden über den Arterien keine Geräuschphänomene hörbar. Man kann aber auch beim Gesunden durch Druck mit dem Stethoskop eine künstliche Gefäßeinengung produzieren und so ein Strömungsgeräusch entstehen lassen (z. B. über der Femoralarterie). Jede geringgradige Einengung kann bereits zur Wirbelbildung und Turbulenz führen und ein **Stenosegeräusch** erzeugen. Die Auskultation der Gefäße gibt daher wichtige Hinweise auf Gefäßerkrankungen. Dies ist besonders bedeutsam, wenn noch keine Symptome auf eine schwere Durchblutungsstörung schließen lassen, z. B. bei einem Strömungsgeräusch über der A. carotis (Frühdiagnose einer Karotisstenose). Es sollten stets beide Karotiden, die A. subclavia (über der Supraklavikulargrube) und die Aorta abdominalis auskultiert werden. Bei pAVK wird darüber hinaus über der A. femoralis und der A. poplitea sowie im Bereich des Adduktorenkanals (in der Mitte des Oberschenkels medialwärts) auskultiert (Abb. **C-5.5**).

5.1.4 Funktionstests

Ratschow-Test

Der Patient hebt in Rückenlage die Beine und führt ca. 2–5 min kreisende Bewegungen in den Sprunggelenken aus (Abb. **C-5.6**). Anschließend setzt er sich auf und lässt die Beine herunterhängen. Normalerweise erfolgt die reaktive Hyperämie nach

5.1.4 Funktionstests

Ratschow-Test

Ergibt der Gefäßstatus keinen sicheren Befund, so kann zur Provokation einer sichtbaren Durchblutungsstörung die **Lagerungsprobe nach Ratschow** durchgeführt werden. Der Patient hebt in Rückenlage die Beine (bei älteren Patienten müssen die Beine evtl. gestützt werden, Abb. **C-5.6**) und führt für ca. 2–5 min kreisende Bewegungen in den Sprunggelenken aus. Anschließend setzt er sich

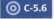

◎ C-5.6　**Ratschow-Test**

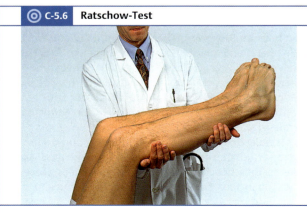

Der Patient hebt in Rückenlage die Beine und führt ca. 2–5 min kreisende Bewegungen aus.

⊙ **C-5.7**

⊙ **C-5.7**   **Allen-Test zur Erkennung von Verschlüssen der A. ulnaris oder radialis**

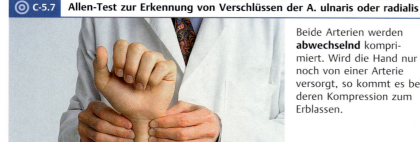

Beide Arterien werden **abwechselnd** komprimiert. Wird die Hand nur noch von einer Arterie versorgt, so kommt es bei deren Kompression zum Erblassen.

auf und lässt die Beine herunterhängen. Normalerweise erfolgt die **reaktive Hyperämie** (Rötung und Überwärmung) im Vorfußbereich nach 5 Sekunden und die sichtbare Füllung der Fußrückenvenen nach 10–15 Sekunden. Treten Hyperämie und Venenfüllung auf einer Seite später ein, so besteht Verdacht auf eine arterielle Gefäßerkrankung.

5 sec und die sichtbare Füllung der Fußrückenvenen nach 10–15 sec (V. a. pAVK bei verspätetem Eintreten von Hyperämie und Venenfüllung).

Allen-Test

Der Allen-Test wird zur klinischen Diagnostik von Unterarmarterienverschlüssen durchgeführt, da die Erkennung von Verschlüssen der A. ulnaris oder radialis schwierig ist (beim Verschluss nur einer Arterie erfolgt über den Hohlhandbogen eine gute Kollateralisierung durch das nicht betroffene Gefäß). Der Allen-Test lässt eine Differenzierung zwischen den beiden Stromgebieten zu. Seine Durchführung ist außerdem unbedingt notwendig bevor ein intraarterieller (i. a.) Zugang (A. radialis) gelegt wird.
Beide Arterien werden **abwechselnd** komprimiert. Wird die Hand nur noch von einer Arterie versorgt, so kommt es bei deren Kompression zum Abblassen der Hand. Verstärkt wird die Symptomatik, wenn man den Patienten während der Kompression mit erhobenen Armen Faustschlüsse durchführen lässt (Abb. **C-5.7**).

Allen-Test

Die Erkennung von Verschlüssen der A. ulnaris oder radialis bereitet Schwierigkeiten. Der Allen-Test lässt eine Differenzierung zwischen den beiden Stromgebieten zu.

Beide Arterien werden **abwechselnd** komprimiert. Wird die Hand nur noch von einer Arterie versorgt, blasst bei deren Kompression die Hand ab (Abb. **C-5.7**).

5.1.5 Doppleruntersuchung

Die Doppleruntersuchung peripherer Gefäße ermöglicht den Nachweis und die genaue Lokalisation der Pulsation sowie eine exaktere Blutdruckmessung. Sie ist eine einfache Methode, die sofort nach der körperlichen Untersuchung durchgeführt werden sollte (Abb. **C-5.8**). Die Ultraschalldarstellung der Gefäße (Duplexsonographie) lässt sogar eine morphologische Beurteilung zu.
Der periphere systolische Blutdruck ist der beste Parameter für das Vorliegen eines arteriellen Strombahnhindernisses. Die Blutdruckmessung wird am liegenden Patienten nacheinander an beiden Unterschenkeln vorgenommen. An Stelle des Stethoskops setzt man die Ultraschall-Dopplersonde auf die Arterie auf. Die richtige Position ergibt sich aus dem akustischen Signal (pulsatorisches Strömungsgeräusch). Ist kein Signal vorhanden, handelt es sich wahrscheinlich um einen Verschluss der Arterie. Die Manschette wird aufgepumpt bis das Dopplersignal verschwindet. Anschließend wird der Manschettendruck langsam abgelassen bis zum Wiederauftreten des Strömungsgeräusches. Der zu diesem Zeitpunkt auf der Skala abgelesene Wert entspricht dem systolischen Blutdruck. Die Grenze der Messbarkeit liegt bei etwa 30 mmHg. An symmetrischen Stellen der Arme und Beine findet man normalerweise etwa gleich hohe Druckwerte. Bei Gesunden ist der systolische Druck an den Unterschenkeln mindestens so hoch wie an den Armen, meistens aber deutlich höher (bis 40 mmHg). Konstant niedrigere Werte an den Unterschenkeln im Vergleich zu den Oberarmen sind pathologisch. Je größer die Differenz zwischen Arm und Bein, umso größer ist das Strombahnhindernis bzw. die Stenose in der Beinarterie.

5.1.5 Doppleruntersuchung

Die Doppleruntersuchung erlaubt den Nachweis und die genaue Lokalisation der Pulsation (Abb. **C-5.8**), die Duplexsonographie sogar eine morphologische Beurteilung.

Der periphere systolische Blutdruck ist der beste Parameter für das Vorliegen eines arteriellen Strombahnhindernisses. Die Blutdruckmessung wird am liegenden Patienten nacheinander an beiden Unterschenkeln vorgenommen. An Stelle des Stethoskops setzt man die Ultraschall-Dopplersonde auf die Arterie auf. Die richtige Position ergibt sich aus dem akustischen Signal (pulsatorisches Strömungsgeräusch). Bei Gesunden ist der systolische Druck an den Unterschenkeln mindestens so hoch wie an den Armen, meistens aber deutlich höher (bis 40 mmHg). Konstant niedrigere Werte an den Unterschenkeln im Vergleich zu den Oberarmen sind pathologisch.

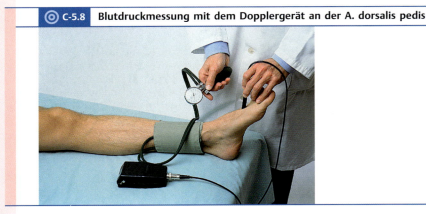

⊙ C-5.8   **Blutdruckmessung mit dem Dopplergerät an der A. dorsalis pedis**

5.1.6 Anamnese

Die Anamnese kann Aufschluss über die Lokalisation eines Gefäßverschlusses liefern.

▶ **Merke**

Der klassische Befund bei pAVK ist die **Claudicatio intermittens (intermittieren-des Hinken)**. Der Schmerz tritt üblicher-weise nach einer gewissen Gehstrecke auf und zwingt den Patienten zum Stehen-bleiben. In Ruhe lassen die Beschwerden rasch nach. Die schmerzfreie Gehstrecke wird mit zunehmender Erkrankung immer kürzer. Im späteren Stadium kommt es zum Ruheschmerz. Da sich der Verschluss immer eine Etage oberhalb des schmerz-haften Gebietes befindet, deuten z. B. Wadenschmerzen auf einen Verschluss im Bereich des Oberschenkels hin (Tab. **C-5.1**). Zur Einteilung der AVK nach Fontaine s. Tab. **C-5.2**.

Wichtig ist die Frage nach dem **Zeitraum der Schmerzentstehung**. Eine lange Anamnese spricht für einen **arterioskle-rotischen Gefäßverschluss**. Tritt die Schmerzsymptomatik sehr plötzlich auf, z. B. auch bei jungen Patienten, handelt es sich wahrscheinlich um einen **embolischen Gefäßverschluss**.

▶ **Merke**

5.1.6 Anamnese

Die Anamnese kann nicht nur Aufschluss über die Art der Durchblutungsstö-rung liefern, sondern auch über die Lokalisation eines Gefäßverschlusses.

▶ **Merke.** Der ischämische Schmerz als Leitsymptom einer arteriellen Durch-blutungsstörung tritt typischerweise erst nach körperlicher Belastung auf. Es muss daher genau nach der Art des Schmerzes und seinem Beginn gefragt werden.

Der klassische Befund bei pAVK ist die **Claudicatio intermittens (intermittieren-des Hinken)**. Der typische Beinschmerz tritt üblicherweise nach einer gewissen Gehstrecke auf und zwingt den Patienten zum Stehenbleiben. In Ruhe lassen die Beschwerden dann rasch nach, um nach einer weiteren Gehstrecke erneut auf-zutreten. Die Patienten kaschieren die Erholungsphase häufig dadurch, dass sie sich Schaufenster anschauen, bis der Schmerz abgeklungen ist, daher die Bezeich-nung **„Schaufensterkrankheit".** Die schmerzfreie Gehstrecke wird mit zuneh-mender Erkrankung immer kürzer. Im späteren Stadium kommt es zum Ruhe-schmerz, der besonders in der Nacht auftritt. Man sollte immer fragen, ob der Schmerz nachlässt, wenn das Bein aus dem Bett gehängt wird, da dies ebenfalls ein typisches Symptom des ischämischen Schmerzes ist. Da sich der Verschluss eines Gefäßes immer eine Etage oberhalb des schmerzhaften Gebietes befindet, deuten z. B. Wadenschmerzen auf einen Verschluss im Bereich des Oberschenkels hin. Tritt der Schmerz im Oberschenkel oder Gesäß auf, so liegt der Verschluss im Bereich der Beckenstrombahn (Tab. **C-5.1**). Der Schweregrad der arteriellen Ver-schlusskrankheit wird nach Fontaine in vier Stadien eingeteilt (Tab. **C-5.2**).
Wichtig ist auch die Frage nach dem **Zeitraum der Schmerzentstehung**. Eine **lange Anamnese** mit langsam zunehmender Verschlechterung (Abnahme der schmerz-freien Gehstrecke) spricht für einen **arteriosklerotischen Gefäßverschluss**. Es ist immer auch nach entsprechenden Risikofaktoren zu fragen (z. B. Nikotin, Dia-betes mellitus?). Tritt die Schmerzsymptomatik sehr **plötzlich** auf, z. B. auch bei jungen Patienten oder bei Patienten ohne Risikofaktoren, handelt es sich wahrscheinlich um einen **embolischen Gefäßverschluss**. Diese Differenzierung ist wichtig, da embolische Ereignisse ein schnelles Handeln erfordern.

▶ **Merke.** Nach der „6P"-Regel sind folgende Symptome beim akuten kom-pletten arteriellen Verschluss typisch:
- pain (Schmerz)
- paleness, palor (Blässe)
- paresthesia (Missempfindung)
- pulselessness (Pulslosigkeit)
- paralysis (Bewegungsunfähigkeit)
- prostration (Schock).

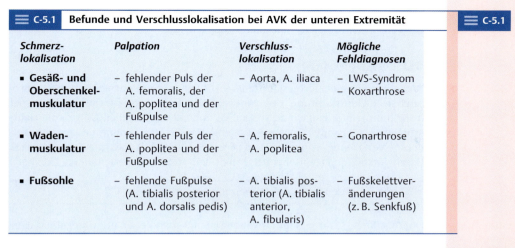

Schmerz-lokalisation	Palpation	Verschluss-lokalisation	Mögliche Fehldiagnosen
■ Gesäß- und Oberschenkel-muskulatur	– fehlender Puls der A. femoralis, der A. poplitea und der Fußpulse	– Aorta, A. iliaca	– LWS-Syndrom – Koxarthrose
■ Waden-muskulatur	– fehlender Puls der A. poplitea und der Fußpulse	– A. femoralis, A. poplitea	– Gonarthrose
■ Fußsohle	– fehlende Fußpulse (A. tibialis posterior und A. dorsalis pedis)	– A. tibialis posterior (A. tibialis anterior, A. fibularis)	– Fußskelettver-änderungen (z. B. Senkfuß)

C-5.1 Befunde und Verschlusslokalisation bei AVK der unteren Extremität

C-5.1

C-5.2 Einteilung des Schweregrades der AVK nach Fontaine

C-5.2

Stadium I	keine Beschwerden
Stadium II	Belastungsschmerz = Claudicatio intermittens – IIA: beschwerdefreie Gehstrecke > 200 m in der Ebene – IIB: beschwerdefreie Gehstrecke < 200 m
Stadium III	Ruheschmerz
Stadium IV	Gangrän, Nekrose (Gewebsuntergang)

Schmerzen, die zu Beginn der Gehstrecke auftreten und sich dann im weiteren Verlauf bessern bzw. ganz verschwinden, sind nicht ischämisch bedingt, sondern z. B. degenerativ bei Skelett-, Gelenk- und Muskelerkrankungen (s. S. 335).

Schmerzen, die sich unter Belastung bessern, sind nicht ischämisch bedingt (z. B. bei Skeletterkrankungen).

▶ **Klinischer Fall.** Ein 57-jähriger Patient berichtet über Schmerzen in der rechten Wade, die erstmals vor 3 Monaten bei einer längeren Wanderung auftraten. Auf genaue Befragung gibt der Patient an, dass er jetzt ca. 300 m ebenerdig im normalen Tempo schmerzfrei gehen kann. Danach treten ziehende Schmerzen in der rechten Wade auf, die beim Stehenbleiben innerhalb kurzer Zeit vollständig verschwinden, um dann erneut unter Belastung aufzutreten. Bei der klinischen Untersuchung sind die Beine äußerlich unauffällig. Die Palpation der peripheren Pulse ergibt einen normalen Tastbefund der A. femoralis in der Leiste: Die Pulse sind kräftig und seitengleich. Die rechte A. poplitea ist nicht tastbar. Die A. dorsalis pedis rechts ist im Vergleich zur linken Seite nur sehr schwach tastbar. Die rechte A. tibialis posterior ist nicht tastbar, aber mit dem Dopplergerät ist ein schwacher Fluss hinter dem Innenknöchel nachweisbar. Die Blutdruckmessung ergibt 137/94 mmHg am rechten Oberarm, 134/95 mmHg links (keine signifikante Seitendifferenz), 132 mmHg systolisch in der linken A. dorsalis pedis und 75 mmHg in der rechten A. dorsalis pedis. Es besteht also ein deutlicher Druckabfall am rechten Fuß im Vergleich zur linken Seite und zur oberen Extremität. Ein Strömungsgeräusch über dem Adduktorenkanal (in Höhe des mittleren Oberschenkels medial) rechts kann nicht auskultiert werden.
Diagnose: Verschluss oder hochgradige Stenose im Bereich der A. femoralis rechts pAVK Stadium IIA.

◀ **Klinischer Fall**

5.2 Venöse Durchblutungsstörungen

Die Untersuchung des venösen Systems ist im Vergleich zur Untersuchung des arteriellen Systems schwieriger und nicht so eindeutig. Daher müssen häufig zusätzliche Untersuchungen (Dopplersonographie, Phlebographie) zur sicheren Diagnosestellung durchgeführt werden. Vor allem die tiefen Beinvenen, die 90 % des venösen Rückflusses aus der unteren Extremität befördern, sind einer direk-

5.2   Venöse Durchblutungsstörungen

Die Untersuchung des venösen Systems ist schwierig. Daher müssen häufig zusätzliche Untersuchungen durchgeführt werden (z. B. Dopplersonographie).

ten klinischen Untersuchung nicht zugänglich. Anamnese und indirekte Zeichen der venösen Insuffizienz sind daher sehr wichtig.

5.2.1 Inspektion

Wenn bereits eine fortgeschrittene Insuffizienz des Venensystems vorliegt, imponieren vor allem die **Hautschäden:** Atrophie, Induration, Verfärbung, Ulzeration und evtl. Ödeme.

▶ Merke

Oberflächliche „Krampfadern" (**Varizen**) entstehen **meist** primär als **Folge einer kongenitalen Venenwandschwäche**. Häufig ist bei chronisch-venöser Insuffizienz außerdem die sog. Corona phlebectatica paraplantaris nachweisbar (Kranz gestauter Venen an den Fußrändern, Abb. **C-5.9a**).

Die Funktion der tiefen Beinvenen kann durch verschiedene klinische Tests untersucht werden. Erweiterte und prall gefüllte Hautvenen können bei Verlegung tiefer Venen als **Kollateralvenen** auftreten.

Eine **oberflächliche Thrombophlebitis** (Venenentzündung) fällt durch einen geröteten, verhärteten Venenstrang auf (Abb. **C-5.9b**).

▶ Merke

◎ **C-5.9**

5.2.1 Inspektion

Wenn bereits eine fortgeschrittene Insuffizienz des Venensystems mit **chronischer Rückflussstörung des venösen Blutes** vorliegt, ist die Diagnose per Inspektion relativ einfach zu stellen. Es imponieren vor allen Dingen die **Hautschäden:** Hautatrophie und z. T. extreme Verhärtung (Induration) und dunkelbraune Verfärbung (Pupura jaune d'ocre, s. S. 106, Abb. **B-1.48**) am Unterschenkel, Geschwürsbildung (typischerweise über dem Innenknöchel) und evtl. Ödeme.

▶ **Merke.** Venöse Ulzera findet man nie an den Zehen!

Oberflächliche „Krampfadern" (**Varizen**) nennt man Venen mit unregelmäßigen, aneurysmatischen Aussackungen. Sie entstehen **meist** primär als **Folge einer kongenitalen Venenwandschwäche**, seltener sekundär als Folge einer tiefen Venenthrombose. Varizen sind ein wichtiger Hinweis auf eine allgemeine venöse Insuffizienz, sie lassen aber keine direkten Rückschlüsse auf die Funktion der tiefen Beinvenen zu. Häufig ist bei chronisch-venöser Insuffizienz außerdem die sog. Corona phlebectatica paraplantaris nachweisbar (Kranz gestauter Venen an den Fußrändern, Abb. **C-5.9a**).
Die Funktion der tiefen Beinvenen kann durch verschiedene klinische Tests untersucht werden. Erweiterte und prall gefüllte Hautvenen können bei Verlegung tiefer Venen als **Kollateralvenen** auftreten (z. B. am Unterbauch und in der Leiste bei Beckenvenenverschluss, am Oberschenkel und in der Knieregion bei Verschluss der Femoralvene). An der Innenseite des Unterschenkels findet man bei insuffizienten Vv. perforantes oder communicantes (Verbindung zwischen oberflächlichem und tiefem Venensystem) runde Venenvorwölbungen.
Eine **oberflächliche Thrombophlebitis** (Venenentzündung) fällt durch einen geröteten, verhärteten Venenstrang auf (z. B. am Oberschenkel, Abb. **C-5.9b**). „**Besenreiser**" sind sehr kleine, oberflächliche Varizen, die funktionell ohne Bedeutung sind, aber auch als Hinweis auf eine allgemeine Venenschwäche dienen.

▶ **Merke.** Wichtige Zeichen einer **akuten Beinvenenthrombose** sind einseitige Beinschwellung und zyanotische Verfärbung des erkrankten Beines.

◎ **C-5.9**   **Inspektionsbefunde bei Erkrankungen des venösen Systems**

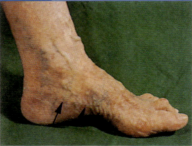

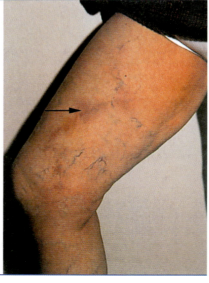

a Corona phlebectatica paraplantaris bei chronischer Veneninsuffizienz.

b Thrombophlebitis im Verlauf der proximalen V. saphena magna (Venenstrang gerötet, überwärmt und druckschmerzhaft).

5.2.2 Palpation

Die palpatorische Untersuchung bei venösen Erkrankungen konzentriert sich auf Haut und Weichteile. Bei Verdacht auf eine **tiefe Beinvenenthrombose** muss die gesamte untere Extremität (im Liegen) untersucht werden. Man achte zunächst auf **Umfangsdifferenzen** der Beine und messe den Umfang (z. B. in Wadenhöhe oder am Oberschenkel 10 cm proximal des oberen Patellarandes) mit dem Maßband. Eine tastbare vermehrte Konsistenz oder Verhärtung im Wadenbereich oder Oberschenkel ist ein wichtiger Hinweis auf eine **Thrombose**. Der Druck auf die mediale Fußsohle **(Payr-Druckpunkt)** kann bei Unterschenkelthrombose schmerzhaft sein. Bei Dorsalflexion des Fußes kann ein Wadenschmerz auftreten **(Homans-Zeichen)**. Ein sehr geringgradiges Ödem ist noch nicht sichtbar, kann aber bereits palpabel sein (s. u.).
Bei **Thrombophlebitis** sind die betroffenen oberflächlichen Venenstränge druckschmerzhaft.

5.2.3 Funktionstests

Trendelenburg-Test

Eine Insuffizienz der Venenklappen der Vv. saphena magna et parva und der Vv. communicantes mit Rückfluss des Blutes beinabwärts kann mit dem **Trendelenburg-Test** beurteilt werden (Abb. **C-5.10**). Am angehobenen Bein des liegenden Patienten werden Varizen nach proximal ausgestrichen und eine Stauung (Gummischlauch) in der Mitte des Oberschenkels angelegt. Der Patient steht nun auf und nach 30 s wird die Stauung geöffnet. Bei insuffizienter Vena saphena magna tritt eine schnelle retrograde Füllung (von proximal nach distal) ein. Wird zusätzlich die V. saphena parva mit dem Daumen im Bereich der Kniekehle komprimiert und tritt bereits unter der doppelten Kompression eine Füllung der Gefäße auf, so sind die Vv. communicantes (perforantes) insuffizient.

Perthes-Test

Die Durchgängigkeit des tiefen Venensystems lässt sich mit dem **Perthes-Versuch** beurteilen (Abb. **C-5.10**). Zuerst werden am stehenden Patienten die Varizen beurteilt. Anschließend wird unterhalb des Knies eine Stauung mit dem Gummischlauch angelegt, die die oberflächlichen Venen komprimiert. Der Patient muss dann 5 Minuten umhergehen. Danach werden die Venen ohne Öffnung der Kompression beurteilt: Normal ist ein völliges Kollabieren der Venen; das bedeutet, dass die tiefen Venen durchgängig sind und die Klappen der Vv. communicantes funktionieren. Bei unvollständiger Entleerung der Venen ist die Klappenfunktion nicht intakt. Bei unverändert gestauten Venen liegt neben der Klappeninsuffizienz auch eine Störung des Abflusses über die tiefen Venen vor. Nimmt die Varizenfüllung sogar zu, so sind die tiefen Venen verschlossen; durch Strömungsumkehr in den Vv. communicantes werden die oberflächlichen Venen noch stärker gefüllt.

5.2.4 Anamnese

Patienten mit **chronisch venöser Insuffizienz** haben, im Gegensatz zu Patienten mit pAVK, weder in Ruhe noch bei Belastung Schmerzen. Sie klagen über **Schwere- und Stauungsgefühl** in den Beinen, die sich beim Hochlagern der Beine bessern. Schmerzen treten meistens erst auf, wenn es zu entzündlichen Komplikationen kommt (z. B. entzündetes Ulkus) oder eine Thrombophlebitis auftritt. Die rasche Ödembildung bei einer akuten Thrombose kann zur schmerzhaften massiven Spannung des Unterschenkels, evtl. des ganzen Beines führen.
Besteht Verdacht auf eine **Thrombose,** muss immer nach **prädisponierenden Faktoren** gefragt werden. Tiefe Beinvenenthrombosen treten z. B. nach langem Sitzen (Flugreisen oder Busfahrten) und Immobilisation (Bettruhe), gelegentlich

5.2.2 Palpation

Bei V. a. **tiefe Beinvenenthrombose** ist auf **Umfangsdifferenzen** der Beine zu achten (Umfang messen!). Der Druck auf die mediale Fußsohle **(Payr-Druckpunkt)** kann bei Unterschenkelthrombose schmerzhaft sein. Bei Dorsalflexion des Fußes kann ein Wadenschmerz auftreten **(Homans-Zeichen)**.

Bei **Thrombophlebitis** sind die betroffenen oberflächlichen Venenstränge druckschmerzhaft.

5.2.3 Funktionstests

Trendelenburg-Test

Eine Insuffizienz der Venenklappen der Vv. saphena magna et parva und der Vv. communicantes mit Rückfluss des Blutes beinabwärts kann mit dem **Trendelenburg-Test** beurteilt werden (Abb. **C-5.10**).

Perthes-Test

Die Durchgängigkeit des tiefen Venensystems lässt sich mit dem **Perthes-Versuch** testen (Abb. **C-5.10**).

5.2.4 Anamnese

Patienten mit **chronisch venöser Insuffizienz** haben, im Gegensatz zu Patienten mit pAVK, weder in Ruhe noch bei Belastung Schmerzen. Sie klagen über **Schwere- und Stauungsgefühl** in den Beinen, die sich beim Hochlagern der Beine bessern.

Besteht Verdacht auf eine **Thrombose,** muss immer nach **prädisponierenden Faktoren** gefragt werden (z. B. langes Sitzen, Operationen).

◉ **C-5.10**   **Funktionstests zur Beurteilung des Beinvenensystems**

Trendelenburg-Test

Er ermöglicht die klinische Diagnose insuffizienter Venenklappen der V. saphena magna und V. saphena parva und der Vv. perforantes am Oberschenkel.

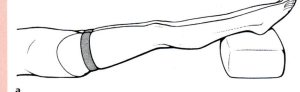

a

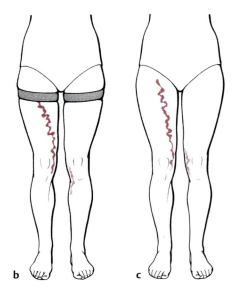

b   **c**

Vorgehensweise:

- Am angehobenen Bein des liegenden Patienten werden die Varizen nach proximal ausgestrichen und eine Stauung in der Mitte des Oberschenkels angelegt **(a)**.
- Der Patient steht nun auf und nach 30 Sekunden wird die Stauung geöffnet **(b)**.

Normal (linkes Bein in Abb. c):

Langsame Wiederauffüllung der epifaszialen Stammvenen von distal nach proximal.

Pathologisch (rechtes Bein in Abb. c):

Die Wiederauffüllung der epifaszialen Venenstämme trotz Kompression der Mündungsklappen weist auf eine Perforansinsuffizienz hin. Eine Mündungsklappeninsuffizienz ist daran zu erkennen, dass sich die V. saphena magna bzw. die V. saphena parva nach Lösen der Kompression von proximal nach distal rasch auffüllen. Eine genauere Lokalisation insuffizienter Perforansvenen gelingt durch Lageänderung des Stauschlauchs am Oberschenkel.

Perthes-Test

Dieser Test eignet sich zur Überprüfung der Venenklappenfunktion subfaszialer Leit- und transfaszialer Perforansvenen.

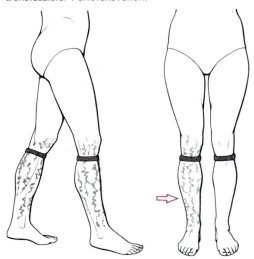

Vorgehensweise:

- Beim stehenden Patienten wird oberhalb oder unterhalb des Knies eine Stauung mit dem Gummischlauch angelegt. Der Patient muss dann 5 Minuten umhergehen. Danach werden die Venen ohne Öffnung der Kompression beurteilt.

Normal (linkes Bein):

Entleerung der epifaszialen Unterschenkelvarizen: Durchgängigkeit der tiefen Venen und Suffizienz der Perforansvenen.

Pathologisch (rechtes Bein):

Fehlende Entleerung der epifaszialen Unterschenkelvarizen weist auf eine Venenklappeninsuffizinez tiefer Leitvenen und Perforansvenen hin. Beim anschließenden Hinlegen und Hochheben des Beines (mit Stauschlauch!) entleeren sich die Varizen, wenn die tiefen Venen durchgängig sind. Eine Zunahme der venösen Füllung mit Stauungsgefühl und Schmerz findet man beim Verschluss der tiefen Abflusswege.

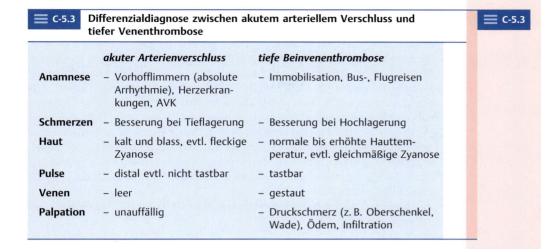

C-5.3	Differenzialdiagnose zwischen akutem arteriellem Verschluss und tiefer Venenthrombose		**C-5.3**

	akuter Arterienverschluss	*tiefe Beinvenenthrombose*
Anamnese	– Vorhofflimmern (absolute Arrhythmie), Herzerkrankungen, AVK	– Immobilisation, Bus-, Flugreisen
Schmerzen	– Besserung bei Tieflagerung	– Besserung bei Hochlagerung
Haut	– kalt und blass, evtl. fleckige Zyanose	– normale bis erhöhte Hauttemperatur, evtl. gleichmäßige Zyanose
Pulse	– distal evtl. nicht tastbar	– tastbar
Venen	– leer	– gestaut
Palpation	– unauffällig	– Druckschmerz (z. B. Oberschenkel, Wade), Ödem, Infiltration

auch nach Sportverletzungen auf; außerdem auch nach Operationen, v. a. wenn diese zu längerer Immobilisation geführt haben (z. B. Hüftendoprothese).
Häufige **Zeichen bei tiefer Venenthrombose** sind:

- „Kletterpuls" (treppenförmiges Ansteigen des Pulses)
- Schwere-/Spannungsgefühl, ziehende Schmerzen
- Schwellung, zyanotische Glanzhaut, „Pratt-Warnvenen" (Kollateralvenen an der Schienbeinkante)
- Überwärmung
- Druckempfindlichkeit im Verlauf der tiefen Venen
- subfebrile Temperaturen
- dumpfer Druck im LWS-Bereich (bei Beckenvenenthrombose)
- Wadenkompressionsschmerz (Meyer-Zeichen)
- Homans-Zeichen und Payr-Zeichen s. S. 329.

Zur Differenzialdiagnose zwischen akutem arteriellem Verschluss und tiefer Venenthrombose s. Tab. **C-5.3**.

Häufige **Thrombosezeichen** sind u. a. ein treppenförmiges Ansteigen des Pulses („Kletterpuls"), ziehende Schmerzen, subfebrile Temperaturen, Überwärmung, Schwellung und Wadenkompressionsschmerz (Meyer-Zeichen).

Differenzialdiagnostik s. Tab. **C-5.3**.

▶ **Klinischer Fall.** Ein 35-jähriger Mann sucht wegen zunehmender Atemnot den Arzt auf. Bei der Vorstellung fallen bereits eine Ruhedyspnoe und Tachypnoe auf. Die Anamnese ist bis auf ein Sporttrauma vor 10 Tagen unergiebig. Der Patient spielt in seiner Freizeit Fußball und hatte sich hierbei eine Prellung im Bereich der linken Kniekehle und des oberen Unterschenkels zugezogen. Die körperliche Untersuchung ergibt noch eine leichte Schwellung im Bereich der linken Wade und eine geringe Druckschmerzhaftigkeit bei stärkerem Druck. Bei der passiven Dorsalflexion des linken Fußes verspürt der Patient ein Ziehen bis in die Wade. Das Röntgenbild des Thorax ist unauffällig. Das EKG zeigt eine Rechtsherzbelastung. Im Echokardiogramm ist der rechte Ventrikel vergrößert.
Diagnose: Es besteht der dringende V. a. rezidivierende Lungenembolien aus einer tiefen Beinvenenthrombose (nach Trauma) mit einer schweren Rechtsherzbelastung.
Die Rechtsherzbelastung mit zunehmender Dyspnoe hat den Patienten letztlich erst zum Arzt geführt. Die Zeichen der tiefen Beinvenenthrombose waren – wie so häufig – nur sehr diskret und wurden vom Patienten als Folge des Traumas gesehen, aber natürlich nicht in Zusammenhang mit seiner Atemnot gebracht. Die Doppleruntersuchung zeigte einen Verschluss der Beckenvene und bestätigte so die Verdachtsdiagnose.

◀ **Klinischer Fall**

5.3 Ödeme

5.3   Ödeme

▶ **Definition.** Pathologische Ansammlung von Flüssigkeit im Zwischenzellraum (Interstitium), die bis zu 1l betragen kann, bevor es zu einer merklichen Schwellung kommt.

◀ **Definition**

Ödeme sind ein sehr häufiger Befund. Tatsächlich nimmt bei jedem Menschen im Laufe des Tages das Gewebewasser geringfügig zu. Nach langem Stehen während der Arbeit, nach langem Sitzen ohne Bewegung (Auto fahren oder Flugreise) oder bei großer Hitze kann die interstitielle Flüssigkeit zunehmen und an den unteren Extremitäten zu Schwellungen führen. Diese verschwinden gewöhnlich über Nacht wieder vollständig (sog. **physiologisches Ödem**).

Ein Ödem kann entstehen durch:
- einen erhöhten hydrostatischen Druck in den Kapillaren
- eine Behinderung des Lymphabflusses
- eine erhöhte Durchlässigkeit der Kapillaren
- eine veränderte Konzentration des Blutplasmas
- einen akut gesteigerten Druck im zufließenden Schenkel des Blutkreislaufs (selten).

Ödeme sind ein sehr häufiger Befund. Tatsächlich nimmt bei jedem Menschen im Laufe des Tages das Gewebewasser geringfügig zu. Nach langem Stehen während der Arbeit, nach langem Sitzen ohne Bewegung (Auto fahren oder Flugreise) oder bei großer Hitze kann die interstitielle Flüssigkeit zunehmen und an den unteren Extremitäten zu Schwellungen führen. Diese verschwinden gewöhnlich über Nacht wieder vollständig (sog. **physiologisches Ödem**). Erst wenn das Ödem ein gewisses Maß überschreitet, sehr häufig auftritt oder gar nicht mehr verschwindet, muss nach einer zugrunde liegenden Krankheit gesucht werden. Die Flüssigkeitszunahme im Interstitium kann mehrere Liter – bei schwerer Herzinsuffizienz z.B. bis zu 20 Liter und mehr! – betragen. Die regelmäßige Kontrolle des Körpergewichts (evtl. morgens und abends) kann Aufschluss darüber geben, wie viele Liter Wasser zusätzlich ins Interstitium übergetreten sind.

Eine **abnorme Zunahme der interstitiellen Flüssigkeit mit Ödembildung** kann entstehen durch:
- einen erhöhten hydrostatischen Druck in den Kapillaren (generalisiert z.B. bei Nieren- oder Rechtsherzinsuffizienz; lokalisiert z.B. bei venösen Abflussstörungen)
- eine Behinderung des Lymphabflusses (Lymphödem)
- eine erhöhte Durchlässigkeit (Permeabilität) der Kapillaren für Proteine und andere Blutbestandteile (z.B. allergisches Ödem, idiopathisches Ödem)
- eine veränderte Konzentration des Blutplasmas, z.B. bei Hypalbuminämie (erniedrigte Eiweißkonzentration, z.B. bei nephrotischem Syndrom infolge des Eiweißverlusts)
- einen akut gesteigerten Druck im zufließenden (arteriellen) Schenkel des Blutkreislaufs (selten), z.B. nach Wiedereröffnung eines Gefäßverschlusses am Oberschenkel durch eine PTA (perkutane transluminale Angioplastie).

 C-5.4

C-5.4 Ursachen von Ödemen	
Systemische Ödeme	
- kardiale Ödeme	– **beide** Unterschenkel, Rücken (z.B. bei Rechtsherzinsuffizienz)
- renale Ödeme	– Gesicht, **beide** Beine
- hepatische Ödeme	– Bauch (Aszites), **beide** Beine
- Hunger, Eiweißmangelödeme	– **beide** Beine, generalisiert
- medikamentös induzierte Ödeme	– **beide** Beine
- Myxödem	– Gesicht, beide Beine (nicht eindrückbar, s. S. 104, Abb. **B-1.41**)
Lokal bedingte Ödeme	
- venöse Ödeme	– Unterschenkel einseitig oder beidseits (z.B. nach tiefer Beinvenenthrombose)
- Lymphödem	– einseitig (z.B. Arm nach Brustoperation, am Bein nach Verletzung) oder beide Beine (idiopathisch)
- Lipödem	– **beide** Beine
- allergisches Ödem	– z.B. Gesichtsschwellung
- entzündliches Ödem	– z.B. bei Erysipel am Unterschenkel
- Morbus Sudeck	– z.B. nach Verletzung im Bereich einer Hand
Mischformen	
- idiopathische Ödeme	– **beide** Beine

Dementsprechend kann auch die **Zusammensetzung der Ödemflüssigkeit** sehr unterschiedlich sein. Bei den kardialen, renalen oder hepatischen Ödemen steht die Zunahme des Wassergehalts im Vordergrund, d. h. das Ödem ist sehr weich. Bei einer schweren Schilddrüsenunterfunktion (Myxödem) enthält die Ödemflüssigkeit viel gallertartige Substanz und Eiweiß; das Ödem ist sehr derb. Ein Lymphödem enthält Lymphe in hoher Konzentration.

Ödeme können bei ganz unterschiedlichen Erkrankungen gefunden werden, sie entstehen aber auch bei Einnahme bestimmter Medikamente (z. B. orale Kontrazeptiva, Laxanzien). Anamnese und klinisches Erscheinungsbild sind entscheidend für die Diagnose. Lokalisation und Verteilung lassen bereits Rückschlüsse auf die Ursache zu (Tab. **C-5.4**).

Die **Zusammensetzung** variiert: Bei kardialen, renalen oder hepatischen Ödemen nimmt v. a. der Wassergehalt zu (weiches Ödem). Beim Myxödem (s. S. 470) ist das Ödem eher derb (durch gallertartige Substanzen).

Ödeme kommen bei ganz unterschiedlichen Erkrankungen vor (Tab. **C-5.4**).

5.3.1 Inspektion

Bei sehr stark ausgeprägten Ödemen reicht ein Blick, um die massive Schwellung z. B. am Unterschenkel und/oder die aufgehobene Konturierung der Knöchelregion als Ödem zu diagnostizieren. **Bei kardialen, renalen und venösen Ödemen sind die Zehen nicht betroffen.** Lidödem und morgendliche Fingerschwellungen lassen an eine renale Ursache der Ödeme (mit Eiweißverlust) denken. Charakteristisch für das **Lymphödem** ist die säulenförmige bis tonnenförmige Umfangsvermehrung des Unterschenkels **mit Fußrückenpolster.** Im Gegensatz hierzu sind die Füße beim **Lipödem** (vermehrte Fetteinlagerung) ausgespart.

5.3.1 Inspektion

Bei sehr stark ausgeprägten Ödemen sind Ödeme leicht zu diagnostizieren. **Bei kardialen, renalen und venösen Ödemen sind die Zehen nicht betroffen.** Charakteristisch für das **Lymphödem** ist die säulenförmige bis tonnenförmige Umfangsvermehrung des Unterschenkels **mit Fußrückenpolster.**

5.3.2 Palpation

Das vorsichtige, langsame Wegdrücken der Ödemflüssigkeit erfolgt mit der Daumenkuppe gegen ein Widerlager (z. B. Schienbeinkante, Knöchel oder Mittelfußknochen). Der Druck kann für den Patienten sehr schmerzhaft sein; man sollte daher sehr leicht beginnen und den Druck langsam steigern.

5.3.2 Palpation

Das vorsichtige, langsame Wegdrücken der Ödemflüssigkeit erfolgt mit der Daumenkuppe gegen ein Widerlager.

▶ **Merke.** Es braucht etwas Zeit, um das Gewebewasser durch den Daumendruck zu verdrängen und so eine Delle entstehen zu lassen, d. h. mindestens 4–5 sec drücken!

◀ **Merke**

Bleibt nach dem Druck eine deutlich sichtbare oder fühlbare Eindellung zurück, so ist ein Ödem vorhanden (s. S. 106, Abb. **B-1.46**). Ein Lymphödem – an der unteren Extremität typischerweise vom Fußrücken ausgehend – ist nur im Anfangsstadium wegdrückbar. Später verhärtet (induriert) sich das Ödem und kann nicht mehr weggedrückt werden. Ein sehr früher Hinweis auf ein Lymphödem ist das **Stemmer-Zeichen** (Abb. **C-5.11**). Dabei wird die Haut des Zehenrückens zwischen 2 Fingern angehoben und bewegt. Beim Lymphödem lässt sich die Zehenhaut nur schwer oder überhaupt nicht mehr abheben. Die Hautfalte ist auf jeden Fall verdickt bzw. verbreitert.

Bleibt nach dem Druck eine deutlich sichtbare oder fühlbare Eindellung zurück, ist ein Ödem vorhanden (s. S. 106, Abb. **B-1.46**). Ein sehr früher Hinweis auf ein Lymphödem ist das **Stemmer-Zeichen** (Abb. **C-5.11**).

⊙ **C-5.11**   **Stemmer-Zeichen**

⊙ **C-5.11**

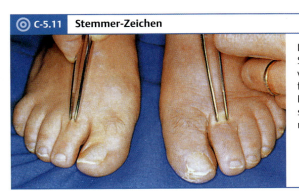

Im Vergleich zur gesunden Seite (rechts) ist an dem vom Lymphödem betroffenen Bein (links) die Hautfalte an der Dorsalseite der Grundphalanx nicht abhebbar.

5.3.3 Anamnese

Alter und Geschlecht spielen bei der Differenzierung generalisierter Ödeme eine wichtige Rolle. Man findet kardiale Ödeme v. a. im höheren Lebensalter. Einige Ödemformen kommen nur bei Frauen vor (zyklusabhängige Ödeme, idiopathische Ödeme).

Bei generalisierten Ödemen muss immer auch nach der Einnahme von **Medikamenten** gefragt werden (z. B. orale Kontrazeptiva, Kortison, Laxanzien). Ödeme sind normalerweise nicht schmerzhaft.

Diuretika, die man zur Behandlung von Ödemen sehr erfolgreich einsetzt, können ebenfalls Ödeme hervorrufen.

Eine **salzreiche Ernährung** kann zur Ausbildung von Ödemen führen.

Bei **lokalen Schwellungen** ist immer nach Verletzungen, Unfällen oder Entzündungen zu fragen. Das **Lymphödem** beginnt im Gegensatz zum venösen Ödem ganz peripher an den Zehen und am Fußrücken. Es ist sehr viel seltener als das venöse Ödem und verschwindet im Gegensatz zu diesem nicht wieder über Nacht.

5.3.3 Anamnese

Alter und Geschlecht spielen bei der Differenzierung generalisierter Ödeme eine wichtige Rolle. **Kardiale Ödeme** treten vorwiegend im höheren Lebensalter auf, da eine Herzinsuffizienz bei jüngeren Patienten selten ist. Einige Ödemformen kommen nur bei Frauen vor (**zyklusabhängige** periovulatorische und prämenstruelle **Ödeme**, **idiopathisches Ödem**). Idiopathische Ödeme treten verstärkt nach langem Stehen (Orthostase) auf, Ursache ist vermutlich eine Permeabilitätsstörung der Kapillaren. Häufig finden sich Überlappungen dieser Ödemformen.

Bei generalisierten Ödemen muss immer auch nach der Einnahme von **Medikamenten** gefragt werden. Hormonpräparate, insbesondere weibliche Sexualhormone (orale Kontrazeptiva) und Kortison, Rheuma- bzw. Schmerzmittel wie Indometacin und Diclofenac können eine Ödembildung bewirken. Kalziumantagonisten (z. B. Nifedipin) können schmerzhafte Ödeme an den Unterschenkeln auslösen (durch Zunahme der Kapillarpermeabilität). Abgesehen von dieser besonderen Form sind **Ödeme normalerweise nicht schmerzhaft.** Ein schwerer Kaliumverlust durch die Einnahme von Abführmitteln kann zu Ödemen führen. Selten kann es auch einmal durch den häufigen Genuss von Lakritze in großen Mengen zu Ödemen kommen (Lakritze enthält Glycyrrhizinsäure, die ähnlich wie das den Wasser- und Salzhaushalt regulierende Aldosteron wirkt).

Es klingt zwar paradox, aber tatsächlich können **Diuretika**, die man zur Behandlung von Ödemen sehr erfolgreich einsetzt, ebensolche hervorrufen. Dabei ist aber der zeitliche Zusammenhang zwischen der Einnahme von Diuretika und dem Auftreten der Ödeme wichtig. Die Ödeme entstehen erst nach dem Absetzen der Diuretika bzw. bei nicht konstanter Einnahme. Betroffen sind fast ausschließlich Frauen, vorwiegend aus medizinischen und paramedizinischen Berufen, die die Diuretika aus kosmetischen Gründen (Gewichtsabnahme) einnehmen.

Eine **salzreiche Ernährung** kann zur Ausbildung von Ödemen führen. Dies geschieht dann besonders leicht, wenn bei üblicherweise moderatem Salzkonsum die Salzzufuhr plötzlich deutlich gesteigert wird.

Bei **lokalen Schwellungen** ist immer nach Verletzungen, Unfällen oder Entzündungen zu fragen. Eine einseitige Beinschwellung kann z. B. im Rahmen eines postthrombotischen Syndroms auftreten (Thrombose in der Anamnese?). Das **primäre Lymphödem** beginnt im Gegensatz zum venösen Ödem ganz peripher an den Zehen und am Fußrücken. Es ist sehr viel seltener als das venöse Ödem und verschwindet im Gegensatz zu diesem nicht wieder über Nacht. Oft gehen dem Lymphödem Entzündungen (z. B. Erysipel) oder Verletzungen voraus, die zu einer kritischen Schädigung der kongenital (angeboren) verminderten Lymphbahnen führen und so die Ödementstehung verursachen. **Sekundäre Lymphödeme** entstehen nach Zerstörung der Lymphbahnen bzw. Lymphknoten durch Operation, Bestrahlung oder Tumoren. Das häufigste sekundäre Lymphödem entwickelt sich bei Frauen am Arm nach einer Brustoperation mit nachfolgender Bestrahlung der axillären Lymphknoten. Im Gegensatz zum primären Lymphödem breiten sich die sekundären von proximal nach distal aus.

6   Gelenke und Muskulatur

Auf einen Fehler, der aus nicht Wissen resultiert, kommen zehn Fehler, die durch nicht Hinschauen gemacht werden.

J. A. Lindsay

6   Gelenke und Muskulatur

6.1 Körperliche Untersuchung

Für die Diagnose von Krankheiten der Gelenke und der Muskulatur spielen Anamnese (s. S. 14 ff.) und körperliche Untersuchung eine überragende Rolle. Technische Untersuchungen und Laborbefunde dienen meist nur dazu, die bereits klinisch festgelegte Verdachtsdiagnose zu bestätigen.

Die Untersuchung von Patienten, die mit Schmerzen oder Bewegungseinschränkungen im Bereich der Extremitäten und der Wirbelsäule den Arzt aufsuchen, beginnt in dem Augenblick, in dem der Patient den Raum betritt, die Tür schließt, Mantel oder Jacke auszieht.

Achten Sie auf **Konstitutionstyp, Muskulatur** und **Gewicht**, die **Haltung** von Oberkörper und Kopf, **Gang und Mimik** sowie die Bewegungen bei einfachen Tätigkeiten. Schmerzen und Steifheit im Bereich der Wirbelsäule sind leicht an einer gebeugten oder krummen Haltung zu erkennen. Erkrankungen des Hüft-, Knie- oder Sprunggelenks verursachen Hinken und Schonhaltung eines Beines. Bei Schmerzen im Bereich der Hände wird Sie der Patient schon bei der ersten Begrüßung vor einem kräftigen Händedruck warnen. Nützen Sie die Gelegenheit und beobachten Sie den Patienten beim Ausziehen von Mantel oder Hemd. Dabei wirken sich schmerzhafte Bewegungseinschränkungen in der Schulter oder im Ellenbogengelenk besonders gravierend aus.

Zu diesem Zeitpunkt fühlt sich der Patient noch nicht formell untersucht. Vor allem bei gutachterlichen Fragestellungen kann ein Vergleich der Gelenkfunktion bei dieser Gelegenheit mit der beim eigentlichen Untersuchungsgang aufschlussreich sein. Bedenken Sie, dass Patienten im Rahmen von Begutachtungen ein Interesse haben können, ihre Behinderung drastischer erscheinen zu lassen, als sie in Wirklichkeit ist.

> ▶ **Merke.** Im Fall traumatischer Gelenkkrankheiten können Sie sich auf die Untersuchung des betroffenen Gelenks und den Vergleich mit der gesunden Gegenseite beschränken. In allen anderen Fällen muss eine vollständige körperliche Untersuchung vorgenommen werden, die alle Gelenke, Haut und Schleimhäute, Augen, Lymphknoten, Herz, Lungen, Leber, Milz und Nieren mit einbezieht. Manche Patienten wundern sich, wenn sie den Arzt wegen Schmerzen in den Fingergrundgelenken aufsuchen und sich bis auf die Unterwäsche ausziehen müssen. Erklären Sie also kurz den Zusammenhang zwischen Allgemeinkrankheiten und Gelenkbeschwerden.

6.1.1 Prinzipien der Gelenkuntersuchung

Die Untersuchungstechniken des Bewegungsapparates beinhalten die **Inspektion** von Gelenken in Ruhe und in verschiedenen Stellungen, die **Palpation** bzw. **Perkussion** im Hinblick auf Druck- und Bewegungsdolenz, Konsistenz und Temperatur, die Prüfung der groben Kraft und des Muskeltonus sowie Längen- und Winkelmessungen. Entsprechend einfach ist das Instrumentarium: Im Allgemeinen genügt ein **Bandmaß; Reflexhammer und Winkelmesser (Goniometer)** sind nützlich. Für die paarigen Gelenke ist immer der Seitenvergleich erforderlich. Bei der Untersuchung vor allem der Extremitäten gibt es nicht wirklich „normal" und „pathologisch", wenn nicht mit der Gegenseite verglichen wurde.

6.1   Körperliche Untersuchung

Für die Diagnose von Krankheiten der Gelenke und der Muskulatur spielen Anamnese und körperliche Untersuchung eine überragende Rolle.

Die Gelenkuntersuchung beginnt in dem Augenblick, in dem der Patient den Raum betritt, die Tür schließt, Mantel oder Jacke auszieht.

Achten Sie auf **Konstitutionstyp, Muskulatur** und **Gewicht**, die **Haltung** von Oberkörper und Kopf, **Gang und Mimik** sowie die Bewegungen bei einfachen Tätigkeiten.

Bedenken Sie, dass Patienten im Rahmen von Begutachtungen ein Interesse haben können, ihre Behinderung drastischer erscheinen zu lassen, als sie in Wirklichkeit ist.

◀ Merke

6.1.1 Prinzipien der Gelenkuntersuchung

Die Untersuchung beinhaltet die **Inspektion** von Gelenken in Ruhe und in verschiedenen Stellungen, **Palpation** bzw. **Perkussion**, Prüfung der groben Kraft und des Muskeltonus sowie Längen- und Winkelmessungen. **Bandmaß, Reflexhammer und Winkelmesser (Goniometer)** genügen.

▶ Merke

▶ **Merke.** Der Untersuchungsgang eines Gelenks umfasst: Inspizieren – Palpieren – Bewegen – Messen.

Schwellungen

Schwellungen sind meistens sichtbar. Die Palpation ermöglicht eine Differenzierung.

Schwellungen

Schwellungen sind meistens sichtbar und werden vor allem durch den Seitenvergleich erkannt. Die Palpation ist jedoch zur Differenzierung der drei möglichen Arten von Schwellungen erforderlich:
- knöcherne Vorwölbungen
- durch Flüssigkeit bedingte Schwellungen (Ergüsse)
- Weichteilschwellungen.

Knöcherne Vorwölbungen **(Exostosen)** sind meistens an degenerativ veränderten Gelenken zu finden (Abb. **C-6.1a**).

Knöcherne Vorwölbungen **(Exostosen)** sind meistens an degenerativ veränderten (arthrotischen) Gelenken zu finden, besonders deutlich erkennbar am Kniegelenk (Abb. **C-6.1a**) und an den Fingerendgelenken. Sie fühlen sich knochenhart an und sind in der Regel nicht druckdolent.

Ergüsse geben den Gelenken eine charakteristische Kontur (Abb. **C-6.1b**). Typisch ist das „**Fluktuieren**", d. h., die Flüssigkeit lässt sich manuell von einem Gelenkkompartiment in ein anderes verschieben.

Ergüsse geben den Gelenken eine charakteristische Kontur (Abb. **C-6.1b**), sobald sie eine gewisse Menge erreichen. Am Kniegelenk müssen kleine Ergüsse durch spezielle Untersuchungsmanöver (s. u.) in der Gelenkhöhle „gesammelt" werden, um nachweisbar zu sein. Typisch für Ergüsse ist, dass sie ab einer gewissen Menge „**fluktuieren**", d. h., es gelingt, die Flüssigkeit von einem Gelenkkompartiment in ein anderes manuell zu verschieben.

Weichteilschwellungen entstehen durch eine zelluläre Infiltration bzw. ein Ödem des periartikulären Gewebes. Sie fühlen sich fast so weich an wie Ergüsse, jedoch ohne Fluktuation.

Weichteilschwellungen entstehen durch eine zelluläre Infiltration bzw. ein Ödem des periartikulären Gewebes. Sie fühlen sich fast so weich an wie Ergüsse, es fehlt jedoch das Zeichen der Fluktuation. Die Unterscheidung zwischen beiden Formen ist anhand der klinischen Untersuchung allein nicht immer möglich.

Seltene Formen der Gelenkschwellung sind **paraartikuläre Zysten**, z. B. die **Baker-Zysten** in der Kniekehle (Abb. **C-6.2**) und **Synovialiszysten** der Fingergelenke (Abb. **C-6.3**). Ihre Konsistenz ist ähnlich der von Ergüssen.

Seltene Formen der (mehr umschriebenen) Gelenkschwellung sind **paraartikuläre Zysten**, z. B. die **Baker-Zyste** in der Kniekehle (Abb. **C-6.2**) und die **Synovialiszysten** der Fingergelenke (Abb. **C-6.3**). Ihre Konsistenz ist ähnlich der von Ergüssen. Zysten können auch mit der Gelenkhöhle kommunizieren, wodurch eine Art von Fluktuation ausgelöst werden kann. Sie treten nicht notwendigerweise bei Gelenkerkrankungen auf und besitzen selbst nicht immer Krankheitswert, können aber differenzialdiagnostische Probleme verursachen.

◎ **C-6.1** **Beurteilung von Schwellungen**

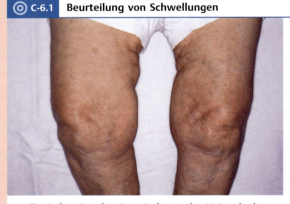

a Typischer Aspekt einer Arthrose des Kniegelenks.

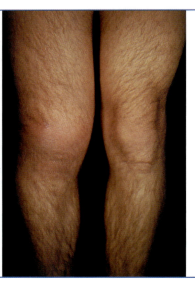

b Akute Kniegelenksarthritis rechts mit Erguss.

C-6.2   Rupturierte Baker-Zyste bei einem Mann mit chronischer Polyarthritis

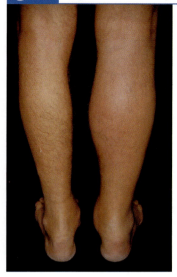

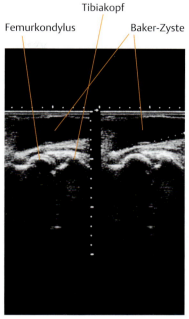

Femurkondylus

Tibiakopf

Baker-Zyste

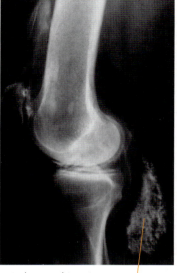

a Klinischer Aspekt: deutliche
Umfangsvermehrung der
rechten Wade.

b Sonographischer Längsschnitt in
Höhe des Kniegelenksspalts.

c Arthrographie mit
Kontrastmittel-
füllung
der Zyste.

Kontrastmittel-
gefüllte
Baker-Zyste

C-6.3   Synovialzyste an der Streckseite eines Fingermittelgelenkes

C-6.3

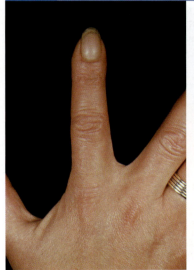

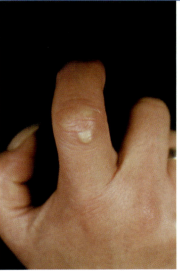

a Zustand bei gestrecktem Finger.

b Deutlich erkennbare Zyste
nach Beugen des Fingers.

▶ **Merke.** Ursachen für „Gelenkschwellungen" können sein:

- Exostosen
- Ergüsse
- Weichteilschwellungen
- Zysten.

◀ Merke

Gelenkdeformitäten

Darunter versteht man eine Verschiebung der beiden artikulierenden Gelenkflächen **(Luxation bzw. Subluxation)**, oder eine Achsenabweichung der beiden Knochen des Gelenks. Kennzeichen: Gelenkdeformierung, schmerzhafte Funktionsstörung und federnde Fixation. Bei der **Varus-Stellung** zeigt der distale Knochen zur Mittellinie hin (O-Bein, Genu varum), bei der **Valgus-Stellung** von der Mittellinie weg (Abb. **C-6.4a**). Besteht kein Kontakt zwischen den Gelenkflächen, liegt eine **Dislokation** vor. Abweichungen in der Sagittalebene werden als **Rekurvation oder Antekurvation** bezeichnet (Abb. **C-6.4b**).

Beurteilung der Muskulatur

Gelenke und Muskulatur bilden eine funktionelle Einheit: Die Schonung einer ganzen Extremität oder die Vermeidung einer bestimmten Bewegung führt rasch zur **Muskelatrophie**. Beurteilen Sie die Muskulatur im Seitenvergleich und nehmen Sie Umfangsmessungen an korrespondierenden Stellen vor.

Beurteilung der Haut über den Gelenken

Rötungen der Haut über schmerzhaften Gelenken sprechen für eine massive Entzündung (typisch für **septische Arthritis** oder **akuten Gichtanfall**).

Gelenkdeformitäten

Der Ausdruck Deformität wird für verschiedene Zustände verwendet. Meist versteht man darunter eine Verschiebung der beiden artikulierenden Gelenkflächen **(Luxation bzw. Subluxation)**. Allerdings ist manchmal auch eine Achsenabweichung der beiden Knochen des Gelenks gemeint. Kennzeichen einer Luxation sind Gelenkdeformierung, schmerzhafte Funktionsstörung und federnde Fixation bei der Funktionsprüfung. Gemäß internationaler Übereinkunft bezeichnet man es als **Varus-Stellung**, wenn der distale Knochen zur Mittellinie hin zeigt (z. B. O-Bein, Genu varum), als **Valgus-Stellung**, wenn der distale Knochen von der Mittellinie weg zeigt (z. B. Hammerzehe, Hallux valgus) (Abb. **C-6.4a**). Beschreiben Sie im ersten Fall den Grad der Luxation, indem Sie den Anteil der noch artikulierenden Gelenkflächen abschätzen. Besteht kein Kontakt mehr zwischen den Gelenkflächen, so liegt eine **Dislokation** vor. Messen Sie auch den Winkelgrad der Achsenabweichung und geben Sie die Richtung an der Achsenabweichung an. Abweichungen in der Sagittalebene werden als **Rekurvation oder Antekurvation** bezeichnet (Abb. **C-6.4b**).

Beurteilung der Muskulatur

Gelenke und Muskulatur bilden eine funktionelle Einheit: Die Schonung einer ganzen Extremität oder die Vermeidung einer bestimmten Bewegung, z. B. wegen Gelenkschmerzen, führt rasch zur **Muskelatrophie**. Umgekehrt benötigen einige Gelenke (z. B. Schultergelenk) zur Aufrechterhaltung der **Gelenkstabilität** eine intakte kräftige Muskulatur. Beurteilen Sie daher die Muskulatur im Seitenvergleich und nehmen Sie Umfangsmessungen mit dem Bandmaß an korrespondierenden Stellen vor, z. B. am maximalen Umfang oder in bestimmten Entfernungen von Knochenvorsprüngen (z. B. Innen- oder Außenknöchel).

Beurteilung der Haut über den Gelenken

Rötungen der Haut über schmerzhaften Gelenken sprechen für eine massive Entzündung und treten typischerweise bei einer **septischen Arthritis** oder bei einem **akuten Gichtanfall** auf. Eher die Ausnahme sind Hautrötungen bei chronischer Polyarthritis; bei Arthrosen beobachtet man sie fast nie.

⊙ **C-6.4**   **Fehlstellungen des Kniegelenks**

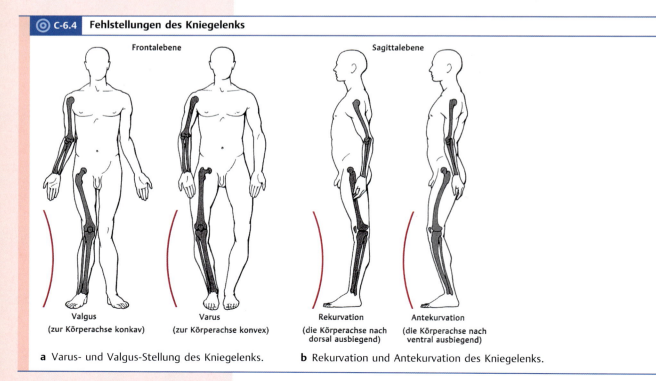

Frontalebene — Sagittalebene

Valgus (zur Körperachse konkav) | Varus (zur Körperachse konvex) | Rekurvation (die Körperachse nach dorsal ausbiegend) | Antekurvation (die Körperachse nach ventral ausbiegend)

a Varus- und Valgus-Stellung des Kniegelenks.   **b** Rekurvation und Antekurvation des Kniegelenks.

▶ **Merke.** Die **Überwärmung der Haut** über einem Gelenk ist ein sehr zuverlässiger Indikator für einen entzündlichen Gelenkprozess.

◀ Merke

Legen Sie die Streckseite der Finger oder den Handrücken (temperatursensibler als die Handflächen) auf den jeweiligen Gelenkabschnitt und vergleichen Sie die Temperatur mit der Gegenseite. Über massiv akut entzündeten Gelenken kann die Haut sogar etwas ödematös sein.

Die meisten Gelenkaffektionen gehen mit einer **Druckschmerzhaftigkeit** des Gelenks einher. Will man zur Dokumentation und Verlaufskontrolle eine Art von Skalierung oder Quantifizierung der Schmerzen vornehmen, so kann man sich einer groben Einteilung bedienen: Bei kräftigem Druck auf ein Gelenk (Vorsicht bei akut entzündeten Gelenken!) können die in Tab. **C-6.1** genannten Reaktionen auftreten.

Vergleichen Sie palpatorisch die Temperatur des Gelenks mit der Gegenseite.

Die meisten Gelenkaffektionen gehen mit einer **Druckschmerzhaftigkeit** des Gelenks einher (Tab. **C-6.1**).

☰ C-6.1	Quantifizierung der Schmerzen bei kräftiger Palpation des Gelenks
Grad I:	Patient gibt Schmerzen an
Grad II:	Patient zuckt zusammen
Grad III:	Patient zieht das Gelenk zurück
Grad IV:	Patient erlaubt keine Berührung des Gelenks

☰ C-6.1

▶ **Merke.** Die Symptome einer **akuten** Gelenkentzündung entsprechen den allgemeinen klassischen Entzündungszeichen:
- Tumor (Schwellung)
- Functio laesa
- Rötung
- Überwärmung
- Schmerz

◀ Merke

Bei Entzündung großer Gelenke sollte die gesamte Zirkumferenz des Gelenks schmerzhaft sein. Gilt das nur für ein umschriebenes Areal, liegt eher eine Beteiligung extraartikulärer Strukturen vor. In diesen Fällen ist das Gelenk aktiv meistens schmerzfrei beweglich. Versuchen Sie, die **Stelle des maximalen Druckschmerzes** einer anatomischen Struktur zuzuordnen, z. B. einem Schleimbeutel des Kniegelenks (V. a. Bursitis infrapatellaris) oder einem Kondylus (V. a. Epicondylitis lateralis = Tennisellenbogen). Kleine Gelenke werden einzeln palpiert und bewegt (Abb. **C-6.5**) oder orientierend durch Drücken der ganzen Mittelhand (**Gaenslen-Handgriff**, s. Abb. **C-6.23**, S. 354) bzw. des ganzen Mittelfußes untersucht.

Registrieren Sie, ob Sie beim Bewegen von Gelenken ein Reiben oder Knacken (**Krepitieren, Krepitus**) fühlen können. Dieses Zeichen spricht für eine Rauigkeit

Bei Entzündung großer Gelenke sollte die gesamte Zirkumferenz des Gelenks schmerzhaft sein. Kleine Gelenke werden einzeln palpiert und bewegt (Abb. **C-6.5**) oder orientierend durch Drücken der ganzen Mittelhand (**Gaenslen-Handgriff**, s. Abb. **C-6.23**, S. 354) untersucht.

Registrieren Sie, ob Sie beim Bewegen von Gelenken ein Reiben oder Knacken (**Krepitieren, Krepitus**) fühlen können.

◉ C-6.5	Palpation der proximalen Interphalangealgelenke (PIP-Gelenke)

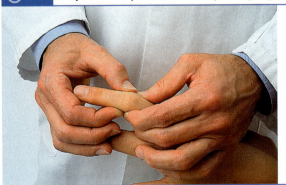

◉ C-6.5

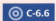

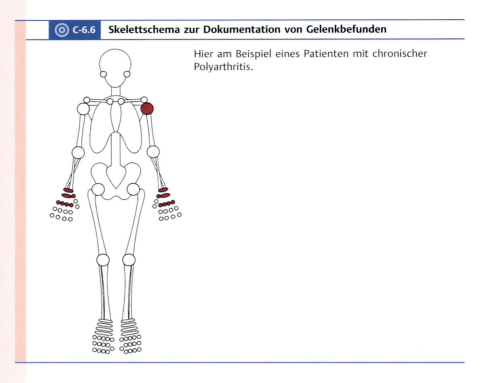

C-6.6   Skelettschema zur Dokumentation von Gelenkbefunden

Hier am Beispiel eines Patienten mit chronischer Polyarthritis.

Tragen Sie die erhobenen Gelenkbefunde in ein Schema analog Abb. **C-6.6** ein.

der Gelenkflächen und kann bei allen Gelenkerkrankungen, aber auch bei manchen Patienten ohne Beschwerden auftreten.

Tragen Sie die erhobenen Gelenkbefunde in ein Schema analog Abb. **C-6.6** ein. Das spart umfangreiche Beschreibungen und ist für andere Untersucher leicht verständlich. Aus der Verteilung der befallenen Gelenke (symmetrisch, im Strahl) ergeben sich bei rheumatischen Erkrankungen wichtige diagnostische Rückschlüsse (s. S. 376).

Beweglichkeitsprüfung, Winkel- und Längenmessungen

Die Beweglichkeit aller wichtigen bzw. betroffenen Gelenke muss aktiv und passiv geprüft werden, wobei sich die passive Bewegung besser für die isolierte Prüfung der Gelenksbeweglichkeit eignet. Die Dokumentation der Bewegungsumfänge bezieht sich auf die drei Ebenen des Raumes (Abb. **C-6.7**):
- Sagittalebene
- Frontalebene
- Transversalebene.

Beweglichkeitsprüfung, Winkel- und Längenmessungen

Die **Beweglichkeit** aller wichtigen Gelenke bzw. aller betroffenen Gelenke muss **aktiv und passiv geprüft** werden. Bei der aktiven Beweglichkeitsprüfung bewegt der Patient selbst das Gelenk. Mit dieser Methode untersucht man zwar den natürlichen und funktionell einzig wichtigen Bewegungsablauf, sie hat aber den Nachteil, dass auch die Funktion von Muskeln, Sehnen und Nerven mit in die Untersuchung eingeht. Daher eignet sich die passive Bewegung besser für die isolierte Prüfung der Gelenkbeweglichkeit. Am besten ist es, beide Untersuchungen vorzunehmen. Die Dokumentation der Bewegungsumfänge bezieht sich auf die drei Ebenen des Raumes (Abb. **C-6.7**):
- **Sagittalebene:**   Flexion – Extension
- **Frontalebene:**   Abduktion – Adduktion
- **Transversalebene:**   Innenrotation – Außenrotation.

Bei einigen Gelenken sind spezielle Bezeichnungen üblich, z. B. Supination und Pronation im Ellenbogengelenk.

Liegen Einschränkungen der Beweglichkeit von Gelenken vor, so müssen Sie diese durch Messungen exakt erfassen und dokumentieren. Benutzen Sie die international festgelegte „Neutral-0-Methode". Die gemessenen Winkel beziehen sich auf die anatomische Normalstellung (Abb. **C-6.8**).

Liegen Einschränkungen der Beweglichkeit von Gelenken vor, so müssen Sie diese durch Messungen exakt erfassen und in allgemein verständlicher Form dokumentieren. Dazu benutzen Sie die international festgelegte „**Neutral-0-Methode**". Die dabei gemessenen Winkel beziehen sich auf die anatomische Normalstellung (Abb. **C-6.8**):
- stehend
- Blick und Nase nach vorne
- hängende Arme
- Daumen nach vorne
- parallel geschlossene Füße.

◎ **C-6.7**   **Bezugsebenen des menschlichen Körpers**

Sagittalebene — Frontalebene

Transversal-
ebene

◎ **C-6.8**   **Neutral-0-Methode**

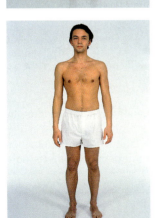

Ausgangsstellung zur Gelenkmessung

Befunddokumentation mit der Neutral-0-Methode

Die Gelenkstellungen des aufrecht stehenden Patienten mit herabhängenden Armen entsprechen der Null-Grad-Ausgangsstellung. Jede Bewegung aus der Ausgangsstellung wird in Winkelgraden angegeben.

Jede Einschränkung der Gelenkbeweglichkeit schlägt sich als Verminderung des Bewegungsumfanges nieder.

Patient:
• Stehend
• Blick und Nase nach vorne
• Arme hängend
• Daumen nach vorne
• Parallel geschlossene Füße

Beispiel: Normalumfang der Sprunggelenkbeweglichkeit:

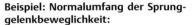
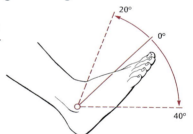

Dorsalextension/Plantarflexion
(Fuß heben/Fuß senken): 20/0/40

Für einen **kontrakten Spitzfuß mit Restbeugefähigkeit** ergibt sich beispielsweise folgende Bewegungsformel:

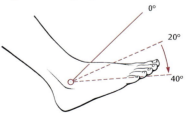

Dorsalextension/Plantarflexion 0/20/40

Die maximale Ausgangsstellung des oberen Sprunggelenkes beträgt hier 20° Plantarflexion entsprechend der Spitzfußstellung, aus der heraus wiederum nur 20° Restbeweglichkeit in Richtung Fußsenkung möglich sind.

C-6.2   Bewegungsmöglichkeiten in Gelenken

Bezeichnung	Bewegung	Beispiel
Flexion	Bewegung weg von der 0-Position	fast alle Gelenke
Extension	Bewegung zurück zur 0-Position[1]	fast alle Gelenke
Dorsalflexion	Bewegung in Richtung der Dorsalfläche	Finger, Handgelenk, Sprunggelenk, Zehen
Plantarflexion (Palmarflexion)	Bewegung in Richtung der Plantar-/Palmarfläche	Finger, Handgelenk, Sprunggelenk, Zehen
Abduktion	Bewegung weg von der Mittellinie	Schulter, Hüfte, MCP-, MTP-Gelenke[2]
Adduktion	Bewegung hin zur Mittellinie[3]	Schulter, Hüfte, MCP-, MTP-Gelenke
Innenrotation	Drehung der anterioren Gliedmaßenfläche nach innen	Schulter-, Hüftgelenk
Außenrotation	Drehung der anterioren Gliedmaßenfläche nach außen	Schulter, Hüftgelenk
Supination	Rotation – palmare Handfläche nach oben[4]	Ellenbogen-, Handgelenk
Pronation	Rotation – palmare Handfläche nach unten[5]	Ellenbogen-, Handgelenk
Inversion	plantare Fußfläche nach innen	subtalare und Mittelfußgelenke
Eversion	plantare Fußfläche nach außen	subtalare und Mittelfußgelenke

[1] Geht die Bewegung über die 0-Position hinaus, so spricht man von Hyperextension (Ellenbogengelenk bei Frauen, abnorme Beweglichkeit beim Marfan-Syndrom)
[2] MCP: Metakarpophalangeal-; MTP: Metatarsophalangeal-Gelenke
[3] Bei der Hand bzw. beim Fuß wird die Mittellinie durch den Mittelfinger bzw. die mittlere Zehe gezogen
[4] Eselsbrücke: „**Suppe** essen"
[5] Eselsbrücke: „**Brot** schneiden"

Ausgehend von der Normalstellung führt man mit den Gelenken des Patienten maximale Flexionen (Beugungen), Extensionen (Streckungen), evtl. Hyperextensionen, Innen- und Außenrotationen, Ad- und Abduktionen, Supination/Pronation, Dorso- und Plantarflexion durch (Tab. **C-6.2**) und notiert die erreichten Winkelgrade. Ausnahmen: Für die Untersuchung der Beweglichkeit im Schultergelenk und die Überprüfung von Pronation und Supination des Unterarms benutzt man Ausgangsstellungen, die nicht der Neutral-0-Methode entsprechen (s. Abb. **C-6.18**).
Technik und Normalmaße werden bei der Untersuchung der einzelnen Gelenke besprochen.

▶ **Merke.** Die Winkelmessung von Flexion/Extension, Abduktion/Adduktion, Innen-/Außenrotation, Supination/Pronation, Dorso-/Plantarflexion erfolgt nach der Neutral-0-Methode.

Für die körperliche Untersuchung im Rahmen der Versorgung von Patienten in der Praxis des Allgemeinarztes genügt es, die Winkel abzuschätzen. Für die Befunderhebung im Rahmen von Gutachten oder die subtile Beurteilung eines Operationsergebnisses ist die exakte Winkelmessung mit dem **Goniometer** notwendig.

▶ **Aufgabe.** Messen Sie zur Übung bei einem Kommilitonen die Bewegungsumfänge aller Gelenke nach der Neutral-0-Methode.

Funktionsprüfung

Abschließend sollten Sie bei jeder Gelenkuntersuchung im Fall von pathologischen Befunden oder entsprechenden anamnestischen Angaben die **Fähigkeit zur Verrichtung einfacher Tätigkeiten** überprüfen, bei der Hand z.B. die Griffstärke und die Feinmotorik (Schreiben, Schnürsenkel binden). Unbedingt den Gang überprüfen!

Natürlich müssen bei einer Routineuntersuchung nicht alle Gelenke in der unten beschriebenen Weise untersucht werden. Sofern sich anamnestisch kein V. a. eine Gelenkerkrankung ergibt, genügt es, Gang und Haltung zu beobachten und sich durch Inspektion davon zu überzeugen, dass keine Schwellungen und Deformitäten vorliegen.

Verrichtung einfacher Tätigkeiten überprüfen.

Sofern sich anamnestisch kein V. a. eine Gelenkerkrankung ergibt, genügt es, Gang und Haltung zu beobachten und Schwellungen und Deformitäten auszuschließen.

▶ **Merke.** Eine Routineuntersuchung aller Gelenke ist nicht immer erforderlich. Die Beugung der Wirbelsäule und die Beweglichkeit der Hüftgelenke sollten Sie allerdings immer untersuchen, da Bewegungseinschränkungen dieser Gelenke ohne formelle Prüfung leicht übersehen werden können.

◀ Merke

6.1.2 Untersuchung der oberen Extremität und des Schultergürtels

6.1.2 Untersuchung der oberen Extremität und des Schultergürtels

Schultergelenk

Inspektion: Zur Inspektion des Schultergelenks und der relevanten Muskulatur muss der Oberkörper des Patienten weitgehend entkleidet sein. Betrachten Sie die Schulter- und Thoraxkontur **zunächst von hinten**, dann von vorne am sitzenden oder stehenden Patienten im Seitenvergleich bei hängenden Armen. Achten Sie auf einen ungleich hohen Stand der Schultern **(Schulterschiefstand)**, Muskelatrophien (Mm. deltoideus, trapezius, infraspinatus, supraspinatus, pectoralis), Schwellungen und Deformitäten (Abb. **C-6.9**). Schwellungen am Schultergelenk werden erst in sehr ausgeprägten Stadien erkannt, da dieses Gelenk weitgehend vom M. deltoideus bedeckt ist. Eine **Bursitis subdeltoidea et subacromialis** kann Schwellungen im Schulterbereich hervorrufen. Die vordere oder hintere **Schulterluxation** lässt sich allein durch Inspektion vermuten. Schwellungen im Bereich des Sternoklavikular- und des Akromioklavikulargelenks sind wegen der oberflächlichen Lage besser zu erkennen. Beide Gelenke gehören funktionell zum Schultergelenk.

Schultergelenk

Inspektion: Betrachten Sie die Schulter- und Thoraxkontur **zunächst von hinten**, dann von vorne im Seitenvergleich bei hängenden Armen. Achten Sie auf **Schulterschiefstand**, Muskelatrophien, Schwellungen und Deformitäten (Abb. **C-6.9**). Eine **Bursitis subdeltoidea et subacromialis** kann Schwellungen im Schulterbereich hervorrufen. Die vordere oder hintere **Schulterluxation** lässt sich allein durch Inspektion vermuten.

▶ **Merke.** Das Schultergelenk besteht funktionell aus vier Gelenken: Glenohumeralgelenk, Akromioklavikulargelenk, Sternoklavikulargelenk, Verschiebeschicht zwischen Skapula und hinterer Thoraxwand. Ein flügelartiges Abstehen des Schulterblattes (Scapula alata) ist vor allem bei einer Schädigung des N. thoracicus longus zu beobachten.

◀ Merke

Palpation: Knöcherne Orientierungspunkte für die Untersuchung des Schultergelenks sind das **Akromion** mit dem **Akromioklavikulargelenk**, die **Klavikula** und das **Tuberculum majus humeri** (Abb. **C-6.10**). Palpieren Sie am sitzenden Patienten gleichzeitig beide Schultern, um Schwellungen, Überwärmungen,

Palpation: Knöcherne Orientierungspunkte für die Untersuchung des Schultergelenks sind das **Akromion** mit dem **Akromioklavikulargelenk**, die **Klavikula** und das

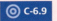 C-6.9 **Veränderte Schulterkontur bei Skapulapfannenfraktur durch Humerushochstand rechts**

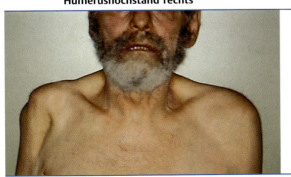

Tuberculum majus humeri (Abb. **C-6.10**). Tasten Sie außerdem folgende Regionen ab: Rotatorenmanschette, **subakromialen Schleimbeutel, Tuberculum minus, Sulcus intertubercularis**.

einen lokalen Druckschmerz und Muskelverhärtungen erkennen zu können. Dann konzentrieren Sie sich auf die betroffene Schulter und suchen mit den palpierenden Fingern die Stelle auf, an welcher der Patient ein Schmerzmaximum angibt. Versuchen Sie, den Schmerz einer anatomischen Struktur zuzuordnen und tasten Sie systematisch folgende Regionen ab: Akromioklavikulargelenk, Rotatorenmanschette, **subakromialen Schleimbeutel, Tuberculum majus und minus, Sulcus intertubercularis**.

▶ **Aufgabe**

▶ **Aufgabe.** Tasten Sie bei einem Kommilitonen die knöchernen Strukturen der Schulter gemäß Abb. **C-6.10**.

Als **Rotatorenmanschette** bezeichnet man Sehnen und Schleimbeutel der Oberarmdrehmuskeln M. subscapularis, M. supra- und infraspinatus und M. teres minor, die das **glenohumerale Gelenk** z. T. von oben bedecken. Das **Sternoklavikular-** und das **Akromioklavikulargelenk** sollte bei Schwellungen oder Schmerzen beim

Als **Rotatorenmanschette** bezeichnet man die Sehnen und Schleimbeutel der Oberarmdrehmuskeln M. subscapularis, M. supra- und infraspinatus und M. teres minor, die das **glenohumerale Gelenk** (Artikulation zwischen Humeruskopf und Skapula) z. T. von oben bedecken und bei Anheben des Armes durch das Tuberculum majus humeri komprimiert werden. Lassen Sie den Patienten den herabhängenden Arm rotieren, um einen möglichst großen Anteil des Humeruskopfs durch Palpation zu erfassen (Abb. **C-6.11a**). Vergessen Sie nicht, das **Sternoklavikular-** und das **Akromioklavikulargelenk** (Abb. **C-6.11b**) auf bei-

---

◉ C-6.10   **Anatomie des Schultergelenks**

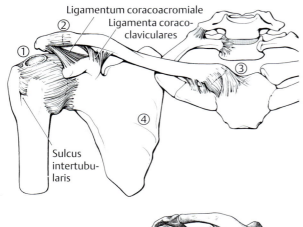

Der Schultergürtel wird gebildet von Humerus, Skapula, Klavikula, Sternum und Costae; Mobilität besteht im Glenohumeralgelenk (1), Akromioklavikulargelenk (2), Sternoklavikulargelenk (3) sowie zwischen Skapula und hinterer Thoraxwand (4). Die Rotatorenmanschette zieht unter dem Ligamentum coracoacromiale zum Tuberculum majus des Humeruskopfes. Im Sulcus intertubercularis zieht die im Bereich des Schulterdaches ansetzende lange Bizepssehne nach distal.

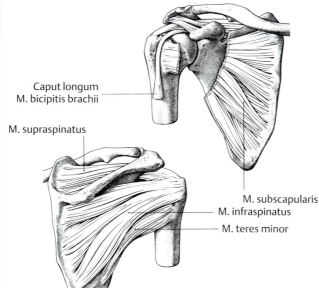

Anatomische Eigenheiten des Schultergelenks, die das Auftreten von Störungen begünstigen, sind:

- die relative Enge des subakromialen Gleitraumes (M. supraspinatus)
- die Vereinigung der rotatorisch wirkenden Muskeln (M. subscapularis, M. supraspinatus, M. infraspinatus, M. teres minor) zur sogenannten Rotatorenmanschette am Humeruskopf
- der maximale Bewegungsumfang (in Kombination mit Akromioklavikular- und Sternoklavikulargelenk)
- der intraartikuläre Verlauf der langen Bizepssehne
- die geringe knöcherne Führung des Glenohumeralgelenkes.

◎ C-6.12

◎ **C-6.11**   **Palpation des Schultergelenks**

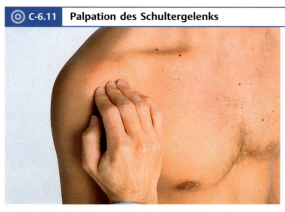

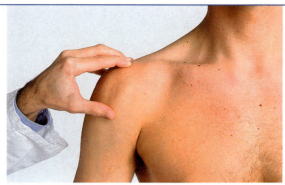

a Palpation des Humeruskopfes bei Rotation des herabhängenden Arms.

b Palpation des Akromioklavikulargelenks.

◎ **C-6.12**   **Prüfung der Schulterbeweglichkeit**

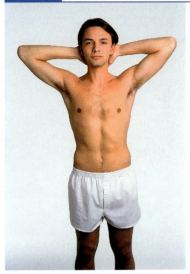

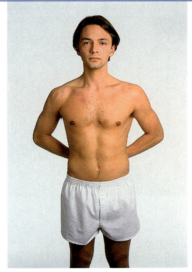

a Beide Hände bei abgespreiztem Ellenbogen in den Nacken legen.

b Schürzengriff.

den Seiten zu palpieren, wenn Sie Schwellungen in diesem Bereich feststellen oder der Patient Schmerzen beim **Hochziehen der Schultern** angibt.

Bewegungs- und Funktionsprüfung: Die Schulterbeweglichkeit entsteht sowohl durch die Beweglichkeit des Glenohumeralgelenks selbst als auch der des Schultergürtels (Skapula und Klavikula). Zur orientierenden Untersuchung lassen Sie den Patienten zunächst drei Bewegungen ausführen:
1. Beide Arme nach oben seitlich zum Kopf
2. Beide Hände mit den Ellenbogen möglichst weit nach außen in den Nacken legen (Abb. **C-6.12a**)
3. Beide Hände in Höhe der unteren Brustwirbelsäule nach hinten zusammenführen („Schürzengriff", Abb. **C-6.12b**).

Kann der Patient diese Bewegungen ohne Probleme ausführen, so liegt keine Einschränkung der Beweglichkeit vor. Der **Bewegungsumfang** im Schultergelenk nach der Neutral-0-Methode ist in Abb. **C-6.13** dargestellt.
Zur Untersuchung der isolierten Beweglichkeit im Glenohumeralgelenk muss die Skapula mit der einen Hand fixiert bzw. ihre Mitbewegung kontrolliert wer-

Hochziehen der Schultern beidseitig palpiert werden.

Bewegungs- und Funktionsprüfung:
1. Beide Arme nach oben seitlich zum Kopf
2. Beide Hände mit den Ellenbogen nach außen in den Nacken legen (Abb. **C-6.12a**)
3. Beide Hände in Höhe der unteren BWS nach hinten zusammenführen („Schürzengriff", Abb. **C-6.12b**).

Der **Bewegungsumfang** nach der Neutral-0-Methode ist in Abb. **C-6.13** dargestellt.

Zur Untersuchung der isolierten Beweglichkeit im Glenohumeralgelenk s. Abb.

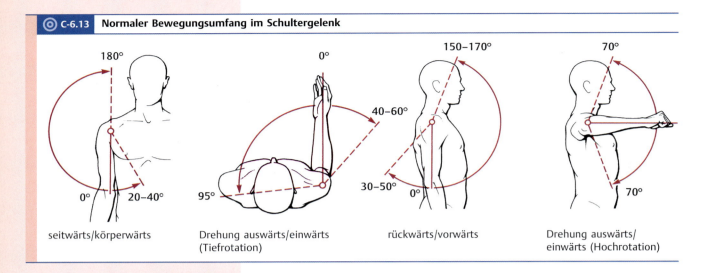

C-6.13   Normaler Bewegungsumfang im Schultergelenk

180°

0°

20–40°

0°

seitwärts/körperwärts

95°

0°

40–60°

Drehung auswärts/einwärts
(Tiefrotation)

150–170°

30–50°

0°

rückwärts/vorwärts

70°

70°

Drehung auswärts/
einwärts (Hochrotation)

C-6.14

C-6.14   Untersuchung des Schultergelenks bei fixierter Skapula

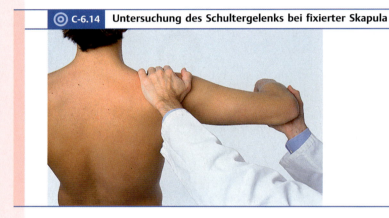

C-6.14. Die Skapula muss dabei manuell fixiert werden.

den, während die andere Hand den im Ellenbogengelenk gebeugten Arm des Patienten passiv anhebt (Abb. **C-6.14**). Der Bewegungsumfang beträgt bei fixierter Skapula:

- Abduktion/Adduktion   90/0/40°
- Innen-, Außenrotation
  - bei hängendem Arm   40/0/30°
  - bei 90° abduziertem Arm   70/0/70°

Echte Arthritiden des Schultergelenks sind selten, häufiger liegen entzündliche oder degenerative Veränderungen von Gelenkkapsel, Bursen oder Sehnen vor (s. Abb. **C-6.15**).

Echte Arthritiden des Schultergelenks sind selten, viel häufiger liegen entzündliche oder degenerative Veränderungen der periartikulären Strukturen (Gelenkkapsel, Bursen, Sehnen) vor. Empfindet der Patient bei der Abduktion des Arms über 60° hinaus starke Schmerzen unter dem Akromion, so hat er mit großer Wahrscheinlichkeit eine Läsion der Rotatorenmanschette. Dabei werden Anteile der Bursa subacromialis bzw. der Rotatorenmanschette zwischen Tuberculum majus und Akromion eingeklemmt (**„Impingement-Syndrom"**, Abb. **C-6.15**).

Typisch für die Tendinitis der Supraspinatussehne ist der sog. **„schmerzhafte Bogen"** (Abb. **C-6.16**).

Besonders typisch für die Tendinitis der Supraspinatussehne ist der sog. **„schmerzhafte Bogen"**. Im mittleren Bereich der Armabduktion hat der Patient Schmerzen (Abb. **C-6.16**).

▶ **Merke**

▶ **Merke.** Beim sog. „schmerzhaften Bogen" empfindet der Patient die aktive Armelevation zwischen 60 und 120° als schmerzhaft. Typisch für das „Impingement"-Syndrom ist die Einklemmung der Rotatorenmanschette zwischen Tuberculum majus und Akromion.

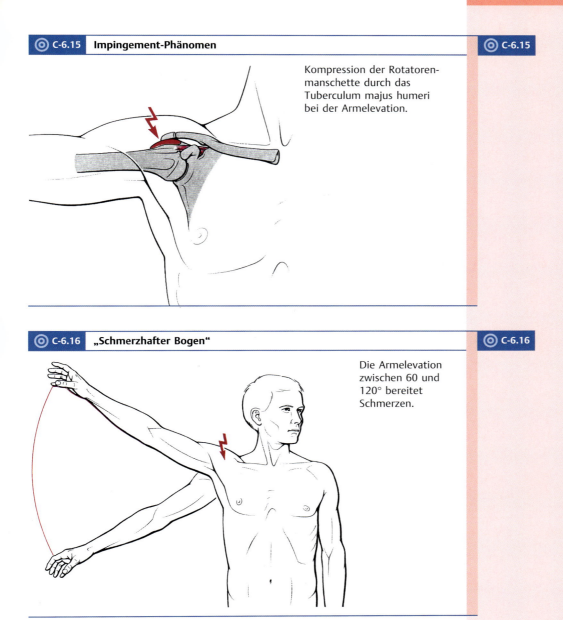

C-6.15

C-6.15   Impingement-Phänomen

Kompression der Rotatorenmanschette durch das
Tuberculum majus humeri
bei der Armelevation.

C-6.16

C-6.16   „Schmerzhafter Bogen"

Die Armelevation
zwischen 60 und
120° bereitet
Schmerzen.

Lassen Sie den Patienten das Ellenbogengelenk gegen Widerstand beugen, so dass sich der M. biceps anspannt. Beim **Bizepssehnenriss** entsteht dabei ein deutliches wulstartiges Hervortreten des geschlupften Muskelbauches am distalen Oberarm (s. S. 115, Abb. **B-1.76**). Sternoklavikulargelenk und Akromioklavikulargelenk werden funktionell überprüft, indem Sie den Patienten auffordern, die **Schultern hochzuziehen**. Die Längenmessung des gesamten Arms erfolgt bei hängendem Arm. Man orientiert sich an knöchernen Fixpunkten wie Akromionspitze und Processus styloideus radii. Als Länge des Oberarms misst man die Strecke zwischen Akromionspitze und Epicondylus lateralis humeri. Haben Sie bei der Inspektion den Eindruck einer Muskelatrophie, so sollte der Umfang beider Oberarme an der dicksten Stelle gemessen werden. Zur besseren Reproduzierbarkeit können Sie die Messung auch an einer Stelle messen, die z. B. exakt 15 cm proximal des Epicondylus humeri lateralis liegt.

Lassen Sie den Patienten das Ellenbogengelenk gegen Widerstand beugen, so dass sich der M. biceps anspannt. Beim **Bizepssehnenriss** tritt der Muskelbauch am distalen Oberarm wulstartig hervor. Sternoklavikular- und Akromioklavikulargelenk werden überprüft, indem der Patient die **Schultern hochzieht**. Haben Sie den Eindruck einer Muskelatrophie, sollte der Umfang beider Oberarme an der dicksten Stelle gemessen werden.

Ellenbogengelenk

Inspektion: Betrachten Sie zunächst den gestreckten Arm und achten Sie auf Achsenabweichungen (ulnare oder radiale Deviation). Eine Valgusstellung ist bei Männern bis 10°, bei Frauen bis 20° physiologisch. Bei Abweichungen darüber hinaus besteht ein **Cubitus valgus** bzw. ein **Cubitus varus**. Synoviale Schwellungen oder Ergüsse wölben die Gelenkkontur des Olekranons vor.

Palpation: Palpieren Sie das um 90° gebeugte Ellenbogengelenk am sitzenden Patienten. Neben dem lokalen Druckschmerz bestehen bei **Epicondylitis radialis humeri ("Tennisellenbogen")** auch Schmerzen am lateralen Epikondylus (Abb. **C-6.17**). Bei der **Epicondylitis ulnaris humeri ("Golfellenbogen")** ist der Druckschmerz am medialen Epikondylus auslösbar, die Flexion des Handgelenks ist schmerzhaft. Das Radiusköpfchen lässt sich leicht bei passiver Supination und Pronation palpieren, dabei dreht es sich in der Articulatio humeroradialis.

Ellenbogengelenk

Inspektion: Betrachten Sie zunächst den gestreckten Arm und achten Sie auf Achsenabweichungen (ulnare oder radiale Deviation). Zeigt Ihnen der Patient die Ellenbeuge, so stellen Sie eine Valgusstellung zwischen Ober- und Unterarm fest, bei Männern physiologisch bis 10°, bei Frauen bis 20°. Gehen Abweichungen in Valgusrichtung über dieses Maß hinaus, besteht ein **Cubitus valgus**, in Varusrichtung ein **Cubitus varus**. Lassen Sie den Patienten das Ellenbogengelenk maximal beugen und mit dem Ellenbogen auf Sie zeigen. Sie erkennen drei knöcherne Konturen, die ein Dreieck bilden: medial den Epicondylus humeri medialis (ulnaris), lateral den Epicondylus humeri lateralis (radialis), oben das Olekranon. Vergleichen Sie die Gelenkkonturen beider Ellenbogen. Synoviale Schwellungen oder Ergüsse wölben die Gelenkkontur auf einer oder beiden Seiten des Olekranons vor.

Palpation: Palpieren Sie das um 90° gebeugte Ellenbogengelenk am sitzenden Patienten. Zur Untersuchung des rechten Ellenbogens halten Sie den Unterarm mit der rechten Hand fest und palpieren mit Daumen und Fingern der linken Hand. Den linken Ellenbogen palpieren Sie mit der rechten Hand, während Sie mit der linken den Unterarm erfassen. Versuchen Sie, mögliche Druckschmerzen an den Epikondylen, am Olekranon oder am Radiusköpfchen auszulösen. Neben dem lokalen Druckschmerz empfindet der Patient mit einer **Epicondylitis radialis humeri ("Tennisellenbogen")** auch Schmerzen am lateralen Epikondylus, wenn Sie ihn das Handgelenk oder die Finger gegen Widerstand strecken lassen (Abb. **C-6.17**). Bei der (wesentlich selteneren) Epicondylitis ulnaris humeri ("Golfellenbogen") ist der Druckschmerz am medialen Epikondylus auslösbar, und es werden Schmerzen bei der Flexion des Handgelenks empfunden. Das Radiusköpfchen finden Sie leicht, indem Sie mit dem Daumen etwa 2 cm distal des radialen Epikondylus palpieren und den Unterarm passiv supinieren und pronieren. Dabei dreht sich das Radiusköpfchen in der Articulatio humeroradialis. Sie spüren dann mit dem Daumen die Drehbewegung durch die Haut. Achten Sie auf Krepitieren oder Schmerzen.

⊙ C-6.17 Epicondylus radialis humeri ("Tennisellenbogen")

Überlastungen der Streckmuskulatur der Finger und des Handgelenkes führen zu Schmerzen im Bereich ihres Ursprungs am Epicondylus radialis humeri.

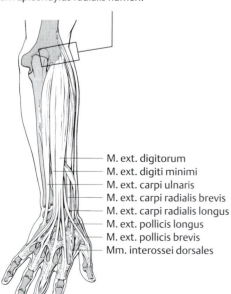

- M. ext. digitorum
- M. ext. digiti minimi
- M. ext. carpi ulnaris
- M. ext. carpi radialis brevis
- M. ext. carpi radialis longus
- M. ext. pollicis longus
- M. ext. pollicis brevis
- Mm. interossei dorsales

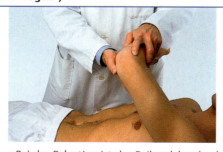

- Bei der Palpation ist der Epikondylus druck- und berührungsempfindlich.
- Widerstandstests der am Epikondylus ansetzenden Muskulatur (Strecken des Handgelenks oder der Finger gegen Widerstand) lösen den Schmerz aus.

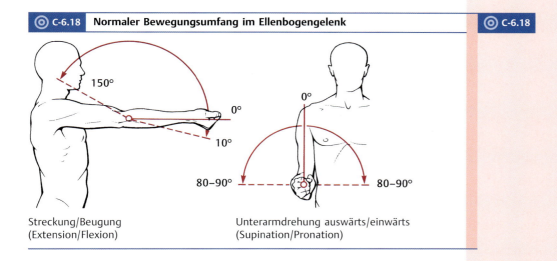

C-6.18

C-6.18 | **Normaler Bewegungsumfang im Ellenbogengelenk**

150°

0°

0°

10°

80–90°   80–90°

Streckung/Beugung
(Extension/Flexion)

Unterarmdrehung auswärts/einwärts
(Supination/Pronation)

▶ **Aufgabe.** Tasten Sie bei sich selbst Epicondylus radialis und ulnaris.

◀ **Aufgabe**

Synoviale Schwellungen und Ergüsse lassen sich besonders gut beidseits des Olekranons und über dem **radiohumeralen Gelenk** tasten. Palpieren Sie die Bursa olecrani über dem Olekranon. Eine akute Bursitis olecrani ist sehr druckdolent. Finden sich in der Bursa dagegen schmerzlose Knoten, so könnte es sich um Rheumagranulome bei chronischer Polyarthritis oder um Gichttophi handeln. Palpieren Sie auch die gesamte Ulna. Eine häufige Lokalisation von (druckdolenten) Rheumaknoten ist der Bereich 5–10 cm distal des Olekranons. In der Tiefe zwischen Olekranon und medialem Epikondylus ist der Nervus ulnaris zu tasten, der bei Arthritiden oder Frakturen des Ellenbogengelenks in Mitleidenschaft gezogen werden kann.

Synoviale Schwellungen und Ergüsse lassen sich beidseits des Olekranons und über dem **radiohumeralen Gelenk** tasten. Eine akute Bursitis olecrani ist sehr druckdolent. Finden sich in der Bursa schmerzlose Knoten, kann es sich um Granulome bei chronischer Polyarthritis oder Gichttophi handeln.

Bewegungs- und Funktionsprüfung: Der Bewegungsumfang im Ellenbogengelenk beträgt 0/0/150°, wobei allerdings vor allem bei Frauen auch eine Hyperextension von 10° möglich ist. Die Umwendbarkeit des Unterarms gegenüber dem Oberarm wird bei 90° gebeugtem Ellenbogengelenk bestimmt und umfasst normalerweise 80–90°, jeweils für Supination und Pronation (Abb. **C-6.18**). Der abgespreizte Daumen dient als „Zeiger" für den Bewegungsumfang.

Bewegungs- und Funktionsprüfung
s. Abb. **C-6.18**.

Handgelenk

Inspektion: Achsenfehlstellungen im Handgelenk liegt meist eine frühere Radiusfraktur mit Abkippung des distalen Fragments zugrunde. In fortgeschrittenen Stadien der chronischen Polyarthritis kommt es zu einer radialen Kippung und einem ulnaren Abgleiten in Verbindung mit einer palmaren Subluxation im Handgelenk. Der Processus styloideus ulnae tritt prominent hervor. Schwellungen im Handgelenkbereich können das ganze Handgelenk diffus betreffen, wie bei der chronischen Polyarthritis, oder umschrieben lokalisiert sein. Walzenförmige Schwellungen auf dem Handrücken entsprechend dem Sehnenscheidenverlauf sprechen für eine **Tenosynovitis der Strecksehnen**. Die **Tenosynovitis der Beugesehnen** ist meist nicht gut erkennbar, da sie vom **Ligamentum carpi transversum** verdeckt wird.

Handgelenk

Inspektion: Achsenfehlstellungen im Handgelenk liegt meist eine frühere Radiusfraktur mit Abkippung des distalen Fragments zugrunde. Walzenförmige Schwellungen auf dem Handrücken sprechen für eine **Tenosynovitis der Strecksehnen**. Die **Tenosynovitis der Beugesehnen** dagegen wird vom **Ligamentum carpi transversum** verdeckt.

Palpation: Setzen Sie sich dem Patienten gegenüber, nehmen Sie das Handgelenk mit beiden Händen zwischen Daumen und Zeige- bzw. Mittelfinger und palpieren Sie mit den Daumen das Handgelenk von dorsal her. Achten Sie auf die Lokalisation von Druckschmerzen, die sich manchmal einem bestimmten Handwurzelknochen (z. B. **Naviculare-Pseudarthrose, Lunatum-Malazie**) zuordnen lassen. Bei Frakturen des Os scaphoideum findet sich häufig ein Druckschmerz im Bereich der Tabatière. Im Boden dieser Grube, die von den

Palpation: Nehmen Sie das Handgelenk des Patienten mit beiden Händen zwischen Daumen und Zeige- bzw. Mittelfinger und palpieren Sie mit den Daumen das Handgelenk von dorsal her. Achten Sie auf die Lokalisation von Druckschmerzen über einem bestimmten Handwurzelknochen (z. B. **Naviculare-Pseudarthrose, Luna-**

⊙ C-6.19

⊙ C-6.19   **Normaler Bewegungsumfang des Handgelenks**

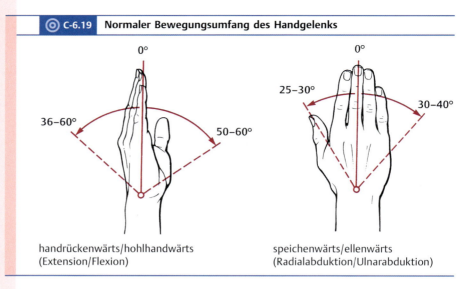

handrückenwärts/hohlhandwärts
(Extension/Flexion)

speichenwärts/ellenwärts
(Radialabduktion/Ulnarabduktion)

⊙ C-6.20   **Maximale Dorsalextension (a) und Palmarflexion (b) des Handgelenks**

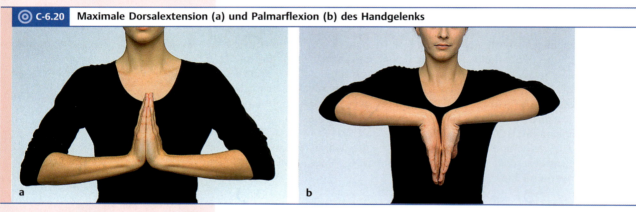

a   b

tum-Malazie). Bei Frakturen des Os scaphoideum findet sich häufig ein Druckschmerz im Bereich der Tabatière. Palpatorisch auslösbare Schmerzen über dem Processus styloideus radii sprechen für eine **Tendovaginitis stenosans de Quervain**.

Sehnen des M. extensor pollicis brevis und longus gebildet wird, kann der Puls der A. radialis getastet werden. Wenn Sie bei der Palpation der Streck- und Beugesehnen den Patienten auffordern, das Handgelenk und die Finger zu beugen und zu strecken, können Sie möglicherweise ein Reiben der Sehnenscheiden fühlen (Tendovaginitis crepitans). Palpatorisch auslösbare Schmerzen über dem Processus styloideus radii, die besonders verstärkt werden, wenn der Patient seinen Daumen in der Faust hält, sprechen für eine **Tendovaginitis stenosans de Quervain**. An dieser Stelle laufen die Sehnen des M. extensor pollicis brevis und des M. abductor pollicis longus in einer gemeinsamen Sehnenscheide, welche sich bei chronischer Traumatisierung verengen kann.

Bewegungs- und Funktionsprüfung: Den Bewegungsumfang des Handgelenks zeigt Abb. **C-6.19**.
Zum direkten Seitenvergleich ohne Verwendung eines Goniometers s. Abb. **C-6.20**.

Bewegungs- und Funktionsprüfung: Das Handgelenk ist ein Nussgelenk mit straffer Bandführung, das Bewegungen in zwei Ebenen erlaubt. Handrückenwärts/hohlhandwärts (Dorsalextension, Palmarflexion) beträgt der Bewegungsumfang jeweils 70–80°, speichen-/ellenwärts (Radialabduktion/Ulnarabduktion) werden 25–40° bzw. 30–40° erreicht (Abb. **C-6.19**). Zum direkten Seitenvergleich der Beweglichkeit ohne Verwendung eines Goniometers eignet sich die in Abb. **C-6.20** gezeigte Stellung der Hände.

Die extreme Dorsalextension (Abb. **C-6.20a**), wird auch zur Diagnose eines **Karpaltunnelsyndroms** verwendet (**Phalen-Zeichen:** Taubheit an Beugeseite von Finger I–III nach einer Minute in dieser Stellung). Zum Auslösen des **Hoffmann-Tinel-Zeichens** beklopft man die Volarseite

Die extreme Dorsalextension, wie in Abb. **C-6.20a** gezeigt, wird auch zur Auslösung des **Phalen-Zeichens** zur Diagnose eines **Karpaltunnelsyndroms** verwendet. Das Zeichen ist positiv, wenn nach etwa einer Minute in dieser Handstellung Taubheitsgefühl und Parästhesien an der Beugeseite der ersten drei Finger auftreten. Einfacher auszulösen ist das **Hoffmann-Tinel-Zeichen**. Man beklopft mit dem Reflexhammer die Volarseite des dorsal extendierten Handgelenks,

◎ C-6.21

◎ C-6.21   **Auslösen des Hoffmann-Tinel-Zeichens**

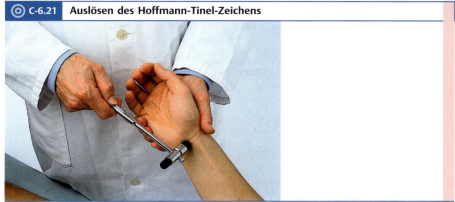

worauf der Patient im positiven Fall einen Schmerz im Handgelenkbereich und ein Prickeln im Ausbreitungsgebiet des Nervus medianus angibt (Abb. **C-6.21**). Der **Karpaltunnel** wird gebildet durch die Halbröhre der Handwurzelknochen und das straffe **Retinaculum flexorum**. In ihm laufen die Beugesehnen und der Nervus medianus, der bei raumfordernden Prozessen komprimiert und geschädigt werden kann. Beim Karpaltunnelsyndrom kommt es daher häufig zur Atrophie der Thenarmuskulatur.

des dorsal extendierten Handgelenks, worauf Schmerzen im Handgelenkbereich und Prickeln im Gebiet des Nervus medianus entstehen (Abb. **C-6.21**). Beim Karpaltunnelsyndrom kommt es häufig zur Atrophie der Thenarmuskulatur.

▶ **Merke.** Das Karpaltunnelsyndrom ist die häufigste Nervenläsion der oberen Extremität. Zur Kompression des Nervus medianus kommt es durch Raumforderungen im Karpaltunnel, z. B. bei chronischer Polyarthritis, Amyloidose, Akromegalie, aber auch ohne feststellbare Ursache.

◀ Merke

Fingergelenke

Inspektion: Unabhängig von der Beurteilung der Gelenke sollten Sie die Hände eines Patienten immer intensiv betrachten. Viele Allgemeinerkrankungen manifestieren sich auch in Symptomen an den Händen, zudem können Sie Hinweise über die berufliche Tätigkeit und die Lebensgewohnheiten des Patienten gewinnen (Tab. **C-6.3**). Nehmen Sie dazu die Hand des Patienten in Ihre Hände und betrachten Sie vor allem die Fingernägel aus großer Nähe. Inspektion und Palpation finden bei der Untersuchung der Hände meist gleichzeitig statt.
Inspizieren Sie die Fingergrund-, -mittel- und -endgelenke auf das Vorliegen von Schwellungen, Deformitäten und Verfärbungen. Wegen der Länge der fachterminologischen Bezeichnungen werden meist Abkürzungen (MCP-, PIP-, DIP-Gelenke) verwendet (Tab. **C-6.4**).
An den MCP-Gelenken erkennen Sie vorhandene Schwellungen am besten in leichter Beugestellung. Das normalerweise vorhandene Berg-und-Tal-Profil ist dann weitgehend aufgehoben. Problematisch ist die Beurteilung allerdings bei sehr adipösen, meist weiblichen Patienten mit sog. Baby-Grübchen. Bedenken Sie, dass der Gelenkspalt der MCP-Gelenke nicht an der Spitze der Knöchel liegt, sondern etwa einen Zentimeter distal davon. An der Volarseite der MCP-Gelenke sind Schwellungen durch Inspektion nicht erkennbar. Ein Hinweis für Schwellungen der DIP- und PIP-Gelenke ist gegeben, wenn die vorhandenen Hautfältchen an der Streckseite des Gelenks verstrichen sind.
Die **synovitische Schwellung** bei der chronischen Polyarthritis (s. S. 108) ist meist spindelförmig **(fusiform)** und betrifft (oft symmetrisch) die MCP- und PIP-Gelenke, spart dagegen die DIP-Gelenke immer aus.

Fingergelenke

Inspektion: Viele Allgemeinerkrankungen manifestieren sich auch in Symptomen an den Händen, zudem können Sie Hinweise über die berufliche Tätigkeit und die Lebensgewohnheiten des Patienten gewinnen (Tab. **C-6.3**).

Inspizieren Sie die Fingergrund-, -mittel- und -endgelenke auf Schwellungen, Deformitäten und Verfärbungen. Abkürzungen s. Tab. **C-6.4**.

An den MCP-Gelenken erkennen Sie vorhandene Schwellungen am besten in leichter Beugestellung. Das normalerweise vorhandene Berg-und-Tal-Profil ist dann weitgehend aufgehoben. Ein Hinweis für Schwellungen der DIP- und PIP-Gelenke ist gegeben, wenn die vorhandenen Hautfältchen an der Streckseite des Gelenks verstrichen sind.

Synovitische Schwellung bei Polyarthritis: symmetrischer Befall MCP- und PIP-Gelenke, Aussparung DIP-Gelenke.

▶ **Merke.** Ein Befall der distalen Interphalangealgelenke spricht gegen die Diagnose einer chronischen Polyarthritis.

◀ Merke

C-6.3	Mögliche Bedeutung von extraartikulären Befunden an Händen und Fingern

Befund und Lokalisation	Mögliche Ursache
Blässe	
▪ subungual, Handfläche	– Anämie
▪ Finger	– Raynaud-Phänomen, Digitus mortuus
Bläulich-livide Verfärbung	
▪ ganze Hand	– Akrozyanose (junge Frauen), periphere Zyanose (Herzinsuffizienz), Acrodermatitis chronica atrophicans, Z. n. Erfrierung
▪ Finger	– „Fingerapoplexie", Ergotismus, Hämatom
Weißflecken	– Vitiligo
Palmarerythem	– Leberkrankheiten, Alkohol, Diabetes mellitus, Colitis ulcerosa
Braunfärbung	
▪ 2. und 3. Finger	– starker Raucher
▪ Handrücken und Finger	– Hämochromatose, Porphyria cutanea tarda
Handfläche	
▪ ausgeprägte Verschwielung	– Handarbeiter
▪ Induration Palmaraponeurose	– Dupuytren-Kontraktur
▪ Glanz, verstärkte Hautlinienzeichnung	– Neurodermitis
Handrücken	
▪ stehende Hautfalten	– Exsikkose, Altersatrophie
▪ „Pergamenthaut", subkutane Blutungen	– Atrophie durch Langzeit-Steroidbehandlung
▪ Fettpolster („Babygrübchen")	– Adipositas
▪ Ödem (eindrückbar/induriert)	– Axillaristhrombose, Z. n. Ablatio mammae, Pancoast-Tumor
Nägel (s. S. 401)	
▪ subunguale Blutungen	– Sepsis, Endokarditis
▪ Nagelfalzhyperkeratosen, Teleangiektasien	– Kollagenose, v. a. Sklerodermie
▪ Uhrglasnägel, Trommelschlegelfinger	– pulmonale Erkrankungen, z. B. Bronchialkarzinom, Tuberkulose
▪ Beau-Reil-Furchen	– Wachstumsstörungen, Allgemeinerkrankungen
▪ Ölflecknägel	– Psoriasis
▪ Verdickungen	– Onychomykose
▪ abgekaute Nägel	– Onychophagie, z. B. psychische Probleme

C-6.4	

C-6.4	Abkürzungen für die Fingergelenke	
Grundgelenke	Metakarpophalangealgelenke	MCP-Gelenke
Mittelgelenke	proximale Interphalangealgelenke	PIP-Gelenke
Endgelenke	distale Interphalangealgelenke	DIP-Gelenke

Beurteilen Sie auch, ob Schwellungen nur im Gelenkbereich oder auch in interartikulären Fingerabschnitten vorhanden sind (**Daktylitis** oder „**Wurstfinger**", Abb. **C-6.22a**).

Achten Sie auf **Achsenabweichungen** der Fingerglieder, **Subluxationen** und **Luxationen**.

Beurteilen Sie auch, ob die Schwellungen nur im Gelenkbereich vorhanden sind oder auch die interartikulären Fingerabschnitte mit einbeziehen. Dieser diffuse Befall wird auch als **Daktylitis** oder „**Wurstfinger**" (Abb. **C-6.22a**) bezeichnet und ist charakteristisch für den peripheren Gelenkbefall bei den seronegativen Spondylarthropathien (z. B. Morbus Reiter) oder bei Psoriasis-Arthropathie (Tab. **C-6.5**).

Achten Sie auf **Achsenabweichungen** der Fingerglieder, **Subluxationen** und **Luxationen**. Die chronische Polyarthritis führt im fortgeschrittenen Stadium zu einer typischen **Ulnardeviation** aller Langfinger, vor allem bei Faustschluss. Seitliche Achsenabweichungen der Endglieder treten bei der **Heberden-Arthrose** (s. S.

☰ C-6.5 Differenzialdiagnose von Schwellungen im Bereich der Finger

Befund	*Wahrscheinlichste Diagnose*
spindelförmige, symmetrische Schwellung der MCP- und PIP-Gelenke	chronische Polyarthritis, Kollagenose (Lupus erythematodes)
Schwellung der MCP-, PIP- und DIP-Gelenke **und** interartikuläre Schwellung eines Fingers („Befall im Strahl", „Wurstfinger")	seronegative Spondylarthropathie, Psoriasis-Arthropathie
symmetrische Knötchen beidseits streckseitig lateral an den DIP-Gelenken	Heberden-Arthrose
symmetrische Knötchen beidseits streckseitig lateral an den PIP-Gelenken	Bouchard-Arthrose
asymmetrische Knötchen, potenziell an allen Fingergelenken	Arthritis urica (Gicht)
Schwellungen streckseits über (meist allen) PIP-Gelenken, schmerzlos	Fingerknöchelpölsterchen („Knuckle pads")
„Schwellung" streckseits über einem PIP-Gelenk, schmerzlos	Synovialiszyste

◎ C-6.22 Veränderungen der Hand

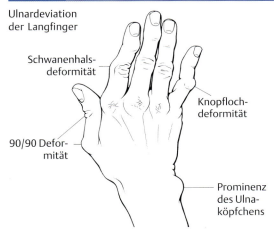

Ulnardeviation der Langfinger

Schwanenhalsdeformität

Knopflochdeformität

90/90 Deformität

Prominenz des Ulnaköpfchens

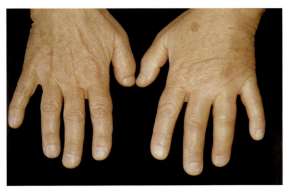

a Typische Handveränderungen bei fortgeschrittener chronischer Polyarthritis.

b Daktylitis („Wurstfinger") des 4. Fingers links (hier bei Lyme-Borreliose).

107) oder bei Psoriasis-Arthritis auf, die **Bouchard-Arthrose** kann bei destruierendem Verlauf zu einer Achsenabweichung im PIP-Gelenk führen.

Die chronische Polyarthritis geht mit einer Reihe von pathognomonischen Veränderungen einher (Abb. **C-6.22**). Bei der **Knopflochdeformität** führt die Zerstörung der Streckaponeurose, deren verbliebene Zügel nach lateral abgleiten, zu einer Beugestellung des PIP-Gelenks bei gleichzeitiger Überstreckung des DIP-Gelenks. Umgekehrt sind die Verhältnisse bei der **Schwanenhalsdeformität**: Durch Schädigung der Beugesehnen kommt es zum Überwiegen der Mm. interossei, woraus eine Überstreckung im PIP-Gelenk bei gleichzeitiger Beugung im DIP-Gelenk resultiert. Am Daumen entsteht durch den gleichen Mechanismus die sog. **90/90-Deformität**: 90°-Beugung im Grundgelenk, 90°-Streckung im Endgelenk.

Die chronische Polyarthritis geht mit einer Reihe von pathognomonischen Veränderungen einher (Abb. **C-6.22**).

▶ **Merke.** Zeichen der fortgeschrittenen chronischen Polyarthritis sind

- Ulnardeviation
- Knopfloch- und Schwanenhalsdeformität
- 90/90-Deformität
- Ulnarvorschub.

◀ **Merke**

Verstrichene Hautfältchen in den Finger-beugen sprechen für eine Tenosynovitis der Beugesehnen. Zu Einziehungen der Haut in der Handfläche kommt es bei der **Dupuy-tren-Kontraktur** (s. S. 95, Abb. **B-1.14**).

Bei Kollagenosen oder Durchblutungsstö-rungen kann es zu trophischen Störungen bis hin zu Nekrosen kommen.

Bei Arthritiden kommt es rasch zur Inakti-vitätsatrophie der Mm. interossei. Achten Sie auf eine **Thenar-** bzw. **Hypothenara-trophie**. Bei einer Medianusläsion kommt es zur Atrophie des M. abductor pollicis brevis.

Palpation: Die MCP-Gelenke werden mit dem **Gaenslen-Handgriff** palpiert (Abb. **C-6.23**).

Die einzelnen MCP-Gelenke werden an den Köpfchen der Metakarpalia, in Höhe der Gelenkspalten und zwischen den Köpfchen palpiert.

Die PIP- und DIP-Gelenke werden von lateral und medial zwischen Daumen und Zeigefinger palpiert.

Palpieren Sie die Beugesehnen in der dis-talen Hohlhandfalte über den MCP-Gelen-ken. Schlüpft die verdickte Sehne durch eine Engstelle der Sehnenscheide, so kann es zum sog. **schnellenden Finger (Tendo-vaginitis stenosans)** kommen. Im „Pinch-Test" wird die Haut über den Grundglie-dern abgehoben (Abb. **C-6.24**).

Betrachten Sie nun die Volarseite der Finger und die Handfläche. Verstrichene Hautfältchen in den Fingerbeugen sprechen für eine Tenosynovitis der Beuge-sehnen, wie sie bei der chronischen Polyarthritis auftritt. Zu Einziehungen der Haut im Bereich der Handfläche kommt es bei der **Dupuytren-Kontraktur** der Palmaraponeurose (Hohlhandfaszie) (s. S. 95, Abb. **B-1.14**).

Betrachten Sie sorgfältig die Fingerkuppen des Patienten. Bei Kollagenosen (z. B. Sklerodermie; s. Abb. **B-1.56**) oder Durchblutungsstörungen (Ergotismus) kann es zu trophischen Störungen bis hin zu Nekrosen kommen, die nach Abheilung Narben hinterlassen.

Beurteilen Sie auch den muskulären Zustand der Hand. Bei schmerzhaften Arthritiden kommt es rasch zu einer Inaktivitätsatrophie der Mm. interossei, wodurch die Strecksehnen am Handrücken fast in der ganzen Zirkumferenz sichtbar werden. Auf der Palmarseite sollten Sie den radialen und ulnaren Handballen **(Thenar und Hypothenar)** beurteilen. Bei einer Medianusläsion kommt es zur Atrophie des M. abductor pollicis brevis.

Palpation: Die MCP-Gelenke werden orientierend mit dem **Gaenslen-Handgriff** palpiert. Dabei umgreifen Sie die Metakarpalköpfchen II–V mit Daumen und Zeige- bzw. Mittelfinger und drücken sie seitlich zusammen (Abb. **C-6.23**). Seien Sie vorsichtig, wenn der Patient bereits spontan starke Schmerzen angibt oder Sie bei der Inspektion eine starke Schwellung feststellen!

Die einzelnen MCP-Gelenke werden an drei Stellen palpiert: an den Köpfchen der Metakarpalia (Bergspitze), in Höhe der Gelenkspalten (1 cm distal der Spit-ze) und zwischen den Köpfchen bei 30° gebeugten Fingern (Talmulde). Verwen-den Sie zur Palpation beide Daumen und drücken Sie das jeweilige Gelenk mit den Zeigefingern von volar her an. Sie registrieren Schmerzempfindlichkeit und Überwärmung der einzelnen Gelenke. Gelenkkapselverdickungen bei einer Synovitis fühlen sich sulzig-polstrig an.

Die PIP- und DIP-Gelenke werden von lateral und medial zwischen Daumen und Zeigefinger palpiert. Die Konsistenz bringt Hinweise auf die Art der Schwel-lung: Synovitische Schwellungen sind sulzig, die paarig angeordneten Heber-den- und Bouchard-Knoten hart, Synovialiszyten und Knuckle pads („Finger-knöchelpolster", harmlose Weichteilknoten) weich.

Palpieren Sie die Beugesehnen im Bereich der distalen Hohlhandfalte über den MCP-Gelenken. Lassen Sie den Patienten die Finger beugen und strecken und achten Sie auf ein Reiben oder knotige Einlagerungen in den Beugesehnen. Schlüpft die verdickte Sehne durch eine Engstelle der Sehnenscheide, so kann es zum sog. **schnellenden Finger (Tendovaginitis stenosans)** kommen. Sie spü-ren den Schlüpfvorgang mit dem palpierenden Fingern. Im „Pinch-Test" ver-suchen Sie, die Haut über den Grundgliedern abzuheben (Abb. **C-6.24**). Im Nor-malfall ist das leicht möglich, bei einer Beugesehnen-Tenosynovitis dagegen nicht.

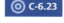 **Gaenslen-Handgriff zur Untersuchung einer Synovitis der Metakarpophalangealgelenke (MCP-Gelenke)**

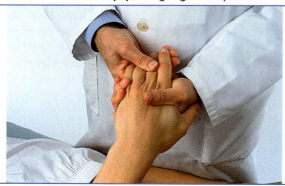

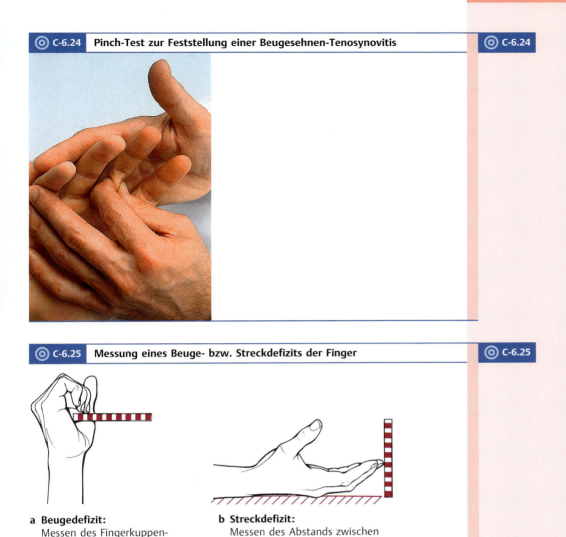

◎ C-6.24   Pinch-Test zur Feststellung einer Beugesehnen-Tenosynovitis

◎ C-6.25   Messung eines Beuge- bzw. Streckdefizits der Finger

a Beugedefizit:
Messen des Fingerkuppen-
Hohlhandabstands

b Streckdefizit:
Messen des Abstands zwischen
Fingerspitzen und planer Unterlage

Bewegungs- und Funktionsprüfung: Eine einfache Prüfung der globalen Handfunktion besteht darin, den Patienten eine Faust machen und die Finger ganz ausstrecken zu lassen. Bei inkomplettem Faustschluss infolge eines Beugedefizits wird der **Fingerkuppen-Hohlhandabstand** gemessen (Abb. **C-6.25a**). Ein Streckdefizit bestimmen Sie, indem Sie den Patienten den Handrücken gegen eine plane Unterlage legen lassen und den Abstand zwischen Fingerspitzen und Unterlage in Zentimetern messen (Abb. **C-6.25b**). Versuchen Sie, Defizite bei aktiver Bewegung passiv auszugleichen. Gelingt dies, so spricht das für eine Sehnenruptur, gelingt es nicht, für eine knöcherne Deformität oder eine Kontraktur durch Kapselschrumpfung.
Wegen seiner Bedeutung für die Greiffunktion nimmt der Daumen eine Sonderstellung ein. Prüfen Sie die Abspreizbarkeit in der Ebene der Handfläche (70–90°) und in Oppositionsstellung (50–60°) (Abb. **C-6.26**). Das Daumensattelgelenk wird häufig bei älteren Frauen von der sog. **Rhizarthrose** betroffen. Die Abspreizung ist schmerzhaft, die Öffnungswinkel zwischen dem 1. und 2. Strahl verkleinert, und es besteht ein Stauchungsschmerz, wenn der Daumen nach proximal gegen das Sattelgelenk gedrückt wird. Fast immer liegt ein doppelseitiger Befall vor.

Bewegungs- und Funktionsprüfung: Zur Messung von Beuge- und Streckdefiziten s. Abb. **C-6.25**. Gelingt es, Defizite bei aktiver Bewegung passiv auszugleichen, spricht das für eine Sehnenruptur, gelingt es nicht, für eine knöcherne Deformität oder eine Kontraktur durch Kapselschrumpfung.

Zum Bewegungsumfang des Daumens s. Abb. **C-6.26**. Das Daumensattelgelenk wird häufig bei älteren Frauen von **Rhizarthrose** betroffen: Abspreizung und Stauchung sind schmerzhaft, der Öffnungswinkel zwischen dem 1. und 2. Strahl ist verkleinert.

C-6.26

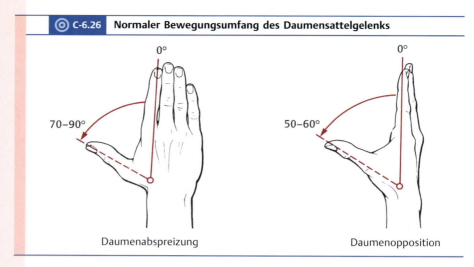

C-6.26　**Normaler Bewegungsumfang des Daumensattelgelenks**

Daumenabspreizung

Daumenopposition

Prüfen Sie die grobe Kraft, indem der Patient Ihre Hände oder eine auf 20 mmHg aufgeblasene Blutdruckmanschette drückt.

Prüfen Sie die grobe Kraft, indem Sie den Patienten auffordern. Ihre Hände mit seinen zu drücken. Besser im Verlauf reproduzierbar ist die quantitative Methode: Der Patient drückt eine auf 20 mmHg aufgeblasene Blutdruckmanschette mit aller Kraft zusammen.

Zur Klassifikation einer Behinderung ist eine Beurteilung der Handfunktion für diffizile Tätigkeiten erforderlich (Abb. **C-6.27a–e**).Besonders wichtig ist der **Spitzgriff**.

Zur Klassifikation des Schweregrades einer Behinderung, vor allem im Rahmen von Gutachten, ist eine Beurteilung der Handfunktion für diffizile Tätigkeiten erforderlich. Abb. **C-6.27a–e** zeigen eine Reihe von Grifffunktionen. Besonders wichtig für die Handfunktion ist der **Spitzgriff** zwischen Daumen und Langfinger (Abb. **C-6.27a**).

▶ **Aufgabe**

▶ **Aufgabe.** Führen Sie bewusst die in Abb. **C-6.27a–e** gezeigten Fingerfunktionen an typischen Beispielen aus!

6.1.3 Untersuchung der unteren Extremität

Beobachten Sie den Gang des Patienten, achten Sie dabei auf Hinken und Schonhaltung. Selbst im bekleideten Zustand gelingt es oft, eine Klassifizierung des Hinkens vorzunehmen.

6.1.3 Untersuchung der unteren Extremität

Kommt der Patient auf seinen zwei Beinen in Ihr Zimmer, so hat er bereits den aussagekräftigsten Funktionstest hinter sich, noch ehe Sie mit der formellen Untersuchung begonnen haben. Nutzen Sie die Gelegenheit und beobachten Sie den Gang des Patienten, achten Sie dabei auf Hinken und Schonhaltung. Ein unharmonisches Gangbild kann durch Schmerzen, Muskelinsuffizienz, Bewegungseinschränkung an der unteren Extremität oder Beinverkürzungen hervorgerufen werden. Selbst im bekleideten Zustand gelingt es oft, eine Klassifizierung des Hinkens vorzunehmen.

▶ **Merke**

▶ **Merke. Schonhinken:** Der Patient versucht, die Belastungszeit der schmerzhaften Extremität zu verkürzen, z. B. bei Arthritis der Sprunggelenke.
Duchenne-Trendelenburg-Hinken: Das Anheben der schwungseitigen Hüfte ist aufgrund einer Muskelinsuffizienz nicht möglich, der Patient muss das Gewicht auf die Standbeinseite verlagern; bei beidseitigem Auftreten entsteht das Gangbild des Enten- oder Watschelgangs, z. B. bei Poliomyelitis.
Versteifungshinken: Das Vorschwingen des Beines ist nur durch Drehung des Beckens (bei Versteifung des Hüftgelenks) bzw. durch Seitwärtsneigen des Oberkörpers (bei Versteifung des Kniegelenks) möglich, z. B. bei Arthrodesen von Hüft- oder Kniegelenk.
Verkürzungshinken: Ein Bein ist kürzer als das andere (Fraktur, Osteomyelitis), der Körper senkt sich in der Standphase auf die Seite des verkürzten Beines.

◎ C-6.27   Verschiedene Grifffunktionen der Hand

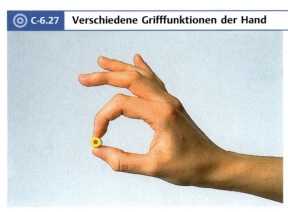

a Spitzgriff.

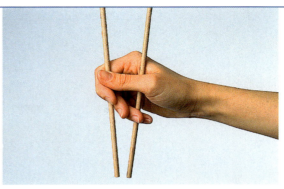

b Komplexe Greiffunktion.

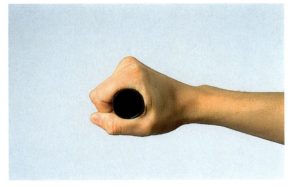

c Stabgriff.

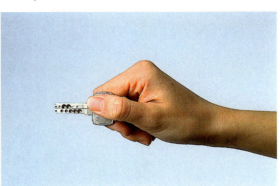

d Schlüsselgriff.

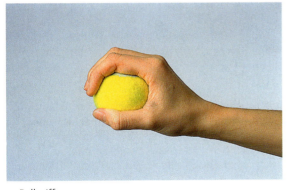

e Ballgriff.

Zum Hinken kommt es z. B. durch Verkürzung der Beinlänge auf einer Seite. Man unterscheidet zwischen **funktioneller** und **absoluter Beinlängenverkürzung**. Erstere entsteht durch eine Streckhemmung im Hüft- oder Kniegelenk bzw. durch eine Adduktionskontraktur des Hüftgelenks auf der gleichen Seite, oder eine Abduktionskontraktur bzw. Spitzfußstellung auf der anderen Seite. Eine absolute Beinlängenverkürzung entsteht durch kongenitale Wachstumshemmung, Frakturen, Schädigung der Wachstumsfugen, benachbarte entzündliche oder tumoröse Prozesse.

Hüftgelenk

Zur Untersuchung des Hüftgelenks sollte der Patient bis auf die Unterhose entkleidet sein. Sie benötigen eine Untersuchungsliege, die von beiden Seiten zugänglich ist (nicht an der Wand stehend), und evtl. eine Hilfsperson, wenn Sie sehr alte oder behinderte Patienten untersuchen müssen.

Zum Hinken kommt es z. B. durch Verkürzung der Beinlänge auf einer Seite. Man unterscheidet zwischen **funktioneller** (z. B. durch Streckhemmung im Hüft- oder Kniegelenk) und **absoluter Beinlängenverkürzung** (z. B. durch Schädigung der Wachstumsfugen, Frakturen).

Hüftgelenk

Zur Untersuchung des Hüftgelenks sollte der Patient bis auf die Unterhose entkleidet sein.

C-6.28

C-6.28   Trendelenburg-Zeichen bei Insuffizienz der pelvitrochanteren Muskulatur

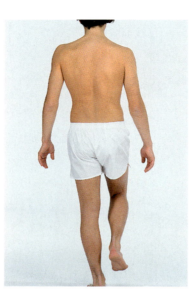

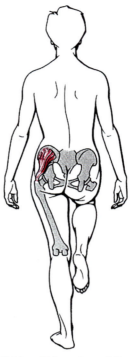

Im Einbeinstand wird das Becken durch die pelvitrochantere Muskulatur (Mm. glutaei medius et minimus) stabilisiert: Das Becken wird auf der Gegenseite angehoben.

Bei Insuffizienz der pelvitrochanteren Muskulatur (Überlänge, Lähmung) sinkt das Becken zur gesunden Gegenseite ab (Trendelenburg positiv).

Merke: Trendelenburg* positiv → das Becken kippt zur gesunden Seite ab.

Inspektion: Betrachten Sie zunächst den stehenden Patienten von vorne und von hinten und achten Sie auf einen Beckenschiefstand.

Inspektion: Die Inspektion des Hüftgelenks in Ruhe ist meist wenig aussagekräftig, da das Gelenk von einem dicken Weichteilmantel umgeben ist und sich Ergüsse oder Synovitiden nur selten als Schwellung abzeichnen. Betrachten Sie zunächst den stehenden Patienten von vorne und von hinten und achten Sie auf einen Beckenschiefstand. Ein Beckenschiefstand aufgrund unterschiedlich langer Beine kann durch Unterlegen eines Brettchens ausgeglichen werden.

▶ Merke

▶ **Merke.** Knöcherne Fixpunkte für die Messung der Beinlänge sind die Spina iliaca anterior superior und der **Innenknöchel** (s. Abb. **C-6.43**). Seitenvergleich unbedingt erforderlich!

Bei Insuffizienz der pelvitrochanteren Muskulatur (Mm. glutaeus medius et minimus) sinkt das Becken zur Gegenseite ab (**Trendelenburg-Zeichen**, s. Abb. **C-6.28**)*.

Charakteristische Ursachen:
- Ineffektivität der Hüftabduktoren
- Insuffizienz der **kleinen** Glutäalmuskeln
- angeborene Hüftgelenksluxation
- Coxa vara congenita.

Lassen Sie bei Betrachtung von hinten den Patienten auf einem Bein stehen. Bei Insuffizienz der pelvitrochanteren Muskulatur (Mm. glutaeus medius et minimus) sinkt das Becken zur Gegenseite ab (**Trendelenburg-Zeichen**, s. Abb. **C-6.28**)*. Achten Sie auf Atrophien der Oberschenkel- und Glutäalmuskulatur im Seitenvergleich der beiden Beine.
Charakteristische Ursachen für ein Trendelenburg-Zeichen sind:
- Ineffektivität der Hüftabduktoren infolge pathologischer Näherung von Ansatz und Ursprung
- Insuffizienz der **kleinen** Glutäalmuskeln

---

* Friedrich Trendelenburg, 1844–1924, Chirurg, Leipzig

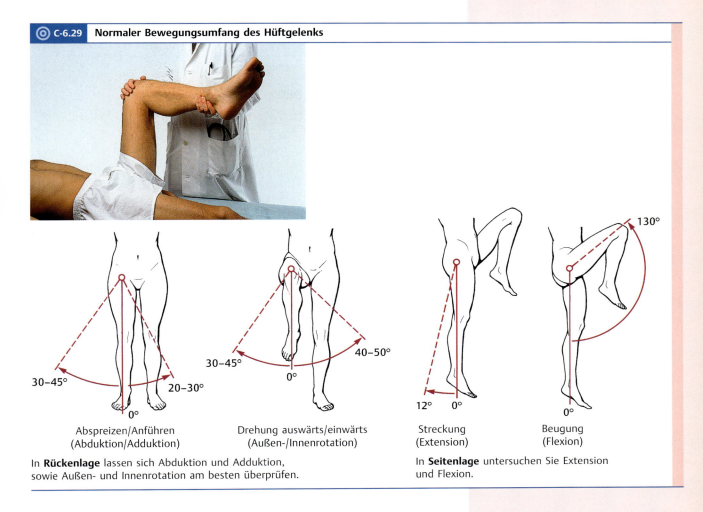

C-6.29 Normaler Bewegungsumfang des Hüftgelenks

Abspreizen/Anführen (Abduktion/Adduktion)

30–45° 20–30° 0° 30–45°

Drehung auswärts/einwärts (Außen-/Innenrotation)

30–45° 0° 40–50°

Streckung (Extension)

12° 0°

Beugung (Flexion)

130° 0°

In **Rückenlage** lassen sich Abduktion und Adduktion, sowie Außen- und Innenrotation am besten überprüfen.

In **Seitenlage** untersuchen Sie Extension und Flexion.

- angeborene Hüftgelenksluxation
- Coxa vara congenita.

Beobachten Sie, ob der Patient das Hüftgelenk voll strecken kann. Normalerweise sollte die Kniekehle auf der Unterlage ohne weiteres aufliegen. Allerdings kann der Patient durch eine Kippung des Beckens nach vorne eine mögliche Beugekontraktur ausgleichen.

Beobachten Sie, ob der Patient das Hüftgelenk voll strecken und die Kniekehle auf eine Unterlage auflegen kann.

▶ **Merke.** Bei normal beweglichem Hüftgelenk ist das Becken beim liegenden Patienten und gestrecktem Kniegelenk 12° nach ventral gekippt.

◀ **Merke**

Palpation: Gelegentlich kann ein Druckschmerz im Bereich des Trochanter major als Hinweis auf eine Bursitis trochanterica ausgelöst werden. Bei Enthesiopathien (Reizzuständen an Knochenansätzen von Sehnen) bestehen Druckschmerzen im Bereich des Trochanter major, des Os ischium und Os ilium.

Palpation: Sie erbringt nur selten relevante Befunde.

Bewegungs- und Funktionsprüfung: Der Bewegungsumfang im Hüftgelenk ist in Abb. **C-6.29** dargestellt. Stellen Sie sich neben die Untersuchungsliege und nehmen mit einer Hand den Unterschenkel, mit der anderen das Knie des auf dem Rücken liegenden Patienten in die Hand und beugen das Knie um 90°. In dieser Stellung lassen sich Innen- und Außenrotation, Adduktion und Abduktion sowie die Beugung am besten überprüfen.

Sehr einfach lässt sich die Beugefähigkeit im Hüftgelenk untersuchen, wenn Sie den Patienten auffordern, mit beiden Händen den Unterschenkel unterhalb des Knies zu umfassen und das Knie auf die Brust zu ziehen. Normalerweise gelingt das in einem Winkel von 120° zur Horizontalen. Achten Sie dabei auf die Lage

Bewegungs- und Funktionsprüfung: Bewegungsumfang s. Abb. **C-6.29**. Bei um 90° gebeugtem Knie lassen sich Innen- und Außenrotation, Adduktion und Abduktion sowie die Beugung am besten überprüfen.

Überprüfen Sie die vorzeitige Beckenaufrichtung bei der Beugekontraktur des Hüftgelenks mit dem **Thomas-Handgriff.** Dazu legen Sie die flache Hand unter die

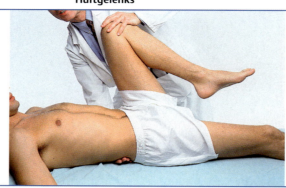

C-6.30   **Thomas-Handgriff zur Feststellung einer Beugekontraktur des Hüftgelenks**

lordosierte LWS (Abb. **C-6.30**). Lassen Sie den Patienten auf der Seite liegen, fixieren Sie mit der einen Hand das Becken und ziehen das gestreckte Bein nach dorsal. Die Extensionsfähigkeit beträgt nur ca. 12°.

Zur Prüfung der Rotation bei gestrecktem Kniegelenk in Rückenlage drehen Sie den Fuß des Patienten nach außen und innen und messen den Bewegungsumfang der Großzehe.

Lasègue-Test: Führen Sie das gestreckte Bein des flach liegenden Patienten nach oben (Dehnung N. ischiadicus). Beim Gesunden lässt sich das Bein bis in 90° Hüftbeugung hochführen. Bei Irritationen des Nervs gibt der Patient bereits bei 20–30° Schmerzen an ("Lasègue positiv").

Kniegelenk

Inspektion: Inspizieren Sie das Kniegelenk zunächst am stehenden Patienten.

 Merke

Beim Genu varum weicht die Kniegelenksachse nach medial ab. Quantifizieren Sie den Grad durch Messung des Abstands zwischen den Innenknöcheln bzw. den medialen Femurkondylen.

des Beckens und den anderen Oberschenkel. Eine Einschränkung der Beugefähigkeit der untersuchten Hüfte liegt vor, wenn der Patient den gegenseitigen Oberschenkel anzieht bzw. das Becken nach dorsal kippt. Überprüfen Sie die vorzeitige Beckenaufrichtung bei der Beugekontraktur des Hüftgelenks mit dem **Thomas-Handgriff**. Dazu legen Sie die flache Hand unter die lordosierte LWS (Abb. **C-6.30**). Die Extensionsfähigkeit beträgt nur ca. 12° und ist vor allem bei älteren Patienten nicht leicht zu prüfen: Lassen Sie den Patienten auf der Seite liegen, fixieren Sie mit der einen Hand das Becken und ziehen das gestreckte Bein nach dorsal. Alternativ können Sie den Patienten auch auf dem Bauch liegen lassen und den Oberschenkel nach oben ziehen. Bei großen und adipösen Patienten erfordern diese Tests einige Kraft vom Untersucher.

Eine einfache und gut dokumentierbare Rotationsprüfung mit der Großzehe als "Zeiger" kann bei gestrecktem Kniegelenk in Rückenlage erfolgen: Drehen Sie den Fuß des Patienten einfach nach außen und innen und messen Sie den Bewegungsumfang, den die Großzehe beschreibt. Eine Einschränkung der Abduktion und der Rotation ist ein frühes Zeichen einer Arthrose des Hüftgelenks (Koxarthrose).

Bei einer Hüftgelenkentzündung (Koxitis) besteht oft eine Schonhaltung in leichter Beugung und Abduktion. Jede Bewegung aus dieser Schonstellung heraus ist schmerzhaft.

Bei der Untersuchung des Hüftgelenks sollten Sie auch gleich den **Lasègue-Test** durchführen: Dazu führen Sie das gestreckte Bein des flach liegenden Patienten mit dem Unterarm nach oben, wodurch der N. ischiadicus maximal gedehnt wird (s. S. 448). Beim Gesunden lässt sich das Bein bis in 90° Hüftbeugung hochführen, wobei ein Spannungsgefühl an der Beugeseite des Beines entsteht. Bei Irritationen des Nervus ischiadicus gibt der Patient bereits bei 20–30° einen heftigen Schmerz an ("Lasègue positiv"). Notieren Sie den Winkel, ab dem der Schmerz auftritt.

Kniegelenk

Inspektion: Inspizieren Sie das Kniegelenk zunächst am stehenden Patienten. In dieser Stellung können Sie Fehlstellungen in der Frontal- und Sagittalebene am besten erkennen.

▶ **Merke.**
- Frontalebene: O-Bein (Genu varum), X-Bein (Genu valgum)
- Sagittalebene: Genu recurvatum (nach rückwärts durchgebogenes Knie).

Beim Genu varum weicht die Kniegelenksachse nach medial ab. Dies führt zu einer Mehrbelastung der medialen Gelenkfläche und schließlich zu einer medialen Arthrose. Quantifizieren Sie den Grad der Fehlstellung durch Messung des Abstands zwischen den Innenknöcheln bzw. den medialen Femurkondylen.

C-6.31 **Anatomie des rechten Kniegelenkes**

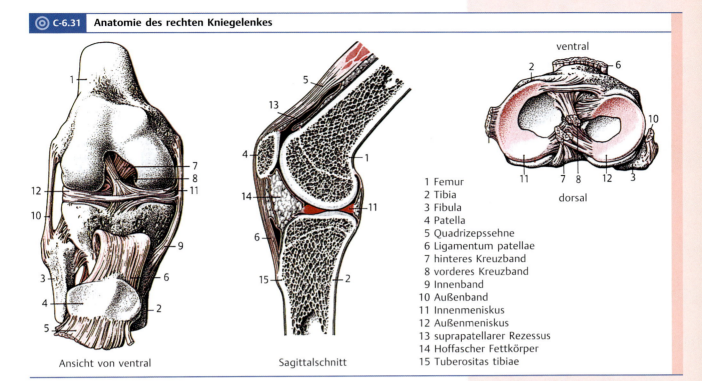

1 Femur
2 Tibia
3 Fibula
4 Patella
5 Quadrizepssehne
6 Ligamentum patellae
7 hinteres Kreuzband
8 vorderes Kreuzband
9 Innenband
10 Außenband
11 Innenmeniskus
12 Außenmeniskus
13 suprapatellarer Rezessus
14 Hoffascher Fettkörper
15 Tuberositas tibiae

Ansicht von ventral   Sagittalschnitt

Betrachten Sie nun die Gelenkkonturen, vor allem den Bereich der Patella und der Patellarsehne. Da das Kniegelenk nur von einem dünnen Weichteilmantel umgeben ist, zeichnen sich bereits kleine Ergussmengen im Gelenk als Vorwölbung ab. Bei Schwellungen der Bursa praepatellaris sind die lateralen Patellarränder, bei einer Schwellung der infrapatellaren Bursa die Konturen der Patellarsehne verstrichen (s. Abb. **C-6.1**). Die Haut kann überwärmt und gerötet sein, da der Entzündungsort sehr nahe der Hautoberfläche liegt.
Versäumen Sie auch nicht, sich die Kniekehle anzusehen. Hier gibt es zwei mit der Gelenkhöhle kommunizierende Bursen (Bursa des lateralen Kopfes des M. gastrocnemius und des M. semimembranaceus), die angeschwollen sein können. Manchmal stülpt sich bei entzündlichen Erkrankungen des Kniegelenks auch die Gelenkkapsel in Richtung auf die Kniekehle aus und bildet eine dorsale Kniegelenkzyste (Baker-Zyste, s. Abb. **C-6.2**). Bei schweren Arthrosen ist die Kniegelenkkontur deformiert, ohne dass Rötung und Überwärmung bestehen. Achten Sie auch auf den Umfang der Oberschenkelmuskulatur. Bereits nach wenigen Wochen einer schmerzhaften Kniegelenkaffektion kann es zu einer Muskelatrophie kommen. Vergleichen Sie den Oberschenkelumfang mit der gesunden Gegenseite und messen Sie ihn evtl. an einer in festem Abstand zu Kniegelenksspalt oder Patella markierten Stelle.

Kleine Ergussmengen zeichnen sich als Vorwölbung ab. Bei Schwellungen der Bursa praepatellaris sind die lateralen Patellarränder, bei einer Schwellung der infrapatellaren Bursa die Konturen der Patellarsehne verstrichen (s. Abb. **C-6.1**).

Manchmal stülpt sich die Gelenkkapsel auch in Richtung der Kniekehle aus und bildet eine dorsale Kniegelenkzyste (Baker-Zyste, s. Abb. **C-6.2**).

Bereits nach wenigen Wochen einer schmerzhaften Kniegelenkaffektion kann es zu einer Muskelatrophie kommen. (Vergleich des Oberschenkelumfangs mit der gesunden Gegenseite.)

▶ **Aufgabe.** Messen Sie bei sich den Oberschenkelumfang 15 cm kranial des Kniegelenksspaltes! Tasten Sie bei sich den Kniegelenksspalt und die gesamte Zirkumferenz der Patella!

◀ **Aufgabe**

Palpation: Zur Palpation des Kniegelenks soll der Patient auf dem Rücken liegen, das Kniegelenk (so weit möglich) vollständig strecken und die Oberschenkelmuskulatur völlig entspannt haben. Palpieren Sie den oberen Rezessus von proximal nach distal, anschließend die Seitenränder der Patella. Bewegen Sie die Patella über die Femurkondylen und versuchen Sie, die Gelenkfläche zu palpieren.

Palpation: Der Patient soll auf dem Rücken liegen und das Kniegelenk vollständig strecken. Palpieren Sie den oberen Rezessus und die Seitenränder der Patella.

C-6.32   Nachweis einer intraartikulären Ergussbildung durch das Phänomen der „tanzenden Patella"

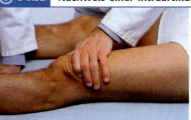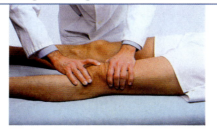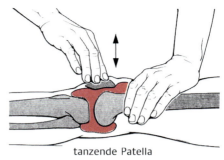

tanzende Patella

Vorgehensweise:

* Bei gestrecktem Kniegelenk pressen Sie den oberen Rezessus nach kaudal aus. Liegt ein Erguss vor, wird die Patella vom Femoropatellargelenk abgehoben.
* Mit dem Zeigefinger der anderen Hand drücken Sie die Patella zurück, wobei Sie einen federnden Widerstand spüren („Tanzen" in ventrodorsaler Richtung).

▶ **Merke**

▶ **Merke.** Während große Ergüsse auf Anhieb durch die Schwellung zu erkennen sind, werden kleinere durch das Phänomen der **„tanzenden Patella"** und das **Zeichen der kontralateralen Vorwölbung** („bulge sign") nachgewiesen.

Bei Erguss wird die Patella beim Auspressen des oberen Rezessus vom Femoropatellargelenk abgehoben. Beim Zurückdrücken spüren Sie einen federnd elastischen Widerstand (Abb. **C-6.32**).

Beim Zeichen der Vorwölbung entleeren Sie wieder den oberen Rezessus und halten die Patella mit dem Zeigefinger fest auf das Gelenk gedrückt. Bei Druck gegen den medialen Patellarrand wölbt sich auf der Gegenseite die Haut vor.

Palpieren Sie nun den medialen und lateralen Gelenkspalt nach möglichen schmerzhaften Druckpunkten als Hinweis auf eine Schädigung des jeweiligen Meniskus. Abb. **C-6.33** zeigt Provokationsmanöver zur Auslösung von diagnostisch wegweisenden Schmerzen **(Böhler, Steinmann I und II, Payr)**. Die Seitenbänder testen Sie, indem Sie bei fast gestrecktem Knie durch Valgus- und Varusdehnung einen Zug auf diese Bänder ausüben (Abb. **C-6.34**). Stabilität und Funktion der Kreuzbänder werden durch Auslösung des sog. **Schubladenphänomens** geprüft (Abb. **C-6.35**).

Beim **Lachmann-Test** wird die ventrale Verschieblichkeit der Tibia überprüft. Das Kniegelenk ist ca. 20° gebeugt, der Unterschenkel wird nach vorne gezogen. Bei Ruptur des vorderen Kreuzbands ist der Test positiv.

Pressen Sie den oberen Rezessus zwischen Daumen und Zeigefinger nach kaudal zu aus. Liegt ein Erguss vor, so wird die Patella vom Femoropatellargelenk abgehoben. Mit dem Zeigefinger der anderen Hand drücken Sie die Patella zurück, wobei Sie einen federnd elastischen Widerstand spüren (Abb. **C-6.32**).

Beim Zeichen der Vorwölbung entleeren Sie wieder den oberen Rezessus und halten die Patella mit dem Zeigefinger fest auf das Gelenk gedrückt. Wenn Sie nun gegen den medialen Patellarrand drücken, wölbt sich auf der Gegenseite die Haut vor, da sich die Flüssigkeit im Femoropatellargelenk von medial nach lateral verlagert.

Palpieren Sie nun den medialen und lateralen Gelenkspalt nach möglichen schmerzhaften Druckpunkten als Hinweis auf eine Schädigung des jeweiligen Meniskus. Abb. **C-6.33** zeigt die verschiedenen Provokationsmanöver zur Auslösung von Schmerzen, die als diagnostischer Hinweis für den vorliegenden Meniskusschaden dienen **(Böhler, Steinmann I und II, Payr)**. Die Seitenbänder testen Sie, indem Sie bei fast gestrecktem Knie durch Valgus- und Varusdehnung einen Zug auf diese Bänder ausüben (Abb. **C-6.34**). Da bei gestrecktem Kniegelenk die Gelenkkapsel straff ist, kann ein instabiles Seitenband unbemerkt bleiben. Deshalb muss dieser Test auch bei 10–20° Beugung im Kniegelenk durchgeführt werden. Achten Sie dabei auch auf eine mögliche **seitliche Aufklappbarkeit** des Gelenks. Stabilität und Funktion der Kreuzbänder werden durch Auslösung des sog. **Schubladenphänomens** geprüft. Bringen Sie beim **liegenden Patienten** das Knie in 90° Beugung, und setzen Sie sich halb auf den Fuß des Patienten um ihn zu fixieren. Wird der Unterschenkel nun mit beiden Händen nach ventral und dorsal gezogen bzw. gedrückt, so sollten bei intakten Kreuzbändern keine Bewegungen möglich sein (Abb. **C-6.35**).
Auch der **Lachmann-Test** dient der Überprüfung der Kreuzbandstabilität. Beim liegenden Patienten wird am 10–20° gebeugten Knie durch Verschieben am distalen Ober- und proximalen Unterschenkel die sagittale Mobilität getestet. Bei einem Riss des vorderen Kreuzbandes kann der Unterschenkel deutlich gegenüber dem Oberschenkel nach ventral disloziert werden.

▶ **Aufgabe**

▶ **Aufgabe.** Erfassen Sie die Meniskus- und Kreuzbandzeichen bei einem Kommilitonen!

◎ C-6.33   Meniskuszeichen

Böhler
(Varusstress)

Steinmann I
(ruckartige Außen-
rotation bei 30°
Knieflexion)

Steinmann II
(Anbeugen)

Payr
(Varusstress im Schneidersitz,
insbesondere hinweisend auf
eine Hinterhornläsion)

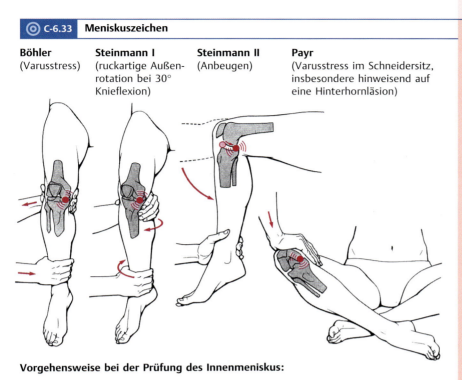

Vorgehensweise bei der Prüfung des Innenmeniskus:

Die Schmerzprovokation bei Meniskusaffektionen erfolgt durch:
- Kompression des Gelenkspaltes (Böhler, Payr, Steinmann II: Hinterhorn des Meniskus)
  oder
- Ausübung von Scherkräften (Steinmann I)

◎ C-6.34   Überprüfung der Seitenbänder durch Valgus- (Innenband) bzw. Varusdehnung (Außenband)

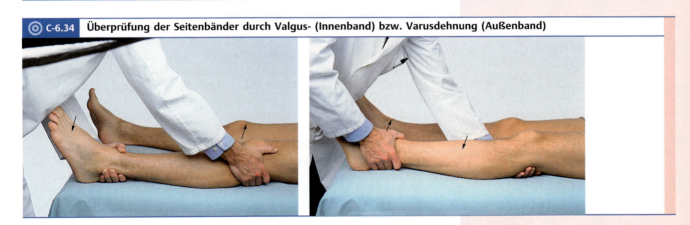

◎ C-6.35   Überprüfung der Kreuzbänder durch Auslösen des sog. Schubladenphänomens

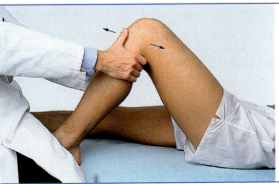

◉ **C-6.36**

◉ **C-6.36**   **Normaler Bewegungsumfang des Kniegelenks**

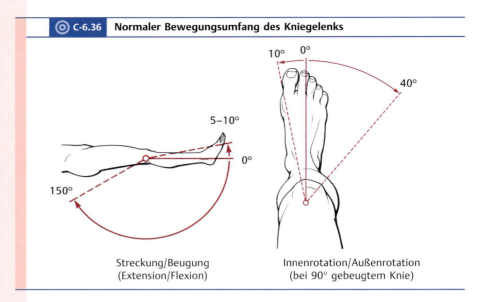

Streckung/Beugung
(Extension/Flexion)

Innenrotation/Außenrotation
(bei 90° gebeugtem Knie)

Funktions- und Beweglichkeitsprüfung:
Abb. **C-6.36** zeigt den normalen Bewegungsumfang des Kniegelenks nach der Neutral-0-Methode.

Funktions- und Beweglichkeitsprüfung: Abb. **C-6.36** zeigt den normalen Bewegungsumfang des Kniegelenks nach der Neutral-0-Methode. Bis auf eine geringe Schlusskreiselung sind nur Bewegungen in der Sagittalebene (Beugung/ Streckung) von Bedeutung. Eine Extension bis zu 10° kann noch als physiologisch angesehen werden. Einer Hyperextension des Kniegelenks wirken Kreuzbänder, Kollateralbänder und die dorsale Gelenkkapsel entgegen.

Fuß- und Sprunggelenke, Zehengelenke

Fuß- und Sprunggelenke, Zehengelenke

Inspektion: Betrachten Sie die Füße am stehenden Patienten, lassen ihn dann einige Schritte gehen. Achten Sie auf:
- Deformitäten (Abb. **C-6.37**) oder Schwellungen
- Abnorme Verhornung
- Subkutane Knoten
- Fehlstellungen der Zehen
- Haut- und Nagelveränderungen
- Ödeme und Rötungen

Betrachten Sie die Ferse des stehenden und gehenden Patienten von hinten. Dabei erkennen Sie einen Knick-Senkfuß (charakteristisch ist die Valgusstellung der Ferse).

Inspektion: Betrachten Sie die Füße am stehenden Patienten, lassen Sie den Patienten dann einige Schritte gehen. Liegen Deformitäten oder Schwellungen (im Seitenvergleich, gelenkbezogen oder an Sehnen und Bursen) vor, bemerken Sie abnorme Verhornungen, subkutane Knoten, Fehlstellungen der Zehen, Haut- und Nagelveränderungen, Ödeme oder Rötungen? Wie ist das Fußgewölbe beim stehenden Patienten ausgebildet (Platt-, Hohl-, Spreizfuß, Abb. **C-6.37**). Betrachten Sie die Ferse des stehenden und gehenden Patienten von hinten. Dabei erkennen Sie am besten einen Knick-Senkfuß (charakteristisch ist die Valgusstellung der Ferse).

Sehen Sie sich unbedingt auch die Fußsohlen am liegenden Patienten an und beurteilen Sie das Verschwielungsmuster. Verhornungen und Klavi („Hühneraugen") zeigen Punkte mit abnormer Druckbelastung an, z. B. über den Metatarsalköpfchen beim Spreizfuß oder bei Fehlstellungen der Zehen im Rahmen einer fortgeschrittenen chronischen Polyarthritis.

▶ **Merke**

▶ **Merke.** Inspizieren Sie vor allem bei alten Menschen unbedingt die Fußsohlen – Sie werden oft überraschende Befunde sehen, von denen der Patient nichts weiß.

Vor allem alte Patienten sind oft nicht mehr in der Lage, ihre Fußsohlen selbst zu betrachten. Wenn die Sensibilität z. B. durch eine Polyneuropathie gestört ist, ahnen diese Patienten oft nichts von gravierenden Befunden, z. B. Ulzera an den Fußsohlen (Abb. **C-6.38**).

Beurteilen Sie die Stellung der Zehen. Besonders häufig findet man einen **Hallux valgus** (Abb. **C-6.39**). Dabei weicht die große Zehe nach lateral ab. Oft ist damit eine Krallenzehenstellung der zweiten und dritten Zehe verbunden, an deren Streckseite sich durch den Druck der Schuhe ausgeprägte Klavi bilden.

Beurteilen Sie die Stellung der Zehen. Besonders häufig findet man einen **Hallux valgus**, meist sekundär als Folge eines Spreizfußes (Abb. **C-6.39**). Dabei weicht die große Zehe nach lateral ab. Durch die Subluxationsstellung kommt es sekundär zur Arthrose im Großzehengrundgelenk. Oft ist eine Krallenzehenstellung der zweiten und dritten Zehe damit verbunden, an deren Streckseite sich ausgeprägte Klavi durch den Druck der Schuhe bilden.

◎ C-6.37   Fußdeformitäten

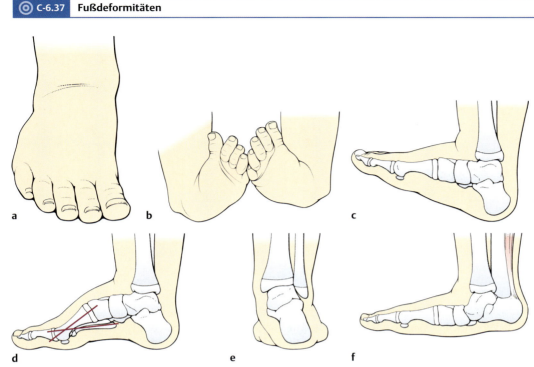

a

b

c

d

e

f

a Sichelfuß
= Adduktion
des Vorderfußes.
b Klumpfuß
= Adduktion und
Supination des
Vorfußes, Varus
des Rückfußes,
Spitzfuß (Equinus)
des Gesamtfußes.
c Hackenfuß
= Steilstellung
des Rückfußes.
d Hohlfuß
= Steilstellung
des Rückfußes,
Steilstellung und
Pronation des Vor-
fußes (Achse von
1. und 5. Metatar-
sale kreuzen sich).
e Knickfuß
= Valgusstellung
des Rückfußes.
f Plattfuß
= Steilstellung
des Sprungbeines,
Aufbiegung des
Vorfußes.

Die Fußdeformitäten werden nach der Stellung des Vor- und Rückfußes sowie der Position
des Gesamtfußes zur Knöchelachse eingeteilt.

◎ C-6.38   Ulkus an der Fußsohle bei schwerer diabetischer Polyneuropathie   **◎ C-6.38**

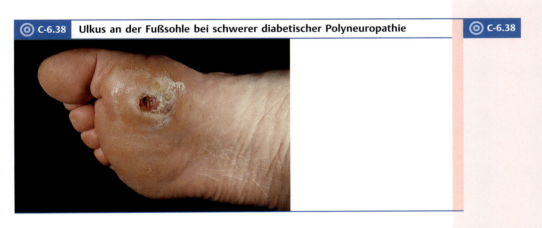

▶ **Merke.** Bei Veränderungen am Fußskelett sind die Schuhe des Patienten
ein Spiegelbild der Befunde am Fuß und damit ein wertvolles diagnostisches
Hilfsmittel. Achten Sie auf Ausbuchtungen und Abnutzungsstellen (Absatz,
Sohle, Innenfutter).

◀ **Merke**

Bei der primären Arthrose des Großzehengrundgelenks **(Hallux rigidus)** ist die
Gelenkkontur durch arthrotische Randwülste deformiert, es besteht eine Beugekontraktur des Gelenks.

▶ **Aufgabe.** Palpieren Sie bei sich die Achillessehne und betrachten Sie bei
mehreren Kommilitonen die Verschwielung der Fußsohlen!

◀ **Aufgabe**

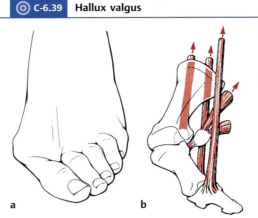

C-6.39   Hallux valgus

a Klinische Deformität mit Subluxation und Abduktionskontraktur im Großzehengrundgelenk.
b Beim Hallux valgus ändert sich die Zugrichtung der Sehnen (insbesondere des M. extensor hallucis longus), was zur Verstärkung der Deformität führt.

a   b

Durch Absinken der Metatarsalköpfchen verschwindet das Fußquergewölbe.
Dies bedingt ein Auseinanderweichen des Mittelfußes. Die Metatarsalköpfchen II–IV werden vermehrt (unphysiologisch!) belastet.

Palpation: Palpieren Sie die dorsalen Gelenkstrukturen: Strecksehnen sowie Malleolus medialis und lateralis; die Achillessehne nach Verdickungen und Knoten; den Sehnenansatz am Kalkaneus auf Druckschmerzhaftigkeit; die Metatarsophalangealgelenke mit starkem Druck des Daumens von plantar her. Die Interphalangealgelenke werden analog der Technik an den Fingern untersucht (s. S. 351).

Palpation: Stellen Sie sich an das Fußende der Untersuchungsliege und umfassen Sie mit beiden Händen Ferse und Sprunggelenk des Patienten. Palpieren Sie nun mit beiden Daumen die dorsalen Gelenkstrukturen, vor allem Strecksehnen sowie Malleolus medialis und lateralis. Palpieren Sie zwischen Daumen und Zeigefinger die Achillessehne nach Verdickungen und Knoten und den Sehnenansatz am Kalkaneus auf Druckschmerzhaftigkeit. Nach einer orientierenden lateralen Kompression des Vorfußes in Höhe der Metatarsalköpfchen (ähnlich dem Gaenslen'schen Handgriff an der Hand) palpieren Sie die einzelnen Metatarsophalangealgelenke mit starkem Druck des Daumens von plantar her. Die einzelnen Interphalangealgelenke werden analog der Technik an den Fingern untersucht (s. S. 351).

Bewegungs- und Funktionsprüfung: Die Achillessehne muss entspannt sein. Für die Beurteilung der Dorsalextension und Plantarflexion im oberen Sprunggelenk setzt der Patient die Ferse auf die Unter-

Bewegungs- und Funktionsprüfung: Zur Untersuchung der Beweglichkeit des Sprunggelenks muss die Achillessehne entspannt sein (Beugestellung des Kniegelenks). Die Bewegungen in den Tarsalgelenken lassen sich nur schwer isoliert untersuchen. Für die Beurteilung der Dorsalextension und Plantarflexion im

C-6.40   Beurteilung von Pronation (a) und Supination (b)

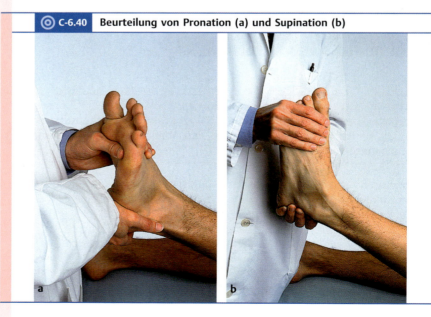

a   b

C-6.41	Normaler Bewegungsumfang des oberen und unteren Sprunggelenks

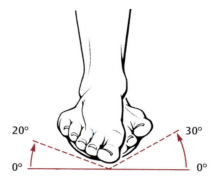

Oberes Sprunggelenk

20–30°

0°

40–50°

Heben/Senken des Fußes
(Dorsalextension/Plantarflexion)

Unteres Sprunggelenk

20°   30°

0°   0°

Heben des Fußaußen-/Fußinnenrands
(Pronation/Supination)

oberen Sprunggelenk setzt der Patient die Ferse auf die Untersuchungsliege auf. Zur Untersuchung von Eversion und Inversion im unteren Sprunggelenk halten Sie den Unterschenkel von ventral her in Höhe der Malleolen. Die subtalare Verwringung (Pronation und Supination) beurteilen Sie, indem Sie den hinteren Anteil des Fußes (Kalkaneus und Malleolen) von dorsal her fixieren (Abb. **C-6.40**). Der normale Bewegungsumfang ist in Abb. **C-6.41** dargestellt. Achten Sie dabei auch auf Schmerzangaben des Patienten und Instabilitäten, z. B. bei Bandläsionen im Bereich des Malleolus lateralis oder medialis. Beugung und Streckung in den Zehengrund-, -mittel- und -endgelenken werden für jede Zehe getrennt untersucht.

Palpieren Sie die Achillessehne, während der Patient im oberen Sprunggelenk beugt und streckt, und achten Sie auf Krepitieren. Im **Zehenstand-Test** lassen Sie den Patienten sich auf die Zehenspitzen des betroffenen Fußes stellen und betrachten dabei die Wadenkontur und die Kontur der Achillessehne. Bei einer Enthesiopathie oder Insertionstendinopathie am Ansatz der Achillessehne empfindet der Patient Schmerzen am Kalkaneus, **bei einer Ruptur der Achillessehne ist der Zehenstand unmöglich**.

6.1.4 Untersuchung der Wirbelsäule

Inspektion: Zur Beurteilung der Wirbelsäule sollte der Patient vollkommen entkleidet sein. Betrachten Sie zunächst den aufrecht stehenden Patienten von hinten, von der Seite und von vorne und beurteilen Sie die Rückenform (Abb. **C-6.42a**). Orientieren Sie sich an den Dornfortsätzen der Wirbelkörper, der Stellung der Schulterblätter, den paravertebralen Muskelwülsten, Beckenkämmen und Sakroiliakalgrübchen. Der Geradstand des Beckens wird durch gleichzeitige Palpation der Beckenkämme am stehenden Patienten überprüft, wobei der Untersucher in die Hocke geht, um die Beckenkämme auf Augenhöhe beurteilen zu können (Abb. **C-6.42b**). Von hinten sind Abweichungen der Wirbelsäule aus der Sagittalebene – der Verbindungslinie zwischen Hinterkopf und Rima ani – entweder am Verlauf der Dornfortsätze und Rippen (Rippenbuckel) oder auch an Weichteilasymmetrien (Hautfalten in der Flanke) erkennbar. Man nennt diese Abweichungen **Skoliosen**. Sie können andauernd knöchern fixiert oder auch korrigierbar sein als skoliotische Fehlhaltung, z. B. zum Ausgleich von Beinverkürzungen. Man unterscheidet eine echte (strukturelle) Skoliose von einer funktionellen Skoliose: Letztere lässt sich durch aktive muskuläre Anstrengung oder Beseitigung der Ursache (z. B. Absatzerhöhung bei Beinlän-

suchungsliege auf. Zur Untersuchung von Eversion und Inversion im unteren Sprunggelenk halten Sie den Unterschenkel von ventral her in Höhe der Malleolen. Die subtalare Verwringung beurteilen Sie, indem Sie den hinteren Anteil des Fußes von dorsal her fixieren (Abb. **C-6.40**). Normaler Bewegungsumfang s. Abb. **C-6.41**.

Im **Zehenstand-Test** lassen Sie den Patienten sich auf die Zehenspitzen des betroffenen Fußes stellen und betrachten dabei die Wadenkontur und die Kontur der Achillessehne. **Bei einer Ruptur der Achillessehne ist der Zehenstand unmöglich**.

6.1.4 Untersuchung der Wirbelsäule

Inspektion: Betrachten Sie zunächst den aufrecht stehenden Patienten von hinten, von der Seite und von vorne und beurteilen Sie die Rückenform (Abb. **C-6.42a**). Orientieren Sie sich an den Dornfortsätzen der Wirbelkörper, der Stellung der Schulterblätter, den paravertebralen Muskelwülsten, Beckenkämmen und Sakroiliakalgrübchen. Der Geradstand des Beckens wird durch gleichzeitige Palpation der Beckenkämme überprüft (Abb. **C-6.42b**). Abweichungen nennt man **Skoliosen**, die andauernd knöchern fixiert oder auch korrigierbar sein können. Man unterscheidet eine echte (strukturelle) Skoliose von einer funktionellen Skoliose: Letztere lässt sich durch aktive muskuläre Anstrengung oder Beseitigung der Ursache (z. B. Absatzerhöhung bei Beinlängendifferenz) ausgleichen,

◎ **C-6.42**   **Untersuchung der Wirbelsäule**

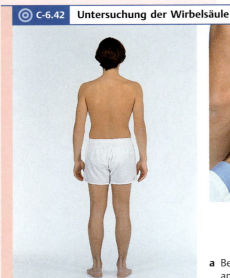

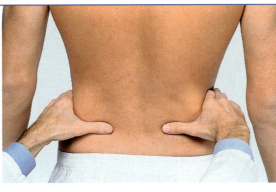

b Überprüfung des Becken-
geradstands durch gleich-
zeitige Palpation der
Beckenkämme.

a Beurteilung der Rückenform
am aufrecht stehenden Patienten.

◎ **C-6.43**

◎ **C-6.43**   **Beinlängenmessung von der Spina iliaca anterior superior bis zum
Innenknöchel**

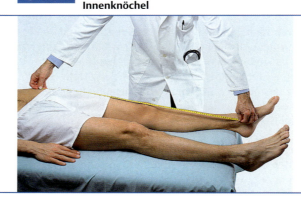

die echte Skoliose dagegen nicht. Zur
Beinlängenmessung s. Abb. **C-6.43**.

gendifferenz) ausgleichen, die echte Skoliose dagegen nicht. Außer Beckenschiefstand können sich bei einer Skoliose noch weitere anatomische Befunde
zeigen: Rippenbuckel, Asymmetrie der Schultern mit Schulterhochstand, Asymmetrie der Taillendreiecke, Asymmetrie der Schulter-Nacken-Linie und Lenden-
wulst. Selbst die pulmonale Vitalkapazität kann durch eine Skoliose eingeschränkt sein. Die Beinlängenmessung erfolgt von der Spina iliaca anterior
superior zum Malleolus medialis (Abb. **C-6.43**). Überprüfen Sie, ob sich der
evtl. vorliegende Beckenschiefstand durch Unterlegen von Brettchen verschiedener Dicke ausgleichen lässt.

▶ Merke

▶ **Merke.** In der Kindheit entstandene Skoliosen gehen immer mit einem
Schiefwuchs von Wirbelkörpern einher, häufig begleitet von einer zusätzlichen Torsion der Wirbelkörper.

▶ Merke

▶ **Merke.** Asymmetrie der Hautfalten am Rücken:
- einseitig: Zeichen für Skoliose
- Beidseitig: Zeichen für Osteoporose (verkürzte Wirbelsäule, s. Abb. **B-1.45**)

C-6.44   **Haltungstypen**

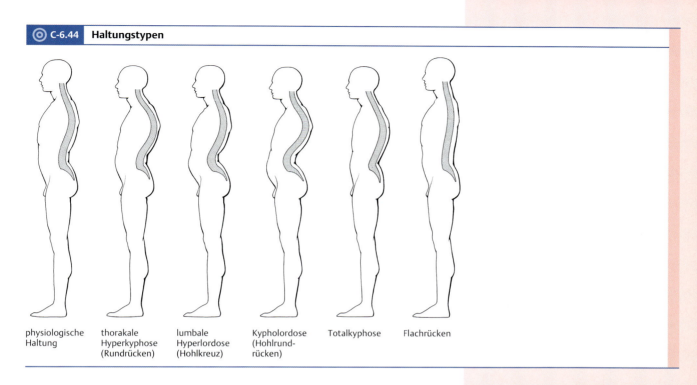

physiologische   thorakale   lumbale   Kypholordose   Totalkyphose   Flachrücken
Haltung   Hyperkyphose   Hyperlordose   (Hohlrund-
                    (Rundrücken)   (Hohlkreuz)   rücken)

C-6.45   **Palpation (a) und Perkussion (b, c) der einzelnen Dornfortsätze von kranial nach kaudal**

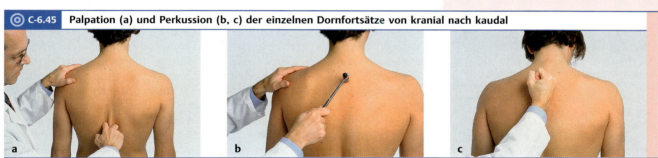

a   b   c

Bei der Inspektion von der Seite beurteilen Sie die Ausbildung der physiologischen Doppel-S-Form, wobei nur die Brustkyphose und die Lendenlordose klinisch erkennbar sind. Ordnen Sie die Rückenform des Patienten gemäß Abb. **C-6.44** ein. Häufigste Gründe für vermehrte Brustkyphosen (Rundrücken) sind bei jungen Patienten die Scheuermann-Krankheit (Adoleszentenkyphose), bei alten Patienten eine Osteoporose („Witwenbuckel"). Ist die Kyphose sehr umschrieben (Gibbusbildung), so liegt meist eine Kompressionsfraktur oder eine spondylitische Zerstörung einzelner Wirbelkörper vor.

Bei der seitlichen Inspektion beurteilen Sie Brustkyphose und Lendenlordose. Zur Einordnung der Rückenform s. Abb. **C-6.44**. Gründe für vermehrte Brustkyphosen sind Scheuermann-Krankheit, Osteoporose, Kompressionsfraktur oder spondylitische Zerstörung einzelner Wirbelkörper.

▶ **Merke.** Der Rippenbuckel bei einer Skoliose zeigt sich, besonders beim Vorbeugetest, typischerweise auf der **konvexen** Seite eines skoliotisch veränderten Wirbelsäulenabschnitts.

◀ **Merke**

▶ **Aufgabe.** Betrachten Sie Menschen im Schwimmbad und ordnen Sie deren Rückenform nach Abb. **C-6.44** ein!

◀ **Aufgabe**

Palpation und Perkussion: Palpieren Sie die einzelnen Dornfortsätze von kranial nach kaudal oder beklopfen Sie sie mit dem Reflexhammer (Abb. **C-6.45**).

Palpation und Perkussion der Dornfortsätze von kranial nach kaudal (Abb. **C-6.45**).

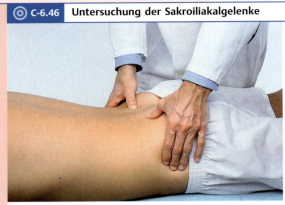

Palpation

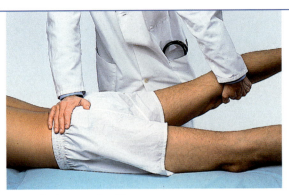

Mennellscher Handgriff
Beim auf dem Bauch liegenden Patienten fixieren Sie mit der einen Hand das Becken auf der Unterlage und ziehen mit der anderen Hand das gestreckte Bein des Patienten ruckartig nach oben.

▶ Merke

▶ **Merke.** Sichere Orientierungspunkte zum Aufsuchen von Wirbelkörpern sind:
- erster tastbarer Processus spinosus am Nacken (Vertebra prominens): 7. HWK
- Der Schnittpunkt von der Verbindungslinie der beiden Darmbeinkämme und der Wirbelsäule: 4. LWK

Umschriebene Schmerzen sprechen für Frakturen, entzündliche Prozesse oder Metastasen einzelner Wirbelkörper. Bei diffuser Klopfschmerzhaftigkeit ist eher an Osteoporose oder eine diffuse Metastasierung zu denken. Patienten mit Rückenschmerzen haben oft Verhärtungen der paravertebralen Muskulatur (Myogelosen), die am besten beim entspannten Patienten in Bauchlage zu tasten sind.

Umschriebene Schmerzen sprechen für Frakturen, entzündliche Prozesse oder Metastasen einzelner Wirbelkörper. Bei diffuser Klopfschmerzhaftigkeit ist eher an Osteoporose oder eine diffuse Metastasierung zu denken. Auch die paravertebrale Muskulatur sollte auf ihren Tonus hin palpiert werden. Patienten mit Rückenschmerzen haben oft Muskelverhärtungen (Myogelosen), die ihrerseits wieder Schmerzen verursachen können. Am besten tasten Sie Myogelosen beim entspannten Patienten in Bauchlage. Provokationstests für die Auslösung von Schmerzen in den einzelnen Wirbelsäulenabschnitten sind auch Stauchungen mit folgenden Techniken:
- **HWS:** Mit der Faust von oben leicht auf den Kopf des Patienten schlagen.
- **BWS, LWS:** Plötzlicher Druck mit beiden Händen gleichzeitig auf beide Schultern.
- **Gesamte WS:** Fallenlassen vom Zehen- in den Fersenstand.

Die Sakroiliakalgelenke werden in Bauchlage des Patienten mit dem sog. **Mennell-Handgriff** untersucht (Abb. **C-6.46**).

Die Sakroiliakalgelenke werden in Bauchlage des Patienten mit dem sog. **Mennell-Handgriff** untersucht. Drücken Sie mit der einen Hand auf das Sakrum und fixieren das Becken des Patienten auf der Unterlage, dann ziehen Sie mit der anderen Hand das gestreckte Bein des Patienten ruckartig nach oben (Abb. **C-6.46**). Dabei kommt es zu einer Scherbewegung des Iliosakralgelenks auf der Seite des nach oben geführten Beines. Bei Entzündungen in diesem Gelenk (Sakroileitis), z. B. im Rahmen einer Spondylitis ankylosans, gibt der Patient stechende Schmerzen an.

Bewegungs- und Funktionsprüfung: Die Kopfneigung ist seitlich zu 45°, Beugung und Streckung je zwischen 35–45°, die Rotation zu je 80° aus der Sagittalebene möglich. Der gesunde Patient sollte das Kinn auf dem Thorax aufliegen lassen können. Rückwärts- und Seitwärtsneigung sowie Rotation s. Abb. **C-6.47**.

Bewegungs- und Funktionsprüfung: Der exakte Bewegungsumfang der Wirbelsäule ist nicht leicht zu messen, doch genügt in der Regel eine Abschätzung. Aus praktisch klinischen Gesichtspunkten empfiehlt sich die getrennte Untersuchung von Halswirbelsäule und der gesamten übrigen Wirbelsäule. Die Kopfneigung ist seitlich zu je 45°, Beugung und Streckung je zwischen 35–45°, die Rotation zu je 80° aus der Sagittalebene möglich. Normalerweise sollte ein Patient in der Lage sein, das Kinn auf dem Thorax aufliegen zu lassen. Rückwärts- und Seitwärtsneigung sowie Rotation der übrigen Wirbelsäule sind in Abb. **C-6.47** dargestellt.

Gesamtmobilität der Wirbelsäule

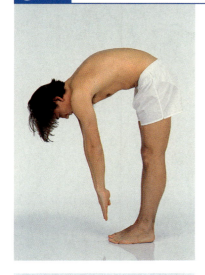

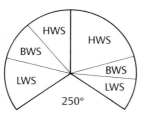

HWS

HWS

BWS

BWS

LWS

LWS

250°

Flexion   **Extension**

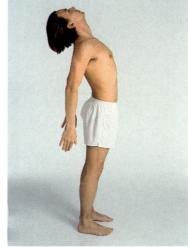

Die Wirbelsäule ist aus insgesamt 25 Bewegungsseg-menten aufgebaut. Die größte Mobi-lität besteht im Bereich der krania-len Halswirbelsäule und der kaudalen Lendenwirbelsäule.

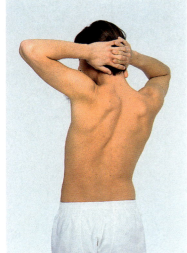

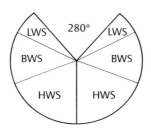

280°

LWS

LWS

BWS

BWS

HWS

HWS

Rotation

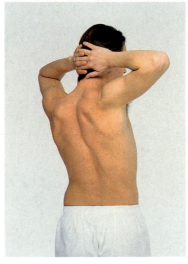

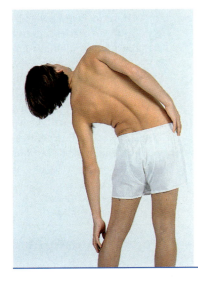

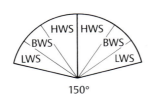

HWS HWS

BWS   BWS

LWS   LWS

150°

Seitneigung

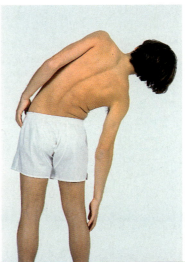

C-6.48 Klinische Untersuchung der Wirbelsäulenbeweglichkeit

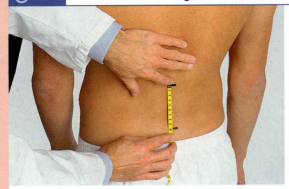
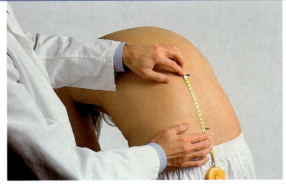

a Schober-Zeichen

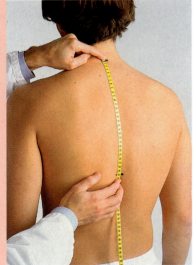
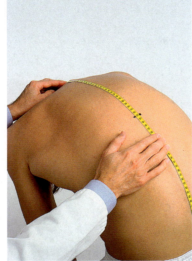

b Ott-Zeichen

Vorgehensweise:

- Messen Sie beim stehenden Patienten zwei Strecken ab
  - Für das Schober-Zeichen 10 cm kranial von S1
  - Für das Ott-Zeichen 30 cm kaudal von C7.
- Macht der Patient eine Rumpfbeuge, sollten sich beide Strecken um mindestens 4 cm verlängern.

Zur Prüfung der Beugebewegung der Brust- und Lendenwirbelsäule lässt man den Patienten mit gestreckten Kniegelenken eine **Rumpfbeuge** machen und misst den **Finger-Boden-Abstand**. Zur Prüfung des **Schober-** bzw. **Ott-Zeichens** s. Abb. **C-6.48**. Eine typische Erkrankung, die mit einer Bewegungsstörung einhergeht, ist die **Spondylitis ankylosans (Morbus Bechterew)**.

Die funktionell sehr wichtige Beugebewegung der Brust- und Lendenwirbelsäule wird mit Hilfe zweier Tests überprüft. Man lässt den Patienten mit gestreckten Kniegelenken eine **Rumpfbeuge** machen und misst den **Finger-Boden-Abstand**, der beim Gesunden 0 cm beträgt. Zur Prüfung des **Schober-** bzw. **Ott-Zeichens** messen Sie beim stehenden Patienten zwei Strecken ab und zeichnen mit einem Stift Punkte auf die Haut: vom Processus spinosus S1 10 cm nach kranial und vom 7. HWK 30 cm nach kaudal. Macht der Patient nun eine Rumpfbeuge, so sollen sich beide Strecken um mindestens 4 cm verlängern (Abb. **C-6.48**). Eine typische Erkrankung, die mit einer Störung der Bewegungsentfaltung der Wirbelsäule einhergeht, ist die **Spondylitis ankylosans (Morbus Bechterew)**.

▶ **Aufgabe**

▶ **Aufgabe.** Tasten Sie bei sich selbst den 7. Halswirbelkörper! Bestimmen Sie bei Kommilitonen den Finger-Boden-Abstand und das Schober-Zeichen!

6.1.5 Spezielle Gelenke

Kiefergelenk

Legen Sie die Zeigefinger mit leichtem Palpationsdruck vor dem Tragus auf. Sie tasten einen knöchernen Widerstand. Fordern Sie nun den Patienten auf, den Mund zu öffnen. Sie fühlen die Bewegung des Kiefergelenks. Eine schmerzhafte Palpation spricht für einen entzündlichen Prozess im Kiefergelenk, z. B. im Rahmen einer chronischen Polyarthritis.

Kostotransversalgelenke

Die Gelenke, über die Rippen und Brustwirbelkörper miteinander verbunden sind, können nicht direkt untersucht werden. Der V. a. eine entzündliche Mitbeteiligung, z. B. im Rahmen eines Morbus Bechterew, ergibt sich bei der Angabe atemabhängiger Schmerzen im BWS-Bereich, besonders verstärkt beim Husten und Niesen. Bei der Untersuchung stellen Sie möglicherweise eine schmerzhaft eingeschränkte Atemexkursion fest (unter 4 cm Brustumfangunterschied zwischen In- und Exspiration). Bei der seitlichen und frontalen Thoraxkompression können Schmerzen ausgelöst werden.

▶ *Sie kennen meine Methode. Sie basiert auf der Beobachtung von Kleinigkeiten.*
Sir Arthur Conan Doyle

6.1.5 Spezielle Gelenke

Kiefergelenk

Legen Sie die Zeigefinger mit leichtem Druck vor dem Tragus auf. Öffnet der Patient den Mund, fühlen Sie die Bewegung des Kiefergelenks. Eine schmerzhafte Palpation spricht für einen entzündlichen Prozess.

Kostotransversalgelenke

Der V. a. eine entzündliche Mitbeteiligung, z. B. im Rahmen eines Morbus Bechterew, entsteht bei der Angabe atemabhängiger Schmerzen im BWS-Bereich. Die Atemexkursion kann schmerzhaft sein, ebenso die seitliche und frontale Thoraxkompression.

◀ **Zitat**

6.2 Anamnese

6.2.1 Symptomatik

Erkrankungen der Gelenke und der Muskulatur manifestieren sich im Wesentlichen in Form von vier lokalen Symptomen:

- Schmerz
- Schwellung
- Steifheit
- Funktionsverlust (Functio laesa)

Bei Entzündungen kommt noch Überwärmung hinzu.

Zusätzlich kann eine Vielzahl von extraartikulären und allgemeinen Erscheinungen auftreten. Denken Sie daran, dass die Synovialis von Gelenken eine sehr empfindliche Struktur des Körpers ist, die bei fast allen Krankheiten, bei bakteriellen oder viralen Infektionskrankheiten, allergischen, autoimmunologischen und malignen Krankheiten und auch Stoffwechselstörungen unmittelbar betroffen sein oder auch nur mitreagieren kann (Tab. **C-6.6**). Nicht selten treten Arthralgien auch bei psychischen Belastungen auf.

6.2   Anamnese

6.2.1 Symptomatik

Lokale Symptome:
- Schmerz
- Schwellung
- Steifheit
- Funktionsverlust
- Überwärmung bei Entzündungen.

Zusätzlich kann eine Vielzahl von extraartikulären und allgemeinen Erscheinungen auftreten.

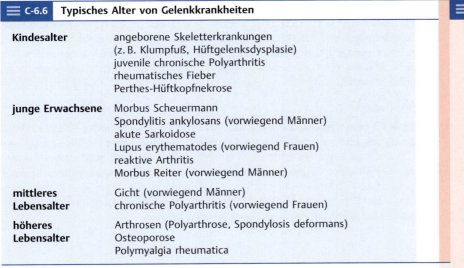

☰ C-6.6	Typisches Alter von Gelenkkrankheiten
Kindesalter	angeborene Skeletterkrankungen (z. B. Klumpfuß, Hüftgelenksdysplasie) juvenile chronische Polyarthritis rheumatisches Fieber Perthes-Hüftkopfnekrose
junge Erwachsene	Morbus Scheuermann Spondylitis ankylosans (vorwiegend Männer) akute Sarkoidose Lupus erythematodes (vorwiegend Frauen) reaktive Arthritis Morbus Reiter (vorwiegend Männer)
mittleres Lebensalter	Gicht (vorwiegend Männer) chronische Polyarthritis (vorwiegend Frauen)
höheres Lebensalter	Arthrosen (Polyarthrose, Spondylosis deformans) Osteoporose Polymyalgia rheumatica

☰ C-6.6

Schmerz

Während der Gelenkknorpel nicht sensibel versorgt ist, sind die Gelenkkapsel und der Bandapparat hochsensibel gegenüber entzündlichen Veränderungen und Überdehnung. Bei peripheren Gelenken lassen Sie den Patienten selbst auf die schmerzhafte Stelle zeigen. Schwieriger ist das bei Beteiligung der Hüftgelenke oder der Wirbelsäule: Hinter nicht genau lokalisierbaren Schmerzen kann auch eine Knochenmetastasierung oder ein primärer Knochentumor, eine entzündliche oder metabolische Knochenkrankheit stecken.

Die meisten Gelenkschmerzen verschlimmern sich durch Aktivität, bei der chronischen Polyarthritis können die Schmerzen aber auch am Morgen am schlimmsten sein.

Es ist oft schwierig, Wurzelläsionen, z. B. bei Bandscheibenvorfall, von degenerativen oder entzündlichen Erkrankungen. Beide Schmerztypen werden meist durch bestimmte Bewegungen der Wirbelsäule ausgelöst.

Schwellung

Schwellungen im Bereich der Gelenke können vier Ursachen haben:
- Exostosen
- Ergüsse
- Weichteilschwellungen
- Zysten

Steifheit

Sie ist ein unscharf definiertes Symptom. Es gibt allerdings drei charakteristische Formen von Steifigkeit:

Schmerz

Während der Gelenkknorpel nicht sensibel versorgt ist, sind die Gelenkkapsel und der Bandapparat hochsensibel gegenüber entzündlichen Veränderungen und Überdehnung. Das erste Problem bei der Anamnese besteht darin herauszufinden, ob die vom Patienten berichteten Schmerzen tatsächlich vom Gelenk ausgehen. Viele Patienten bezeichnen alle Schmerzen in den Extremitäten oder der Wirbelsäule als „Rheuma" oder „rheumatisch". Bei peripheren Gelenken gelingt meist eine Präzisierung der Schmerzlokalisation, indem Sie den Patienten selbst auf die schmerzhafte Stelle zeigen lassen. Schwieriger ist das bei Beteiligung der Hüftgelenke oder der Wirbelsäule. Lassen Sie sich nicht vorschnell durch die Wortwahl des Patienten („Rheuma") beeinflussen! Hinter nicht genau lokalisierbaren Schmerzen im Bereich der Hüftgelenke, des Beckens, der LWS oder BWS können auch eine Knochenmetastasierung oder ein primärer Knochentumor, eine entzündliche (Tuberkulose) oder metabolische Knochenkrankheit (Osteomalazie, Osteoporose, Gicht), selbst eine Leistenhernie oder ein Bauchaortenaneurysma stecken. Stutzig sollten Sie immer werden, wenn entsprechende Schmerzen bei älteren Patienten neu aufgetreten sind.

Gelenkschmerzen können alle Grade der Intensität erreichen, vom leichten Schmerz bei bestimmten Bewegungen (frühe Arthrose) bis zu den extremen Schmerzen einer septischen Arthritis, eines Gichtanfalls oder der Periarthritis humeroscapularis. Die meisten Gelenkschmerzen verschlimmern sich durch Aktivität mit einigen Ausnahmen: Die Periathritis humeroscapularis verstärkt sich meistens nachts bei Bettruhe, bei der chronischen Polyarthritis können die Schmerzen am Morgen (nach der Nachtruhe) am schlimmsten sein.

Wegen der engen Lagebeziehung von Intervertebralgelenken und Nervenwurzeln ist es oft schwierig, die Wurzelläsion, z. B. bei einem Bandscheibenvorfall, von degenerativen oder entzündlichen Erkrankungen der Wirbel und Wirbelgelenke zu differenzieren. Beide Schmerztypen werden meist durch bestimmte Bewegungen der Wirbelsäule ausgelöst oder verstärkt. Typischerweise nehmen radikuläre Schmerzen auch beim Anstieg des intraspinalen Drucks (Husten, Niesen, Pressen) zu: Auch Patienten mit neurogenen Schmerzen, z. B. bei Karpaltunnelsyndrom, diabetischer Polyneuropathie oder beginnendem Herpes zoster, stellen sich gelegentlich unter dem Verdacht einer „rheumatischen" Erkrankung vor.

Schwellung

Schwellungen im Bereich der Gelenke können im Wesentlichen vier Ursachen haben, die nicht unbedingt im Zusammenhang mit einer Gelenkerkrankung stehen müssen:
- Exostosen
- Ergüsse
- Weichteilschwellungen
- Zysten

Zur näheren Differenzierung s. S. 336 ff. Allerdings geben Patienten manchmal Schwellungen an, die objektiv nicht nachzuvollziehen sind. Ob es sich dabei nur um ein Gefühl der Patienten handelt oder überzogene Vorstellungen von der „Schlankheit" des Gelenks (ähnlich wie bei „Ödemen") bestehen, muss offen bleiben.

Steifheit

Steifheit oder Steifigkeit in Gelenken ist ein unscharf definiertes und pathophysiologisch auch wenig geklärtes Symptom. Manche Patienten bezeichnen die schmerzhaft eingeschränkte Bewegungsfähigkeit als Steifigkeit, andere haben das Gefühl einer Rauigkeit der Gelenkflächen, wieder andere spüren in einer bestimmten Gelenkstellung einen überwindbaren Widerstand. Es gibt allerdings drei Formen von Steifigkeit, die so charakteristisch sind, dass sie als diagnostisches Kriterium herangezogen werden können.

Die Extremform von Gelenksteifigkeit ist die **Ankylose**. Durch muskuläre, fibröse oder ossäre Prozesse kommt es hierbei zur völligen Versteifung mit vollständigem Bewegungsverlust.

Ankylose: Extremform von Gelenksteifigkeit mit völligem Bewegungsverlust.

Morgensteifigkeit

Morgensteifigkeit

▶ **Definition.** Die ausgeprägte Bewegungseinschränkung betroffener Gelenke am Morgen ist typisch für die chronische Polyarthritis und andere entzündliche Gelenkkrankheiten. Im Laufe von mehreren Stunden „tauen" die Gelenke durch Bewegungsversuche auf. Wärmeapplikation, z.B. in Form warmer Handbäder, kann die Wiedergewinnung der Bewegungsfähigkeit beschleunigen.

◀ Definition

Diagnostisch relevant und eines der Diagnosekriterien für die chronische Polyarthritis ist die Morgensteifigkeit allerdings erst, wenn sie länger als 60 Minuten anhält. Die Wirksamkeit antiphlogistischer Medikamente kann an der Verkürzung der Morgensteifigkeit beurteilt werden. Bei degenerativen Gelenkkrankheiten tritt die Steifigkeit dagegen am Abend nach der Aktivität des Tages auf.

Eines der Diagnosekriterien für die chronische Polyarthritis ist die Morgensteifigkeit, wenn sie länger als 60 Minuten anhält.

Gelenkblockierung

Gelenkblockierung

▶ **Definition.** Wird die normale Gelenkbewegung in einer bestimmten Winkelstellung plötzlich behindert, spricht man von einer Gelenkblockierung.

◀ Definition

Typischerweise tritt dieses Phänomen beim Meniskusschaden am Kniegelenk oder beim Vorliegen freier Gelenkkörper in anderen Gelenken im Rahmen einer Osteochondrosis dissecans auf. Meistens gelingt es mit einiger Mühe, durch bestimmte Bewegungsabläufe das Gelenk in die gewünschte Stellung zu bringen, allerdings gehen derartige Episoden oft mit einer anschließenden Ergussbildung einher.

Typischerweise tritt dieses Phänomen beim Meniskusschaden am Kniegelenk oder beim Vorliegen freier Gelenkkörper in anderen Gelenken auf.

Schnellender Finger

Schnellender Finger

▶ **Definition.** Das Phänomen des schnellenden Fingers tritt auf, wenn ein entzündlich verdickter Abschnitt einer Fingerstrecksehne durch eine verengte Sehnenscheide schlüpft. Die Streckbewegung des Fingers erfährt dadurch eine Unterbrechung. Wird mehr Kraft aufgewendet, so zwängt sich die Sehne durch die Engstelle und der Finger schnellt plötzlich in die volle Streckposition.

◀ Definition

Das Symptom kann bei einer Tenosynovitis im Rahmen einer chronischen Polyathritis, aber auch bei sonst gesunden Patienten auftreten.

Auftreten bei Tenosynovitis durch chronische Polyarthritis, aber auch bei Gesunden.

▶ **Klinischer Fall.** Die 24-jährige Patientin hat seit etwa 5 Monaten schmerzhafte Schwellungen einzelner Fingermittelgelenke, die im Verlauf kontinuierlich zunahmen. In den letzten Wochen spürt sie auf beiden Seiten auch Schmerzen in den Fingergrund- und Handgelenken. Besonders am Morgen sind die Gelenke wie „eingefroren", die Patientin hat große Probleme, die Zahnbürste und den Kamm zu halten, und braucht daher lange zur Morgentoilette. Besondere Schwierigkeiten hat sie beim Öffnen von Schraubverschlüssen. Etwa 2 Stunden nach dem Aufwachen wird die Gelenkfunktion besser. Die Patientin fühlt sich allgemein immer müde und schlapp. Die BKS ist mittelgradig beschleunigt, das Serumeisen niedrig, das α_2-Globulin erhöht, der Rheumafaktor positiv. Auf dem Röntgenbild erkennt man eine gelenknahe Osteoporose. Unter der Verdachtsdiagnose einer chronischen Polyarthritis wird neben der antiphlogistischen Behandlung eine Basistherapie eingeleitet. Ein Jahr später sind radiologisch Zysten und Usuren im Bereich der Fingergrundgelenke und der Handgelenke nachweisbar.

◀ Klinischer Fall

Funktionsverlust

Funktionsverlust

Fragen Sie nach der Beeinträchtigung des Patienten in seinen täglichen Verrichtungen durch die Gelenkerkrankung. Wichtiger als die beruflichen Notwendigkeiten, die oft nur sehr grobe Bewegungen benötigen, sind die Erfordernisse des Alltags, z.B. Knöpfen, Drehen von Schlüsseln, der Gebrauch des Dosenöffners,

Fragen Sie nach der Beeinträchtigung des Patienten bei den Erfordernissen des Alltags (z.B. Knöpfen, Drehen von Schlüsseln). Einteilung der funktionellen Kapazität:

- **Grad 1:** Vollständig unabhängig.
- **Grad 2:** Unabhängig mit einigen Hilfsmitteln.
- **Grad 3:** Teilweise auf Hilfspersonen
  angewiesen.
- **Grad 4:** Bettlägerig, auf den Rollstuhl
  angewiesen.

6.2.2 Prinzipien der Anamnese bei
Gelenkkrankheiten

Analysieren Sie zeitlichen Ablauf und Verteilungsmuster der Gelenksymptome,
extraartikuläre Begleiterscheinungen und
biografische Umstände.

▶ **Merke**

 C-6.7

Festhalten von kleinen Gegenständen usw. Die funktionelle Kapazität kann
(recht grob) in vier Grade eingeteilt und dokumentiert werden.
- **Grad 1:** Vollständig unabhängig, kommt ohne Hilfe im Alltag und bei der
  Arbeit aus.
- **Grad 2:** Unabhängig mit einigen Hilfsmitteln (z. B. Krücke, Stock, Schuhlöffel,
  Sockenanzieher).
- **Grad 3:** Teilweise auf Hilfspersonen angewiesen, z. B. beim Baden, Anziehen,
  Kochen etc.
- **Grad 4:** Bettlägerig, auf den Rollstuhl angewiesen.

Solche Klassifikationen sollten am Ende der Anamnese im Krankenblatt vermerkt werden. Wichtig sind sie vor allem bei Einweisungen oder Verlegungen
in Krankenhäuser, Rehabilitationseinrichtungen und Pflegeheime, damit man
dort die nötigen Vorbereitungen treffen kann.

6.2.2 Prinzipien der Anamnese bei Gelenkkrankheiten

Versuchen Sie, den zeitlichen Ablauf und das Verteilungsmuster der Gelenksymptome exakt zu analysieren, die extraartikulären Begleiterscheinungen
und biografischen Umstände sorgfältig zu erfragen. In der Rheumatologie ist
die Anamnese der wichtigste diagnostische Teilschritt auf dem das weitere Vorgehen fußt. Es gibt keinen einzelnen Labor- oder Röntgenbefund, der eine Diagnose sichern könnte. Oft liegt der Schlüssel zur Diagnose in einem winzigen
Detail. Fehler und Versäumnisse bei der Anamneseerhebung bahnen den Weg
zu diagnostischen Irrwegen.

▶ **Merke.** Beginnen Sie mit Fragen nach dem Lokalbefund („presenting symptom"), weswegen Sie der Patient aufsucht, und fragen Sie nach den vier W:
Wo? Wie? Wann? Warum? anhand der Beispiele in Tab. **C-6.7**.

≡ **C-6.7**   **Anamnestische Analyse von Gelenkschmerzen**

Wo?
Gelenke und Umgebung
- welche Gelenke monoartikulär?
- welche Gelenke polyartikulär?
- umschrieben lokalisiert – ausstrahlend?

Wirbelsäule
- HWS, BWS, Kreuzbein

andere Regionen

Wie?
akut beginnend – schleichend beginnend
wandernd – springend

Wann?
Seit wann bestehen die Schmerzen?
Dauer von eventuellen Schmerzattacken
Häufigkeit und Rhythmus von Schmerzattacken
tageszeitliche Schwankungen (morgens, abends)

Warum?
Nach oder mit:
- Traumen
- Infekten
- Allgemeinsymptomen: Fieber, Diarrhö, Algurie
- Körperhaltungen, Husten, Niesen etc.
- Hauterscheinungen
- klimatischen Faktoren
- Medikamenten, Allergien
- psychischen Belastungen

■ Wo?

Ist ein Lokalbefund sichtbar (der Arzt sieht Schwellung und /oder Rötung, der Patient spürt Schmerzen), so kommt es vor allem auf die Verteilung der betroffenen Gelenke an:
– Monoarthritis: große, kleine Gelenke
– Oligoarthritis: große, kleine Gelenke
– Polyarthritis: symmetrischer Befall; transversal, im Strahl.
Die symmetrische Polyarthritis der kleinen Gelenke, z. B. MCP- und PIP-Gelenke **(Transversalbefall)** spricht für eine beginnende chronische Polyarthritis oder eine Arthritis bei Kollagenose. Typisch für die Beteiligung peripherer Gelenke der HLA-B-27-assoziierten Spondylarthritiden oder auch der Psoriasis-Arthritis ist der **Befall „im Strahl"**, d. h. die gleichzeitige Arthritis des MCP-, PIP-Gelenks eines Fingers oder einer Zehe. Dabei entsteht das klinische Bild des „Wurstfingers".

▶ **Klinischer Fall.** Ein 36-jähriger Bürokaufmann stellt sich wegen einer schmerzhaften Schwellung des rechten Kniegelenks vor, die vor etwa 3 Wochen auftrat. Wenig später hatte er starke Schmerzen in der linken Ferse, am rechten Fuß kam es zu einer Schwellung von 2 Zehen. Auf gezieltes Befragen berichtet der Patient, dass er 2 Wochen vor Beginn der Gelenksymptomatik während eines Thailand-Aufenthaltes (!) gelblichen Ausfluss aus der Harnröhre bemerkt hätte. Seine Befürchtungen, sich mit Gonorrhö infiziert zu haben, bestätigten sich aber bei einer entsprechenden Untersuchung nicht. Der Ausfluss ging zurück, es blieb aber eine entzündliche Rötung der Glans penis bestehen (s. S. 314, Abb. **C-4.28**). Die Kniegelenkkontur rechts ist verstrichen, die linke Ferse verdickt und druckschmerzhaft, an der Glans penis bestehen multiple punktförmige Erosionen. Die BKS ist beschleunigt, das HLA-B-27 positiv. Es wird die Diagnose eines **Reiter-Syndroms** gestellt. Unter Behandlung mit nichtsteroidalen Antirheumatika bessern sich die Gelenkbeschwerden erheblich, allerdings kommt es in den folgenden Jahren intermittierend zu Arthritiden sowie zu Haut- und Schleimhautläsionen.

Mindestens ebenso häufig sieht der Arzt nichts, obwohl der Patient Schmerzen in Gelenken und paraartikulären Strukturen, Knochenvorsprüngen, Wirbelsäule oder Muskulatur angibt. Vor allem bei den **HLA-B-27-assoziierten Spondylarthritiden** kann es zu sehr schmerzhaften Enthesiopathien an Sehnenansätzen (Achillessehne) kommen, die sich zu Beginn noch nicht als Schwellung manifestieren. Bei der **Epicondylitis radialis** („Tennisarm") oder **ulnaris** („Golfarm") besteht ebenfalls nur eine typische Schmerzlokalisation ohne sichtbaren Befund, allerdings ist die Anamnese entsprechend typisch. Vollends ungeklärt sind die Insertionstendomyopathien beim **Fibromyalgie-Syndrom**, bei dem kein objektiver Befund zu erheben ist. Hier helfen das typische Verteilungsmuster (Druckschmerz nahezu sämtlicher Knochenvorsprünge) und zusätzliche Befindensstörungen wie z. B. Müdigkeit und Schlafstörungen weiter. Bewegungsabhängige Schmerzen der Muskulatur sind bei Virusinfekten oft generalisiert und beziehen auch die Augenmuskeln mit ein. Echte entzündliche Muskelkrankheiten mit Muskelzelluntergang, d. h. auch Anstieg der Kreatinkinase (CK), beschränken sich meist auf einige wenige Muskelpartien. Charakteristisch für die **Polymyalgia rheumatica** ist der Schmerz in den Oberschenkeln oder im Schultergürtel. Dabei handelt es sich um eine ätiologisch ungeklärte Erkrankung überwiegend älterer Patienten, die typischerweise mit einer stark beschleunigten BKS (Sturzsenkung) einhergeht. Grundsätzlich gilt: Berichtet nur der Patient über Arthralgien (der Arzt sieht nichts, der Patient spürt Schmerzen), so sind die (vielleicht schon wieder abgeklungen) extraartikulären Erscheinungen und die allgemeinen Begleitumstände für die Diagnosefindung um so wichtiger (s. Warum?).

■ Wie?

Setzen Gelenkschmerzen ohne vorausgegangenes Trauma akut ein, so sind die in Tab. **C-6.8** angeführten Diagnosen denkbar. Fragen Sie nach zusätzlich vorliegenden Begleitsymptomen und Konstellationen. Bei allmählich und schleichend einsetzenden, anfangs intermittierenden Gelenk- und Muskelschmerzen ist die Differenzialdiagnose wesentlich umfangreicher (Tab. **C-6.9**).

≡ **C-6.8**   **Differenzialdiagnose akut einsetzender Gelenkschmerzen**

Begleitsymptome und Umstände	Verdachtsdiagnose
Großzehengrundgelenk, Adipositas, Alkohol, männliches Geschlecht	Gicht
Knorpelverkalkungen im Röntgenbild, Kalzium-Pyrophosphat-Kristalle im Punktat	Chondrokalzinose (Pseudogicht)
Fieber, Entzündungszeichen, Abszess; Gonorrhö (Frau)	septische Arthritis, Go-Arthritis
Erythema marginatum, subkutane Knoten, große Gelenke	Streptokokkeninfekt, rheumatisches Fieber
Blutungsanamnese, Hämatome, Nasenbluten, Hämaturie	Hämophilie
Erythema migrans, Zeckenbiss, Lymphadenome	Lyme-Arthritis
Petechien, Urtikaria, Fieber, Hämaturie	Purpura Schoenlein-Henoch
Hämatomneigung, Petechien, Trombozytopenie	thrombozytopenische Purpura Moschkowitz
Erythema nodosum, Sprunggelenkarthritis, weibliches Geschlecht	Löfgren-Syndrom

≡ **C-6.9**   **Differenzialdiagnose allmählich einsetzender Gelenkschmerzen**

Begleitsymptome und Umstände	Verdachtsdiagnose
tiefer Rückenschmerz, Steifheitsgefühl der gesamten Wirbelsäule	Spondylitis ankylosans
Psoriasis (auch verborgene Stellen: Rima ani, behaarte Kopfhaut, Gehörgang)	Psoriasis-Arthritis
Bauchschmerzen, blutig-schleimige Durchfälle	Colitis ulcerosa
Bauchschmerzen, Gewichtsabnahme, Entzündungszeichen	Morbus Crohn
Konjunktivitis, Urethritis, junge Männer, große Gelenke, Oligoarthrits, Enthesiopathien, Balanitis circinata, HLA-B-27	Reiter-Syndrom
Iridozyklitis, türkische Herkunft, Ulzera der Mundschleimhaut und Glans penis, Bauchschmerzen	Morbus Behçet
Kinder, Erythem, Fieber, Perikarditis, Hepatosplenomegalie	Morbus Still
Morgensteifigkeit, Frau, symmetrische spindelförmige Synovitis kleiner Gelenke, subkutane Knoten	chronische Polyarthritis
Erytheme, Frau, Fieber, symmetrische spindelförmige Synovitis kleiner Gelenke, nichtdestruierender Verlauf, Pleuritis, Perikarditis	Lupus erythematodes
Raynaud-Phänomen, Schluckbeschwerden, Maskengesicht, trophische Ulzera, Nagelfalzhyperkeratose	progressive systemische Sklerodermie
periorbitales Ödem, Ödeme und glänzende Haut, Handrücken und Fingerstreckseiten, Muskelatrophie, Gewichtsabnahme	Dermatomyositis
Befall der MCP-Gelenke 2 und 3, braunes Hautkolorit, Diabetes, männliche Sterilität	Hämochromatose
dunkler Urin (braune Flecken in der Unterhose), dunkel verfärbte Ohrmuscheln und Skleren, große Gelenke	Alkaptonurie
Makroglossie, Hepatosplenomegalie, Kardiomegalie, Nephrose	Amyloidose

▪ **Wann?**
Fragen Sie nach der Dauer der Schmerzattacken.

▪ **Wann?**
Fragen Sie nach der Dauer der Schmerzattacken, dem zeitlichen Ablauf und der Rezidivneigung. Vor allem die Gicht-Arthritis dauert selten länger als 3–4 Tage, kehrt aber häufig wieder (Tab. **C-6.10**).

▶ **Merke**

▶ **Merke.** Für tageszeitliche Schwankungen der Schmerzintensität gilt die Faustregel, dass das Schmerzmaximum bei entzündlichen Gelenkkrankheiten eher am Morgen, bei degenerativen eher am Abend liegt. Die Schmerzen bei der Iliosakralarthritis quälen den Patienten vor allem nachts.

☰ C-6.10	Kriterien für die Diagnose Gicht

- anfallsartig einsetzende Monarthritis (⅔) oder Oligoarthritis (⅓)
- rezidivierend
- sehr starke Schmerzen
- Männer : Frauen = 90 : 10
- selbst limitiert, Dauer 2–3 Tage
- überwiegend betroffen: Pykniker, Adipöse, Gourmets (Fleisch, Alkohol)
- familiäre Belastung
- 60 % Großzehengrundgelenk, zentripetaler Befall
- Uratablagerungen in Weichteilen: Haut, Subkutis, Bursen, Sehnen
- Uratablagerungen in Knochen (Knochentophi)
- Hyperurikämie

☰ C-6.10

■ **Warum?**

Der Zusammenhang mit Traumen oder Überanstrengungen sollte evident sein, obgleich auch hier für den fragenden Arzt Vorsicht geboten ist (s. Klinischer Fall). Fragen Sie nach **Symptomen eines Infektes**, der, auch wenn er bereits mehrere Wochen zurückliegt, durchaus für die nun vorhandenen Gelenkschmerzen verantwortlich sein kann. Wichtig sind vor allem **Durchfallerkrankungen** (Salmonellen, Shigellen, Yersinien, Campylobacter), **sexuell übertragbare Krankheiten** (Gonorrhö, Chlamydien), **Augenaffektionen** (Iritis, Iridozyklitis) und **Urethritiden**.

Typische Fälle, in denen **bestimmte Körperhaltungen oder Bewegungen** Gelenk- und Rückenschmerzen auslösen können, sind der Morbus Bechterew (Schmerzen in den kleinen Wirbelgelenken beim Husten und Niesen), akute Lumbago (Heben und Bücken) oder die Polymyalgia rheumatica (Heben der Arme über die Horizontale, Aufstehen aus dem Sitzen).

Schmerzen bei Arthrose verschlechtern sich im Allgemeinen in der Kälte, für die Arthritis gilt, dass im akuten Stadium Kälte eher als angenehm empfunden wird (Tab. **C-6.11**). Viele Patienten reagieren auf psychische Belastungen mit Arthralgien, wobei in der Regel kein objektiver Befund am Gelenk zu erheben ist. Fragen Sie nach beruflichen und sozialen Faktoren wie Alter, Arbeitsplatz, Arbeitsablauf und Wohnsituation. Sind die Schmerzen im Zusammenhang mit einem Trauma (Sport, Unfall, Sturz), einer ungewohnten oder unphysiologischen langdauernden Tätigkeit (Stehen, Bücken, Gartenarbeit, Autofahren, Umzug, langes Schreiben, Üben mit einem Musikinstrument etc.) oder spontan aufgetreten? Lassen Sie sich die Tätigkeit am Arbeitsplatz genau beschreiben und fragen Sie nach möglichen Änderungen.

■ **Warum?**

Der Zusammenhang mit Traumen oder Überanstrengungen sollte evident sein. Fragen Sie nach **Infekt-Symptomen**, z. B. bei Durchfallerkrankungen, sexuell übertragbare Krankheiten, Augenaffektionen und Urethritiden.

Schmerzen durch **bestimmte Körperhaltungen oder Bewegungen** bestehen bei Morbus Bechterew, akuter Lumbago und Polymyalgia rheumatica.

Schmerzen bei Arthrose verschlechtern sich bei Kälte, bei Arthritis im akuten Stadium wird Kälte eher als angenehm empfunden (Tab. **C-6.11**). Viele Patienten reagieren auf psychische Belastungen mit Arthralgien.

☰ C-6.11	Anamnestische und klinische Unterschiede zwischen Arthrose und Arthritis

	Arthrose	*Arthritis akut*	*Arthritis chronisch*
Schwellung	derb	fluktuierend und weich	
Schmerz	abends, belastungsabhängiger Anlaufschmerz	spontan in Ruhe	morgens Morgensteifigkeit
Überwärmung	–	++	+/–
Rötung	–	+	–

☰ C-6.11

▶ Klinischer Fall

▶ **Klinischer Fall.** Die 24-jährige Studentin bemerkte vor 2 Wochen eine schmerzhafte Schwellung des rechten Sprunggelenkes, 2 Tage später war auch das linke Sprunggelenk befallen. Etwa gleichzeitig traten an beiden Unterschenkeln sehr schmerzhafte „rote Flecken" auf (s. S. 96, Abb. **B-1.17**). Ansonsten fühlte sich die Patientin immer wohl, der Systemüberblick ist unauffällig. Neben überwärmten und geschwollenen Sprunggelenken beidseits finden sich an der Streckseite beider Unterschenkel mehrere rote, unscharf begrenzte, kutan bis subkutan liegende, ebenfalls überwärmte und sehr druckdolente Indurationen. Laborbefunde: BKS 53 mm/h, rotes und weißes Blutbild unauffällig, Harnsäure normal, Rheumafaktor und HLA-B-27-negativ. Der Arzt denkt an die Möglichkeit einer Sarkoidose und veranlasst eine Röntgenaufnahme des Thorax. Es zeigt sich eine beidseitige polyzyklische Hilusvergrößerung. Die Diagnose lautet **Löfgren-Syndrom** (Erythema nodosum, Sprunggelenkarthritis und Sarkoidose, s. Tab. **C-6.8**), die Therapie erfolgt symptomatisch mit Antiphlogistika. Gelenkbeschwerden und Erythema nodosum bilden sich im Verlauf von Wochen zurück, auch der Lungenhilus ist nach einem Jahr wieder unauffällig.

Ist nur ein Gelenk oder einige wenige Gelenke betroffen, so denken Sie an die in Tab. **C-6.12** aufgeführten Verdachtsdiagnosen.

Ist nur ein Gelenk oder einige wenige Gelenke betroffen, so denken Sie an die in Tab. **C-6.12** aufgeführten Verdachtsdiagnosen. Manchmal kann der Patient den Schmerz nicht genau auf ein Gelenk, die Sehnenscheiden, tastbare Knochenprominenzen oder die Muskulatur lokalisieren. Fragen Sie in diesen Fällen nach der Behinderung bei Verrichtung bestimmter Tätigkeiten, z. B. Gehen, Aufstehen, Hinsetzen, Waschen, Kämmen, Anziehen oder Essen.

≡ C-6.12

≡ C-6.12	Ursachen der Monarthritis

Rötung und Schwellung eines Gelenks – akute Monarthritis
- septische Arthritis
  - hämatogen: Gonorrhö, Staphylokokkensepsis, tuberkulös
  - traumatisch
  - iatrogen
- Gicht – Pseudogicht
- Hämarthros
- seronegative Spondylarthritis

Schmerzen (langsam beginnend, persistierend) eines Gelenks – chronische Monarthritis
- Arthrose (Z. n. Trauma, Fehlstellung)
- chronische Infektion, z. B. Tuberkulose
- seronegative Spondylarthritis
- Osteonekrosen, freier Gelenkkörper
- neuropathische Arthropathie

≡ C-6.13	Muskelschmerzen und mögliche diagnostische Bedeutung

Begleitsymptome und Umstände	*Verdachtsdiagnose*
alte Patienten, Schultergürtel, Oberschenkel	Polymyalgia rheumatica, Arteriitis temporalis
Gelenkschmerzen, Schluckstörungen, Schwäche der Beine	Polymyositis
bläulich-lila Erytheme der Lider, ödematöse Hautschwellungen	Dermatomyositis
generalisiert, Augenmuskelbeteiligung	Virusmyositis
Muskulatur im Thoraxbereich, Interkostalmuskeln, Infekt oder Luftwege, Meningoenzephalitis	Bornholm-Krankheit (Coxsackie-Virus)
nächtliche Handschmerzen, Thenar-Atrophie, Parästhesien	Karpaltunnelsyndrom
Claudicatio intermittens	arterielle Verschlusskrankheit
nächtliche Wadenkrämpfe, alte Patienten	idiopathisch (?), Magnesiummangel
ständiges Bewegen der Beine	Restless-legs-Syndrom
krampfartige Muskelschmerzen, Schwäche, Fibrillieren, Hyperreflexie, Beinspastik	amyotrophe Lateralsklerose

◄ Merke

▶ **Merke.** Typisch für den Muskelschmerz aufgrund einer Durchblutungsstörung ist die Claudicatio intermittens, ein heftiger, regelmäßig nach einer gewissen Belastung (z. B. Gehstrecke) auftretender Schmerz, der nach Beendigung der Belastung (Stehen bleiben) rasch verschwindet. Der häufigste Manifestationsort sind die Unterschenkel (Tab. **C-6.13**).

Können Sie keine der genannten Ursachen herausfinden und liegt kein objektiver Gelenksbefund vor, so sollten Sie an die Möglichkeit einer psychosomatischen Genese denken. Fragen Sie den Patienten nach möglichen Einschnitten in der biografischen Anamnese, Partner- oder Familienkonflikten und depressiven Verstimmungen. Fragen Sie den Patienten, ob er selbst einen Zusammenhang zwischen dem psychischen Befinden und seinen Gelenkbeschwerden herstellen kann.

Können Sie keine der genannten Ursachen herausfinden und liegt kein objektiver Gelenksbefund vor, so sollten Sie an eine psychosomatische Ursache denken.

◄ Klinischer Fall

▶ **Klinischer Fall.** Ein 17-jähriges Mädchen stellt sich wegen angeblich spontan aufgetretener Schmerzen im Bereich des rechten Handrückens vor, die vor allem beim Strecken der Finger auftreten. Man erkennt eine strangförmige Schwellung und Rötung im Verlauf der Strecksehne des Mittelfingers. Unter der Verdachtsdiagnose einer **Tendovaginitis** stellt der Arzt die Hand ruhig und verordnet Antiphlogistika, Beim zweiten Vorstellungstermin fragt der Arzt nach möglichen Auslösern. Erst jetzt „beichtet" das Mädchen, sie habe wegen eines anstehenden öffentlichen Klavierspiels „wie verrückt" Triller geübt.

6.3 Wichtige apparative und labordiagnostische Verfahren

6.3 Wichtige apparative und labordiagnostische Verfahren

◄ Merke

▶ **Merke.** Anamnese, klinischer Befund und statistisch-epidemiologisches Denken in Wahrscheinlichkeiten sind Voraussetzungen für den gezielten, sinnvollen und ökonomischen Einsatz von apparativen und Laboruntersuchungen.

Nehmen Sie vor jeder Anordnung eines Tests dessen Ergebnis vorweg und fragen Sie sich, was Sie tun, wenn der Test positiv ausfällt, und was Sie tun, wenn er negativ ausfällt. Ist die Antwort in beiden Fällen gleich, so sollten Sie überlegen, ob Sie den Test überhaupt brauchen. Diagnostische Tests werden noch zu oft nur unter dem Aspekt gesehen, dass irgend etwas geschieht. Hüten Sie sich vor zu großer Gläubigkeit an die Aussagekraft apparativer Verfahren und von Labormethoden, die gerne als „objektive Daten" bezeichnet werden. Die von einem erfahrenen Arzt erhobene Anamnese und sein klinischer Befund sind als ebenso „objektiv" zu werten wie eine Ultraschalluntersuchung oder ein serologischer Titer. Bemühen Sie sich um Kenntnisse in der kritischen Bewertung von Tests. Bedenken Sie, dass es keinen Test mit einer 100 %igen Sensitivität und Spezifität gibt. In den meisten Fällen, insbesondere in der Rheumatologie, gibt es auch keinen einzelnen, für sich allein beweisenden Test für eine Erkrankung. Vielmehr ist jeder Test als ein Mosaiksteinchen im Puzzle der Diagnose zu betrachten. Erst das richtige Zusammensetzen der Teile ergibt ein klares Gesamtbild – und manchmal ist dazu auch noch ärztliche Intuition erforderlich.

Nehmen Sie vor jeder Anordnung eines Tests dessen Ergebnis vorweg und fragen Sie sich, was Sie tun, wenn der Test positiv ausfällt, und was Sie tun, wenn er negativ ausfällt.

Bildgebende Verfahren

Standard-Röntgenuntersuchung

Bildgebende Verfahren

Standard-Röntgenuntersuchung

◄ Merke

▶ **Merke.** Die Standard-Röntgenuntersuchung von Gelenken und Knochen in zwei Ebenen ist unverändert das wichtigste Verfahren der Skelettdiagnostik zur Diagnosestellung und Verlaufskontrolle. Röntgenuntersuchungen sind immer dann indiziert, wenn Veränderungen des Knochenaufbaus und der Knochenstruktur vermutet werden.

☰ C-6.14   Möglichkeiten und Probleme der Standard-Röntgenuntersuchung

Krankheit/Fachgebiet	Möglichkeiten	Probleme
Traumatologie	▪ Nachweis von Frakturen, Luxationen Bandläsionen (gehaltene Aufnahmen)	– Strahlenbelastung – Läsionen am Bandapparat nur indirekt erkennbar
Orthopädie	▪ Knochenalter bei Kindern ▪ Winkelstellungen ▪ Skoliose-Vermessung ▪ aseptische Knochennekrosen ▪ Osteomyelitis ▪ Dokumentation bei Gutachten ▪ Operationsplanung bei Deformitäten	– vieldeutiges Bild bei Knochen-tumoren, Strahlenbelastung vor allem bei Kindern relevant
Rheumatologie	▪ chronische Polyarthritis: gelenknahe Osteoporose, Gelenkspaltverschmälerung, Zysten, Usuren, Gelenkerguss ▪ Verlaufskontrollen bei Chondrokalzinose: Knorpelverkalkungen ▪ Gicht: Knochentophi	– im Frühstadium oft unauffälliges Röntgenbild
	▪ Morbus Bechterew: „buntes Bild" der ISG mit Konturunschärfen; Syndesmophyten der Wirbelkörper	– im Frühstadium nicht erkennbar
	▪ Psoriasis-Arthritis: nebeneinander destruierende und produktive Veränderungen („Spiculae") ▪ Kollagenosen: keine Knorpel- und Knochendestruktion („Jaccoud-Arthritis") ▪ Weichteilverkalkungen und akrale Osteolysen bei Sklerodermie ▪ Sarkoidose (Löfgren-Syndrom): polyzyklische Hiluslymph-knoten-Vergrößerung	– DD Arthrosen

Mit der Röntgendiagnostik ist nur eine morphologische Analyse möglich (Tab. **C-6.14**). Ein Röntgenbild ist nur eine Momentaufnahme eines oft langjährigen Prozesses (Dokumentation des Aufnahme-datums!).

Allerdings ist mit der Röntgendiagnostik grundsätzlich nur eine morphologische Analyse möglich, über die zugrunde liegenden Ursachen muss meist spekuliert werden (Tab. **C-6.14**). Bedenken Sie, dass ein Röntgenbild nur eine Momentaufnahme eines sich oft über viele Jahre hinziehenden Prozesses ist, wobei die Aussagekraft durch Aufnahmen im Verlauf beträchtlich erhöht werden kann. Daher ist die Dokumentation des Datums der Aufnahme essenziell wichtig.

Funktionsaufnahmen

Funktionsaufnahmen sind indiziert bei gestörtem Bewegungsumfang, pathologischer Beweglichkeit und Haltungs-anomalien.

Funktionsaufnahmen

Funktionsaufnahmen sind indiziert bei gestörtem Bewegungsumfang, pathologischer Beweglichkeit und Haltungsanomalien; Beispiele:
- Hüftkopf-Pfannen-Verhältnis im Hüftgelenk
- Gehaltene Aufnahmen bei Bandläsionen (Knie-, Sprung-, Daumengrund-gelenk)
- Wirbelsäulenstandaufnahme mit Beinlängenausgleich

Tomographie (konventionell)

Sie wird z. B. bei Knochen mit großer Dicke oder Defekten im Spongiosabereich angewendet.

Tomographie (konventionell)

Die Tomographie wird auch heute noch bei speziellen Fragestellungen in der Diagnostik entzündlicher oder tumorös Knochenerkrankungen angewendet, vor allem wenn es sich um Knochen mit großer Dicke handelt oder der Defekt im Spongiosabereich liegt. Beispiele: Iliosakralgelenk-Arthritis, Spondylitis (typhös, tuberkulös), Hüftkopfnekrose, Osteomyelitis.

Arthrographie

Kontrastmittelinjektion in ein Gelenk zur Darstellung von Läsionen an Knorpeln, Gelenkkapsel und kommunizierenden Bursen.

Arthrographie

Die Arthrographie ist eine Kontrastmittelinjektion in ein Gelenk zur Darstellung von Läsionen an Knorpeln, Gelenkkapseln und kommunizierenden Bursen. Dabei besteht die Gefahr einer Gelenkinfektion, sofern nicht streng aseptisch gearbeitet wird.

Ultraschalldiagnostik

> ▶ **Merke.** Hauptindikation ist die Untersuchung der Säuglingshüfte zur Früherkennung einer Hüftgelenkdysplasie. Im Unterschied zur Röntgenuntersuchung sind auch die knorpeligen Gelenkanteile darstellbar, wegen der fehlenden Strahlenbelastung sind engmaschige Verlaufsuntersuchungen möglich.

Das Verfahren erfordert allerdings große Erfahrung und ist sehr von der Qualität des Untersuchers und des Gerätes abhängig. **Indikationen** sind neben Hüftgelenksonographie beim Säugling der Nachweis von Ergüssen in Gelenken, gelenknahe Zysten, degenerative und traumatische Veränderungen der Rotatorenmanschette, synoviale Schwellungen an Gelenken und am Sehnengleitgewebe und Achillessehnenrupturen.

Kernspintomographie

> ▶ **Definition.** Bei der Magnetresonanztomographie (MRT) entsteht die Abbildung von Strukturen des Körpers durch Aufzeichnung eines elektrischen Spannungsfeldes, das nach Anregung von Atomkernen des Gewebes in einem magnetischen Feld entsteht. Wasserstoffreiche Gewebe sind signalreich, Gewebe mit geringem Wasserstoffanteil (z. B. Knochen) signalarm. Dadurch ist nicht nur ein morphologisches Bild, sondern auch ein Einblick in Stoffwechselvorgänge im Gewebe möglich.

Für die Skelettdiagnostik scheint die Bedeutung der MRT nicht groß zu sein, doch sind die Möglichkeiten keineswegs ausgeschöpft und evaluiert. Besonders wertvoll hat sich das Verfahren bislang in der ZNS-Diagnostik und als nichtinvasive Diagnostik bei Gelenkverletzungen (z. B. Kreuzbandrupturen oder Meniskusläsionen am Kniegelenk) erwiesen.

Computertomographie

Die Computertomographie ist für die Knochen- und Gelenkdiagnostik von untergeordneter Bedeutung. Ausnahmen: Bestimmung des Osteoporosegrades in definierten Skelettabschnitten, z. B. Wirbelkörper, Schenkelhals, Unterarm; Wirbelsäulenerkrankungen und -verletzungen unter Beteiligung des Zentralnervensystems, z. B. Bandscheibenvorfälle und Knochentumoren mit Kompression des Rückenmarks.

Szintigraphie

> ▶ **Definition.** Die Szintigraphie ist die Aufzeichnung radioaktiver Impulse in Form von Bildern. Die Impulse gehen von bestimmten Geweben nach (intravenöser) Applikation von radioaktiven Substanzen aus. Gebräuchlich sind die Knochen-, die Weichteil- und die Leukozytenszintigraphie. Bei der Ganzkörperszintigraphie wird die Verteilung des Radionuklids in den Skelettabschnitten mit einer Untersuchung erfasst; sie eignet sich vor allem als Suchverfahren, z. B. von Metastasen, die meistens anreichern, aber auch Aussparungen hervorrufen können.

Die Szintigraphie kann Veränderungen bereits in einem Stadium erfassen, in dem das Röntgenbild noch völlig unauffällig ist. Die lokale (Drei-Phasen-)Szintigraphie ermöglicht in Kombination mit dem Röntgenbild die Differenzierung zwischen degenerativen und (akut/chronisch) entzündlichen Knochenveränderungen. Die Weichteilszintigraphie weist Weichteiltumoren (z. B. Sarkome) nach, die Leukozytenszintigraphie gibt Hinweise auf akute oder subakute Entzündungsvorgänge, z. B. bei einer bakteriellen Spondylitis oder Hüftgelenk-Prothesenlockerung.

Ultraschalldiagnostik

◀ **Merke**

Indikationen sind Gelenkergüsse, gelenknahe Zysten, Veränderungen der Rotatorenmanschette, synoviale Schwellungen an Gelenken und Achillessehnenrupturen.

Kernspintomographie

◀ **Definition**

Die MRT wird besonders in der ZNS-Diagnostik und bei Gelenkverletzungen eingesetzt.

Computertomographie

Sie ist für die Knochen- und Gelenkdiagnostik von untergeordneter Bedeutung.

Szintigraphie

◀ **Definition**

Die Szintigraphie kann Veränderungen bei noch völlig unauffälligem Röntgenbild erfassen. Sie ermöglicht u. a. die Differenzierung zwischen degenerativen und entzündlichen Knochenveränderungen. Die Leukozytenszintigraphie gibt Hinweise auf Entzündungsvorgänge.

Arthroskopie

Mit ihr können die Gelenkflächen größerer Gelenke direkt inspiziert werden. Typische Indikationen sind die Meniskusläsion und der freie Gelenkkörper.

Laserdiagnostische Verfahren

Relevante Laborparameter

Die wichtigste Basisuntersuchung ist die Blutkörperchensenkungsgeschwindigkeit. Weitere Laborparameter s. Tab. **C-6.15**.

Arthroskopie

In der Arthroskopie können die Gelenkflächen größerer Gelenke (Knie-, Schulter-, Ellenbogen-, Hüftgelenk) direkt mittels Endoskop inspiziert werden. Dabei können auch kleinere operative Eingriffe, z. B. am Meniskus, durchgeführt werden. Typische Indikationen sind die Meniskusläsion und der freie Gelenkkörper

Labordiagnostische Verfahren

Relevante Laborparameter

Für die rheumatologische Diagnostik kommt man mit relativ wenigen Parametern aus. Die wichtigste Basisuntersuchung zur Frage eines entzündlichen oder tumorösen Prozesses ist die Blutkörperchensenkungsgeschwindigkeit alternativ auch die Bestimmung des CRP. Weitere relevante Laborparameter und deren Bedeutung sind in Tab. **C-6.15** zusammengefasst.

▤ C-6.15	Laboruntersuchungen und mögliche Bedeutung bei rheumatologischen Erkrankungen
Parameter	**Indikation, Bedeutung**
Blutbild	Leukozytose bei septischer Arthritis Anämie (durch chronische Entzündung) Leukozytopenie Thrombozytopenie bei SLE*
Serumeisen	unspezifischer Entzündungsparameter Hämochromatose-Arthropathie
Elektrophorese	unspezifisch bei chronischer Entzündung (cP**, Kollagenosen) Ausschluss Paraproteinämie (evtl. Immunelektrophorese)
Urinstatus	Kollagenosen (Nierenbeteiligung mit Proteinurie)
Harnsäure	Gicht (Hyperurikämie muss nicht Gicht bedeuten! Normale Serum-Harnsäure schließt einen akuten Gichtanfall nicht aus!)
Kalzium	Hyperparathyreoidismus, Osteomalazie
alkalische Phosphatase	Hyperparathyreoidismus, Osteomalazie
Kreatinkinase (CK)	Polymyositis, Dermatomyositis
GOT/GPT	Hepatitis
Rheumafaktoren (Latex-Agglutination, Waaler-Rose-Test)	chronische Polyarthritis (nicht spezifisch für die Diagnose cP!)
Bakterien-Antikörper	ASL***: rheumatisches Fieber (extrem selten)
Antikörper gegen Salmonellen, Shigellen, Yersinien, Campylobacter, Chlamydien, Borrelien	V. a. reaktive Arthritis
antinukleäre Antikörper	Suchtest bei V. a. Kollagenose DNS-Antikörper bei SLE*
HLA-B-27	Spondylitis ankylosans, Reiter-Syndrom, reaktive Arthritis nach Darminfektionen

*   SLE: systemischer Lupus erythematodes
**   cP: chronische Polyarthritis
*** ASL: Antistreptolysin-O-Reaktion

Gelenkpunktion

Mit der Gelenkpunktion hat man vor allem bei den akuten Arthritiden ein wertvolles diagnostisches Mittel an der Hand, das rasch Auskünfte über die Genese der Erkrankung liefert. Zusätzlich hat die Punktion bei großen Ergüssen vor allem am Kniegelenk auch therapeutischen Wert im Sinne einer Entlastung des Bandapparates.

> ▶ **Merke.** Wegen der Gefahr einer iatrogenen Gelenkinfektion sind für die Punktion unbedingt sterile Kautelen erforderlich.

Die Untersuchung der Punktionsflüssigkeit (Synoviaanalyse) wird nach den in Tab. **C-6.16** angegebenen Kriterien vorgenommen. Sie erfordert einige spezielle Färbe- und Mikroskopietechniken und sollte nur von einem entsprechend erfahrenen Untersucher durchgeführt werden.

Gelenkpunktion

Sie ist bei akuten Arthritiden ein wertvolles diagnostisches Mittel und hat bei großen Ergüssen auch therapeutischen Wert.

◀ **Merke**

Zur Untersuchung der Punktionsflüssigkeit (Synoviaanalyse) s. Tab. **C-6.16**.

☰ C-6.16	Synoviaanalyse: Normalbefund und Befund bei einigen wichtigen Gelenkkrankheiten				
	Farbe	*Trübung*	*Viskosität*	*Zellzahl/mm^3*	*Zellart*
Normalbefund	bernstein	keine	hoch	um 100	–
chronische Polyarthritis	gelb-braun-grau	trüb, flockig	niedrig	5000–50 000 je nach Aktivität	Phagozyten $^{+++}$
septische Arthritis	gelb-braun-grün	flockig	niedrig	> 50 000	Leukozyten, Bakterien
Gicht	milchig	trüb	niedrig	10 000–20 000	Leukozyten, Harnsäurekristalle*
Pseudogicht	gelb bis milchig	trüb	niedrig	20 000	meist Leukozyten, Kalziumpyrophosphatkristalle
Spondylarthritis	gelb	klar oder leicht trüb	gering erniedrigt	> 2000	Phagozyten
Tuberkulose	graugelb	trüb	niedrig	20 000–50 000	Leuko-, Lymphozyten Tuberkelbakterien
Trauma	blutig, blutig-tingiert	klar bis rot	je nach Blutgehalt	> 2000	Erythrozyten
* Doppelbrechung im polarisierten Licht					

7 Haut und Hautanhangsgebilde

7.1 Allgemeines

7.1 Allgemeines

Die Untersuchung der Haut erlaubt sehr häufig eine Blickdiagnose. **Dermatosen** (allgemeine Bezeichnung für Hautkrankheiten) sind aber so vielfältig, dass eine Systematik bei der Beschreibung unumgänglich ist. Die Anamnese hilft bei der Abgrenzung und bei der Klärung folgender Fragen:
- entzündliche Ursache?
- traumatische Ursache?
- degenerative Ursache?
- tumoröse Ursache?

Bei bekannter innerer Erkrankung kann die Hauterscheinung leichter als Begleitphänomen gedeutet werden. Umgekehrt lässt eine typische Hautmanifestation Rückschlüsse auf die zugrunde liegende Systemerkrankung zu (z. B. Tophus an der Ohrmuschel bei Gicht oder Spider naevi bei Leberzirrhose, s. S. 98, Abb. **B-1.23**).

Veränderungen an Haut, Haaren, Nägeln und sichtbaren Schleimhäuten sind oft nur ein Symptom, liefern aber wichtige Hinweise auf Allgemeinerkrankungen. Viele Hautreaktionen sind jedoch unspezifisch und kommen bei den unterschiedlichsten Erkrankungen vor.

Durch die Untersuchung der Haut ist es dem erfahrenen Untersucher oft möglich eine Blickdiagnose zu stellen. Auch für den medizinischen Laien sind Hauterkrankungen wie Akne, Schuppenflechte oder ein Herpes labialis relativ einfach zu erkennen. **Dermatosen** (allgemeine Bezeichnung für Hautkrankheiten) sind aber so vielfältig, dass eine Systematik bei der Beschreibung und Charakterisierung der Hauterscheinungen (**Effloreszenzen**, s. S. 396 ff.) unumgänglich ist. Die Anamnese hilft bei der Abgrenzung angeborener von erworbenen Dermatosen; und innerhalb der Gruppe der **erworbenen Dermatosen** bei der Klärung der Ursache:
- **entzündliche Ursache** (Infektion oder für eine Entzündung prädisponierende allergische Erkrankung)
- **traumatisch Ursache** (physikalisch oder chemisch)?
- **degenerative Ursache** (z. B. Stoffwechselstörung, Altershaut)?
- **tumoröse Ursache** (benigne oder maligne Erkrankungen)?

Bei bekannter innerer Erkrankung kann die Hauterscheinung leichter als Begleitphänomen gedeutet werden (z. B. Petechien bei Thrombopenie, s. S. 113, Abb. **B-1.69**). Umgekehrt lässt eine typische Hautmanifestation Rückschlüsse auf die zugrunde liegende Systemerkrankung zu, z. B.:
- Tophus (Knötchen) an der Ohrmuschel bei **Gicht** (s. S. 98, Abb. **B-1.23**)
- Xanthelasmen (Cholesterinablagerungen an den Augenlidern) bei **Fettstoffwechselstörung** (s. S. 461, Abb. **C-10.3**)
- Leberhautzeichen (Palmarerythem, Spider-Nävi, Dupuytren-Kontraktur) bei **Leberzirrhose** (s. S. 91, Abb. **B-1.3**)
- Vaskulitis bei **Paraproteinämie.**

Veränderungen an Haut, Haaren, Nägeln und sichtbaren Schleimhäuten sind zwar oft nur ein Symptom, können aber wichtige Hinweise auf Allgemeinerkrankungen liefern. Die Verdachtsdiagnose bzw. korrekte Diagnose kann meist schon ohne den Einsatz weiterer Untersuchungsmethoden gestellt werden. Insgesamt sind viele Hautreaktionen jedoch unspezifisch und kommen bei den unterschiedlichsten Erkrankungen vor. Ist die zugrunde liegende Organerkrankung nicht offensichtlich, muss intensiv nach ihr gesucht werden.

7.2 Morphologie und Physiologie der Haut

7.2 Morphologie und Physiologie der Haut

Die Gesamtfläche der Haut (1,5–2 m²) ist von der Größe und dem Gewicht des Individuums abhängig. Sie hat eine wichtige **Schutz- und Austauschfunktion**.

Die gesamte Haut wird durch polygonale Felder (Felderhaut) eingeteilt (Ausnahme sind Handinnenflächen und Fußsohlen: **Leistenhaut**). Hauterkrankungen sind häufig entlang der **Langer-Spaltlinien** ausgerichtet (Abb. **C-7.1**).

Die Haut besteht aus Epidermis sowie Dermis und Subkutis.

Voraussetzung für das Verständnis krankhafter Hautveränderungen ist die Kenntnis des normalen Aufbaus der Haut und ihrer physiologischen Funktionen. Die Gesamtfläche der Haut (1,5–2 m²) ist von der Größe und dem Gewicht des Individuums abhängig. Als äußere Begrenzung des Menschen zu seiner Umwelt hat die Haut eine wichtige **Schutz- und Austauschfunktion**.
Neben den gröberen Bewegungsfurchen über den Gelenken und den mimischen Furchen im Gesicht wird die gesamte Haut durch polygonale Felder (**Felderhaut**) eingeteilt – mit Ausnahme der Handinnenfläche (Palma) und der Fußsohle (Planta), die durch eine individuelle Anordnung von Papillarleisten (**Leistenhaut**) gekennzeichnet sind. Hauterkrankungen sind häufig entlang der sog. **Langer-Spaltlinie** ausgerichtet (Abb. **C-7.1**).
Die Haut besteht aus zwei Schichten: der aus dem embryonalen Ektoderm entstandenen Epidermis und der aus dem Mesoderm stammenden Kutis und Subkutis.

◉ C-7.1

◉ C-7.1   **Langer-Spaltlinien**

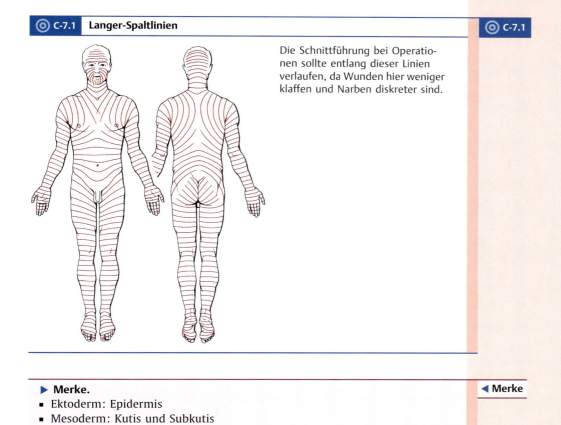

Die Schnittführung bei Operationen sollte entlang dieser Linien verlaufen, da Wunden hier weniger klaffen und Narben diskreter sind.

▶ **Merke.**
- Ektoderm: Epidermis
- Mesoderm: Kutis und Subkutis

◀ Merke

Die mikroskopische Struktur der Haut zeigt Abb. **C-7.2**. Die Epidermis ist ein mehrschichtiges, verhornendes Plattenepithel, dessen Dicke in Abhängigkeit von Lokalisation, Alter und Geschlecht zwischen 0,3 und 3,0 mm variiert. Die Haupt-Zellpopulation sind die Keratinozyten. Aufbau und Funktionen der einzelnen Hautschichten gehen aus Tab. **C-7.1** hervor.

Die mikroskopische Struktur der Haut zeigt Abb. **C-7.2**. Aufbau und Funktionen der einzelnen Hautschichten gehen aus Tab. **C-7.1** hervor.

◉ C-7.2   **Mikroskopische Struktur der Haut**

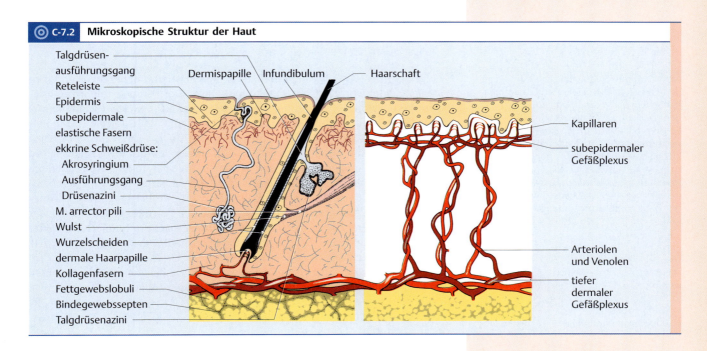

Talgdrüsen-ausführungsgang

Reteleiste

Epidermis

subepidermale elastische Fasern

ekkrine Schweißdrüse:

  Akrosyringium

  Ausführungsgang

  Drüsenazini

M. arrector pili

Wulst

Wurzelscheiden

dermale Haarpapille

Kollagenfasern

Fettgewebslobuli

Bindegewebssepten

Talgdrüsenazini

Dermispapille   Infundibulum   Haarschaft

Kapillaren

subepidermaler Gefäßplexus

Arteriolen und Venolen

tiefer dermaler Gefäßplexus

≡ C-7.1 Aufbau (von oben nach unten) und Funktionen der Haut

Schicht	Zellen	Funktion	Besonderheiten
Epidermis:	• Keratinozyten • Melanozyten • Langerhans-Zellen	• Schutz- und Austauschfunktion • Temperaturregulation – Sinnesorgan	• mehrschichtig • gefäßlos • hohe Mitoserate (Zeit zwischen Mitose und Abschilferung an der Hautoberfläche ca. 28 Tage)
– **Stratum corneum**	homogene Schicht aus kernlosen Zellresten (keratinhaltig): stark ineinander verflochten	mechanische und chemische Schutzbarriere	
– **(Stratum lucidum)**	heller Streifen aus kernlosen, stark abgeflachten Zellen	Umwandlung von Keratohyalin in Eleidin (lipoidähnliche, ölige Masse): Stoßdämpfer und Verschiebefunktion	sehr stark ausgeprägt: • in den Handflächen • an den Fußsohlen
– **Stratum granulosum**	spindelförmige, abgeflachte Körnerzellen (1–2 Reihen)	Keratohyalin-Bildung (Vorstufe des Keratins)	fehlt nur: • in der Mundschleimhaut • am Präputium
– **Stratum spinosum**	polygonale Stachelzellen, die über Interzellularbrücken miteinander in Kontakt stehen (6–8 Reihen)	dient der • Stabilität • Elastizität • Lymphdränage	
– **Stratum basale**	Epithelleiste aus Basalzellen mit Mitoseaktivität, einige Melanozyten	• Verbindung von Epidermis und Kutis • Melaninproduktion • Gewährleistung der Regeneration	
Dermis: (Kutis/Corium)			
– **Stratum papillare**	• Papillen aus Retikulum, elastischen und Kollagenfasern • Grundsubstanz mit Nerven, Kapillaren • Bindegewebe, Anhangsgebilde, Meißner-Tastkörperchen	• Bildung von Mukopolysacchariden, Hyaluronsäure • Sinnesorgan • Wärmeaustausch	
– **Stratum reticulare**	zellarme, kollagenreiche Faserschicht	mechanische Festigkeit	
Subkutis			Ursprung der Haarfollikel und Schweißdrüsen

Aufgrund ihrer Zugfestigkeit, Dehnbarkeit und Elastizität bietet die Haut einen idealen Schutz vor mechanischen Einwirkungen. Der von den Talgdrüsen produzierte Fettfilm bildet zusammen mit dem Schweiß den **Säureschutzmantel** (pH 5,7), der vor chemischen Einflüssen schützt und als Puffer wirkt. Die Epidermis bewahrt uns auch vor der Austrocknung durch Verdunstung und übernimmt damit eine wesentliche Rolle bei der **Regulation des Wasserhaushaltes**. Diese Regulation wiederum ist eng verbunden mit der **Temperaturregulation**. Die Wärmeabgabe an die Umgebung zur Aufrechterhaltung der Körpertemperatur ist die wichtigste Austauschfunktion der Haut. Hierbei spielen die Wärmeabgabe durch Verdunstung von Schweiß (sensible Wärmeabgabe) und Wasser (insensible Wärmeabgabe), das durch die Hautoberfläche diffundiert, die größte Rolle. Der Körper kann aber auch Wärme über die Epidermis aufnehmen, z.B. durch Sonnenbestrahlung.

Die Haut ist darüber hinaus ein **Sinnesorgan**, das verschiedene Reize empfinden und vermitteln kann. Der Empfang erfolgt über spezifische Rezeptoren:

- Mechanorezeptoren – Tastsinn
- Thermorezeptoren – Temperatursinn
- Nozizeptoren – Schmerzempfindung.

Nicht zuletzt ist die Haut unser „flächenmäßig" größtes Ausdrucksorgan. Am offensichtlichsten wird dies beim Erythema e pudore (Schamröte) als Ausdruck einer emotionalen Reaktion. Erröten, Erbleichen, Schwitzen und Missempfindungen wie Juckreiz, Kribbeln usw. können Ausdruck verschiedenster Empfindungen sein. Der Zusammenhang zwischen der emotionalen Befindlichkeit und dem Hautorgan wird durch umgangssprachliche Ausdrucksweisen eindrucksvoll bebildert: „zum aus der Haut fahren", „dünne Haut" und „dickes Fell", „sich die Haare raufen" und „unter die Haut gehen", „Felljucken" und „Angstschweiß". Die Haut bildet gewissermaßen die Grenze zwischen dem persönlichen und dem öffentlichen Selbst.

7.3 Untersuchung

7.3.1 Allgemeines

Zur Untersuchung der Haut muss sich der Patient vollständig entkleiden. Nur so können auch „verborgene" Manifestationen einer Hauterkrankung entdeckt werden. So kann z. B. eine Psoriasis (Schuppenflechte) lediglich in der Rima ani (Pospalte) in Erscheinung treten und dort vom Patienten selbst unbemerkt bleiben. Die **vollständige dermatologische Untersuchung** beinhaltet auch die Inspektion der behaarten Kopfhaut, der Augenlider, der Achselhöhlen, des Bereichs hinter den Ohren, intertriginöser Arelae (Unterflächen der Brüste, des Genitale, Zehenzwischenräume), der Mund- und Analschleimhaut sowie der Nägel und Haare. Die Untersuchung soll bei guter Beleuchtung – möglichst bei Tageslicht – stattfinden.
Der Untersuchungsgang beinhaltet folgende Aspekte:
- **Hautfarbe** (z. B. Anämie, Zyanose, Ikterus)
- **Effloreszenzen** (nach Form, Größe, Niveau, Begrenzung, Oberfläche, s. S. 396 ff.)
- **Palpation** (Konsistenz, Tiefenausdehnung, Oberfläche, Schmerzhaftigkeit)
- **Lokalisation** (z. B. Stamm, Extremitäten, nur Gesicht, Beugefalten)
- **Anzahl und Anordnung** der Krankheitsherde (s. Abb. **C-7.9**)
- **Untersuchung der Schleimhäute** (Lippen, Mundhöhle, Zunge, Konjunktiven, Analschleimhaut)
- **Allgemeinsymptome** (z. B. Lymphknotenschwellungen, Fieber, Gewichtsabnahme)
- **Anamnese:**
  - Auftreten und Dauer der Erkrankung
  - Symptome wie Juckreiz, Schmerzen usw.
  - Rezidive
  - Medikamenteneinnahme
  - psychosoziale Aspekte
  - Familienanamnese
  - vorausgegangenes Trauma, Unfall
  - Allergien
  - Allgemeinerkrankungen.

7.3.2 Inspektion

Allgemeines

Die Inspektion der Haut ist die wichtigste Untersuchungsmethode in der Dermatologie. Die **Hautfarbe** wird – abgesehen von der Rasse – durch die Durchblutung, den Hämoglobingehalt bzw. den Gehalt anderer Blutfarbstoffe und Pigmente bestimmt. So kann die Farbe der Haut wichtige Hinweise auf eine Anämie (generalisierte Blässe), kardiopulmonale Erkrankungen (Zyanose) wie Herzinsuffizienz oder eine Lebererkrankung mit Ikterus (Gelbsucht, s. S. 90, Abb. **B-1.2**) geben.

Nicht zuletzt ist die Haut unser „flächenmäßig" größtes Ausdrucksorgan. Erröten, Erbleichen, Schwitzen und Missempfindungen wie Juckreiz, Kribbeln usw. können Ausdruck verschiedenster Empfindungen sein.

7.3 Untersuchung

7.3.1 Allgemeines

Der Patient muss sich vollständig entkleiden, denn nur so können „verborgene" Manifestationen entdeckt werden. **Vollständige dermatologische Untersuchung:** Inspektion der behaarten Kopfhaut, der Augenlider, Achselhöhlen, des Bereichs hinter den Ohren, intertriginöser Areale (z. B. Unterflächen der Brüste), der Mund- und Analschleimhaut sowie der Nägel und Haare.

Der Untersuchungsgang beinhaltet folgende Aspekte:
- **Hautfarbe**
- **Effloreszenzen**
- **Palpation**
- **Lokalisation**
- **Anzahl und Anordnung** der Krankheitsherde (s. Abb. **C-7.9**)
- Untersuchung der **Schleimhäute**
- **Allgemeinsymptome**
- **Anamnese** (Auftreten und Dauer der Erkrankung, Symptome wie Juckreiz, Schmerzen, Rezidive, Medikamenteneinnahme, psychosoziale Aspekte, Familienanamnese, Trauma, Unfall, Allergien, Allgemeinerkrankungen).

7.3.2 Inspektion

Allgemeines

Die Inspektion der Haut ist die wichtigste Untersuchungsmethode in der Dermatologie. Die **Hautfarbe** wird durch die Durchblutung, den Gehalt an Blutfarbstoffen und Pigmenten bestimmt.

Die **allgemeine Beschaffenheit** der Haut ist z. T. vom Alter abhängig. Akut kann sie auch durch schwere Erkrankungen beeinflusst werden: z. B. trockene Haut durch Wasserverlust (Dehydratation, z. B. bei schwerer Durchfallerkrankung).

Manche Patienten bekommen in angespannten Situationen feuchte Hände als Ausdruck ihrer Nervosität. Man spricht von vegetativen Stigmata. **Verminderte oder fehlende Schweißbildung** (Hypo- bzw. Anhidrosis) kommt z. B. bei Sklerodermie vor.

Der **Fettgehalt** der Haut ist abhängig vom Sekretionstyp; daraus können sich wichtige Hinweise auf Hauterkrankungen ergeben. **Seborrhö** bezeichnet eine vermehrte, **Sebostase** eine verminderte Talgproduktion.

Kratzspuren auf der Haut (v. a. an den Extremitäten) sind ein wichtiger Hinweis auf Juckreiz (Pruritus, s. S. 415 ff.).

Veränderungen der Hautfarbe

Die häufigste Verfärbung ist die **Lentigo senilis** (Altersflecken) als Vorläufer der Verruca senilis (Alterswarze), die irgendwann bei jedem Menschen auftreten.

Melanin, Karotin, Oxyhämoglobin und reduziertes Hämoglobin sowie die Durchblutung sind die Komponenten, die die Farbe der Haut bestimmen. Melanin befindet sich bei der weißen Rasse im Stratum basale, bei Farbigen im gesamten Rete Malpighii (Stratum corneum bis Stratum basale, s. Tab. **C-7.1**). Zu den Veränderungen der Hautfarbe s. Tab. **C-7.2**.

Pigmentstörungen

Man unterscheidet primäre (z. B. Albinismus) und sekundär erworbene Depigmentierungen sowie Hyperpigmentierungen.

Patienten mit **Albinismus** haben auffallend helle Haare, weiße Haut und rote Augen.

Die **Vitiligo** (Weißfleckenkrankheit) ist eine erworbene, progressive Depigmentierung vorwiegend am Hals, im Gesicht und an den Extremitäten (s. S. 112, Abb. **B-1.68**).

Die **allgemeine Beschaffenheit** der Haut ist u. a. vom Alter abhängig, so wird die Haut im Alter z. B. zunehmend dünner (Atrophie) mit Falten- und Fleckenbildung. Akut kann die Haut auch durch schwere Erkrankungen beeinflusst werden: beispielsweise kommt es bei schwerer Durchfallerkrankung oder mangelnder Flüssigkeitszufuhr (häufig im Alter) durch den Wasserverlust bzw. -mangel (Dehydratation) zur Abnahme der Spannung (Turgor) des Hautgewebes mit sehr trockener Haut und Schleimhäuten.

Manche Patienten bekommen in angespannten Situationen feuchte Hände als Ausdruck ihrer Nervosität (z. B. bei der ärztlichen Untersuchung). Die **vermehrte Schweißabsonderung** betrifft dabei auch die Achseln. Man spricht von vegetativen Stigmata (Zeichen). Hierzu gehören neben der vermehrten Schweißsekretion auch der Dermographismus (s. S. 405) und die Gesichtsrötung (Schamröte). Eine **verminderte oder fehlende Schweißbildung (Hypo- bzw. Anhidrosis)** kommt vor bei der Sklerodermie, der Erythrodermie und Ichthyosis (Fischschuppenkrankheit).

Eine **abnorm trockene Haut** haben v. a. Menschen, die oft und lange duschen oder baden. Trockene Haut kommt ansonsten auch bei Schilddrüsenunterfunktion (Hypothyreose) und schweren Allgemeinerkrankungen vor. Der **Fettgehalt** der Haut ist abhängig vom Sekretionstyp; daraus können sich wichtige Hinweise auf Hauterkrankungen ergeben. Patienten mit vermehrter Talgproduktion **(Seborrhö)** neigen zu Akne, bakteriellen Hautinfektionen und seborrhoischem Ekzem. Bei verminderter Talgproduktion **(Sebostase)** haben Patienten häufiger ein atopisches Ekzem (allergische Hautentzündung).

Eine weitere charakteristische Veränderung der Haut mit vermehrter kleiner Fältelung vorwiegend im Gesicht und einer „papierartigen" Verdünnung (besonders um die Augen) kennzeichnet den Raucher. Wenn bei der Inspektion der Haut Kratzspuren auffallen (vorwiegend an Extremitäten), ist dies ein wichtiger Hinweis auf Juckreiz (Pruritus, s. S. 415 ff.).

Veränderungen der Hautfarbe

Die häufigste Verfärbung der Haut ist die **Lentigo senilis** (Altersflecken) als Vorläufer der Verruca senilis (Alterswarzen), die im Laufe des Lebens bei jedem Menschen auftreten (s. S. 412). Bevorzugte Lokalisationen der scharf begrenzten braunen Flecken sind der Handrücken und das Gesicht.

Die Pigmente Melanin, Karotin, Oxyhämoglobin sowie reduziertes Hämoglobin und die Durchblutung bestimmen die Farbe der Haut. Melanin wird in den Mitochondrien der epidermalen Melanozyten gebildet und als Melanosomen an die Keratinozyten abgegeben. Es befindet sich bei der weißen Rasse im Stratum basale, bei Farbigen im gesamten Rete Malpighii (Stratum corneum bis Stratum basale, s. Tab. **C-7.1**). Die rötliche Melaninvariante bei hellhäutigen Menschen heißt Phäomelanin, die braun-schwarze Variante bei der dunklen Rasse Eumelanin. Die Melaninproduktion kann durch verschiedene Reize stimuliert werden, z. B. UV-Strahlen, Wärme, Entzündungen (postinflammatorische Pigmentierung). Über die verschiedenen generalisierten bzw. lokalen Veränderungen der Hautfarbe gibt Tab. **C-7.2** Auskunft.

Pigmentstörungen

Bei den Pigmentstörungen wird zwischen primären und sekundär erworbenen Depigmentierungen sowie Hyperpigmentierungen unterschieden. Primäre Depigmentierungen sind Albinismus, Poliosis und Vitiligo.

Beim **Albinismus** handelt es sich um einen erblichen Pigmentmangel. Die Patienten haben auffallend helle Haare, weiße Haut und rote Augen (aufgrund der durchsichtigen Iris schimmern die Uvea-Gefäße durch).

Die **Vitiligo** (Weißfleckenkrankheit) ist eine familiär gehäuft vorkommende, erworbene, progressive Depigmentierung in landkartenartigen Herden. Sie tritt vorwiegend am Hals, im Gesicht und an den Extremitäten auf (s. S. 112, Abb. **B-1.68**). Gelegentlich ist die Vitiligo mit internistischen Erkrankungen (Diabetes mellitus, Schilddrüsenerkrankungen und perniziöse Anämie) kombiniert.

C-7.2 Veränderungen der Hautfarbe

Farbe	Entstehungsmechanismus/ Vorkommen	Ursachen/Erkrankung	Lokalisation
blass	1. verminderter Melaningehalt	– angeboren: Albinismus – erworben: Vitiligo	– generalisiert: Haut, Haare, Augen – fleckförmig: an lichtexponierten Hautstellen
	2. Anämie	verminderter Oxyhämoglobingehalt des Blutes	am besten sichtbar an Konjunktiven, Mundschleimhaut, Fingernägeln, Gesicht
	3. Vasokonstriktion	neurogen bei Schmerzen, Erbrechen, hypoglykämischem Koma	Gesicht, evtl. generalisiert
	4. arterielle Durchblutungsstörungen	Einengung (Stenose) oder Verschluss einer Arterie bei arterieller Verschlusskrankheit (AVK)	lokal im Bereich des Versorgungsgebietes: meist untere Extremitäten
rot	1. Erweiterung und vermehrter Blutfluss der Hautgefäße	Schamröte, Fieber, lokale Entzündung, Alkohol, Medikamente (Flush), Abflussbehinderung (z. B. bei Mitralstenose: „Mitralbäckchen") erhöhter Oxyhämoglobingehalt	Gesicht, oberer Thorax oder Ort der Entzündung
	2. verminderter Sauerstoffverbrauch der Haut	Kälte	exponierte Stellen (Gesicht, Ohren)
bläulich	1. Zyanose		
	▪ periphere, venöse Zyanose	verminderte Sauerstoffsättigung des Blutes (< 85 %), Erhöhung des reduzierten Hämoglobins durch Angst, Kälte, Herz-Lungen-Erkrankungen, Nikotin	Nägel, Lippen
	▪ zentrale, arterielle Zyanose	Herz-Lungen-Erkrankungen	Akrozyanose: Hände, Füße, Ohren, Nase, Zunge
	▪ Hämoglobinzyanose	pathologische Hämoglobine, z. B. Methämoglobinämie, Sulfhämoglobinämie	Lippen, Mund, Nägel
	▪ Mischzyanose	angeborener Herzfehler mit Rechts-links-Shunt	Lippen, Mund, Nägel
	2. Pseudozyanose	vorgetäuschte Zyanose durch Pigmenteinlagerung	ausgeprägte Blauverfärbung des gesamten Körpers
blau-rot	Erhöhung des Gehaltes an Gesamthämoglobin und reduziertem Hämoglobin sowie Stase im Bereich der Kapillaren	Polyzythämie	Gesicht, Konjunktiven, Mund, Hände, Füße
braun	Ablagerung von Melanin	– genetische Veranlagung – Sonnenlicht – Schwangerschaft – Morbus Addison (Nebenniereninsuffizienz)	– generalisiert – exponierte Stellen – Gesicht (fleckförmig), Brustwarzen, Vulva, Linea alba – Handlinien, lichtexponierte Stellen, Narben, Genitalien
graubraun	verminderte Ausscheidung und Ablagerung von Harnstoffen bei gleichzeitiger Anämie	chronische Niereninsuffizienz	lichtexponierte Stellen, evtl. generalisiert, betrifft *nicht* Skleren und Schleimhäute
rot-gold	Karotinikterus oder Aurantiasis cutis (vergoldete Haut)	übermäßiger Genuss von Karotten, Aprikosen, Mangos etc.	Palmar- und Plantarflächen
gelb	**Ikterus**	Erhöhung des Gesamtbilirubins im Serum > 2 mg/dl	zuerst Skleren, dann Schleimhäute und Haut (generalisiert)
	▪ Rubinikterus (intrahepatischer Ikterus)	Lebererkrankungen (z. B. Hepatitis, Zirrhose, Medikamentennebenwirkung)	gelb-rötlich
	▪ Flavinikterus (prähepatischer Ikterus)	Hämolyse (intravasale Gerinnung)	blass-gelblich
	▪ Verdinikterus (posthepatischer Ikterus)	Gallenstauung (Gallensteine, Cholangitis, Tumoren)	grün-gelblich
bronze	1. Ablagerung von Melanin (Eisenstoffwechselstörung)	Hämochromatose und Hämosiderin	lichtexponierte Stellen, Genitale und Narben
	2. Ablagerung von Lipiden in der Haut (Lipidstoffwechselstörung)	generalisierte Xanthomatose	diffus-fleckig

Sekundär erworbene Depigmentierungen treten nach Abheilung chronisch-entzündlicher Prozesse auf.

Canities: Depigmentierung der behaarten Kopfhaut (Ergrauen).

Als **Melasma** oder **Chloasma uterinum** wird die **Hyperpigmentierung** im Gesicht während der Schwangerschaft bezeichnet.

Die **sekundär erworbenen Depigmentierungen** treten nach Abheilung chronisch-entzündlicher Prozesse auf. Es kommt zu einem passageren oder persistierenden Melaninverlust (z. B. Leukoderma psoriaticum oder Leukoderma syphiliticum bei Lues II). Die rundliche Aufhellung (meist am Hals) bei Lues wurde als „Halsband der Venus" bezeichnet!

Die Depigmentierung des Kapillitiums (behaarte Kopfhaut) bezeichnet man als **Canities** (Ergrauen). Unter **Poliose** versteht man das Auftreten isolierter Strähnen weißer Haare.

Als **Melasma** oder **Chloasma uterinum** wird die großfleckige z. T. bizarre **Hyperpigmentierung** im Gesicht (Stirn und Schläfen) während der Schwangerschaft oder unter Einnahme oraler Kontrazeptiva („Pille") bezeichnet.

Anämie

▶ Definition

Blässe ist das äußere Zeichen von Blutarmut. **Häufigste Ursache** einer Anämie ist ein **Eisenmangel** (Eisenmangelanämie).

Nachweis einer Anämie v. a.
- am Nagelbett
- an Konjunktiven
- an Mund- und Lippenschleimhaut sowie Zahnfleisch.

▶ Merke

Anämie

▶ **Definition.** Absinken von Hämaglobingehalt (Hb), Hämatokrit und/oder Erythrozytenzahl unter den Normbereich (s. S. 514).

Blässe ist das äußere Zeichen von Blutarmut. **Häufigste Ursache** einer Anämie ist ein **Eisenmangel** (Eisenmangelanämie), meist ernährungsbedingt aufgrund unzureichender Eisenzufuhr oder durch Eisenverlust z. B. postoperativ oder (bei Frauen) infolge der Menstruationsblutungen. Generalisierte Blässe kann auch ohne Blutverlust akut auftreten bei starker Verminderung des Herzminutenvolumens (z. B. im Kreislaufschock).

Nachweisbar ist eine Anämie am ehesten
- am Nagelbett
- an den Konjunktiven, deren natürliche „Injektion" (Gefäßfüllung) fehlt
- an der Mund- und Lippenschleimhaut sowie am Zahnfleisch.

▶ **Merke.** Selbst eine ausgeprägte Anämie (z. B. Hb 8 g/100 ml) kann bei langsamer Entwicklung, z. B. bei chronischem Blutverlust über den Magen-Darm-Kanal, ohne subjektive Symptomatik, d. h. ohne Atemnot und leichte Ermüdbarkeit, verlaufen. Das kardiovaskuläre System hat dann genügend Zeit, sich an den verminderten Hb-Gehalt zu adaptieren.

Bei **akuten schweren Blutungen** bestimmen die **Herz-Kreislaufsymptome** das klinische Bild.

Eine Anämie kann das Symptom verschiedenster Erkrankungen sein, daher muss immer nach der Ursache gesucht werden. Tab. **C-7.3** zeigt die **verschiedenen Anämieformen** und -ursachen.

Die systematische Anamnese zur Klärung der Blutungsquelle bei **hypochromer Anämie** beinhaltet Fragen nach Blutverlust über Stuhl, Urin, Vagina, ebenso wie nach der Einnahme von Medikamenten. Acetylsalicylsäure kann z. B. selten durch eine medikamenteninduzierte (toxische) Thrombopenie zur erhöhten Blutungsneigung (hämorrhagische Diathese) führen, oder (häufiger) über eine Schädigung der Magenschleimhaut.

Bei Frauen sollte stets auch nach Dauer, Regelmäßigkeit und Stärke der **Menstruationsblutung** gefragt werden. Ein Blutverlust über den Stuhl wird mittels des **Hämoccult-Tests** verifiziert (s. S. 274 f).

Bei **akuten schwereren Blutungen** bestimmen dagegen die **Herz-Kreislaufsymptome** wie Dyspnoe, Schwindel und Tachykardie das klinische Bild. Messbare Änderungen des Hb treten erst einige Stunden nach der Blutung auf.

Eine Anämie kann das Symptom verschiedenster akuter und chronischer Erkrankungen sein. Häufig lenkt sie erstmals das Augenmerk auf eine unbekannte Grundkrankheit oder Mangelzustände; daher sollte bei diesem vieldeutigen Symptom eine systematische Suche nach der Ursachen eingeleitet werden. Tab. **C-7.3** gibt Auskunft über die **verschiedenen Anämieformen** und -ursachen.

Die systematische Anamnese zur Klärung der Blutungsquelle bei **hypochromer Anämie** beinhaltet Fragen nach Blutverlust über Stuhl, Urin, Vagina ebenso wie nach der Einnahme von Medikamenten. Acetylsalicylsäure kann in mehrfacher Hinsicht Ursache einer Blutung sein: Zum einen kann es in seltenen Fällen infolge einer medikamenteninduzierten (toxischen) Thrombozytopenie zur erhöhten Blutungsneigung (hämorrhagische Diathese) kommen, häufiger kommt es jedoch über eine Schädigung der Magenschleimhaut (durch Beeinflussung der Prostaglandinsynthese) zu Magenblutungen oder Thrombozytenfunktionsstörungen. Weitere Medikamente, die zu Blutungen der Magenschleimhaut führen können, sind nichtsteroidale Antirheumatika (z. B. Diclofenac) und Kortison.

Bei Frauen sollte stets auch nach Dauer, Regelmäßigkeit und Stärke der **Menstruationsblutung** gefragt werden. U. a. kann auch eine Endometriose (versprengte Gebärmutterschleimhaut) Ursache für einen erhöhten uterinen Blutverlust sein. Ein Blutverlust über den Stuhl wird mittels des **Hämoccult-Tests** verifiziert (s. S. 274 f). Als Teerstuhl definiert man einen schwarzen, breiigen

☰ C-7.3	Anämieformen und Ursachen		
Typ	**Definition**	**Ursache**	**Klinische Zeichen**
hypochrome Anämie ■ Eisenmangel- anämie ■ Infektanämie ■ Tumoranämie ■ Thalassämie	■ Hämoglobin vermindert ■ Erythrozytenzahl normal ■ mittleres korpuskuläres Hämoglobin (MCH) vermindert ■ mikrozytär	ca. 80 % aller Anämien! ■ Eisenmangelanämien bei chronischen Blutungen ■ postoperativ ■ ernährungsbedingter Mangel ■ intestinale Eisenresorptionsstörung (z. B. Anazidität des Magensaftes) ■ erhöhter Eisenbedarf (Schwangerschaft, Tumoren, Infekte) ■ Störungen der Hämoglobinsynthese (Enzymdefekt)	■ Mundwinkelrhagaden ■ brüchige Fingernägel und Rillenbildung (Koilonychie) ■ trockene, rissige Haut ■ Haarausfall ■ Plummer-Vinson-Syndrom: Schleimhautatrophie von Zunge, Oropharynx und Ösophagus mit schmerzhaften Schluckbeschwerden und Zungenbrennen
normochrome Anämie	■ Hb und Erythrozyten vermindert ■ mittleres korpuskuläres Hämoglobin (MCH) normal ■ normozytär	■ akute starke Blutung (z. B. Verletzungen, Ösophagusvarizenblutung) ■ hämolytische Anämie ■ aplastische Anämie	Bei akuter Blutung: ■ Schwindel ■ Dyspnoe ■ Tachykardie ■ evtl. Synkope
hyperchrome Anämie ■ perniziöse Anämie ■ megaloblastäre Anämie	■ Hb normal oder erhöht ■ Erythrozyten vermindert ■ mittleres korpuskuläres Hämoglobin (MCH) erhöht ■ makrozytär	■ Vitamin-B_{12}-Mangel (Morbus Biermer): Mangel an Intrinsic Factor der Magenschleimhaut zur Resorption von Vitamin-B_{12} ■ Folsäuremangel	■ Zungenbrennen: Hunter-Glossitis, Zungenatrophie ■ Symptome der funikulären Myelose (Gangstörungen, Parästhesien der Extremitäten)
hämolytische Anämie	■ Hb und Erythrozyten vermindert (normochrom) ■ Retikulozyten erhöht	**hereditäre Form:** Erythrozytendeformitäten (Kugelzell- oder Sichelzellanämie), Hämoglobinopathien (Thalassämie) **erworbene Form:** toxische Autoimmunerkrankungen (mechanisch, z. B. durch künstliche Herzklappe), Transfusionszwischenfall	**chronisch:** leichter Ikterus, Splenomegalie **akut:** allgemeines schweres Krankheitsgefühl, Bauchschmerzen, Übelkeit, Erbrechen
aplastische Anämie	■ Hb und Erythrozyten vermindert (normochrom)	Schädigung des Knochenmarks durch ■ Medikamente ■ Strahlen ■ Leukämie	allgemeine Anämiezeichen (s. o.)

Stuhl, der bei Blutungen im oberen Magen-Darm-Bereich vorkommt. Ein sichtbarer Blutverlust mit dem Urin (Makrohämaturie) kann bei verschiedenen Erkrankungen und Tumoren der Harnwege auftreten (s. S. 279 f).

Zyanose

Zyanose

◀ Definition

▶ **Definition.** Bläuliche Verfärbung von Haut und/oder Schleimhäuten. Die diffuse bläuliche Verfärbung der Haut ist am besten an Ohrläppchen, Lippen und Nagelbett erkennbar.

Die **zentrale Zyanose** entsteht durch eine primäre verminderte O_2-Sättigung des arteriellen Blutes infolge Diffusionsstörungen in der Lunge, Umgehung von Lungenkapillaren bei intra- oder extrapulmonalen Shunt-Verbindungen oder durch Verminderung der Sauerstoffbindungskapazität des Hämoglobins (< 85 %). Sie kommt u. a. bei schweren Lungenerkrankungen und kongenitalen Vitien mit Rechts-links-Shunt vor (s. S. 194).
Ursache der **peripheren Zyanose** ist die vermehrte periphere Ausschöpfung des primär normal mit O_2 gesättigten Blutes durch eine Verlangsamung der Blutzirkulation und Vasokonstriktion (z. B. Schock, Herzinsuffizienz, Kälteexposition). Lokale Gefäßspasmen werden physiologischerweise am häufigsten durch Kälte ausgelöst, besonders an Fingern, Füßen oder Nase.

Die **zentrale Zyanose** entsteht durch eine primäre verminderte O_2-Sättigung des arteriellen Blutes (u. a. bei schweren Lungenerkrankungen, kongenitalen Vitien mit Rechts-links-Shunt).

Ursache der **peripheren Zyanose** ist die vermehrte periphere O_2-Ausschöpfung durch Verlangsamung der Blutzirkulation und Vasokonstriktion (z. B. Schock, Herzinsuffizienz, Kälteexposition).

Eine **Kombination** von zentraler und peripherer Zyanose tritt z. B. bei schweren Herz-Lungen-Erkrankungen auf.

Ein **gemeinsames Auftreten** von zentraler und peripherer Zyanose ist häufig bei schweren Herz-Lungen-Erkrankungen zu beobachten (z. B. Asthma bronchiale mit Rechtsherzschädigung).

▶ Merke

▶ **Merke.** Bei zentraler Zyanose sind Haut und Zunge zyanotisch, bei peripherer Zyanose dagegen nur die Haut (nicht jedoch die Zunge).
Die **klinische Unterscheidung zwischen zentraler und peripherer Zyanose** stützt sich auf die Beurteilung des Kapillarpulses. Hierzu wird ein zyanotisches Ohrläppchen massiert, bis der Kapillarpuls auftritt. Bleibt das Ohrläppchen nach Massage blau, liegt eine zentrale Zyanose vor. Bei peripherer Zyanose verschwindet die Blaufärbung.

Beim **Raynaud-Syndrom** kommt es zu anfallsartigen, schmerzhaften vorübergehenden Gefäßverengungen. Auf das Weißwerden der Finger folgt eine Zyanose.

Beim **Raynaud-Syndrom** kommt es zu anfallsartigen, schmerzhaften vorübergehenden Gefäßverengungen (Vasospasmen) mit Ischämie der Finger (Ausnahme Daumen!) ausgelöst durch Kälte oder emotionale Belastungen. Auf das Weißwerden der Finger folgt eine Zyanose.

▶ Klinischer Fall

▶ **Klinischer Fall.** Ein 46-jähriger Mann leidet seit 12 Jahren an einer systemischen Sklerodermie (Sklerose der Haut und des Bindegewebes) mit Beteiligung innerer Organe (Nieren, Herz). Seit einem halben Jahr besteht eine zunehmende Dyspnoe (zunächst Belastungsdyspnoe, jetzt auch Ruhedyspnoe). Bei der körperlichen Untersuchung fallen neben den typischen Hautveränderungen (spitze lange Nase, Mikrostomie, „Tabaksbeutelmund", Fingerkuppennekrosen [s. S. 108, Abb. **B-1.56**] und verhärtete Haut der Finger) eine Ruhedyspnoe mit Tachypnoe (22/min) und eine ausgeprägte zentrale Zyanose auf. Die Lungenauskultation ergibt ein typisches Fibroseknistern (s. S. 204). Die Röntgen-Thorax-Aufnahme bestätigte die Verdachtsdiagnose einer Lungenfibrose (bei zugrunde liegender systemischer Sklerodermie).

Ikterus s. S. 274

Veränderungen der Hautgefäße und Hautblutungen

Störungen der Fließeigenschaften des Blutes und der Gerinnung können sich vielfältig an der Haut zu erkennen geben (Tab. **C-7.4** und **C-7.5**).

Ikterus s. S. 274

Veränderungen der Hautgefäße und Hautblutungen

Die Balance zwischen Blutfluss und -gerinnung wird im Zusammenspiel von Gefäßen, Thrombozyten und plasmatischen Faktoren gewährleistet. Störungen der Fließeigenschaften des Blutes und der Gerinnung können sich vielfältig an der Haut zu erkennen geben (Tab. **C-7.4** und **C-7.5**). Eine überschießende Aktivierung der Hämostase zur falschen Zeit am falschen Ort kommt z. B. häufig bei der arteriellen Verschlusskrankheit oder einer Embolie der großen Gefäße vor (s. S. 320 ff.).

Die eigentlichen Hautgefäße sind kleineren Kalibers. Hier zeigt sich vor allem eine vermehrte Blutungsneigung (hämorrhagische Diathese). Als **Purpura** werden Hautblutungen bezeichnet, die auf Grund einer hämorrhagischen Diathese auftreten bei:

Als **Purpura** werden Hautblutungen bezeichnet, die aufgrund einer vermehrten Blutungsneigung (hämorrhagische Diathese) auftreten bei:
- Gefäßerkrankungen
- Thrombozytenstörungen
- Plasmafaktor-Mangel.

- Gefäßerkrankungen, z. B. Vaskulitis bei rheumatischen Erkrankungen und Kollagenosen oder bei erhöhter Kapillarfragilität nach langfristiger Kortisoneinnahme
- Thrombozytenstörungen:
  - Verminderung der Thrombozytenzahl auf < 50 000 z. B. bei essenzieller Thrombozytopenie (Morbus Werlhof) oder medikamenteninduzierter Thrombopenie
  - Vermehrung (Thrombozytose) auf > 700 000 z. B. bei myeloproliferativem Syndrom
  - gestörte Thrombozytenaggregation
- Plasmafaktor-Mangel, z. B. Hämophilie B.

Eine erhöhte Fragilität der Kapillaren kann mit dem **Rumpel-Leede-Test** nachgewiesen werden: Nach venöser Stauung am Arm treten distal der Stauung Petechien auf.

Eine erhöhte Fragilität der Kapillaren kann mit dem **Rumpel-Leede-Test** nachgewiesen werden: Nach venöser Stauung mit einer Blutdruckmanschette am Arm (5–10 min) treten distal der Stauung Petechien (punktförmige, stecknadelkopfgroße Hautblutungen) auf. Venöse Stauung bedeutet, dass der in der Manschette erzeugte Druck nicht den arteriellen Puls unterdrücken darf.

Im Gegensatz zur vorübergehenden vermehrten Gefäßfüllung lassen sich die

Im Gegensatz zur vorübergehenden vermehrten Gefäßfüllung z. B. beim Erythem oder bei Roseolen (zahlreiche kleine, blassrote Flecken z. B. bei Masern,

C-7.4 Veränderungen der Hautgefäße

	Angiome (senile)	Spider-(Spinnen-)Nävus	Venensterne
Synonym/ Definition	durch Gefäßsprossung entstandene geschwulstartige Neubildung/Fehlbildung von Gefäßgewebe	Synonym: Gefäßspinne, Sternnävus leicht erhabene rote Papel mit Ausläufern	Synonym: Besenreiser
Farbe	hell-dunkelrot	feuerrot	bläulich
Form	▪ rund ▪ manchmal erhaben, evtl. von blassem Hof umgeben	▪ von einem zentralen Punkt ausstrahlende Äste ▪ manchmal erhaben ▪ Umgebung gerötet	▪ spinnenförmig, unterschiedliche Erscheinung ▪ linear, kaskadenförmig oder unregelmäßig
Größe	▪ 1 bis 3 mm	▪ bis zu 3 cm	▪ sehr klein bis mehrere cm
Verteilung	▪ Rumpf ▪ Extremitäten	▪ Gesicht ▪ Hals, Nacken ▪ Thorax ▪ immer oberhalb der Taille	▪ an den Beinen in naher Beziehung zu Venen ▪ Thorax
Pulsation	▪ nein	▪ im zentralen Punkt unter Glasspateldruck evtl. sichtbar	▪ nein
Reaktion auf Druck	▪ häufig abblassend bei Druck mit einer Nadel	▪ Abblassen bei Druck auf den zentralen Punkt (s. S. 91, Abb. **B-1.4**)	▪ kein Abblassen bei Druck auf das Zentrum
Bedeutung	▪ „physiologisch" ▪ häufiger im Alter	▪ bei Leberzirrhose (sog. Leberhautzeichen)	▪ häufig mit Krampfadern vergesellschaftet

C-7.5 Hautblutungen

	Purpura/Vaskulitis	Petechien	Ekchymosen, Sugillationen	Hämatome
Definition	spontane (ohne Trauma) Haut- und Schleimhautblutung	kleinste punktförmige Haut- oder Schleimhautblutung	flächenhafte Gewebeblutung	tiefgehende, massive, die Haut vorwölbende Blutung im Gewebe
Farbe	frisch: rötlich alt: rot-bräunlich	frisch: rötlich alt: rot-bräunlich	zunächst purpurrot bis bläulich, später grün, gelb und braun	zunächst purpurrot bis bläulich, später grün, gelb und braun
Form	▪ hämorrhagischer Typ ▪ papulo-nekrotischer Typ ▪ polymorph-nodulärer Typ	punktförmig	▪ rund ▪ oval oder unregelmäßig ▪ evtl. zentral flache Erhebung	häufig erhaben, derb
Größe	▪ kleinfleckig ▪ z. T. großfleckig konfluierend (hämorrhagischer Typ)	Flohstich- bis Stecknadelkopfgröße	▪ flächenhaft ▪ unterschiedlich (Sugillation münzgroß)	großflächig
Verteilung	▪ bevorzugt an den Unterschenkelstreckseiten ▪ Gesäß ▪ Arme ▪ evtl. generalisiert	▪ disseminiert (verstreut) ▪ vorwiegend an den Beinen	unterschiedlich	überall möglich
Pulsation	nein	nein	nein	evtl. schmerzhaft
Reaktion auf Druck	nicht wegdrückbar (Extravasat: Blutaustritt)	nicht wegdrückbar	nein	
Bedeutung	▪ Vasculitis allergica ▪ Kollagenosen ▪ Arzneimittelexanthem	z. B. bei Thrombozytopenie	Extravasat bei Trauma oder Gerinnungsstörung	massive Blutansammlung in der Haut und tieferen Geweben; nach Trauma

Hautverfärbungen bei hämorrhagischer Diathese (Blutaustritt!) nicht mit dem Glasspatel wegdrücken.

Die **Störung der Thrombozytenfunktion** führt zu **petechialen Hautblutungen**, **plasmatische Gerinnungsstörungen** zu **großflächigeren Blutungen** (Tab. **C-7.5**). Der Rumpel-Leede-Test ist hier negativ

Angeborene Hämangiome treten häufig im Bereich des Gesichts auf (s. Abb. **C-7.15**).

Zusammenhang zwischen venösen Erkrankungen und Hautveränderungen s. S. 328 ff.

Effloreszenzen

Effloreszenzen und Herdformen werden in primäre und sekundäre Formen eingeteilt. Als primäre Effloreszenzen bezeichnet man die ersten, sichtbaren, z. T. auch tastbaren Zeichen einer Hauterkrankung.

Als **Exanthem** bezeichnet man entzündliche Hautveränderungen auf großen Bereichen der äußeren Haut, als **Enanthem** Effloreszenzen im Bereich der sichtbaren Schleimhäute

Primäre Effloreszenzen

▶ **Definitionen**

Fleckfieber, Syphilis) lassen sich die Hautverfärbungen bei hämorrhagischer Diathese (Blutaustritt!) nicht mit dem Glasspatel wegdrücken. Dies ist in unklaren Fällen ein wichtiges Unterscheidungsmerkmal.

Während die **Störung der Thrombozytenfunktion** zu **petechialen Hautblutungen** führt, findet man **bei plasmatischer Gerinnungsstörung großflächigere Blutungen** (Sugillation, Hämatom usw., Tab. **C-7.5**). Der Rumpel-Leede-Test ist hier negativ. Eine Vaskulitis ist in ihrem Erscheinungsbild oft von einem thrombozytären Blutungsbild nicht zu unterscheiden. Der Rumpel-Leede-Test ist positiv. Angeborene Hämangiome betreffen vorwiegend den Gesichtsbereich und können riesige Ausmaße annehmen (s. Abb. **C-7.15**). Sehr viel häufiger sind die kleineren (senilen) Angiome, die mit zunehmendem Alter vermehrt am Rumpf und den Extremitäten auftreten.

Zum Zusammenhang zwischen venösen Erkrankungen und Hautveränderungen s. S. 328 ff.

Effloreszenzen

Die systematische Einteilung der Hauterkrankungen erfolgt zunächst nach ihrem Erscheinungsbild, d. h. nach morphologischen Gesichtspunkten. Die Hauterscheinungen (Effloreszenzen) werden in primäre und sekundäre Formen eingeteilt. Als primäre Effloreszenzen bezeichnet man die ersten sichtbaren, z. T. auch tastbaren Zeichen einer Hauterkrankung.

Als **Exanthem** bezeichnet man entzündliche Hautveränderungen auf großen Bereichen der äußeren Haut. Unter einem **Enanthem** versteht man Effloreszenzen im Bereich der sichtbaren Schleimhäute, wie sie z. B. im Verlauf bestimmter Infektionserkrankungen (Masern, Röteln) zusätzlich zum Exanthem vorkommen.

Primäre Effloreszenzen

▶ **Definitionen.**
Primäre Effloreszenzen im Hautniveau (nicht erhaben):
- **Macula** (Fleck, Makel), **Erythem** (Abb. **C-7.3**): Umschriebene Farbveränderung der Haut ohne Konsistenzänderung auf Grund von Pigment- oder Gefäßveränderungen. Eine flächenhafte Rötung durch arterielle Hyperämie infolge vermehrter Gefäßfüllung wird Erythem, eine Rötung der gesamten Haut Erythrodermie genannt.

Primäre Effloreszenzen über dem Hautniveau (erhaben):
- **Urtica** (Quaddel, Nessel, Abb. **C-7.4**): Flüchtige, schnell resorbierbare, unscharf begrenzte Quaddel, meistens juckend. Die Ursache sind meist Insektenstiche, Medikamente, Allergene. Die flächenhafte Ausbreitung nennt man Urtikaria. Eine urtikarielle Gesichtsschwellung mit evtl. lebensbedrohlicher Schwellung der Trachealschleimhaut wird Quincke-Ödem genannt.
- **Papula** (Papel, Abb. **C-7.5**): Kleine knötchenhafte umschriebene Verdickung oder Auftreibung der Haut (< 5 mm bis erbsgroß, z. B. Warzen). Die flächenhafte Ausbreitung der Papeln nennt man Plaques.
- **Nodus** (Knoten), **Nodulus** (Knötchen, Abb. **C-7.6**): Tiefliegende knotige Substanzvermehrung in oder unter der Haut (> 5 mm), z. B. Xanthome, Gichtknoten.
- **Vesicula** (Bläschen), **Bulla** (Blase, Abb. **C-7.7**): Kleine oder größere, mit Flüssigkeit gefüllte Hohlräume, vorgewölbt, in der Epidermis gelegen; oft gruppenförmig angeordnet (z. B. Herpes zoster).
- **Pustula** (Pustel, Abb. **C-7.8**): Mit Eiter gefüllte Blase/Bläschen.

C-7.3 Macula, Fleck

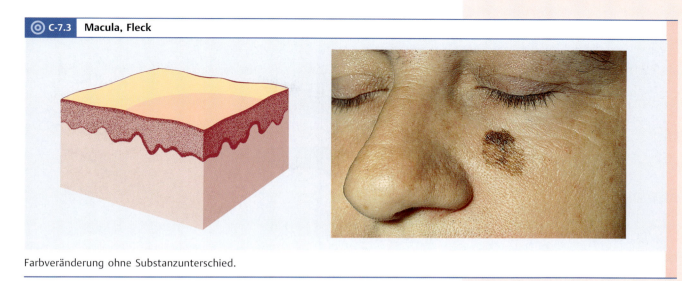

Farbveränderung ohne Substanzunterschied.

C-7.4 Urtica, Quaddel

Ödem

Umschriebenes Ödem der oberen Dermis.

C-7.5 Papula

epidermale Papel   dermale Papel

Akanthose   Infiltrat

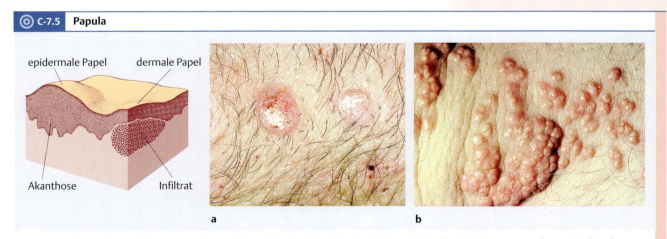

a   b

a Epidermale Papel mit Substanzvermehrung der Epidermis (Akanthose), **b** dermale Papel mit Substanzvermehrung in der oberen Dermis durch Infiltrat oder Tumor.

C-7.6   Nodulus, Knoten

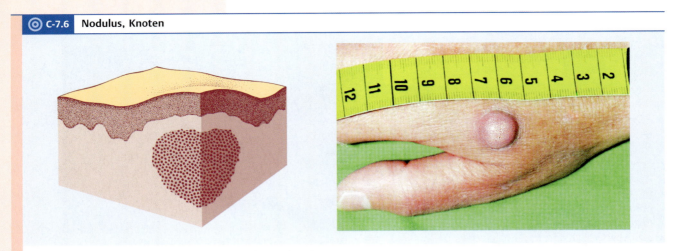

Knotige Auftreibung in der unteren Dermis oder noch tiefer.

C-7.7   Bulla, Blase

intraepidermal   subepidermal

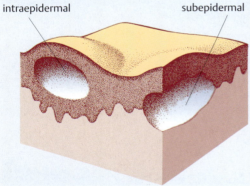
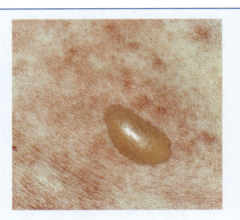

Umschriebene Flüssigkeitsansammlung in der Epidermis (intraepidermale Blase) oder zwischen Epidermis und Dermis (subepidermale Blase).

C-7.8   Pustula

Leukozyten

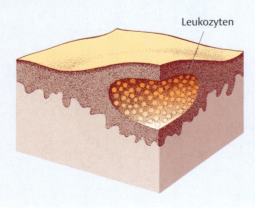
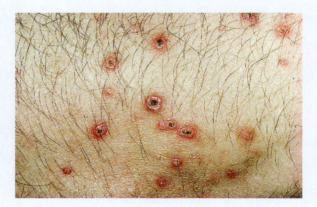

Mit Eiter (Leukozyten und evtl. Erreger) gefüllte Blase.

Die weitere **Beschreibung der Effloreszenzen** beinhaltet folgende Aspekte:
- **Größe**, z. B. erbs-, münz-, walnussgroß
- **Form/Umriss:**
  - anulär (ringförmig)
  - gyriert (girlandenförmig)
  - kokardenförmig (konzentrisch aus verschiedenen Effloreszenzen zusammengesetzt)
  - polygonal (vieleckig)
  - serpiginös (geschlängelt)
  - striär (streifenförmig)
  - zyklisch (rund)
- **Farbe**, z. B. blass, gelblich, bräunlich, livide
- **Oberfläche**, z. B. gespannt, glatt, rau, schuppig
- **Konsistenz**, z. B. derb, hart, prall, weich
- **Anzahl der Effloreszenzen**, z. B. multipel, solitär
- **Umgebung**, z. B. gerötet, mit Randsaum
- **Begrenzung**, z. B. scharf/unscharf, regelmäßig/unregelmäßig
- **Verteilung** (Abb. **C-7.9**):
  - segmental (ein Dermatom betreffend)
  - regionär (auf ein Gebiet beschränkt, z. B. Beugeseiten der Extremitäten)
  - unilateral (nur eine Körperhälfte betreffend)
  - universell (den ganzen Körper betreffend)
  - zirkumskript (umschrieben)
- **Ausbreitungsform** (Abb. **C-7.9**):
  - disseminiert (einzeln auftretende Effloreszenzen über den ganzen Körper verteilt)
  - gruppiert (regelmäßige Verteilung nach einem bestimmten Muster auf ein bestimmtes Gebiet)
  - herpetiform (gruppenförmige Anordnung von Bläschen)
  - konfluierend (zusammenfließend)
  - korymbiform (doldenförmig gruppiert, nach außen werden die Effloreszenzen kleiner und stehen weiter auseinander).

Die weitere **Beschreibung der Effloreszenzen** beinhaltet folgende Aspekte:
- **Größe**
- **Form/Umriss**
- **Farbe**
- **Oberfläche**
- **Konsistenz**
- **Anzahl der Effloreszenzen**
- **Umgebung**
- **Begrenzung**
- **Verteilung** (Abb. **C-7.9**)
- **Ausbreitungsform.**

 C-7.9   **Verteilung und Ausbreitung von Effloreszenzen**

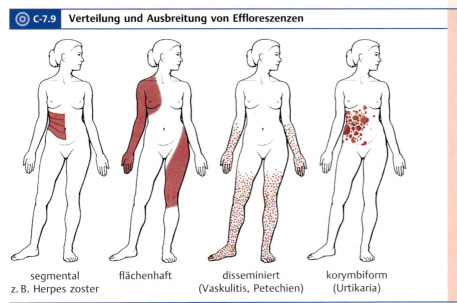

segmental   flächenhaft   disseminiert   korymbiform
z. B. Herpes zoster   (Vaskulitis, Petechien)   (Urtikaria)

▶ **Beispiele**

▶ **Beispiele**
- **Erysipel:** flächenhaftes, unregelmäßig begrenztes, leuchtend rotes Erythem, vorwiegend an den Extremitäten (s. S. 97, Abb. **B-1.20**)
- **Zoster:** reiskorngroße, prall gespannte, wasserklare Bläschen, gruppiert (s. S. 114, Abb. **B-1.73**)
- **Malignes Melanom:** unregelmäßig begrenzte, tiefbraune bis blauschwarze Tumoren, leicht verletzlich (blutend), bevorzugt im Bereich des Rückens, der Brust und der Extremitäten (s. S. 103, Abb. **B-1.37**).

Sekundäre Effloreszenzen

Sekundäre Effloreszenzen entstehen **aus primären Effloreszenzen** (z. B. durch Entzündung oder Abheilung), aber auch **direkt** z. B. durch Verletzungen.

Man unterscheidet:
- **über dem Hautniveau**
- **Squama** (Schuppe)
- **Crusta** (Sekretkruste)
- **unter dem Hautniveau**
- **Erosio** (oberflächliche Schürfung)
- **Excoratio** (tiefe Schürfung)
- **Rhagade, Fissur** (Einriss)
- **Ulkus** (tiefer Defekt)
- **Cicatrix** (Narbe)
- **Lichenifikation** (Flechtenbildung).

Definitionen weiterer häufig verwendeter dermatologischer Begriffe s. Tab. **C-7.6**.

Die allgemeinen klassischen **Entzündungszeichen** haben ihre Gültigkeit auch bei Hauterkrankungen.

Entzündungszeichen der Haut (in der Reihenfolge des Auftretens):
- **Rubor** (Rötung)
- **Calor** (Überwärmung)
- **Dolor** (Schmerz)
- **Tumor** (Schwellung)
- **Functio laesa** (Funktionseinbuße).

Sekundäre Effloreszenzen

Sekundäre Effloreszenzen entstehen **entweder aus primären Effloreszenzen** durch Umwandlung, Entzündung, Rückbildung oder Abheilung **oder auch direkt**, z. B. durch Verletzungen, Verbrennungen und Entzündungen. Sie sind weniger typisch und weniger aussagekräftig.

Folgende sekundäre Effloreszenzen werden unterschieden (Abb. **C-7.10**):
- **über dem Hautniveau**
  - **Squama** (Schuppe)
  - **Crusta** (Sekretkruste, Borke)
- **unter dem Hautniveau**
  - **Erosio** (oberflächliche Schürfung; nur das Epithel betreffend, nicht blutend und narbenlos ausheilend)
  - **Excoratio** (tiefe Schürfung, traumatischer Substanzdefekt der Haut, der das Corium erreicht)
  - **Rhagade, Fissur** (Einriss)
  - **Ulkus** (Geschwür, tiefer Defekt)
  - **Cicatrix** (Narbe)
  - **Lichenifikation** (Flechtenbildung).

Die Dermatologie zeichnet sich durch eine „blumige" Sprache und eine große Begriffsfülle aus. In (Tab. **C-7.6**) sind weitere Begriffsdefinitionen krankhafter Hautveränderungen aufgeführt.

Auch die allgemeinen klassischen **Entzündungszeichen** haben ihre Gültigkeit bei Hauterkrankungen und dienen der Unterscheidung entzündlicher von nicht entzündlichen Effloreszenzen. Sie müssen jedoch nicht immer alle zum gleichen Zeitpunkt nachweisbar sein.

Entzündungszeichen der Haut (in der Reihenfolge des Auftretens):
- **Rubor:** Rötung → Entzündung → Vasodilatation (Gefäßerweiterung)
- **Calor:** Überwärmung → vermehrter Blutfluss (Hyperämie)
- **Dolor:** Schmerz, Juckreiz → Reizung der Nozizeptoren durch Mediatoren
- **Tumor:** Schwellung → Flüssigkeitsaustritt (Exsudat) und Infiltration
- **Functio laesa:** Funktionseinbuße → Haut wird durchlässig.

◎ **C-7.10** **Substanzdefekte**

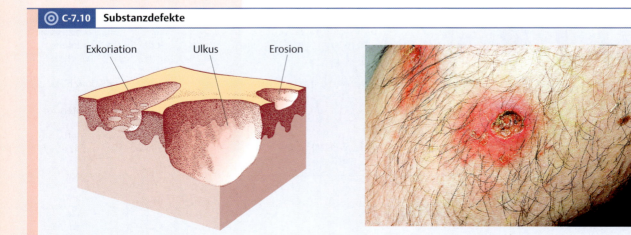

Exkoriation   Ulkus   Erosion

C-7.6 | **Definitionen weiterer häufiger dermatologischer Begriffe**

- **Akanthom:** lokal begrenzte, tumorartige Proliferation

- **Akanthose:** Verbreiterung des Rete Malpighii durch Proliferation der Stachelzellschicht, z. B. bei der Papel

- **Aphthen:** Erosionen der Mund- und Genitalschleimhaut

- **Atrophie:** degenerativer Umbau der Haut, Involution der Talg- und Schweißdrüsen, Verdünnung der Haut (alle Schichten) mit erhaltener Hautfelderung (im Gegensatz zur Narbe)

- **Dyskeratose:** vorzeitige Verhornung von Epidermiszellen im Rete Malpighi, z. B. bei Morbus Darier

- **Hyperkeratose:** Verbreiterung der Hornschicht mit verzögerter Abschilferung der Hornlamellen bei Ichthyosis vulgaris (Fischschuppenkrankheit), Abschilferung im Verband bei Psoriasis vulgaris (Schuppenflechte)

- **Lichen:** moosartig wachsende Papeln

- **Spongiose:** interzelluläres Ödem im Stratum spinosum; bei Einreißen der Interzellularbrücken entsteht das spongiotische Bläschen (z. B. bei Urtikaria oder beim Ekzem, Abb. **C-7.11**)

- **Papillomatose:** Vergrößerung und Vergröberung der Bindegewebspapillen, die zu einer wellenförmigen Verdickung der Epidermis führt

- **Pyodermisation** (Synonym: Impetiginisation): eitrige Entzündung bei sekundärer Besiedelung einer Dermatose mit Bakterien, z. B. Furunkel, Phlegmone

- **Zyste:** mit Epithel ausgekleideter Hohlraum, der mit dünn- oder dickflüssigem Inhalt gefüllt ist und als prallelastisches, knotiges Gebilde in Erscheinung tritt

C-7.11 | **Spongiotisches Bläschen**

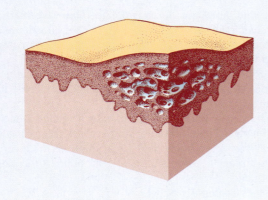
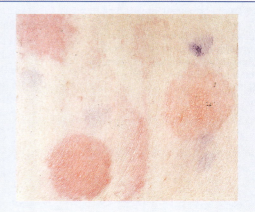

Gekammertes Ödem in der Epidermis.

Nägel

Der Aufbau des Nagels (gr. onychos; lat. unguis) ist in Abb. **C-7.12** dargestellt. Ähnlich wie beim Haarfollikel (s. S. 402) können Matrixschädigungen des Nagelbettes zu Störungen des Wachstums der Nagelplatte führen.

Man unterscheidet je nach Ursache folgende Nagelveränderungen (s. a. S. 352, Tab. **C-6.3**):

- **Tüpfelnägel:** punktuelle, trichterförmige Einziehungen der Nagelplatte; häufig bei Psoriasis
- **Uhrglasnägel:** stark konvex geformte Nägel häufig kombiniert mit Trommelschlegelfingern z. B. bei schweren chronischen Lungenerkrankungen (Emphysem, Tuberkulose, Bronchialkarzinom, s. S. 111, Abb. **B-1.63**), Fallot-Tetralogie (s. S. 195).
- **Koilonychie:** konkave Hohl- oder Löffelnägel z. B. bei chronischer Eisenmangelanämie, Raynaud-Syndrom

Nägel

Aufbau des Nagels s. Abb. **C-7.12**. Matrixschädigungen des Nagelbettes können zu Wachstumsstörungen der Nagelplatte führen.
Man unterscheidet je nach Ursache (s. a. S. 352, Tab. **C-6.3**):
- **Tüpfelnägel:** punktuelle, trichterförmige Einziehungen der Nagelplatte
- **Uhrglasnägel:** stark konvex geformte Nägel häufig kombiniert mit Trommelschlegelfingern
- **Koilonychie:** konkave Hohl- oder Löffelnägel
- **Beau-Reil-Furchen:** Querrillen
- **Leukonychie:** Weißliche Punkte, Flecke oder Striche infolge von Luftansammlung im Nagel

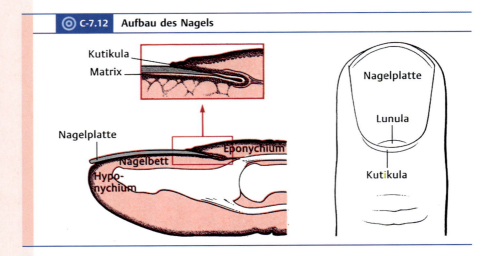

C-7.12 **Aufbau des Nagels**

- **Onycholysis:** Auflösung und Ablösung der Nagelplatte vom Nagelbett
- **Onychorrhexis:** starke Brüchigkeit und Aufsplitterung der Nagelplatte
- **Onychoschisis:** Aufsplitterung in horizontal aufeinander liegende Lamellen
- **Onychogrypose:** krallenartige Verdickung und Verkrümmung
- **Anonychie:** anlagebedingtes Fehlen der Nägel
- **Paronychie:** Nagelfalzentzündung
- **Panaritium:** eitrig-einschmelzende Entzündung der Fingerkuppe und -ventralseiten; häufig von einer Paronychie ausgehend.

- **Beau-Reil-Furchen:** Querrillen, langsam nach außen wachsend, als Folgezustand nach Infektionen, schweren Allgemeinerkrankungen, Intoxikationen oder psychischem Trauma.
- **Leukonychie:** Weißliche Punkte, Flecke oder Striche infolge von Luftansammlung im Nagel, z. B. traumatisch bedingt (z. B. als Folge übertriebener Nagelpflege), bei Anämie, Leberzirrhose. Ist die Matrix in der ganzen Breite betroffen, entsteht ein weißer Querstrich (z. B. Mees-Streifen bei Arsen-Intoxikation).
- **Onycholysis:** Auflösung und Ablösung der Nagelplatte vom Nagelbett, ist wohl die häufigste Nagelveränderung und kommt sowohl bei Pilzerkrankungen und Psoriasis (Krümelnägel) als auch bei anderen Hauterkrankungen (z. B. Epidermolysis und Pemphigus) vor.
- **Onychorrhexis:** starke Brüchigkeit und Aufsplitterung der Nagelplatte bei Umgang mit Wasser und/oder Chemikalien (Waschfrauennägel), Fehlernährung oder Hypothyreose
- **Onychoschisis:** Aufsplitterung in horizontal aufeinander liegende Lamellen bei Vitamin- oder Eisenmangel, Fehlernährung, Stoffwechselerkrankungen
- **Onychogrypose:** krallenartige Verdickung und Verkrümmung, häufiger an den Fuß- als an den Fingernägeln auftretend, häufig im hohen Lebensalter, bei zu engem Schuhwerk etc.
- **Anonychie:** anlagebedingtes Fehlen der Nägel
- **Paronychie:** Nagelfalzentzündung
- **Panaritium:** eitrig-einschmelzende Entzündung am Nagelrand; häufig von einer Paronychie ausgehend.

Haare

Haarfollikel: Haar selbst mit seiner Wurzel, Talgdrüse und M. erector pili.

Menschliche Haare wachsen im Gegensatz zum Tierhaar unsynchronisiert. Der menschliche **Haarzyklus** verläuft allgemein in 3 Phasen (Abb. **C-7.13**):
- **anagene Phase:** aktive Wachstumsphase
- **katagene Phase:** Übergangsphase
- **telogene Phase:** Ruhephase, physiologische Ausfallphase.

Haare

Als **Haarfollikel** bezeichnet man das Haar selbst mit seiner Wurzel, Talgdrüse und dem M. erector pili. Mit dessen Hilfe kann das einzelne Haar aufgerichtet werden („Gänsehaut").
Der Follikel besteht aus einer epidermalen Einstülpung, deren Matrix in Form der Haarpapille den „Motor" des Haarwachstums darstellt. Menschliche Haare wachsen im Gegensatz zum Tierhaar (zyklischer Haarausfall und schubweises Haarwachstum) unsynchronisiert, d. h., jedes Haar hat seinen eigenen Zyklus. Der menschliche **Haarzyklus** verläuft in 3 Phasen (Abb. **C-7.13**):
- **Anagenphase:** aktive Wachstumsphase (2–6 Jahre), Wachstumsgeschwindigkeit ca. 0,34 mm/Tag
- **Katagenphase:** Übergangsphase, Dauer ca. 14 Tage
- **Telogenphase:** Ruhephase, physiologische Ausfallphase (z. B. beim Kämmen), Dauer ca. 3 Monate (Kopfhaar).

Haarzyklus

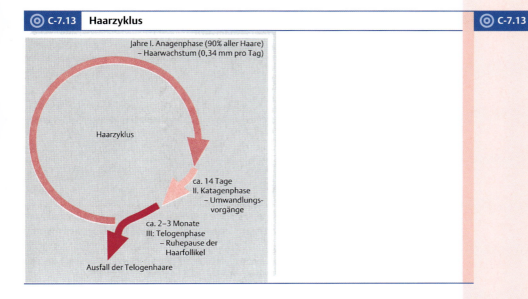

Jahre I. Anagenphase (90% aller Haare)
– Haarwachstum (0,34 mm pro Tag)

Haarzyklus

ca. 14 Tage
II. Katagenphase
– Umwandlungs-
vorgänge

ca. 2–3 Monate
III: Telogenphase
– Ruhepause der
Haarfollikel

Ausfall der Telogenhaare

Die normale Haarauskämmrate beträgt ca. 70–100 Haare/Tag (durchschnittlicher Haarbestand des Erwachsenen etwa 100 000 Haare; davon sind 0,07 % pro Tag am Ende der Telogenphase).

Die **fetalen Lanugohaare** werden nach der Geburt durch pigmentarme und marklose **Vellushaare** ersetzt. Das dickere und markhaltige **Terminalhaar** entsteht erst nach der Pubertät. Die geschlechtsspezifische Behaarung unterscheidet sich nicht nur durch das Fehlen des Barthaares und durch eine schwächere Terminalbehaarung an Rumpf und Extremitäten bei der Frau, sondern auch durch das **unterschiedliche Muster der Genitalbehaarung.** Bei der **Frau** ist sie **dreiecksförmig,** beim **Mann** verläuft sie **spitzwinklig** über die suprapubische Begrenzungslinie hinaus bis zum Nabel.

Haarausfall

▶ **Definition.** Als **Alopezie** wird der Zustand der Haarlosigkeit bezeichnet. Man unterscheidet zirkumskripte (umschriebene) und diffuse sowie angeborene und erworbene Alopezien. Als **Effluvium** wird der dynamische Vorgang des Haarausfalls bezeichnet.

Durch ein **Trichogramm** kann der Haarwurzelstatus eingeschätzt werden. Unter standardisierten Bedingungen (5 Tage nach der letzten Haarwäsche) werden 70–100 Haare an einer umschriebenen Stelle durch kräftigen Zug epiliert (mit einer Kocherklemme) und im Mikroskop untersucht (Normwerte: Anagenhaare 80–95 %, Katagenhaare 0–5 %, Telogenhaare bis 20 %, bis zu 2 % dystrophische Haare).
Bei Atrophie der Papille – erkennbar am Verschwinden der Follikelmündung – erfolgt kein Wiederwachstum des Haares (permanente Alopezie). Ist der Follikel erhalten – durch Jod-Anstrich als dunkler Punkt darstellbar –, so ist ein erneutes Haarwachstum möglich (temporäre Alopezie).
Temporärer Haarausfall kann bedingt sein durch:
- **Eisenmangel**
- **chronische, schwere Erkrankungen:** Kachexie, Kollagenosen, Tumoren
- **postentzündliche, postfebrile Zustände:** schwere, fieberhafte Infektionskrankheiten, Sepsis
- **Hormone:** Schwangerschaft, **Schilddrüsenfunktionsstörungen**
- **Infektionen:** Lues, Mykosen, Pyodermie
- **Medikamente:** Zytostatika, Kontrazeptiva, Antikoagulanzien, Antibiotika
- **Vergiftungen:** Arsen, Thallium, Quecksilber.

Die normale Haarauskämmrate beträgt ca. 70–100 Haare/Tag.

Die **fetalen Lanugohaare** werden nach der Geburt durch pigmentarme und marklose **Vellushaare** ersetzt. Das dickere und markhaltige **Terminalhaar** entsteht erst nach der Pubertät.

Haarausfall

◀ **Definition**

Das **Trichogramm** dient der Beurteilung des Haarwurzelstatus.

Bei Atrophie der Papille wachsen die Haare nicht mehr nach (permanente Alopezie).

Temporärer Haarausfall kann bedingt sein durch:
- Eisenmangel
- chronische, schwere Erkrankungen
- postentzündliche, postfebrile Zustände
- Hormone
- Infektionen
- Medikamente
- Vergiftungen.

Permanenter Haarausfall kann bedingt sein durch:
- Hormone
- Hauterkrankungen
- physikalische Einwirkungen.

Hypotrichose: Schütter ausgeprägte Behaarung (angeboren).

Verstärktes Haarwachstum

▶ **Definition**

Pathologisch sind diese Veränderungen v. a. dann, wenn weitere Symptome der Virilisierung (z. B. Stimmveränderungen, Amenorrhö) auftreten.

Ursachen für ein verstärktes Haarwachstum sind:
- Missbildungen (z. B. Spina bifida)
- Medikamentennebwirkungen (z. B. Minoxidil)
- Endokrinopathien (z. B. Morbus Cushing).

Schweißdrüsen

Schweißdrüsen sind wichtig für die **Wärmeregulation** und die Ausbildung des **Säureschutzmantels** der Haut. Zum Aufbau s. Abb. **C-7.2**.

Man unterscheidet:
- Die cholinerg innervierten **ekkrinen Schweißdrüsen** sind am ganzen Körper (v. a. an Handteller und Fußsohlen) zu finden. Der Ausführungsgang mündet direkt auf der Epidermisoberfläche. Der Schweiß spielt eine wichtige Rolle bei der Thermoregulation, außerdem hemmt das saure Sekret das Bakterienwachstum (Säureschutzmantel).

- Die adrenerg innervierten **apokrinen Schweißrüsen** (Duftdrüsen) sind besonders zahlreich im Achsel- und Genitalbereich, am Nabel, in der Perimamillarregion, Analregion und im Gehörgang. Der Ausführungsgang mündet in das Infundibulum des Haarfollikels. Die Drüsen sezernieren ein fettiges geruchloses Sekret.

Permanenter Haarausfall kann bedingt sein durch:
- **Hormone:** androgenetischer Haarausfall vom männlichen Typ (Geheimratsecken, Glatze); weiblicher Typ in der Menopause (diffuser Haarausfall mit Seborrhö und Kopfschuppen)
- **Hauterkrankungen:** Sklerodermie, Lichen ruber (Knötchenflechte), Alopecia areata
- **physikalische Einwirkungen:** z. B. durch Zug (= Traktionsalopezie) bei straffen Frisuren oder durch Druck (Druckalopezie) beim Tragen schwerer Lasten auf dem Kopf.

Als **Hypotrichose** bezeichnet man eine schütter ausgeprägte Behaarung (angeboren).

Verstärktes Haarwachstum

▶ **Definition.** Mit dem Begriff **Hypertrichose** wird eine verstärkte Körperbehaarung ohne Beteiligung der Sexualhaare bezeichnet. Unter **Hirsutismus** versteht man die verstärkte Sexual-, Körper- und Gesichtsbehaarung bei Frauen oder Kindern entsprechend dem männlichen Behaarungstyp. Individuelle, ethnische oder rassische Dispositionen spielen eine Rolle.

Pathologisch sind diese Veränderungen insbesondere dann, wenn weitere Symptome der Virilisierung wie Stimmveränderungen, männliche Glatzenbildung, Klitorishypertrophie, Amenorrhö und Mammaatrophie auftreten. Bei der Pubertas praecox (vorzeitige Pubertät) kommt es vorzeitig zur ausgeprägten Sekundärbehaarung.

Ursachen für ein verstärktes Haarwachstum sind:
- Missbildungen wie Spina bifida, Naevus pilosus bzw. Tierfell-Nävus (alle Pigmentnävi können mit dunklen langen Haaren auftreten)
- Medikamentennebenwirkungen: Hydantoin, Minoxidil, Kortison, Streptomycin, Penicillamin
- Endokrinopathien:
  - hypophysär (Morbus Cushing, Akromegalie)
  - adrenal (adrenogenitales Syndrom, Cushing-Syndrom)
  - ovariell (Tumor, Stein-Leventhal-Syndrom).

Schweißdrüsen

Schweißdrüsen sind schlauchförmige, tubuläre Drüsen, die in Knäuelform in der Subkutis mit Ausführungsgang durch die Epidermis liegen (s. Abb. **C-7.2**). Ihre physiologische Bedeutung besteht in der **Wärmeregulation** und dem Ausbilden des **Säureschutzmantels** der Haut.

Es werden 2 Drüsentypen unterschieden:
- Die cholinerg innervierten **ekkrinen Schweißdrüsen** sind am ganzen Körper (besonders zahlreich an Handteller und Fußsohlen) zu finden. Der Ausführungsgang mündet direkt auf der Epidermisoberfläche. Die Schweißproduktion und die nachfolgende Verdunstungskälte an der Hautoberfläche spielen eine wichtige Rolle bei der Thermoregulation des Organismus. Außerdem hemmt das saure Sekret das Bakterienwwachstum (Säureschutzmantel). Psychische Faktoren beeinflussen die Schweißproduktion (Angstschweiß, feuchte Hände). Auch scharfe Speisen und Getränke können die Produktion fördern (gustatorisches Schwitzen).
- Die adrenerg innervierten **apokrinen Schweißrüsen** (Duftdrüsen) nehmen ihre Tätigkeit erst mit der Pubertät auf. Besonders zahlreich kommen sie im Achsel- und Genitalbereich, des Weiteren am Nabel, in der Perimamillarregion, Analregion und im Gehörgang vor. Der Ausführungsgang mündet in das Infundibulum des Haarfollikels. Die Drüsen sezernieren keinen Schweiß im eigentlich Sinne, sondern ein fettiges, geruchloses Sekret. Erst die bakterielle Zersetzung führt zum unangenehmen Schweißgeruch. Das Sekret bereitet ein alkalisches bis neutrales Milieu, so dass es zu einer „physiologischen Lücke" im Säureschutzmantel der Haut kommt.

Im Alter nimmt die Schweißproduktion physiologischerweise ab.

Als **Hyperhidrosis** wird die vermehrte Schweißsekretion bei normaler Körpertemperatur bezeichnet (Vorkommen bei Hyperthyreose, Tuberkulose, Infektionen, Diabetes mellitus, Einnahme von Parasympathomimetika). Eine einseitige oder asymmetrische Hyperhidrose weist auf eine nervale Störung hin. Häufig mit einer Hyperhidrosis verbunden ist das **dyshidrotische Ekzem**, gekennzeichnet durch juckende Bläschen an Hand- und evtl. Fußflächen.

Eine verminderte oder fehlende Schweißsekretion **(Oligo- oder Anhidrosis)** findet man bei Erythrodermie, Stoffwechselerkrankungen und angeborenem Defekt. Als **Bromhidrosis** bezeichnet man die Absonderung von unangenehm riechendem Schweiß (Schweißfüße). Der Käsegeruch entsteht durch bakterielle Zersetzung des Sekrets v. a. der apokrinen Schweißdrüsen. Es handelt sich um ähnliche Bakterien, wie sie bei der Käsereifung auftreten (z. B. Limburger-Käse).

Talgdrüsen

Talgdrüsen kommen am gesamten Integument vor. Besonders groß sind sie im Gesicht und am oberen Thorax (Manifestation der Akne!). Der Talg besteht aus Fettsäuren, Triglyzeriden und Wachsestern und dient zur Einfettung von Haut und Haaren. Mit **Sebostase** wird die verminderte Talgproduktion bezeichnet; wesentlich häufiger ist jedoch die **Seborrhö**, also die vermehrte Produktion. Typische Hauterkrankungen bei Seborrhö sind Acne vulgaris und Rosazea (Kupferfinne). Neurodermitis und Pityriasis simplex (Kleienflechte) sind typische Erkrankungen bei Patienten mit Sebostase. Ein **Steatom** ist eine solitäre, teigig-weiche Talgzyste bis zu Kirschgröße.

7.3.3 Palpation

Die normale Haut fühlt sich bei der Palpation elastisch an. Die subkutane Fettschicht kann durch Faltenbildung zwischen zwei Fingern beurteilt werden (s. S. 65, Abb. **A-15.4**). Die Fettschicht wird mit zunehmendem Alter dünner, die Haut wird dadurch empfindlicher für Verletzungen. Bleibt die mit den Fingern abgehobene Hautfalte länger stehen, besteht ein Turgorverlust, z. B. bei Dehydratation (Wasserverlust).

Bei der Palpation der Haut ist auf deren Allgemeinbeschaffenheit zu achten: trocken, feucht, matt, glänzend, fettig oder faltig? Die Palpation von Effloreszenzen oder Hauttumoren erfasst die Konsistenz, Tiefenausdehnung, Beschaffenheit der Oberfläche und Schmerzhaftigkeit.

Bei vermehrter Flüssigkeitsansammlung im interstitiellen Hautgewebe (Ödem), bleibt beim Drücken eine Delle stehen. Zur Differenzialdiagnose der **Ödeme** s. S. 331 ff.

Als **Dermographismus** (typisch für Atopiker) bezeichnet man eine sichtbare Hautreaktion nach einem mechanischen Reiz (z. B. mit einem Stift, Spatel oder Fingernagel) infolge neurovegetativer Dysregulation. Die Überprüfung des Dermographismus spiegelt die Erregbarkeit des Gefäß-Nerven-Systems der Haut wider und ist so zur Beurteilung der vegetativen Ausgangslage eines Patienten geeignet. Blasst die Haut ab (Dermographismus albus), so besteht eine Vasokonstriktion (z. B. bei Neurodermitis). Der rote Dermographismus entsteht durch eine Vasodilatation. Er ist normal, kann aber bei allergischen Erkrankungen mit einer Quaddelbildung einhergehen, z. B. bei Urtikaria.

7.4 Anamnese

Aufgrund der Anamnese ist eine pathogenetische Einteilung der Hauterkrankungen in angeborene und erworbene Dermatosen möglich.

▶ **Wichtige Fragen:**
- Seit wann besteht die Hautkrankheit?
- Gibt es Hautkrankheiten in der Familie (z. B. Neurodermitis, Psoriasis)?

Im Alter nimmt die Schweißproduktion ab.

Hyperhidrosis: Vermehrte Schweißsekretion bei normaler Körpertemperatur. Häufig tritt zusätzlich ein **dyshidrotisches Ekzem** auf. Eine einseitige oder asymmetrische Hyperhidrose weist auf eine nervale Störung hin.

Verminderte oder fehlende Schweißsekretion **(Oligo- oder Anhidrosis)** kommt z. B. bei Erythrodermie vor. Als **Bromhidrosis** bezeichnet man die Absonderung von unangenehm riechendem Schweiß.

Talgdrüsen

Talgdrüsen kommen am gesamten Integument vor. Besonders groß sind sie im Gesicht und am oberen Thorax. Der Talg dient zur Einfettung von Haut und Haaren. Mit **Sebostase** wird die verminderte Talgproduktion bezeichnet; wesentlich häufiger ist die **Seborrhö**, also die vermehrte Produktion. Ein **Steatom** ist eine weiche Talgzyste.

7.3.3 Palpation

Die normale Haut fühlt sich elastisch an. Die subkutane Fettschicht kann durch Faltenbildung zwischen zwei Fingern beurteilt werden (s. S. 65, Abb. **A-15.4**). Bei Turgorverlust bleibt die abgehobene Hautfalte länger stehen.

Die Palpation von Effloreszenzen oder Hauttumoren erfasst u. a. Konsistenz, Tiefenausdehnung, Beschaffenheit der Oberfläche und Schmerzhaftigkeit.

Zur Differenzialdiagnose der **Ödeme** s. S. 331 ff.

Als **Dermographismus** (typisch für Atopiker) bezeichnet man eine sichtbare Hautreaktion nach mechanischem Reiz infolge neurovegetativer Dysregulation. Durch Überprüfung kann die vegetative Ausgangslage eines Patienten überprüft werden.

7.4   Anamnese

Die Anamnese ermöglicht die Einteilung in angeborene und erworbene Dermatosen.

◀ **Wichtige Fragen**

- Sind Allergien bei Ihnen oder in der Familie bekannt (allergisches Asthma, Heuschnupfen, Milchschorf oder Neurodermitis)?
- Trat die Hauterscheinung plötzlich oder langsam auf?
- Ist die Hauterscheinung juckend oder schmerzhaft?
- Wo überall sind diese Hauterscheinungen?
- Traten Begleitsymptome auf, wie Fieber, Gelenkbeschwerden, Halsschmerzen, Gewichtsabnahme usw.?
- Nehmen Sie Medikamente oder haben Sie bis vor einiger Zeit Medikamente eingenommen?
- Waren Sie im Ausland?
- Sind Sie von einem Insekt gestochen worden?
- Gibt es eine berufliche Exposition (z. B. Chemikalien)?
- Hatten Sie Kontakt zu Personen mit ähnlichen Hauterscheinungen, einer Geschlechtskrankheit oder evtl. AIDS?

7.4.1 Angeborene Dermatosen

Genodermatosen sind erbliche Hautkrankheiten mit meist dominantem, z. T. auch rezessivem Erbgang. Es handelt sich vorwiegend um:
- **Keratosen** (Verhornungsanomalien): z. B. Ichthyosis vulgaris (Fischschuppenkrankheit)
- **hereditäre Epidermolysen:** Epidermolysis bullosa simplex
- **Teleangiektasien** (bleibende Erweiterung kleiner, oberflächlicher Hautgefäße): z. B. hereditäre hämorrhagische Teleangiektasie (Morbus Osler), Naevus flammeus
- **Phakomatosen:** Syndrome mit kombinierten Missbildungen an Haut, Auge, Gehirn.

Hamartome sind umschriebene Fehlbildungen mit regelwidrigem Gewebsaufbau, die sich anhand der Keimblätter einteilen lassen, denen sie entstammen. Sie können lokalisiert (solitär) oder systematisiert, d. h. im Ausbreitungsgebiet von Nerven (Dermatome) oder embryonalen „Nahtstellen" auftreten.

Ektodermale Hamartome kommen lokalisiert (z. B. Epidermoidzyste) oder systematisiert vor: so treten z. B. beim Morbus Bourneville-Pringle (syn. tuberöse Hirnsklerose) hirsekorngroße Knötchen im Gesicht und am Hals auf (Adenoma sebaceum), außerdem bestehen Epilepsie und geistige Retardierung.

Bei den **neuroektodermalen Hamartomen** stellen die „einfachen" Nävi die lokalisierte Form dar, z. B. Naevus naevocellularis pigmentosus (rundlicher Pigmentfleck, Muttermal), Naevus coeruleus (linsen- bis kirschgroß, bläulich tiefer Sitz im Corium, Sonderform als „Mongolenfleck" im Sakralbereich) und Naevus spilus (Café-au-lait-Fleck, Abb. **C-7.14a**). Systematisiert tritt der Naevus spilus bei der Neurofibromatose von Recklinghausen (multiple weiche Hautfibrome, neurologische Symptome, evtl. Phäochromozytom) oder beim Peutz-Jeghers-Syndrom (Pigmentflecken an Haut und Darmschleimhaut, Polyposis des Darms) auf.

Mesodermale Hamartome sind Nävi in Form von Gefäßmissbildungen (Angiome). Lokalisierte Formen sind:
- Naevus flammeus (Feuermal, Abb. **C-7.14b**). Als „Storchenbiss"-Hämangiom bezeichnet bei Lokalisation im Nacken.
- Haemangioma cavernosum (Blutschwamm, venös, Abb. **C-7.14c**)
- Haemangioma racemosum („Ranken-Angiom", arteriell).

Systematisiert können Angiome bei Phakomatosen auftreten.

Dysplasien sind Fehlbildungen oder Fehlentwicklungen eines Gewebes oder Organs mit unzureichender Differenzierung (z. B. des Bindegewebes). Die **Cutis laxa** ist gekennzeichnet durch abnorme Dehnbarkeit, Verschieblichkeit und Elastizität der Haut. Sie kommt beim Ehlers-Danlos-Syndrom vor (zusätzlich Überstreckbarkeit der Gelenke, Mitralklappenprolaps).

7.4.1 Angeborene Dermatosen

Genodermatosen sind erbliche Hautkrankheiten mit meist dominantem, z. T. auch rezessivem Erbgang. Häufig sind:
- Keratosen (Verhornungsanomalien)
- hereditäre Epidermolysen
- Teleangiektasien
- Phakomatosen.

Hamartome sind umschriebene Fehlbildungen mit regelwidrigem Gewebsaufbau.

Ektodermale Hamartome kommen lokalisiert (z. B. Epidermoidzyste) oder systematisiert vor (z. B. Morbus Bourneville-Pringle).

Neuroektodermale Hamartome: „Einfache" Nävi stellen die lokalisierte Form dar. Der Naevus spilus (Café-au-lait-Fleck, Abb. **C-7.14a)** tritt systematisiert bei der Neurofibromatose von Recklinghausen oder beim Peutz-Jeghers-Syndrom auf.

Mesodermale Hamartome sind Nävi in Form von Gefäßmissbildungen (Angiome). Lokalisierte Formen (Abb. **C-7.14**):
- Naevus flammeus
- Haemangioma cavernosum
- Haemangioma racemosum.

Dysplasien sind Fehlbildungen eines Gewebes oder Organs mit unzureichender Differenzierung (z. B. des Bindegewebes). Die **Cutis laxa** ist gekennzeichnet durch abnorme Dehnbarkeit.

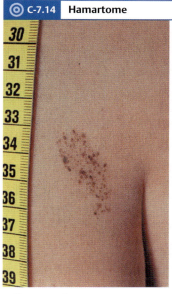

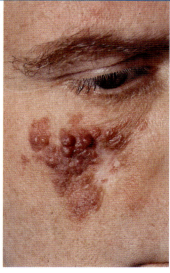

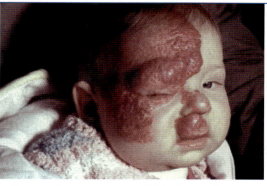

C-7.14 **Hamartome**

c Haemangioma cavernosum (Blutschwamm).

a Naevus spilus. **b** Naevus flammeus.

7.4.2 Erworbene Dermatosen

Erregerbedingte Dermatosen

Die anamnestischen Fragen zielen auf einen möglichen **Kontakt mit Krankheitserregern bzw. Krankheitsträgern** (Mensch oder Tier) ab. Die Frage nach dem Beruf, nach Auslandsaufenthalten, nach besonderen Lebensumständen und ungewöhnlichen Expositionen sind zwingend.

▶ **Klinischer Fall.** Ein 45-jähriger Förster bemerkt im Spätsommer am rechten Unterschenkel eine handtellergroße Rötung. Im Verlauf von einigen Tagen blasst die Hauterscheinung deutlich ab, verschwindet aber nicht vollständig, sondern wandert weiter und umfasst in den nächsten Wochen ca. ⅓ des Unterschenkels. Der Patient entschließt sich erst nach Monaten zum Arzt zu gehen, als er bemerkt, dass die Haut nun auch dünner und leicht verletzlich wird. Er klagt jetzt auch über Kältegefühl und Missempfindungen im betroffenen Bereich. Abends kommt es zu Schwellungen in der Knöchelregion. Bei der klinischen Untersuchung zeigt sich bereits eine fortgeschrittene Atrophie der Haut im Bereich des gesamten mittleren Unterschenkels. Die Haut ist hier zigarettenpapierartig verdünnt und zeigt eine feine Runzelbildung. Haare sind im betroffenen Bereich nicht mehr vorhanden. Distal der Hautveränderungen findet man bis zur Knöchelregion ein deutliches Ödem. Bei der Nachanamnese ergibt sich, dass der Patient häufig Zecken an sich bemerkt und sachgerecht entfernt. An eine Zecke im betroffenen Hautbereich kurz vor Beginn des Erythems kann er sich aber nicht mehr sicher erinnern.

Diagnose: Es besteht der dringende Verdacht, dass es sich zunächst um ein Erythema chronicum migrans nach einem Zeckenstich gehandelt hat (s. S. 97, Abb. **B-1.18**). Im weiteren Verlauf hat sich daraus eine Acrodermatitis atrophicans entwickelt. Das Ödem ist einerseits als entzündliche Begleitreaktion zu deuten, andererseits kann es im Verlauf einer Erkrankung auch zur Zerstörung von Lymphbahnen kommen (ähnlich wie beim Erysipel). Die serologische Untersuchung auf Antikörper gegen Borrelia burgdorferi ist positiv. Eine Antibiotikatherapie wird eingeleitet. Differenzialdiagnostisch kommen v. a. Erfrierungen und eine chronisch venöse Insuffizienz in Betracht. Die Anamnese war dagegen typisch für das Erythema migrans.

Allergische Krankheiten

▶ **Definition.** Unter einer Allergie versteht man eine erworbene spezifische Antwort des Organismus gegenüber körperfremden Substanzen (meist tierische oder pflanzliche Proteine) infolge einer immunologischen Reaktion.

7.4.2 Erworbene Dermatosen

Erregerbedingte Dermatosen

Fragen Sie nach dem Beruf, Auslandsaufenthalten und Kontakt mit Krankheitsträgern bzw. -erregern.

◀ Klinischer Fall

Allergische Krankheiten

◀ Definition

Erfolgsorgan einer allergischen Reaktion ist – neben den inneren Organen (z. B. Darm oder Lunge) – vorwiegend die Haut (80 %).

Eine Allergie entsteht in 3 Stadien:
- **Sensibilisierung**
- **Latenzzeit**
- **Erfolgsreaktion.**

Nach Coombs und Gell werden 4 Typen unterschieden (Tab. **C-7.7**).

Erfolgsorgan einer allergischen Reaktion ist – neben den inneren Organen (z. B. Darm oder Lunge) – vorwiegend die Haut (80 %). „Allergie" wurde von Pirquet (Wiener Pädiater, 1874–1929) als „anderes Verhalten" des Organismus gegenüber einem Antigen bei Zweitkontakt – d. h. nach vorangegangener Sensibilisierung, welche die Bildung von Antikörpern ausgelöst hat – bezeichnet.

Eine Allergie entsteht in 3 Stadien:
- **Sensibilisierung:** Erstkontakt mit dem Antigen
- **Latenzzeit,** symptomlos: Bildung der Antikörper
- **Erfolgsreaktion:** Zweitkontakt mit dem Antigen und Antigen-Antikörper-Reaktion. Diese kann sehr stürmisch verlaufen (z. B. anaphylaktische Reaktion) oder aber auch verzögert erfolgen.

Nach Coombs und Gell werden 4 Typen der pathogenen Immunreaktion unterschieden (Tab. **C-7.7**).

≡ C-7.7

≡ C-7.7	Typen der pathogenen Immunreaktion nach Coombs und Gell		
	Typ	**vermittelt durch**	**Erkrankung**
I.	**anaphylaktisch** (Reaktion vom Soforttyp)	IgE	– allergisches Asthma bronchiale und Rhinitis – Nahrungsmittel- und Insektengiftallergie – Urtikaria – Quincke-Ödem – anaphylaktischer Schock
II.	**zytotoxisch**	IgG, IgM	– Agranulozytose – Hämolyse – Thrombopenie (medikamentös induziert) – Autoimmunkrankheiten?
III.	**Immunkomplex** (Serumkrankheit), Arthus-Reaktion	IgG, IgM	– allergische Alveolitis – Vasculitis allergica – Serumkrankheit (Urtikaria, Fieber, Gelenk-, Muskelschmerzen, Lymphknotenschwellung, Proteinurie)
IV.	**zellvermittelt** (Spättyp, Ekzemkrankheit)	T-Lymphozyten	– Arzneimittelexanthem – Kontaktdermatitis

Die Haut und die Schleimhäute sind der häufigste Schauplatz allergischer Reaktionen gegenüber Fremdstoffen.

Haut und Schleimhäute sind der häufigste Schauplatz allergischer Reaktionen. Hier findet in erster Linie die Auseinandersetzung des Organismus mit Fremdstoffen statt. Die Zunahme der allergischen Erkrankungen in den westlichen Ländern ist wahrscheinlich auf die übergroße Reinlichkeit und Hygiene, in der Kinder aufwachsen, den erhöhten Arzneimittelkonsum, die zunehmende Belastung der Umwelt mit Chemikalien, die Schädigung der Schleimhautbarrieren durch Luftverschmutzung und Stress zurückzuführen.

▶ **Merke**

▶ **Merke.** Die Suche nach dem verantwortlichen Allergen wird immer schwieriger und verlangt gelegentlich detektivische Arbeit. An erster Stelle steht immer die gründliche Anamnese.

Weiterführende Untersuchungen erfolgen durch Allergietests.

Eine der häufigsten Hautkrankheiten ist – bereits im Säuglingsalter (Milchschorf) – die **Neurodermitis**. Die Patienten kommen häufig aus Atopiker-Familien. Unter **Atopie** versteht man die polygen vererbte Bereit-

Weiterführende Untersuchungen erfolgen durch Allergietestungen (z. B. Hauttests und Inhalationstests).

Eine der häufigsten Hautkrankheiten ist – bereits im Säuglingsalter (Milchschorf) – die **Neurodermitis** (in den USA als „atopic dermatitis" bezeichnet). Die Patienten kommen häufig aus Atopiker-Familien (atopos = sonderbar). Unter **Atopie** versteht man die polygen vererbte Bereitschaft zur Entwicklung von allergischem Asthma bronchiale, allergischer Rhinitis (Heuschnupfen) und Neurodermitis (atopischer Dermatitis). Die Familienanamnese ist daher in diesem Zusammenhang sehr wichtig! Etwa 50 % der erwachsenen Atopiker litten bereits als Kinder unter Milchschorf oder Heuschnupfen.

Kollagenosen und Vaskulitiden

Kollagenose ist der Sammelbegriff für Systemerkrankungen mit Hauterscheinungen, denen eine „generalisierte" Autoimmunerkrankung (nicht organspezifische Autoantikörper) zugrunde liegt. Neben einer Gefäßbeteiligung (Vaskulopathie) kommt es im Gewebe häufig zu fibrinoiden Nekrosen. Zu den Kollagenosen zählen u. a.:

- systemischer Lupus erythematodes (SLE)
- Sjögren-Syndrom (SS)
- progressive systemische Sklerodermie (PSS)
- Polymyositis (PM) bzw. Dermatomyositis (DM).

Hiervon abzugrenzen ist die Gruppe der **systemischen Vaskulitiden**; z. B.:

- Panarteriitis nodosa (PAN)
- Wegener-Granulomatose (WG)
- Polymyalgia rheumatica (PMR).

Mit Ausnahme der Polymyalgia rheumatica können alle Kollagenosen und Vaskulitiden mit mehr oder weniger stark ausgeprägten Hautmanifestationen einhergehen, die sich meistens in Form einer Purpura oder Vasculitis allergica zeigen.

Weitere häufige Dermatosen

Hier sind einige Hauterkrankungen aufzuführen, bei denen sich Anzeichen für ein allergisches Geschehen mit chronisch-entzündlicher Reaktion finden, deren Ätiologie jedoch nicht eindeutig geklärt ist:

- **Psoriasis vulgaris** (Schuppenflechte, Abb. **C-7.15a**): sehr weit verbreitete familiäre Erkrankung mit stark schuppenden, z. T. juckenden Herde bei gesteigerter Proliferation der Epidermis.
- **Parapsoriasis-Gruppe:** Unter diesem Begriff werden verschiedene Erkrankungen zusammengefasst, die gewisse Ähnlichkeit mit der Psoriasis aufweisen: scharf begrenzte, kaum juckende, entzündliche Papeln mit geringer Parakeratose (Pityriasis lichenoides [kleieförmige Schuppung, Kleieflechte], Parapsoriasis en plaques).
- **Pityriasis rosea** (Schuppenröschen, Abb. **C-7.15b**): Akut-entzündliche und selbstheilende Hauterkrankung mit multiplen, ovalen, erythrosquamösen Herden, vorwiegend am Stamm.
- **Erythrodermien:** Generalisierte Hautrötung und Schuppung mit fast vollständigem Befall des gesamten Integuments – als Begleitsymptom bei verschiedenen Erkrankungen (Lymphome, Dermatosen, Arzneimittelexantheme) oder

schaft zur Entwicklung von allergischem Asthma bronchiale, allergischer Rhinitis (Heuschnupfen) und Neurodermitis.

Kollagenosen und Vaskulitiden

Kollagenose ist der Sammelbegriff für Systemerkrankungen mit Hauterscheinungen, denen eine „generalisierte" Autoimmunerkrankung zugrunde liegt. Hierzu zählen u. a. systemischer Lupus erythematodes, Sjögren-Syndrom, progressive systemische Sklerodermie und Polymyositis.

Hiervon abzugrenzen sind **systemische Vaskulitiden**, z. B.:
- Panarteriitis nodosa
- Wegener-Granulomatose
- Polymyalgia rheumatica.

Alle Kollagenosen und Vaskulitiden können mit Hautmanifestationen einhergehen (Ausnahme: Polymyalgia rheumatica).

Weitere häufige Dermatosen

Zu diesen Hauterkrankungen mit Anzeichen für ein allergisches Geschehen und chronisch-entzündlicher Reaktion, aber unklarer Ätiologie gehören:
- Psoriasis vulgaris (Abb. **C-7.15a**)
- Parapsoriasis-Gruppe
- Pityriasis rosea (Abb. **C-7.15b**)
- Erythrodermien
- Prurigo-Gruppe (s. S. 415).

⊚ **C-7.15** | **Inspektionsbefunde bei einzelnen Dermatosen**

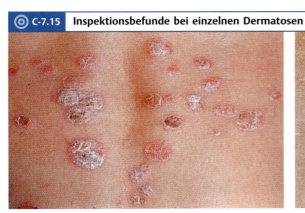

a Psoriasis vulgaris (Schuppenflechte).

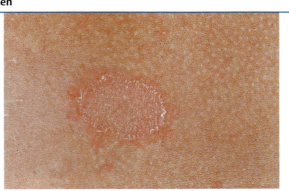

b Pityriasis rosea.

iatrogen (durch den Arzt ausgelöst) infolge falscher Therapie einer chronischen Dermatose. Dies betrifft vor allem Hauterkrankungen mit isomorphem Reizeffekt (Vermehrung der gleichen Effloreszenzen durch Kratzen): Psoriasis vulgaris, Pemphigus vulgaris (blasenbildende Dermatose), Neurodermitis diffusa.

- **Prurigo-Gruppe:** Hierzu zählen zwei papulonodöse Dermatosen mit starkem Juckreiz (s. S. 415), jedoch ungeklärter Ätiologie: Prurigo acuta (Strophulus infantum) und Prurigo simplex (Strophulus adultorum).

Sklerosen und Keratosen

Man unterscheidet u. a. folgende Formen:

- **Tyloma** (Schwiele): Reaktive Hyperkeratose auf einen mechanischen Reiz.
- **Acanthosis nigricans:** Unscharf begrenzte, flächenhafte Hyperkeratose mit schmutzig pigmentiertem, verrukös/papillärem Oberflächenrelief (besonders am Hals, Nacken, Axillen, Genitale und intertriginösen Regionen). Im höheren Lebensalter häufig in Kombination mit einem Karzinom (insbesondere Magenkarzinom).
- **Keratoma senile** (Landmanns- oder Seemannshaut): pigmentierte Hyperkeratosen auf aktinisch (UV-Licht, Röntgenstrahlen) geschädigter Altershaut.
- **Cornu cutaneum:** Hauthorn (krallenartige Wucherung im Gesicht, Nase!).

Atrophien

Atrophien des Bindegewebes:

- **Senile Hautatrophie:** Physiologische Altersveränderungen mit Faltenbildung und Elastizitätsverlust (besonders an Händen, Nacken, Gesicht). Witterungseinflüsse und Sonnenlicht führen zum Bild der Landmannshaut (Nacken!).
- **Striae distensae:** Blau-rötliche, später silbrig-glänzende Narbenstreifen am Abdomen, Oberschenkel, Mammae. Dabei kommt es zum Zerreißen der elastischen Fasern durch Einwirkung von Kortison, häufig in der Schwangerschaft, bei Adipositas und Morbus Cushing (s. S. 94, 95).
- **Acrodermatitis chronica atrophicans:** Zunächst entzündliche Schwellung und Knotenbildung vorwiegend an den unteren Extremitäten, später starke Atrophie und Fältelung (zigarettenpapierartig) mit Teleangiektasien und flächenhafter Sklerosierung (Ursache: Borrelieninfektion, Überträger: Zecken).

Atrophien des Fettgewebes:

- **Necrobiosis lipoidica:** atrophisch-sklerotische Herde mit Dellenbildung, Teleangiektasien und blau-rötlichem Randsaum; kommt insbesondere bei Diabetes mellitus vor (Abb. **C-7.16**).
- **Panniculitis nodularis:** Fettgewebsnekrose mit entzündlichen subkutanen und teils sehr schmerzhaften Knoten an den unteren Extremitäten, insbesondere bei Frauen.

Seitenrand (linke Spalte)

Sklerosen und Keratosen

Man unterscheidet u. a. folgende Formen:
- Tyloma
- Acanthosis nigricans
- Keratoma senile
- Cornu cutaneum.

Atrophien

Atrophien des Bindegewebes:
- senile Hautatrophie
- Striae distensae
- Acrodermatitis chronica atrophicans.

Atrophien des Fettgewebes:
- Necrobiosis lipoidica (Abb. **C-7.16**)
- Panniculitis nodularis.

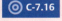

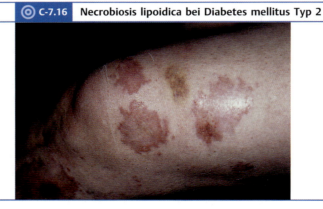

C-7.16   **Necrobiosis lipoidica bei Diabetes mellitus Typ 2**

Stoffwechselstörungen (s. a. S. 455 ff.)

Thesaurismosen sind metabolisch bedingte Speicherkrankheiten. **Lipidablagerungen** findet man bei Hyperlipoproteinämien in Form von:

- **Xanthelasmen:** gelbliche plane Einlagerungen im Lidbereich
- **Xanthomen:** gelbliche Knoten
- **Arcus lipoides corneae:** ringförmige weißliche Trübung der Hornhautperipherie (s. S. 92, Abb. **B-1.6**).

Tuberöse Xanthome sind als disseminierte Knötchen vorwiegend im Bereich der Strecksehnen an Händen und Füßen lokalisiert, als plane Xanthome bezeichnet man einige große und flache Knoten am Stamm und Gesäß. Diese typischen Lipidablagerungen sind pathognomonisch (für eine Krankheit kennzeichnend) für bestimmte Fettstoffwechselstörungen (Abb. **C-7.17a**).

Systemische Lipidablagerungskrankheiten mit normalem Serumlipidspiegel (z. B. Morbus Fabry, Niemann-Pick oder Gaucher) können ebenfalls zu Hautmanifestationen unterschiedlicher Art führen, die aber nicht mit Xanthomen verwechselt werden können. Häufig wird über die bioptische Untersuchung eines Hautherdes und den Nachweis des eingelagerten Lipids die Diagnose der Speicherkrankheit gestellt.

Amyloid – ein pathologischer Protein-Polysaccharid-Komplex – kann im Rahmen der **Amyloidose** auch in der Haut abgelagert werden, z. B. als hautfarbene Papeln mit lichenoid-hyperkeratotischer Oberfläche und gelegentlichem mäßigen oder stärkeren Juckreiz.

Bei der sehr viel häufigeren Stoffwechselkrankheit **Gicht** (s. S. 98 ff.) – bedingt durch eine hereditäre Störung des Purinstoffwechsels – kommt es zu einer Erhöhung der Harnsäure im Blut und zu einer Ausfällung von Harnsäurekristallen in Gelenken, den Nieren und der Haut (Subkutis). Der typische Gichtknoten (Tophus) ist gelblich-weiß, etwa erbsgroß und sitzt bevorzugt an der Ohrmuschel und im Bereich des Großzehengrundgelenks (Abb. **C-7.17b**).

Stoffwechselstörungen (s. a. S. 455 ff.)

Thesaurismosen sind metabolisch bedingte Speicherkrankheiten. **Lipidablagerungen** kommen bei Hyperlipoproteinämien vor:

- Xanthelasmen
- Xanthome
- Arcus lipoides corneae.

Tuberöse Xanthome findet man als disseminierte Knötchen im Bereich der Strecksehnen; plane Xanthome befinden sich am Stamm und Gesäß (Abb. **C-7.17a**).

Systemische Lipidablagerungskrankheiten mit normalem Serumlipidspiegel können ebenfalls zu Hautmanifestationen unterschiedlicher Art führen.

Amyloid – ein pathologischer Protein-Polysaccharid-Komplex – kann im Rahmen der **Amyloidose** auch in der Haut abgelagert werden.

Der typische Gichtknoten (Tophus, s. a. S. 98 ff.) ist gelblich-weiß, etwa erbsgroß und sitzt bevorzugt an Ohrmuschel und Großzehengrundgelenk (Abb. **C-7.17b**).

| ⊚ **C-7.17** | **Inspektionsbefunde bei Stoffwechselstörungen** |

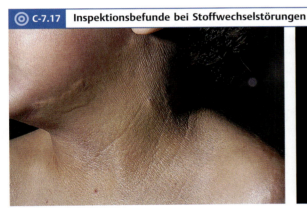 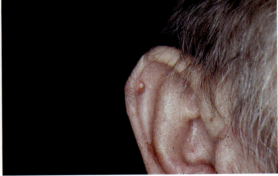

a Tuberöse Xanthome und plane Xanthelasmen im Hals- bzw. Kieferwinkelbereich.

b Gichttophus.

Physikalisch und chemisch bedingte Dermatosen

Hautschäden durch verschiedenartige Traumen, die das Integument von außen treffen, können verursacht werden durch:

- **Physikalische Schäden:**
  - mechanisch: Wunden, Druckschäden
  - thermisch: Wärme-, Kälteschäden
  - aktinisch: Lichtdermatosen, Strahlenschäden
- **Chemische Schäden:** Verätzung (Cauterisatio) durch Säuren oder Laugen.

Verbrennungen (Combustio) werden nach dem Schweregrad eingeteilt (Tab. **C-7.8**).

Physikalisch und chemisch bedingte Dermatosen

Exogene Hautschäden können verursacht werden durch:

- **Physikalische Schäden:**
  - mechanisch
  - thermisch
  - aktinisch
- **Chemische Schäden:** Verätzung.

Zur Einteilung bei Verbrennungen (Combustio) s. Tab. **C-7.8**.

≡ C-7.8

≡ **C-7.8** Gradeinteilung bei Verbrennungen

Grad	Hautbefund	Farbe	Sensibilität	Tiefe der Schädigung
I	Rötung	rot	+	Epidermis
II	Rötung und Blasenbildung	rot	+	Epidermis und oberes Corium
III	Nekrosen	weiß, braun, schwarz	–	Epidermis, Corium, Hautanhangsgebilde, evtl. tiefere Strukturen

Einteilung der **Erfrierungen:**
- Grad I: Erythem
- Grad II: Blasenbildung
- Grad III: Nekrose.

Erfrierungen (Congelatio) werden ebenfalls in 3 Schweregrade eingeteilt:
- Grad I: Erythem
- Grad II: Erythem und Blasenbildung
- Grad III: Nekrose.

Tumoren der Haut

Tumoren der Haut

Gutartige (benigne) Tumoren

Gutartige (benigne) Tumoren

Nachfolgend einige Beispiele für benigne Hauttumoren:
- **Verruca seborrhoica** (Alterswarze): häufigste gutartige Hautgeschwulst; multiple, gelblich-braun pigmentierte Tumoren bis zu Münzgröße, flach oder erhaben mit weicher Konsistenz und fettig-glänzender Oberfläche (s. S. 112, Abb. **B-1.66**).
- **Fibrome:** weiche erhabene oder gestielte, hautfarbene Anhängsel der Haut in Faltenregionen.
- **Keloide:** Knotige bis bandartige gutartige Bindegewebswucherung auf einer ursprünglichen Narbe.
- **Lipome:** Subkutane Fettgewebstumoren, vorwiegend an Extremitäten und Stamm.
- **Naevi** (Muttermale): s. S. 406.

Von den erworbenen gutartigen Hauttumoren sind die angeborenen Hamartome abzugrenzen (s. S. 406). Nachfolgend einige Beispiele für benigne Hauttumoren:
- **Verruca seborrhoica** (seborrhoische Warze, Alterswarze – trotz der Bezeichnung besteht keine Verwandtschaft zu Seborrhö oder Warzen!): Sie ist die häufigste gutartige Hautgeschwulst. Es handelt sich um multiple, gelblich-braun pigmentierte Tumoren bis zu Münzgröße, flach oder erhaben mit weicher Konsistenz und fettig-glänzender Oberfläche an Stamm, Extremitäten, Gesicht und Hals (s. S. 112, Abb. **B-1.66**).
- **Fibrome:** Begrenzte Bindegewebsproliferationen, die als weiche erhabene oder gestielte, hautfarbene Anhängsel der Haut in Faltenregionen (v. a. Achsel, Hals) vorkommen.
- **Keloid** (Wulstnarbe): Knotige bis bandartige gutartige Bindegewebswucherung auf einer ursprünglichen Narbe (überschießende Narbenbildung mit Entzündungsreaktion und Juckreiz). Es kann die Grenzen der ursprünglichen Verletzung bzw. Operation weit überschreiten und zu dermatogenen Kontrakturen führen.
- **Lipome:** Subkutane Fettgewebstumoren, die vorwiegend an Extremitäten und Stamm vorkommen. Sie sind schmerzlos und können Hühnereigröße erreichen.
- **Naevi** (Muttermale): s. S. 406.

Präkanzerosen

Präkanzerosen

Potenzielle Vorstadien eines Karzinoms, die fakultativ oder obligat in einen malignen Tumor übergehen. Hierzu gehören:
- **aktinische Präkanzerose:** keratotische Veränderungen auf stark lichtexponierter Haut
- **Morbus Bowen:** intraepitheliales Karzinom der Haut (Carcinoma in situ)
- **Erythroplasie Queyrat**
- **Leukoplakie** s. S. 152
- **Lentigo maligna:** präkanzeröse Proliferation atypischer Melanozyten, Übergang in Lentigo-maligna-Melanom möglich.

Präkanzerosen sind definierte potenzielle Vorstadien eines Karzinoms, die fakultativ oder obligat in einen malignen Tumor übergehen. Hierzu zählen:
- **Aktinische Präkanzerose:** Keratotische Veränderungen auf stark lichtexponierter Haut, die in ein Spinaliom oder Basaliom übergehen können.
- **Morbus Bowen:** Intraepitheliales Karzinom der Haut (Carcinoma in situ), das makroskopisch einer Psoriasis ähnelt, jedoch solitär auftritt und nicht abheilt. Bevorzugte Lokalisationen sind Gesicht, Rumpf und Hände.
- **Erythroplasie Queyrat:** Dem Morbus Bowen ähnliche Veränderungen im Bereich der Schleimhäute und Übergangsschleimhäute.
- **Leukoplakie** s. S. 152
- **Lentigo maligna:** Graubraune bis schwarze, unscharf und unregelmäßig begrenzte Herde im Bereich lichtexponierter Areale wie Gesicht, Stirn, Hals, Hände. Es handelt sich um eine präkanzeröse Proliferation atypischer Melanozyten, die in ein Lentigo-maligna-Melanom übergehen können.

Maligne (bösartige) Tumoren

Maligne Tumoren sind gekennzeichnet durch infiltratives, destruierendes Wachstum, lymphogene oder hämatogene Streuung (Metastasierung) und ein polymorphes (unreifes) Zellbild.

- Das **Basaliom** ist nur bedingt maligne, da es zwar lokal destruierend wächst, aber nicht metastasiert. Es tritt meist solitär im Gesicht auf, seltener multipel am Rumpf (Abb. **C-7.19a**).
  Das **Spinaliom** (spinozelluläres Karzinom) entsteht im Gegensatz dazu häufig auf der Grundlage chronisch-entzündlicher oder degenerativer Hautveränderungen (Abb. **C-7.19b**).
  Beide Tumoren kommen v. a. im höheren Lebensalter vor. Sie sind wahrscheinlich Folge sich summierender aktinischer und chemischer Schädigungen der Haut. Im Bereich der Haut findet man etwa zehnmal häufiger Basaliome als Spinaliome, im Bereich der Übergangsschleimhäute (Mund, Nase, Augen, Penis, Vulva) fast nur Spinaliome und im Bereich der Schleimhäute ausschließlich Spinaliome.
- **Morbus Paget:** Durch intraepidermale Ausbreitung eines Karzinoms der Drüsenausführungsgänge der Mamma kommt es zu ekzemartigen Veränderungen der Mamille.
- Das **maligne Melanom** ist die bösartigste Haut- und Schleimhautgeschwulst. Es metastasiert sehr frühzeitig. Daher muss jeder verdächtige Tumor bis zum Gegenbeweis als malignes Melanom betrachtet werden! Die Häufigkeit des malignen Melanoms hat in den letzten Jahrzehnten kontinuierlich zugenommen, wahrscheinlich bedingt durch die vermehrte UV-Exposition. Die Mehrzahl (80 %) tritt zwischen dem 30. und 70. Lebensjahr auf, vor dem 20. Lebensjahr sind Melanome sehr selten. Betroffen sind vorwiegend Menschen mit heller, lichtempfindlicher Haut. Maligne Melanome entstehen zu ⅓ aus einem bereits vorhandenen Nävuszellnävus, in ca. ⅔ der Fälle auf scheinbar unveränderter Haut. Sie können auch familiär gehäuft vorkommen.

Maligne (bösartige) Tumoren

Maligne Tumoren sind gekennzeichnet durch infiltratives, destruierendes Wachstum sowie lymphogene oder hämatogene Streuung.

- Das **Basaliom** ist nur bedingt maligne, da es zwar lokal destruierend wächst, aber nicht metastasiert. Hauptlokalisation ist das Gesicht. Das **Spinaliom** (spinozelluläres Karzinom) entsteht auf der Grundlage degenerativer Hautveränderungen (Abb. **C-7.19a, b**).
- **Morbus Paget:** ekzemartige Veränderung der Mamille durch Ausbreitung eines Milchgangkarzinoms.
- Das **maligne Melanom** ist die bösartigste Haut- und Schleimhautgeschwulst. Es metastasiert sehr frühzeitig. Seine Häufigkeit hat in den letzten Jahrzehnten kontinuierlich zugenommen (vermehrte UV-Exposition). Betroffen sind vorwiegend Menschen mit heller, lichtempfindlicher Haut.

⊚ **C-7.18**   **Differenzialdiagnose von Pigmentveränderungen der Haut**

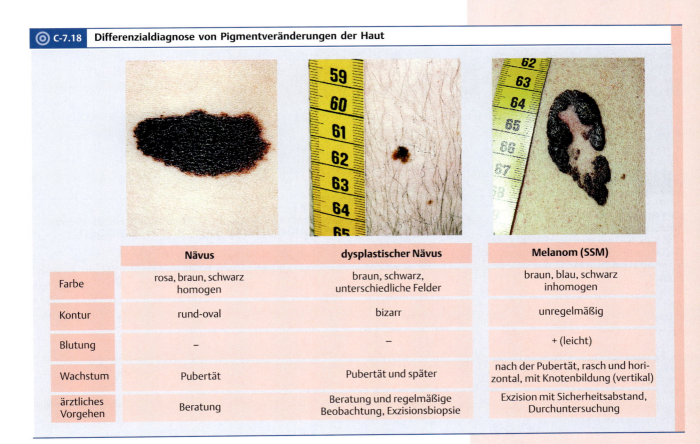

	Nävus	**dysplastischer Nävus**	**Melanom (SSM)**
Farbe	rosa, braun, schwarz homogen	braun, schwarz, unterschiedliche Felder	braun, blau, schwarz inhomogen
Kontur	rund-oval	bizarr	unregelmäßig
Blutung	–	–	+ (leicht)
Wachstum	Pubertät	Pubertät und später	nach der Pubertät, rasch und horizontal, mit Knotenbildung (vertikal)
ärztliches Vorgehen	Beratung	Beratung und regelmäßige Beobachtung, Exzisionsbiopsie	Exzision mit Sicherheitsabstand, Durchuntersuchung

▶ **Merke.** Die Kriterien zur Erfassung früher Melanomstadien werden in der ABCDE-Regel zusammengefasst (Abb. **C-7.18**):
A **a**symmetry (Asymmetrie)
B **b**order (Begrenzung)
C **c**olor (Farbe)
D **d**iameter (Durchmesser)
E **e**levation and/or **e**nlargement (Erhabenheit, Vergrößerung).

▶ **Wichtige Fragen:**
- Ist der Tumor in letzter Zeit schnell gewachsen?
- Hat der Tumor in letzter Zeit die Farbe verändert, ist er dunkler geworden?
- Hat der Tumor (bei Verletzung) geblutet?

- Das **Kaposi-Sarkom** tritt im Rahmen der HIV-Infektion heute relativ häufig auf. Es handelt sich um einen malignen, häufig bereits multifokal auftretenden Gefäßtumor (s. S. 101, Abb. **B-1.31**).

- Das **Kaposi-** (sprich: Káposchi) **Sarkom** tritt im Rahmen der HIV-Infektion heute relativ häufig auf. Es handelt sich um einen malignen, häufig bereits multifokal auftretenden Gefäßtumor. Die braunroten bis bläulichen, indurierten Plaques bzw. Knoten konfluieren und können in großflächige Gebilde übergehen (s. S. 101, Abb. **B-1.31**). Die Knoten sind schmerzhaft, derb und ulzerieren eventuell. Die disseminierte Form dieses Gefäßtumors kann das gesamte Integument, die Schleimhäute und innere Organe (Lunge, Magen-Darm-Trakt) befallen.

◉ **C-7.19** | **Maligne Tumoren der Haut**

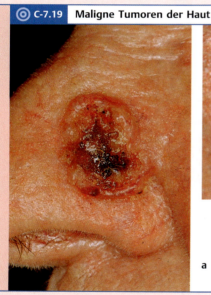

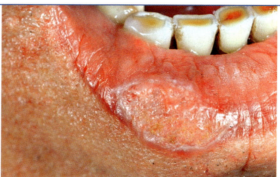

b Spinozelluläres Karzinom der Unterlippe.

a Basaliom am Nasenflügel mit z. T. knötchenförmigen Randsaum.

7.4.3 Medikamenteninduzierte Hauterscheinungen

Medikamente sind die **häufigste Ursache** für akute Hauterscheinungen (v. a. Antibiotika). Es ist daher unerlässlich, nach der Medikamenteneinnahme in letzter Zeit und in den zurückliegenden Monaten zu fragen.

Die wichtigsten medikamentös bedingten Hauterscheinungen sind:
- Urtikaria
- angioneurotisches Ödem
- Erythema exsudativum multiforme
- Erythema nodosum

7.4.3 Medikamenteninduzierte Hauterscheinungen

Medikamente sind die **häufigste Ursache** für akute Hauterscheinungen. Es ist daher unerlässlich, nach der Einnahme von Medikamenten in letzter Zeit und in den zurückliegenden Monaten zu fragen. Vor allem **Antibiotika** verursachen oft ein Arzneimittelexanthem, wobei die Hauterscheinungen unmittelbar nach der Einnahme (min bis h) auftreten können; jedoch auch mit einer Verzögerung von Wochen bis Monaten bzw. erst nach dem Absetzen des Medikamentes (z. B. nach Einnahme von Ampicillin).
Die wichtigsten durch Medikamente induzierten Hauterscheinungen sind:
- Urtikaria (z. B. Antibiotika, Plasmaexpander, i. v. Anästhetika)
- angioneurotisches Ödem (z. B. ACE-Hemmer)
- Erythema exsudativum multiforme (z. B. Hydantoin, Pyrazolone, Sulfonamide)
- Erythema nodosum (z. B. Barbiturate, Sulfonamide)
- fixes Arzneimittel-Exanthem (z. B. Salizylate, Antibiotika, Pyrazolone)

- Pemphigus (z. B. Penicillamin, Furosemid)
- photosensitive Reaktion (z. B. Tetrazykline, Sulfonamide).

- fixes Arzneimittel-Exanthem
- Pemphigus
- photosensitive Reaktion.

7.4.4 Juckreiz

7.4.4 Juckreiz

▶ **Synonym.** Pruritus.

◀ Synonym

Juckreiz ist eine Sonderform der Schmerzempfindung, die aufgrund von Reizung der Nozizeptoren durch chemische Mediatoren (Histamin, Bradykinin, Serotonin) ausgelöst wird. Anamnese und Inspektion sind der Schlüssel zur differenzialdiagnostischen Abklärung dieses Symptoms.

Juckreiz ist eine Sonderform der Schmerzempfindung, die aufgrund von Reizung der Nozizeptoren durch chemische Mediatoren ausgelöst wird.

▶ **Wichtige Fragen:**
- Ist der Juckreiz umschrieben, oder betrifft er den gesamten Körper?
- Dauer und Intensität des Juckreizes?
- Ist er ständig vorhanden oder nur schubweise?
- Besteht ein Zusammenhang mit Temperatur, neuer Kleidung, Waschmitteln, Nahrungsmitteln, Medikamenten?

◀ Wichtige Fragen

Bei der Inspektion der Haut sollte auf Kratzspuren und deren Beschaffenheit (trocken, schuppig, Ekzeme?) geachtet werden.

Eine Reihe von Systemkrankheiten wird von heftigem generalisierten Juckreiz begleitet, ohne dass primär sichtbare Hautveränderungen auftreten **(Pruritus sine materia)**. Ist der Pruritus Ausdruck einer systemischen Erkrankung so tritt er immer **generalisiert** auf. In diesem Fall muss intensiv nach zugrunde liegenden internistischen Erkrankungen gesucht werden.

Ursachen für **generalisierten Juckreiz** bei Allgemeinerkrankungen:
- allergisch: Nahrungsmittel, Medikamente
- endokrin: Diabetes mellitus, Hyperthyreose, Schwangerschaft
- Lebererkrankungen: primäre biliäre Zirrhose, Gallenstauung, Hepatitis
- Nierenerkrankungen: Urämie, Hyperurikämie
- Darmerkrankungen: Parasiten
- Tumoren, Lymphome, Leukosen
- neurologisch: Tabes dorsalis
- psychogen (Stress, Depression).

Ist der Juckreiz Begleiterscheinung einer Hauterkrankung, spricht man vom **Pruritus cum materia**. **Lokal begrenzter** Juckreiz hat seine Ursache zumeist in einer Hauterkrankung. Primäre Erkrankungen der Haut lassen sich an den typischen Effloreszenzen erkennen. Bei Juckreiz in der Aftergegend **(Pruritus ani)** muss der Stuhl auf Parasiten (Oxyuren) untersucht werden. Die Perianalhaut wird mit der Klebestreifenmethode (d. h. Bekleben der Perianalhaut mit einem Klebefilm, abziehen, Aufbringen auf einen Objektträger) auf abgelegte Wurmeier untersucht. Nachfolgend sind verschiedene Ursachen für **lokalen Juckreiz** bei Hauterkrankungen aufgeführt:
- trockene, schuppige Haut (Altershaut, häufiges Waschen, alkalische Seifen)
- Ekzeme, Psoriasis
- Urtikaria
- Neurodermitis, Kontaktdermatitis
- Ungeziefer: Milben, Flöhe, Läuse (Epizoonosen)
- Pruritus ani, Pruritus vulvae (z. B. bei Candidiasis).

Bei der Inspektion sollte auf Kratzspuren geachtet werden.

Eine Reihe von Systemkrankheiten wird von heftigem generalisierten Juckreiz begleitet, ohne dass primär sichtbare Hautveränderungen auftreten **(Pruritus sine materia)**.

Ursachen für **generalisierten Juckreiz** bei Allgemeinerkrankungen:
- allergisch
- endokrin
- Leber- und Nierenerkrankungen
- Darmerkrankungen
- Tumoren, Lymphome, Leukosen
- neurologisch, psychogen.

Ist der Juckreiz Begleiterscheinung einer Hauterkrankung, spricht man vom **Pruritus cum materia**. **Lokal begrenzter** Juckreiz hat seine Ursache zumeist in einer Hauterkrankung.

Ursachen für lokalen Juckreiz:
- trockene, schuppige Haut
- Ekzeme, Psoriasis
- Urtikaria
- Neurodermitis, Kontaktdermatitis
- Ungeziefer
- Pruritus ani (z. B. bei Candidiasis).

▶ **Klinischer Fall.** Ein 52-jähriger Mann mit schwerer Hypertonie und bereits leicht eingeschränkter Nierenfunktion (Kreatinin und Harnsäure leicht erhöht) bekommt neben anderen blutdrucksenkenden Medikamenten auch ein Diuretikum. Eine Woche nach Einnahmebeginn klagt der Patient über starken generalisierten Juckreiz. Die Laborkontrolle ergibt einen ungewöhnlich starken Anstieg der Harnsäure (von 8,5 auf 13,2 mg/dl), die vermutlich durch das Diuretikum induziert wurde. Nach Absetzen des Diuretikums verschwand der Juckreiz langsam, aber vollständig.

◀ Klinischer Fall

8 Lymphknoten

Lymphknotenschwellungen sind sehr **häufig**. Jüngere Patienten reagieren auf entzündliche Erkrankungen leichter mit einer Lymphknotenschwellung als ältere. Vergrößerte Lymphknoten bei älteren Menschen sind eher verdächtig auf einen tumorösen Ursprung. Für die Anamnese sind das **Alter**, das **erstmalige Auftreten** der Schwellung und deren **Zusammenhang** mit anderen Symptomen von Bedeutung (s. u.).

Lymphknotenvergrößerungen werden durch **Inspektion und Palpation** festgestellt. Es müssen systematisch alle **Lymphknotenregionen** untersucht werden:
- retroaurikulär
- präaurikulär
- vor und hinter dem M. sternocleidomastoideus
- im Kieferwinkel
- supraklavikulär
- axillär
- seitlich am Thorax
- am Oberarm medial oberhalb der Ellenbeuge
- inguinal.

8.1 Inspektion

Die Inspektion von Lymphknotenschwellungen erlaubt Rückschlüsse auf die zugrunde liegende Erkrankung. Besteht eine **Lymphangitis** (s. S. 116, Abb. **B-1.79**) im Einzugsgebiet eines Lymphknotens, liegt i. d. R. eine offene Wunde vor, über die Keime eingetreten sind. Die Lymphangitis ist als roter Streifen sichtbar, die Verletzung liegt peripherwärts.

Extreme „Lymphknotenpakete" treten fast ausschließlich bei malignen Lymphomen und chronisch lymphatischer Leukämie auf.

Klassisches Beispiel für eine lokalisierte Lymphknotenschwellung: Vergrößerung der submandibulären Lymphknoten bei Tonsillitis.
Eiternde Lymphknoten findet man u. a. bei Tuberkulose, Anthrax (Milzbrand), Katzenkratzkrankheit und Tularämie („Kaninchenfieber").

8.2 Palpation

Der Patient ist in einer entspannten Position. Zur Palpation benutzt man die **Fingerspitzen**. Wird eine Schwellung ertastet,

8 Lymphknoten

Lymphknotenschwellungen sind sehr **häufig**, wobei jüngere Patienten auf entzündliche Erkrankungen leichter mit einer Lymphknotenschwellung reagieren als ältere. Vergrößerte Lymphknoten bei älteren Menschen sind daher eher verdächtig auf einen tumorösen Ursprung. Dies kann aber nicht als allgemeine Regel gelten, so dass bei jeder (unklaren) Lymphknotenvergrößerung eine Differenzierung zwischen entzündlicher Erkrankung und Tumorerkrankung erfolgen muss. Für die Anamnese sind neben dem **Alter** des Patienten das **erstmalige Auftreten** der Schwellung und deren **Zusammenhang mit anderen Symptomen** (z. B. Fieber, Allgemeinbefinden) von Bedeutung (s. u.). In seltenen Fällen kommen Lymphknotenvergrößerungen auch bei Speicherkrankheiten und Kollagenosen vor.

Lymphknotenvergrößerungen werden durch **Inspektion** und **Palpation** festgestellt. Im Bereich der klassischen Lymphknotenregionen ist die Abgrenzung gegenüber anderen Schwellungen (Weichteile, Lipome, Speicheldrüsen oder Knochen) in der Regel nicht sehr schwierig. In Abhängigkeit von der Anamnese und der zugrunde liegenden Erkrankung müssen systematisch alle **Lymphknotenregionen** untersucht werden:
- retroaurikulär (hinter dem Ohr)
- präaurikulär (vor dem Ohr)
- vor und hinter dem M. sternocleidomastoideus
- im Kieferwinkel
- supraklavikulär (zwischen M. sternocleidomastoideus und Klavikula)
- axillär (in der Achselhöhle)
- seitlich am Thorax
- am Oberarm medial oberhalb der Ellenbeuge
- inguinal (in der Leiste).

8.1 Inspektion

Die Inspektion von Lymphknotenschwellungen erlaubt schon gewisse Rückschlüsse auf die zugrunde liegende Erkrankung. Besteht eine **Lymphangitis** (Entzündung der Lymphbahnen) im Einzugsgebiet eines Lymphknotens, liegt in der Regel eine offene Wunde vor, über die Keime eingetreten sind. Die Lymphangitis ist als roter Streifen sichtbar (z. B. am Unterarm bei einer Wunde der Haut, s. S. 116, Abb. **B-1.79**), die Verletzung liegt peripherwärts. Auch wenn die Lymphangitis fehlt, sollte nach einer Eintrittspforte für Keime gesucht werden; so ist z. B. bei einer akuten axillären Lymphknotenschwellung der gesamte Arm zu inspizieren.
Extreme „Lymphknotenpakete" z. B. am Hals, die bereits bei der Inspektion sofort als solche erkennbar sind, treten fast ausschließlich bei malignen Lymphomen und chronisch lymphatischer Leukämie auf.
Das klassische Beispiel für eine lokalisierte Lymphknotenschwellung ist die Vergrößerung der submandibulären (im Kieferwinkel liegenden) Lymphknoten bei Tonsillitis.

Eiternde Lymphknoten findet man u. a. bei Tuberkulose, Anthrax (Milzbrand), Katzenkratzkrankheit und Tularämie („Kaninchenfieber"), aber auch bei Streptokokken- und Staphylokokkeninfektion. Tuberkulöse Lymphknoten neigen darüber hinaus zur Fistelbildung.

8.2 Palpation

Der Patient muss sich in einer entspannten Lage befinden. Zur Palpation der Lymphknoten benutzt man die **Fingerspitzen**. Wird eine Schwellung ertastet, versucht man den Knoten zwischen Zeigefinger und Daumen zu fassen und zu bewegen. So können Größe und Verschieblichkeit gegenüber dem umgebenden Gewebe geprüft werden. Versuchen Sie, die Haut über der Schwellung zu verschieben, und **achten Sie auf Anzahl, Konsistenz und Schmerzhaftigkeit der Lymphknotenschwellung**.

versucht man sie zwischen Zeigefinger und Daumen zu fassen und zu bewegen. **Achten Sie auf Anzahl, Konsistenz und Schmerzhaftigkeit.**

▶ **Merke.** Jeder tastbare Lymphknoten ist vergrößert!

◀ **Merke**

Das bedeutet nicht automatisch, dass eine akute Erkrankung vorliegt. Im Hals- und Kopfbereich werden am häufigsten kleine, solitäre und harte (alte) Lymphknoten getastet, die schon lange bestehen können und auf eine frühere Entzündung (postentzündlich) zurückzuführen sind.

Folgende **Beurteilungskriterien** müssen erfasst und dokumentiert werden:
- Lokalisation und Zahl der Lymphknoten (z.B. axillär 3–4 Lymphknoten)
- Größe (in cm)
- Konsistenz (weich, derb, fest, hart, holzig, fluktuierend)
- Verschieblichkeit gegenüber der Haut, dem umgebenden Gewebe und anderen Lymphknoten
- Druckschmerzhaftigkeit (indolent, gering, mäßig, stark).

Beurteilungskriterien:
- Lokalisation und Zahl
- Größe
- Konsistenz
- Verschieblichkeit gegenüber Haut, umgebendem Gewebe und anderen Lymphknoten
- Druckschmerzhaftigkeit.

▶ **Beispiele zur Differenzialdiagnose der Lymphknotenschwellung:**
- Bei akut-entzündlicher Lymphknotenschwellung besteht eine deutliche Druckschmerzhaftigkeit. Die Lymphknoten sind weich bis leicht konsistent.
- Chronisch-entzündliche Lymphknoten sind derb bis eisenhart, indolent oder nur leicht druckdolent.
- Lymphknotenmetastasen beim Karzinom sind meist indolent, sie können sowohl untereinander als auch mit der Umgebung verbacken sein und tasten sich evtl. holzartig.
- Generalisierte Lymphknotenschwellungen deuten immer auf eine lymphatische Systemerkrankung hin, sei es infektiöser Art (z.B. bei der HIV-Infektion im Stadium der Lymphadenopathie) oder beim Lymphom (gleichzeitige Milz- und Lebervergrößerung?).
- Eitrige Lymphknoten können einschmelzen und einen lymphadenitischen Abszess bilden. Diese Lymphknoten fluktuieren bei der Palpation.

◀ **Beispiele**

8.2.1 Kopf und Hals

Die Lymphdränage aus dem Lymphsystem im Kopf- und Halsbereich erfolgt über ein oberflächliches und ein tiefes Lymphknotensystem. Diese münden in die venösen Zuflüsse der V. jugularis, bzw. auf der linken Seite hauptsächlich in den Ductus thoracicus. Man unterscheidet **submentale** (direkt unter dem Kinn), **submandibuläre** (zwischen Kinn und Kieferwinkel), **zervikale** (Hals), **nuchale** (Nacken) und **supraklavikuläre Lymphknoten** (Abb. **C-8.1**). Die Untersuchung findet am sitzenden Patienten statt. Palpieren Sie mit den Fingerspitzen von hinten oder von vorn systematisch alle Regionen (s.o.) durch.

Kleine (linsen- bis erbsgroße), leicht bewegliche, harte, nicht schmerzhafte Lymphknoten im Kopf-Hals-Bereich findet man bei Gesunden häufig (postentzündliche Lymphknoten).

Bei unklaren und verdächtigen Lymphknotenschwellungen muss immer auch das entsprechende **Einzugsgebiet** inspiziert werden. Dort suchen Sie nach Entzündungen und Tumoren (Tab. **C-8.1**).

8.2.1 Kopf und Hals

Die Lymphdränage erfolgt in die venösen Zuflüsse der V. jugularis, bzw. auf der linken Seite v.a. in den Ductus thoracicus. Man unterscheidet **submentale, submandibuläre, zervikale, nuchale und supraklavikuläre Lymphknoten** (Abb. **C-8.1**). Palpieren Sie mit den Fingerspitzen systematisch alle Regionen durch.

Kleine, leicht bewegliche, nicht schmerzhafte Lymphknoten im Kopf-Hals-Bereich sind bei Gesunden häufig.

Bei unklaren Lymphknotenschwellungen: immer das entsprechende **Einzugsgebiet** inspizieren (Tab. **C-8.1**).

8.2.2 Axilläre Region

Bei der Untersuchung der axillären Lymphknoten ergreift der Untersucher die gleichseitige Hand des Patienten und untersucht mit den fest zusammenliegenden Fingern der anderen Hand die Achselhöhle. Es ist wichtig, so tief wie möglich in die Achselhöhle zu greifen. Die Fingerspitzen werden dann tastend nach kaudal gezogen. Durch Abduktion und Adduktion des Patientenarmes ist das

8.2.2 Axilläre Region

Bei der Untersuchung der axillären Lymphknoten ergreift der Untersucher die gleichseitige Hand des Patienten und untersucht mit den fest zusammenliegenden Fingern der anderen Hand die Achsel-

⊙ **C-8.1** | **Palpation der Lymphknoten im Kopf-Hals-Bereich**

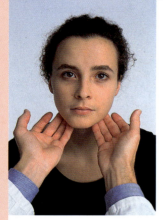

a Submandibuläre Lymphknoter

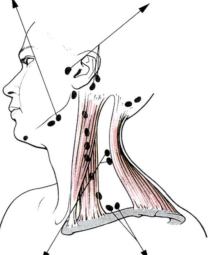

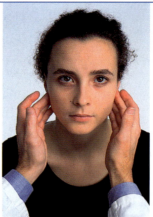

b Prä- und retroaurikuläre Lymphknoten.

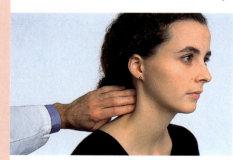

c Zervikale Lymphknoten

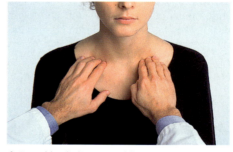

d Supraklavikuläre Lymphknoten

☰ **C-8.1** | **Einzugsgebiet der Lymphknoten im Kopf-Hals-Bereich**

Region	Einzugsgebiet	Erkrankung
▪ **Hals**	Gesicht, Kopfhaut, Mund, Ohr, Pharynx, Zähne	**akut:** lokale und generalisierte Infektion **chronisch:** Tuberkulose, Lues, Aktinomykose, Karzinome, Lymphome, Kollagenosen, Speicherkrankheiten
▪ **retroaurikulär**	Scheitelregion, Hinterhaupt	Toxoplasmose, Röteln, Lues
▪ **präaurikulär**	hintere Mundhöhle, Rachenring(?), Umgebung der Augen, äußerer Gehörgang	Herpes ophthalmicus, Trachom, Keratokonjunktivitis
▪ **submental**	Unterlippe, Wangen	lokale Infektionen und Tumoren
▪ **submandibulär**	Zunge, Speicheldrüsen, Mundboden, Wangen	lokale Infektionen und Tumoren
▪ **supra-klavikulär**	Arme, Kopf, Mammae, Thoraxwand	Tumoren des Ösophagus, Bronchus und Magens (Virchow-Drüse bei fortgeschrittenem Magenkarzinom über der linken Klavikula)

C-8.2

C-8.2   Palpation der axillären Lymphknoten

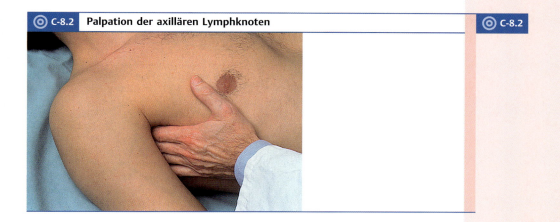

Auffinden auch weit kranial liegender Lymphknoten möglich. Diese Untersuchung ist besonders wichtig im Rahmen der Metastasensuche beim Mammakarzinom.

Man kann die axillären Lymphknoten auch beidseits gleichzeitig untersuchen: Der Patient wird aufgefordert, die Arme hochzustrecken – so dass der Untersucher tief in die Axilla fassen kann – und anschließend die Arme zu senken (Abb. **C-8.2**).

8.2.3 Inguinale Region (s. a. S. 243)

Die oberflächlichen Leistenlymphknoten liegen unterhalb des Leistenbandes auf der Faszie. Sie verlaufen horizontal parallel zum Leistenband und dränieren die Lymphe aus der Analregion, dem äußeren Genitale und z. T. dem inneren Genitale, der Bauchhaut unterhalb des Nabels, dem Damm sowie der Haut des Hüft- und Gesäßbereichs. Vertikal verlaufen Leistenlymphknoten parallel dem Mündungsgebiet der V. femoralis; sie nehmen den oberflächlichen Lymphstrom der unteren Extremität auf. Im Bereich des Anulus femoralis findet man häufig einen vergrößerten Lymphknoten, die sog. **Rosenmüller-Drüse** (s. S. 243). Die Lymphknoten werden am besten am liegenden Patienten getastet (Abb. **C-8.3**). Sie sind meist derb und verlaufen strangförmig (rosenkranzartig) im Verlauf des Leistenbandes. Es kommen natürlich auch akut geschwollene, wei-

höhle. Die Fingerspitzen werden dann tastend nach kaudal gezogen.

Man kann die axillären Lymphknoten auch beidseits gleichzeitig untersuchen (Abb. **C-8.2**).

8.2.3 Inguinale Region (s. a. S. 243)

Die oberflächlichen Leistenlymphknoten liegen unterhalb des Leistenbandes auf der Faszie (Abb. **C-8.3**). Sie verlaufen horizontal parallel zum Leistenband, sowie vertikal parallel dem Mündungsgebiet der V. femoralis. Im Bereich des Anulus femoralis findet man häufig einen vergrößerten Lymphknoten, die sog. **Rosenmüller-Drüse** (s. S. 243).

C-8.3   Palpation der inguinalen Lymphknoten

C-8.3

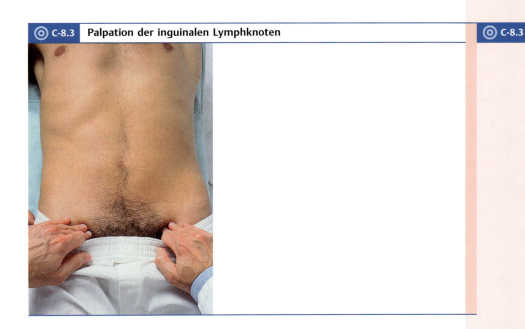

che, entzündliche Lymphknoten vor (beim luetischen Primäraffekt sind die Lymphknoten mittelgroß, aber nur wenig schmerzhaft; man nennt diesen Lymphknoten „Bubo").

▶ **Klinischer Fall**

▶ **Klinischer Fall.** Ein 17-jähriger Jugendlicher fühlt sich krank, er hat Fieber bis 38,5 °C rektal und klagt über knotige Schwellungen im Halsbereich. Bei der körperlichen Untersuchung finden sich Lymphknotenvergrößerungen auch axillär sowie eine Splenomegalie. Die Lymphknoten sind weich, bis walnussgroß und druckschmerzhaft. Das klinische Bild spricht für eine infektiöse Mononukleose (Pfeiffer-Drüsenfieber). Die Diagnose wird durch den Nachweis der typischen mononukleären Zellen (Pfeiffer-Zellen) im Blutausstrich gesichert. Im weiteren Verlauf nehmen die Schwellungen der Halslymphknoten stark zu. Der Patient klagt über starke Halsschmerzen und Schluckbeschwerden. Bei der Inspektion der Mundhöhle fallen die massiv vergrößerten und z. T. eitrig belegten Tonsillen auf. Die starken Lymphknotenvergrößerungen im Kieferwinkel sind nur z. T. Ausdruck der Virusinfektion, z. T. sind sie regionäre Lymphknotenstationen der bakteriellen Superinfektion der Tonsillen.

8.3   Anamnese

Die Anamnese muss den **Zeitpunkt des ersten Auftretens**, die Dauer, das **Wachstum**, die **Schmerzhaftigkeit der Lymphknotenschwellung** und ihre Beziehung zu weiteren Symptomen klären. Ergibt die Anamnese keinen primär ersichtlichen Grund für die Schwellung, muss auch an **Systemerkrankungen** gedacht werden.

8.3 Anamnese

Die Bedeutung des Alters des Patienten zur groben Differenzierung bei der (unklaren) Lymphknotenschwellung wurde bereits erwähnt. Die Anamnese muss den **Zeitpunkt des ersten Auftretens**, die Dauer, das **Wachstum**, die **Schmerzhaftigkeit der Lymphknotenschwellung** und ihre Beziehung zu weiteren Symptomen klären. Bei regionalen Lymphknoten (z. B. in der Axilla oder Leiste) kommen Verletzungen, Operationen und Entzündungen z. B. im Bereich der betroffenen Extremität in Betracht und müssen erfragt werden. Lymphknotenschwellungen im Kieferwinkel, die mit Schluckbeschwerden und Fieber einhergehen, findet man bei Tonsillitis oder Pharyngitis. Ergibt die Anamnese keinen primär ersichtlichen Grund für die Lymphknotenschwellung, muss neben **chronischen Infektionen** auch an **Systemerkrankungen** und **Lymphknotenmetastasen** gedacht werden.

▶ **Wichtige Fragen**

▶ **Wichtige Fragen:**
- Wann ist die Lymphknotenschwellung erstmalig aufgetreten?
- Ging eine Operation, eine Verletzung, ein Unfall oder eine Entzündung voraus?
- Hat die Schwellung zugenommen und sind weitere Lymphknoten an anderer Stelle hinzugekommen?
- Erfolgte die Größenzunahme schnell (innerhalb von Tagen) oder langsam (Wochen)?
- War oder ist die Schwellung schmerzhaft oder druckempfindlich?
- Sind weitere Beschwerden aufgetreten (z. B. Fieber, Gewichtsverlust, Nachtschweiß, allgemeines Krankheitsgefühl)?
- Nehmen Sie Medikamente ein? (Hydantoine [Antiepileptika] können bei längerer Anwendung Lymphknotenschwellungen verursachen).
- Haben Sie Haustiere, oder essen Sie rohes Fleisch? (z. B. Toxoplasmose: Vergrößerung der retroaurikulären Lymphknoten).

▶ **Merke**

▶ **Merke.** Jeder neue, aus unklarem Grund vergrößerte oder „fragliche" Lymphknoten, der nach ca. 8 Wochen nicht wieder verschwunden ist, sollte vollständig exstirpiert und histologisch untersucht werden.

9 Nervensystem und psychischer Befund

9 Nervensystem und psychischer Befund

9.1 Allgemeines

9.1 Allgemeines

Der hohe Stellenwert von Anamnese und körperlicher Untersuchung in der Diagnostik neurologischer Erkrankungen zeigt sich z. B. an der multiplen Sklerose (MS): Der Altersgipfel liegt zwischen dem 20. und 40. Lebensjahr (⅔ der Fälle); Frauen sind häufiger betroffen als Männer. Frühsymptome sind Sehstörungen (Verschwommen-, Doppeltsehen), Heiserkeit, Schluckstörungen, Schwäche einzelner Gliedmaßen und Sensibilitätsstörungen.

Weiterhin zählen **Epilepsien** (Altersgipfel 10–20 Jahre), **Migräne** (Altersgipfel frühes Erwachsenenalter), **Apoplex** (Altersgipfel 60–80 Jahre), **Alzheimer-Krankheit** (6 % aller Menschen > 65 und 20 % > 85 Jahre), **Morbus Parkinson** (Altersgipfel 50–70 Jahre) und **Polyneuropathien** (Erkrankungen der peripheren Nerven), insbesondere Sensibilitätsstörungen beim Diabetes mellitus und der Alkoholkrankheit, zu den häufigsten neurologischen Erkrankungen in den westlichen Ländern. Die Diagnose ist bei all diesen Krankheiten allein aus der Anamnese und körperlichen Untersuchung zu stellen.

Der hohe Stellenwert von Anamnese und körperlicher Untersuchung in der Diagnostik neurologischer Erkrankungen zeigt sich z. B. an der multiplen Sklerose (MS) (s. S. 450 ff.)

Weiterhin zählen **Epilepsien, Migräne, Apoplex, Alzheimer-Krankheit, Morbus Parkinson** und **Polyneuropathien** (v. a. bei Diabetes mellitus und Alkoholkrankheit) zu den häufigsten neurologischen Erkrankungen.

C-9.1 Verteilungsmuster der Sensibilität

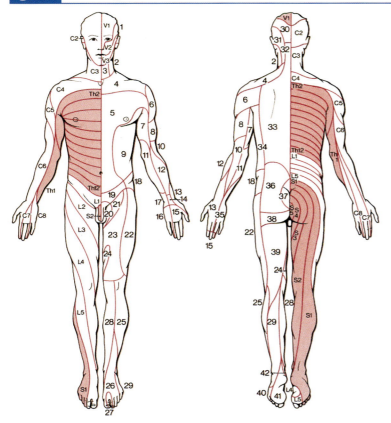

1 N. trigeminus (V1, V2, V3)	21 N. genitofemoralis
2 N. auricularis magnus	22 N. cutaneus femoris lateralis
3 N. transversus colli	23 Rr. cutanei anteriores n. femoralis
4 Nn. supraclaviculares	24 N. obturatorius
5 Rr. cutanei anteriores nn. intercostalium	25 N. cutaneus surae lateralis (N. peronaeus communis)
6 N. cutaneus brachii lateralis superior (N. axillaris)	26 N. peronaeus superficialis
7 N. cutaneus brachii medialis	27 N. peronaeus profundus
8 N. cutaneus brachii posterior (N. radialis)	28 N. saphenus
9 Rr. mammarii laterales nn. intercostalium	29 N. suralis
10 N. cutaneus antebrachii posterior (N. radialis)	30 N. occipitalis major
	31 N. occipitalis minor
	32 Rr. dorsales nn. cervicalium
11 N. cutaneus antebrachii medialis	33 Rr. dorsales nn. spinalis
12 N. cutaneus antebrachii lateralis (N. musculocutaneus)	34 Rr. cutanei laterales nn. intercostalium
13 R. superficialis n. radialis	35 R. dorsalis n. ulnaris
14 R. palmaris n. mediani	36 Nn. clunium superiores
15 N. medianus	37 Nn. clunium medii
16 Nn. digitales palmares communes (N. ulnaris)	38 Nn. clunium inferiores
17 R. palmaris n. ulnaris	39 N. cutaneus femoris post.
18 R. cutaneus lateralis n. iliohypogastrici	40 N. plantaris lateralis (N. tibialis)
19 R. cutaneus anterior n. iliohypogastrici	41 N. plantaris medialis (N. tibialis)
20 N. ilioinguinalis	42 Rr. calcanei n. tibialis

Schema der segmentalen Innervation, sog. Dermatome (rechte Körperhälfte) und peripheren Innervation (linke Körperhälfte). Die erste Nervenwurzel ist rein motorisch. Die in Klammern gesetzten Nerven bezeichnen den Nervenstamm der jeweiligen Hautäste.

Es ist unumgänglich, sich einen **systematischen Untersuchungsgang** anzueignen, der bei jeder Untersuchung gründlich ablaufen muss.

Für die Beurteilung sind die **allgemeine Erscheinung des Patienten**, der **erste Eindruck** und die Unterhaltung von besonderer Bedeutung.

▶ **Merke**

Verteilungsmuster der Sensibilität s. Abb. **C-9.1**.

9.2 Anamnese und Untersuchung

Zu Beginn jeder neurologischen Untersuchung wird der **mentale Status** erfasst (z. B. Bewusstseinslage, Stimmung, Aufmerksamkeit).

Beurteilt wird:
- ob das Verhalten des Patienten angemessen erscheint
- wie wach und aufmerksam er ist
- ob er einer Konversation folgt und sich beteiligt
- ob er zurückliegende Ereignisse klar schildern kann
- ob die Gedankengänge inhaltlich und formal logisch erscheinen
- ob sein affektives Verhalten normal ist.

Eine differenziertere Beurteilung wird möglich, wenn die Fragen zur akuten Erkrankung spezifiziert werden.

Erste Hinweise auf eine neuropsychiatrische Störung ergeben sich bereits zu Beginn des Interviews. Man spürt, dass mit dem Patienten etwas nicht stimmt – in diesem Fall sollte eine systematische Abklärung erfolgen.

Auftreten, Verhalten und Allgemeinzustand

▶ **Untersuchungskriterien**

Die neurologische Untersuchung am Krankenbett gehört sicher zu den schwierigsten Untersuchungstechniken, die den Medizinstudenten erwarten. Es ist daher unumgänglich, sich einen **systematischen Untersuchungsgang** anzueignen, der bei jeder körperlichen Untersuchung mehr oder weniger gründlich ablaufen muss.

Für die Beurteilung neurologischer und psychischer Erkrankungen sind zunächst die **allgemeine Erscheinung des Patienten**, der **erste Eindruck** und die anschließende Unterhaltung von besonderer Bedeutung. Man achte dabei auf **Stimmung**, **Vigilanz** (Aufmerksamkeit, Wachsamkeit), **Intelligenz** und **Merkfähigkeit**.

▶ **Merke.** Psychische Störungen werden fast ausschließlich durch die Anamneseerhebung erfasst.

Zum Verteilungsmuster der Sensibilität s. Abb. **C-9.1**.

9.2 Anamnese und Untersuchung

Zu Beginn jeder neurologischen Untersuchung sollte der **mentale Status** erfasst werden. Dabei werden Bewusstseinslage, Stimmung, Aufmerksamkeit (Vigilanz), Wahrnehmung, Intelligenz, Merkfähigkeit und psychischer Befund beurteilt.

Das erste Anamnesegespräch bietet die Möglichkeit, die mentale und psychische Situation zu erfassen. Es sollte auch dem Anfänger gelingen, nach einigen Gesprächsminuten zu beurteilen:
- ob das Auftreten des Patienten und sein Verhalten für die Situation angemessen erscheinen
- wie wach und aufmerksam der Patient ist
- inwieweit er die Sprache versteht, einer normalen Konversation folgen kann und sich daran beteiligt
- ob er in der Lage ist, frühere und kurz zurückliegende Ereignisse klar zu schildern
- ob die Gedankengänge inhaltlich und formal logisch erscheinen (realistisch, vernünftig, plausibel usw.)
- ob sein affektives Verhalten normal ist.

Eine differenziertere und genauere Beurteilung wird im weiteren Verlauf der Anamnese möglich sein, wenn die Fragen zur augenblicklichen Erkrankung spezifiziert werden und die Krankengeschichte (z. B. frühere Erkrankungen) erhoben wird.

Erste Hinweise auf eine neuropsychiatrische Störung ergeben sich bereits in den ersten Minuten des Interviews. Man spürt, dass mit dem Patienten etwas nicht stimmt, und fühlt sich selbst eventuell etwas unangenehm. Der Patient erscheint einem vielleicht sehr abweisend, unfreundlich, überängstlich, abwesend, gelangweilt, exzentrisch, bedrohend, sehr nervös usw. Sind Stimmung oder Verhalten auffällig, sollte im weiteren Verlauf eine systematische Abklärung erfolgen.

Auftreten, Verhalten und Allgemeinzustand

▶ **Untersuchungskriterien:**
- Erscheint der Patient älter oder jünger als sein aktuelles Alter?
- Ist er offensichtlich krank? Wie ist sein allgemeiner Gesundheitszustand?
- Macht er einen gepflegten oder verwahrlosten Eindruck?
- Wie ist die Kleidung: sauber oder schmutzig, auffällig oder adäquat?
- Körperhaltung: aufrecht, gebeugt, unterwürfig, bizarr?
- Gesichtsausdruck: ausdruckslos, angespannt, entspannt, freundlich, abwesend?
- Ist Augenkontakt möglich?

- Ist die Motorik normal oder pathologisch (nervös-unruhig, maniert, Tic, Tremor, überschießend, verlangsamt, erstarrt)?
- Psychomotorik: still, gehemmt, langsam, ruhig oder redselig, geschwätzig, enthemmt, zudringlich, getrieben usw.?
- Auftreten: freundlich, herzlich interessiert, abweisend, voreingenommen, unfreundlich, misstrauisch, aggressiv?
- Verhalten: normal oder inadäquat (z. B. Selbstgespräche, Gereiztheit oder Feindseligkeit bei bestimmten Themen usw.)?

Bewusstseinslage und Aufmerksamkeit

Zur Untersuchung der **Bewusstseinslage** s. S. 508 ff. Als **Aufmerksamkeit** bezeichnet man die Fähigkeit, sich auf bestimmte Dinge zu konzentrieren und irrelevante Stimuli zu ignorieren. Mithilfe einiger einfacher Tests wie Aufzählen und Benennen der fünf Finger, Rechnen (100 minus 7, minus 7 usw.), den eigenen Vornamen rückwärts buchstabieren, kann die Aufmerksamkeit überprüft werden.

Bewusstseinslage und Aufmerksamkeit

Untersuchung der Bewusstseinslage s. S. 508 ff. Als **Aufmerksamkeit** bezeichnet man die Fähigkeit, sich auf bestimmte Dinge zu konzentrieren und irrelevante Stimuli zu ignorieren.

Sprache

Ist die Sprache flüssig und klar? Gibt es formale Störungen wie Stottern, Lispeln, Worte verschlucken, sehr langsames oder abgehacktes Sprechen usw.? Ist der gedankliche Inhalt kohärent und logisch? Zur orientierenden Analyse des Sprachverständnisses, der Sprachaufnahme und des Ausdrucks bittet man den Patienten, einen Satz zu wiederholen, einen Satz zu lesen, einen Gegenstand zu benennen und einen Satz zu schreiben.

Sprache

Zur orientierenden Analyse des Sprachverständnisses, der Sprachaufnahme und des Ausdrucks bittet man den Patienten, einen Satz zu wiederholen, einen Satz zu lesen, einen Gegenstand zu benennen und einen Satz zu schreiben.

Stimmung und Affektivität

Ist die Stimmung ausgeglichen, zufrieden, heiter, gleichgültig, gespannt, gereizt, gedrückt, depressiv, ängstlich, besorgt, verzweifelt usw.? Ist die Affektivität unauffällig, oder ist der Patient stumpf, teilnahmslos, oberflächlich, flüchtig, empfindlich, ungezügelt, enthemmt, affektinkontinent usw.? Es ist sehr hilfreich, den Patienten nach seiner Stimmung zu fragen:

Stimmung und Affektivität

Ist die Stimmung z. B. ausgeglichen, heiter, gleichgültig oder gedrückt? Ist die Affektivität unauffällig, oder ist der Patient z. B. teilnahmslos? Fragen Sie nach der Stimmung!

▶ **Wichtige Fragen:**
- Wie ist Ihre Stimmung?
- Wie fühlen Sie sich im Augenblick?
- Sind Sie aufgeregt?
- Haben Sie Angst? Bezieht sich die Angst auf bestimmte Situationen, z. B. alleine auszugehen, sich auf überfüllten Plätzen aufzuhalten usw.?
- Haben Sie Angst vor der Zukunft?
- Macht Ihnen Ihre Gesundheit Sorgen?
- Fühlen Sie sich gelegentlich traurig?
- Müssen Sie oft weinen?
- Worüber sind Sie so entmutigt?
- Fühlen Sie sich antriebslos?
- Haben Sie auch Freude und Spaß?
- Wie ist Ihr Appetit?
- Haben Sie ausreichend Schlaf?
- Können Sie sich gut konzentrieren?
- Ist Ihr Gedächtnis in Ordnung?
- Wie gehen Sie mit unangenehmen Gefühlen um?

◀ **Wichtige Fragen**

Orientierung und Gedächtnis

Es hat sich sehr bewährt, hierzu einige **Standardfragen** zu stellen:
- Wann wurden Sie bei uns aufgenommen?
- Können Sie mir bitte Ihre Anschrift und Telefonnummer sagen?

Orientierung und Gedächtnis

Zur Überprüfung von Orientierung und Gedächtnis eignet sich der Mini-Mental-Status-Test (Abb. **C-9.2**).

⊙ **C-9.2**   Mini-Mental-Status-Test

Mini-Mental-Status-Test

	richtige Antwort = 1 Punkt	total Punkte
Orientierungsvermögen		
1. Fragen Sie nach: Jahr?	....	1
Jahreszeit?	....	1
Datum?	....	1
Tag?	....	1
Monat?	....	1
2. Fragen Sie nach: Staat (Land)?	....	1
Bundesstaat (Kanton)?	....	1
Stadt bzw. Ortschaft?	....	1
Spital, Altersheim?	....	1
Stockwerk?	....	1

Merkfähigkeit

3. Nennen Sie 3 Gegenstände, 1 Sekunde pro Objekt. Der Patient soll sie wiederholen (1 Punkt für jede korrekte Antwort). Wiederholen Sie die 3 Namen, bis der Patient alle gelernt hat: 3

Aufmerksamkeit und Rechnen

4. Beginnend mit 100, jeweils 7 subtrahieren (1 Punkt für jede korrekte Antwort; Stopp nach 5 Antworten) Andere Möglichkeit: Lassen Sie ein Wort mit 5 Buchstaben rückwärts buchstabieren 5

Erinnerungsfähigkeit

5. Fragen Sie nach den Namen der unter (3) genannten Gegenstände (je 1 Punkt pro richtige Antwort). 3

	richtige Antwort = 1 Punkt	total Punkte
Sprachvermögen und Verständnis		

6. Zeigen Sie einen Bleistift und eine Uhr. Der Patient soll sie beim Zeigen benennen (je 1 Punkt pro richtige Antwort) 2

7. Lassen Sie nachsprechen „Bitte keine Wenn und Aber". 1

8. Lassen Sie einen 3teiligen Befehl ausführen, z. B. „Nehmen Sie das Blatt Papier, falten Sie es in der Mitte und legen Sie es auf den Boden" (max. 3 Punkte). 3

9. Der Patient soll folgende auf einem Blatt (groß) geschriebene Aufforderung lesen und sie befolgen: „Schließen Sie die Augen". 1

10. Lassen Sie den Patienten einen Satz eigener Wahl schreiben (mit Subjekt, Verb und Objekt; soll einen Sinn ergeben. Bei der Bewertung spielen Schreibfehler keine Rolle) 1

11. Vergrößern Sie die untenstehende Zeichnung auf 1–5 cm pro Seite und lassen Sie den Patienten sie nachzeichnen (1 Punkt, wenn alle Seiten und und Winkel richtig sind und die Überschneidungen ein Viereck bilden). 1

total Punkte	30

> „ Schließen Sie die Augen!"

Normale ältere Personen erreichen 24 bis 30 Punkte. Bei Personen mit mindestens abgeschlossener Hauptschulausbildung deuten 23 oder weniger Punkte auf eine beginnende Demenz hin.

Um die weiteren Fragen nicht lächerlich erscheinen zu lassen, sollte man dem Patienten erklären, dass man jetzt einige Routinefragen stellen wird, um sicherzugehen, dass Gedächtnis und Orientierung in Ordnung sind (Abb. **C-9.2**).

Einsicht und Urteilsfähigkeit

▶ **Wichtige Fragen**

Einsicht und Urteilsfähigkeit

▶ **Wichtige Fragen:**
- Warum sind Sie im Krankenhaus?
- Was ist Ihrer Meinung nach nicht in Ordnung?
- Was haben die Untersuchungen ergeben?
- Brauchen Sie irgendeine Hilfe?
- Wie sind Ihre Zukunftspläne?
- Wann werden Sie entlassen?
- Können Sie sich allein versorgen?

Höhere kognitive Funktionen

Höhere kognitive Funktionen

▶ **Orientierende Tests und Fragen** (s. a. Abb. **C-9.2**):

◀ Orientierende Tests und Fragen

- Rechnen
- Zeichnen Sie eine Uhr mit der richtigen Zeit!
- Kopieren Sie diese Zeichnung (z. B. ein Pentagramm)!
- Was bedeutet der Begriff „Ein Brett vorm Kopf"?
- Wofür ist Kolumbus berühmt geworden?

Zur genauen Quantifizierung der Intelligenz und zur Persönlichkeitstestung stehen verschiedene Verfahren zur Verfügung, z. B. der Hamburg-Wechsler-Intelligenztest für Erwachsene bzw. Kinder, das Freiburger Persönlichkeitsinventar und der Rorschach-Test.

Ein Krankheitsbild, das Sie häufig bereits durch die Erhebung der Anamnese diagnostizieren können, ist z. B. das **organische Psychosyndrom.** Es umfasst psychische Störungen, die infolge einer diffusen oder umschriebenen Störung des Gehirns auftreten. Als Ursachen kommen in Betracht: Alkohol- oder Medikamentenintoxikation, Trauma, Operationen, Hirntumor, Enzephalitis, endokrine Störungen (z. B. Hyper- oder Hypothyreose). Typische Symptome sind in Tab. **C-9.1** aufgeführt.

Zur genauen Quantifizierung der Intelligenz und zur Persönlichkeitstestung stehen verschiedene Verfahren zur Verfügung.

Ein Krankheitsbild, das Sie häufig bereits durch die Erhebung der Anamnese diagnostizieren können, ist z. B. das **organische Psychosyndrom.** Typische Symptome sind in Tab. **C-9.1** aufgeführt.

☰ C-9.1   Symptome bei organischem Psychosyndrom
☰ C-9.1

- Antriebsstörung, Apathie
- erhöhte Ermüdbarkeit
- Affektlabilität, Unruhe
- Gedächtnisstörung (die Merkfähigkeit frischer Ereignisse ist besonders gestört)
- retrograde Amnesie
- Störungen der Orientierung
- Halluzinationen (insbesondere optische)

Unter einer **Psychose** oder psychotischen Störung versteht man Erkrankungen bzw. Störungen des Zentralnervensystems, die häufig mit Sinnestäuschungen (Halluzination) und Wahnvorstellungen (Paranoia) einhergehen (z. B. Schizophrenie, Alkoholpsychose). Eine **Neurose** ist dagegen eine psychische Störung, die nicht auf einer Erkrankung des Nervensystems beruht (z. B. Zwangsneurose oder Angstneurose).

Psychotische Störungen gehen häufig mit Sinnestäuschungen und Wahnvorstellungen einher.

9.2.1 Vorbereitung zur Untersuchung

9.2.1 Vorbereitung zur Untersuchung

Die neurologische Untersuchung beginnt bereits mit der **Beobachtung des Gangs und der Haltung des Patienten** beim Betreten des Arztzimmers. Für die nähere Inspektion und gründliche neurologische Untersuchung muss der Patient entkleidet sein. Für die neurologische Untersuchung durch den Allgemeinarzt werden benötigt: Reflexhammer, Nadel, Pinsel oder Wattebausch, Stimmgabel zur Prüfung des Vibrationsempfindens, evtl. Stechzirkel.

Die neurologische Untersuchung beginnt bereits mit der **Beobachtung des Gangs und der Haltung des Patienten** beim Betreten des Arztzimmers.

9.2.2 Hirnnerven

9.2.2 Hirnnerven

Hirnnerven (Tab. **C-9.2**) sind im Gegensatz zu peripheren Nerven direkte auf- und absteigende Verbindungen zwischen Gehirn und Endorgan, die innerhalb des Schädels aus dem zentralen Nervensystem austreten. Sie zeichnen sich außerdem durch die Übermittlung von Sinnesreizen wie Hören, Riechen, Schmecken und Sehen aus.

Hirnnerven (Tab. **C-9.2**) sind direkte Verbindungen zwischen Gehirn und Endorgan. Sie übermitteln zudem Sinnesreize.

C-9.2   Hirnnerven und ihre Funktionen

Hirnnerven		Funktion
rein sensorische Hirnnerven	N. trigeminus (N. V, Radix sensoria)	Sensibilität des Kopfes
	N. vestibulocochlearis (N. VIII)	Gehör und Gleichgewichtsapparat
gemischte Kiemenbogennerven	N. trigeminus (N. V, Radix motoria)	Kaumuskulatur
	N. facialis (N. VII)	mimische Muskulatur
	N. glossopharyngeus (N. IX)	Geschmacksapparat
	N. vagus (N. X)	Schlund, Brust- und Baucheingeweide
rein motorische Hirnnerven	N. accessorius (N. XI)	Nackenmuskulatur
	N. hypoglossus (N. XII)	Zungenmuskulatur
	N. III (N. oculomotorius)	
	N. IV (N. trochlearis)	Augenmuskulatur
	N. VI (N. abducens)	
sensorische Hirnteile	N. II (N. opticus)	Sehapparat
	N. I (Fila olfactoria)	Riechapparat

I. Hirnnerv – N. olfactorius

Die Funktion wird mittels **Riechprüfung** getestet. Die Riechstoffe werden dem Patienten **bei geschlossenen Augen seitengetrennt** (jede Nasenseite) angeboten. Auch Salmiak und Essigsäure werden getestet (starke Trigeminusreizstoffe, werden auch bei Ansomie wahrgenommen).

Die häufigsten Ursachen der **Hyposmie** sind Infekte der oberen Luftwege und degenerative Prozesse.

I. Hirnnerv – N. olfactorius

Die Funktion des N. olfactorius wird mittels **Riechprüfung** getestet. Die Riechstoffe werden dem Patienten **bei geschlossenen Augen seitengetrennt** (jede Nasenseite) angeboten. Neben den wohlriechenden Stoffen (z. B. Vanillin, Kaffee) sollten eine Leerprobe und evtl. auch eine übel riechende Probe (Asa foetida) sowie **Salmiak** getestet werden. Salmiak und Essigsäure sind starke Trigeminusreizstoffe, die nicht gerochen werden, aber infolge der Schleimhautreizung zu einem brennenden Gefühl und entsprechender Reaktion führen. Damit kann ein eventuell bestehender Simulationsverdacht ausgeschlossen werden. Die häufigsten Ursachen der **Hyposmie** (Abnahme des Riechvermögens) sind Infekte der oberen Luftwege und degenerative Prozesse (altersbedingte Hyposmie). Ein vollständiger Verlust des Riechvermögens (**Anosmie**) ist Folge einer Schädigung des N. olfactorius bzw. des Rhinenzephalons, z. B. durch ein frontobasales Trauma oder einen Stirnhirntumor.

II. Hirnnerv – N. opticus

Visusstörungen treten sowohl bei ophthalmologischen Erkrankungen als auch bei Schädigungen des Sehnervs im Rahmen neurologischer und internistischer Systemerkrankungen auf (v. a. **Diabetes mellitus** und **arterielle Hypertonie**). Daher muss bei Sehstörungen auch eine **Spiegelung des Augenhintergrunds** (Fundoskopie) erfolgen (s. S. 138 ff.).

II. Hirnnerv – N. opticus

Visusstörungen treten – abgesehen von ophthalmologischen Erkrankungen wie Glaukom, Katarakt oder Refraktionsanomalien – häufig aufgrund von Schädigungen des Sehnervs im Rahmen neurologischer und internistischer Systemerkrankungen auf. Bei jedem Patienten mit Sehstörungen muss daher auch eine **Spiegelung des Augenhintergrunds** (Fundoskopie) erfolgen (s. S. 138 ff.). Die Fundoskopie ermöglicht nicht nur eine Beurteilung des Austrittspunktes des N. opticus (Papille), sondern auch der Gefäße am Augenhintergrund. Dies ist das einzige „Fenster" des Organismus, wo eine direkte Beobachtung von Venen und Arterien intra vitam möglich ist. Die häufigsten Ursachen für eine Schädigung sowohl der Papille als auch der retinalen Gefäße sind der **Diabetes mellitus** (Papillenatrophie) und die **arterielle Hypertonie** (Stauungspapille bei schwerer Hypertonie).
Zur Prüfung der Pupillenreaktion und des Gesichtsfeldes (**Perimetrie**) s. S. 143.

Prüfung der Pupillenreaktion und des Gesichtsfeldes s. S. 143.

Als **Amaurosis fugax** bezeichnet man eine flüchtige kurzdauernde Erblindung bei Thromboembolie der A. ophthalmica (wichtiges Warnsymptom!).

Als **Amaurosis fugax** bezeichnet man eine flüchtige kurzdauernde Erblindung bei Thromboembolie der A. ophthalmica. Dies ist ein wichtiges Warnsymptom, da im weiteren Verlauf häufig schwerere neurologische Komplikationen auftreten (z. B. Apoplex, s. S. 452). Als Emboliequellen kommen die hirnversorgenden Halsgefäße (A. carotis) und das Herz in Betracht. Die Untersuchung dieser Organe mittels Doppler-/Duplexsonographie und Echokardiographie ist daher zwingend.

III., IV und VI. Hirnnerv – N. oculomotorius, N. trochlearis und N. abducens

Diese Hirnnerven innervieren die für die Okulomotorik verantwortlichen Augenmuskeln (N. trochlearis → M. obliquus sup., N. abducens → M. rectus lat., N. oculomotorius → restliche äußere Augenmuskeln und innere Augenmuskeln).

Die Untersuchung der Augenmuskeln ist in Abb. **C-9.3** dargestellt. Die **Augenmuskelbeweglichkeit** kann **grob geprüft** werden, indem der Patient bei fixiertem Kopf dem Finger des Untersuchers nachblickt. Das Auftreten von **Doppelbildern** ist ein Hinweis auf eine Störung.

Der vollständige **Ausfall aller okulomotorischen Hirnnerven** bzw. ihres Kerngebietes führt zur **Ophthalmoplegie**. Eine vollständige Lähmung des **N. oculomotorius** führt zur **Ophthalmoplegia externa et interna.** Unter einer Ophthal-

III., IV und VI. Hirnnerv – N. oculomotorius, N. trochlearis und N. abducens

Diese Hirnnerven innervieren die für die Okulomotorik verantwortlichen Augenmuskeln.

Die **Augenmuskelbeweglichkeit** kann **grob geprüft** werden, indem der Patient bei fixiertem Kopf dem Finger des Untersuchers nachblickt. (Abb. **C-9.3**).

Eine vollständige Lähmung des **N. oculomotorius** führt zur **Ophthalmoplegia externa et interna** (Ophthalmoplegia

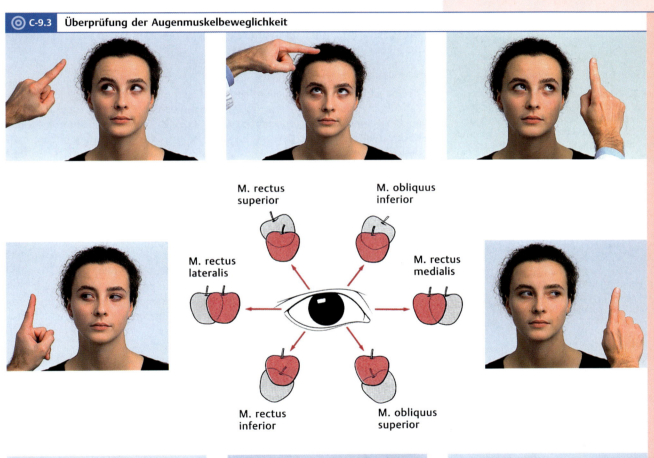

C-9.3 Überprüfung der Augenmuskelbeweglichkeit

M. rectus superior
M. obliquus inferior
M. rectus lateralis
M. rectus medialis
M. rectus inferior
M. obliquus superior

Während die horizontale Bulbusbewegung jeweils durch einen Muskel (M. rectus lat. bzw. M. rectus med.) erfolgt, wirken bei der Vertikalbewegung die beiden Bulbusheber (M. rectus sup. und M. obliquus inf.) bzw. Bulbussenker (M. rectus inf. und M. obliquus sup.) zusammen. Bei Lähmung eines Augenmuskels bleibt der Bulbus zurück, es kommt zur **Diplopie**: Mit Blickrichtung in die Bewegungsfunktion des gelähmten Muskels weichen die Doppelbilder auseinander. Der rote Apfel symbolisiert jeweils das reale Bild, der graue Apfel das Scheinbild, das nach Abdecken des paretischen Auges verschwindet.

externa: Ptosis und Lähmung der vom N. III innervierten äußeren Augenmuskeln; Ophthalmoplegia interna: Mydriasis mit Pupillenstarre).

Bei Ausfall des **N. trochlearis** (Ausfall M. obliquus sup.) steht der **Bulbus** des betroffenen Auges etwas **höher** als auf der Gegenseite und ist leicht **adduziert.**

Bei **Abduzensparese** (Ausfall M. rectus lat.) **weicht** der Bulbus **nach nasal** ab.

Latentes Schielen ist die leichteste Augenmuskelstörung. Die Prüfung erfolgt durch den **Aufdecktest** (s. S. 144, Abb. **C-1.30**).

moplegia externa versteht man die Kombination von Ptosis (Herabhängen des Oberlides) und Lähmung der vom N. III innervierten äußeren Augenmuskeln. Bei der Ophthalmoplegia interna besteht eine Mydriasis mit Pupillenstarre (s. S. 92, Abb. **B-1.7**).

Bei einem Ausfall des **N. trochlearis** kommt es zum Ausfall des M. obliquus sup. (Bulbussenker). Der **Bulbus** des betroffenen Auges steht daher etwas **höher** als auf der Gegenseite und befindet sich in leichter **Adduktionsstellung**. Um die Doppelbilder auszugleichen, wird der Kopf kompensatorisch zur gesunden Seite geneigt und gedreht.

Bei **Abduzensparese** mit Ausfall des M. rectus lat. ist die Blickwendung nach lateral gestört. Der Bulbus **weicht nach nasal** ab, der Patient dreht kompensatorisch den Kopf zur gesunden Seite.

Latentes Schielen (Heterophorie) ist die leichteste und harmloseste Form der Augenmuskelstörung. Normalerweise kann das Schielen durch Fusionszwang kompensiert werden. Durch Ermüdung, Alkoholeinfluss, Nervosität oder fieberhafte Erkrankungen kann es zum manifesten Strabismus (Schielen) kommen. Die Prüfung erfolgt mit dem **Aufdecktest** (s. S. 144, Abb. **C-1.30**): rasche Einstellbewegung des zuvor abgedeckten Auges.

V. Hirnnerv – N. trigeminus

Der N. V hat einen sensiblen und motorischen Anteil. Schäden können zu heftigsten **Schmerzen, Sensibilitätsstörungen** (Abb. **C-9.4**) und **Lähmungen der Kaumuskulatur** führen (Prüfung: Patient fest zubeißen lassen).

Prüfung des Kornealreflexes: Mit einem sterilen Wattebausch, der zu einem feinen Stäbchen ausgezogen wird, werden Konjunktiva und Kornea leicht berührt (Patient schaut nach oben und von Ihnen weg, das Wattestäbchen nähert sich von lateral und außerhalb der Blickrichtung des Patienten der Kornea). Normalfall: Lidschluss bei Berührung der Kornea. Zu beachten ist, dass der Kornealreflex auch bei Läsionen des N. facialis vermindert sein kann!

V. Hirnnerv – N. trigeminus

Der N. trigeminus besitzt einen sensiblen und einen motorischen Anteil. Eine Schädigung kann sowohl zu heftigsten **Schmerzen** (Trigeminusneuralgie) als auch zu **Sensibilitätsstörungen im Gesicht** (Abb. **C-9.4**) und **Lähmungen der Kaumuskulatur** führen. Den motorischen Anteil kann man prüfen, indem man den Patienten fest zubeißen lässt und die Kaumuskulatur (M. masseter und M. temporalis) palpiert.

Zur **Prüfung des Kornealreflexes** werden mit einem sterilen Wattebausch, der zu einem feinen Stäbchen ausgezogen wird, die Konjunktiva und die Kornea leicht berührt. Der Patient sollte hierzu nach oben und von Ihnen wegschauen, das Wattestäbchen sollte sich von lateral und außerhalb der Blickrichtung des Patienten der Kornea nähern. Im Normalfall kommt es bei Berührung der Kornea zum Lidschluss. Zu beachten ist, dass der Kornealreflex auch bei Läsionen des N. facialis vemindert sein kann! Die **Gesichtssensibilität** kann anschließend mit dem Wattebausch geprüft werden. Eine periphere Läsion ist im Versorgungsgebiet der einzelnen Trigeminusäste lokalisiert. Eine Läsion im Kerngebiet führt zu einer „zwiebelschalenförmigen" Ausbreitung der Sensibilitätsstörungen.

◉ C-9.4   Versorgungsgebiet der Trigeminusäste

peripher   zentral

V1   C2

V2   V3   1   2   3

C3

Hauptäste des N. trigeminus
- N. ophthalmicus (V1)
- N. maxillaris (V2)
- N. mandibularis (V3)

Periphere sensible Versorung des Gesichts:
Innervationsbereiche der drei Trigeminusäste und der angrenzenden Gebiete (Zervikalwurzel C2 und C3).

Nukleäre sensible Versorung des Gesichts:
Bei einer Läsion im Kerngebiet des V. Hirnnervs (1 kranialer, 2 mittlerer, 3 kaudaler Anteil der Kernsäule) ist die Sensibilitätsstörung „zwiebelschalenförmig" angeordnet (Söldner-Linien).

VII. Hirnnerv – N. facialis

Die **parasympathischen Anteile** des N. facialis führen die Geschmackfasern für die vorderen ⅔ der Zunge (hinteres Drittel: N. IX, s. S. 430). Sie werden durch **Geschmacksprüfung** getestet: 20 %ige Zuckerlösung (süß), 10 %ige Kochsalzlösung (salzig), 5 %ige Zitronensäurelösung (sauer) und 1 %ige Chininlösung (bitter) werden nacheinander auf beide Zungenhälften sowie die vorderen und (zur Überprüfung des N. IX) hinteren Abschnitte der Zunge getupft. Wegen der möglichen Verteilung der Geschmacksstoffe darf der Patient während der Untersuchung die Zunge nicht einziehen, nicht sprechen und den Mund nicht schließen. Die Antwort auf die angebotene Geschmacksqualität erfolgt durch Zeigen auf das entsprechende Feld eines vorgehaltenen Kartons. Die Qualität „süß", „salzig" und „sauer" werden auf den vorderen zwei Zungendritteln wahrgenommen (N. intermediofacialis). Die Qualität „bitter" wird auf den hinteren Zungendrittel geschmeckt, das vom N. glossopharyngeus (IX) innerviert wird. Ein Geschmacksausfall wird als **Ageusie** bezeichnet.

Bei einer **peripheren Fazialisparese** ist die gesamte mimische Muskulatur einer Gesichtshälfte betroffen. Sie fällt dem Betrachter meist sofort durch den **herabhängenden Mundwinkel** auf. Der Lidschluss ist erschwert, die Lidspalte erweitert (Lagophthalmus), Stirnrunzeln ist nicht möglich. Durch den ungenügenden Lidschluss wird der physiologischerweise nach oben rotierte Bulbus sichtbar (Bell-Phänomen, Abb. **C-9.5**). Im Gegensatz dazu sind bei der **zentralen Fazialisparese** Lidschluss und Stirnrunzeln wegen der doppelseitigen Versorgung noch erhalten.

Auf der betroffenen Seite können **Tränen- und Speichelfluss vermindert** sein. Außerdem besteht durch Ausfall des M. stapedius eine **Hyperakusis.**

Man bittet den Patienten, die Augenbrauen hochzuziehen (normal: symmetrische Stirnfalten beidseits), die Augen zusammenzukneifen (die gleichzeitige Öffnung beider Augen mit Daumen und Zeigefinger des Untersuchers ist normalerweise nicht möglich), anschließend die Zähne zu zeigen (beide Mundwinkel ziehen sich symmetrisch nach hinten) und die Backen aufzublasen (es darf keine Luft entweichen) bzw. zu pfeifen (bei Fazialisparese nicht möglich) (Abb. **C-9.6**).

Im Rahmen einer Hypokalzämie oder Tetanie kann es durch die gesteigerte neuromuskuläre Erregbarkeit nach Beklopfen des Fazialisstammes im Bereich der oberen Wange direkt unterhalb des Jochbeins vor dem Ohr zu Kontraktionen der mimischen Muskulatur kommen **(Chvostek-Zeichen)**.

VII. Hirnnerv – N. facialis

Die **parasympathischen Anteile** werden durch **Geschmacksprüfung** getestet: Zucker-, Kochsalz-, Zitronensäure- und Chininlösung nacheinander auf beide Zungenhälften tupfen. Wegen der möglichen Verteilung der Geschmacksstoffe darf der Patient die Zunge nicht einziehen. Die Qualität „süß", „salzig" und „sauer" werden auf den vorderen ⅔ der Zunge wahrgenommen (N. intermediofacialis). Die Qualität „bitter" wird auf den hinteren Zungendrittel geschmeckt (vom N. IX innerviert). Ein Geschmacksausfall wird als **Ageusie** bezeichnet.

Die **periphere Fazialisparese** betrifft die gesamte mimische Muskulatur einer Gesichtshälfte (u. a. herabhängender Mundwinkel, ungenügender Lidschluss) (Abb. **C-9.5**). Bei **zentraler Fazialisparese** sind Lidschluss und Stirnrunzeln wegen der doppelseitigen Versorgung noch erhalten.

Weitere Symptome: Verminderung von Tränen- und Speichelfluss, Hyperakusis.

Zur Prüfung des N. facialis s. Abb. **C-9.6**.

Chvostek-Zeichen: Kontraktion der mimischen Muskulatur nach Beklopfen des Fazialisstammes z. B. bei Hypokalzämie.

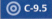

C-9.5 | Bell-Phänomen

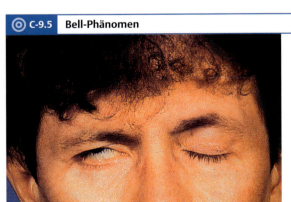

Junger Mann mit rechtsseitiger peripherer Fazialisparese.

◉ C-9.6   **Prüfung des N. facialis**

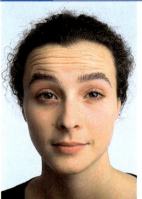

die Augenbrauen
hochzuziehen

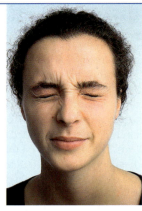

die Augen zusammen-
zukneifen

Vorgehensweise:

Man bittet den Patienten

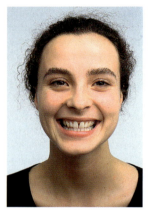

die Zähne zu zeigen

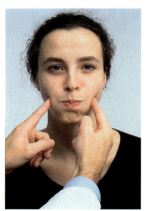

die Backen aufzublasen

VIII. Hirnnerv – N. vestibulocochlearis

▶ **Synonym**

Bei Hörminderung muss zwischen **Schall-leitungs-** und **Schallempfindungsstörung** unterschieden werden (s. S. 161 ff.).

Bei **Prüfung des Gleichgewichts** (z. B. bei Schwindel, Fallneigung, Gangstörungen) muss auf einen Nystagmus geachtet und die Koordination überprüft werden (s. S. 438).

IX. und X. Hirnnerv – N. glossopharyngeus und N. vagus

Der N. IX vermittelt die Geschmacksempfindung des hinteren Zungendrittels und innerviert zusammen mit dem N. X weichen Gaumen, Pharynx und Larynx (Prüfung: Auslösen des **Würgereflexes**).

„Kulissenphänomen": Abweichen von Uvula und Rachenhinterwand zur gesunden Seite bei einseitiger Vagusläsion.

VIII. Hirnnerv – N. vestibulocochlearis

▶ **Synonym.** N. statoacusticus.

Bei ein- oder beidseitiger Hörminderung sollte überprüft werden, ob es sich um eine **Schallleitungsstörung** (Mittelohrschwerhörigkeit) oder eine **Schallempfindungsstörung** (Innenohrschwerhörigkeit) handelt (s. S. 161 ff.).
Bei **Prüfung des Gleichgewichts** (z. B. bei Schwindel, Fallneigung, Gangstörungen) muss auf einen spontanen oder provozierten Nystagmus geachtet werden (durch die enge Verschaltung des optischen und vestibulären Systems kann bei Schädigungen des N. vestibularis ein **Nystagmus** auftreten). Außerdem müssen verschiedene Tests zur Koordination durchgeführt werden (s. S. 438).

IX. und X. Hirnnerv – N. glossopharyngeus und N. vagus

Die Geschmacksempfindung des hinteren Zungendrittels wird über Fasern des N. glossopharyngeus vermittelt. Zusammen mit dem N. vagus erfolgt die motorische Innervation von weichem Gaumen, Pharynx (Schlund) und Larynx (Kehlkopf). Außerdem versorgt der IX. Hirnnerv sensibel das Mittelohr, Teile der Zunge und des Pharynx. Die Motorik wird durch Auslösung des **Würgereflexes** geprüft (Reizung der Rachenhinterwand mit dem Mundspatel).
Als **„Kulissenphänomen"** bezeichnet man das Abweichen von Uvula (Zäpfchen) und Rachenhinterwand zur gesunden Seite bei einseitiger Vagusläsion. Bei dop-

pelseitiger Läsion treten schwere Schluckstörungen auf (z. B. bei Diphtherie oder Botulismus).

Ein- oder doppelseitige Läsionen des **Ramus recurrens** (Ast des N. vagus) führen zur **Stimmbandlähmung** mit Heiserkeit, Näseln, evtl. Aphonie und Stridor. Bei einer psychogenen Aphonie kann der Patient mit normaler Lautstärke husten, nicht jedoch bei neurogener Aphonie!

Ein- oder doppelseitige Läsionen des **Ramus recurrens** (Ast des N. vagus) führen zur **Stimmbandlähmung**.

XI. Hirnnerv – N. accessorius

Der N. accessorius innerviert den **M. sternocleidomastoideus** und den **M. trapezius.** Eine einseitige Atrophie dieser Muskeln (eine Halsseite dünner?) kann auf eine Läsion hinweisen. Zur Prüfung lässt man den Patienten die Schulter gegen den Widerstand der eigenen herabdrückenden Arme anheben bzw. den Kopf gegen Widerstand zur Seite drehen.

XI. Hirnnerv – N. accessorius

Der N. XI innerviert M. sternocleidomastoideus und M. trapezius. Zur Prüfung lässt man den Patienten die Schulter gegen Widerstand anheben bzw. den Kopf gegen Widerstand zur Seite drehen.

XII. Hirnnerv – N. hypoglossus

Der XII. Hirnnerv innerviert die Zungenmuskulatur. Bei einer peripheren Lähmung des N. hypoglossus kommt es beim Herausstrecken der Zunge zum Abweichen zur gelähmten Seite. Die Zungenmuskulatur ist auf der betroffenen Seite atrophiert.

XII. Hirnnerv – N. hypoglossus

Bei einer peripheren Lähmung kommt es beim Herausstrecken der Zunge zum Abweichen zur gelähmten Seite.

9.2.3 Reflexe

9.2.3 Reflexe

▶ **Definition.** Reflexe sind unwillkürliche und regelhaft ablaufende motorische Reaktionen auf Stimuli afferenter Nervenbahnen, die die Reize zu Rückenmark und Gehirn weiterleiten. Vom Gehirn gelangt die Antwort über efferente Nervenbahnen zum Muskel.

◀ **Definition**

Muskeleigenreflexe

Muskeleigenreflexe

▶ **Synonym.** Monosynaptische Reflexe.

◀ Synonym

Eigenreflexe haben einen **monosynaptischen Reflexbogen**, d. h., sie durchlaufen nur zwei Neurone; Reizauslösung am Rezeptor und Reizantwort erfolgen im selben Organ (Abb. **C-9.7**, **C-9.8**). Die Reflexzeit ist von der Reizstärke unabhängig. Der Reflex wird durch eine kurze Dehnung eines Muskels erzeugt. Hierzu

Eigenreflexe haben einen **monosynaptischen Reflexbogen**, Reizauslösung am Rezeptor und Reizantwort erfolgen im selben Organ (Abb. **C-9.7**, **C-9.8**). Der Reflex

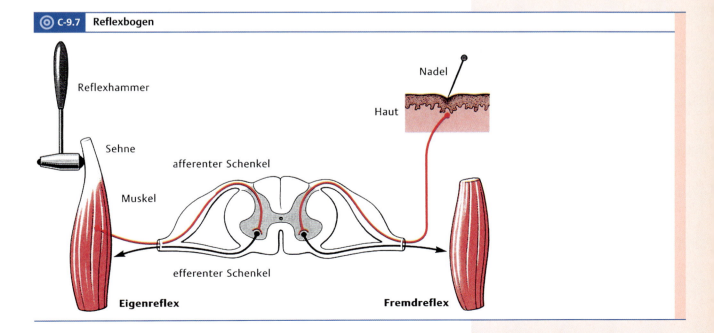

◎ C-9.7	Reflexbogen

Reflexhammer

Nadel

Haut

Sehne

afferenter Schenkel

Muskel

efferenter Schenkel

Eigenreflex   **Fremdreflex**

⊙ **C-9.8**   **Physiologische Eigenreflexe**

Lokalisation/ Bezeichnung	Lokalisation/ Segment	Auslösung/Reflex	Beurteilung/Antwort
Kopf Masseterreflex	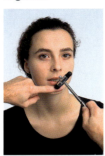 Pons	Zeigefinger auf das Kinn des Patienten legen (Mund leicht geöffnet). Bei Beklopfen des Zeigefingers mit dem Hammer erfolgt Mund- bzw. Kieferschluss	Abgeschwächt bei Hirnstammläsion (Bulbärparalyse) und Trigeminusläsion. Gesteigert bei Pseudobulbärparalyse (Hirnstamminfarkt)
Obere Extremität Bizepsreflex	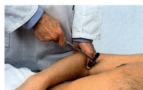 C5–C6	Hammerschlag auf den in der Ellenbeuge des Patienten auf die Sehne gelegten Daumen	Normal ist die Beugung im Ellenbogengelenk
Radiusperiostreflex	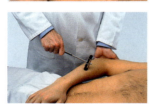 C5–C6	Beklopfen der Radiuskante	Normal ist eine leichte Beugebewegung des Unterarms
Trizepsreflex	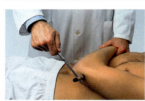 C6–C8	Schlag auf die Trizepssehne oberhalb des abgewinkelten Ellenbogens	Normal ist eine ruckartige Streckbewegung des Unterarms
Trömner- und Knippsreflex	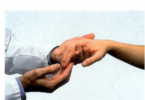 C7–C8	Anschlagen der Fingerkuppen bzw. Knipsen der Fingernägel	Normal ist eine ganz leichte Beugebewegung der Fingerendglieder. Pathologisch ist eine stärkere Beugung, z.B. bei Pyramidenbahnläsion

C-9.8 Physiologische Eigenreflexe (Fortseztzung)

Lokalisation/ Bezeichnung	Lokalisation/ Segment	Auslösung/Reflex	Beurteilung/Antwort
Untere Extremität Adduktorenreflex	L2–L4	Schlag dicht oberhalb des Condylus medialis femoris	Normal ist eine Adduktions- bewegung des Beines
Patellarsehnenreflex	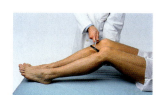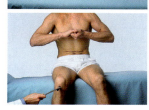 L3–L4	Schlag auf die Sehne des M. quadri- ceps femoris unterhalb der Patella bei leicht gebeugten Beinen Jendrassik-Handgriff zur Reflexbah- nung: Der Patient hakt die Finger ineinander und zieht die Arme aktiv auseinander	Normal ist eine ruckartige Streckung des Knies, evtl. Verbreiterung der Reflexzone bis zur Tibiakante Aus den oberen Extremitäten stammende afferente Impulse steigern die Impulsfrequenz am gammamotorischen Sys- tem der Beinmuskulatur
Tibilias-posterior- Reflex	L5	Schlag gegen die Sehne des M. tibialis post. ober- oder unterhalb des Innenknöchels	Lässt sich nur bei ca. 40 % der Gesunden auslösen. Normal ist eine Inversion des Fußes
Achillessehnenreflex	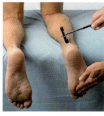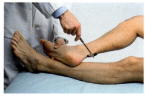 S1–S2	Schlag auf die Achillessehne bei abduziertem und abgewinkeltem Bein	Normal sind eine Kontraktion der Wadenmuskulatur und eine leichte Plantarflexion des Fußes
Rossolimoreflex		Nach Anschlag der Zehenglieder mit den Fingerkuppen kommt es zur Plantarflexion der Zehen	Normal ist eine sehr leichte Plantarflexion der Zehen. Pathologisch ist ein überstei- gerter Reflex

dient der Reflexhammer, der aus lockerem Handgelenk kurz und federnd auf den Auslösungsort (Sehne) trifft. Das betreffende Gelenk sollte in Mittelstellung gehalten werden. Der Patient liegt während der Untersuchung entspannt auf der Liege. Zur Beurteilung der Reflexe muss stets ein **Seitenvergleich** vorgenom- men werden. Eine Ausnahme bildet der unpaare Masseterreflex, der zur Ein- schätzung des allgemeinen Reflexniveaus dient.

wird durch die kurze Dehnung eines Mus- kels erzeugt. Hierzu dient der Reflexham- mer, der aus lockerem Handgelenk kurz und federnd auf den Auslösungsort trifft. Stets muss ein **Seitenvergleich** vor- genommen werden.

Fremdreflexe

▶ **Synonym**

Fremdreflexe sind **polysynaptisch** (s. Abb. **C-9.7**). Sie sind im Gegensatz zu den Muskeleigenreflexen erschöpflich (**Habituation**). Die Reflexzeit ist von der Reizstärke abhängig.

Das **allgemeine Reflexniveau** kann **interindividuell stark variieren**; es wird u. a. durch psychomotorische Einflüsse, Medikamente oder auch durch Alkohol moduliert.

▶ **Merke**

Folgende **Reflexantworten** sind möglich:
- Reflex nicht auslösbar, z. B. bei peripherer Lähmung
- Reflex nur mit **Bahnung** auslösbar (**Jendrassik-Handgriff**, s. Abb. **C-9.8**)
- Reflex normal
- Reflex sehr lebhaft, Reflexzone evtl. verbreitert, evtl. **Klonus** auslösbar (z. B. bei zentraler Lähmung)
- unerschöpflicher Klonus.

▶ **Merke**

Fremdreflexe

▶ **Synonym.** Polysynaptische Reflexe (Abb. **C-9.9**).

Fremdreflexe sind **polysynaptisch**; Reizauslösung und Reizantwort erfolgen nicht im selben Organ (z. B. Hautreiz – Muskelkontraktion, s. Abb. **C-9.7**). Sie sind bei mehrmaliger Prüfung im Gegensatz zu den Eigenreflexen erschöpflich, d. h. eine Reflexantwort ist erst wieder nach einer Pause zu erwarten (**Habituation**). Die Reflexzeit ist bei Fremdreflexen von der Reizstärke abhängig.

Das **allgemeine Reflexniveau** kann **interindividuell stark variieren**; es wird u. a. durch psychomotorische Einflüsse, Medikamente oder auch durch Alkohol moduliert. Während Psychopharmaka und stärkerer Alkoholgenuss das Reflexniveau abschwächen können, kommt es z. B. im Rahmen eines Alkoholentzugssyndroms zur Steigerung des Reflexniveaus.

▶ **Merke.** Das Reflexverhalten ist pathologisch, wenn die Reflexe im Seitenvergleich und beim Höhenvergleich unterschiedlich auslösbar sind.

Folgende **Reflexantworten** sind möglich:
- Reflex nicht auslösbar (erloschen), z. B. bei peripherer Lähmung
- Reflex nur mit **Bahnung** auslösbar (durch aktive Innervation des untersuchten Muskels, z. B. durch Halten gegen Schwerkraft oder mittels **Jendrassik-Handgriff** des Patienten, d. h. die Hände werden während der Reflexprüfung ineinander gehakt und kräftig auseinander gezogen, s. Abb. **C-9.8**)
- Reflex normal (durchschnittlich)
- Reflex sehr lebhaft, Reflexzone evtl. verbreitert, evtl. **Klonus** auslösbar (rhythmische Zuckungen nach einmaliger Reflexauslösung bei Eigenreflexen), z. B. bei zentraler Lähmung
- unerschöpflicher Klonus (Spastik) oder Überspringen des Reflexes von anderen Reflexzonen.

▶ **Merke.** Eine Verbreiterung der Reflexzone ist ein typisches Zeichen der Reflexsteigerung.

◎ **C-9.9**   **Physiologische Fremdreflexe**

Lokalisation/ Bezeichnung	Lokalisation/ Segment	Auslösung/Reflex	Beurteilung/Antwort
Bauchhautreflex	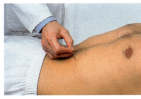 Th6–Th12	Bestreichen der Bauchhaut (z. B. mit Fingernagel oder Streichholz) von lateral zur Medianlinie in 3 Etagen von oben nach unten	Normal ist eine Kontraktion der Bauchdeckenmuskulatur mit evtl. Verlagerung des Nabels
Kremasterreflex	L1–L2	Abwärtsstreichen an der Innenseite des Oberschenkels	Normal ist eine gleichseitige Anhebung des Hodens
Bulbo-cavernosus-Reflex	S3–S4	Ejakulationsrelfex	Normale Ejakulation?
Analreflex	S3–S5	Bestreichen der perianalen Haut	Normal ist eine Kontraktion des M. sphincter ani externus
Mayer-Reflex		Passive Beugung des 4. und 5. Fingers in der Grundphalanx in die Handinnenfläche	Normal ist die Adduktion des Daumens im Grund- und die Flexion im Endglied

Ein **Klonus** wird am einfachsten durch Dehnen der Patellarsehne ausgelöst: Die Patella wird zwischen Daumen und Zeigefinger gefasst und ruckartig nach distal geschoben und dort festgehalten. Auf diese Weise wird die Quadrizepssehne gedehnt, und bei einem Klonus kommt es zu rhythmischen Zuckungen der Patella. Vom Klonus zu unterscheiden ist das sog. **Trousseau-Zeichen,** das bei Tetanie und Hypokalzämie auftritt. Hier wird durch Stauung am Oberarm (z. B. mit einer Blutdruckmanschette) ein Karpalspasmus (Handkrampf) provoziert.

Ein **Klonus** wird durch Dehnen der Patellarsehne ausgelöst (Patella ruckartig nach distal schieben und festhalten → rhythmische Zuckungen der Patella).

Vom Klonus zu unterscheiden ist das sog. **Trousseau-Zeichen,** das bei Tetanie und Hypokalzämie auftritt.

Pathologische Reflexe

▶ **Definition.** Pathologische Reflexe sind Fremdreflexe, die beim gesunden Erwachsenen nicht auslösbar sind. Sie werden auch als Pyramidenbahnzeichen bezeichnet.

An der unteren Extremität zeigen alle pathologischen Fremdreflexe ein identisches Reflexmuster: Bei positivem (= pathologischem) Befund kommt es zur tonischen Extension der Großzehe und Plantarflexion der Kleinzehe mit Spreizphänomen.

Pathologische Reflexe

◀ **Definition**

Zu den pathologischen Reflexen zählen:

- **Babinski:** Bestreichen der lateralen Fußsohle mit dem Daumennagel oder einem Stift (Abb. **C-9.10a**). Bei Säuglingen ist dieser Reflex physiologisch positiv.
- **Oppenheim:** Kräftiges Herabstreichen an der Tibiafläche mit Daumen und Zeigefinger (Abb. **C-9.10b**).
- **Gordon:** Kräftiges Drücken der Wadenmuskulatur.
- **Chaddock:** Bestreichen der Haut am lateralen Fußrand dorsal.
- **Strümpell:** Beugung des Kniegelenks gegen Widerstand.

Pathologische Reflexe:
- **Babinski** (Abb. **C-9.10a**)
- **Oppenheim** (Abb. **C-9.10b**)
- **Gordon**
- **Chaddock**
- **Strümpell.**

▶ **Aufgabe.** Überprüfen Sie alle genannten physiologischen und pathologischen Reflexe bei einem Freund.

◀ **Aufgabe**

⊚ **C-9.10**   **Auslösen pathologischer Fremdreflexe**

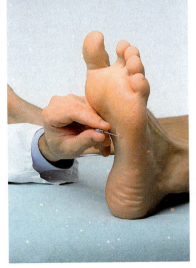 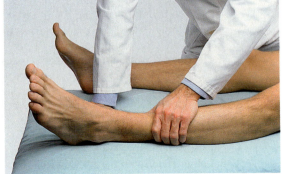

a Babinski-Reflex (normaler Befund).   **b** Oppenheim-Reflex (normaler Befund).

9.2.4 Motorik

9.2.4 Motorik

Prüfung des Muskeltonus, Feststellung von Lähmungen, Muskelatrophien und unwillkürlichen Bewegungen.

Die Untersuchung der Motorik beinhaltet die **Prüfung des Muskeltonus,** die Feststellung von Lähmungen, die Beobachtung von Muskelatrophien und -faszikulationen bzw. überschießenden, unwillkürlichen Bewegungen (Hyperkinesien).

Muskeltonus und Lähmungen

Muskeltonus und Lähmungen

▶ **Definition**

▶ **Definition.** Unter Muskeltonus versteht man den Dehnungswiderstand der willkürlich entspannten Muskulatur.

Der Tonus wird durch passive Bewegung der Gelenke beurteilt.

Der Tonus wird durch passive Bewegung der Gelenke beurteilt. Für die Prüfung der unteren Extremität sollte der Patient hierzu entspannt liegen und weder „mitmachen" noch „dagegenhalten". Der Muskeltonus der Schulter- und Nackenregion wird im Sitzen geprüft.

Der physiologische Spannungszustand der Skelettmuskulatur wird durch Schädigung zerebraler und zerebellarer Bahnen verändert.

Der physiologische Spannungszustand der Skelettmuskulatur (Ruhetonus und kontraktiler Tonus) kann sich durch Schädigung zerebraler und zerebellarer Bahnen verändern (gesteigert = Hypertonus, abgeschwächt = Hypotonus). Tonusveränderungen bei extrapyramidalen und zerebellaren Störungen sind nicht mit Lähmungen verbunden.

▶ **Merke**

▶ **Merke.**
Parese: unvollständige motorische Lähmung
Paralyse/Plegie: vollständige motorische Lähmung.

Bei zentralen Läsionen besteht ein **gesteigerter Muskeltonus**. Man unterscheidet:
- **Spastik:** krampfartig erhöhter Muskeltonus, der sich z. B. beim passiven Strecken eines gebeugten Gelenks als zunehmender, federnder Widerstand zeigt (plötzliches Nachlassen der Spannung bei maximaler Muskeldehnung: **Taschenmesserphänomen**).

- **Rigor:** Steifigkeit der Muskulatur, die bei passiver Bewegung während des gesamten Bewegungsablaufs bestehen bleibt (ruckartiges Nachgeben des Widerstandes: **Zahnradphänomen**).

Ein **gesteigerter Muskeltonus** ist immer auf eine Läsion im Gehirn oder Rückenmark zurückzuführen (Ausfall des ersten Motoneurons). Man unterscheidet:
- **Spastik:** krampfartig erhöhter Muskeltonus, der sich z. B. beim passiven Strecken des gebeugten Ellenbogens als zunehmender, federnder Widerstand zeigt. Das plötzliche Nachlassen der Spannung bei maximaler Muskeldehnung wird als **Taschenmesserphänomen** bezeichnet. Eine Spastik findet man bevorzugt an Muskeln, die der Schwerkraft entgegenwirken (hohe tonische Dauerinnervation); d. h. an der oberen Extremität vorwiegend im Bereich der Beugemuskulatur, an der unteren Extremität vorwiegend in der Streckmuskulatur.
- **Rigor:** Steifigkeit der Muskulatur durch erhöhten Muskeltonus (in Beugern und Streckern gleichermaßen ausgeprägt), die im Gegensatz zur Spastik bei passiver Bewegung während des gesamten Bewegungsablaufs bestehen bleibt. Die Erhöhung des Muskeltonus besteht auch in Ruhe. Bei ruckartigem Nachgeben des Widerstandes spricht man vom sog. **Zahnradphänomen** (typisch für Morbus Parkinson, s. S. 451).

Als **Myotonie** bezeichnet man eine verzögerte Erschlaffung der Muskelfasern. Nach Willkürbewegungen, Beklopfen des Muskels oder elektrisch ausgelöster Muskelkontraktion hält die Kontraktion noch kurze Zeit an. Häufigste Form ist die **Myotonia dystrophica**.

Als **Myotonie** bezeichnet man eine verzögerte Erschlaffung der Muskelfasern: Nach Willkürbewegungen (z. B. Öffnen der Faust nach festem Zugreifen), Beklopfen des Muskels oder elektrisch ausgelöster Muskelkontraktion hält die Kontraktion noch kurze Zeit an. Bei Kälte verstärkt sich die Symptomatik. Wichtigstes diagnostisches Hilfsmittel zum Nachweis einer Myotonie ist das EMG. Die häufigste Form ist die **Myotonia dystrophica** mit einem Erkrankungsgipfel im 3. Lebensjahrzehnt. Es gibt auch einige kongenitale Myotonien (sehr selten), die sich in der 1. Lebensdekade manifestieren (Myotonia congenita Thomson oder Becker).

Eine **Hypotonie der Muskulatur** wird durch eine abnorme Beweglichkeit der Gliedmaßen mit Überstreckbarkeit der Gelenke diagnostiziert.

Bei einer **Hypotonie der Muskulatur** können die Gliedmaßen sehr leicht (ohne Widerstand) sozusagen passiv „ausgeschüttelt" werden. Außerdem besteht eine abnorme Überstreckbarkeit der Gelenke.

Die Überprüfung der **Muskelkraft** erfolgt durch aktive Bewegung gegen Widerstand.

Zur Überprüfung der groben **Muskelkraft** bitten Sie den Patienten, sich aktiv gegen Ihren Widerstand zu bewegen oder Ihren Bewegungen Widerstand zu leisten.

≡ C-9.3	Unterscheidung von zentralen und peripheren Paresen		≡ C-9.3

	zentral	**peripher**
Schädigungsort	Pyramidenbahn, extrapyramidales System	2. motorisches Neuron
Muskeltonus	spastische Tonuserhöhung, Rigor, Zahnradphänomen	schlaffe Lähmung
Muskeleigen-reflexe	gesteigert, Kloni, Fremdreflexe abgeschwächt	abgeschwächt bis fehlend
Babinski-Reflex	positiv	negativ
Muskelatrophie	keine	neurogene Muskelatrophie

▶ **Merke.** Die Muskelkraft wird auf einer Skala von 0–5 eingestuft:

◀ **Merke**

0 = keine Muskelkontraktion nachweisbar

1 = fühlbare Muskelspannung ohne Bewegung im Gelenk

2 = aktive Bewegung nur bei Aufhebung der Schwerkraft möglich

3 = aktive Bewegung ist gegen die Schwerkraft möglich

4 = aktive Bewegung ist gegen die Schwerkraft und gegen leichten Widerstand möglich

5 = normale Muskelkraft, d. h. volle Kraftleistung gegen die Schwerkraft und mit voller Belastung.

Die Unterscheidungskriterien von zentralen und peripheren Paresen sind in Tab. **C-9.3** dargestellt.

Die Unterscheidung der Lähmungserscheinungen erlaubt eine ätiologische Zuordnung:

- Eine **akute Pyramidenbahnläsion** im Gehirn (z. B. beim Schlaganfall) oder Rückenmark führt zur schlaffen Parese, die im weiteren Verlauf spastisch wird. Weitere Zeichen einer zentralen Lähmung sind Reflexsteigerungen bzw. Kloni (s. o.) und pathologische Reflexe (ein sicheres Zeichen bei zentraler Lähmung ist das positive Babinski- und Trömner-Zeichen).
- Ein Rigor ist bei **extrapyramidalen Erkrankungen**, z. B. im Bereich der Stammganglien, zu beobachten (Morbus Parkinson, s. S. 451).
- Schlaffe Lähmungen mit Muskelatrophie und abgeschwächten Muskeleigenreflexen findet man bei **peripheren Nervenläsionen und Vorderhornerkrankungen**.
- Bei **Kleinhirnläsionen** (zerebellare Läsion) besteht eine Hypotonie der Muskulatur.

Der **Vorhalteversuch** (mit geschlossenen Augen) dient zum Nachweis einer latenten Parese: Die Arme werden gestreckt in Supinationsstellung (Handflächen nach oben zeigend) nach vorne gehalten. Die Angabe eines Schweregefühls, Absink- und Pronationstendenz demaskieren eine einseitige zentrale Parese. Dieser Versuch kann auch als Beinhalteversuch durchgeführt werden: Die Beine werden dabei vom liegenden Patienten in der Hüfte und im Kniegelenk gebeugt und gehalten.

Tremor, Hyperkinesien und Dyskinesien

Als **Tremor** bezeichnet man rhythmische Zuckungen antagonistisch wirkender Muskeln. Man unterscheidet nach der Amplitude (grobschlägig, feinschlägig), der Dauer (**ständig, Ruhetremor** oder z. B. **Intentionstremor**), Frequenz und Ursache des Tremors.

Unterscheidung zentrale/periphere Paresen s. Tab. **C-9.3**.

Ätiologische Zuordnung:

- **akute Pyramidenbahnläsionen** führen zur schlaffen Parese, die im weiteren Verlauf spastisch werden kann (außerdem Reflexsteigerungen bzw. Kloni und pathologische Reflexe).
- Rigor tritt bei **extrapyramidalen Erkrankungen** auf.
- Schlaffe Lähmungen findet man bei **peripheren Nervenläsionen und Vorderhornerkrankungen**.
- Bei **Kleinhirnläsionen** besteht eine Hypotonie der Muskulatur.

Der **Vorhalteversuch** dient zum Nachweis einer latenten Parese: Die Arme werden gestreckt nach vorne gehalten. Die Angabe eines Schweregefühls, Absink- und Pronationstendenz demaskieren eine einseitige zentrale Parese.

Tremor, Hyperkinesien und Dyskinesien

Als **Tremor** bezeichnet man rhythmische Zuckungen antagonistischer Muskeln (Unterscheidung nach Amplitude, Dauer, Frequenz und Ursache).

▶ Merke

▶ **Merke.** Ein Auftreten des Tremors bzw. eine Zunahme bei intendierter Bewegung (Intentionstremor) wird bei zerebellären Störungen gefunden. Bei älteren bzw. alten Personen besteht häufig ein feinschlägiger „altersphysiologischer" Tremor in Ruhe, der bei absichtlicher Bewegung verschwindet (Alterstremor). Einen feinschlägigen Tremor findet man auch bei der Alkoholkrankheit. Der Tremor bei Morbus Parkinson besteht v. a. in Ruhe und nimmt bei gezielten Bewegungen ab.

Beim Morbus Parkinson besteht eine **Akinese** (Bewegungsstarre). Als **Hyperkinese** bezeichnet man eine pathologisch gesteigerte Motorik mit z. T. unwillkürlichen, sinnlosen Bewegungen (bei Erkrankungen des extrapyramidalen Systems). Die **Athetose** ist eine langsame, geschraubte, wurmartige, bizarre, arrhythmische Bewegung mit erhöhtem Muskeltonus. Beim **Ballismus** treten heftige, unwillkürliche Bewegungen mehrerer Gliedmaßenabschnitte auf, die eine gezielte Bewegung unmöglich machen. Die **Chorea** erkennt man an hyperkinetischen, schnellen und unkontrollierten Bewegungen. Bei der **Torsionsdystonie** kommt es zu einer langsamen, drehenden, unregelmäßigen Bewegung.

Faszikulationen sind spontane, unwillkürliche Zuckungen von Muskelfaserbündeln unter der Haut (z. B. bei peripheren Nervenläsionen und Vorderhornerkrankungen). **Fibrillationen** sind schnell aufeinanderfolgende Kontraktionen einzelner Muskelfasern.

Als **Krampus** bezeichnet man schmerzhafte Muskelkrämpfe. **Spasmen** dauern länger an und sind heftiger, z. B. bei Tetanie.

Tic: gleich bleibende Zuckungen kleiner Muskelgruppen v. a. im Gesicht, die physiologische Bewegungen imitieren.

9.2.5 Koordination

▶ Definition

Am **häufigsten** treten Koordinationsstörungen **bei Läsionen des Kleinhirns** auf.

Man beobachte den Gang und achte auf Mitbewegung der Arme, taumeligen Gang oder breite Schrittspur. Ist der Gang trotz entsprechender Anamnese (z. B. Schwindel, Fallneigung) unauffällig, fordert man den Patienten zu erschwerten Gangproben auf (Abb. **C-9.11**).

Ein weiteres Symptom der Parkinson-Krankheit ist die **Akinese** (Bewegungsstarre). Als **Hyperkinese** bezeichnet man eine pathologisch gesteigerte Motorik mit z. T. unwillkürlichen, sinnlosen Bewegungen. Sie kommen bei Erkrankungen des extrapyramidalen Systems vor und werden als athetotisch, ballistisch, choreatisch oder dyston bezeichnet. Die **Athetose** ist gekennzeichnet durch eine langsame, geschraubte, wurmartige, bizarre, arrhythmische Bewegung (betroffen sind periphere Gliedmaßen, Kopf und Hals) und Grimassen. Der Muskeltonus ist erhöht. Man findet die Athetose als Folge perinataler Hirnschädigung, häufig in Kombination mit spastischen Paresen und evtl. Epilepsie. Beim **Ballismus** treten heftige, unwillkürliche Bewegungen mehrerer Gliedmaßenabschnitte auf, die eine gezielte Bewegung unmöglich machen und zu Verletzungen führen können (der Patient wirft gleichsam seine Extremität weg). Die **Chorea** erkennt man an hyperkinetischen, schnellen und unkontrollierten Bewegungen, bevorzugt im Bereich der Gesichts- und Schultermuskulatur, sie können aber auch den ganzen Körper oder nur eine Extremität befallen. Bei der **Torsionsdystonie** kommt es zu einer langsamen, drehenden, unregelmäßigen Bewegung (z. B. Tortikollis = Schiefhals).
Als **Faszikulationen** bezeichnet man Muskelzuckungen, die spontan, unwillkürlich und unregelmäßig in Muskelfaserbündeln unter der Haut ablaufen und nur selten zu sichtbaren Bewegungen führen. Sie werden als unangenehme Sensation wahrgenommen, z. B. als Zucken der Augenlider oder der Gesichtsmuskulatur. Faszikulationen treten häufig bei Übermüdung auf und haben alleine keine pathologische Bedeutung, sondern erst in Kombination mit Paresen und Muskelatrophien (z. B. bei peripheren Nervenläsionen und Vorderhornerkrankungen). **Fibrillationen** sind schnell aufeinanderfolgende Kontraktionen einzelner Muskelfasern.
Als **Krampus** bezeichnet man schmerzhafte Krämpfe eines Muskels oder einer Muskelgruppe (typisches Beispiel: Wadenkrampf). Tonische Krämpfe **(Spasmen)** sind länger andauernd und heftiger, z. B. beim zerebralen Krampfleiden oder bei Tetanie.
Unter einem **Tic** versteht man gleich bleibende Zuckungen kleiner Muskelgruppen, besonders im Gesicht, die physiologische Bewegungen imitieren (z. B. Augenkneifen, Mudwinkelzucken) und meist eine psychogene Ursache haben.

9.2.5 Koordination

▶ **Definition.** Unter Koordination versteht man das geordnete Zusammenspiel der Muskeln hinsichtlich dem Maß und der Geschwindigkeit von Bewegungen.

Koordinationsstörungen können auch bei normaler Muskelkraft auftreten. Am **häufigsten** treten Koordinationsstörungen **bei Läsionen des Kleinhirns** auf, sie betreffen meist den **Gang**.
Zur Analyse der Koordination dienen einige einfache Untersuchungen: Man beobachte den **Gang des Patienten** (der Patient sollte dabei weder Schuhe noch Strümpfe tragen) und achte auf die **Mitbewegung der Arme**, einen evtl. „taumeligen" Gang oder sehr breite Schrittspur. Ist der Gang trotz entsprechender Anamnese (z. B. Schwindel, Gleichgewichtsstörungen, Fallneigung und Stand- oder Gangunsicherheit) unauffällig, so fordert man den Patienten zu **erschwerten Gangproben** auf (Abb. **C-9.11**).

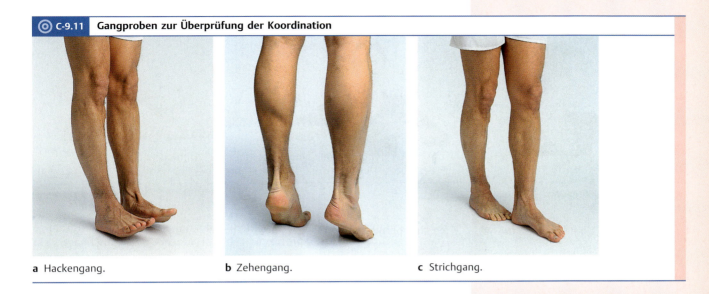

C-9.11 **Gangproben zur Überprüfung der Koordination**

a Hackengang. b Zehengang. c Strichgang.

Als **Ataxie** bezeichnet man generell eine Störung der Koordination. Typische **Zeichen** der Ataxie sind Störungen der Okulomotorik, Dysarthrie, Dysdiadochokinese, Intentionstremor sowie Stand-, Gang- und Rumpfataxie. Unterschieden werden

- **zerebelläre Ataxie** (bei Kleinhirnerkrankungen)
- **spinale (sensible) Ataxie** (bei Läsionen der Hinterstrangbahnen)
- **vestibuläre Ataxie** (bei Schädigung des Vestibularapparates).

Mit Hilfe des **Romberg-Versuchs** kann zwischen einer spinalen und einer zerebellaren Gangataxie unterschieden werden (Abb. **C-9.12**): Der Patient steht bei eng zusammengestellten Füßen mit geschlossenen Augen. Während die Kleinhirnataxie (zerebellär) von der optischen Kontrolle unabhängig ist (Romberg-Zeichen negativ), nimmt bei spinaler Ataxie die Fallneigung bei geschlossenen Augen zu (Romberg-Zeichen positiv). Leichtes Schwanken ist normal und ist ebenso zu durchbrechen wie grobes, psychogen induziertes Schwanken, wenn der Patient abgelenkt wird. Ein pathologisches Romberg-Phänomen im Stehversuch ergibt sich am wahrscheinlichsten bei der **Schädigung der Hinterstränge des Rückenmarks**.

Als **Ataxie** bezeichnet man generell eine Störung der Koordination. **Zeichen** der Ataxie sind Störungen der Okulomotorik, Dysarthrie, Dysdiadochokinese, Intentionstremor sowie Stand-, Gang- und Rumpfataxie. Mittels des **Romberg-Versuchs** kann zwischen einer spinalen und einer zerebellaren Gangataxie unterschieden werden (Abb. **C-9.12**). Ein pathologisches Romberg-Phänomen im Stehversuch ergibt sich am wahrscheinlichsten bei einer **Schädigung der Hinterstränge des Rückenmarks**.

C-9.12 **Untersuchung zur Differenzierung von Gangataxien**

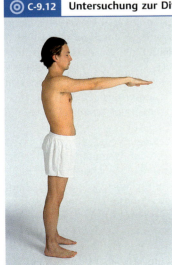

◀ **Romberg-Versuch**

Vorgehensweise:

- Der Patient steht bei eng zusammengestellten Füßen mit geschlossenen Augen.
- Bei spinaler Ataxie nimmt die Fallneigung bei geschlossenen Augen zu (Romberg-Zeichen positiv).

Unterberger-Tretversuch ▶

Vorgehensweise:

- Der Patient tritt mit geschlossenen Augen 50 × auf der Stelle.
- Eine Drehung > 45° gilt als Hinweis auf eine homolaterale Kleinhirn- oder Labyrinthschädigung.

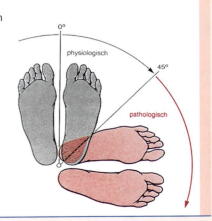

⊙ **C-9.13**   **Zielbewegungen zur Feststellung einer ataktischen Störung**

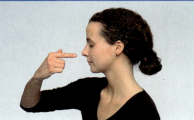

a Finger-Nase-Versuch.

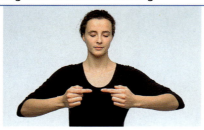

b Annähern der Zeigefinger.

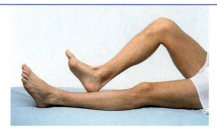

c Knie-Hacken-Versuch.

Das Gehen mit geschlossenen Augen **(Blindgang)** kann geringe Gleichgewichtsstörungen aufdecken. Beim **Seiltänzer- oder Strichgang** mit offenen und geschlossenen Augen zeigt sich bei spinaler Ataxie eine Verbesserung der Gangunsicherheit unter optischer Kontrolle.

Beim **Unterberger-Tretversuch** muss der Patient mit geschlossenen Augen 50-mal auf der Stelle treten. Eine Körperdrehung bis 45° ist noch physiologisch.

Sind bei erhaltener Motorik und Koordination integrierte Bewegungs- und Handlungsabläufe gestört, handelt es sich um eine **Apraxie**. Man unterscheidet ideomotorische, ideatorische und konstruktive Apraxie.

▪ **Zielbewegungen**
Beim **Finger-Nase-Versuch** soll der Patient bei geschlossenen Augen mit der Zeigefingerspitze langsam bogenförmig die Nase treffen. **Knie-Hacken-Versuch:** im Liegen mit der Ferse das Knie des anderen Beines berühren und an der Tibiakante nach kaudal gleiten (Abb. **C-9.13**). Ein Verfehlen des Ziels bezeichnet man als **Dysmetrie,** das Hinausschießen über das Ziel als **Hypermetrie.**

▪ **Feinmotorik**
Die Feinmotorik wird mit schnellen Wechselbewegungen untersucht (Abb. **C-9.14**). Ist der Bewegungsablauf normal rhythmisch, spricht man von **Eudiadochokinese,** bei gestörtem Ablauf von **Dysdiadochokinese.** Eine verlangsamte Bewegung nennt man **Bradydiadochokinese** und einen völlig ungezielten, unrhythmischen Bewegungsablauf **Adiadochokinese.**

Das Gehen mit geschlossenen Augen **(Blindgang)** kann auch geringgradige Gleichgewichtsstörungen aufdecken. Beim **Seiltänzer- oder Strichgang** (ein Fuß wird direkt vor den anderen gesetzt) mit offenen und geschlossenen Augen zeigt sich bei spinaler Ataxie eine Verbesserung der Gangunsicherheit unter optischer Kontrolle. Bei vestibulärer Ataxie taumelt der Patient wie betrunken, wobei die Gangabweichung immer zur selben Seite erfolgt, bei zerebellärer Ataxie ist der Gang hin- und herschwankend sowie durch ausgeprägte gegensteuernde Bewegungen charakterisiert.
Beim **Unterberger-Tretversuch** wird der Patient angewiesen, mit geschlossenen Augen fünfzigmal auf der Stelle zu treten. Er soll sich dabei weder optisch noch akustisch orientieren können. Eine Körperdrehung bis 45° ist noch physiologisch. Eine darüber hinausgehende Drehung zu einer Seite lässt auf eine homolaterale Vestibularis- oder Kleinhirnläsion schließen.
Sind bei erhaltener Motorik und Koordination integrierte Bewegungs- und Handlungsabläufe gestört, handelt es sich um eine **Apraxie**. Ursache ist eine zentralnervöse Störung. Man unterscheidet:
– **ideomotorische** Apraxie: Unfähigkeit zu gezielten mimischen, gestischen oder anderen Bewegungen.
– **ideatorische** Apraxie: Unfähigkeit, logische Handlungsfolgen korrekt durchzuführen.
– **konstruktive** Apraxie: Unfähigkeit zum gezielten Handeln, z. B. unter optischer Kontrolle (Haus wird falsch abgezeichnet).

▪ **Zielbewegungen**
Die Durchführung von Zielbewegungen kann eine ataktische Störung deutlich machen. Beim **Finger-Nase-Versuch** soll der Patient bei geschlossenen Augen mit der Zeigefingerspitze langsam bogenförmig die Nase treffen. Alternativ können auch die Zeigefinger mit geschlossenen Augen angenähert werden. Beim **Knie-Hacken-Versuch** muss er im Liegen mit der Ferse das Knie des anderen Beines berühren und an der Tibiakante nach kaudal gleiten (Abb. **C-9.13**). Ein Verfehlen des Ziels bezeichnet man als **Dysmetrie**, schießt der Finger oder die Ferse über das Ziel hinaus, spricht man von **Hypermetrie**. Bei Kleinhirnläsionen ist der Bewegungsablauf fahrig, es besteht ein Intentionstremor. Eine Dysmetrie, Hyper- oder Hypometrie kann nur im Seitenvergleich beurteilt werden.

▪ **Feinmotorik**
Die Feinmotorik wird mit schnellen Wechselbewegungen (antagonistischen Bewegungen) untersucht: z. B. Schraubbewegungen von Daumen und Zeigefinger, durch abwechselnde Pronation und Supination (Abb. **C-9.14**) oder rasch abwechselnd mit der Handfläche bzw. dem Handrücken in die andere Hand oder auf den Oberschenkel schlagen. Ist der Bewegungsablauf normal rhythmisch, spricht man von **Eudiadochokinese**, bei gestörtem Ablauf von **Dysdiadochokinese**. Eine verlangsamte Bewegung nennt man **Bradydiadochokinese** und einen völlig ungezielten unrhythmischen Bewegungsablauf **Adiadochokinese**. Bei der Beurteilung der Tests muss die Händigkeit des Patienten berücksichtigt werden, da die dominante Körperhälfte geschickter ist.

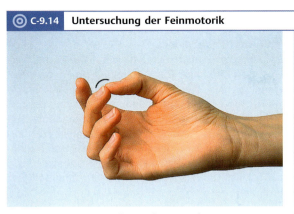
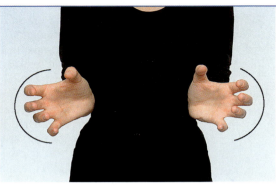

C-9.14 Untersuchung der Feinmotorik

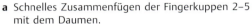

a Schnelles Zusammenfügen der Fingerkuppen 2–5 mit dem Daumen.

b Gegensinnige Schraubbewegung der Hände.

Wird eine Bewegung durch ungenügende oder verspätete Innervation der Antagonisten nicht abgebremst, spricht man von einem pathologischen **Rebound-Phänomen**. Um dieses Phänomen nachzuweisen, lässt man den Patienten z. B. seinen Ellenbogen auf den Tisch aufsetzen und bittet ihn, den Arm gegen den Widerstand des Untersuchers gebeugt zu halten. Lässt der Untersucher den um das Handgelenk gehaltenen Arm plötzlich los, kann der Patient die gegen seinen Kopf gerichtete Bewegung der eigenen Faust nicht rechtzeitig abbremsen und schlägt sich selbst. Das Rebound-Phänomen tritt z. B. bei Erkrankungen des Kleinhirns auf.

■ **Gangstörungen**
Die Beurteilung des Ganges ist eine einfache Untersuchung zur Prüfung der Koordination und damit wesentlicher Funktionen des Zentralnervensystems. Der **Steppergang** (Storchengang) beruht auf einer Fußheberschwäche (Läsion des N. peronaeus, Abb. **C-9.15**). Die Patienten können nicht auf den Fersen gehen. Sie ziehen den Fuß nach oder heben ihn mit gebeugtem Knie hoch und setzen ihn klatschend auf den Boden. Eine Peronäusläsion kann z. B. als Traumafolge (Frakturen im Bereich von Kniegelenk, Fibulaköpfchen und Sprunggelenk, Sportverletzungen oder falsche Lagerung auf dem OP-Tisch) auftreten. Ist der Steppergang beidseits vorhanden und liegt gleichzeitig eine Areflexie, Hypotonie der Muskulatur und evtl. Sensibilitätsstörungen vor, besteht Verdacht auf eine Polyneuropathie. Dagegen spricht der Steppergang mit kreisförmiger Außenbewegung des gelähmten Fußes (Zirkumduktion), Spitzfußstellung, Adduktionshaltung und mangelnder Mitbewegung des Armes derselben Seite für eine ältere zentrale **Hemiparese** (Halbseitenlähmung, sog. **Wernicke-Mann-Gangbild**).

Wird eine Bewegung durch ungenügende oder verspätete Innervation der Antagonisten nicht abgebremst, spricht man von einem **Rebound-Phänomen** (z. B. bei Erkrankungen des Kleinhirns). Der Untersucher lässt hierzu den um das Handgelenk gehaltenen Arm des Patienten plötzlich los.

■ **Gangstörungen**
Die Beurteilung des Ganges ist eine einfache Untersuchung zur Prüfung der Koordination. Der **Steppergang** beruht auf einer Fußheberschwäche (Läsion des N. peronaeus, z. B. als Traumafolge, Abb. **C-9.15**). Der Hackengang ist für den Patienten unmöglich. Ein Steppergang mit kreisförmiger Außenbewegung des gelähmten Fußes (Zirkumduktion) und mangelnder Mitbewegung des Armes derselben Seite deutet auf eine ältere zentrale **Hemiparese** hin (sog. **Wernicke-Mann-Gangbild**).

C-9.15 Peronaeusparese

C-9.15

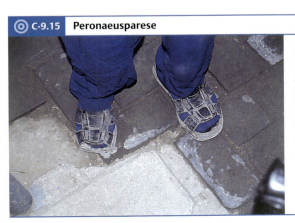

Bild aus einer Warteschlange in China: Der junge Mann kann den rechten Fuß nicht richtig heben und schleift daher mit seinem Schuh auf dem Boden entlang. Er ist zu arm um sich neue Schuhe zu kaufen.

Bei der spastischen **Paraplegie** beobachtet man den sog. **Roboter-** oder **Scherengang**.

Der **Watschelgang** ist Ausdruck einer proximalen Muskelschwäche bei Myopathie (Muskelerkrankung). Der **ataktische Gang** bei Kleinhirnerkrankung ist durch große Unsicherheit mit Fallneigung gekennzeichnet. Beim **Parkinson-Gang** schlurft der Patient kleinschrittig mit mangelnder Armbewegung.

Bei spastischer **Paraplegie** (symmetrische Lähmung z. B. der Beine) kann man den sog. **Roboter-** oder **Scherengang** beobachten: Der Patient geht aus dem Hohlkreuz und drückt die Knie vollständig durch.
Der **Watschelgang** ist Ausdruck einer proximalen Muskelschwäche bei verschiedenen Myopathien (Muskelerkrankung). Die Patienten können gar nicht oder nur sehr schwer Treppen steigen. Der **ataktische Gang** bei Kleinhirnerkrankungen ist durch große Unsicherheit mit Fallneigung gekennzeichnet. Ist die Rumpfmuskulatur mitbetroffen, so kommt es auch zur Standunsicherheit. Erkrankungen des Gleichgewichtsorgans (Labyrinth) können ebenfalls zur Standunsicherheit führen. Beim **Parkinson-Gang** schlurft der Patient kleinschrittig (trippelnd) mit starrem Oberkörper und mangelnder Armbewegung. Ein Patient mit normalem Muskelstatus (z. B. keine Atrophie), unauffälligem Muskeltonus und regelrechten Reflexen wird in der Regel ein normales Gangbild aufweisen und auch die erschwerten Gangproben bestehen (s. S. 438).

9.2.6 Artikulation

Die Artikulation kann auf vielen Ebenen gestört sein.

9.2.6 Artikulation

Die Artikulation (Aussprache, Lautbildung) ist eine komplexe Leistung, die auf vielen Ebenen gestört sein kann.

▶ **Merke**

▶ **Merke.** Eine **Sprech**störung tritt auf, wenn der motorische Ablauf der Lautbildung gestört ist; eine **Sprach**störung betrifft dagegen die Wortbildung im ZNS.

Dysarthrien sind Störungen der Sprechmotorik mit ungenauer Lautbildung durch motorischen Ausfall der Lippen-, Zungen-, Gaumen- oder Pharynxmuskulatur. Bei der Untersuchung der Artikulation ist auf die Mundmotorik, die Qualität der Lautbildung, den Redefluss, die Phonation und die Atmung zu achten. Man sollte den Patienten auch bestimmte Sätze nachsprechen lassen.

Dysarthrien sind Störungen der Sprechmotorik mit ungenauer Lautbildung durch einen motorischen Ausfall der Lippen-, Zungen-, Gaumen- oder Pharynxmuskulatur. Die Sprache erscheint lang gezogen, besonders erschwert ist die Aussprache der labialen (M, B. P) und der lingualen (T, D, L) Konsonanten. Häufig sind gleichzeitig die Sprechatmung und Stimmbildung **(Phonation)** beeinträchtigt; man spricht dann auch von Dysarthrophonie. Bei der Untersuchung der Artikulation ist auf die Mundmotorik, die Qualität der Lautbildung (Konsonanten und Vokale), den Redefluss, die Phonation und die Atmung zu achten. Man sollte den Patienten auch bestimmte Sätze nachsprechen lassen, so z. B.: „Der Mondschein scheint schon schön" oder „Blaukraut bleibt Blaukraut und Brautkleid bleibt Brautkleid".

Aphasie (Sprachunvermögen) und **Dysphasie** (inkorrekte Wort- oder Silbenwahl) sind Störungen der Wortbildung bei Schädigung der kortikalen Sprachzentren. Die Kleinhirn-Dysarthrie ist durch eine schlecht koordinierte Sprache gekennzeichnet **(skandierende Sprache)**.

Als **Aphasie** (Sprachunvermögen) und **Dysphasie** (inkorrekte Wort- oder Silbenwahl) bezeichnet man Störungen der Wortbildung bei Schädigung der kortikalen Sprachzentren. Die Kleinhirn-Dysarthrie ist durch eine schlecht koordinierte unregelmäßige Sprache mit unnatürlicher Silbentrennung gekennzeichnet **(skandierende Sprache)**. Patienten mit Morbus Parkinson haben eine monotone, langsame, schwache Stimme mit Auseinanderziehen der Wörter. Bei einer Gaumensegellähmung durch beidseitigen Ausfall des N. vagus kommt es zur näselnden Sprache.
Folgende Formen der Aphasie werden unterschieden:

Formen der Aphasie:
- **motorische Aphasie (Broca):** Einschränkung bzw. vollständiger Verlust der Ausdrucksfähigkeit von Sprache, Schrift und Lesen (Agrammatismus) bei gutem Sprachverständnis.
- **sensorische Aphasie (Wernicke):** Verlust des Verständnisses für Sprache und Schrift. Die Sprache ist flüssig, aber inhaltsarm.
- **amnestische Aphasie:** Wortfindungsstörungen
- **globale Aphasie:** keine oder kaum Sprachproduktion, statt dessen Automatismen und Floskeln („ja, ja", „gut, gut").

- **motorische Aphasie (Broca):** Einschränkung bzw. vollständiger Verlust der Ausdrucksfähigkeit der Sprache, Schrift und Lesen (Agrammatismus) bei gutem Sprachverständnis. Die Sprache ist verlangsamt. Die Sätze sind stark verkürzt (Telegrammstil) und durch vermehrte Sprachanstrengung charakterisiert. Lautverwechselungen sind häufig (z. B. Afpel statt Apfel).
- **sensorische Aphasie (Wernicke):** Verlust des Verständnisses für Sprache und Schrift. Die Sprache ist flüssig, z. T. besteht Logorrhö (ungehemmter Sprachfluss), aber inhaltsarm. Es kommt zu Wortverwechselungen (Birne statt Apfel), Satzabbrüchen und -verschränkungen, sowie Wortneubildungen (z. B. Augenbrille).
- **amnestische Aphasie:** Spontansprache durch Wortfindungsstörungen gestört. Gegenstände werden z. B. umschrieben (Apfel: hängt am Baum).
- **globale Aphasie:** keine oder kaum Sprachproduktion, statt dessen Automatismen und Floskeln („ja, ja", „gut, gut").

Störungen von Lautstärke, Qualität und Tonhöhe der Stimme als Folge einer Erkrankung des Kehlkopfes oder seiner Innervation werden als **Dysphonie** (kratzende, heisere Stimme) bzw. **Aphonie** (Stimmlosigkeit, nur Flüstern möglich) bezeichnet.

9.2.7 Sensibilität

Untersuchung

Als Sensibilität bezeichnet man die Wahrnehmung von verschiedenen Reizen an Haut, Gelenken und inneren Organen. Man unterscheidet grob zwischen **Oberflächensensibilität** (Berührung, Schmerz, Temperatur) und **Tiefensensibilität** (Bewegungsgefühl, Lagesinn, Vibrationsempfinden). Neben Störungen der Wahrnehmung kommen auch abnorme Reizerscheinungen vor. **Parästhesien** (Missempfindungen) wie Kribbeln, Brennen, Ameisenlaufen, Prickeln oder elektrisierende Schmerzen sind die häufigsten Sensibilitätsstörungen, über die Patienten berichten. Anamnese und klinische Untersuchung erlauben in den meisten Fällen die Diagnosestellung. Die beiden häufigsten Erkrankungen, die zu Parästhesien führen, sind die diabetische und die alkoholische Polyneuropathie (Alkoholanamnese s. S. 35). Quälende Missempfindungen werden als **Dysästhesien** bezeichnet. Als **Hyperästhesie** bezeichnet man eine gesteigerte Empfindung von Berührungsreizen, als **Hyperalgesie** eine verstärkte (inadäquate) Schmerzempfindung bei adäquatem Reiz. Eine Herabsetzung bzw. Aufhebung der Berührungsempfindlichkeit bezeichnet man als **Hypästhesie** bzw. **Anästhesie**.

Die Untersuchung der Sensibilität ist in Tab. **C-9.4** und Abb. **C-9.16** dargestellt.

Prinzipiell sind die Prüfungen im **Seitenvergleich** vorzunehmen. Der liegende Patient soll bei der Untersuchung die Augen geschlossen halten, damit die optische Kontrolle ausgeschlossen wird. Die Mitarbeit des Patienten ist sehr wichtig. Die Beurteilung basiert letztlich auf den subjektiven Angaben des Patienten. Bei der Inspektion muss auf trophische Störungen (z. B. Muskel- oder Hautatrophie), Verletzungen und Verbrennungen als Ursache für die Sensibilitätsstörung geachtet werden. Diabetiker leiden z. B. häufig an einer gestörten Schmerzempfindung **(Hypalgesie** oder **Analgesie)** bedingt durch die diabetische Polyneuro-

9.2.7 Sensibilität

Untersuchung

Man unterscheidet grob zwischen **Oberflächen-** und **Tiefensensibilität**. **Parästhesien** (Missempfindungen) sind die häufigsten Sensibilitätsstörungen. Wichtigste Ursachen sind in diesem Zusammenhang die diabetische und alkoholische Polyneuropathie. Quälende Missempfindungen werden als **Dysästhesien** bezeichnet. **Hyperästhesie** meint die gesteigerte Empfindung von Berührungsreizen, **Hyperalgesie** die verstärkte Schmerzempfindung bei adäquatem Reiz. Herabgesetzte bzw. aufgehobene Berührungsempfindlichkeit nennt man **Hypästhesie** bzw. **Anästhesie**.

Untersuchung s. Tab. **C-9.4** und Abb. **C-9.16**.

Prinzipiell sind die Prüfungen im **Seitenvergleich** vorzunehmen. Die Beurteilung basiert letztlich auf den subjektiven Angaben des Patienten.

Bei der Inspektion muss auf trophische Störungen (z. B. Muskel- oder Hautatrophie), Verletzungen und Verbrennungen als Ursache für die Sensibilitätsstörung geachtet werden.

Störungen von Lautstärke und Tonhöhe der Stimme als Folge einer Erkrankung des Kehlkopfes nennt man **Dysphonie** oder **Aphonie**.

C-9.4	Prüfung der Sensibilität
Empfindungsqualität	**Untersuchungsmethode**
Tastsinn	
▪ Berührung	Bestreichen der Haut mit einem Wattebausch
▪ Diskrimination (stumpfspitz)	Prüfung mit einem spitzen und stumpfen Ende einer Sicherheitsnadel
▪ 2-Punkt-Diskrimination	Aufsetzen eines Zirkels auf die Haut zur Diskrimination
▪ Zahlen erkennen	Zahlen schreiben auf die Haut
Lagesinn	
▪ Lokalisationsvermögen	seitenvergleichende Prüfung gleicher Reize an verschiedenen Orten
▪ Stereognosie	Ertasten eines Gegenstandes
▪ Vibrationsempfinden	Aufsetzen einer schwingenden Stimmgabel auf oberflächliche Knochen
▪ Positionsrezeption	passive Bewegung einer Extremität
Temperatursinn	Prüfung mit unterschiedlich warmem Wasser
Schmerz	Berührung der Haut mit einer Nadel

◎ **C-9.16**

◎ **C-9.16** Untersuchung der Sensibilität

Empfindungsqualität	Untersuchung	Störung/Erkrankung
Berührung 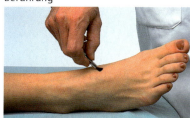	Prüfung mit Finger-kuppen, Watte-bausch oder Pinsel	Hypästhesie, Anästhesie
Schmerz 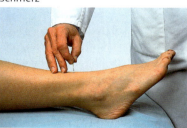	Spitz-/stumpf-Prü-fung mit der Spitze bzw. dem Kopf einer Nadel	Hypalgesie, Analgesie
Temperatur 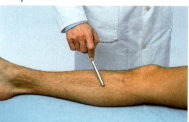	Unterscheidung von kalt und warm (metallischer Gegenstand)	Thermanästhesie
Vibration 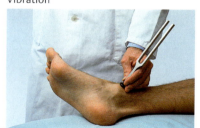	Prüfung mit der angeschlagenen Stimmgabel auf Hand- oder Fuß-knochen (z. B. Außenknöchel)	Pallästhesie

Stereognosie: komplexe zentralnervöse Leistungen zur Verarbeitung sensibler Informationen von Oberflächen- und Tiefensensibilität

Astereognosie: Unfähigkeit, Gegenstände durch Betasten zu identifizieren.

Beim **sensiblen Funktionswandel** können nebeneinander gesetzte Hautreize nicht mehr diskriminiert werden (Zwei-Punkte-Diskrimination).

pathie. Daher ist bei diesen Patienten immer auch eine sorgfältige Suche nach Verletzungen oder einem Ulkus zwischen den Zehen und an der Fußsohle nötig, da diese evtl. nicht gespürt werden (s. Abb. **B-1.15**, S. 95).

Komplexe zentralnervöse Leistungen zur Verarbeitung sensibler Informationen sowohl der Oberflächen- und Tiefensensibilität nennt man **Stereognosie**. Zur Prüfung gehört z. B. das Erkennen von Gegenständen mit der Hand bei geschlossenen Augen.

Dementsprechend besteht bei **Astereognosie** die Unfähigkeit, Gebrauchsgegenstände allein durch Betasten zu identifizieren.

Beim **sensiblen Funktionswandel** können nebeneinander gesetzte Hautreize (z. B. Zahlenschreiben) insbesondere bei wiederholter Testung an derselben Stelle nicht mehr diskriminiert werden. Es kommt zur Verschmelzung (Zwei-Punkte-Diskrimination: z. B. mit einem Zirkel werden 2 Berührungsreize gleichzeitig nebeneinander gesetzt).

Das **Vibrationsempfinden** wird mit einer Stimmgabel (64 oder 128 Hz) durchgeführt. Diese wird angestoßen und über dem Innenknöchel (Abb. **C-9.7**) und Schienbein aufgesetzt. Der Patient soll mit geschlossen Augen angeben, ob er im Knochen ein Vibrieren verspürt. Bei Verwendung einer kalibrierten Stimmgabel mit einer Skala von 0–8 kann so z. B. bei einer diabetischen Polyneuropathie die Störung quantifiziert werden (pathologisch ist ein Wert unter 6/8) und der Verlauf beurteilt werden (z. B. unter Therapie).

Verteilungsmuster bei Sensibilitätsstörungen

Bei **Läsion eines peripheren Nervs** fallen alle sensiblen Qualitäten aus. Das Verteilungsmuster entspricht dabei dem Versorgungsgebiet (Segmente und Dermatome, s. Abb. **C-9.1**) des Nervs. Die Feststellung der Begrenzung sensibler Ausfälle hat für die topografische Diagnose entscheidende Bedeutung. Einige häufig vorkommende Läsionen peripherer Nerven sind in Abb. **C-9.17** aufgeführt.
Bei Polyneuropathie besteht häufig ein strumpf- oder handschuhförmiges Verteilungsmuster der Sensibilitätsstörung, da mehrere Nerven betroffen sind.

Eine **komplette Durchtrennung** eines gemischten **peripheren Nervs** führt neben dem Ausfall der Sensibilität auch zu trophischen Störungen, da gleichzeitig die sympathischen Fasern mit betroffen sind. Neben Lähmung und Areflexie besteht daher auch eine **Anhidrosis** (Ausfall der Schweißsekretion). Die Innervationsgebiete der peripheren Nerven überlappen sich. Im Überlappungsgebiet ist die Berührungs- und Temperaturempfindung zwar herabgesetzt, die Schmerzempfindung aber noch intakt. Die Sensibilitätsausfälle bei **radikulärer Läsion** (Hinterwurzel) sind bandförmig oder segmental angeordnet (Abb. **C-9.18**). Oft reicht die genaue Beschreibung des Patienten, um die Lokalisation der Läsion festzulegen (Tab. **C-9.5**).

Das **Vibrationsempfinden** wird mit einer Stimmgabel (64 oder 128 Hz) durchgeführt. Diese wird angestoßen und über dem Innenknöchel (Abb. **C-9.7**) und Schienbein aufgesetzt. Der Patient soll mit geschlossenen Augen angeben, ob er im Knochen ein Vibrieren verspürt.

Verteilungsmuster bei Sensibilitätsstörungen

Bei **Läsion eines peripheren Nervs** fallen alle sensiblen Qualitäten aus (Abb. **C-9.17**). Das Verteilungsmuster entspricht dabei dem Versorgungsgebiet des Nervs.

Bei Polyneuropathie besteht häufig ein strumpf- oder handschuhförmiges Verteilungsmuster der Sensibilitätsstörung,

Eine **komplette Durchtrennung** eines gemischten **peripheren Nervs** führt neben dem Ausfall der Sensibilität auch zu trophischen Störungen (sympathische Fasern sind mit betroffen, **Anhidrosis**). Die Sensibilitätsausfälle bei **radikulärer Läsion** sind bandförmig oder segmental angeordnet (Abb. **C-9.18**, Tab. **C-9.5**).

C-9.17 Läsionen peripherer Nerven

C-9.17

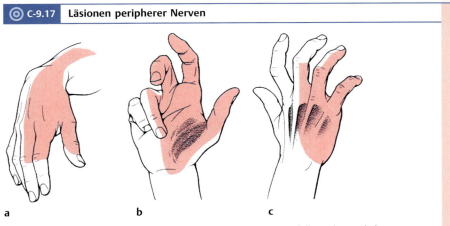

a   b   c

a N. radialis: Neben der „Fallhand" besteht ein sensibler Ausfall an der Radialseite des Handrückens, der Streckseite des Daumens, des Zeige- und radialseitigen Mittelfingers bis zum Mittelgelenk.
b N. medianus: „Schwurhand", Thenaratrophie und sensibler Ausfall an der radialen Handinnenfläche sowie der Beugeseiten der radialen 3 Finger einschließlich der Streckseiten über der Mittel- und Endphalanx von Zeige-, Mittel- und Ringfinger.
c N. ulnaris: „Krallenhand" mit Atrophie der Mm. interossei und M. adductor pollicis. Am Kleinfinger, an der ulnaren Ringfingerhälfte und über der Streckseite bis einschließlich der ulnaren Hälfte der Mittelfingergrundphalanx ist die Sensibilität herabgesetzt.

C-9.18   Radikuläre Syndrome

Neurologische Ausfälle

Syn-drom	Parese	Reflex-verlust*	Dermatom		Syn-drom	Parese	Reflex-verlust*	Dermatom	
C5	Mm. deltoideus und biceps brachii	BSR	Schulter und Oberarm lateral.		L3	M. quadriceps femoris, auch M. iliopsoas	PSR	Vom Trochanter major über den Oberschenkel nach medial bis zum Knie.	
C6	Mm. biceps brachii und brachioradialis	BSR	Oberhalb des Ellenbogens lateral, Unterarm radial, Daumen und Zeigefinger radial.		L4	Mm. quadriceps und tibialis anterior	PSR	Über die Hüfte und den lateralen Oberschenkel auf den medialen Knöchel zu.	
C7	Mm. triceps brachii, pronator teres, pectoralis major	TSR	Unterarm dorsal, mittlere drei Finger.		L5	Mm. extensor hallucis longus und extensor digitorum brevis	TPR	Vom Oberschenkel zum Kniegelenk lateral, entlang der Schienbeinkante über die Dorsalseite des Fußes bis zur Großzehe und folgenden Zehe.	
C8	kleine Handmuskeln	Trömner TSR	Unterarm dorsal, Ring- und Kleinfinger.		S1	Mm. peronaei, triceps surae, glutaeus maximus	ASR	Hinterseite von Ober- und Unterschenkel zum äußeren Knöchel und Fußrand, Kleinzehenbereich und Fußsohle lateral.	

* ASR = Achillessehnenreflex / BSR = Bizepssehnenreflex / PSR = Patellarsehnenreflex / TSR = Trizepssehnenreflex / TPR = Tibialis-posterior-Reflex

Bei **zentralnervösen Schäden** kann es zur Dissoziation der Ausfälle von Schmerz- bzw. Temperatursinn kommen. Zentrale Sensibilitätsstörungen sind nur nach kranial segmental begrenzt (Tab. **C-9.6**).

Zentralnervöse Schädigungen können von Spinalkanal, Hirnstamm und Großhirnrinde ausgehen. Bei spinaler und Hirnstammläsion kommt es zur Dissoziation der Ausfälle von Schmerz- bzw. Temperatursinn, da sich die entsprechenden Bahnen kreuzen. Zentrale Sensibilitätsstörungen haben nur nach kranial eine segmentale Begrenzung. Eine Sonderform stellt die **Reithosenanästhesie** (Konus-Kauda-Schädigung) dar (Tab. **C-9.6**).

☰ C-9.5 Ausfallmuster bei Läsionen peripherer Nerven und zentralnervöser Schädigung

Läsion	Muster	Ursache (Beispiele)
peripher; isolierter Nerv	totaler Ausfall aller Qualitäten im Versorgungsgebiet	Trauma
polyneuropathisch	Summationsschädigung: handschuh- oder strumpfförmig	alkoholische oder diabetische Polyneuropathie
Hinterwurzel (Radikulopathie)	streifenförmig, segmental mit evtl. typischer Ausstrahlung, Lasègue positiv	Bandscheibenvorfall, Ischialgie
zentralnervös, Hinterstränge	Ausfall komplexer sensibler Leistungen, spinale Ataxie, Tiefensensibilitätsausfall	funikuläre Myelose, Tabes dorsalis
Querschnitt (spinal) oder Hirnstammläsion	ein- oder beidseitige dissoziierte Empfindungsstörung für Schmerz und Temperatur	Wallenberg-Syndrom
subkortikale, kortikale Läsion	Ausfall komplexer sensibler Leistungen (Stereognosie)	Apoplex, Tumor, Abszess

☰ C-9.6 Höhenhinweise bei Querschnittslähmung

Läsionshöhe	Motilität	Sensibilität	Reflexe	Blase/Darm
Halsmark (oberes) C1–C4	Ateminsuffizienz bis -lähmung (Phrenikus!) Tetraparese bis Tetraplegie	gestört ab Läsionshöhe	alle Muskeldehnungsreflexe ++ Babinski + (spinale Automatismen) BHR ∅	Kontrollverlust, Sexualfunktion ∅
Halsmark (mittleres) C5–C8	Armlähmung partiell, abhängig von Läsionshöhe, Paraplegie der Beine	gestört ab Läsionshöhe	Armreflexe ∅ ++ Trömner ++ (spinale Automatismen) Babinski + BHR ∅	Kontrollverlust, Sexualfunktion ∅
Brustmark	Paraplegie der Beine	gestört ab Läsionshöhe	Armreflexe o. B. Beinreflexe ++ (spinale Automatismen) Babinski + BHR je nach Läsionshöhe + ∅	Kontrollverlust, Sexualfunktion ∅
Lendenmark bis L3	Paraplegie der Beine	gestört ab Läsionshöhe	Armreflexe o. B., Beinreflexe ++ (spinale Automatismen) Babinski + BHR je nach Läsionshöhe + ∅	Kontrollverlust, Sexualfunktion ∅
Konus-Kauda-Syndrom ab L4	Parese – Plegie, schlaff, progredient distale Beinmuskulatur	gemindert ab L4/L5, bes. Reithosenbereiche	PSR (+) ASR ∅ Babinski ∅	Verhaltung, Inkontinenz, Erektion ∅
Halbseiten-Querschnitt (Brown-Séquard-Syndrom)	spastische Parese homolateral (Schädigungsseite)	dissoz. Empfindungsstörungen für Schmerz und Temperatur kontralateral, oberfl. Sensibilitätsstörung homolateral	Reflexsteigerung, Babinski homolateral	o. B.

BHR = Bauchhautreflex
PSR = Patellarsehnenreflex
ASR = Achillessehnenreflex

Nervendehnungsschmerz

Man unterscheidet (Abb. **C-9.19**):

- **Lasègue-Zeichen**

- **Kernig-Zeichen**

- **Brudzinski-Zeichen**

- **Meningismus**

- **Lhermitte-Zeichen** oder **Nackenbeugezeichen**
- **Opisthotonus**

Nervendehnungsschmerz

Nervendehnungsschmerzen können bei Dehnung von Nervenwurzeln, Rückenmark und Meningen auftreten; sie werden durch entsprechende Manöver provoziert (Abb. **C-9.19**):

- **Lasègue-Zeichen:** Das gestreckte Bein des liegenden Patienten wird im Hüftgelenk gebeugt. Bei Schmerzen im Gesäß, Bein oder Kreuz ist eine Beugung bis 90° nicht möglich (= positiv). Dokumentation mit Winkelangabe des Schmerzeintritts.
- **Kernig-Zeichen:** Wenn beim Lasègue-Manöver die Beugung des gestreckten Beines im Hüftgelenk automatisch zu einer schmerzreflektorischen Beugung im Kniegelenk führt, so ist dieses Zeichen positiv.
- **Brudzinski-Zeichen:** Der Kopf des liegenden Patienten wird nach vorne gebeugt. Wenn die Beine reflektorisch im Hüft- und Kniegelenk gebeugt werden, um den Zug an den lumbosakralen Nervenwurzeln zu verringern, so ist das Zeichen positiv.
- **Meningismus:** Von Nackensteife als Ausdruck einer meningealen Reizung spricht man, wenn der Patient der passiven Kopfbeugung widersteht bzw. Schmerzen angibt (z. B. bei Meningitis oder Subarachnoidalblutung).
- **Lhermitte-Zeichen** oder **Nackenbeugezeichen:** Parästhesien in den Armen und im Rücken bei starker Beugung des Kopfes, z. B. bei multipler Sklerose.
- **Opisthotonus:** Dauernde Rückwärtsstreckung des Kopfes und Überstreckung von Rumpf und Extremitäten bei Krampf der Nacken- und Rückenmuskulatur (z. B. bei Tetanie, Epilepsie).

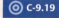 **C-9.19**

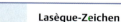 **C-9.19   Provokation von Nervendehnungsschmerzen**

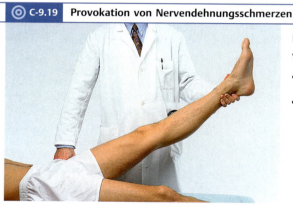

Lasègue-Zeichen

Vorgehensweise:

- Beugen des gestreckten Beines im Hüftgelenk.
- Bei Schmerzen im Gesäß, Bein oder Kreuz ist eine Beugung bis 90° nicht möglich (Lasègue positiv).

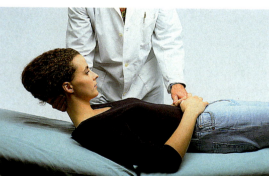

Meningismus

Vorgehensweise:

- Der Kopf des Patienten wird passiv gebeugt.
- Bei Schmerzen oder Widerstand ist auf eine Nackensteife als Ausdruck einer meningealen Reizung zu schließen.

9.2.8 Vegetative Funktionen

Die wichtigsten vegetativen Funktionen, die einer einfachen anamnestisch-klinischen Untersuchung zugänglich sind, betreffen das Herz-Kreislauf-System, den Gastrointestinaltrakt, Blase, Haut und Sexualfunktion.

▶ **Wichtige Fragen:**
- Haben Sie Probleme beim Wasserlassen oder beim Stuhlgang?
- Können Sie das Wasser, den Stuhl halten?
- Geht Wasser bzw. Stuhl unwillkürlich ab?
- Wie ist die Sexualfunktion?
- Ist die Libido normal?
- Kommt es zu einer ausreichenden Erektion?

Die **Testung der Schweißsekretion** ist wichtig bei der Differenzierung einer peripheren Nervenläsion oder Plexuslähmung von einer Wurzelschädigung. Diese wird an Kopf, Rumpf und den proximalen Extremitäten mit der Jod-Stärke-Reaktion und an den Hand- und Fußflächen mit der Ninhydrin-Methode getestet: Hautareale ohne Schweißsekretion **(Anhidrose)** bleiben nach Einpinselung der Lösungen jeweils ungefärbt. Bei der Wurzelläsion tritt keine Störung der Schweißsekretion auf.

9.3 Psychischer Befund

Die psychische Befunderhebung beruht auf der Anamneseerhebung (Interview), der klinischen Untersuchung (internistischer, neurologischer und psychischer Befund) und psychologischen Testverfahren (Intelligenztest, Freiburger Persönlichkeitsinventar, Rorschach-Test usw.).

Anamnese

Wie bereits im allgemeinen Teil (s. S. 2 ff.) ausführlich besprochen wurde, sollte jede Anamnese **psychosoziale Aspekte** berücksichtigen. So gelingt es, sich ein möglichst umfassendes Bild vom Patienten zu machen. Das aufmerksame und geduldige **Zuhören** bei der ersten Schilderung der Beschwerden ist bereits sehr aufschlussreich und führt beim psychisch Kranken eventuell schon zur richtigen Diagnose. Im Anschluss an die unstrukturierte Initialphase der Anamnese sollten gezielte Detailfragen folgen, die die Lebensgeschichte des Patienten betreffen. Die Fragen müssen sowohl seine Biografie (Kindheit, Schulzeit, Adoleszenz, Beruf, Partner, Familie) als auch sein Umfeld berücksichtigen. Dabei wird man, ausgehend von den akuten Beschwerden, die Anamnese stufenweise in die Vergangenheit ausdehnen. Zur Klärung der Beziehungen im Umfeld des Patienten muss eventuell eine Fremdanamnese durchgeführt werden (z. B. Partner, Eltern usw.).

Während des Anamnesegesprächs achte man auf Denkprozesse (Logik, Relevanz, Struktur und Zusammenhang im Denken) und Denkinhalte, insbesondere auf Zwangsimpulse, Zwangsgedanken, Ängste, Phobien, Wahnvorstellungen, Gefühle der Irrealität und Depersonalisation.

▶ **Merke.** Angsterkrankungen, Depressionen, Abhängigkeit und Sucht sind die häufigsten psychiatrischen Krankheitsbilder. Sie können sich auch in einer Fülle von körperlichen Symptomen manifestieren, wie z. B. Herzklopfen, Schwindel und Schwächegefühl.

Unter **Sinnestäuschungen** versteht man entweder illusionäre Verkennungen (z. B. falsche Wahrnehmung realer Objekte: Wolke als Ufo) oder Halluzinationen. Im Vergleich zur Halluzination wird bei der illusionären Verkennung ein Gegenstand real wahrgenommen, jedoch subjektiv umgedeutet.

9.2.8 Vegetative Funktionen

Wichtige vegetative Funktionen: Herz-Kreislauf-System, Gastrointestinaltrakt, Blase, Haut und Sexualfunktion.

◀ Wichtige Fragen

Die **Testung der Schweißsekretion** ist wichtig bei der Differenzierung einer peripheren Nervenläsion oder Plexuslähmung von einer Wurzelschädigung. Bei Wurzelläsionen tritt keine Störung der Schweißsekretion auf.

9.3   Psychischer Befund

Die psychische Befunderhebung beruht auf der Anamneseerhebung, der klinischen Untersuchung und psychologischen Testverfahren.

Anamnese

Jede Anamnese sollte **psychosoziale Aspekte** berücksichtigen. Das aufmerksame und geduldige **Zuhören** bei der ersten Schilderung der Beschwerden ist bereits sehr aufschlussreich und führt beim psychisch Kranken eventuell schon zur richtigen Diagnose. Im Anschluss an die Initialphase der Anamnese sollten gezielte Detailfragen folgen. Die Fragen müssen sowohl Biografie als auch soziales Umfeld berücksichtigen.

Während des Anamnesegesprächs achte man auf Denkprozesse und Denkinhalte (u. a. Zwangsgedanken, Ängste, Wahnvorstellungen).

◀ Merke

Unter **Sinnestäuschungen** versteht man entweder illusionäre Verkennungen oder Halluzinationen.

Häufige Symptome bei **Depression** sind u. a. gedrückte Stimmung, Antriebsarmut und schlafstörungen mit Morgentief.

Wesentliches Kennzeichen der **psychischen Abhängigkeit** ist das unwiderstehliche Verlangen, eine Substanz wieder einzunehmen (s. S. 34 ff.). **Physische Abhängigkeit** ist charakterisiert durch Toleranzentwicklung und Auftreten von Entzugserscheinungen.

Untersuchung

Die klinische Untersuchung beinhaltet die **internistische und neurologische Untersuchung** sowie die **Erhebung des psychischen Befundes**.

Verdächtig auf Abhängigkeit sind verschiedene körperliche Symptome (z. B. Tremor).

Psychologische Testverfahren:
- Hamburg-Wechsler-Intelligenztest
- Benton-Test
- Leistungsprüfsystem
- Freiburger Persönlichkeitsinventar
- Minnesota Multiphasic Personality Inventory
- Rorschach-Test
- Mini-Mental-Status-Test (s. Abb. **C-9.2**).

Häufige Symptome bei **Depression** sind gedrückte Stimmung, Antriebsarmut, Inaktivität, Interesselosigkeit, Minderung des Selbstwertgefühls, Schlafstörungen. Libidoabnahme sowie morgendliches Stimmungstief.

Das wesentliche Kennzeichen der **psychischen Abhängigkeit** ist das unwiderstehliche Verlangen, eine Substanz/Droge wieder einzunehmen. **Physische (körperliche) Abhängigkeit** ist charakterisiert durch Toleranzentwicklung (Dosissteigerung) und das Auftreten von Entzugserscheinungen. Die wichtigsten Substanzen sind Nikotin, Alkohol, Barbiturate, Benzodiazepine, Kokain, Opiate, Amphetamine und Halluzinogene. Die meisten Patienten bemühen sich sehr, ihre Abhängigkeit zu verbergen (s. S. 34 ff.).

Untersuchung

Die klinische Untersuchung des psychisch kranken Patienten beinhaltet die **internistische** und **neurologische Untersuchung** sowie die **Erhebung des psychischen Befundes**. Im Kap. A-16 (s. S. 74) sind die Aspekte Körperhaltung, Kontakt, Nähe, Gesichtsausdruck, Sprache und Prüfung kognitiver Funktionen ausführlich besprochen. Zur Beurteilung der Bewusstseinslage s. Kap. C-12 (s. S. 508).

Verdächtig auf Sucht und Abhängigkeit sind folgende körperliche Symptome: gerötete Augen und Haut, Miosis, Tremor der Hände, Einstichstellen.

Psychologische Testverfahren:
- Hamburg-Wechsler-Intelligenztest
- Benton-Test (Auffassung und Merkfähigkeit)
- Leistungsprüfsystem (Intelligenz, Leistungsfähigkeit, Willensstärke)
- Freiburger Persönlichkeitsinventar (Lebenszufriedenheit, Gehemmtheit, soziale Orientierung, Leistungsorientierung, Erregbarkeit, Aggressivität, Offenheit usw.)
- Minnesota Multiphasic Personality Inventory (Erfassung hervorstechender Persönlichkeitsmerkmale)
- Rorschach-Test (Denkabläufe, affektive Störungen, neurotische Konflikte usw.)
- Mini-Mental-Status-Test (s. Abb. **C-9.2**).

9.4 Häufige Krankheitsbilder

9.4 Häufige Krankheitsbilder

9.4.1 Multiple Sklerose

9.4.1 Multiple Sklerose

▶ **Synonym.**

▶ **Synonym.** Enzephalomyelitis disseminata.

▶ **Definition.**

▶ **Definition.** Primär entzündliche Erkrankung des ZNS mit herdförmiger Zerstörung der Myelinscheiden (Entmarkungskrankheit). Als Folge kommt es zu multiplen, multifokalen Ausfällen. Die Ursache ist unbekannt. J. M. Charcot beschrieb 1868 erstmals die Trias: **Nystagmus, skandierende Sprache** und **Intentionstremor**.

Sensibilitätsstörungen in Händen und Füßen sowie Schwäche einzelner Gliedmaßen sind typische Frühsymptome. Ferner kann es zu **Sehstörungen** (Verschwommen- und Doppeltsehen) sowie zu **Sprach- und Gleichgewichtsstörungen** kommen.

Die Hälfte der Patienten klagt von Beginn an über vorübergehende und anhaltende **Sensibilitätsstörungen** in Händen und Füßen und Schwäche einzelner Gliedmaßen. Etwa ein Drittel der Patienten berichtet über **Sehstörungen** als Frühsymptom, insbesondere Verschwommensehen, aber auch gelegentliche vorübergehende Blindheit. Vor allem jüngere Patienten berichten über Doppeltsehen als erstes Symptom. **Sprach- und Gleichgewichtsstörungen** werden von einem Viertel der Patienten angegeben. Bemerkenswert ist, dass die Patienten im Anfangsstadium trotz schwerer neurologischer Ausfälle eher nicht depressiv verstimmt sind, sondern sogar z. T. eine euphorische Stimmungslage aufweisen.

9.4.2 Morbus Parkinson

9.4.2 Morbus Parkinson

▶ **Synonym.** Paralysis agitans, Schüttellähmung.

◀ Synonym

▶ **Definition.** Progrediente Degeneration des extrapyramidal-motorischen Systems (Ausfall dopaminerger Neurone in der Substantia nigra, die eine hemmende Wirkung auf cholinerge Neurone des Corpus striatum ausüben) mit der klassischen Symptomtrias **Rigor, Ruhetremor** und **Akinese.**

◀ Definition

J. Parkinson beschrieb die Krankheit 1817 als „Shaking palsy". Sie ist eine der häufigsten neurologischen Erkrankungen (ca. 250 000 Patienten in Deutschland). Anamnese und klinische Untersuchung sind deshalb so wichtig, weil es weder spezifische Labortests noch apparative Untersuchungen gibt, die eine positive Diagnosestellung erlauben.
Sind die drei Kardinalsymptome (Rigor, Tremor und Akinese) bereits in voller Ausprägung vorhanden, so ist die Diagnosestellung relativ einfach. Dann ist aber auch die Erkrankung meist schon weit fortgeschritten.
Typische klinische Symptome des Morbus Parkinson sind:

- **Hypo-/Akinese:** kleinschrittiges, schlurfendes Gangbild ohne Mitbewegung der Arme
- **Hypomimie** („Maskengesicht„)
- **Sprache** leise und monoton
- **Ruhetremor** (Frequenz 4–7 Schläge/Sekunde; auch „Pillendrehertremor" genannt)
- **Rigor:** wächserner Widerstand gegen passive Bewegungen (Zahnradphänomen s. S. 436).

Zwei einfache Tests können bereits in einem frühen Krankheitsstadium den V. a. die Parkinson-Krankheit lenken:

- Beim **Kopf-Fall-Test** wird der Patient aufgefordert, seinen Kopf entspannt in die Hand des Untersuchers zu legen. Wird die Untersucherhand plötzlich weggezogen, fällt beim Gesunden der Kopf auf die Liege. Der Kopf des Parkinson-Patienten bleibt – bedingt durch den Rigor – zunächst in der ursprünglichen Stellung und fällt dann ruckartig auf die Liege.
- Beim **Stoß-Test** wird ein Stoß gegen den Rücken des stehenden Patienten ausgeführt. Beim Gesunden wird dieser federnd aufgefangen. Der Parkinson-Patient kann – bedingt durch die verminderte muskuläre Grundspannung (Hypokinese) – die Bewegung nicht abbremsen und kommt ins Trippeln (Vorsicht: Sturzgefahr!).

Der frühe Befall der Schulter-Nacken-Region kann sich auch durch ein Einengungsgefühl bzw. ein Gefühl „wie gefesselt zu sein" und Nackenkopfschmerzen bemerkbar machen. Die Nackenmuskulatur ist verspannt und zeigt einen ausgeprägten Rigor.

Morbus Parkinson ist eine der häufigsten neurologischen Erkrankungen. Sind die drei Kardinalsymptome bereits in voller Ausprägung vorhanden, ist die Diagnosestellung relativ einfach.

Typische klinische Symptome:
- **Hypo-/Akinese**
- **Hypomimie**
- **Sprache** leise und monoton
- **Tremor**
- **Rigor.**

Folgende Tests können den V. a. die Parkinson-Krankheit lenken:
- **Kopf-Fall-Test**
- **Stoß-Test.**

Der frühe Befall der Schulter-Nacken-Region kann sich auch durch Nackenkopfschmerzen bemerkbar machen.

9.4.3 Demenzielle Erkrankungen

9.4.3 Demenzielle Erkrankungen

Die häufigste Form demenzieller Erkrankungen ist die **Alzheimer-Krankheit**. A. Alzheimer beschrieb 1907 erstmals diese präsenile Demenz, bei der es zur progredienten Hirnatrophie unbekannter Genese kommt. Im Vordergrund der Symptomatik stehen neuropsychologische Defekte, insbesondere **Gedächtnis- und Sprachstörungen**, wie Aphasie, Apraxie, Alexie und Agnosie.
Ein sehr verwandtes Krankheitsbild ist das **Multiinfarkt-Syndrom**. Hierbei sind vaskuläre Veränderungen die Grundlage der Demenz (arteriosklerotische Enzephalopathie oder vaskuläre Demenz). Insbesondere Patienten mit lang bestehendem – nicht oder unzureichend behandeltem – Bluthochdruck sind hiervon betroffen. Ähnlich wie beim Morbus Alzheimer kommt es zum fortschreitenden Abbau intellektueller Funktionen, zu depressiver Verstimmung, Affektlabilität und neurologischen Ausfällen.

Die häufigste Form ist die **Alzheimer-Krankheit**. Im Vordergrund der Symptomatik stehen neuropsychologische Defekte (v. a. **Gedächtnis- und Sprachstörungen**).

Ein sehr verwandtes Krankheitsbild ist das **Multiinfarkt-Syndrom**. Auch hier kommt es zum fortschreitenden Abbau intellektueller Funktionen, Affektlabilität und neurologischen Ausfällen.

C-9.20

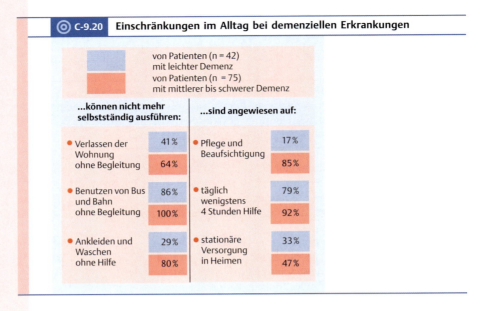

C-9.20   **Einschränkungen im Alltag bei demenziellen Erkrankungen**

Stadieneinteilung nach Reisberg (Abb. C-9.20):

Stadieneinteilung nach Reisberg (Abb. **C-9.20**):
- **St. 1:** weder subjektiv noch objektiv Beschwerden
- **St. 2:** subjektive Leistungsminderung
- **St. 3:** objektive Leistungsminderung
- **St. 4:** Probleme bei der Ausführung komplexer Aufgaben
- **St. 5:** Hilfe bei der Auswahl situationsgerechter Kleidung nötig
- **St. 6:** Hilfe bei manchen Alltagsaktivitäten nötig
- **St. 7:** Hilfe bei alltäglichen Dingen ständig nötig.

Die **Stadieneinteilung** nach Reisberg berücksichtigt primär klinisch-praktische Gesichtspunkte (Abb. **C-9.20**):
- **Stadium 1:** weder subjektive noch objektive Beschwerden
- **Stadium 2:** subjektive Leistungsminderung:
  - Verlegen von Gegenständen
  - depressive Verstimmung
  - leichte Persönlichkeitsveränderung
- **Stadium 3:** objektive Leistungsminderung
  - Orientierungsschwierigkeiten in fremder Umgebung
- **Stadium 4:** Probleme bei der Ausführung komplexer Aufgaben
- **Stadium 5:** Hilfe bei der Auswahl situationsgerechter Kleidung nötig
- **Stadium 6:** Hilfe bei manchen Alltagsaktivitäten nötig
  - Hilfe beim Ankleiden, Baden usw.
  - Harn- und Stuhlinkontinenz
- **Stadium 7:** Hilfe bei alltäglichen Dingen ständig nötig
  - unverständliche Sprache
  - Bettlägerigkeit.

9.4.4 Zerebrale Durchblutungsstörungen

9.4.4 Zerebrale Durchblutungsstörungen

▶ Definition

▶ **Definition.** Zerebrale Durchblutungsstörungen werden nach Zeitdauer und Entwicklung der Symptome eingeteilt in:
- **TIA** (transitorisch ischämische Attacke): Symptomrückbildung innerhalb von 24 Stunden
- **PRIND** (prolongiertes reversibles ischämisches neurologisches Defizit): vollständige Symptomrückbildung innerhalb einiger Tage
- **progressive stroke (stroke = Schlaganfall):** allmähliche oder schubförmige Verstärkung der Symptome
- **complete stroke:** Symptome bilden sich nicht oder nicht vollständig zurück.

Die Inzidenz liegt bei ca. 200 pro 100 000 im Jahr. Die TIA als wichtigster Vorbote eines Schlaganfalls kommt ca. 50-mal pro 100 000 Einwohner und Jahr vor. Der Altersgipfel liegt um das 70. Lebensjahr.

Schlaganfälle kommen sehr häufig vor, ihre Inzidenz liegt bei ca. 200 pro 100 000 im Jahr in den westlichen Ländern. Die TIA als wichtigster Vorbote kommt ca. 50-mal pro 100 000 Einwohner und Jahr vor. Der Altersgipfel liegt um das 70. Lebensjahr. Jeder 4. bis 5. Schlaganfall führt innerhalb eines Monats zum Tod. Das bedeutet, dass der überwiegende Teil der betroffenen Patienten den Schlaganfall mit z.T. sehr schweren Behinderungen für Jahre überlebt.

Daher ist es wichtig, die Risikofaktoren (insbesondere Hypertonie und Rauchen) zu beseitigen und frühe Warnhinweise zu beachten.

> ▶ **Merke.** Etwa 80 % aller Schlaganfälle beruhen auf Ischämien, 15 % auf intrazerebralen Blutungen und 5 % auf einer Subarachnoidalblutung.

◀ **Merke**

Zerebrale Ischämien haben ihren Ursprung in arteriosklerotischen Gefäßveränderungen, Thrombosen und Embolien (z. B. aus dem Herzen). Arteriosklerotische Veränderungen der großen hirnversorgenden Gefäße (Plaques, Stenosen, Verschlüsse) können heute mittels Gefäßdoppler- und Duplexuntersuchungen relativ einfach und sicher diagnostiziert werden (s. S. 168, Abb. **C-1.50**).

Die Palpation und **Auskultation der Halsgefäße** ist die Basis der Gefäßuntersuchung (s. S. 168, 187). Allerdings kann selbst bei hochgradigen Stenosen evtl. kein Geräusch auskultiert werden. Die Auskultation des Herzens ist wichtig zur Erkennung von Vorhofflimmern und Vitien als häufigster Ursache von zerebralen Embolien. Neben der Blutdruckmessung (beidseitig) und der allgemeinen körperlichen Untersuchung ist die neurologische Untersuchung besonders wichtig. Hierbei muss auf Seitenunterschiede der Reflexe und Sensibilitätsstörungen geachtet werden.

Eine Amaurosis fugax (s. S. 426) ist verdächtig auf eine TIA und somit ein wichtiger anamnestischer Hinweis auf eine zerebrale Ischämie. Die Strömungsbehinderung in der A. ophthalmica durch einen kleinen Thrombus oder eine Embolie kann zu einer kurzzeitigen Sehstörung führen, die als Rollladen oder Klappe vor dem Auge empfunden wird. Die Erscheinungen können sehr flüchtig sein, da die Strombahnbehinderung sich schnell wieder auflösen kann. Es kann aber auch zur irreversiblen Erblindungen kommen (selten). Die Beschwerden sind genau zu hinterfragen!

Ischämien haben ihren Ursprung in arteriosklerotischen Gefäßveränderungen und Embolien. Gefäßveränderungen lassen sich mittels Gefäßdoppleruntersuchungen diagnostizieren.

Die Palpation und **Auskultation der Halsgefäße** ist die Basis der Gefäßuntersuchung (s. S. 168, 187). Allerdings kann selbst bei hochgradigen Stenosen evtl. kein Geräusch auskultiert werden. Die Auskultation des Herzens ist wichtig zur Erkennung von Vorhofflimmern und Vitien.

Eine Amaurosis fugax (s. S. 426) ist verdächtig auf eine TIA und somit ein wichtiger anamnestischer Hinweis auf eine zerebrale Ischämie. Die Beschwerden des Patienten sind genau zu hinterfragen!

> ▶ **Wichtige Fragen:**
> - Haben Sie Kraftlosigkeit oder Taubheit in einem Arm (Bein) verspürt?
> - Haben Sie eine vorübergehende (kurzzeitige) Sprachstörung bemerkt?
> - Ist Ihnen eine vorübergehende Sehstörung aufgefallen?

◀ **Wichtige Fragen**

Bei manifester Ischämie lässt die neurologische Symptomatik Rückschlüsse auf das betroffene Gefäßgebiet zu:
- **A. cerebri anterior:**
  - beinbetonte (senso-)motorische Hemiparese
  - zentrale Blasenstörung
- **A. cerebri media:**
  - brachiofazial betonte (senso-)motorische Hemiparese (Typ Wernicke-Mann)
  - Aphasie
- **A. cerebri posterior:**
  - Hemihypästhesie
  - Hemianopsie.

Ein embolischer oder hämorrhagischer Schlaganfall entwickelt sich in der Regel sehr rasch, während der Beginn beim thrombotischen bzw. nicht embolischen Infarkt meist allmählich ist. Ischämische Hirninfarkte treten bevorzugt in der 2. Nachthälfte und am frühen Morgen auf.

Neurologische Symptomatik und betroffenes Gefäßgebiet:
- **A. cerebri anterior:** beinbetonte (senso-)motorische Hemiparese, zentrale Blasenstörung
- **A. cerebri media:** brachiofazial betonte (senso-)motorische Hemiparese, Aphasie
- **A. cerebri posterior:** Hemihypästhesie, Hemianopsie.

Ein embolischer oder hämorrhagischer Schlaganfall entwickelt sich meist sehr rasch, während der 454

9.4.5 Anfallsleiden

Zerebrale Krampfanfälle stellen die häufigste Form von Anfallsleiden dar (epileptischer Anfall). Ursächlich kommen exogene Faktoren (Hirnverletzungen, Operationen, Tumor, Blutung, Entzündung usw.) und endogene Faktoren (10 % erbliche Disposition; unbekannte Ätiologie) in Betracht. Insgesamt erleiden ca. 5 % aller Menschen in ihrem Leben einen epileptischen Anfall. Wichtig ist die **Unterscheidung zum synkopalen Anfall** (s. S. 69). Im Gegensatz hierzu

9.4.5 Anfallsleiden

Zerebrale Krampfanfälle sind die häufigste Form (epileptischer Anfall). Ursachen sind u. a. exogene und endogene Faktoren. Ca. 5 % aller Menschen erleiden in ihrem Leben einen epileptischen Anfall. Wichtig ist die **Unterscheidung zum synkopalen Anfall** (s. S. 69 ff). Im Gegensatz hierzu kommt es beim zerebralen Krampfanfall zu einer typischen Aura.

kommt es beim zerebralen Krampfanfall zu einer typischen Aura (Vorgefühl). Es handelt sich dabei um ein flüchtiges (aura lat. = Hauch) Erlebnis. Daher sollte nach entsprechenden Symptomen gefragt werden. Auslöser können Übermüdung, Alkohol, Überanstrengung usw. sein.

▶ **Wichtige Fragen**

▶ **Wichtige Fragen:**
- Haben Sie vorher irgend etwas Außergewöhnliches gespürt, gesehen, gehört, gerochen?
- Sind Warnsymptome aufgetreten?
- Waren Sie übermüdet, unausgeschlafen?

Die **Fremdanamnese** muss folgende Fragen klären:
- Begann der Anfall mit einem initialen Schrei?
- Hat der Patient gekrampft?
- Welche Gliedmaßen haben gekrampft?
- Hatte der Patient einen starren Blick?
- Haben Sie eine Blauverfärbung des Gesichts, blutigen Speichel oder Zuckungen im Gesicht bemerkt?

Häufig kommt es zu **Zungenbissen** und Urin- und/oder Stuhlabgang.

Da es im Anfall häufig zu **Zungenbissen** kommt, ist bei der klinischen Untersuchung auf frische Verletzungen oder Narben älterer Art besonders zu achten, ebenso auf Urin- und/oder Stuhlabgang.

Zur Unterscheidung von **psychogenen Anfällen** ist wichtig, dass diese Patienten noch stundenlang nach dem Anfall nicht ansprechbar sind. Der Epileptiker ist nach dem Anfall sehr rasch wieder ansprechbar.

Zur Unterscheidung von **psychogenen Anfällen** ist die Beobachtung wichtig, dass diese Patienten im Gegensatz zum Epileptiker noch stundenlang nach dem Anfall nicht ansprechbar sind und auf die Umwelt inadäquat reagieren – so als ob sie nicht wahrgenommen würde. Der Epileptiker ist nach dem Anfall sehr rasch wieder ansprechbar, orientiert und reagiert adäquat. Zungenbiss, Sturzverletzungen und Urinabgang treten beim psychogenen Anfall in der Regel nicht auf.

10   Stoffwechsel und Endokrinium

Erkrankungen von Endokrinium und Stoffwechsel können zumindest in frühen Stadien durch die körperliche Untersuchung oft nicht aufgedeckt werden. Wenn körperliche Befunde zutage treten, sind sie nicht selten vieldeutig und leicht zu übersehen. So kann z. B. eine Pilzerkrankung der Haut im intertriginösen Bereich auf einen Diabetes mellitus hindeuten, es gibt aber ebenso häufig Mykosen ohne zugrunde liegenden Diabetes mellitus. Studieren Sie die Gesamterscheinung und Statur des Patienten: Normabweichungen von Größe, Gewicht, Ernährungszustand, Fettverteilung oder Muskelmasse können Hinweise auf eine Stoffwechselkrankheit sein. Manche Krankheiten von Endokrinium und Stoffwechsel gehen allerdings mit charakteristischen, oft sogar pathognomonischen Befunden an Haut, Schleimhäuten, Sehnen, Gelenken und Augen (Tab. **C-10.1**) einher, anhand derer der Kenner eine Anhiebsdiagnose stellen kann.

Am häufigsten werden Stoffwechselkrankheiten aber beim biochemischen Screening in Form eines von der Norm abweichenden Laborbefundes entdeckt. Dabei erhebt sich allerdings die Frage, ob dieser Befund überhaupt als „Krankheit" zu werten ist; oft handelt es sich um eine Abweichung von der Norm, die (zumindest bei den meisten Menschen) mit einem erhöhten Risiko für eine Folgekrankheit einhergeht. Ein typisches Beispiel dafür ist die Hypercholesterinämie. Nachdem Befunde bei der körperlichen Untersuchung oft nicht vorhanden oder unspezifisch sind, sollen Untersuchungsbefund und Anamnese in diesem Kapitel zusammen besprochen werden.

10   Stoffwechsel und Endokrinium

Erkrankungen von Endokrinium und Stoffwechsel können zumindest in frühen Stadien durch die körperliche Untersuchung oft nicht aufgedeckt werden. Studieren Sie die Gesamterscheinung und Statur des Patienten: Normabweichungen von Größe, Gewicht, Ernährungszustand, Fettverteilung oder Muskelmasse können Hinweise auf eine Stoffwechselkrankheit sein (Tab. **C-10.1**).

Am häufigsten werden Stoffwechselkrankheiten aber beim biochemischen Screening in Form eines von der Norm abweichenden Laborbefundes entdeckt. Befunde bei der körperlichen Untersuchung sind oft nicht vorhanden oder unspezifisch.

≡ **C-10.1**	**Wegweisende körperliche Befunde bei Stoffwechselkrankheiten**
Befund	**Verdachtsdiagnose**
▪ Arcus lipoides	– familiäre Hypercholesterinämie
▪ Kayser-Fleischer-Kornealring	– Morbus Wilson
▪ Exophthalmus, Chemosis der Bindehaut	– Hyperthyreose
▪ Sehnenxanthome	– familiäre Hypercholesterinämie
▪ eruptive Xanthome	– Typ-III-Hyperlipoproteinämie, Diabetes mellitus
▪ Arthritis im Großzehengrundgelenk, Tophi	– Gicht (s. S. 98, Abb. **B-1.22**)
▪ „bunte" Hautläsionen an belichteten Hautarealen	– Porphyria cutanea tarda
▪ Hyperpigmentierung der Handlinien	– Morbus Addison
▪ teigige Haut prätibial	– Myxödem bei Hypothyreose (s. S. 104, Abb. **B-1.41**)
▪ Stammfettsucht, Stiernacken, Striae, Akne	– Morbus Cushing
▪ dicke Finger, Vergrößerung von Unterkiefer, Lippen, Nase	– Akromegalie (s. S. 91, Abb. **B-1.5**)

≡ **C-10.1**

10.1   Diabetes mellitus

Unter dem Begriff Diabetes mellitus (wörtlich: „süßes Hindurchgehenlassen"; bezieht sich auf die große Menge von süß schmeckendem Urin – Geschmacksdiagnostik der Ärzte in der Antike!) werden einige ätiologisch unterschiedliche Stoffwechselkrankheiten zusammengefasst, deren gemeinsames Merkmal eine dauerhafte Hyperglykämie aufgrund eines absoluten oder relativen Insulinmangels ist. Übersteigt die Glukosekonzentration im Kapillarblut im Nüchternzustand 120 mg/dl oder postprandial 200 mg/dl, so spricht man von einem manifesten Diabetes mellitus (Tab. **C-10.2**). Die Bandbreite der Manifestation des Diabetes mellitus ist sehr groß und reicht von der zufällig entdeckten Glu-

10.1   Diabetes mellitus

Die Bandbreite der Manifestation des Diabetes mellitus ist sehr groß und reicht von der zufällig entdeckten Glukosurie über die typische Symptomentrias **Polyurie, Polydipsie** und **Gewichtsverlust** bis hin zum lebensbedrohlichen Zustand des ketoazidotischen Komas (Tab. **C-10.2**). Übersteigt die Glukosekonzentration nüchtern 120 mg/dl oder postprandial 200 mg/dl, spricht

≡ C-10.2

C-10.2   Laborchemische Grenzwerte für die Diagnose Diabetes mellitus

	Vollblut (venös)	Vollblut (kapillär)	Plasma
nüchtern	≥ 110 mg/dl ≥ 6,0 mmol/l	≥ 110 mg/dl ≥ 6,0 mmol/l	≥ 126 mg/dl ≥ 7,0 mmol/l
2 Std. nach Glukosebelastung	≥ 180 mg/dl ≥ 10,0 mmol/l	≥ 200 mg/dl ≥ 11,2 mmol/l	≥ 200 mg/dl ≥ 11,0 mmol/l

≡ C-10.3

C-10.3   Formen und Ursachen des Diabetes mellitus (D.m.)*

Form	Ursache	Häufigkeit
Diabetes mellitus Typ 1	Zerstörung der β-Zellen des Pankreas, Insulin-dependent D. m. = IDDM	ca. 10 %
Diabetes mellitus Typ 2	Insulinresistenz und/oder Defekt der β-Zellsekretion; Non-Insulin-dependent D. m. = NIDDM	ca. 80–90 %
andere spezifische Diabetestypen	genetische Defekte der β-Zellen genetische Defekte der Insulinwirkung	
sekundärer D. m.	Krankheiten des exokrinen Pankreas Begleitphänomen anderer endokriner Erkrankungen, z. B. Cushing-Syndrom, Medikamente	ca. 10 %
Gestationsdiabetes	Schwangerschaft	
gestörte Glukosetoleranz gestörte Glukose-Homöostase	2 Std. Wert beim oGTT**: 140–200 mg/dl Nüchtern-Plasmaglukose 110–125 mg/dl	

*   Klassifikation der WHO 1997
** oraler Glukosetoleranztest: Bestimmung der Nüchternblutglukose (Kapillarblut), innerhalb von 5 min orale Einnahme von 75 g Glukose in 250–300 ml Flüssigkeit oder 300 ml eines Glukose-Oligosaccharid-Gemisches (Dextro O. G-T.), weitere Blutglukosebestimmungen (Kapillarblut) nach 60 und 120 min, evtl. auch nach 30 und 90 min.

---

man von manifestem Diabetes mellitus (Tab. **C-10.3**).

10.1.1 Anamnese und allgemeine Inspektion

Etwa 90 % der Patienten mit **Typ-2-Diabetes** sind **übergewichtig**, mit zunehmender Adipositas steigt die Wahrscheinlichkeit an. Fragen Sie nach dem Gewichtsverlauf. Vermehrtes Durstgefühl, große Urinmenge und allgemeiner Rückgang der Leistungsfähigkeit sind verdächtig für Diabetes mellitus (Symptome s. Tab. **C-10.4**). Auch die **Familienanamnese** gibt wichtige Hinweise: Kinder mit einem diabetischen Elternteil (Typ 2) haben ein Risiko von 25–50 %.

---

kosurie über die typische Symptomentrias **Polyurie, Polydipsie** und **Gewichtsverlust** bis hin zum lebensbedrohlichen Zustand des ketoazidotischen Komas. In Tab. **C-10.3** sind die möglichen Ursachen und die wesentlichen Klassifizierungsmerkmale des Diabetes mellitus aufgeführt.

10.1.1 Anamnese und allgemeine Inspektion

Etwa 90 % der Patienten mit **Typ-2-Diabetes** sind **übergewichtig**, mit zunehmender Adipositas steigt die Wahrscheinlichkeit an. Zur Quantifizierung der Adipositas s. Kapitel C-10.6. Patienten mit hohen Blutzuckerwerten können jedoch in den letzten Monaten stark an Gewicht abgenommen haben. Fragen Sie daher nach dem Gewichtsverlauf, der Kleidergröße oder der Weite des Hosenbundes. Vermehrtes Durstgefühl, große Urinmenge und allgemeiner Rückgang der Leistungsfähigkeit sind verdächtig für das Vorliegen eines Diabetes. Etwa die Hälfte der Patienten mit neu entdecktem Diabetes hat keinen entsprechenden Verdacht, da entweder keine Beschwerden vorhanden waren oder die Symptomatik zu diskret war, um aufzufallen. Fragen Sie nach den in Tab. **C-10.4** aufgeführten Symptomen. Auch die **Familienanamnese** gibt wichtige Hinweise: Kinder mit einem diabetischen Elternteil (Typ 2) haben ein Risiko von 25–50 % für die Erkrankung, je nach Alter und Übergewicht. Beim Typ-1-Diabetes liegt das Risiko nur bei 2–4 %.

☰ C-10.4	Häufigkeit von Beschwerden bei manifestem Diabetes mellitus	
Polydipsie		70–90 %
Abgeschlagenheit		60–80 %
Polyurie		40–70 %
Juckreiz		20–50 %
Appetitlosigkeit, Amenorrhö, Potenzverlust		20–40 %
Infektionen (v. a. Haut), schlechte Wundheilung		10–20 %

☰ C-10.4

Achten Sie auf Gesicht und Augen: Beim Cushing-Syndrom, bei Akromegalie oder Hyperthyreose (s. u.) kann ein **Diabetes mellitus als Begleiterkrankung** auftreten. Hat der Patient eine **abnorme Hautpigmentierung** („Bronze-Diabetes" bei Hämochromatose, s. S. 390)?

Patienten mit präkomatösen oder komatösen Zuständen aufgrund einer **Hyperglykämie** sind **dehydriert**: Die trockene und warme Haut kann in Falten abgehoben werden, die Zunge ist trocken und borkig, die Augäpfel weich. **Diffuse Bauchschmerzen** können als Ausdruck eines pseudoperitonitischen Reizzustandes vorhanden sein und an ein akutes Abdomen denken lassen, dazu kommen Übelkeit und Erbrechen.

Mit fortschreitender **Ketoazidose** atmet der Patient sehr tief (Kußmaul-Atmung), die Atemluft hat einen obstartigen Geruch. An Symptomen des ZNS treten zunächst Unruhe, Bewegungsdrang und Erregungszustände, später ein tiefes Koma auf. Sofern nicht mit Insulin behandelt wird, verstirbt der Patient im **hypovolämischen Schock** bzw. in der Anurie. Diese Entwicklung ist heute selten geworden, die Mehrzahl der Diabetiker leidet unter den teils spezifischen (Niere, Auge, periphere Nerven), teils unspezifischen (Herz, Gefäße) Spätfolgen des Diabetes mellitus (Tab. **C-10.5**). Auf diese Spätfolgen zielt auch die körperliche Untersuchung bei der laufenden Kontrolle eines nicht vital bedrohten Patienten mit bekanntem Diabetes mellitus ab.

Beim Cushing-Syndrom, bei Akromegalie, Hämochromatose oder Hyperthyreose kann ein **Diabetes mellitus als Begleiterkrankung** auftreten.

Patienten mit präkomatösen oder komatösen Zuständen auf Grund einer **Hyperglykämie** sind **dehydriert**.

Mit fortschreitender **Ketoazidose** atmet der Patient sehr tief (Kußmaul-Atmung). Auf Unruhe und Erregungszustände folgt das tiefe Koma. Unbehandelt verstirbt der Patient im **hypovolämischen Schock** bzw. in der Anurie. Die meisten Diabetiker leiden jedoch heute v. a. an den typischen Spätfolgen der Erkrankung (z. B. Mikro-/Makroangiopathie).

☰ C-10.5	Wichtige Spätfolgen eines langjährig bestehenden Diabetes mellitus	
Organ	*Erkrankung*	
Herz-Kreislauf-System	koronare Herzkrankheit Hypertonie	
Gefäßsystem	arterielle Verschlusskrankheit Gangrän	
Augen	proliferative Retinopathie Katarakt	
Niere	diabetische Nephropathie (Kimmelstiel-Wilson)	
Nervensystem	periphere Polyneuropathie autonome Neuropathie diabetische Amyotrophie Mononeuropathie	
Haut	Mykosen Balanitis Furunkulose Lipatrophie Necrobiosis lipoidica Ulzera an den Fußsohlen eruptive Xanthome	

☰ C-10.5

▶ Praktischer Tipp

▶ **Praktischer Tipp: Umrechnung der Glukose-Konzentrationen von mg/dl in mmol/l**

mg/dl = mmol/l × 18

mmol/l = mg/dl : 18

18 = Molekulargewicht von Glukose

Betrachten Sie sorgfältig die Haut, vor allem an den unteren Extremitäten. Besteht eine **Polyneuropathie**, so ist die Haut oft haarlos und atrophiert. An der Fußsohle können tiefe Ulzera entstehen. Intertriginöse Areale sind Prädilektionsstellen für Pilzerkrankungen.

Betrachten Sie sorgfältig die Haut, vor allem an den unteren Extremitäten. Besteht eine **Polyneuropathie**, so ist die Haut oft haarlos und atrophiert. Lassen Sie den Patienten die Socken ausziehen, um die Sohlen zu betrachten. Bedenken Sie, dass alte Patienten oft selbst ihre Fußsohlen nicht mehr anschauen können. An den Stellen höchsten Drucks (Großzehenballen, Fersen) können tiefe Ulzera, meist infolge einer Kombination aus einer diabetischen Polyneuropathie und einer peripheren Angiopathie, entstehen. Inspizieren Sie die intertriginösen Areale (Leisten, Submammärregion, interdigital) als Prädilektionsstellen für Pilzerkrankungen. Untersuchen Sie die Finger- und Zehennägel nach Nagelmykosen, auch Mundhöhle (Kandida) und äußerer Gehörgang können bei Diabetikern von Pilzerkrankungen befallen sein.

Die **Necrobiosis lipoidica diabeticorum** (s. S. 96), unregelmäßig begrenzte, eingesunkene, gelblich gefärbte Hautbezirke, entsteht meist über den Schienbeinen. Gelbliche Einlagerungen in die Haut über Gelenken (Xanthome) oder an den Oberlidern (Xanthelasmen) deuten auf eine Entgleisung des Fettstoffwechsels hin. Atrophie der Oberschenkelmuskulatur spricht für diabetische Neuropathie des N. femoralis **(diabetische Amyotrophie)**.

Die **Necrobiosis lipoidica diabeticorum** (s. S. 96), unregelmäßig begrenzte, eingesunkene, gelblich gefärbte Hautbezirke, entsteht meist über den Schienbeinen. Insulininjektionen in das subkutane Fettgewebe können Fettgewebsatrophien verursachen mit eingesunkenen Bezirken an Bauchhaut und Oberschenkeln, vereinzelt tritt aber auch vermehrtes Fettwachstum auf. Papulöse oder tuberöse Einlagerungen in die Haut über Gelenken (Xanthome) oder an den Oberlidern (Xanthelasmen) deuten auf eine zusätzliche Entgleisung des Fettstoffwechsels hin, eine häufige Begleiterscheinung eines schlecht kontrollierten Diabetes mellitus. Falls die Muskulatur eines Oberschenkels atrophiert ist, könnte es sich um eine diabetische Neuropathie des N. femoralis handeln **(diabetische Amyotrophie)**.

▶ Klinischer Fall

▶ **Klinischer Fall.** Ein 77-jähriger allein lebender, übergewichtiger Mann mit seit vielen Jahren bekanntem Typ-2-Diabetes mellitus sucht den Arzt auf, weil er mehrmals Blut in seinem Socken bemerkt hat. Er kann die Fußsohle nicht ansehen, es bestehen keine Schmerzen. Bei der Inspektion erkennt man ein tiefes Ulkus am Großzehenballen, der ganze Vorfuß ist gerötet. Im Ulkusgrund steckt ein Reißnagel, von dem der Mann nichts wusste. Es besteht eine völlige Anästhesie für die Empfindung von kalt – warm, spitz – stumpf, das Vibrationsempfinden ist bis zur Mitte des Unterschenkels aufgehoben. Der Mann wird stationär eingewiesen. Trotz lokaler Antibiotikatherapie heilt das Ulkus nicht ab, es entwickelt sich eine feuchte Gangrän mit Fieber. Man entschließt sich zur Oberschenkelamputation. Der Patient bleibt bettlägrig, kann nicht gehen und stirbt fünf Wochen nach der stationären Aufnahme aufgrund einer Pneumonie.

10.1.2 Körperliche Untersuchung

Die körperliche Untersuchung des Diabetikers sollte einen **kompletten angiologischen Status** einschließen (s. Kapitel C-5). Prüfen Sie die Temperatur der Füße im Seitenvergleich. **Die arterielle Verschlusskrankheit betrifft beim Diabetiker überwiegend die peripheren Gefäße (diabetische Makroangiopathie).**

10.1.2 Körperliche Untersuchung

Die körperliche Untersuchung des Diabetikers sollte einen **kompletten angiologischen Status** einschließen (s. Kapitel C-5). Palpieren Sie die Pulse an den üblichen Stellen und auskultieren Sie die Karotiden, die Bauchaorta und die Leistenarterien. Prüfen Sie die Temperatur der Füße im Seitenvergleich. **Die arterielle Verschlusskrankheit betrifft beim Diabetiker überwiegend die peripheren Gefäße (diabetische Makroangiopathie).** Mithilfe eines einfachen Dopplergerätes kann der Blutdruck auch an der A. tibialis posterior bzw. A. dorsalis pedis gemessen werden. Patienten mit langjährigem Diabetes mellitus haben allerdings oft eine Mediaverkalkung der Unterschenkelarterien, die zu falsch hohen Blutdruckwerten führt.

Messen Sie den Blutdruck im Sitzen und im Stehen. **Die autonome Neuropathie** des Diabetikers manifestiert sich oft als ausgeprägter Blutdruckabfall im Stehen oder als nur wenig durch körperliche Belastungen beeinflussbare Dauertachykardie. **Oft findet sich auch eine Fettleber.**

Messen Sie den Blutdruck im Sitzen und im Stehen. **Die autonome Neuropathie** des Diabetikers manifestiert sich oft als ausgeprägter Blutdruckabfall im Stehen oder als nur wenig durch körperliche Belastungen beeinflussbare Dauertachykardie. Anamnestisch weisen rezidivierende Diarrhöen (motorische Diarrhö) oder postprandiales Völlegefühl (verzögerte Magenentleerung) auf eine Störung

◎ C-10.1

◎ C-10.1   **Diabetische Retinopathie**

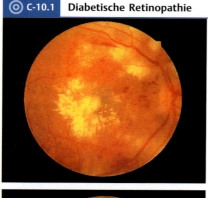

a Diabetische Hintergrundretinopathie: gelbliche harte Exsudate, Punktblutungen, spritzerförmige Blutungen sowie diffuses Ödem der Netzhaut am hinteren Pol.

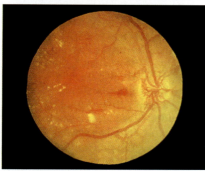

b Beginnende proliferative diabetische Retinopathie: auf der Papille gelegene Neovaskularisationen.

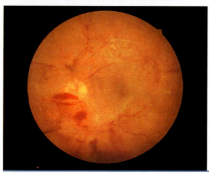

c Fortgeschrittene proliferative diabetische Retinopathie: massive extraretinale Proliferationen im Bereich der großen Gefäßbögen, begleitende präretinale Blutungen sowie eine außerhalb der großen Gefäßbögen gelegene fast zirkuläre Netzhautablösung.

der autonomen Innervation des Magen-Darm-Trakts hin. Palpieren Sie die Lebergröße: **Bei Diabetes mellitus besteht häufig eine Fettleber.**
Untersuchung der Augen: Untersuchen Sie die Sehschärfe durch einfache Tests: Fingerzählen oder Lesen von großen Buchstaben auf einige Meter Entfernung. Sofern nicht eine eventuell vorhandene **Katarakt** (häufig bei Diabetikern) den Einblick verhindert, sollten Sie bei der Erstuntersuchung von Diabetikern eine Funduskopie durchführen (s. S. 426). Die frühesten Stadien mit Mikroaneurysmen und flohstichartigen Blutungen (sog. nicht proliferative oder **Hintergrundretinopathie**, Abb. **C-10.1a**) entgehen dem unerfahrenen Untersucher meistens. Harte (mit scharf begrenztem Rand) und weiche (Cotton-wool-)Exsudate, Gefäßproliferationen (**proliferative Retinopathie**, Abb. **C-10.1b, c**) und Glaskörpereinblutungen sind leicht zu erkennen. Bedenken Sie, dass in unseren Breiten der Diabetes die zweithäufigste Ursache der Erblindung darstellt.
Wichtig ist die Durchführung einer gründlichen **neurologischen Untersuchung**. Die Patienten berichten über vor allem nachts auftretende Schmerzen in den Füßen, Kribbeln, Ameisenlaufen, verminderte Kalt-warm-Empfindung oder das Gefühl, auf Watte zu gehen. Untersuchen Sie **Berührungs-, Temperatur- und Schmerzempfindung** sowie den **Reflexstatus** (s. S. 431). Bei der **diabetischen Polyneuropathie** stellen sich meist strumpf- oder sockenförmige Sensibilitätsausfälle ein. Besonders wichtig ist die Untersuchung des **Vibrationsempfindens** mit der „neurologischen Stimmgabel", mit der sich der Schweregrad der

Untersuchung der Augen: Bei Diabetikern sollte eine Funduskopie durchgeführt werden (s. S. 426). Die frühesten Stadien mit Mikroaneurysmen und flohstichartigen Blutungen **(Hintergrundretinopathie)** sind schwer, harte (mit scharf begrenztem Rand) und weiche (Cotton-wool-) Exsudate, Gefäßproliferationen **(proliferative Retinopathie)** und Glaskörpereinblutungen dagegen leicht zu erkennen.

Wichtig ist die Durchführung einer gründlichen **neurologischen Untersuchung**. Typisch sind v. a. nachts auftretende Schmerzen in den Füßen, Kribbeln, Ameisenlaufen, verminderte Kalt-warm-Empfindung oder das Gefühl, auf Watte zu gehen. Untersuchen Sie **Berührungs-, Temperatur- und Schmerzempfindung** sowie den **Reflexstatus** (s. S. 431). Bei der **diabeti-**

schen **Polyneuropathie** stellen sich meist strumpf- oder sockenförmige Sensibilitätsausfälle ein. Wichtig ist die Untersuchung des **Vibrationsempfindens**.

Entscheidend für die Qualität der Stoffwechseleinstellung sind die Laborbefunde, v. a. Blutzucker, Urinzucker, und **Hämoglobin A1c** (HbA1c; Normalwert 4,6–6,1 %).

Polyneuropathie auf einfache Weise semiquantitativ bestimmen lässt. Bringen Sie die Stimmgabel zum Schwingen und setzen Sie sie auf den Malleolus medialis und lateralis. Der Patient soll mit geschlossenen Augen angeben, wie lange er die Vibration verspürt. Eventuell müssen Sie dem Patienten erst durch Aufsetzen der Stimmgabel am Handgelenk demonstrieren, was er eigentlich spüren soll.

Bei einem Patienten mit noch nicht lange bestehendem, gut kontrolliertem Diabetes mellitus können durchaus sämtliche der genannten Befunde fehlen. Entscheidend für die Qualität der Stoffwechseleinstellung sind in diesem Fall die Laborbefunde, vor allem Blutzucker, Urinzucker, Eiweiß im Urin (Proteinurie?), **Hämoglobin A1c (HbA1c)**, Triglyzeride und Cholesterin im Serum. Besonders aussagekräftig für die Qualität der Diabetes-Einstellung hat sich das HbA1c (in Prozent des Gesamthämoglobins; Normalwert 4,6–6,1 %) erwiesen.

10.2 Fettstoffwechselstörungen

10.2 Fettstoffwechselstörungen

Störungen im Fettstoffwechsel gehen meist mit einer Konzentrationserhöhung von **Cholesterin** und/oder **Triglyzeriden** einher. Man unterscheidet **primäre erbliche Hyperlipidämien** von **sekundären, durch Umweltfaktoren oder Begleitkrankheiten** ausgelösten Formen.

Bei einem Serumcholesterin > 220 mg/dl und Triglyzeriden > 200 mg/dl (nüchtern bestimmt) sollten Therapiemaßnahmen erwogen werden.

Störungen im Lipid- und Lipoproteinstoffwechsel gehen meist mit einer Konzentrationserhöhung von **Cholesterin** und/oder **Triglyzeriden** im Plasma einher, nur selten spielen Verminderungen dieser Substanzen eine Rolle. Pathophysiologisch liegen Rezeptor- und Enzymdefekte oder strukturelle bzw. funktionelle Defekte der Apolipoproteine zugrunde, die zu Störungen der Synthese- oder Abbaurate von Lipoproteinen führen. Man unterscheidet **primäre erbliche Hyperlipidämien** von **sekundären, durch Umweltfaktoren oder Begleitkrankheiten** ausgelöste Formen.

In den westlichen Ländern kommt es auch bei einer scheinbar gesunden Bevölkerung mit steigendem Alter zu einem Anstieg aller Lipid- und Lipoproteinfraktionen. Anhand von epidemiologischen Studien weiß man, dass der sog. Normalwert, wie er hier zu Lande in der Bevölkerung gemessen wird, nicht mit einer maximalen Lebenserwartung einhergeht. Bei einem Serumcholesterin von > 220 mg/dl und Triglyzeriden von > 200 mg/dl (jeweils nüchtern bestimmt) sollten Therapiemaßnahmen erwogen werden, insbesondere wenn weitere vaskuläre Risikofaktoren vorhanden sind. Diese Therapie muss allerdings keineswegs immer medikamentös sein.

Die wichtigste und prognostisch entscheidende **klinische Manifestation** der meisten Hyperlipidämien ist die **Atherosklerose von Koronararterien, hirnversorgenden und peripheren Arterien.**

Die wichtigste und prognostisch entscheidende **klinische Manifestation** der meisten Hyperlipidämien ist die **Atherosklerose der Koronararterien, der hirnversorgenden und der peripheren Arterien.** Daneben gibt es aber auch eine Reihe von typischen, manchmal sogar pathognomonischen Veränderungen, die bei körperlicher Untersuchung zu erfassen sind (s. Tab. **C-10.1**).

▶ Merke

▶ **Merke.** Lipidstoffwechselstörungen sind oft mit anderen Erkrankungen des sog. **metabolischen Syndroms** vergesellschaftet (stammbetonte Adipositas, gestörte Glukosetoleranz bzw. Insulinresistenz, Hypertriglyzeridämie, Verminderung des HDL- und Erhöhung des LDL-Cholesterins, arterielle Hypertonie).

Wichtig ist die Familienanamnese, insbesondere Todesalter und -ursachen (Abb. **C-10.2**) (plötzlicher Herztod, Myokardinfarkte oder Apoplexien vor dem 50. Lebensjahr). Die Eigenanamnese hebt auf **Angina pectoris, Herzinfarkte, Amaurosis fugax, transitorisch ischämische Attacken (TIA)** und **Claudicatio intermittens** ab.

Fragen Sie in der Familienanamnese nach den Erkrankungen und/oder Todesursachen von Großeltern, Eltern und Geschwistern, vor allem in welchem Alter diese aufgetreten sind. Typisch für die familiäre Hypercholesterinämie sind plötzlicher Herztod, Myokardinfarkte oder Apoplexien vor dem 50. Lebensjahr. Gibt es in der Familie andere Stoffwechselstörungen, z. B. Diabetes mellitus? Die Eigenanamnese hebt auf **Angina pectoris** (s. Kapitel C-2.2.1), **Herzinfarkte, Amaurosis fugax, transitorisch ischämische Attacken (TIA)** und **Claudicatio intermittens** ab. Erkundigen Sie sich nach **weiteren Risikofaktoren** für eine Arteriosklerose: Rauchen, Hypertonie, Diabetes, Übergewicht, Bewegungsmangel. Abb. **C-10.2** zeigt den Stammbaum einer Familie mit familiärer Hypercholesterinämie.

Achten Sie bei der körperlichen Untersuchung auf einen **Arcus lipoides der**

Achten Sie bei der körperlichen Untersuchung auf einen **Arcus lipoides der Kornea** (s. S. 92), der allerdings nur bei Patienten unter 50 Jahren als Hinweis

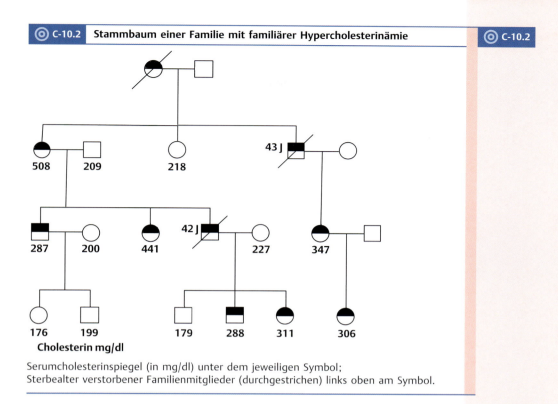

C-10.2 | Stammbaum einer Familie mit familiärer Hypercholesterinämie

◎ C-10.2

Cholesterin mg/dl

Serumcholesterinspiegel (in mg/dl) unter dem jeweiligen Symbol;
Sterbealter verstorbener Familienmitglieder (durchgestrichen) links oben am Symbol.

C-10.3 | Familiäre Hypercholesterinämie

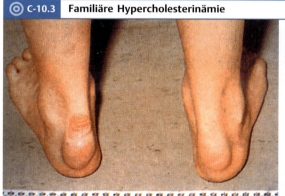
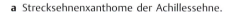
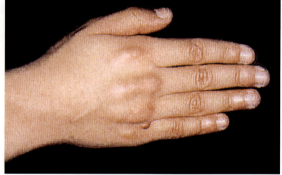

a Strecksehnenxanthome der Achillessehne.

b Sehnenxanthome der Fingerstrecksehnen bei einem 12-jährigen Mädchen mit familiärer Hypercholesterinämie, Gesamtcholesterinwert 500–600 mg/dl.

auf eine Hypercholesterinämie gewertet werden kann. Pathognomonisch für Hyperlipidämien sind **Haut- und Sehnenxanthome**, d. h. Einlagerungen von Cholesterinkristallen in die Bindegewebszellen der Haut und Sehnen. Aus dem Aussehen und der Verteilung der Xanthome können Rückschlüsse auf die Art der Stoffwechselstörung gezogen werden (Tab. **C-10.6**). Inspizieren Sie die Strecksehnen über den Fingergrundgelenken, am Ellenbogengelenk, Kniegelenk (Ligamentum patellae) und die Achillessehnen. Hautxanthome können als gelblich gefärbte Papeln mit unregelmäßigem Rand (tuberöse Xanthome), als flache Xanthelasmen, vor allem an den Lidern und als disseminiert stehende, hirsekorngroße rötlich-gelbe eruptive Xanthome imponieren.

Palpieren Sie den Puls an beiden Karotiden, den Femoralarterien, beiden Aa. popliteae und den Füßen, auskultieren Sie die Aa. subclaviae, Karotiden, Bauchaorta und Femoralarterien nach Strömungsgeräuschen (s. S. 324).

Kornea (s. S. 92, bei Patienten unter 50 Jahren Hinweis auf Hypercholesterinämie). Pathognomonisch für Hyperlipidämien sind **Haut- und Sehnenxanthome**. Aus Aussehen und Verteilung der Xanthome können Rückschlüsse auf die Art der Stoffwechselstörung gezogen werden (Tab. **C-10.6**).

Auskultieren Sie die Aa. subclaviae, Karotiden, Bauchaorta und Femoralarterien nach Strömungsgeräuschen (s. S. 324).

C-10.6

C-10.6 Xanthome bei Hyperlipoproteinämie		
Xanthom-Typ	*Lokalisation*	*Hyperlipoproteinämie-Typ nach Fredrickson*
eruptiv	Stamm, Gesäß	I, III, IV, V
tuberös	Knie, Ellenbogen	II
tuberös/eruptiv	Knie, Ellenbogen, Gesäß	III
tendinös	Achillessehne	II
plan	Handlinien, Narben	III
Xanthelasmen*	Augenlider, Gesicht	III

* nur bei jüngeren Patienten (< 50 Jahre) als Hinweis auf eine Hyperlipidämie anzusehen; häufig harmlose Veränderung.

C-10.7

C-10.7 Ursachen einer sekundären Hyperlipoproteinämie	
Endokrin	■ Diabetes mellitus ■ Hypothyreose ■ Cushing-Syndrom
Medikamente/Noxen	■ orale Antikontrazeptiva ■ Alkohol ■ Steroide ■ Diuretika ■ Betablocker
Nierenkrankheiten	■ nephrotisches Syndrom ■ chronische Niereninsuffizienz
Leber und Pankreas	■ akute Hepatitis ■ primär biliäre Zirrhose ■ akute Pankreatitis

Bei Hinweisen auf koronare Herzerkrankung und **Xanthomen** oder **Xanthelasmen**, sollten Lipide und Lipoproteine bestimmt werden (Tab. **C-10.7**).

Anamnestische Hinweise auf eine koronare Herzerkrankung und klinische Befunde, z. B. **Xanthome** oder **Xanthelasmen**, sollten immer Anlass zu einer laborchemischen Bestimmung der Lipide und Lipoproteine und zum Ausschluss einer sekundären Hyperlipoproteinämie gemäß Tab. **C-10.7** geben.

10.3 Purinstoffwechselstörungen

Die in allen Zellen enthaltenen Nukleotide werden zu **Harnsäure** abgebaut, die zu zwei Dritteln über die Niere, zu einem Drittel über den Darm ausgeschieden wird.

Die häufigste Störung des Purinstoffwechsels ist die **Gicht**. Durch exogene (Ernährung, Alkohol, Medikamente) und endogene (Genetik) Faktoren kommt es zur dauerhaften Erhöhung der **Serumharnsäure (6,5 mg/dl)**.

Durch Übersättigung der Synovialflüssigkeit kommt es zur Auskristallisation von

10.3 Purinstoffwechselstörungen

Purine sind heterozyklische Basen, die mit den Pentosen Desoxyribose und Ribose sowie Phosphorsäure die Nukleotide bilden. Lange Ketten dieser Nukleotide bilden die Erbsubstanz **Desoxyribonukleinsäure (DNS)** und **Ribonukleinsäure (RNS)**. Die in allen Zellen enthaltenen Nukleotide werden zu **Harnsäure** abgebaut, die zu zwei Dritteln über die Niere und zu einem Drittel über den Darm ausgeschieden wird.

Die häufigste Störung des Purinstoffwechsels ist die **Gicht**. Unter dem Einfluss exogener Faktoren (Ernährung, Alkohol, Medikamente) führt eine genetisch bedingte Ausscheidungsstörung der Harnsäure zur dauerhaften Erhöhung der **Serumharnsäure** über eine Konzentration von **6,5 mg/dl**. Der Einfluss der Ernährung wird erkennbar aus der Tatsache, dass die Erkrankung in den westlichen Industriestaaten während der Weltkriege fast nicht auftrat, heute dagegen relativ häufig ist („Wohlstandskrankheit"). Mehr als 5 % der erwachsenen Männer haben eine Hyperurikämie, etwa 3 % aller Männer, die das 65. Lebensjahr erreichen, erleiden einen **Gichtanfall** (s. u.). Bei Frauen kommt die Erkrankung selten vor.

Als Folge der Hyperurikämie kann es durch Übersättigung der Synovialflüssigkeit zur Auskristallisation von Harnsäure kommen. Granulozyten phagozytieren die Harnsäurekristalle, lösen sich auf und setzen Entzündungsmediatoren frei, welche die akute Entzündungsreaktion im Gelenk hervorrufen. Nichtkristalline Harnsäureablagerungen in den bradytrophen Geweben (Knochen, Knorpel) führen zur **Tophusbildung** (s. S. 98, Abb. **B-1.23**). In der Niere und den ableitenden Harnwegen kann es zur **Uratsteinbildung** oder zu einer **interstitiellen Nephritis** kommen.

Die häufigste klinische Manifestation ist eine plötzlich auftretende, **akute Monarthritis** („Gichtanfall"). Tophi sieht man im Zeitalter einer verbesserten prophylaktischen Behandlung der Hyperurikämie nur noch selten.

10.3.1 Anamnese

Wegen der starken erblichen Komponente besteht **häufig** eine **positive Familienanamnese**, negative Angaben schließen aber eine Gicht nicht aus. Ca ¼ der männlichen Familienangehörigen eines Gichtpatienten haben ebenfalls eine Hyperurikämie, aber nur etwa 10 % bekommen selbst einen Gichtanfall. Die typischen anamnestischen Voraussetzungen und klinischen Befunde des akuten Gichtanfalls sind in Tab. **C-10.8** zusammengestellt. Fragen Sie auch nach Nierensteinkoliken, Diabetes mellitus, Hyperlipidämie und Hypertonie – Gichtpatienten haben oft mehrere kardiovaskuläre Risiken. Unter den Medikamenten führen vor allem **Diuretika** zu einer **Erhöhung des Harnsäurespiegels**.

Harnsäure. Nichtkristalline Harnsäureablagerungen in bradytrophen Geweben (Knochen, Knorpel) führen zur **Tophusbildung**. In Niere und ableitenden Harnwegen kann es zu **Uratsteinbildung** oder **interstitieller Nephritis** kommen.

Die häufigste klinische Manifestation ist eine plötzlich auftretende, **akute Monarthritis** („Gichtanfall").

10.3.1 Anamnese

Typische Merkmale des akuten Gichtanfalls s. Tab. **C-10.8**. Gichtpatienten haben oft mehrere kardiovaskuläre Risiken (z. B. Hyperlipidämie, anterieller Hypertonus).

☰ C-10.8	Anamnese und Klinik des akuten Gichtanfalls
Wer?	Männer 30–50 Jahre, Genussmenschen, Philobaten
Wann?	nachts, nach üppiger Mahlzeit mit viel Alkohol
Wo?	Großzehengrundgelenk (50 %), Sprung-, Knie-, Daumengrundgelenk
Wie?	akut einsetzender sehr starker Gelenkschmerz, Rötung, Schwellung, manchmal Krankheitsgefühl, Fieber
Wie lange?	Tage, selten Wochen, selbstlimitiert; dazwischen symptomloses Intervall
Wie oft?	von einmal im Leben bis zu mehrmals pro Jahr

☰ C-10.8

10.3.2 Körperliche Untersuchung

Betrachten Sie das geschwollene Gelenk. Es ist nicht ungewöhnlich, dass die Schwellung beim akuten Gichtanfall weit über das betroffene Gelenk hinausgeht (Abb. **C-10.4**) und an eine Phlegmone erinnert. Die Schwellung der Großzehengrundgelenke beim akuten Anfall nennt man **Podagra**. Untersuchen Sie den Patienten nach Tophi. Diese kommen am häufigsten vor an den Ohrmuscheln, an den Bursen der Ellenbogengelenke, an den Fingerstrecksehnen und periartikulär an den Fingergrund- und -mittelgelenken. Prinzipiell können sie aber an sämtlichen Hautstellen auftreten und auch nach außen exulzerieren. Es lässt sich dann eine gelblich bröckelnde Masse ausdrücken – reines Urat. Tophi im Knochen stellen sich im Röntgenbild als scharf begrenzte („wie ausgestanzt") Osteolysen dar.

10.3.2 Körperliche Untersuchung

Beim akuten Gichtanfall geht die Schwellung manchmal weit über das betroffene Gelenk hinaus (Abb. **C-10.4**) und erinnert an eine Phlegmone. Untersuchen Sie den Patienten nach Tophi.

▶ **Klinischer Fall.** Ein 38-jähriger übergewichtiger Patient, von Beruf Maurer, betritt am Montagmorgen humpelnd das Sprechzimmer und klagt über heftigste Schmerzen im rechten Großzehengrundgelenk, die in der vergangenen Nacht gegen drei Uhr plötzlich begonnen hätten. Ähnliche Beschwerden habe er vor zwei Jahren im Urlaub in Jugoslawien schon einmal gehabt, sie seien damals nach einem Tag spontan verschwunden. Gestern Nachmittag habe man bei einer Familienfeier gut gegessen und noch besser getrunken. Das rechte Großzehengrundgelenk ist gerötet, geschwollen und extrem berührungsempfindlich. Die Körpertemperatur beträgt 38,2 °C, der Blutdruck 160/100 mmHg. Die Blutuntersuchung ergibt: Leukozyten 13 200/µl, Harnsäure 9,3 mg/dl, GGT 63 U/l, Cholesterin 245 mg/dl, Triglyzeride 287 mg/dl. Sonographisch bestehen Hinweise auf eine Fettleber. Unter Behandlung mit einem nicht-

◀ **Klinischer Fall**

C-10.4 **Schwellung der Großzehengrundgelenke beim akuten Gichtanfall (Podagra)**

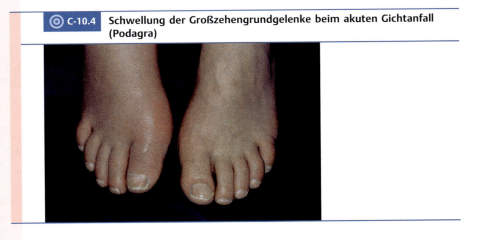

steroidalen Antirheumatikum bessern sich die Schmerzen im Lauf von einigen Stunden und sind nach vier Tagen ganz verschwunden. Der Mann wird diätetisch beraten (weniger Fleisch, keine Innereien, weniger Alkohol) und über längere Zeit mit Allopurinol behandelt. Die Serumharnsäure beträgt bei einer Kontrolle nach vier Wochen noch 5,2 mg/dl. Seit acht Monaten ist es nicht mehr zu einem Gichtanfall gekommen.

10.4 Porphyrien

10.4 Porphyrien

Porphyrien sind **erworbene oder angeborene Störungen der Biosynthese von Häm**. Die Basisuntersuchung bei V. a. Porphyrie ist die **Bestimmung der Porphyrinausscheidung im 24-Stunden-Sammelurin** bzw. von Porphyrin in den Erythrozyten.

Porphyrien sind **erworbene oder angeborene Störungen der Biosynthese von Häm**. Das Hämoglobin besteht aus vier Untereinheiten mit je einer Peptidkette und einem **Häm** als prosthetischer Gruppe. Häme sind Porphyrin-Eisen-Komplexsalze mit zweiwertigem Eisen als Zentralatom, an deren Biosynthese eine Kaskade von Enzymen beteiligt ist. Jedes dieser Enzyme kann durch autosomal vererbte Defekte gestört sein. Bei den hepatischen Formen kommt es zur erhöhten Ausscheidung des vermehrt anfallenden Intermediärprodukts im Urin und/oder Stuhl, bei den erythropoetischen Formen zur Anhäufung im Erythrozyten. Die Basisuntersuchung bei V. a. eine Porphyrie ist die **Bestimmung der Porphyrinausscheidung im 24-Stunden-Sammelurin** bzw. von Porphyrin in den Erythrozyten.

Hepatische Formen

Hepatische Formen

Porphyria cutanea tarda (chronische hepatische Porphyrie): Betroffen sind meist Männer im mittleren Lebensalter, häufig besteht **Alkoholabusus**. Durch die Porphyrine kommt es zur **Photosensibilisierung der Haut**. Der Urin ist bräunlich (Abb. **C-10.5**).

Porphyria cutanea tarda (chronische hepatische Porphyrie): Betroffen sind überwiegend Männer im mittleren Lebensalter, häufig liegt ein **Alkoholabusus** vor. Durch die Porphyrine kommt es zur **Photosensibilisierung der Haut**. An lichtexponierten Hautstellen (Hände, Gesicht) treten verstärkt Pigmentierung, Blasenbildung und Erosionen auf, die unter Depigmentierung abheilen (s. S. 106). Der Urin des Kranken ist bräunlich (Abb. **C-10.5**).

Akute hepatische Porphyrie: Die häufigste Form der akuten hepatischen Porphyrie ist die **akute intermittierende Porphyrie**. Betroffen sind meist Frauen von 20–40 Jahren. Die meisten Patienten werden wegen **akuter Bauchschmerzen** laparotomiert. Gastrointestinale, neurologische und psychotische Symptome führen häufig auf diagnostisch-therapeutische Irrwege. Als Auslöser kommen Stress, Alkohol und zahlreiche Medikamente in Frage.

Akute hepatische Porphyrie: Die häufigste Form der akuten hepatischen Porphyrie ist die **akute intermittierende Porphyrie**. Diese Porphyrinstoffwechselstörung betrifft meist Frauen zwischen dem 20. und 40. Lebensjahr. Die klinischen Symptome sind vielgestaltig, die meisten Patienten werden wegen **akuter Bauchschmerzen** laparotomiert. Gastrointestinale Symptome wie Erbrechen, Durchfälle, kolikartige Bauchschmerzen, neurologische Symptome wie Polyneuropathien, Neuritis nervi optici und sogar eine psychotische Symptomatik führen häufig auf diagnostisch-therapeutische Irrwege. Fieber, Hypertonie, Adynamie, Oligurie, Leukozytose und Anämie lassen den Arzt an viele andere Diagnosen denken. Als Auslöser für die anfallsartig auftretenden Symptome kommen alle Arten von Stress, Alkohol, Antikonzeptiva und zahlreiche Medikamente in Frage. Das Wichtigste ist, daran zu denken!

C-10.5

C-10.5   Porphyria cutanea tarda

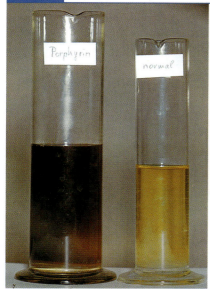

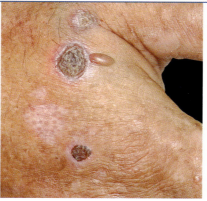

b Porphyria cutanea tarda: Blasenbildung, Krustenbildung bei abheilenden Blasen, Pigmentverschiebung am Handrücken.

a Urin bei Porphyrinurie im Vergleich zu Normalpersonen.

Erythropoetische Formen

Die erythropoetische Protoporphyrie wird autosomal-dominant vererbt und wird häufig schon in der Kindheit symptomatisch. Die kongenitale erythropoetische Porphyrie (Morbus Günther) ist eine selten vorkommende, autosomal-rezessiv vererbte Stoffwechselstörung, die sich bereits im Kindesalter manifestiert und mit chronischer Photosensitivität, verstümmelnden Hautveränderungen und einer hämolytischen Anämie einhergeht.

Erythropoetische Formen

Sehr selten vorkommende Erbkrankheiten, die sich bereits im Kleinkindalter manifestieren und eine ungünstige Prognose haben.

10.5 Speicherkrankheiten

Morbus Wilson

▶ **Synonym.** hepatolentikuläre Degeneration, Kupferspeicherkrankheit.

Die autosomal-rezessiv vererbte Ausscheidungsstörung von Kupfer aufgrund eines Mangels an Kupfertransportprotein **(Coeruloplasmin)** führt zu toxischen Kupferablagerungen in der Leber und in den Basalganglien des Gehirns. Die Symptome der sehr seltenen Krankheit sind vieldeutig und entwickeln sich langsam, daher wird die Diagnose zumindest bei Erwachsenen nur selten frühzeitig gestellt. Im Kindesalter manifestiert sich der Morbus Wilson als **Leberzirrhose**, im Erwachsenenalter meist als neurologisch-psychiatrische Erkrankung mit Rigor, Tremor, Dysarthrie sowie psychotischen Zuständen.
Bei der körperlichen Untersuchung findet sich als typisches Symptom eine goldbraun-grüne Verfärbung des Kornealrandes **(Kayser-Fleischer-Kornealring,** s. S. 133), den man am besten mit der Spaltlampe erkennen kann.

10.5   Speicherkrankheiten

Morbus Wilson

◀ **Synonym**

Der autosomal-rezessiv vererbte Mangel an Kupfertransportprotein **(Coeruloplasmin)** führt zu toxischen Kupferablagerungen in Leber und Gehirn. Im Kindesalter manifestiert sich der Morbus Wilson als **Leberzirrhose**, im Erwachsenenalter meist als neurologisch-psychiatrische Erkrankung.

Typisches Symptom ist eine goldbraun-grüne Verfärbung des Kornealrandes **(Kayser-Fleischer-Kornealring)**.

Hämochromatose

Durch einen autosomal-rezessiv vererbten, nicht näher charakterisierten Enzymdefekt kommt es bei dieser Eisenspeicherkrankheit zu einer erhöhten **intestinalen Eisenresorption** und zur Ablagerung des Eisens in verschiedenen parenchymatösen Organen. Männer sind zehnmal häufiger betroffen als Frauen, das Manifestationsalter liegt zwischen 40 und 60 Jahren. Je nachdem, ob sich

Hämochromatose

Durch einen Enzymdefekt kommt es zur erhöhten **intestinalen Eisenresorption** und zur Ablagerung des Eisens in verschiedenen parenchymatösen Organen, weshalb es zu Leberzirrhose, Kardiomyopathie mit

Herzinsuffizienz, Diabetes mellitus, Hodenatrophie mit Infertilität oder Nebennierenrindeninsuffizienz kommen kann. Die Patienten fallen durch eine **dunkle Hautpigmentierung** auf.

die Eisenablagerung mehr an Leber, Pankreas, Herz, Gonaden oder Nebennieren manifestiert, präsentiert sich der Patient mit einer Leberzirrhose, Kardiomyopathie mit Herzinsuffizienz, mit einem Diabetes mellitus, einer Hodenatrophie mit Infertilität oder einer Nebennierenrindeninsuffizienz. Die Diagnose wird durch Laboruntersuchungen gestellt. Bei der körperlichen Untersuchung fallen die Patienten durch eine **dunkle Hautpigmentierung** auf („Bronzediabetes"), doch ist auch dieser Befund unspezifisch.

10.6 Adipositas (s. a. S. 59 ff.)

Eine **abnorme Vermehrung des Körperfetts** wird als Adipositas bezeichnet (Tab. **C-10.9**). Sie geht mit einer Reihe von **Folgeerkrankungen** (Tab. **C-10.10**) einher, welche die Lebenserwartung deutlich verringern können (s. S. 518, Tab **D-1.2**).

10.6 Adipositas (s. a. S. 59 ff.)

Eine **abnorme Vermehrung des Körperfetts** wird als Adipositas bezeichnet (s. S. 518, Tab **D-1.2**). Tab. **C-10.9** gibt die verschiedenen Methoden an, nach denen das Sollgewicht bzw. das Übergewicht bestimmt werden. Die Adipositas muss zwar für den Betroffenen keinen unmittelbaren Krankheitswert haben, doch geht sie mit einer Reihe von **Folgeerkrankungen** (Tab. **C-10.10**) einher, welche

≡ C-10.9	Methoden zur Erfassung und Berechnung von Übergewicht		
Verfahren		**Soll- bzw. Normalwert**	
		Männer	**Frauen**
1. **Inspektion**			
2. **Broca-Index** Körpergröße (cm) − 100 = Sollgewicht (kg)		je nach Körpergröße	
3. **Body-Mass-Index (BMI)** $\dfrac{\text{Körpergewicht (kg)}}{(\text{Körperlänge [m]})^2}$		19–24 kg/m²	
4. **Messung der Hautfaltendicke** Hautfalte über dem M. triceps brachii und kaudal der Schulterblattspitze, Messung mit Caliper* in mm		12,5	16,5
5. **Taillen-/Hüftumfang** (waist-to-hip-ratio): androide Verteilung		< 1,0	< 0,85

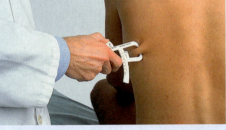

* eine Art von Tasterzirkel, zwischen dessen Enden eine Hautfalte gebracht wird; die Hälfte der Hautfaltendicke entspricht der Dicke des subkutanen Fettgewebes.

≡ C-10.10	Folgekrankheiten und Risiken der Adipositas
Herz-Kreislauf-System	Hypertonie, Herzinsuffizienz, Herzinfarkt, Apoplexie, Thrombosen, Embolien
Lunge	chronische Hypoxämie, Atemwegsobstruktion, Cor pulmonale, Pickwick-Syndrom, Schlaf-Apnoe-Syndrom
Stoffwechsel	Diabetes mellitus (Insulinresistenz), Hypercholesterinämie, Hypertriglyzeridämie, Hyperurikämie („Syndrom X", „metabolisches Syndrom")
Magen-Darm-Trakt	Cholelithiasis, chronische Obstipation, Refluxösophagitis
Skelett	Arthrosen (Hüft- und Kniegelenke, Wirbelsäule)
Haut	intertriginöse Ekzeme, Mykosen

in der Summe die Lebenserwartung deutlich verringern können. Zur Anhäufung von Körperfett kommt es, wenn die Energiezufuhr durch Nahrung die Energieabgabe durch Arbeit und Wärmebildung übersteigt. Warum Adipöse mehr Energie zuführen, als sie verbrauchen, ist unklar. Offensichtlich liegt eine multifaktorielle Ätiologie vor, bei der Umwelteinflüsse, genetische Anlagen und verhaltenspsychologische Momente eine Rolle spielen.

Die **Prävalenz** der Adipositas ist hoch: In Deutschland beträgt sie etwa 37 % bei den Männern und 34 % bei den Frauen. In den USA bemühen sich zu jeder Zeit ca. 40 % der Frauen und 25 % aller Männer, Gewicht abzunehmen, wobei aber keineswegs in allen Fällen eine Adipositas im eigentlichen Sinn vorliegt.

Für das Risiko einer vorzeitigen Atheromatose der Koronarien hat sich die Verteilung des Fettgewebes als bedeutsam erwiesen: Die **stammbetonte Adipositas** (androide, abdominale, zentrale Adipositas, Typ „Apfel") geht mit einem gehäuften Auftreten von Herzinfarkt und Apoplex einher; für die **hüftbetonte Adipositas** (gynoide, glutäal-femorale, periphere Adipositas, Typ „Birne") trifft das nicht zu (s. S. 59, Abb. **A-15.2**). Neben der einfachen Messung von Größe und Gewicht und der Klassifikation durch **Broca- und Body-Mass-Index** sollten Sie versuchen, Ihren Patienten einer der beiden Kategorien zuzuordnen. Mindestens so häufig wie eine tatsächliche Adipositas ist das vermeintliche Übergewicht in den Augen des Patienten. Vor allem junge Frauen haben oft falsche Vorstellungen von ihrem Normalgewicht, die Sie unter Umständen zurechtrücken müssen.

Die **Prävalenz** der Adipositas ist hoch: In Deutschland beträgt sie etwa 37 % bei den Männern und 34 % bei den Frauen.

Für das Risiko einer vorzeitigen Atheromatose der Koronarien ist die Verteilung des Fettgewebes bedeutsam: Die **stammbetonte Adipositas** (Typ „Apfel") geht mit gehäuftem Auftreten von Herzinfarkt und Apoplex einher; für die **hüftbetonte Adipositas** (Typ „Birne") trifft das nicht zu (s. S. 59, Abb. **A-15.2**).

10.7 Anorexie (s. a. S. 269)

Wird über einen längeren Zeitraum weniger Energie in Form von Nahrung zugeführt als verbraucht, so kommt es zur Gewichtsabnahme durch Aufbrauchen der Fettdepots **(negative Energiebilanz)**. Zur Aufrechterhaltung des für die Funktionsfähigkeit des ZNS entscheidenden Blut-Glukose-Spiegels werden

10.7   Anorexie (s. a. S. 269)

Wird über einen längeren Zeitraum weniger Energie in Form von Nahrung zugeführt als verbraucht, so kommt es zur Gewichtsabnahme durch Aufbrauchen der Fettdepots **(negative Energiebilanz)**.

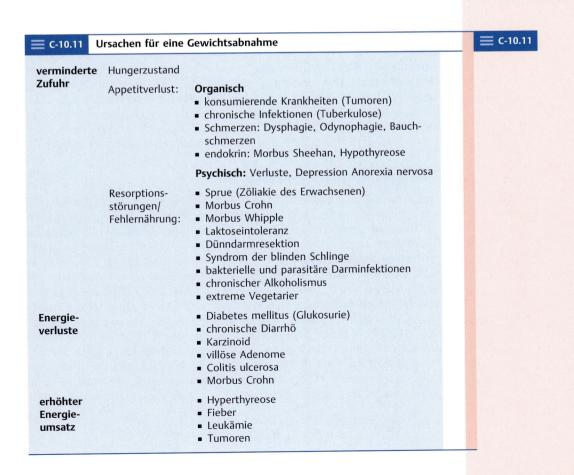

≡ C-10.11   Ursachen für eine Gewichtsabnahme

≡ C-10.11

verminderte Zufuhr	Hungerzustand	
	Appetitverlust:	**Organisch** ■ konsumierende Krankheiten (Tumoren) ■ chronische Infektionen (Tuberkulose) ■ Schmerzen: Dysphagie, Odynophagie, Bauchschmerzen ■ endokrin: Morbus Sheehan, Hypothyreose **Psychisch:** Verluste, Depression Anorexia nervosa
	Resorptionsstörungen/ Fehlernährung:	■ Sprue (Zöliakie des Erwachsenen) ■ Morbus Crohn ■ Morbus Whipple ■ Laktoseintoleranz ■ Dünndarmresektion ■ Syndrom der blinden Schlinge ■ bakterielle und parasitäre Darminfektionen ■ chronischer Alkoholismus ■ extreme Vegetarier
Energieverluste		■ Diabetes mellitus (Glukosurie) ■ chronische Diarrhö ■ Karzinoid ■ villöse Adenome ■ Colitis ulcerosa ■ Morbus Crohn
erhöhter Energieumsatz		■ Hyperthyreose ■ Fieber ■ Leukämie ■ Tumoren

kurzfristig (8–10 Stunden) die Glykogenspeicher der Leber entleert, danach beginnt der Abbau von Körperfett. Dabei werden durch eine hormonabhängige Lipase Triglyzeride des Fettgewebes in langkettige Fettsäuren und Glyzerol umgewandelt. Glyzerol wird zu Ketonkörpern oxidiert, die vom Gehirn verwertet werden können.

Prinzipiell gibt es drei Mechanismen der Gewichtsabnahme:

- verminderte Zufuhr
- beschleunigter Stoffwechsel
- erhöhte Verluste (Stuhl, Urin).

Beispiele für diese drei Punkte sind in Tab. **C-10.11** aufgeführt.

Mechanismen der Gewichtsabnahme (Tab. **C-10.11**):
- verminderte Zufuhr
- beschleunigter Stoffwechsel
- erhöhte Verluste (Stuhl, Urin).

10.7.1 Anamnese

▶ **Merke.** Aufgrund der vielfältigen Ursachen für eine (ungewollte) Gewichtsabnahme muss die Anamnese sehr umfassend sein und sollte nicht nur alle weiteren körperlichen Symptome, sondern auch die allgemeinen Lebensumstände, traumatisierende Ereignisse und die psychische Befindlichkeit umfassen.

10.7.1 Anamnese

▶ Merke

Erkundigen Sie sich, ob die **Gewichtsabnahme bei gutem Appetit**, vielleicht sogar vermehrtem Essen, **oder bei verminderter Nahrungsaufnahme** erfolgte. Falls der Patient angibt, weniger zu essen, fragen Sie nach dem Grund dafür. Hat er eine Abneigung gegen jedes Essen oder nur bestimmte Speisen, hat er Beschwerden beim Schlucken, abdominelle Symptome (Schmerzen, Blähungen, Sodbrennen, Erbrechen, Durchfall) nach Nahrungsaufnahme oder fehlt ihm einfach die Lust am Essen? Vor allem im letzten Fall fragen Sie nach dem zeitlichen Beginn dieser Veränderung. Versuchen Sie vorsichtig, einen möglichen zeitlichen Zusammenhang zwischen biografischen Ereignissen im Leben des Patienten und dem Beginn des Appetitverlusts herauszuarbeiten. Dazu gehören Verlust oder Wechsel des Arbeitsplatzes, Verlust eines Partners durch Tod oder Trennung, Geburt eines Kindes, Umzug usw. Wahrscheinlich werden Sie diese Punkte nicht gleich bei der ersten Begegnung mit dem Patienten klären können. Zunächst gilt es, das Vertrauen des Patienten zu erwerben. Bestehen zusätzlich chronische Müdigkeit, Leistungsminderung, depressive Verstimmungen?

Liegen tatsächliche Gewichtsmessungen vor oder hat der Patient nur den Eindruck, er würde abnehmen? Falls sich der Patient nie gewogen hat, fragen Sie nach den Löchern im Gürtel, nach der Weite des Hosenbundes oder der Kragenweite. Schlagen Sie dem Patienten vor, ein Ernährungsprotokoll zu führen.

Erkundigen Sie sich, ob die **Gewichtsabnahme bei gutem Appetit**, vielleicht sogar vermehrtem Essen, **oder bei verminderter Nahrungsaufnahme** erfolgte. Bestehen zusätzlich chronische Müdigkeit, Leistungsminderung, depressive Verstimmungen?

Liegen tatsächliche Gewichtsmessungen vor oder hat der Patient nur den Eindruck, er würde abnehmen? Schlagen Sie ihm vor, ein Ernährungsprotokoll zu führen.

10.7.2 Körperliche Untersuchung

Stellen Sie zunächst **Größe und Gewicht** zuverlässig fest. Falls der Patient nicht schon beim ersten Eindruck als untergewichtig erscheint, was aufgrund der individuellen Schwankungsbreite oft schwer zu entscheiden ist, sollten Sie ihn zunächst zu einer Dokumentation seines Gewichtsverlaufs anhalten. Schätzen Sie die **Hautfaltendicke** über dem M. triceps und an der Bauchhaut ab (s. Tab. **C-10.9**). Besteht eine Hypotonie, eine orthostatische Dysregulation, ist der Patient exsikkiert (Hautfalten, Zunge), oder liegt eine Lymphknotenschwellung vor? Die Untersuchung läuft prinzipiell so ab, wie in den einzelnen Organkapiteln geschildert. Falls Sie zunächst nicht fündig werden, ist das kein Grund, den Angaben des Patienten nicht zu glauben. Vor allem bei älteren Patienten ist eine Gewichtsabnahme oft nicht durch eine organische Erkrankung, sondern durch eine larvierte Depression bedingt. Bei jungen Patienten, vor allem Mädchen, sollte man eher an eine Anorexia nervosa denken, die wegen der Verdrängungs- und Verleugnungstendenz oft nur sehr schwer zu diagnostizieren ist.

10.7.2 Körperliche Untersuchung

Stellen Sie zunächst **Größe und Gewicht** fest. Schätzen Sie die **Hautfaltendicke** über dem M. triceps und an der Bauchhaut ab. Vor allem bei älteren Patienten ist eine Gewichtsabnahme oft durch eine larvierte Depression bedingt. Bei jungen Patienten, vor allem Mädchen, sollte man an Anorexia nervosa denken.

▶ **Klinischer Fall.** Auf Drängen des Sohnes stellt sich eine 64-jährige Frau in altersentsprechendem Allgemeinzustand beim Arzt vor, weil Sie in den letzten Monaten 12 kg abgenommen hat. Auf Befragen gibt sie an, sie habe keine rechte Freude mehr am Essen, würde für sich kaum mehr kochen und meistens nur schnell in einem Kaufhaus oder Stehimbiss etwas zu sich nehmen. Im Gespräch ist sie sehr wortkarg und macht einen depressiven Eindruck. Die körperliche Untersuchung ist unauffällig, die Routine-Laborparameter ergeben eine leichte BKS-Beschleunigung, Röntgen-Thorax und Oberbauch-Sonographie zeigen posttuberkulöse Veränderungen und eine Cholezystolithiasis. Bei der dritten Nachanamnese stellt sich heraus, dass der Sohn, ein 26-jähriger Student, vor ca. einem halben Jahr von zu Hause ausgezogen ist, die Frau lebt seitdem allein. Sie wird mit einem Antidepressivum behandelt, worunter sich nach einigen Wochen wieder etwas mehr Appetit einstellt und das Gewicht ansteigt.

◀ **Klinischer Fall**

10.8 Erkrankungen der Schilddrüse

Zur Untersuchungstechnik der Schilddrüse s. S. 165.

15–20 % der Bevölkerung sind irgendwann einmal von Krankheiten der Schilddrüse betroffen, die damit die **mit Abstand häufigsten endokrinen Störungen** darstellen. Nachdem der größte Teil Deutschlands zum Jodmangelgebiet gehört, ist die **Jodmangel-Struma** hier zu Lande endemisch. Achten Sie auf die Größe der Schilddrüse, abgrenzbare Knoten, Konsistenz, Schluckverschieblichkeit und Schwirren. Die Größe einer Struma wird gemäß Tab. **C-10.12** in vier Grade eingeteilt.

10.8   Erkrankungen der Schilddrüse

Untersuchungstechnik s. S. 165.

15–20 % der Bevölkerung sind irgendwann einmal von Krankheiten der Schilddrüse betroffen, die damit die **häufigsten endokrinen Störungen** darstellen. Die **Jodmangel-Struma** ist hier zu Lande endemisch. Zur Größenbeurteilung s. Tab. **C-10.12**.

▶ **Merke.** Bedenken Sie, dass die Bezeichnung Struma für jede tast- oder sichtbare Schilddrüsenvergrößerung verwendet wird und nichts über die Genese der Organvergrößerung bzw. die Funktionslage der Drüse aussagt.

◀ **Merke**

C-10.12	Größeneinteilung einer Struma
Grad	**Befund**
0	Struma nicht tastbar
1	Struma nicht sichtbar, aber tastbar
2	Struma sichtbar und tastbar
3	große, aus der Entfernung sichtbare Struma

C-10.12

C-10.13	Symptome und Befunde bei Hyper- und Hypothyreose	
	Hyperthyreose	*Hypothyreose*
Herz-Kreislauf-System	Palpitationen Tachykardie absolute Arrhythmie große Blutdruckamplitude	Bradykardie Hypotonie Atherosklerose
Magen-Darm-Trakt	Diarrhö	Obstipation
Atmung	Belastungsdyspnoe	
Vegetativum/Psyche	Unruhe, Agitiertheit Manie Wärmeintoleranz Müdigkeit	allgemeine Verlangsamung Depression Kältetoleranz Müdigkeit
Stoffwechsel	Heißhunger, dennoch Gewichtsabnahme Cholesterin eher niedrig	Appetitmangel, dennoch Gewichtszunahme Cholesterin hoch
Haut	warme feuchte Haut Haarausfall	kühle trockene Haut, blass, Myxödem
Muskulatur	Muskelschwäche	Muskelschmerzen

C-10.13

Eine Struma kann euthyreot, hyperthyreot oder hypothyreot sein.

Typische Symptome bei V. a. eine Schilddrüsenfunktionsstörung s. Tab. **C-10.13**. Auch hinter depressiven Verstimmungen, innerer Unruhe, unklarer Gewichtsab- oder -zunahme kann sich eine Hypo- oder Hyperthyreose verbergen. **Labordiagnostik**: TSH, evtl. **Trijodthyronin (T$_3$)** und **Thyroxin (T$_4$)**.

10.8.1 Hyperthyreose

Charakteristische Symptome sind **Gewichtsverlust, feinschlägiger Tremor, Tachykardie** und **Neigung zum Schwitzen**. Die Haut fühlt sich warm und feucht an. Ist der Puls unregelmäßig? Die Reflexe können gesteigert sein.

Wegen der Zunahme des retroorbitalen Bindegewebes kommt es bei der autoimmunologisch bedingten Hyperthyreose **(Morbus Basedow)** häufig zum **Exophthalmus**. Bei einem neu aufgetretenen, beidseitigen Exophthalmus sollte man daher an Morbus Basedow denken. Ein einseitiger Exophthalmus kann dagegen auch durch retrobulbäre Raumforderungen bedingt sein. Weitere Augensymptome beim Morbus Basedow sind Lidretraktion, seltener Lidschlag, glänzende Augen, Chemosis der Bindehaut, Ulzerationen der Kornea und Augenmuskellähmungen.

10.8.2 Hypothyreose

Ein **Mangel an Schilddrüsenhormonen** kann durch eine primäre Schilddrüsenerkrankung oder sekundär durch eine Störung von Hypophyse oder Hypothalamus bedingt sein. Beim **Myxödem** fühlt sich die **Haut trocken, kühl und teigig** an. Der **Gesichtsausdruck** des Patienten scheint **träge und stumpf**. Die Zunge ist oft verdickt, die Stimme heiser, das Sprechen verlangsamt und die Reflexe verzögert oder nicht auslösbar.

Im Hinblick auf die Funktion kann eine Struma euthyreot, hyperthyreot oder hypothyreot sein. Diese Funktionszustände kommen aber auch ohne Struma vor.

Anamnestisch fragen Sie bei V. a. eine Schilddrüsenfunktionsstörung nach den in Tab. C-10.13 angegebenen Symptomen. Die Symptomatik ist gerader bei älteren Patienten oft diskret und sehr vieldeutig. Auch hinter depressiven Verstimmungen, innerer Unruhe, unklarer Gewichtsab- oder -zunahme kann sich eine Hypo- oder Hyperthyreose verbergen. Daher kommt der **Labordiagnostik** besonders große Bedeutung zu: Zur Abklärung aller psychischen Veränderungen gehört zumindest die Bestimmung des in der Hypophyse gebildeten **thyreoideastimulierenden Hormons (TSH)**, evtl. in Kombination mit den Schilddrüsenhormonen **Trijodthyronin (T$_3$)** und **Thyroxin (T$_4$)**.

Bei jeder neu aufgetretenen und rasch wachsenden Struma sollte auch immer an die Möglichkeit eines Schilddrüsenkarzinoms gedacht werden.

10.8.1 Hyperthyreose

Die erhöhte Konzentration von Schilddrüsenhormonen führt zu charakteristischen Symptomen wie **Gewichtsverlust, Tremor, Tachykardie** und **Neigung zum Schwitzen**. Die Haut fühlt sich warm und feucht an, beim Spreizen der Finger bemerken Sie einen feinschlägigen Tremor. Überprüfen Sie die Herzfrequenz: Liegt eine Tachykardie vor oder ist der Puls unregelmäßig (z. B. absolute Arrhythmie bei Vorhofflimmern)? Die Reflexe können gesteigert, d. h. überschießend auslösbar sein.

Betrachten Sie genau die Augen des Patienten. Wegen der Zunahme des retroorbitalen Bindegewebes kommt es bei der autoimmunologisch bedingten Hyperthyreose (**Morbus Basedow**, s. S. 93) häufig zum **Exophthalmus**, der sich unabhängig vom Schweregrad der Hyperthyreose entwickelt und auch nach Normalisierung der Schilddrüsenhormone oft bestehen bleibt. Das Ausmaß des Exophthalmus ist klinisch kaum zu beurteilen, sondern muss mit dem Exophthalmometer gemessen werden. Bei einem neu aufgetretenen, beidseitigen Exophthalmus kommt als mögliche Diagnose fast nur der Morbus Basedow in Frage. Ein einseitiger Exophthalmus kann dagegen auch durch benigne oder maligne retrobulbäre Raumforderungen bedingt sein. Der starre und erschreckt wirkende Blick von Patienten mit Hyperthyreose kommt nicht vom Exophthalmus, sondern von der Lidretraktion durch den erhöhten Sympathikotonus. Man erkennt das Weiß der Sklera zwischen der Iris und dem Rand des Oberlides. Wenn Sie den Patienten bei fixiertem Kopf Ihren langsam von oben nach unten bewegten Finger fixieren lassen, so hängt das Oberlid beim Blick nach unten der Bulbusbewegung hinterher. Weitere Augensymptome beim Morbus Basedow sind seltener Lidschlag, glänzende Augen, Chemosis der Bindehaut, Ulzerationen der Kornea und Augenmuskellähmungen.

10.8.2 Hypothyreose

Ein **Mangel an Schilddrüsenhormonen** kann durch eine primäre Schilddrüsenerkrankung (z. B. Hashimoto-Thyreoiditis, totale Thyreoidektomie) oder (sehr selten) sekundär durch eine Störung im Bereich der übergeordneten Steuerungszentren Hypophyse oder Hypothalamus bedingt sein. Durch Strumawachstum versucht der Körper, den Mangel an Schilddrüsenhormon zu kompensieren, doch ist eine Struma keineswegs obligat. Beim **Myxödem**, der schwersten Form der Hypothyreose, fühlt sich die **Haut trocken, kühl und teigig** an, ist aber nicht so leicht eindrückbar wie beim frischen hydropischen Ödem. Der **Gesichtsausdruck** des Patienten erscheint **träge und stumpf**, an den Oberlidern können Xanthelasmen infolge einer begleitenden Hypercholesterinämie vorhanden sein. Die Zunge ist oft verdickt, die Stimme heiser, das Sprechen verlangsamt und die Reflexe allgemein verzögert oder gar nicht auslösbar.

10.9 Hypophysäre Störungen

Die Hypophyse liegt in der Sella turcica und ist das zentrale endokrine Steuerungsorgan mit spezialisierten endokrin aktiven Zellen, deren Hormone die peripheren endokrinen Organe regulieren (Prinzip des Regelkreises). Tumorartiges Wachstum bzw. Vermehrung einer Zellpopulation führt zur Überstimulation der jeweiligen endokrinen Drüsen, in bestimmten Fällen mit charakteristischer Symptomatik, z. B. dem **Morbus Cushing** aufgrund eines ACTH bildenden Tumors. Bei Zerstörung der Hypophyse durch Raumforderungen im Bereich der Schädelbasis, Verletzungen, Entzündungen oder Durchblutungsstörungen kommt es zum Ausfall der Hormonsekretion (Tab. **C-10.14**).

Die **Symptome** bei hypophysären Störungen sind **vielfältig**. Ausgeprägte Abweichungen von der normalen Körpergröße, Fehlen oder verstärkte Ausprägung der Körperbehaarung, Amenorrhö, Sterilität bei Männern und Frauen, Verlust der sekundären Geschlechtsmerkmale, Gewichtszu- oder -abnahme, Hypo- oder Hypertonie, Hypo- oder Hyperpigmentierung können durch eine Störung der Hypophyse bedingt sein. Wegen der räumlichen Nähe der Hypophyse zum Chiasma opticum gehört eine eingehende Untersuchung der Augen mit zur Abklärung des Verdachts auf einen Hypophysentumor. Prüfen Sie das Gesichtsfeld (z. B. **bitemporale Hemianopsie**, s. S. 144) und den Fundus **(Optikusatrophie)**. Stellen Sie die Ausprägung der sekundären Geschlechtsmerkmale fest und tasten Sie die Hoden.

STH bildende eosinophile **Adenome** der Hypophyse führen beim Kind zum Riesenwuchs, bei Erwachsenen zur **Akromegalie** (s. S. 91). Die Gesichtszüge erscheinen durch mächtige Knochenwülste des kranialen Anteils der Orbita, durch große Nasen und ein vorspringendes Kinn vergröbert. Die Zunge kann vergrößert sein, Ringe passen wegen einer Verdickung der Finger nicht mehr. Da diese Entwicklung oft schleichend über Jahre hinweg abläuft, bemerken

10.9   Hypophysäre Störungen

Die Hypophyse sezerniert Hormone, die die peripheren endokrinen Organe regulieren. Tumorartiges Wachstum führt zur Überstimulation der jeweiligen endokrinen Drüsen. Bei Zerstörung der Hypophyse kommt es zum Ausfall der Hormonsekretion (Tab. **C-10.14**).

Die **Symptomatik** ist **vielfältig**. Abweichungen von der normalen Körpergröße, fehlende oder verstärkte Körperbehaarung, Amenorrhö, Sterilität, Verlust der sekundären Geschlechtsmerkmale, Gewichtsänderungen, Hypo- oder Hypertonie, Hypo- oder Hyperpigmentierung können vorkommen. Wegen der räumlichen Nähe zum Chiasma opticum ist die Untersuchung von Gesichtsfeld und Fundus unerlässlich (s. S. 144).

STH bildende eosinophile **Adenome** der Hypophyse führen beim Kind zum Riesenwuchs, beim Erwachsenen zur **Akromegalie** (s. S. 91). Die Gesichtszüge erscheinen vergröbert, die Zunge kann vergrößert sein, Ringe passen wegen einer Verdickung der Finger nicht mehr.

C-10.14   Hypophysäre Hormone, Erfolgsorgane, Erkrankungen

Hormon	Erfolgsorgan	Mangel	Überschuss
Adenohypophyse			
■ TSH	Schilddrüse	Hypothyreose	Hyperthyreose
■ STH (GH)	Epiphysenknorpel	Zwergwuchs	Riesenwuchs Akromegalie
■ LH	Frau: Ovar (Ovulation) Mann: Leydig-Zwischenzellen (Testosteron)	Sterilität Feminisierung	Pubertas praecox Pubertas praecox
■ FSH	Frau: Follikelwachstum (Östrogen) Mann: Tubuli seminiferi	Sterilität Sterilität	
■ ACTH	Nebennierenrinde, Melanozyten der Haut	ähnlich wie Morbus Addison	Morbus Cushing
■ Prolaktin	Milchgänge, Mamma	Frauen: fehlende Laktation	Frauen: Galaktorrhö, Amenorrhö Männer: Verminderung von Libido und Potenz
Neurohypophyse			
■ ADH/Vasopressin	Nierentubuli	Diabetes insipidus	nicht bekannt
■ Oxytocin	Uterus, Mamma	schwache Wehentätigkeit?	nicht bekannt

ACTH   adrenokortikotropes Hormon
ADH   antidiuretisches Hormon
FSH   follikelstimulierendes Hormon
LH   luteinisierendes Hormon
STH   somatotropes Hormon (auch GH: growth hormone)
TSH   thyreoideastimulierendes Hormon

die Patienten die Veränderungen meist selbst nicht, sondern werden durch andere darauf hingewiesen. Erst der Vergleich mit alten Fotos führt die Änderung des Aussehens klar vor Augen. Aktive Krankheitsstadien gehen bei vielen Patienten mit schweren Kopfschmerzen einher.

Prolaktin bildende Tumoren der Hypophyse sind wichtige Ursachen für Amenorrhö und Sterilität der Frau, beim Mann können Gynäkomastie, Galaktorrhö und Impotenz auftreten. Steht nicht genügend antidiuretisches Hormon (ADH) zur Verfügung, so kommt es zu einem **Diabetes insipidus**, bei dem der Patient täglich bis zu 12 Liter fast farblosen Urin ausscheidet. Ähnlich wie beim Diabetes mellitus stehen Durstgefühl, Polydipsie und Polyurie im Vordergrund, allerdings ist der Urin glukosefrei. Die häufigste Ursache des Diabetes insipidus ist eine Zerstörung der Neurohypophyse durch Tumoren oder infiltrative Prozesse, aber auch das sog. Syndrom der inadäquaten ADH-Sekretion. Es tritt meist im Rahmen eines Schädel-Hirn-Traumas oder eines paraneoplastischen Syndroms beim kleinzelligen Bronchialkarzinom auf.

Die Hypophyse ist bei der körperlichen Untersuchung nicht erreichbar, lediglich die Folgen eines Tumors können z.B. am Auge erfasst werden. Neben dem Nachweis der jeweiligen Hormone in erhöhter Konzentration eignen sich vor allem CT und MRT zur Lokalisationsdiagnostik und sollten daher frühzeitig eingesetzt werden.

Prolaktin bildende Tumoren der Hypophyse sind wichtige Ursachen für Amenorrhö und Sterilität der Frau, beim Mann können Gynäkomastie, Galaktorrhö und Impotenz auftreten. Bei Mangel an antidiuretischem Hormon (ADH) kommt es zu **Diabetes insipidus**, bei dem der Patient täglich bis zu 12 Liter fast farblosen Urin ausscheidet. Durstgefühl, Polydipsie und Polyurie stehen im Vordergrund.

Zur Diagnostik eignen sich neben Laboruntersuchungen v. a. CT und MRT.

10.10 Erkrankungen der Nebenniere

10.10 Erkrankungen der Nebenniere

Die Nebennieren setzen sich aus zwei entwicklungsgeschichtlich, anatomisch und funktionell völlig verschiedenen Anteilen zusammen: Die **Nebennierenrinde** entstammt dem Mesoderm und sezerniert unter Kontrolle des hypophysären ACTH Gluko- und Mineralokortikoide **(Kortisol, Aldosteron)** sowie Sexualhormone **(Androgene)**. Das **Nebennierenmark** entstammt dem Mesektoderm und sezerniert die Katecholamine **Adrenalin** und **Noradrenalin**.

Die **Nebennierenrinde** sezerniert Gluko- und Mineralokortikoide **(Kortisol, Aldosteron)** sowie Sexualhormone **(Androgene)**, das **Nebennierenmark** die Katecholamine **Adrenalin** und **Noradrenalin**.

▶ **Klinischer Fall**

▶ **Klinischer Fall.** Eine 32-jährige Frau sucht den Arzt wegen starker Kopfschmerzen auf, die seit ca. drei Wochen bestehen. Bei sehr gutem Appetit hat sie in den letzten Monaten etwa 15 kg Gewicht zugenommen und ist nach Aussagen des Ehemannes vor allem im Gesicht völlig verändert. Bei der ersten Untersuchung fällt ein Blutdruck von 190/110 mmHg auf. Die letzte Blutdruckmessung vor ca. einem Jahr sei nach Angaben der Patientin normal ausgefallen. Bei der Untersuchung fällt das rote runde Gesicht auf, der Bauch ist im Vergleich zu den Oberschenkeln sehr dick, an den Flanken finden sich Striae (s. S. 95, Abb. **B-1.13**). Die Patientin führt diese Veränderungen auf ihre drei Schwangerschaften zurück. Bei Kontrollmessungen an verschiedenen Tagen bestätigt sich der Verdacht einer arteriellen Hypertonie, der Hausarzt führt eine Suche nach sekundären Hypertonieformen durch. Die Sonographie zeigt eine 3 × 2 cm große Raumforderung im Bereich der rechten Nebenniere, die sich computertomographisch bestätigen lässt. Die Serum- und Urinkortisolwerte sind massiv erhöht und lassen sich durch die Gabe von Dexamethason nicht supprimieren, ACTH ist niedrig. Nach Diagnosestellung eines Cushing-Syndroms bei einem Nebennierenadenom wird die Patientin operiert. Die Hypertonie bildet sich postoperativ zurück, die Patientin nimmt Gewicht ab, erreicht aber nicht ihr ursprüngliches Gewicht. Die Striae bleiben bestehen.

10.10.1 Cushing-Syndrom

10.10.1 Cushing-Syndrom

Die chronische Überproduktion von Glukokortikoiden durch die Nebennieren führt zum Cushing*-Syndrom, das durch eine Reihe von typischen körperlichen Befunden und Stoffwechselveränderungen gekennzeichnet ist (Tab. **C-10.15**).

Die chronische Überproduktion von Glukokortikoiden durch die Nebennieren führt zum Cushing-Syndrom (Tab. **C-10.15**).

▶ **Merke**

▶ **Merke.** Während der Terminus „Cushing-Syndrom" die Folgen des Glukokortikoid-Exzesses jeder Genese bezeichnet, bezeichnet der Ausdruck „Morbus Cushing" die ACTH-Überproduktion durch ein Hypophysenadenom.

---

* Harvey Cushing (1869–1939), Neurochirurg, Boston

Betrachten Sie den weitgehend entkleideten Patienten von allen Seiten. Die Adipositas ist weitgehend auf den Körperstamm beschränkt, die Beine bleiben ausgespart (**Stammfettsucht**) und sind durch die Muskelatrophie auffallend dünn. Bei der seitlichen Inspektion bemerken Sie ein Fettdepot über dem Nacken („Stiernacken"). Der Glukokortikoidüberschuss kann zu typischen Hautbefunden (Striae distensae), Muskelatrophie, Osteoporose, Diabetes mellitus und Hypertonie bei beiden Geschlechtern führen. Bei Frauen tritt eine Virilisierung, bei Männern eine Gynäkomastie auf. Sogar floride Psychosen kommen im Rahmen eines Cushing-Syndroms vor.

Die Adipositas ist auf den Körperstamm beschränkt, die Beine bleiben ausgespart (**Stammfettsucht**). Typisch ist ein Fettdepot über dem Nacken („Stiernacken"). Der Glukokortikoidüberschuss kann zu Striae distensae, Muskelatrophie, Osteoporose, Diabetes mellitus und Hypertonie führen.

10.10.2 Morbus Addison[*]

Meist aufgrund einer Autoimmunerkrankung kommt es zum **Verlust der Hormon produzierenden Zellen in der Nebennierenrinde**. Die Symptome sind unspezifisch, doch sollte man die Erkrankung mit in die differenzialdiagnostischen Erwägungen einbeziehen, wenn ein Patient über **Adynamie, Müdigkeit, Gewichtsabnahme** und **Durchfälle** klagt. Bei der körperlichen Untersuchung fällt vor allem eine Hyperpigmentierung der Haut auf, die sich besonders an den Handlinien manifestiert. Man nimmt an, dass der kompensatorische Überschuss an ACTH auch eine Melanozyten stimulierende Wirkung hat.

10.10.2 Morbus Addison[*]

Durch **Verlust der Hormon produzierenden Zellen in der Nebennierenrinde** kommt es zu **Adynamie, Müdigkeit, Gewichtsabnahme** und **Durchfällen**. Auffällig ist die Hyperpigmentierung der Haut, besonders an den Handlinien.

C-10.15	Befunde bei Cushing-Syndrom und Morbus Addison

Cushing-Syndrom	*Morbus Addison*
▪ stammbetonte Adipositas, Stiernacken ▪ Vollmondgesicht mit Plethora ▪ Hypertonie ▪ Kopfschmerzen ▪ rote Striae, Hämatomneigung ▪ Diabetes mellitus, Osteoporose ▪ Frauen: Virilisierung (Hirsutismus) ▪ Männer: Gynäkomastie ▪ Psychosen	▪ Gewichtsabnahme ▪ Hypotonie ▪ Orthostase-Symptomatik ▪ Hyperpigmentierung (Haut und Schleimhäute) ▪ Hypoglykämien ▪ Frauen: Verlust der Achsel- und Schambehaarung ▪ Männer: Übelkeit, Erbrechen, Durchfälle ▪ depressive Verstimmung, Adynamie Müdigkeit, Muskelschwäche

10.10.3 Conn-Syndrom[**]

Eine **übermäßige Aldosteronsekretion** führt infolge einer renalen Natriumretention und eines Kaliumverlusts zur arteriellen **Hypertonie**. Meist ist ein Adenom oder eine Hyperplasie der Zona glomerulosa die Ursache. Typische körperliche Symptome gibt es nicht, doch sollte eine Hypertonie in Verbindung mit Hypokaliämie an diese Erkrankung denken lassen.

10.10.3 Conn-Syndrom[**]

Eine **übermäßige Aldosteronsekretion** führt infolge einer renalen Natriumretention und eines Kaliumverlusts zur **Hypertonie**.

10.10.4 Phäochromozytom

Spezifische Zellen des Nebennierenmarks sezernieren die Katecholamine **Adrenalin und Noradrenalin**, die eine wichtige Rolle für die sympathikotone Reaktion haben. Eine Unterfunktion bewirkt keine Erkrankung, da andere chromaffine Zellen (z. B. Grenzstrang des Sympathikus) die Funktion der Katecholaminsekretion übernehmen können. Bei endokrin aktiven Tumoren (Phäochromozytom) verursacht die **exzessive Produktion von Katecholaminen** eine **Hypertonie, paroxysmale Tachykardien, Herzpalpitationen** und **Angstgefühle**. Typischerweise sind die Patienten während dieser Attacken blass. In der Hälfte dieser seltenen Fälle tritt die Hypertonie aber nicht anfallsartig auf, sondern ist andauernd vorhanden.

10.10.4 Phäochromozytom

Bei endokrin aktiven Tumoren des Nebennierenmarks verursacht die **exzessive Produktion von Katecholaminen** (Adrenalin und Noradrenalin) eine **Hypertonie, paroxysmale Tachykardien, Herzpalpitationen** und **Angstgefühle**.

---

[*] Thomas Addison (1793–1860), Internist am Guy's Hospital London
[**] Jerome W. Conn (*1907), Endokrinologe, Michigan

10.11 Erkrankungen der Nebenschilddrüse

Erkrankungen der Nebenschilddrüse verursachen **Störungen im Kalziumstoffwechsel**. Die physiologische Konzentration des Serumkalziumspiegels wird durch das in den Nebenschilddrüsen (Epithelkörperchen, Parathyreoideae) sezernierte **Parathormon** und das in den C-Zellen der Schilddrüse produzierte **Calcitonin** aufrechterhalten.

Fehlt Parathormon **(Hypoparathyreoidismus)**, so kommt es zu einem **Absinken der Kalziumkonzentration** mit der Folge einer **allgemeinen neuromuskulären Übererregbarkeit**. Typisch sind Muskelkrämpfe, Spasmen, Phonationsstörungen durch Stimmbandkrämpfe, Tetanien, gesteigerte Reflexe und Parästhesien. Latente Tetanien können durch typische Zeichen erkannt werden:

- **Chvostek-Zeichen**

- **Trousseau-Zeichen**

Diese Zeichen treten auch bei hypokalzämischen Zuständen anderer Ursache auf.

Bei einem Exzess von Parathormon durch ein Adenom der Epithelkörperchen **(primärer Hyperparathyreoidismus)** kommt es zur Hyperkalzämie und Hyperkalzurie (Tab. **C-10.16**).
Die Lokalisationsdiagnostik erfolgt mit Sonographie, CT, Szintigraphie und MRT.

10.11 Erkrankungen der Nebenschilddrüse

Erkrankungen der Nebenschilddrüse verursachen **Störungen im Kalziumstoffwechsel**. Die physiologische Konzentration des Serumkalziumspiegels wird im Wesentlichen durch zwei Hormone aufrechterhalten: das in den Nebenschilddrüsen (Epithelkörperchen, Parathyreoideae) sezernierte **Parathormon** und das in den C-Zellen der Schilddrüse produzierte **Calcitonin**. Sobald die Kalziumkonzentration im Serum absinkt, kommt es zu einer Sekretion von Parathormon, das drei Angriffspunkte hat: Durch Aktivierung von Osteoklasten werden Kalzium und Phosphat aus dem Skelett mobilisiert, die intestinale Absorption von Nahrungskalzium wird gesteigert und die Kalziumausscheidung durch die Niere vermindert. Durch alle drei Mechanismen kommt es zu einem Anstieg des Serumkalziums, allerdings auf Kosten des Mineralsalzgehaltes der Knochen. Die vier etwa bohnengroßen, dorsal der Schilddrüse gelegenen Nebenschilddrüsen sind einer direkten Untersuchung nicht zugänglich, und selbst relativ große Tumoren können in der Regel nicht palpiert werden. Allerdings rufen Veränderungen des Kalziumspiegels charakteristische neuromuskuläre Symptome hervor. Fehlt Parathormon **(Hypoparathyreoidismus)**, z. B. wenn alle vier Epithelkörperchen im Rahmen einer Strumektomie vollständig entfernt wurden, so kommt es zu einem **Absinken der Kalziumkonzentration** mit der Folge einer **allgemeinen neuromuskulären Übererregbarkeit**. Motorische Symptome sind Muskelkrämpfe, Spasmen, Phonationsstörungen durch Stimmbandkrämpfe und schließlich Tetanien, bei der Untersuchung gesteigerte Reflexe mit verbreiterten Reflexzonen (s. S. 431). Sensorisch treten Parästhesien vor allem im Mundbereich sowie an Armen und Beinen auf. Latente Tetanien können durch typische Zeichen erkannt werden:

- **Chvostek-Zeichen:** Beklopfen Sie den N. facialis vor dem Tragus leicht mit dem Reflexhammer, so kommt es zu einer Kontraktion der mimischen Muskulatur auf dieser Gesichtsseite.
- **Trousseau-Zeichen:** Stauen Sie mit der Blutdruckmanschette einen Arm drei Minuten lang mit einem Druck über dem systolischen Blutdruck. Bei latenter Hypokalzämie tritt ein typischer Karpopedalspasmus der Hand auf („Pfötchenstellung", „Geburtshelferhand").

Diese Zeichen sind nicht spezifisch für einen Hypoparathyreoidismus, sondern treten auch bei hypokalzämischen Zuständen anderer Ursache (z. B. Osteomalazie, Malabsorptionssyndrom usw.) auf.

Bei einem Exzess von Parathormon, meist infolge eines Adenoms eines oder mehrerer Epithelkörperchen **(primärer Hyperparathyreoidismus)**, kommt es zur Hyperkalzämie und Hyperkalzurie mit neuromuskulären Symptomen, Organverkalkungen und typischen Begleiterkrankungen (Tab. **C-10.16**).

Neben der endokrinologisch-humoralen Diagnostik (Bestimmung von Kalzium, Phosphor, Parathormon, Vitamin D) erfolgt die Lokalisationsdiagnostik der Epithelkörperchen mit den bildgebenden Verfahren Sonographie, Szintigraphie, CT und MRT.

☰ C-10.16 Befunde bei primärem Hyperparathyreoidismus

Ursache	Symptomatik
Hyperkalzämie/ Hyperkaliurie	Muskelschwäche, Hyporeflexie, Übelkeit, Erbrechen, Obstipation, Polyurie, Polydipsie, Depression, Verwirrtheit, Koma
Organverkalkungen	Nierensteine, Koliken, Kornealverkalkungen, Mediaverkalkung
Skelettbefall	Osteomalazie/Osteoporose, Knochenschmerzen, Spontanfrakturen
Begleiterkrankung	Ulcus ventriculi/duodeni, Pankreatitis

☰ C-10.16

10.12 Hoch- und Minderwuchs

Liegt die Körpergröße eines Menschen oberhalb der 97. bzw. unterhalb der 3. Perzentile, so ordnet man ihn per definitionem in die Kategorie hoch- oder minderwüchsig ein (s. S. 499). Derzeit trifft das für eine Endlänge von > **192 cm bzw.** < **165 cm bei Knaben und** > **180 cm bzw.** < **145 cm bei Mädchen** zu. Stellen Sie zunächst fest, ob ein proportionierter oder disproportionierter Riesen- bzw. Minderwuchs vorliegt. Denken Sie an den Mann mit ausgestreckten Armen im Kreis von Leonardo da Vinci: Die Spannweite der Arme entspricht normalerweise der Körpergröße. Erheben Sie die Familienanamnese bezüglich der Körpergröße von Großeltern, Eltern und Geschwistern. Bei Minderwüchsigen fragen Sie nach schweren Erkrankungen während des Wachstums, metabolischen Störungen oder Schädel-Hirn-Verletzungen. Bei Hochwüchsigen erkundigen Sie sich nach Menarche bzw. erstem Samenerguss und achten bei der Untersuchung besonders auf die primären und sekundären Geschlechtsmerkmale. Zu den Ursachen für Hoch- bzw. Minderwuchs s. Tab. **C-10.17**.

10.12 Hoch- und Minderwuchs

Liegt die Körpergröße eines Menschen oberhalb der 97. bzw. unterhalb der 3. Perzentile, so ordnet man ihn in die Kategorie hoch- oder minderwüchsig ein (s. S. 499). Das trifft derzeit für eine Endlänge von > **192 cm bzw.** < **165 cm bei Knaben und** > **180 cm bzw.** < **145 cm bei Mädchen** zu. Bei Minderwüchsigen fragen Sie nach schweren Erkrankungen während des Wachstums, metabolischen Störungen oder Schädel-Hirn-Verletzungen. Bei Hochwüchsigen erkundigen Sie sich nach Menarche bzw. erstem Samenerguss (Ursachen s. Tab. **C-10.17**).

≡ **C-10.17** Ursachen für Hochwuchs und Minderwuchs

≡ C-10.17

	Hochwuchs	*Minderwuchs*
konstitutionell	familiärer Hochwuchs	familiärer Minderwuchs
sekundär	Überernährung	Allgemeinerkrankungen, Resorptionsstörungen
endokrin	eunuchoider Hochwuchs	adrenogenitales Syndrom, Cushing-Syndrom
	hypophysär hypothalamisch	hypophysär hypothalamisch hypothyreot
Chromosomen-anomalie	Klinefelter-Syndrom (XXY-Zustand)	Ullrich-Turner-Syndrom (X0-Zustand) Down-Syndrom (Trisomie 21)
Stoffwechsel-störung	Marfan-Syndrom Skelettanomalien	Chondrodystrophie Osteogenesis imperfecta

Kleinkinder reagieren auf den fremden
Arzt, die unbekannte Umgebung und
gefährlich aussehende Instrumente mit
Angst, Schreien und Flucht. Diese Reaktionen stören eine sorgfältige Untersuchung
und können sie sogar unmöglich machen.

Bei Kleinkindern müssen Sie die **Mutter**
oder eine andere **Bezugsperson** mit in die
Untersuchung einbeziehen.

Wichtig sind eine angenehme Atmosphäre
und **kindgerechte Umgebung**. Das Untersuchungszimmer sollte mehr einem
Kinderzimmer entsprechen als einem
Praxisraum (Abb. **C-11.1**).

11   Untersuchung von Kindern

11.1 Körperliche Untersuchung

Die Untersuchung von Kindern wird nur insoweit dargestellt, als sie sich von
der Untersuchung Erwachsener unterscheidet.

> ▶ **Merke.** Die basalen Techniken der Inspektion, Perkussion, Palpation und
> Auskultation werden in gleicher Weise angewandt, doch mit um so geringe-
> rem Kraftaufwand, je jünger das Kind ist.

11.1.1 Besonderheiten der Untersuchung von Kindern

Die meisten Patienten empfinden die Untersuchung beim Arzt als unangenehm.
Im Gegensatz zu Erwachsenen kann Kleinkindern weder der Sinn ärztlicher
Maßnahmen verständlich gemacht werden, noch sind ihre Reaktionen durch
einen entsprechenden Überbau gehemmt, um auch lästige oder sogar schmerz-
hafte diagnostische Maßnahmen zu tolerieren. Sie reagieren auf den fremden
Arzt, die unbekannte Umgebung und gefährlich aussehende Instrumente mit
Angst, Schreien und Flucht. Alle diese Reaktionen sind für eine sorgfältige
Untersuchung störend und können sie sogar unmöglich machen.

> ▶ **Merke.** Vermeiden Sie daher alles, was das Kind ängstigen könnte. Die
> beste Untersuchungstechnik nützt nichts, wenn es Ihnen nicht gelingt, das
> Vertrauen des Kindes zumindest soweit zu gewinnen, dass Sie es anfassen
> dürfen. Berühren Sie das Kind nicht, ehe nicht ein gewisser persönlicher Kon-
> takt hergestellt ist! Beobachten Sie zunächst nur das Verhalten und die
> Bewegungen des Kindes.

Säuglinge und Schulkinder können auch ohne Anwesenheit einer dem Kind
bekannten Person untersucht werden; bei Kleinkindern müssen Sie unbedingt
die **Mutter** oder eine andere **Bezugsperson** mit in die Untersuchung einbeziehen, indem sie das Kind auf deren Arm oder Schoß untersuchen. Oft bewährt
es sich, bestimmte Untersuchungen bei der Mutter erst „vorzuführen", um
dem Kind die Harmlosigkeit der Maßnahme zu zeigen, um vielleicht seine
Neugier zu wecken und den Nachahmungstrieb auszunützen.
Sorgen Sie für eine angenehme Atmosphäre und **kindgerechte Umgebung**. Eile
bei der Untersuchung, Lärm durch schreiende Kinder, Telefonanrufe und sonstige Störungen schaden der Entwicklung eines vertraulichen Verhältnisses. Die
meisten Kinderärzte tragen bewusst keinen weißen Arztkittel, sondern „Zivil-
kleidung". Beliebt sind auch bunte und lustig aussehende „Buttons", welche
die Neugier des Kindes wecken. Das Untersuchungszimmer sollte mehr einem
Kinderzimmer entsprechen als einem Praxisraum der Erwachsenenmedizin
oder einem Krankenzimmer: bunte Bilder an den Wänden, reichlich Spielzeug,
kindgerechtes Mobiliar (Abb. **C-11.1**).

◉ C-11.1

◉ C-11.1   **Kindgerechtes Untersuchungszimmer**

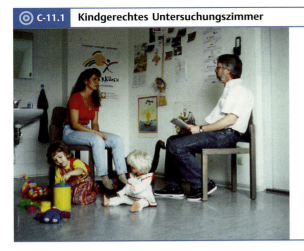

Reihenfolge der Untersuchung

Untersuchen Sie Kinder nicht nach der Regel „von Kopf bis Fuß", sondern führen Sie erst Untersuchungen durch, die nach Lage der Dinge möglich sind und die das Kind am wenigsten belasten. Kinder wehren sich besonders gegen die (instrumentelle) Untersuchung von Mund, Rachen, Nase und Ohren. Stellen Sie diese Untersuchungen daher an das Ende, um sich nicht jeden weiteren Zugang zum Kind zu verbauen. Das Kleinkind sollte nur soweit wie unbedingt nötig durch die Mutter entkleidet werden. Die Untersuchungsliege, Ihre Hände und (vor allem metallische) Instrumente müssen angewärmt sein. Für die Untersuchung von Säuglingen und Kleinkindern muss der Untersuchungstisch an der Wand stehen, damit das Kind nicht herunterfallen kann. Die Untersuchung sollte ruhig durchgeführt werden. Lassen Sie sich Zeit, dehnen Sie aber auch die Dauer der Untersuchung nicht über 15 Minuten aus. Beurteilen Sie zunächst durch bloße Beobachtung das Verhalten und den Allgemeinzustand des Kindes (Abb. **C-11.2**), dann Haut, Muskulatur und Lymphknoten. In der zweiten Phase wenden Sie sich dem Kopf, Gesicht, Hals, Thorax und den Extremitäten zu und erheben den neurologischen Status. Am Ende stehen die Inspektion von Genitale, Anus und Rachen sowie die instrumentelle Untersuchung von Ohren und Augen.

Reihenfolge der Untersuchung

Kinder wehren sich besonders gegen die Untersuchung von Mund, Rachen, Nase und Ohren. Stellen Sie diese Untersuchungen daher an das Ende. Untersuchungsliege, Hände und Instrumente müssen angewärmt sein.
Beurteilt wird zunächst Verhalten und Allgemeinzustand des Kindes (Abb. **C-11.2**), dann Haut, Muskulatur und Lymphknoten, Kopf, Gesicht, Hals, Thorax, Extremitäten und neurologischer Status. Am Ende stehen die Inspektion von Genitale, Anus und Rachen sowie die instrumentelle Untersuchung von Ohren und Augen.

◉ C-11.2   **Aufmerksamkeitsreaktion auf kindgerechte Reize**

◉ C-11.2

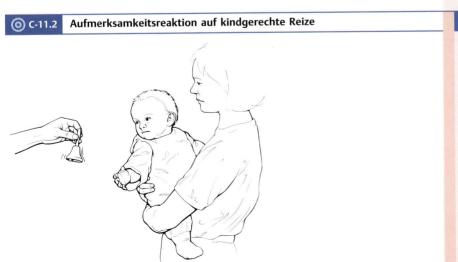

Einteilung der Altersklassen von Kindern

Einteilung der Altersklassen von Kindern

„Kind" ist nicht gleich „Kind". Zur besseren Verständigung wird folgende Einteilung getroffen (Tab. **C-11.1**).

Zwischen einem einjährigen und einem vierjährigen Kind liegen Welten. Zur besseren Verständigung, um welchen kindlichen Patienten es sich handelt, wird anhand des chronologischen Alters und der Fähigkeiten folgende Einteilung getroffen:

C-11.1

≡ C-11.1	Altersdefinitionen für Kinder
▪ **Neugeborene:**	1–28 Tage (gemäß internationaler Perinatalperioden-Klassifikation)
▪ **Säuglinge:**	1 Monat–1 Jahr
▪ **Kleinkinder:**	1 Jahr–3 (4) Jahre
▪ **Vorschulkinder:**	(4) 5–6 Jahre
▪ **Schulkinder:**	6–14 Jahre
▪ **Jugendliche:**	13–18 Jahre
▪ **Adoleszentenalter:**	ab 18 Jahre

In der Bundesrepublik Deutschland besteht ein System von Untersuchungen zur **Krankheitsfrüherkennung** vom Zeitraum unmittelbar nach der Geburt bis zum 64. Lebensmonat (U1–U9) (Tab. **C-11.2**).

Technik und Besonderheiten der Untersuchung hängen stark vom jeweiligen Alter ab und sollen daher für die einzelnen Altersgruppen getrennt besprochen werden. In der Bundesrepublik Deutschland besteht zur **Krankheitsfrüherkennung** ein System von kostenfreien Untersuchungen vom Zeitraum unmittelbar nach der Geburt bis zum 64. Lebensmonat (U1–U9). Die dafür vorgesehenen Zeitpunkte sind:

C-11.2

≡ C-11.2	Kinder-Früherkennungs-Untersuchungen (U1–U9)
U1	unmittelbar nach der Geburt
U2	3.–10. Lebenstag
U3	4.–6. Lebenswoche
U4	3.–4. Lebensmonat
U5	6.–7. Lebensmonat
U6	10.–12. Lebensmonat
U7	21.–24. Lebensmonat
U8	3.–4. Lebensjahr
U9	5. Lebensjahr

Diese Untersuchungen sollen vitalen Status, Missbildungen, Stoffwechselstörungen, neurologische und orthopädische Krankheiten sowie geistige Behinderungen frühzeitig erfassen.

Diese Untersuchungen dienen dazu, den vitalen Status, Missbildungen, Stoffwechselstörungen (Tab. **C-11.3**), neurologische und orthopädische Krankheiten sowie geistige Behinderungen frühzeitig und möglichst unabhängig vom sozialen Status der Eltern zu erfassen. Zusätzlich sollen diese Untersuchungen Fehler in der Pflege und Ernährung aufdecken und beseitigen helfen, wie sie vor allem bei sozial ungünstigen Verhältnissen vorkommen. Während nahezu 100 % der Neugeborenen in den Genuss von U1–U3 kommen, werden U7–U9 nur noch von einer Minderheit der Eltern wahrgenommen.

▶ **Merke**

▶ **Merke.** Viele Missbildungen können um so besser korrigiert werden, je früher man sie erkennt.

Bei 5–6 % der Neugeborenen ist mit Schädigungen oder Behinderungen zu rechnen.

Bei 5–6 % der Neugeborenen ist mit Schädigungen oder Behinderungen zu rechnen: 3 % leiden an intellektueller Minderbegabung, 1,5 % an schwer wiegenden Missbildungen des Skelettsystems, des Herzens, der Nieren oder der Sinnesorgane sowie Chromosomenanomalien und etwa 1 % an angeborenen Stoff-

☰ C-11.3	Screeninguntersuchungen	
Screeningtest	**Erkrankung**	**Sonstiges**
Guthrie-Test	Phenylketonurie	Seltene, rezessiv vererbte Stoffwechselkrankheit, die durch einen Defekt der Phenylalanin-Hydroxylase zur schweren geistigen Retardierung führt. Test erst nach enteraler oder parenteraler Zufuhr von Proteinen (mindestens 3 Tage) durchführbar.
Albumin-Mekonium-Test	Mukoviszidose (zystische Fibrose)	Albumingehalt im Mekonium bei Mukoviszidose stark erhöht.
TSH-Test	Hypothyreose	Unterfunktion der Schilddrüse führt zur schweren geistigen Retardierung (Kretinismus), tägliche Gabe von Schilddrüsenhormonen erforderlich.
Bestimmung der Galaktosekonzentration im Blut	Galaktosämie	Störungen des Milchzuckerstoffwechsels, milchfreie Säuglingsnahrung erforderlich.
Bestimmung der 17-Hydroxyprogesteronkonzentration im Blut	adrenogenitales Syndrom (AGS)	Durch verminderte Cortisolbildung kommt es zur vermehrten ACTH-Ausschüttung mit nachfolgender NNR-Hyperplasie und vermehrter Bildung von Cortisolvorstufen und Androgenen. In 95 % aller Fälle liegt ein 21-Hydroxylasemangel vor.
Bestimmung der Biotinidaseaktivität in den Erythrozyten	Biotinidasedefekt	Autosomal-rezessiv erbliche Stoffwechselerkrankung mit zerebralen Krampfanfällen, muskulärer Hypotonie, Hörverlust u. a. m.
Durchführung im Rahmen der U2 (3.–10. Lebenstag).		

wechselstörungen oder Embryopathien (z. B. Rötelnembryopathie, Alkoholembryopathie).

Größe, Gewicht und Kopfumfang

Größe und Gewicht sind die am einfachsten zu bestimmenden und gleichzeitig aussagekräftigsten Parameter für die körperliche Entwicklung eines Kindes. Im Gegensatz zum Erwachsenen sollten Sie sich nicht auf den „grob-klinischen" Eindruck verlassen, sondern exakt messen und genau dokumentieren. Notieren Sie die gemessenen Werte und vergleichen Sie sie mit den **Perzentilenkurven** (s. Abb. **C-11.21**). Die Perzentilenkurven zur Beurteilung des Kopfumfanges berücksichtigen Geschlecht und Lebensalter der Kinder.

▶ **Merke.** Für den Gewichtsverlauf gelten folgende Faustregeln:
- In den ersten Lebenswochen ab dem 10. Tag tägliche Zunahme um ca. 30 g
- Nach 6 Wochen Zunahme um ca. 1 kg
- 5 Monate: Geburtsgewicht verdoppelt
- 1 Jahr: Geburtsgewicht verdreifacht
- Kleinkindesalter: Normalgewicht = (Alter in Jahren + 4) × 2
- Das Körpergewicht eines Neugeborenen korreliert mit dem Gestationsalter

Bedenken Sie die große Variationsbreite in Abhängigkeit von Gewicht und Größe der Eltern sowie anderen individuellen Faktoren.

▶ **Merke.** Wichtiger als die absoluten Maße ist der Verlauf von Gewicht und Größe.

Messtechnik: Neugeborene und junge Säuglinge werden auf einer speziellen Waage gewogen, die Länge vom Scheitel bis zu den Fersen mit einer Messlatte bestimmt. Sind Kleinkinder sehr unruhig, so bitten Sie die Mutter, sich einmal mit und einmal ohne Kind im Arm auf die Waage zustellen; aus der Differenz ergibt sich das Gewicht des Kindes. Sobald das Kind sicher steht, kann die Körpergröße wie beim Erwachsenen gemessen werden. Versäumen Sie bei Säuglingen nicht, den **frontookzipitalen Schädelumfang** mit einem Maßband zu bestimmen und den Wert anhand eines Perzentilen-Diagramms einzuordnen.

Größe, Gewicht und Kopfumfang

Größe und Gewicht sind die am aussagekräftigsten Parameter für die körperliche Entwicklung eines Kindes. Gemessene Werte notieren und mit den **Perzentilenkurven** vergleichen (s. Abb. **C-11.21**). Die Perzentilenkurven zur Beurteilung des Kopfumfanges berücksichtigen Geschlecht und Lebensalter.

◀ **Merke**

◀ **Merke**

Messtechnik: Neugeborene und junge Säuglinge werden auf einer speziellen Waage gewogen, die Länge vom Scheitel bis zu den Fersen mit einer Messlatte bestimmt. Bei Säuglingen den **frontookzipitalen Schädelumfang** mit einem Maßband bestimmen und den Wert anhand eines Perzentilen-Diagramms einordnen.

11.1.2 Untersuchung von Neugeborenen

Unmittelbar nach der Geburt wird der vitale Status des Neugeborenen anhand des **Apgar-Index** bestimmt (Tab. **C-11.4**). APGAR = **A**tmung, **P**uls, **G**rundtonus, **A**ussehen, **R**eflexe. Gesunde vitale Neugeborene haben einen Index von 8–10, 0 wird als **fetale Asphyxie** bezeichnet.

 C-11.4

11.1.2 Untersuchung von Neugeborenen

Unmittelbar nach der Geburt wird der vitale Status des Neugeborenen anhand des **Apgar-Index*** bestimmt (Tab. **C-11.4**). APGAR = **A**tmung, **P**uls, **G**rundtonus, **A**ussehen, **R**eflexe. Aus den Punkten Herzfrequenz, Atemtiefe, Reflexerregbarkeit, Muskeltonus und Farbe wird ein Summen-Score gebildet. Gesunde vitale Neugeborene haben einen Apgar-Index von 8–10, ein Index von 0 wird als **fetale Asphyxie** bezeichnet.

C-11.4 Apgar-Index. Für jeden Parameter werden je nach Qualität eine, fünf und zehn Minuten nach der Geburt 2–0 Punkte vergeben und die Summe aller Punkte als Apgar-Index angegeben

Name:	Vorname:	geb.:	Geburtszeit Uhr
Bewertung	**2**	**1**	**0**
Herzfrequenz/min	100–400	< 100	0
Atmung	kräftiges Schreien	unregelmäßig, flach	Apnoe
Reflexe	Husten oder Niesen	Grimassieren	keine Reaktion auf Nasenkatheter
Muskeltonus	aktive Bewegung	mäßiger Muskeltonus	schlaff
Hautfarbe	rosig	Rumpf rosig, Akren zyano-weiß	tief blau oder zyanotisch
Summe			

Reifezeichen (Tab. **C-11.5**):

Anschließend stellen Sie die **Reifezeichen** fest (Tab. **C-11.5**):

C-11.5   Reifezeichen bei Neugeborenen

- Länge   > 48 cm
- Gewicht ≥ 2500 g
- Kopfhaar grob oder seidig, „Geheimratsecken"
- Nasen- und Ohrknorpel fest
- Lanugohaar nur noch an Schultern und Oberarmen
- Schulterumfang > Kopfumfang
- subkutane Fettpolster, guter Hautturgor
- Nägel überragen Fingerkuppen
- mindestens 1 Testis ganz deszendiert
- große Labien bedecken kleine

Die häufigsten **Missbildungen** von Neugeborenen s. Abb. **C-11.3**. Lebensbedrohliche Formen s. Tab. **C-11.6**. Nach Anwendung der Saugglocke können Neugeborene ein **Kephalhämatom** bekommen (Abb. **C-11.4**).

Die häufigsten **Missbildungen** von Neugeborenen sind in Abb. **C-11.3** dargestellt. Lebensbedrohliche Formen, die zum Teil umgehend behandelt werden müssen, sind in Tab. **C-11.6** aufgeführt. Nach Anwendung der Saugglocke können Neugeborene ein **Kephalhämatom** mit monströser Verformung des Kopfes bekommen (Abb. **C-11.4**). Diese Veränderung sieht zwar beunruhigend aus, ist aber in der Regel harmlos und bildet sich innerhalb weniger Wochen zurück.

---

* Virginia Apgar, amerikanische Ärztin

◎ **C-11.3**   **Die häufigsten Missbildungen von Kindern in Mitteleuropa**   ◎ C-11.3

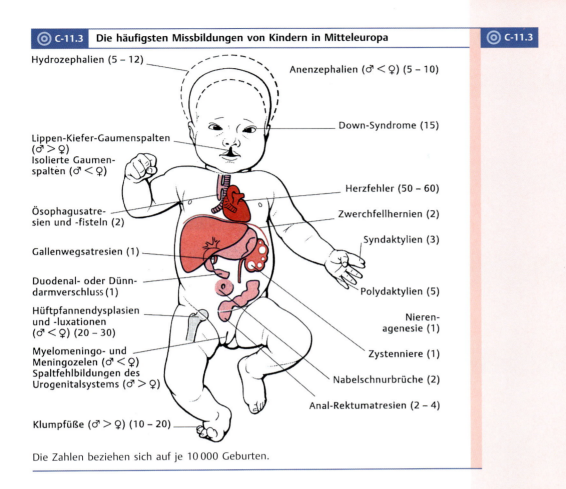

Hydrozephalien (5 – 12)

Anenzephalien (♂ < ♀) (5 – 10)

Down-Syndrome (15)

Lippen-Kiefer-Gaumenspalten (♂ > ♀)
Isolierte Gaumen-spalten (♂ < ♀)

Herzfehler (50 – 60)

Zwerchfellhernien (2)

Ösophagusatre-sien und -fisteln (2)

Syndaktylien (3)

Gallenwegsatresien (1)

Polydaktylien (5)

Duodenal- oder Dünn-darmverschluss (1)

Nieren-agenesie (1)

Hüftpfannendysplasien und -luxationen (♂ < ♀) (20 – 30)

Zystenniere (1)

Myelomeningo- und Meningozelen (♂ < ♀)
Spaltfehlbildungen des Urogenitalsystems (♂ > ♀)

Nabelschnurbrüche (2)

Anal-Rektumatresien (2 – 4)

Klumpfüße (♂ > ♀) (10 – 20)

Die Zahlen beziehen sich auf je 10 000 Geburten.

≡ **C-11.6**   **Wichtige Missbildungen beim Neugeborenen:**   ≡ C-11.6
           Definition und Konsequenzen

Bezeichnung	Definition/Symptomatik	Behandlungsmaßnahmen
Meningomyelozele (Spina bifida)	Ausstülpung der Meningen im Lumbal-/Sakralbereich	Operation
Hydrozephalus	Obstruktion der Liquorzirkulation durch Stenosen	Ventrikeldränage
Omphalozele	Nabelschnurbruch	Operation
Ösophagusatresie	Verschluss des Ösophagus, schaumiger Speichel	Operation
Choanalatresie	Verschluss der Choanen, Atem-störung, Nasensondierung nicht möglich	Operation
Lippen-, Kiefer-, Gaumenspalte	Spaltbildung („Wolfsrachen"), Trinkunvermögen	Lippen-, Kieferplastik, Gaumensegelverschluss
Down-Syndrom	Trisomie 21; Epikanthus	keine
Hypospadie, Epispadie	Spaltbildung Urogenitalsystem	Operation
Klumpfuß	Adduktion, Supination, Plantar-flexion	Redression mit Gips
Hüftgelenk-dysplasie	hochstehender Trochanter, asymmetrische Hautfalten, Abduktionshemmung	je nach Schweregrad konservativ/operativ

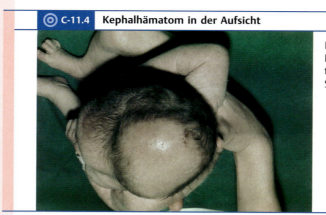

⊙ C-11.4 **Kephalhämatom in der Aufsicht**

Besonders gut ist die Begrenzung des Hämatoms durch Sagittal- und Stirnnaht zu sehen.

11.1.3 Untersuchung des Kindes im ersten Lebenshalbjahr (U2–U4)

Für die Untersuchung sollte das Kind wach und zufrieden sein. Schreiende und weinende Kinder sind schlecht zu untersuchen. Das Kind sollte während der Untersuchung immer Kontakt mit der Mutter haben.

Hautturgor, Muskeltonus

Beurteilen Sie Hautturgor und Muskeltonus: Das subkutane Fettgewebe erlaubt Rückschlüsse auf den **Ernährungszustand**: Bei abgemagerten oder frühgeborenen Säuglingen nehmen die Adduktorenfalten am Gesäß einen diagonalen oder Längsverlauf an. Prüfen Sie den Hautturgor durch Anheben einer Hautfalte. Betrachten Sie die Spontanbewegungen des Kindes. Achten Sie auf Bewegungsasymmetrien und Muskeltonus.

Schädel

Inspizieren Sie nun das Kind in Rückenlage. Besteht eine Schädelverformung oder Mikrozephalie (Abb. **C-11.6**)? Tasten Sie Hinterkopf und Fontanellen ab (Abb. **C-11.7a**). Harte Vorwölbungen, Pulsation der großen Fontanelle oder eine weit offene Sagittalnaht sind Hinweise auf erhöhten Hirndruck, eingesunkene Fontanellen kommen bei Dehydratation vor; weiche Stellen der Hinterhauptschuppe bei **Kraniotabes** (Abb. **C-11.7b**).

Beim Traktionsversuch (Abb. **C-11.8**) kann der Säugling den schweren Kopf noch nicht dem angehobenen Rumpf folgen lassen, spannt aber die Kopfbeuger an.

11.1.3 Untersuchung des Kindes im ersten Lebenshalbjahr (U2–U4)

Für die Untersuchung sollte das Kind möglichst wach und zufrieden sein. Bei schlafenden Kindern gewinnen Sie nur einen ungenügenden allgemeinen Eindruck über das Verhalten des Kindes, schreiende und weinende Kinder sind schlecht zu untersuchen. Der günstigste Zeitpunkt ist meist 1–2 Stunden nach der letzten Mahlzeit. Lassen Sie das Kind von der Mutter oder Pflegeperson bis auf ein Hemdchen ausziehen und auf einen warmen Untersuchungstisch legen. Das Kind sollte während der Untersuchung immer Augen- und/oder körperlichen Kontakt mit der Mutter haben. Da Säuglinge nicht selten auf der Liege urinieren, sollten Sie entsprechende Vorbereitungen treffen.

Hautturgor, Muskeltonus

Beurteilen Sie zunächst Hautturgor und Muskeltonus des Kindes. Das subkutane Fettgewebe erlaubt Rückschlüsse auf den **Ernährungszustand**: Bei abgemagerten oder auch frühgeborenen Säuglingen nehmen die normalerweise quer gestellten Adduktorenfalten am Gesäß einen diagonalen oder Längsverlauf an („Tabaksbeutelfalten") in extremen Fällen erscheint das Gesicht der Kinder fast greisenartig. Prüfen Sie den Hautturgor durch Anheben einer Hautfalte. Im Normalfall entsteht eine große Falte, die beim Loslassen sofort wieder verschwindet. Bei herabgesetztem Turgor, z.B. im Rahmen einer Exsikkose, entstehen zusätzlich Runzeln der Haut, die beim Loslassen zögerlich wieder verschwinden. Betrachten Sie die Spontanbewegungen des Kindes. Wird eine Extremität nicht oder vermindert bewegt, bestehen Bewegungsasymmetrien, ist der Muskeltonus normal, atonisch oder hypertonisch?

Schädel

Inspizieren Sie nun das Kind in Rückenlage von Kopf bis Fuß. Besteht eine Schädelverformung (Asymmetrie, Turmschädel) oder Mikrozephalie (zum Kopfumfang s. Abb. **C-11.6**)? Nehmen Sie den Kopf des Kindes in beide Hände und tasten Sie den Hinterkopf und die Fontanellen ab (Abb. **C-11.7a**), die Sie an den scharfen, federnden Knochenrändern erkennen. Sind die Fontanellen eingesunken oder vorgewölbt, pulsieren sie? Harte Vorwölbungen und Pulsation der großen Fontanelle oder eine weit offene Sagittalnaht sind Hinweise auf einen erhöhten Hirndruck, z.B. bedingt durch eine Durablutung oder auch bei Meningitis, eingesunkene Fontanellen kommen bei Dehydratation vor. Tasten Sie nun die beiden Hinterhauptschuppen auf weiche Stellen ab, wie sie bei der **rachitischen Kraniotabes** vorkommen (Abb. **C-11.7b**).
Ein gesunder Säugling dreht den Kopf aktiv zu Seite, z.B. beim Suchen nach der mütterlichen Brust. Beim Traktionsversuch (Abb. **C-11.8**) kann der junge Säugling den schweren Kopf noch nicht dem angehobenen Rumpf folgen lassen, doch er spannt bereits die Kopfbeuger an.

C-11.5   Formular und Befundbogen zur U2

U2

3.–10. Lebenstag Neugeborenen-Basisuntersuchung

Serie 1

①

AOK	LKK	BKK	IKK	VdAK	Knapp-schaft	Sonstige

②

19

Geburtsjahr des Kindes

männl.   weibl.

③

Körpergewicht   g

Körperlänge   cm

Kopfumfang   cm

④

Jetzige Früherkennungsuntersuchung: kein Anhalt für eine die Entwicklung gefährdende Gesundheitsstörung

⑤

Kennziffer der Gesundheitsstörung (laut Katalog)

1 = Verdacht
2 = gesichert

a
b
c

notwendige Maßnahmen

Kontroll-Untersuchung oder zusätzliche Diagnostik notwendig

Behandlung wird veranlaßt oder fortgeführt

Zustand

unver-ändert

unter Behandlung

kompen-siert   teil-weise kom-pensiert

⑥ Welche der oben angeführten Gesundheitsstörungen wurden erstmals bei dieser Früherkennungsuntersuchung entdeckt?

a   b   c

Sonstige Bemerkungen:

Stempel/Unterschrift

19
Datum

Bitte Kohlepapier einlegen

U2

Bitte – **falls zutreffend** – die auffälligen Befunde bzw. Angaben ankreuzen

A Erfragte Befunde

- ☐ Atemstillstand/Krämpfe
- ☐ Schwierigkeiten beim Trinken, Schluckstörungen

B Erhobene Befunde

Körpermaße
(bitte Werte von U 1 in das Somatogramm eintragen)

- ☐ Untergewicht
- ☐ Übergewicht
- ☐ Dysproportion
- ☐ auffäll. Gesichtsausdruck (z. B. Hypothyreose)

Reifezeichen

- ☐ Unreifezeichen (fehl. Fußsohlenfurchung, klaffende Schamlippen, Hodenhochstand, unreife Nägel, unreife Ohrmuschel)
- ☐ Übertragungszeichen (»Waschfrauenhände«, überragende Nägel)

Haut

- ☐ auffällige Blässe
- ☐ Zyanose
- ☐ verstärkter oder verlängerter Ikterus
- ☐ Hämangiom
- ☐ Pigmentanomalie
- ☐ Ödem
- ☐ Exsikkose
- ☐ Fistel (Dermalsinus)
- ☐ Hautverletzung
- ☐ Kephalhämatom

Brustorgane

Hals/Herz

- ☐ Stridor
- ☐ Struma
- ☐ Herzgeräusch
- ☐ Herzaktion beschleunigt (> 150/Min.) verlangsamt (< 90/Min.), unregelmäßig
- ☐ Femoralispuls fehlt

Lunge

- ☐ path. Auskultationsbefund
- ☐ Dyspnoezeichen (z. B. thorakale Einziehungen)
- ☐ Atemfrequenzstörung (< 30/Min., > 50/Min.)

Bauchorgane

- ☐ Meteorismus
- ☐ Nabelveränderung
- ☐ Hernie re/li
- ☐ Lebervergrößerung
- ☐ Milzvergrößerung
- ☐ Anus abnorm
- ☐ anderer path. Befund

Geschlechtsorgane

- ☐ Hodenhochstand re/li
- ☐ andere Anomalie (z. B. Hypospadie, Klitorishypertrophie, Hymenalatresie)

Skelettsystem

Schädel
(bitte Schädelumfang in Diagramm eintragen)

- ☐ Mikrozephalie
- ☐ Makrozephalie
- ☐ auffällige Kopfform
- ☐ Fontanelle geschlossen oder vorgewölbt

Brustkorb/Wirbelsäule

- ☐ Schlüsselbeinbruch re/li
- ☐ Fehlhaltung
- ☐ Deformierung
- ☐ Spaltbildung

Hüftgelenke

- ☐ Ortolani-Zeich. pos. re/li
- ☐ andere Dysplasiezeich. re/li

Gliedmaßen

- ☐ abn. Gelenkbeweglichkeit
- ☐ Fehlbildung
- ☐ Fehlhalt. od. Deformierung (z. B. Klumpfuß, Hackenfuß, Sichelfuß)
- ☐ Fraktur

Sinnesorgane

Augen

- ☐ Motilitätsstörung (z. B. Nystagmus, Sonnenuntergangsphänomen, Pupillenreflexe fehlen)
- ☐ Anomalie (z. B. Katarakt, Mikro./Makro-Ophthalmie, Kolobom)

Mund

- ☐ Lippen-Kiefer-Gaumenspalte
- ☐ große Zunge

Nase

- ☐ Nase undurchgängig re/li

Ohren

- ☐ Fehlbildung des Ohres

Motorik und Nervensystem

- ☐ Hypotonie (z. B. verminderter Beugertonus, geringer Widerstand gegen passive Bewegungen, auffälliger Schulterzugreflex: beim langsamen Hochziehen an den Händen keine Armbeugung – im Sitzen fehlt kurze Kopfbalance)
- ☐ Hypertonie (z. B. verstärkter Widerstand gegen passive Bewegungen, Opisthotonus)
- ☐ Apathie (z. B. schwacher Saugreflex, unvollständige Moro-Reaktion, pathologischer Fluchtreflex: kein Zurückziehen der Beine beim Kneifen in die Fußsohle, wimmerndes Schreien)
- ☐ Übererregbarkeit (z. B. starke Myoklonien, »Zittern« bei Moro-Reaktion, schrilles Schreien, Bewegungsunruhe)
- ☐ konstante Asymmetrie von Tonus, Bewegungen, Reflexen
- ☐ Periphere Lähmung (z. B. Facialis, Plexus brachialis)

Labor

- ☐ Fersenblut für TSH-Test entnommen

C Ergänzende Angaben

- ☐ Guthrie-Test durchgeführt
- ☐ BCG-Impfung durchgeführt
- ☐ Rachitis/Fluoridprophyl. besprochen

(aus: Kinder-Untersuchungsheft)

◎ C-11.6

◎ C-11.6   **Normwerte für den Kopfumfang**

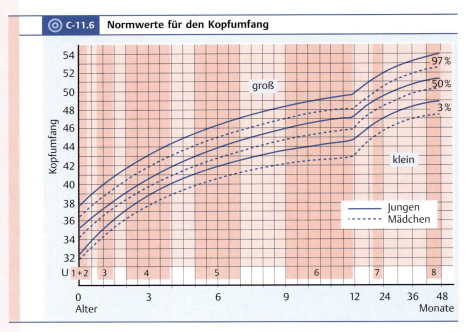

◎ C-11.7   **Untersuchung des kindlichen Schädels**

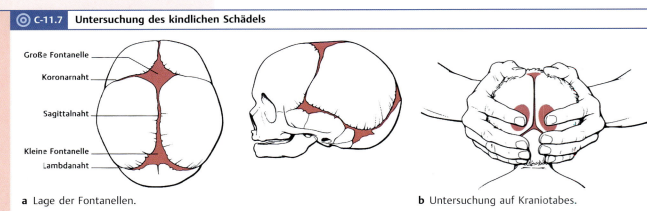

Große Fontanelle

Koronarnaht

Sagittalnaht

Kleine Fontanelle

Lambdanaht

a Lage der Fontanellen.

b Untersuchung auf Kraniotabes.

◎ C-11.8

◎ C-11.8   **Traktionsversuch**

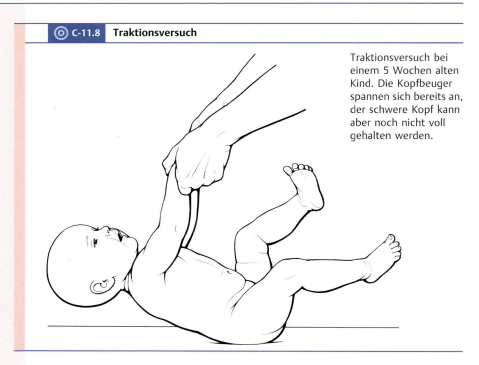

Traktionsversuch bei einem 5 Wochen alten Kind. Die Kopfbeuger spannen sich bereits an, der schwere Kopf kann aber noch nicht voll gehalten werden.

Augen

Sind die Bulbi normal und gleich groß oder besteht ein **Mikrophthalmus** oder **Buphthalmus**? Die Pupillen müssen schwarz erscheinen und bei Beleuchtung mit der Lampe prompt mit einer Verengung reagieren. Ein grauer Schein in den Pupillen spricht für einen angeborenen grauen Star **(Katarakt)**, gelbliches oder rötliches Aufleuchten der Pupille muss an ein **Retinoblastom** denken lassen. Die Lidspalten sollen streng horizontal stehen und die Bulbi ziellos hin- und herwandern. Im ersten Lebensmonat schielen Kinder oft nach auswärts oder einwärts **(Strabismus divergens, convergens)**. Erst ab dem zweiten Monat können sie Gegenstände fixieren, so dass sich die Augenmuskelfunktion beurteilen lässt.

Augen

Achten Sie auf **Mikrophthalmus** oder **Buphthalmus**. Die Pupillen müssen schwarz erscheinen und bei Beleuchtung prompt mit einer Verengung reagieren. Die Lidspalten sollen streng horizontal stehen, die Bulbi ziellos hin- und herwandern. Im ersten Lebensmonat schielen Kinder oft nach auswärts oder einwärts **(Strabismus divergens, convergens)**.

▶ **Merke.** Hinter einem konstanten Schielen können sich schwerwiegende Refraktionsfehler oder auch ein Retinoblastom verbergen!

◀ Merke

Mund, Nase, Ohren, Hals

Betrachten Sie Nase und Mund des Kindes auf der Suche nach Lippen- und Gaumenspalten, verlegter Nasenatmung oder einem verkürzten Zungenbändchen. Tasten Sie die Schilddrüse und palpieren Sie eventuelle Verdickungen des M. sternocleidomastoideus als Ursache eines möglichen Schiefhalses. Die Hörfähigkeit des Kindes können Sie auf einfache Weise prüfen, indem Sie aus etwa 1 m Entfernung in die Hände klatschen: Ein Kind mit normalem Hörvermögen erschrickt, erkennbar an einem Moro-Phänomen (s. Abb. **C-11.13**, S. 490) und am kurzen Schließen der Lider. Im negativen Fall ist damit aber nicht bewiesen, dass das Kind nicht hört. Hörfehler müssen frühzeitig im ersten Lebensjahr erkannt werden, um eine normale Sprachentwicklung zu gewährleisten. Daher sollten bei jeder Untersuchung auch Hörtests durchgeführt werden. Bei älteren Säuglingen (ab dem 4. Lebensmonat) können Sie ein Glöckchen hinter dem Kind betätigen und seine Reaktion beobachten.

Mund, Nase, Ohren, Hals

Betrachten Sie Nase und Mund des Kindes. Tasten Sie die Schilddrüse und palpieren Sie evtl. Verdickungen des M. sternocleidomastoideus. Die Hörfähigkeit des Kindes wird überprüft, indem Sie aus etwa 1 m Entfernung in die Hände klatschen: Ein Kind mit normalem Hörvermögen erschrickt, erkennbar an einem Moro-Phänomen (s. Abb. **C-11.13**, S. 490) und am kurzen Schließen der Lider. Hörfehler müssen frühzeitig im ersten Lebensjahr erkannt werden.

Extremitäten

Die Arme sind bei einem jungen Säugling in Ruhe gebeugt und nach oben geschlagen. Ein einseitig schlaffer Arm spricht am ehesten für eine geburtstraumatische Verletzung, z. B. eine Plexusparese, Luxation, Oberarm- oder Klavikularfaktur. Betrachten Sie die Finger und Nägel und untersuchen Sie die Handflächen. Typisch für die **Trisomie 21** (Down-Syndrom, Mongolismus) sind plumpe Finger, häufig mit einer Vierfingerfurche an der Handinnenfläche.

Die Beine werden normalerweise seitengleich gebeugt und regellos, aber beidseits bewegt, eine Hemmung der Abduktion muss als Hinweis auf eine angeborene Hüftgelenkluxation gewertet werden. Bewegen Sie die Beine in den Hüftgelenken und achten Sie auf eine mögliche Abspreizhemmung. Besteht ein reduzierter Muskeltonus, so liegen die Beine kraftlos nach außen rotiert.

Extremitäten

Die Arme sind bei einem jungen Säugling in Ruhe gebeugt und nach oben geschlagen. Betrachten Sie Finger, Nägel und Handflächen. Typisch für das **Down-Syndrom** sind plumpe Finger mit einer Vierfingerfurche.

Die Beine werden normalerweise seitengleich gebeugt und regellos, aber beidseits bewegt, eine Hemmung der Abduktion gilt als Hinweis auf eine angeborene Hüftgelenkluxation. Achten Sie auf eine mögliche Abspreizhemmung.

▶ **Merke.** Die Instabilitätsuntersuchung mit dem **Ortolani-Versuch** (Abb. **C-11.9**) ist die wichtigste Hüftgelenksuntersuchung beim Säugling. Sie sollte wegen der Gefahr, bleibende Schäden zu verursachen, nur von einem erfahrenen Untersucher vorgenommen werden.

Im Zeitalter der sonographischen Hüftgelenksuntersuchung ist er nur noch selten erforderlich.

◀ Merke

In Bauchlage drückt der Säugling durch die gebeugten Beinchen das Gesäß nach oben, der Kopf wird auf einer harten Unterlage zur Seite gedreht, so dass ein Ersticken nicht möglich ist. Eine weiche Unterlage (Kissen) kann aber durchaus die Nasenatmung behindern. Betrachten Sie die Form und Beweglichkeit der Wirbelsäule und achten Sie auf eine eventuelle **Meningozele**. Die Hautfalten im Bereich von Gesäß und Oberschenkeln und die Abduktionsfähigkeit in beiden Hüftgelenken sollten symmetrisch, der Stand der Patellae bei gebeugtem Kniegelenk sollte gleich hoch sein (Abb. **C-11.10**), andernfalls besteht ein Hin-

Betrachten Sie die Form und Beweglichkeit der Wirbelsäule und achten Sie auf eine eventuelle **Meningozele**. Die Hautfalten im Bereich von Gesäß und Oberschenkeln und die Abduktionsfähigkeit in beiden Hüftgelenken sollten symmetrisch, der Stand der Patellae bei gebeugtem Kniegelenk sollte gleich hoch sein (Abb. **C-11.10**).

C-11.9

C-11.9   Ortolani-Versuch

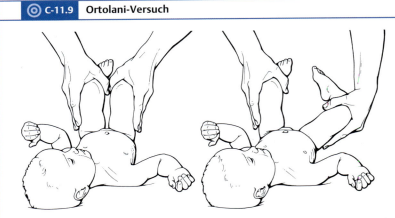

Beide Knie- und Hüftgelenke werden 90 Grad gebeugt. Die Stellung des linken Beinchens wird nicht verändert. Der Untersucher umfasst das Kniegelenk so, dass sein Mittelfinger auf dem Trochanter major liegt. In Abduktionsstellung wird ein Dorsalschub ausgeübt. Danach wird die Hüfte abgespreizt und über den Trochanter nach ventral gehebelt. Bei subluxierenden Hüften ist ein Schnappen palpabel (Ortolani-Zeichen). Die Untersuchung des linken Hüftgelenkes erfolgt in analoger Weise.

C-11.10   Klinische Hinweise auf eine Hüftgelenksdysplasie

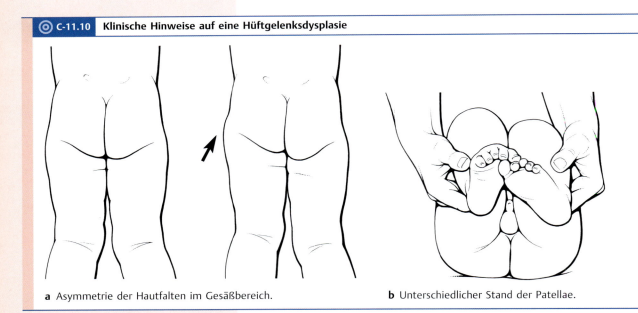

a Asymmetrie der Hautfalten im Gesäßbereich.   **b** Unterschiedlicher Stand der Patellae.

weis auf eine Hüftgelenksdysplasie. Achten Sie auch auf eine mögliche Windeldermatitis in dieser Region.

Thorax

Säuglinge und Kleinkinder bis zum zweiten Lebensjahr haben einen Fassthorax mit fast horizontalem Rippenverlauf. Achten Sie bei der Inspektion auf Zeichen der Dyspnoe wie Einziehungen der Thoraxwand, Einsatz der Atemhilfsmuskulatur und Nasenflügeln. Die normale Atemfrequenz des Neugeborenen liegt bei 55/min, mit 6 Monaten beträgt sie um 40/min, mit einem Jahr etwa 35/min. Die Perkussion muss beim Neugeborenen und Säugling sehr vorsichtig und leise erfolgen. Sollte das Kind schreien, so lassen Sie es von der Mutter in den Arm nehmen, auf diese Weise können Sie wenigstens von dorsal her perkutieren. Das normale Auskultationsgeräusch der Lunge beim Säugling wird **pueriles Atmen** genannt und ähnelt wegen seines vermehrten Anteils hoher Frequenzen

Thorax

Säuglinge und Kleinkinder bis zum 2. Lebensjahr haben einen Fassthorax. Achten Sie auf Zeichen der Dyspnoe wie Einziehungen der Thoraxwand, Einsatz der Atemhilfsmuskulatur und Nasenflügeln. Normale Atemfrequenz des Neugeborenen: 55/min, mit 6 Monaten: um 40/min, mit einem Jahr etwa 35/min. Die Perkussion muss sehr vorsichtig erfolgen. Das normale Auskultationsgeräusch beim Säugling wird **pueriles Atmen** genannt.

⊙ C-11.11   **Auskultationspunkte beim Säugling und Kleinkind**   **⊙ C-11.11**

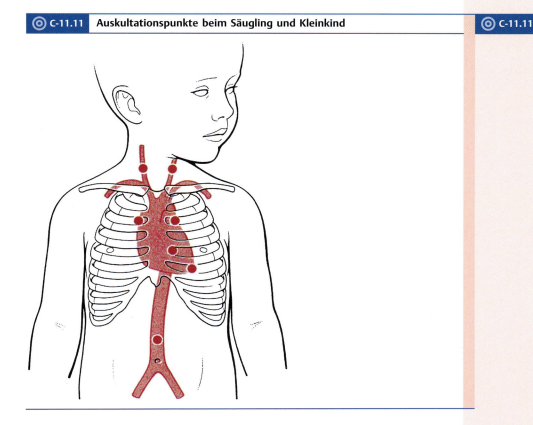

dem Bronchialatmen. Das Nasenflügeln oder die **Nasenflügelatmung** ist ein charakteristisches Zeichen bei Atemnot (z. B. bei Pneumonie).

Zur Auskultation des Herzens empfiehlt es sich, einen schmalen Schalltrichter von 2 cm Durchmesser zu verwenden. Die Auskultationspunkte entsprechen denen des Erwachsenen (Abb. **C-11.11**), allerdings kann die Orientierung schwerer fallen. Kindliche Herztöne sind lauter als beim Erwachsenen und deshalb immer gut zu hören, der zweite Pulmonalton ist physiologisch stark akzentuiert. Herzgeräusche hören Sie im Allgemeinen nur, wenn das Kind ruhig ist. Konzentrieren Sie sich daher auf den Moment der Einatmung, in dieser Phase kann das Kind nicht schreien. Kinder und Jugendliche haben besonders häufig **akzidentelle (immer systolische) Herzgeräusche** ohne pathologische Bedeutung. Diastolika sollten dagegen immer weiter abgeklärt werden.

Normalwerte für Herzfrequenz und Blutdruck sind in Tab. **C-11.7** aufgeführt.

Nasenflügelatmung findet sich bei Atemnot.

Die Auskultationspunkte entsprechen denen des Erwachsenen (Abb. **C-11.11**). Kindliche Herztöne sind lauter als beim Erwachsenen. Kinder und Jugendliche haben häufig **akzidentelle systolische Herzgeräusche** ohne pathologische Bedeutung. Diastolika sollten dagegen immer weiter abgeklärt werden.

≡ C-11.7   **Normalwerte für Herzfrequenz und Blutdruck**   **≡ C-11.7**

Alter	Herzfrequenz		Blutdruck	
	Mittelwert	Streuung	systolisch	diastolisch
Neugeborenes	120	70–170	80 ± 16	46 ± 16
1 Jahr	120	80–160	96 ± 30	66 ± 25
5 Jahre	100	80–120	94 ± 14	55 ± 9
12 Jahre	85 bei ♂	65–105 ♂	113 ± 18	59 ± 10
	90 bei ♀	70–110 ♀		
16 Jahre	75 bei ♂	55–95 ♂	118 ± 19	60 ± 10
	80 bei ♀	60–100 ♀		

Abdomen

Das Abdomen wölbt sich meist deutlich über das Thoraxniveau vor. Inspizieren Sie den Nabelbereich auf Vorwölbungen **(Omphalozele)** und Rötung **(Omphalitis)**. Wegen des geblähten Abdomens sind Leber und Milz in diesem Alter oft nicht tastbar, dagegen können die Nieren meist gut palpiert werden.

Genitale

Der Penis ist im ersten Lebensmonat größer als später, allerdings kann eine erhebliche Vergrößerung mit gebräuntem Skrotum auf ein **adrenogenitales Syndrom** hinweisen.

▶ **Merke**

Palpieren Sie das Skrotum: Befinden sich beide Hoden dort? Falls nicht, sollte der nicht deszendierte Hoden bimanuell im Leistenkanal gesucht werden (Abb. **C-11.12**).

Normalerweise ist der Descensus testis 3–4 Wochen vor der Geburt abgeschlossen.

Abdomen

Das Abdomen wölbt sich in diesem Alter meist deutlich über das Thoraxniveau vor. Inspizieren Sie den Nabelbereich: Besteht eine Vorwölbung um den Nabel herum **(Omphalozele)**, oder ist der Nabelbereich gerötet **(Omphalitis)**? Leistenhernien sind als Schwellung im Inguinalbereich meist erst bei älteren Kindern zu erkennen. Achten Sie darauf, dass Ihre Hände warm sind, ehe Sie das Kind am Bauch berühren. Wegen des geblähten Abdomens sind Leber und Milz in diesem Alter trotz der physiologischen Vergrößerung oft nicht tastbar, dagegen können die Nieren meist gut palpiert werden. Sind Sie nicht sicher, ob eine Resistenz vorliegt, sollten Sie rasch eine Sonographie durchführen.

Genitale

Der Penis ist im ersten Lebensmonat wegen der nachwirkenden physiologischen Virilisierung größer als später, allerdings sollte eine erhebliche Vergrößerung in Verbindung mit einem gebräunten Skrotum den Verdacht auf ein **adrenogenitales Syndrom** aufkommen lassen.

▶ **Merke.** Ziehen Sie die Vorhaut in diesem jungen Alter des Kindes nicht zurück! Bis zum 3. Lebensjahr besteht eine physiologische Verklebung von Präputium und Glans, eine verfrühte Retraktion kann zu einer behandlungsbedürftigen **Phimose** (s. S. 290) führen.

Eine **Hypo-** bzw. **Epispadie** kann man auch mittels Inspektion durch eine Spaltung der Vorhaut an der Penisunter- bzw. -oberseite erkennen. Palpieren Sie das Skrotum und stellen sie fest, ob sich beide Hoden dort befinden. Falls nicht, sollte der nicht deszendierte Hoden bimanuell im Leistenkanal gesucht werden (Abb. **C-11.12**).

Normalerweise ist der Descensus testis 3–4 Wochen vor der Geburt abgeschlossen. Bei 2–4 % der neugeborenen Knaben und bei 20 % der Frühgeborenen besteht ein unvollständiger Deszensus, der in der Regel bis zum Ende des ersten Lebensjahres spontan erfolgt. Einseitig oder doppelseitig vergrößerte Hoden sind überwiegend durch eine **Hydrocele testis** bedingt, die in diesem Alter meist spontan reversibel ist.

◉ **C-11.12**

◉ **C-11.12**   **Aufsuchen eines nicht deszendierten Hodens im Leistenkanal**

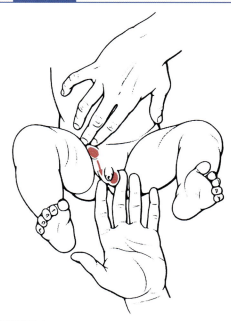

Die Untersuchung des Genitales bei weiblichen Säuglingen beschränkt sich auf ein Spreizen der großen Labien, um den Scheideneingang sichtbar zu machen. Auch die Klitoris ist physiologisch vergrößert, bei massiver Größenzunahme besteht Verdacht auf ein adrenogenitales Syndrom.

Neurologische Untersuchung

Die wichtigsten physiologischen Neugeborenenreflexe sind in Abb. **C-11.13** dargestellt. Suchreflex und Schreitphänomen sind bereits am Ende des ersten Lebensmonats nicht mehr nachweisbar (Tab. **C-11.8**). Greif-, Galant- und Moro-Reflex verlieren sich im 4.–6. Lebensmonat. Allerdings sollte die diagnostische Bedeutung dieser Primitivreflexe nicht überbewertet werden. Größere Bedeutung kommt der Beobachtung der Spontanaktivität des Säuglings zu. Insbesondere bei der neurologischen Untersuchung gilt das Prinzip, dass ein Kind möglichst wenig berührt und passiv bewegt, sondern sorgfältig beobachtet werden soll. Achten Sie vor allem auf regelmäßig vorhandene Bewegungsasymmetrien. Der schematische Untersuchungsablauf der neurologischen Untersuchung im Säuglingsalter ist in Tab. **C-11.9** aufgeführt.

Die Untersuchung des Genitales bei weiblichen Säuglingen besteht im Spreizen der großen Labien, um den Scheideneingang sichtbar zu machen. Die Klitoris ist physiologisch vergrößert.

Neurologische Untersuchung

Die wichtigsten physiologischen Neugeborenenreflexe s. Abb. **C-11.13**. Suchreflex und Schreitphänomen sind bereits am Ende des ersten Lebensmonats nicht mehr nachweisbar, Greif-, Galant- und Moro-Reflex verlieren sich im 4.–6. Lebensmonat (Tab. **C-11.8**). Bei der neurologischen Untersuchung soll das Kind möglichst wenig berührt und passiv bewegt, sondern sorgfältig beobachtet werden. Schematischer Untersuchungsablauf s. Tab. **C-11.9**.

C-11.8 Reflexe und motorisches Verhalten

C-11.8

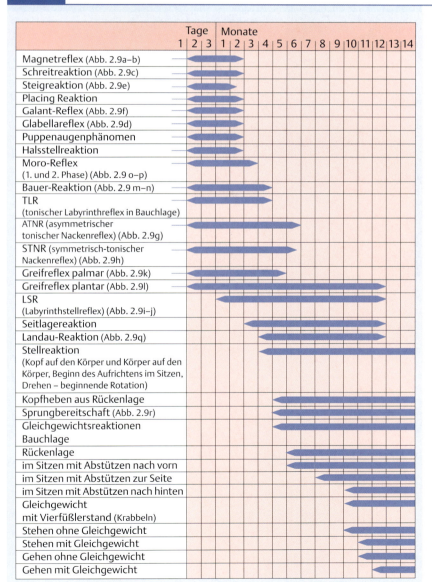

	Tage 1	2	3	Monate 1	2	3	4	5	6	7	8	9	10	11	12	13	14
Magnetreflex (Abb. 2.9a–b)																	
Schreitreaktion (Abb. 2.9c)																	
Steigreaktion (Abb. 2.9e)																	
Placing Reaktion																	
Galant-Reflex (Abb. 2.9f)																	
Glabellareflex (Abb. 2.9d)																	
Puppenaugenphänomen																	
Halsstellreaktion																	
Moro-Reflex (1. und 2. Phase) (Abb. 2.9 o–p)																	
Bauer-Reaktion (Abb. 2.9 m–n)																	
TLR (tonischer Labyrinthreflex in Bauchlage)																	
ATNR (asymmetrischer tonischer Nackenreflex) (Abb. 2.9g)																	
STNR (symmetrisch-tonischer Nackenreflex) (Abb. 2.9h)																	
Greifreflex palmar (Abb. 2.9k)																	
Greifreflex plantar (Abb. 2.9l)																	
LSR (Labyrinthstellreflex) (Abb. 2.9i–j)																	
Seitlagereaktion																	
Landau-Reaktion (Abb. 2.9q)																	
Stellreaktion (Kopf auf den Körper und Körper auf den Körper, Beginn des Aufrichtens im Sitzen, Drehen – beginnende Rotation)																	
Kopfheben aus Rückenlage																	
Sprungbereitschaft (Abb. 2.9r)																	
Gleichgewichtsreaktionen Bauchlage																	
Rückenlage																	
im Sitzen mit Abstützen nach vorn																	
im Sitzen mit Abstützen zur Seite																	
im Sitzen mit Abstützen nach hinten																	
Gleichgewicht mit Vierfüßlerstand (Krabbeln)																	
Stehen ohne Gleichgewicht																	
Stehen mit Gleichgewicht																	
Gehen ohne Gleichgewicht																	
Gehen mit Gleichgewicht																	

◎ **C-11.13**   **Prüfen der wichtigsten Neugeborenenreflexe**

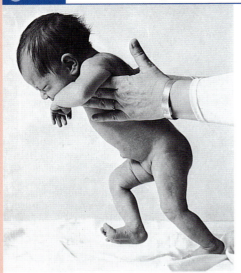

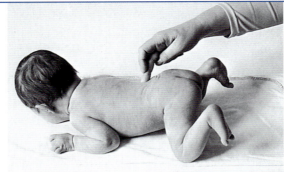

b Galant-Reflex (Rückgratreflex): Paravertebrale Hautreizung führt zu konkaver Bewegung der Wirbelsäule in Richtung des Stimulus, Anheben des Beckens, Bein und Arm der entsprechenden Seite strecken sich.

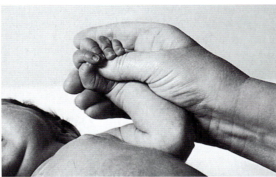

c palmarer Greifreflex: Handschluss nach palmarer Reizung; man kann das Kind damit sogar etwas hochziehen.

a Schreitreaktion: Nach Druck der Fußsohle auf die Unterlage beugt sich das betreffende Bein, das andere wird gestreckt, berührt damit die Unterlage, wird seinerseits gestreckt, und nun wird das andere gebeugt.

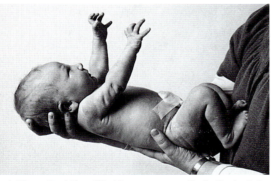

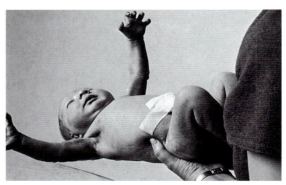

d Moro-Reaktion (Umklammerungsreflex): Kind wird auf dem Arm des Untersuchers fixiert, mit der anderen Hand der Kopf unterstützt. Diese Hand wird dann rasch nach unten bewegt: die Arme des Kindes werden nach außen und oben umklammernd bewegt, die Finger gespreizt (1. Phase). In der 2. Phase ist der Mund geschlossen, die Arme gebeugt und an den Thorax zurückgeführt. Meist stößt das Kind einen Schrei aus bzw. schreit danach anhaltend, weswegen dieser Reflex erst am Schluss einer Untersuchung ausgelöst werden soll. Auch durch optische, akustische und starke taktile Reize (oder Erschütterung der Unterlage) auslösbar.

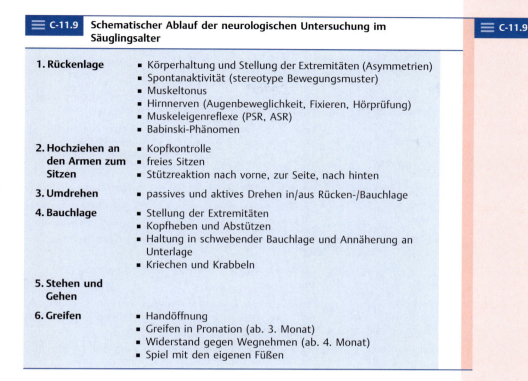

☰ **C-11.9** Schematischer Ablauf der neurologischen Untersuchung im Säuglingsalter

1. Rückenlage	■ Körperhaltung und Stellung der Extremitäten (Asymmetrien) ■ Spontanaktivität (stereotype Bewegungsmuster) ■ Muskeltonus ■ Hirnnerven (Augenbeweglichkeit, Fixieren, Hörprüfung) ■ Muskeleigenreflexe (PSR, ASR) ■ Babinski-Phänomen
2. Hochziehen an den Armen zum Sitzen	■ Kopfkontrolle ■ freies Sitzen ■ Stützreaktion nach vorne, zur Seite, nach hinten
3. Umdrehen	■ passives und aktives Drehen in/aus Rücken-/Bauchlage
4. Bauchlage	■ Stellung der Extremitäten ■ Kopfheben und Abstützen ■ Haltung in schwebender Bauchlage und Annäherung an Unterlage ■ Kriechen und Krabbeln
5. Stehen und Gehen	
6. Greifen	■ Handöffnung ■ Greifen in Pronation (ab. 3. Monat) ■ Widerstand gegen Wegnehmen (ab. 4. Monat) ■ Spiel mit den eigenen Füßen

11.1.4 Untersuchung von Kindern im zweiten Lebenshalbjahr (U5, U6)

Die „Untersuchung" ist gerade in diesem Alter sehr wenig aktiv, sondern vielmehr beobachtend. Entscheidend sind nicht einzelne Reflexe oder motorische Leistungen, sondern der Gesamteindruck, den Sie durch Beobachtung des Spielverhaltens und der Interaktion zwischen Mutter und Kind bekommen. Gerade wer keine persönliche Erfahrung mit eigenen Kindern hat, sollte sich einige wichtige Stufen der Entwicklung einprägen.

Motorisch-statische Entwicklung

Im 2. Lebenshalbjahr wendet sich das Kind aktiv seiner Umgebung zu, es macht gezielte Greifbewegungen, sitzt ab dem 6. Monat mit Hilfe, ab dem 7.–8. Monat frei und beginnt ab dem 9. Monat, sich an Gegenständen aufzurichten. Kleinste Gegenstände werden mit Daumen und Zeigefinger im Pinzettengriff festgehalten und weitergegeben. Im 11.–12. Monat unternimmt das Kind erste Schritte mit Hilfe, die meisten Kinder können im Alter zwischen 11 und 15 Monaten frei gehen (Tab. **C-11.10**).

Geistig-seelische Entwicklung

Ab dem 6. Monat ahmt das Kind Ausdrucksbewegungen nach und beginnt zu lallen. Im 8. Lebensmonat lernt es zwischen bekannten und unbekannten Personen zu unterscheiden, es reagiert auf Fremde mit Angst und Schreien, ein Umstand, der die ärztliche Untersuchung erheblich behindern kann. Ab dem 9. Monat gebraucht das Kind „Werkzeuge", versteht erste Worte und spricht im 11.–12. Monat Wörter im Sinn von Einwortsätzen nach. In diesem Alter sind einfache Spiele wie „Geben – Nehmen – Wiedergeben" möglich, das Kind lässt Gegenstände zu Boden fallen, schaut ihnen nach und möchte sie vom Erwachsenen wieder bekommen (Tab. **C-11.11**).
Um die erste Jahreswende können die meisten Kinder frei laufen und erste Wörter sprechen. Viele Eltern reagieren mit Sorge, wenn ihr Kind diese beiden Meilensteine der Entwicklung nicht „termingerecht" erreicht hat. Bedenken Sie, dass die Variationsbreite gerade im Hinblick auf das Sprechen aber sehr groß

11.1.4 Untersuchung von Kindern im zweiten Lebenshalbjahr (U5, U6)

Die „Untersuchung" ist gerade in diesem Alter beobachtend. Entscheidend ist der Gesamteindruck, den Sie durch Beobachtung des Spielverhaltens und der Interaktion zwischen Mutter und Kind bekommen.

Motorisch-statische Entwicklung

Im 2. Lebenshalbjahr wendet sich das Kind aktiv seiner Umgebung zu. Sitzen mit Hilfe ab dem 6. Monat, ab dem 7.–8. Monat frei. Ab 9. Monat Aufrichten an Gegenständen. Im 11.–12. Monat erste Schritte mit Hilfe, freies Gehen zwischen 11 und 15 Monaten (Tab. **C-11.10**).

Geistig-seelische Entwicklung

Ab dem 6. Monat ahmt das Kind Ausdrucksbewegungen nach und beginnt zu lallen. Im 8. Monat lernt es zwischen bekannten und unbekannten Personen zu unterscheiden. Ab dem 9. Monat gebraucht das Kind „Werkzeuge", versteht erste Worte und spricht im 11.–12. Monat Wörter nach (Tab. **C-11.11**).

Um die erste Jahreswende können die meisten Kinder frei laufen und erste Wörter sprechen. Die Variationsbreite gerade im Hinblick auf das Sprechen ist aber sehr groß.

C-11.10   Kriterien für die normale Sprachentwicklung und die motorische Entwicklung

Vorsorge-untersuchung	Alter	Kriterien zur Sprachentwicklung	Kriterien zur motorischen Entwicklung
U 3	1 Monat	seufzende und stöhnende Laute in zufriedenem und gesättigtem Zustand	dreht in Bauchlage den Kopf zur Seite, kann in Rückenlage den Kopf hin- und herdrehen (inkonstant)
U 4	3 Monate	vokalisiert spontan	Kopfkontrolle in Bauchlage vorhanden, kann den Kopf in Bauchlage sicher von der Unterseite abheben
U 5	6 Monate	antwortet vokalisierend, wenn es angesprochen wird	sichere Kopfkontrolle in jeder Körperhaltung, aktive Mitarbeit beim Hochziehen des Kindes zum Sitzen (Traktionsversuch) und aufrechtes Sitzen mit Unterstützung möglich
	9 Monate	bildet Silbenketten, wie wawawa ..., rarara ...	freies Sitzen, Fortbewegung in Bauchlage (Drehen, Kriechen, Robben, Rollen)
U 6	12 Monate	imitiert Sprachlaute, bildet Doppelsilben, wie mamam, papap ...	Stehen mit Festhalten. Selbständiges Hochziehen zum Stehen
	18 Monate	gebraucht „Mama" und „Papa" sinngemäß, zusätzlich mindestens ein Wort	geht frei und sicher, bückt sich nach Gegenständen, Spielzeugen
U 7	2 Jahre	gebraucht mindestens 20 Worte sinngemäß (z. T. Symbolworte wie wau-wau), versteht und befolgt einfache Aufträge	rennt sicher und umgeht Hindernisse, kann Treppen steigen, setzt sich zum Spielen hin und steht freihändig auf, kann sich Schuhe ausziehen
	3 Jahre	benutzt Personalpronomen, Sigular und Plural richtig	hüpft beidbeinig eine Stufe hinunter, kann kurz, ca. 1 s lang, auf einem Bein stehen
U 8	4 Jahre	erzählt Erlebnisse, kann sich mit anderen unterhalten	kann Treppen freihändig mit Beinwechsel hinauf- und hinuntergehen, kann mindestens 3 s lang auf einem Bein stehen
U 9	5 Jahre	Aussprache praktisch fehlerfrei, lediglich noch geringe grammatikalische Fehler	kann mindestens 5 s lang auf einem Bein stehen und mindestens 3-mal auf einem Bein hüpfen, jeweils links und rechts; kann auf einer Linie gehen (Ferse zu Zehe) mit weniger als 3 Abweichungen, kann Kreis, Quadrat und Dreieck zügig und fast fehlerfrei abzeichnen

C-11.11   Kriterien für altersentsprechendes Spiel- und Sozialverhalten

Vorsorge-untersuchung	Alter	Kriterium für Spielverhalten	Kriterium für Sozialverhalten
U 3	1 Monat	fixiert und verfolgt Gegenstände, die in seinem Gesichtsfeld bewegt werden	antwortet mit einem Lächeln, wenn es angelächelt wird (inkonstant)
U 4	3 Monate	schaut sich die eigenen Finger an, spielt mit ihnen	lächelt spontan
U 5	6 Monate	greift nach Gegenständen (sowohl mit der rechten als auch der linken Hand), transferiert sie von einer Hand in die andere	freut sich über Zuwendung
	9 Monate	untersucht Gegenstände intensiv mit Händen, Mund und Augen (Hand-Augen-Mund-Exploration)	fremdelt
U 6	12 Monate	schüttelt Gegenstände, klopft und wirft mit Gegenständen	zeigt Zuneigung gegenüber vertrauten Personen
	18 Monate	versteckt Gegenstände, holt sie wieder, räumt ein und aus, untersucht intensiv die Umgebung	
U 7	2 Jahre	imitiert alltägliche Handlungen und Tätigkeiten Erwachsener, einfaches Rollenspiel	teilt seinen „Besitz", versucht sich durchzusetzen
	3 Jahre	andauerndes und konzentriertes Rollenspiel und Illusionsspiel („So tun als ob")	teilt mit anderen, zumindest nach Aufforderung
U 8	4 Jahre	detailliertes Rollenspiel oft mit anderen Kindern, einfaches konstruktives Spiel	sucht Kooperation und Freundschaft mit Gleichaltrigen
U 9	5 Jahre	aufwendiges und ausdauerndes konstruktives Spiel. Regelspiele	kooperiert mit Spielgefährten, hält sich meist an Spielregeln

ist: In Extremfällen haben Kinder bis zum zweiten Lebensjahr kein Wort gesprochen, sich aber danach normal entwickelt.

Zahnentwicklung

Im 6.–8. Lebensmonat werden die ersten Milchzähne des Kindes sichtbar. Schmerzen bei der Zahnung, die sich in nächtlichem Schreien des Kindes äußern, sind ein häufiges Problem, mit dem die Eltern den Kinderarzt aufsuchen. Gelegentlich geht der Zahndurchtritt auch mit leichtem Fieber einher. Die Zahnung erfolgt nach einem festen Schema, das in Abb. **C-11.14** dargestellt ist. Chronologische Abweichungen beim Zahndurchbruch können lokale Ursachen haben, die dann meist einzelne Zähne betreffen, aber auch generalisiert bei schweren Allgemeinerkrankungen und spezifischen Stoffwechselstörungen auftreten. Sie kommen insbesondere bei Hypothyreose, Hypophysenunterfunktion, Knochenerkrankungen und Down-Syndrom vor.

Zahnentwicklung

Im 6.–8. Lebensmonat werden die ersten Milchzähne sichtbar. Schmerzen bei der Zahnung sind ein häufiges Problem. Gelegentlich geht der Zahndurchtritt mit leichtem Fieber einher. Die Zahnung erfolgt nach einem festen Schema (s. Abb. **C-11.14**).

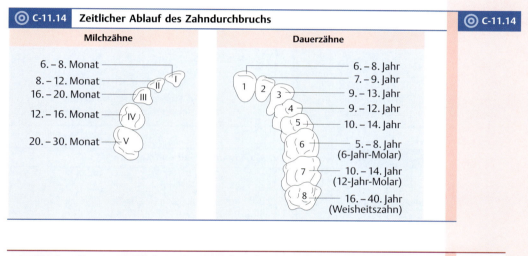

| C-11.14 | **Zeitlicher Ablauf des Zahndurchbruchs** | ◉ C-11.14 |

▶ **Merke.** Der erste Molar tritt zumeist als erster Zahn des bleibenden Gebisses durch.

◀ **Merke**

11.1.5 Untersuchung von Kindern im 2. und 3. Lebensjahr (U7, U8)

Die Untersuchungstechnik wird der des Erwachsenen immer ähnlicher, kann aber durch die erweiterten motorischen Möglichkeiten des Kindes noch schwieriger sein als im Säuglingsalter. Wehrt sich das Kind heftig, so sollten Sie die Mutter intensiv in die Untersuchung mit einbeziehen (Abb. **C-11.15a–c**), vor allem bei der Inspektion von Mund und Rachen, Nase und Ohren. Steht die Mutter nicht zur Verfügung, so kann der Kopf auch, wie in Abb. **C-11.16** dargestellt, mit den nach oben geschlagenen Armen des Kindes fixiert werden. Führen Sie mit der linken Hand den Kopf und halten mit der rechten Hand den Spatel. Warten Sie den Augenblick ab, in dem das Kind den Kiefer locker lässt, und dringen Sie weiter bis zum Zungengrund vor. Sie lösen dabei den Würgereflex aus und haben nur ganz wenig Zeit, um den Rachen zu inspizieren.

Ehe Sie sich auf ein Lokalsymptom „stürzen", sollten Sie sich zunächst durch bloße Beobachtung der in Tab. **C-11.12** angegebenen Punkte einen Eindruck davon verschaffen, wie sehr das Kind in seinem Allgemeinbefinden beeinträchtigt ist. Selbst mit hohem Fieber können Kinder durchaus lebhaft und munter sein, z. B. bei einem Racheninfekt.

11.1.5 Untersuchung von Kindern im 2. und 3. Lebensjahr (U7, U8)

Die Untersuchungstechnik wird der des Erwachsenen immer ähnlicher. Wehrt sich das Kind heftig, so sollten Sie die Mutter intensiv in die Untersuchung mit einbeziehen (Abb. **C-11.15a–c**). Steht die Mutter nicht zur Verfügung, so kann der Kopf auch fixiert werden (s. Abb. **C-11.16**).

Beeinträchtigung des Allgemeinbefindens s. Tab. **C-11.12**.

⊙ **C-11.15**   **Einbeziehung der Mutter in die Untersuchung bei sich heftig wehrenden Kindern**

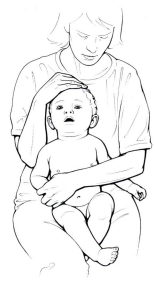
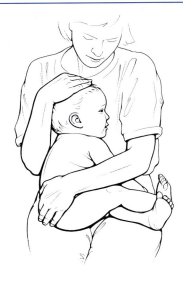
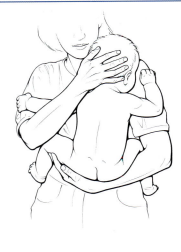

a Halten des Kindes für die Untersuchung von ventral (Augen, Nase, Mund).

b Fixieren des Kopfes für die Untersuchung des Ohres.

c Halten des Kindes für die Untersuchung von dorsal (Lunge).

≡ **C-11.12**

≡ **C-11.12**   **Kriterien für den Allgemeinzustand von Kindern**

gut	*schlecht*
▪ lebhaft, gut gelaunt	▪ ernst, weinerlich
▪ rosige Gesichtsfarbe	▪ Abmagerung
▪ guter Hautturgor	▪ Exsikkation
▪ normale Beweglichkeit, Unruhe	▪ Bewegungslosigkeit, Mattigkeit
▪ normales Spielverhalten und Interesse	▪ Teilnahmslosigkeit, allgemeine Berührungsempfindlichkeit

⊙ **C-11.16**

⊙ **C-11.16**   **Fixieren des Kopfes für die Inspektion von Mund, Rachen, Nase und Ohren**

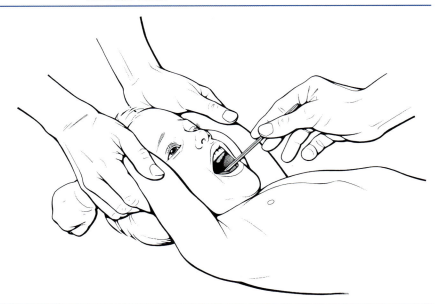

Problem Fieber

Fieber ist für die meisten Eltern ein beunruhigendes Symptom und der häufigste Anlass, den Arzt zu rufen. Seine Bedeutung für die Schwere einer Erkrankung wird im Allgemeinen überschätzt. Bis zu Temperaturen von 40 °C ist es keineswegs ein Zeichen für akute Lebensgefahr, sondern in der großen Mehrzahl der Fälle durch harmlose Virusinfekte bedingt. Fieber sollte in jedem Fall durch eine möglichst orale oder rektale Messung festgestellt werden. Die Technik der rektalen Messung bei Säuglingen und Kleinkindern ist in Abb. **C-11.17** dargestellt. Bei ansteigender Temperatur ist das Kind blass, fühlt sich kühl an und friert. Im Fiebergipfel wird die Haut rot, beim Abfall kommt es zu Schweißausbrüchen. Fieberkrämpfe sind zwar gefürchtet, jedoch insgesamt sehr selten, ihre Erstmanifestation liegt meistens im ersten oder zweiten Lebensjahr. Nach der Häufigkeit ist bei fiebernden Kleinkindern vor allem an Rachen- und Ohreninfekte zu denken, nach der Gefährlichkeit an Meningitis und Pneumonie. Versäumen Sie nicht, Mundhöhle, Ohren und Rachen zu inspizieren, die Lungen auszukultieren und Meningismus-Zeichen auszulösen. Da viele spezifische Infektionen des Kindesalters (Masern, Windpocken, Scharlach, Röteln) mit typischen Exanthemen einhergehen, ist die sorgfältige Untersuchung der Haut und sichtbaren Schleimhäute unbedingt erforderlich.

Problem Fieber

Die Bedeutung des Fiebers für die Schwere einer Erkrankung wird oft überschätzt. Bis zu 40 °C ist es häufig durch harmlose Virusinfekte bedingt. Fieber sollte möglichst durch orale oder rektale Messung festgestellt werden (Abb. **C-11.17**). Bei ansteigender Temperatur ist das Kind blass, fühlt sich kühl an und friert. Im Fiebergipfel wird die Haut rot, beim Abfall kommt es zu Schweißausbrüchen. Nach der Häufigkeit ist an Rachen- und Ohreninfekte zu denken, nach der Gefährlichkeit an Meningitis und Pneumonie. Versäumen Sie nicht, Mundhöhle, Ohren und Rachen zu inspizieren, die Lungen auszukultieren und Meningismus-Zeichen auszulösen.

◉ C-11.17	Fiebermessen bei Säuglingen und Kleinkindern

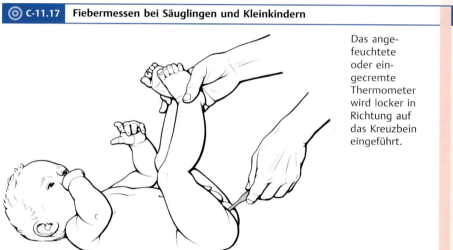

Das angefeuchtete oder eingecremte Thermometer wird locker in Richtung auf das Kreuzbein eingeführt.

Problem Bauchschmerzen

Bauchschmerzen sind bei Kindern ein extrem häufiges Symptom. Über sie wird keineswegs nur bei primär abdominellen Krankheiten geklagt, sie können als Begleitphänomen nahezu aller Erkrankungen auftreten. Nicht selten manifestieren sich auch psychische Probleme als Bauchschmerzen. Am anderen Extrem des Spektrums können abdominelle Schmerzen durch potenziell schwere und sogar lebensbedrohliche Krankheiten wie Durchfall, Ernährungsstörungen, Appendizitis, Ileus usw., aber auch Pneumonien bedingt sein. Kinder tolerieren selten die Untersuchung des Abdomens ohne weiteres: Kleine Kinder beginnen zu weinen, größere sind oft sehr kitzlig.

Inspektion

Betrachten Sie das Abdomen zunächst nur mit hochgezogenem Hemd und tiefgezogener Hose. Ängstliche Kleinkinder können halbliegend auf dem Schoß der Mutter untersucht werden. Achten Sie auf die Gesamtform des Abdomens, auf lokale Vorwölbungen und auf eine evtl. sich abzeichnende Peristaltik, wie sie beim Ileus vorkommt. Kleinkinder haben normalerweise (vor allem im Stehen) einen dicken Bauch mit vermehrter Lendenlordose. Auch der Atmungstyp gibt

Problem Bauchschmerzen

Bauchschmerzen sind bei Kindern ein extrem häufiges Symptom. Sie können als Begleitphänomen nahezu aller Erkrankungen auftreten und durch potenziell schwere, sogar lebensbedrohliche Krankheiten wie Durchfall, Ernährungsstörungen, Appendizitis, Ileus usw. bedingt sein.

Inspektion

Achten Sie auf die Gesamtform des Abdomens, auf lokale Vorwölbungen und auf eine evtl. sich abzeichnende Peristaltik (Ileus). Kinder haben im Liegen eine gemischte Thorax- und Bauchatmung, reine Thoraxatmung mit eingezogenem

Bauch spricht für peritoneale Reizung. Kinder mit peritonealem Schmerz oder Meningitis können sich nicht ohne Zuhilfenahme der Arme aus der flachen Lage aufrichten. Die zwanghafte Beugung der Beine im Hüftgelenk ist ein Hinweis auf peritoneale Reizung.

wichtige Hinweise: Kinder haben im Liegen eine gemischte Thorax- und Bauchatmung, reine Thoraxatmung mit eingezogenem Bauch spricht für eine peritoneale Reizung. Fordern Sie das Kind auf, sich ohne Zuhilfenahme der Arme aus der flachen Lage aufzurichten. Kinder mit peritonealem Schmerz oder Meningitis können das nicht. Die zwanghafte Beugung der Beine im Hüftgelenk ist ein Hinweis auf eine peritoneale Reizung. Einseitige seitliche Vorwölbungen des Abdomens sollten Sie an eine abdominelle Raumforderung, z.B. Wilms-Tumor, Zystenniere, Hydronephrose oder Neuroblastom, denken lassen. Beidseits ausladende Flanken sprechen für Aszites oder Zöliakie, eine median im Unterbauch gelegene Vorwölbung für eine Retentionsblase.

Auskultation und Palpation

Wie in der Erwachsenenmedizin sollten Sie nicht gleich palpieren. Durch Auskultation des Herzens mit dem Stethoskop können Sie die Neugier von Kindern wecken. „Telefonieren" Sie mit dem Bauch und achten Sie dabei auf die Darmgeräusche. Beginnen Sie dann die Palpation vorsichtig mit warmen Händen. Achten Sie sorgfältig auf mögliche Schmerzreaktionen. Die Palpationstechnik unterscheidet sich nicht wesentlich vom Vorgehen bei Erwachsenen (s. S. 233), man sollte aber noch behutsamer sein (Abb. **C-11.18**). Begnügen Sie sich damit, einen Perkussionsschmerz oder Schmerzen beim Husten als Hinweis auf eine peritoneale Reizung auszulösen.

Auskultation und Palpation

Wie in der Erwachsenenmedizin sollten Sie nach der Inspektion nicht gleich palpieren, sondern erst die weniger „invasiven" Techniken wie Auskultation und Perkussion anwenden. Beschäftigen Sie sich scheinbar mit anderen Körperteilen, ehe Sie sich dem Bauch zuwenden. Durch Auskultation des Herzens mit dem (hautwarmen) Stethoskop können Sie die Neugier von Kindern wecken und gleichzeitig ihr Vertrauen gewinnen. „Telefonieren" Sie mit dem Bauch und achten Sie dabei auf die Darmgeräusche: Plätschern und durchspritzende Geräusche sprechen für einen Ileus, z.B. durch Invagination oder Volvulus. Beginnen Sie dann die Palpation vorsichtig mit warmen Händen, während eine Bezugsperson die Hände des Kindes hält, Fragen nach einem Schmerzmaximum an einer bestimmten Stelle des Bauches haben bei Kindern wenig Sinn, meistens wird auf den Nabel gedeutet. Achten Sie jedoch sorgfältig auf mögliche Schmerzreaktionen im Gesicht des Kindes wie Zusammenkneifen der Augen, Seufzen, Stöhnen oder Anhalten des Atems. Druckschmerz, Erschütterungsschmerz und Abwehrspannung sollten auch unter Ablenkung reproduzierbar sein. Die Palpationstechnik unterscheidet sich nicht wesentlich vom Vorgehen bei Erwachsenen (s. S. 233), man sollte aber noch behutsamer sein. Schon wegen der Größenverhältnisse sollte die Leberpalpation nur mit 2 oder 3 Fingern erfolgen (Abb. **C-11.18a**). Bei der Palpation des Nierenlagers hebt man das Kind an den Beinen leicht an, die dadurch auch fixiert sind (Abb. **C-11.18b**). Der Loslassschmerz nach tiefer Palpation kann so heftig sein, dass das Kind keine Verlaufskontrollen zulässt. Begnügen Sie sich deshalb damit einen Perkussionsschmerz oder Schmerzen beim Husten als Hinweis auf eine peritoneale Reizung auszulösen. Heftig schreiende Kinder spannen die Bauchdecken stark an: nutzen Sie die kurzen Schreipausen während der Inspiration zur Abgrenzung einer reflektorischen Abwehrspannung bei Peritonitis.

⊚ **C-11.18**   **Palpation von Leber (a) und Nierenlager (b) beim Kleinkind**

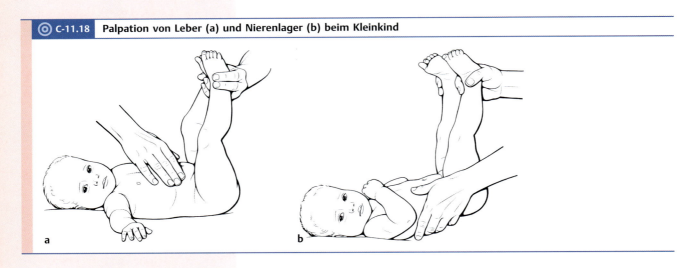

11.1.6 Untersuchung von Kindern im 4.–10. Lebensjahr

Kinder in diesem Lebensalter sind somatisch und psychisch relativ stabil: Die Probleme der Anpassung an die Umwelt, die noch das frühe Säuglingsalter beherrschten, sind vorüber, die Turbulenzen der Pubertät noch weit entfernt. Die häufigsten Gründe für Arztbesuche sind **fieberhafte Infekte**, wobei oft die Frage zu klären ist, ob es sich um unspezifische Infekte oder typische Kinderkrankheiten (Masern, Windpocken, Mumps, Röteln, Keuchhusten, Scharlach, Diphtherie) handelt.

Die motorische und geistig-seelische Entwicklung geht mit großen Schritten voran. Die im 60.–64. Lebensmonat (also am Anfang des 5. Lebensjahres) vorgesehene U 9 geht insbesondere auf diese Parameter ein. **Feinmotorik** und **statische Sicherheit** bilden sich aus: Diffizile Tätigkeiten mit Händen und Fingern, sicheres Treppensteigen abwechselnd mit beiden Beinen und Stehen auf einem Bein sind möglich. Die Sprache wird differenzierter, und das Kind verwendet ganze Sätze. Statt des eigenen Namens benutzt das Kind „ich". Das Bewusstsein von Ich und Du ermöglicht Rollenspiele. Im 4. Lebensjahr können die meisten Kinder in der Gruppe spielen und sind damit reif für den Kindergarten. Allmählich bildet sich die **zeitliche** und **örtliche Orientierung** aus, und es entsteht Klarheit über Begriffe wie gestern, heute und morgen, die Straße und die Stadt, in der das Kind wohnt. Mit 5 Jahren sind selbständiges Anziehen, Ausziehen und körperhygienische Verrichtungen möglich.

Für die **Schulreife** sind abstraktes und logisches Denken sowie die Fähigkeit zum Stillsitzen, konzentrierten Zuhören und Arbeiten erforderlich. Einfache Figuren können aus dem Gedächtnis nachgezeichnet werden, es existieren basale Zahlenbegriffe. Das Kind bildet sachliche Interessen aus, schließt Freundschaften und kann sich den Regeln einer Gemeinschaft unterordnen.

11.1.7 Problem Misshandlung

Man schätzt, dass etwa 2 % aller Kinder mehr oder weniger schwer körperlich misshandelt werden, wobei die Dunkelziffer sehr hoch sein dürfte. Kindesmisshandlungen kommen in jeder Altersgruppe und allen sozialen Schichten vor, besonders gefährdet für schwere Verletzungen sind Säuglinge und Kleinkinder. Spuren von Misshandlungen werden nicht selten zufällig bei der Untersuchung entdeckt und dann von der Begleitperson als Unfallfolgen erklärt. Es gehört zu den schwierigsten Aufgaben des Arztes, das Problem einer möglichen Kindesmisshandlung bei den Eltern anzusprechen, wenn ein entsprechender Verdacht vorliegt. Nicht zuletzt deshalb ist die Dunkelziffer so hoch.

Verdächtig sind:

- Multiple Verletzungen verschiedenen Alters gleichzeitig auf gegenüberliegenden Körperseiten und nicht vorspringenden Weichteilen (Wangen, Hals, Genitalien)
- Hämatome verschiedenen Alters (an der Farbe erkennbar!), Fingereindrücke, Bisswunden, Verbrennungen, Schürfungen in unterschiedlichen Abheilungsstadien
- Multiple Frakturen, Epiphysenlösungen (ca. 25 % aller Frakturen unter 2 Jahren sind aufgrund von Misshandlungen entstanden!)
- Schädelverletzungen, Kopfschwartenhämatome, Brillenhämatome, Retinablutungen, subdurale Hämatome
- Verletzungen, Rötungen, Entzündungen im Genital- und Analbereich (sexueller Missbrauch)
- Inadäquate Erklärungen der Eltern, Diskrepanz zwischen Anamnese und Befund, spätes Aufsuchen ärztlicher Behandlung.

Auf Gedeih-, Wachstums- und Verhaltensstörungen aufgrund von psychischseelischer Misshandlung und Vernachlässigung sei hingewiesen. Sie können aber in diesem Rahmen nicht behandelt werden.

11.1.6 Untersuchung von Kindern im 4.–10. Lebensjahr

Kinder in diesem Lebensalter sind somatisch und psychisch relativ stabil. Die häufigsten Gründe für Arztbesuche sind **fieberhafte Infekte**: Unspezifische Infekte oder typische Kinderkrankheiten.

Die motorische und geistig-seelische Entwicklung geht mit großen Schritten voran. **Feinmotorik** und **statische Sicherheit** bilden sich aus. Die Sprache wird differenzierter, das Kind verwendet ganze Sätze. Allmählich bildet sich die **zeitliche** und **örtliche Orientierung** aus. Mit 5 Jahren sind selbständiges Anziehen, Ausziehen und körperhygienische Verrichtungen möglich.

Für die **Schulreife** sind abstraktes und logisches Denken sowie die Fähigkeit zum Stillsitzen, konzentrierten Zuhören und Arbeiten erforderlich.

11.1.7 Problem Misshandlung

Etwa 2 % aller Kinder werden körperlich misshandelt (sehr hohe Dunkelziffer). Spuren von Misshandlungen werden oft zufällig bei der Untersuchung entdeckt.

Verdächtig sind:
- Multiple Verletzungen verschiedenen Alters
- Hämatome, Fingereindrücke, Bisswunden, Verbrennungen, Schürfungen in unterschiedlichen Abheilungsstadien
- Multiple Frakturen, Epiphysenlösungen
- Verletzungen und Hämatome im Schädel- und Gesichtsbereich
- Verletzungen, Rötungen, Entzündungen im Genital- und Analbereich (sexueller Missbrauch)
- Inadäquate Erklärung der Eltern, spätes Aufsuchen ärztlicher Behandlung.

11.1.8 Untersuchung von Kindern in der Pubertät

Um das 11. Lebensjahr beginnt die Pubertät, in der es zu tief greifenden körperlichen und seelischen Veränderungen kommt. Die Sexualentwicklung folgt einer festen zeitlichen Abfolge (s. Tab. **C-11.13**).

Erste körperliche Merkmale des Pubertätseintritts sind die Mammaentwicklung beim Mädchen und die Hodenvergrößerung beim Knaben. Eintritt weiterer Stationen s. Abb. **11.19** und Abb. **C-11.22**. „Normaler" Zeitpunkt von **Menarche** und Penisvergrößerung: 9.–15. Lebensjahr. Treten Pubertätsmerkmale vor dem 8. Lebensjahr auf, so spricht man von **Pubertas praecox**, nach dem 16. Lebensjahr von **Pubertas tarda** bzw. primärer Amenorrhö. Bei Zweifel an normaler Entwicklung: Bestimmung des Knochenalters an Hand von Röntgenaufnahmen der Hände (Abb. **C-11.20**).

Gleichzeitig mit der Entwicklung der Geschlechtsmerkmale kommt es zu einem gewaltigen **Wachstumsschub**. Mädchen sind in den ersten Jahren der Pubertät relativ größer, da bei ihnen dieser Schub

11.1.8 Untersuchung von Kindern in der Pubertät

Um das 11. Lebensjahr ist der bislang harmonische Entwicklungsverlauf beendet. Durch vermehrte Inkretion von Sexualhormonen beginnt die stürmische Phase der Pubertät, in deren Verlauf es zu tief greifenden körperlichen und seelischen Veränderungen kommt. Die Sexualentwicklung folgt bei beiden Geschlechtern einer festen zeitlichen Abfolge (Tab. **C-11.13**).

Erste körperliche Merkmale des Pubertätseintritts sind die Mammaentwicklung beim Mädchen und die Hodenvergrößerung beim Knaben. Der Eintritt weiterer Stationen des Pubertätsverlaufs im Lauf der Entwicklung mit den entsprechenden zeitlichen Abweichungen ist in Abb. **11.19** und Abb. **C-11.22** dargestellt. Aus den großen Schwankungsbreiten der Entwicklung ergeben sich Probleme: für den Arzt die Abgrenzung des noch Normalen vom schon Pathologischen, für den Jugendlichen die Gefährdung des ohnehin labilen Selbstwertgefühls. Der „normale" Zeitpunkt von **Menarche** und Penisvergrößerung liegt zwischen dem 9. und 15. Lebensjahr. Treten Pubertätsmerkmale vor dem 8. Lebensjahr auf, so spricht man von **Pubertas praecox** (z. B. bei hormonaktiven Tumoren), nach dem 16. Lebensjahr von **Pubertas tarda** bzw. primärer Amenorrhö. Wenn anhand der Ausbildung primärer und sekundärer Geschlechtsmerkmale Zweifel an einer normalen Entwicklung bestehen, so kann die Bestimmung des Knochenalters anhand von Röntgenaufnahmen der Hände hilfreich sein (Abb. **C-11.20**).

Gleichzeitig mit der Entwicklung der primären und sekundären Geschlechtsmerkmale kommt es zu einem gewaltigen **Wachstumsschub** mit einer durchschnittlichen Wachstumsgeschwindigkeit von 8 cm/Jahr bei Mädchen und 9,6 cm/Jahr bei Knaben. Mädchen sind in den ersten Jahren der Pubertät relativ

≡ **C-11.13**	**Zeitliche Abfolge der Sexualentwicklung**	
Gonadarche	■ Entwicklung der Keimdrüsen ■ Wachstumsschub	
Pubarche	■ Entwicklung der typischen Schambehaarung	
Thelarche	■ Vergrößerung der Brustdrüsen ■ Wachstum von Hoden, Skrotum, Penis, Schamlippen, Klitoris	
Menarche	■ erste Menstruationsblutung ■ Ovulation bzw. Ejakulation von Samen	
Mutation	■ Stimmbruch	

◎ **11.19**   **Mittelwert und Standardabweichung des zeitlichen Auftretens wichtiger Pubertätsmerkmale**

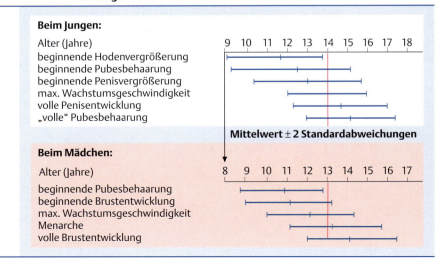

Beim Jungen:

| Alter (Jahre) | 9 10 11 12 13 14 15 16 17 18 |
| beginnende Hodenvergrößerung |
| beginnende Pubesbehaarung |
| beginnende Penisvergrößerung |
| max. Wachstumsgeschwindigkeit |
| volle Penisentwicklung |
| „volle" Pubesbehaarung |

Mittelwert ± 2 Standardabweichungen

Beim Mädchen:

Alter (Jahre)   8 9 10 11 12 13 14 15 16 17

beginnende Pubesbehaarung
beginnende Brustentwicklung
max. Wachstumsgeschwindigkeit
Menarche
volle Brustentwicklung

⊚ C-11.20

⊚ C-11.20 **Bestimmung des Knochenalters anhand von Röntgenaufnahmen**

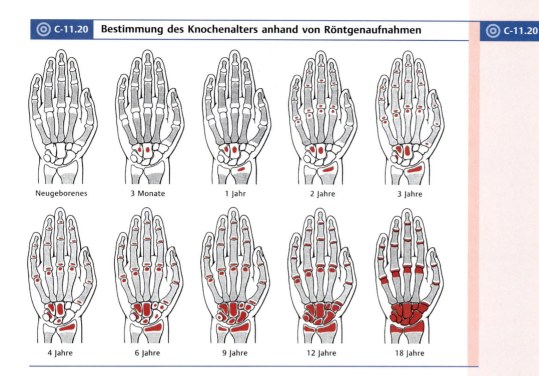

| Neugeborenes | 3 Monate | 1 Jahr | 2 Jahre | 3 Jahre |

| 4 Jahre | 6 Jahre | 9 Jahre | 12 Jahre | 18 Jahre |

größer, da bei ihnen dieser Schub im Mittel 2 Jahre früher einsetzt. Der gesamte Längenzuwachs ab Pubertätsbeginn beträgt bei Mädchen ca. 21 cm, bei Knaben 33 cm. Für die Beurteilung der Längenentwicklung im Hinblick auf die Norm benötigt man aktuelle Somatogramme, anhand derer die Perzentile des Längenwachstums ermittelt werden kann (Abb. **C-11.21a** und **b**). Seit Jahrzehnten sind eine Zunahme des Größenwachstums und eine Vorverlagerung des Pubertätsalters zu beobachten (körperliche Akzeleration). Als Ursachen für diese Entwicklung werden unter anderem verbesserte Ernährungsbedingungen und die Reizüberflutung durch die moderne westliche Lebensweise diskutiert.

im Mittel 2 Jahre früher einsetzt. Die Beurteilung der Längenentwicklung erfolgt durch aktuelle Somatogramme, anhand derer die Perzentile des Längenwachstums ermittelt werden kann (Abb. **C-11.21a** und **b**).

⊚ C-11.21 **Wachstums- und Gewichtskurven in Perzentilen**

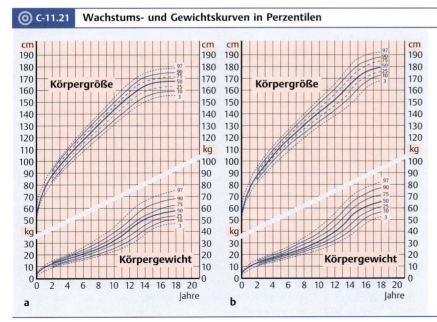

a Jungen 0–18 Jahre

b Mädchen 0–18 Jahre
Nach den Perzentilenkurven können Längen- und Gewichtsentwicklungen der Kinder beurteilt werden. Perzentilenkurven sind Prozentkurven, die angeben, wie ein gemessener Wert sich innerhalb einer Vergleichsgruppe verhält. Beispiel: 97. Längenperzentile bedeutet, dass von 100 Kindern eines bestimmten Alters 96 kleiner sind und 3 größer als der abgelesene Wert. Als „normal" gelten Werte, die sich innerhalb des 3. und 97. Perzentilenwertes befinden.

C-11.22

C-11.22 Pubertätsstadien

Entwicklung der Schambehaarung bei Jungen und Mädchen

Ph 1 kindliche Verhältnisse, keine Schambehaarung

Ph 2 wenige, gering pigmentierte Haare an der Peniswurzel bzw. an den großen Labien

Ph 3 kräftigere, dunklere gekräuselte Haare, bis über die Symphyse ausgedehnt

Ph 4 ähnlich wie bei Erwachsenen, aber nicht auf die Oberschenkel übergehend

Ph 5 Ausdehnung und Dichte wie bei Erwachsenen, auf die Oberschenkel übergehend

Ph 6 auf der Linea alba in Richtung Nabel weiterreichende Behaarung, in 80 % bei Männern, in 10 % bei Frauen

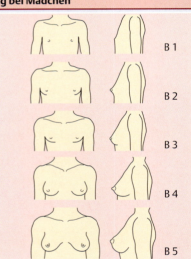

Brustentwicklung bei Mädchen

B 1 kindliche Verhältnisse, lediglich Erhebung der Brustwarze

B 2 Brustdrüse vergrößert. Vorwölbung des Warzenhofs. Areola im Durchmesser größer

B 3 weitere Vergrößerung, Volumen des Drüsenkörpers größer als das der Areola

B 4 Brustwarze und Areola bilden jetzt über dem Drüsenkörper eine zweite Vorwölbung

B 5 vollentwickelte Brust mit kontinuierlichem Übergang vom Drüsenkörper zu Areola und prominenter Mamille

Genitalstadien bei Jungen

G 1 Hoden, Skrotum und Penis wie in der Kindheit
G 2 Hodenvolumen ca. 4 ml, Skrotum größer, Penis noch wie in der Kindheit
G 3 Hodenvolumen und Skrotum größer, Penis länger
G 4 Hodenvolumen ca. 12 ml, Skrotum dunkler pigmentiert, Penis länger und dicker
G 5 Hoden, Skrotum und Penis in Größe und Aussehen wie beim Erwachsenen

Adoleszente sind im Umgang nicht einfach. Jede Maßnahme muss wesentlich ausführlicher als bei erwachsenen Patienten erklärt werden.

Zur schematischen Einteilung der Pubertätsstadien s. Abb. **C-11.22**.

Adoleszente sind im Umgang nicht einfach. Die körperliche Untersuchung unterscheidet sich technisch nicht von der beim Erwachsenen, doch sollte man bei der Entkleidung und Untersuchung die besondere Schamhaftigkeit der Jugendlichen berücksichtigen. Um Vertrauen zu gewinnen und Brüskierungen zu vermeiden, muss jede Maßnahme wesentlich ausführlicher erklärt werden, als es bei den meisten erwachsenen Patienten erforderlich ist.

Mammaentwicklung und Schambehaarung beim Mädchen sowie Entwicklung des Genitales beim Knaben werden zur besseren Verständigung und vereinfachten Dokumentation schematisch in verschiedene Stadien eingeteilt (Abb. **C-11.22**).

11.2 Anamnese

11.2.1 Besonderheiten bei der Anamnese von Kindern

Die Anamnese von Kindern ist überwiegend eine Fremdanamnese, allerdings mit einer Besonderheit: Die Person, zumeist die Mutter des Kindes, die dem Arzt die wesentlichen Informationen liefert, ist zutiefst emotional am Geschehen beteiligt, ohne jedoch den persönlichen Leidensdruck eines Patienten zu spüren. Diese Konstellation hat zwei wesentliche Folgen: Zum einen ist die Schilderung der Beschwerden geprägt von subjektiven Gewichtungen und Interpretationen, die im Extremfall an der Wirklichkeit völlig vorbeigehen können; zum anderen haben Mütter von erkrankten Kindern als nicht persönlich Betroffene meistens eine kritischere Grundhaltung dem Arzt gegenüber als ein „Patient" (im Sinne von Leidender). Zusätzlich zum sachlichen Inhalt der Schilderung erfahren Sie während des Anamnesegesprächs auch wichtige Informationen über den Berichtenden und das Umfeld des Kindes. Wie intelligent ist die berichtende Person? Kann sie Symptome wahrnehmen, richtig einordnen und mitteilen? Ist sie engagiert, neigt sie zu ängstlicher Übertreibung oder ist sie eher unbeteiligt bis gleichgültig? Werden über die Symptome hinaus unaufgefordert auch gruppendynamische Prozesse in der Familie geschildert, möglicherweise mit rechtfertigendem oder anklagendem Unterton? Es gehört zur Kunst des erfahrenen Arztes, die Fakten eines Berichtes möglichst wertfrei zu sammeln, sich ein Bild von der berichtenden Person zu machen und dabei gleichzeitig das Kind unauffällig zu beobachten. Ab einem Alter von 5–6 Jahren erlaubt die Reaktion des Kindes auf Angaben der Mutter zusätzliche Informationen über das Verhältnis zwischen den beiden.

Informationsquelle Mutter

Wird das Kind hauptsächlich von der Mutter betreut, so erhält man von ihr die zuverlässigsten Informationen über das Kind. Bedenken Sie auch den moralischen Aspekt, der die Objektivität eines Krankheitsberichts der Mutter mindern kann. Jede Mutter möchte den Arzt davon überzeugen, dass sie eine „gute" Mutter ist, die sich redlich um das Wohl des Kindes bemüht, dass auch ihr Kind „gut" ist und in Verhalten und Leistungen der Norm entspricht. Mütter haben nicht selten eine „schiefe Optik" für ihr Kind und die familiäre Situation: Verhaltensstörungen werden heruntergespielt, unerfreuliche Ereignisse in der Familie nicht angesprochen und tatsächlich vorliegende Defekte des Kindes bagatellisiert. Umgekehrt können normale Verhaltensweisen des Kindes aufgrund falscher oder überzogener Normvorstellungen der Mutter als krankhaft interpretiert werden. Achten Sie darauf, ob und in welcher Weise die Mutter Vergleiche zwischen ihrem Kind und den Kindern von Verwandten oder Bekannten anstellt.

Gesundheitliche Störungen oder (scheinbare) Verhaltensstörungen von Säuglingen und Kleinkindern verstärken vor allem bei jungen Müttern die fast immer vorhandene Unsicherheit darüber, ob sie in Ernährung, Pflege und Zuwendung auch alles richtig gemacht haben. Viele Mütter suchen mit dem Arztbesuch eine bloße Bestätigung für ihr Handeln. Halten Sie sich mit besserwisserischen Belehrungen in diesem frühen Stadium der Dreiecksbeziehung Kind – Mutter – Arzt zurück, versuchen Sie vielmehr das Vertrauen der Mutter durch verständnisvolle Bestätigung zu gewinnen. Die Mutter bleibt im gesamten diagnostisch-therapeutischen Ablauf Ihre wichtigste Gesprächspartnerin.

Sie werden rasch erkennen, ob die Mutter eher eine zuversichtliche Grundhaltung im Hinblick auf die Gesundheitsstörung des Kindes hat (solche Mütter suchen aber eher selten den Arzt auf) oder ob sie voller Sorge ist. Gehen Sie auf diese Sorge ein, auch wenn sie Ihnen unbegründet erscheint. Akzeptieren Sie zunächst die Einstellung der Mutter gegenüber der Medizin an sich, sei sie nun medikamentengläubig, naturheilkundlich oder homöopathisch orientiert, und äußern Sie erst am Ende der Konsultation Ihre Vorschläge zum weiteren Vorgehen.

11.2   Anamnese

11.2.1 Besonderheiten bei der Anamnese von Kindern

Die Anamnese von Kindern ist überwiegend eine Fremdanamnese. Die Schilderung der Beschwerden vonseiten der Bezugsperson ist geprägt von subjektiven Interpretationen. Während des Anamnesegesprächs erhalten Sie wichtige Informationen über den Berichtenden und das Umfeld des Kindes. Die Fakten sollten möglichst wertfrei gesammelt und dabei gleichzeitig das Kind unauffällig beobachtet werden.

Informationsquelle Mutter

Wenn die Mutter das Kind hauptsächlich betreut, so erhält man in der Regel von ihr die zuverlässigsten Informationen über das Kind. Mütter haben nicht selten eine „schiefe Optik". Negative Dinge können beschönigt, normale Verhaltensweisen als krankhaft interpretiert werden.

Versuchen Sie, das Vertrauen der Mutter durch verständnisvolle Bestätigung zu gewinnen.

Akzeptieren Sie zunächst die Einstellung der Mutter gegenüber der Medizin an sich und äußern Sie erst am Ende der Konsultation Ihre Vorschläge zum weiteren Vorgehen.

Informationsquelle Kind

Bis zum Alter von etwa 4 Jahren sind Sie überwiegend auf nichtsprachliche Äußerungen angewiesen, die Sie durch Beobachtung erfassen müssen.

Bis zum Alter von etwa 4 Jahren ist eine verbale Kommunikation mit dem Kind nur sehr eingeschränkt möglich, daher sind Sie überwiegend auf nichtsprachliche Äußerungen angewiesen, die Sie durch Beobachtung erfassen müssen. Nehmen Sie aber auch Klagen des Kindes ernst, auch wenn die Angaben z. B. zur Schmerzlokalisation oft vager sind als bei Erwachsenen. Kleinkinder kennen noch nicht die exakten Bezeichnungen für Körperregionen.

Verwenden Sie in geeigneten Fällen Puppen, um sich zeigen zu lassen, wo es weh tut.

Kinder vor der Pubertät simulieren selten, eher dissimulieren sie Beschwerden aus Angst, im Bett bleiben zu müssen oder ins Krankenhaus eingewiesen zu werden. Im Pubertätsalter wird der wahre Grund für einen Arztbesuch manchmal verschleiert.

Kinder vor der Pubertät simulieren selten, eher dissimulieren sie Beschwerden aus Angst, im Bett bleiben zu müssen oder ins Krankenhaus eingewiesen zu werden. Im Pubertätsalter müssen Sie damit rechnen, dass der wahre Grund für einen Arztbesuch verschleiert wird. Mädchen berichten über unregelmäßige Blutungen oder Fluor und befürchten in Wirklichkeit eine Schwangerschaft. Jungen klagen bei Problemen im Rahmen der ersten sexuellen Beziehung über Schmerzen im Genitalbereich und wollen vom Arzt in Wirklichkeit nur bestätigt haben, dass ihr Genitale „normal" ist.

Bei Verdacht auf Misshandlungen sollten Sie auch das Kind in Abwesenheit der Eltern anhören.

Bei Verhaltensstörungen älterer Kinder, vor allem bei Verdacht auf Misshandlungen, sollten Sie auch das Kind in Abwesenheit der Eltern anhören.

Informationsquelle Vater

Die anamnestische Befragung des Vaters hat bei kindlichen Entwicklungsrückständen und Verhaltensstörungen Bedeutung.

Die anamnestische Befragung des Vaters hat bei kindlichen Entwicklungsrückständen und Verhaltensstörungen Bedeutung, da die Ursache hierfür oft in einer Störung der Beziehung zwischen den Eltern zu suchen ist. Gelegentlich wird das Kind sogar als „Waffe" im Geschlechterkampf eingesetzt, insbesondere bei getrennt lebenden oder geschiedenen Eltern. Es empfiehlt sich, in diesen Fällen Mutter und Vater getrennt zu befragen.

11.2.2 Technik des Anamnesegesprächs

Lassen Sie das Kind scheinbar unbeachtet, wenn Mutter und Kind das Sprechzimmer betreten. Wenden Sie sich in der Sprechstunde zunächst nur der Mutter, in der Klinik nur der Schwester zu. Beginnen Sie mit einfachen offenen Fragen. Lassen Sie die Mutter zunächst frei erzählen. Nach Schilderung der aktuellen Beschwerden übernehmen Sie die Gesprächsführung durch gezieltes Abfragen (Schema s. S. 82).

Lassen Sie das Kind scheinbar unbeachtet, wenn Mutter und Kind das Sprechzimmer betreten. Wenn Sie als Fremder einem Kleinkind die Hand hinstrecken, so wird es ängstlich reagieren und sich mit größter Wahrscheinlichkeit in den Schoß der Mutter flüchten. Wenden Sie sich in der Sprechstunde zunächst nur der Mutter, in der Klinik nur der Schwester zu. Machen Sie ein freundliches Kompliment über das Aussehen oder die Kleidung des Kindes – jede Mutter freut sich darüber, und Sie tragen zur Lösung der oft gespannten Atmosphäre bei. Beginnen Sie nicht systematisch mit Schwangerschaft, Geburt und Neonatalperiode, sondern mit der einfachen offenen Frage: Warum kommen Sie zu mir? Warum kommt das Kind zu uns? Säuglinge und Kleinkinder sollen auf dem Schoß der Mutter bleiben. Legen Sie im Verlauf des Gesprächs scheinbar zufällig ein Spielzeug in Reichweite des Kindes auf den Tisch und beobachten, wie das Kind darauf reagiert und was es damit macht. Lassen Sie die Mutter zunächst frei erzählen, wobei Sie je nach Redefluss der Mutter mehr oder weniger gezielt nachfragen, um das Gespräch zu strukturieren. Nach Schilderung der aktuellen Beschwerden und Probleme übernehmen Sie mehr und mehr die Gesprächsführung durch gezieltes und systematisches Abfragen, z. B. anhand eines Schemas, das Sie sich nach den in Kapitel A-16 (s. S. 82) aufgeführten Punkten anfertigen können.

Die Ausführlichkeit der Anamnese sollte in Relation zur Schwere der Erkrankung und zur Komplexität des Problems stehen. Beides können Sie mit einiger Erfahrung bereits in den ersten Minuten des Gesprächs mit der Mutter abschätzen. Ein banaler Virusinfekt muss nicht familienanamnestisch und entwicklungsanalytisch aufgearbeitet werden, unklare Bauchschmerzen, Gedeih- und Verhaltensstörungen bedürfen dagegen einer ausführlichen Exploration.

11.2.3 Familienanamnese

Erbliche Krankheiten spielen im Kindesalter eine große Rolle. Fragen Sie nach einer Häufung bestimmter Krankheiten in den einzelnen Sippen und dehnen dabei Ihre Erkundigungen bis auf den 3. Verwandtschaftsgrad aus. Klären Sie dabei auch die Fragen, ob das vorgestellte Kind auch wirklich das leibliche Kind der jeweiligen „Mutter" oder des „Vaters" ist. Besteht Blutsverwandtschaft der Eltern des Kindes, woran sind die Vorfahren verstorben, traten Geisteskrankheiten, Epilepsien, Alkoholismus, Diabetes, Anämie, Fettstoffwechselstörungen, Adipositas, Geschlechtskrankheiten oder Allergien auf? Zog sich durch die Familie eine Kette von Aborten, Frühgeburten und Missbildungen? Man kann diese Probleme auch im Rahmen eines Fragebogens bereits im Wartezimmer abfragen. Zur Klärung echter Erbkrankheiten sollte man gemeinsam mit den Eltern des betroffenen Kindes einen **Stammbaum** erstellen (Abb. **C-11.23**).

11.2.3 Familienanamnese

Erbliche Krankheiten spielen im Kindesalter eine große Rolle. Fragen Sie nach einer familiären Häufung bestimmter Krankheiten. Klären Sie dabei auch die Frage, ob das vorgestellte Kind auch wirklich das leibliche Kind der jeweiligen „Mutter" oder des „Vaters" ist. Zur Klärung echter Erbkrankheiten sollte man gemeinsam mit den Eltern des betroffenen Kindes einen **Stammbaum** erstellen (Abb. **C-11.23**).

| ⊚ C-11.23 | **Stammbaum zur Klärung von Erbkrankheiten** | ⊚ C-11.23 |

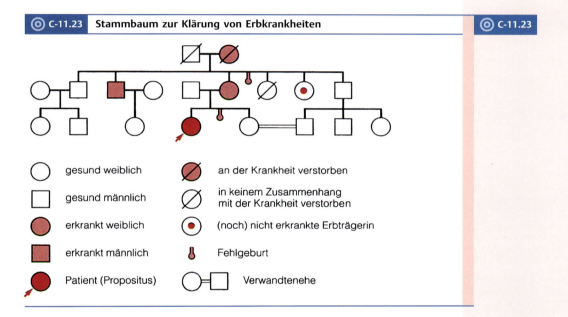

○ gesund weiblich	⊘ an der Krankheit verstorben	
□ gesund männlich	⊘ in keinem Zusammenhang mit der Krankheit verstorben	
● erkrankt weiblich	⊙ (noch) nicht erkrankte Erbträgerin	
■ erkrankt männlich	Fehlgeburt	
● Patient (Propositus)	○—□ Verwandtenehe	

11.2.4 Persönliche Anamnese

Die Anamnese des Kindes beginnt spätestens mit dem Zeitpunkt der Konzeption, u. U. sogar schon früher. Die ersten Fragen kann nur die Mutter beantworten:

- **Pränatalzeit**
Alter der Mutter bei der Geburt? Erstes Kind? Gewünschte oder ungewünschte Schwangerschaft? Gesundheit, Alkohol, Nikotin, Drogen, Medikamente, Röntgenaufnahmen, soziale Verhältnisse während der Schwangerschaft? Besonderheiten, Dauer der Schwangerschaft? Beginn der ersten Kindsbewegungen?
- **Perinatalperiode**
Geburtsgewicht? Länge, Kopfumfang? Geburtsdauer, Komplikationen, Art der Entbindung? Narkose? Apgar-Score? Frühgeburt, Inkubator, Beatmung?
- **Neonatalperiode**
Verletzungen bei der Geburt? Zyanose, Krämpfe, wie lange Ikterus? Saugkraft? Dauer des Klinikaufenthaltes, gleichzeitige Entlassung von Mutter und Kind?
- **Ernährung**
Brustmilch oder künstliche Ernährung? Wie lange gestillt, warum abgestillt? Trinkverhalten, Erbrechen? Beikost, Vitamine, Medikamente? Zahl der Mahlzeiten, wann auf ergänzende Kost umgestellt? Stuhlbeschaffenheit?

11.2.4 Persönliche Anamnese

Zur persönlichen Anamnese gehören Fragen über:

- **Pränatalzeit**
Alter der Mutter bei der Geburt, Alkohol, Nikotin, Drogen, Medikamente?

- **Perinatalperiode**
Geburtsgewicht?, Länge, Kopfumfang? Komplikationen, Score? Frühgeburt?

- **Neonatalperiode**
Verletzungen bei der Geburt? Zyanose, Krämpfe, wie lange Ikterus?

- **Ernährung**
Brustmilch oder künstliche Ernährung? Wie lange gestillt, warum abgestillt? Trinkverhalten, Erbrechen?

- **Entwicklung**

Beobachtung und Eindruck der Mutter, Vergleich mit anderen Kindern, Geschwistern; Längen-, Gewichts- und Kopfumfangsentwicklung? Psychomotorische Entwicklung?

- **Infektionskrankheiten und Impfungen**

Typische Kinderkrankheiten, andere Krankheiten oder Unfälle? Impfungen, wann, welche (Tab. **C-11.14**)?

- **Entwicklung**

Beobachtung und Eindruck der Mutter, Vergleich mit anderen Kindern, Geschwistern; Längen-, Gewichts- und Kopfumfangsentwicklung? Zahnung? Psychomotorische Entwicklung? Kindergarten- und Schulprobleme? Schulische Leistungen? Sportliche Betätigung?

- **Infektionskrankheiten und Impfungen**

Wann? Masern, Röteln, Mumps, Windpocken, Keuchhusten, Scharlach, Diphtherie? Infektionen in der Umgebung? Andere Krankheiten oder Unfälle? Impfungen, wann, welche? (Tab. **C-11.14**) Tuberkulinproben? Serumgaben?

≡ **C-11.14**   **Impfkalender für Säuglinge, Kinder und Jugendliche**
Empfohlenes Impfalter und Mindestabstände zwischen den Impfungen

Impfstoff/Antigen-kombinationen	Alter in vollendeten Monaten						Alter in vollendeten Jahren	
	Geburt	2	3	4	11–14	15–23 siehe[1]	4–5 siehe[1]	9–17 siehe[1]
DTaP*		1.	2.	3.	4.			
DT/Td**							A	A
aP								A
Hib*		1.	siehe[2]	2.	3.			
IPV*		1.	siehe[2]	2.	3.			A
HB*	siehe[3]	1.	siehe[2]	2.	3.			G
MMR***					1.	2.		

Um die Zahl der Injektionen möglichst gering zu halten, sollten vorzugsweise Kombinationsimpfstoffe verwendet werden. Impfstoffe mit unterschiedlichen Antigenkombinationen von D/d, T, aP, HB, Hib, IPV sind bereits verfügbar. Bei Verwendung von Kombinationsimpfstoffen sind die Angaben des Herstellers zu den Impfabständen zu beachten.

[1] Zu diesen Zeitpunkten soll der Impfstatus überprüft und gegebenenfalls vervollständigt werden.

[2] **Antigenkombinationen, die eine Pertussionskomponente (aP) enthalten, werden nach dem für DTaP angegebenen Schema benutzt.**

[3] Neugeborene von HBsAg-positiven Müttern erhalten simultan unmittelbar nach der Geburt (d.h. innerhalb von 12 Stunden) die erste Dosis HB-Impfstoff und HB-Immunglobulin. Bei Neugeborenen von Müttern, deren HBsAg-Status nicht bekannt ist und bei denen noch vor bzw. sofort nach der Geburt die serologische Kontrolle nicht möglich ist, wird ebenfalls unmittelbar post partum die Grundimmunisierung mit HB-Impfstoff begonnen.

Bei nachträglicher Feststellung einer HBsAg-Positivität der Mutter kann beim Neugeborenen innerhalb von 7 Tagen postnatal die passive Immunisierung nachgeholt werden.

A   Auffrischimpfung: Diese sollte möglichst nicht früher als 5 Jahre nach der vorhergehenden letzten Dosis erfolgen.

G   Grundimmunisierung aller noch nicht geimpften Jugendlichen bzw. Komplettierung eines unvollständigen Impfschutzes.

*   Abstände zwischen den Impfungen mindestens 4 Wochen; Abstand zwischen vorletzter und letzter Impfung mindestens 6 Monate.

**   Ab einem Alter von 5 bzw. 6 Jahren wird zur Auffrischimpfung ein Impfstoff mit reduziertem Diphtherietoxoid-Gehalt (d) verwendet.

***   Mindestabstand zwischen den Impfungen 4 Wochen.

- **Hautkrankheiten**

Erbliche Hauterkrankungen (Neurodermitis, Milchschorf)?

- **Magen-Darm-Trakt**

Beschaffenheit der Stühle? Verstopfung/Durchfall?

- **Harnorgan**

Seit wann kontinent?

- **Herz-Kreislauf-System**

Zyanose? Befreiung vom Schulsport?

- **Atemwege**

Z. B. Allergien? Asthmaanfälle?

- **Lymphknoten**

Z. B. Schwellungen?

- **Hautkrankheiten**

Ausschläge, Mykosen, Trockenheit? Erbliche Hauterkrankungen (Neurodermitis, Milchschorf, Ekzeme, Psoriasis, Ichthyosis vulgaris)?

- **Magen-Darm-Trakt**

Beschaffenheit der Stühle? Verstopfung/Durchfall? Nahrungsmittelunverträglichkeit? Bauchschmerzen, Erbrechen? Würmer? Zahnung?

- **Harnorgane**

Seit wann kontinent? Geruch und Aussehen des Urins? Enuresis? Miktionsbeschwerden? Onanie?

- **Herz-Kreislauf-System**

Herzklopfen? Zyanose? Sichtbare Herzaktion? Sportliche Leistungen, Befreiung vom Schulsport?

- **Atemwege**

Allergien? Asthmaanfälle (bei Anstrengung)? Husten, Krupp?

- **Lymphknoten**

Schwellungen, Schmerzen, Schluckschmerzen?

■ **Gelenke und Knochen**

Schmerzen, Schwellungen? Hüftgelenke, Kniegelenke?

■ **Psyche und Nervensystem**

Ruhig, hyperaktiv, aggressiv, phlegmatisch? Tics, Schlafstörungen, Müdigkeit? Kopfschmerzen, Krämpfe? Essverhalten? Daumenlutschen, Nägelkauen, Bettnässen, Einkoten?

■ **Soziales**

Beruf der Eltern? Wohnverhältnisse (Zahl der Zimmer, Bewohner, Spielmöglichkeiten im Freien)? Verhalten gegenüber Geschwistern und Schulkameraden? Spielverhalten, Lieblingsbeschäftigung, Fernsehkonsum? Einzelgänger, geselliger Typ, Freundeskreis? Erziehungsschwierigkeiten, Schulleistungen, Schulwechsel? Schon im Krankenhaus gewesen? Alleinerziehende(r) Mutter/Vater, Trennung der Eltern, Erziehung durch dritte Person (Oma, Pflegemutter)? Umzug?

11.2.5 Spezielle Anamnese bei häufigen Symptomen im Kindesalter

Bauchschmerzen

Bis zum Ende des 3. Lebensjahres steht der Bauch so sehr im Mittelpunkt der körperlichen Existenz, dass sich fast alle Krankheiten, Befindensstörungen und psychischen Probleme als nicht lokalisierbare „Bauchschmerzen" manifestieren können. Dieser Umstand erschwert die Klärung der Ursache von Bauchschmerzen beträchtlich. In der präverbalen Phase bezieht sich die Anamnese ausschließlich auf Schreien und sonstige Schmerzäußerungen des Kindes. Säuglinge und junge Kleinkinder mit abdominellen Schmerzen äußern typischerweise ein sog. **Schrei-Weinen** (ein Aufschreien in hoher Tonlage), das mit zunehmender Erschöpfung in ein leise an- und abschwellendes Wimmern, Schluchzen oder Stöhnen übergeht. Die Augen sind bei Säuglingen zusammengekniffen, bei älteren Kindern dagegen weit geöffnet, das Gesicht wirkt verzerrt. Die Beine sind angezogen, werden bei Koliken aber auch weggestoßen. Kleinkinder beißen oft auf die eigenen Finger oder die Lippen und drücken die Hände auf den schmerzenden Bauch. Als eine Art von Schonhaltung werden ungewöhnliche Körperstellungen eingenommen. Denken Sie daran, dass Bauchschmerzen auch bei vielen Infektionskrankheiten (Masern, Mumps, Scharlach, Laryngitis) geäußert werden, teils als unspezifische Mitreaktion, teils als Folge einer Entzündung intestinaler Lymphknoten. Fragen Sie nach Harn- oder Stuhlverhalt, auffallender körperlicher Ruhe oder eingeschränkter Atmung. Erkundigen Sie sich nach Zusammenhängen mit dem Genuss von bestimmten Nahrungsmitteln. Bei der ethnisch bedingten „Erwachsenenform" der Laktoseintoleranz kommt es erst bei älteren Kindern nach Zufuhr von Milch und Milchprodukten zu abdominellen Schmerzen, zusätzlich aber auch zu Meteorismus und Durchfällen.

Ganz wesentlich ist das allgemeine Verhalten des Kindes. Legt es sich freiwillig tagsüber ins Bett oder spielt es weiter? Isst und schläft es normal? Kann es durch Hochnehmen, Zureden und andere Zuwendungen von den Bauchschmerzen abgelenkt werden, dann ist eine schwer wiegende organische Ursache bereits sehr unwahrscheinlich. Viele Mütter versuchen, Bauchschmerzen mit „Hausmitteln" wie Leibwickel, Wärmflaschen, Bauchreiben, aber auch Lieblingsspeisen und Süßigkeiten zu beeinflussen. Versuchen Sie herauszufinden, ob das Kind seine Beschwerden nicht einsetzt, um sich Zuwendung und Beachtung zu „erkaufen". Das Symptom intermittierende ungeklärte Bauchschmerzen muss rasch zu Fragen nach psychischen Belastungen, Streit oder Trennung der Eltern, Wechsel des Wohnorts, Vernachlässigung oder schulischem Leistungsdruck führen. Bedenken Sie, dass Bauchschmerzen auch durch ständiges Fragen danach dem Kind suggeriert werden können.

■ **Gelenke und Knochen**

Z. B. Schmerzen, Schwellungen?

■ **Psyche und Nervensystem**

Z. B. ruhig, hyperaktiv, aggressiv, Tics, Schlafstörungen?

■ **Soziales**

Z. B. Beruf der Eltern? Erziehungsschwierigkeiten? Erziehung durch dritte Person (Oma, Pflegemutter)?

11.2.5 Spezielle Anamnese bei häufigen Symptomen im Kindesalter

Bauchschmerzen

Bis zum Ende des 3. Lebensjahres steht der Bauch so sehr im Mittelpunkt der Existenz, dass sich fast alle Krankheiten und psychischen Probleme als nicht lokalisierbare „Bauchschmerzen" manifestieren können. Säuglinge und junge Kleinkinder mit abdominellen Schmerzen äußern typischerweise ein **Schrei-Weinen**. Die Beine sind angezogen, werden bei Koliken aber auch weggestoßen. Bauchschmerzen werden auch bei vielen Infektionskrankheiten (Masern, Mumps, Scharlach, Laryngitis) geäußert. Fragen Sie nach Harn- oder Stuhlverhalt und Genuss von bestimmten Nahrungsmitteln.

Wesentlich ist das allgemeine Verhalten des Kindes. Kann es durch Zuwendungen von den Bauchschmerzen abgelenkt werden, ist eine schwerwiegende organische Ursache unwahrscheinlich. Versuchen Sie herauszufinden, ob das Kind seine Beschwerden nicht einsetzt, um sich Zuwendung und Beachtung zu „erkaufen". Das Symptom intermittierende ungeklärte Bauchschmerzen muss rasch zu Fragen nach psychischen Belastungen führen.

Erbrechen

Rezidivierendes oder anhaltendes Erbrechen ist ein vieldeutiges Symptom, das meist auf einen abklärungsbedürftigen Krankheitszustand hinweist (z. B. hypertrophische Pylorusstenose, Ösophagusatresie, Darmverschluss, zerebrale Erkrankungen und metabolische Entgleisungen).

Fieber

Kleinkinder können in ganz kurzer Zeit sehr hohes Fieber bekommen. Fragen Sie nach Begleitsymptomen (Husten, Schnupfen, Ohrenschmerzen, Hautausschläge, Erbrechen, Durchfälle?).

Husten

Lassen Sie sich den Husten des Kindes von der Mutter beschreiben. Ist der Husten trocken (z. B. Tracheitis) oder produktiv (z. B. Bronchitis), ist er anfallsweise und krampfartig bis zum Erbrechen (z. B. Keuchhusten, Mukoviszidose, Asthma)? Weißes Sekret bzw. Sputum treten bei Asthma, gelbes oder grünes Sputum bei bakterieller Superinfektion auf.

Dyspnoe

Häufigster Grund für Dyspnoe bei Früh- und Neugeborenen ist das Atemnotsyndrom durch Lungenunreife, bei Kleinkindern Pneumonien und Fremdkörperaspirationen. Typische Begleitphänomene sind Nasenflügeln, Benutzung der Atemhilfsmuskulatur, thorakale Einziehungen und Rückwärtsbeugen des Kopfes.

Stridor

Stridor entsteht in den oberen Anteilen des Respirationstrakts, vor allem in Larynx und Trachea. Inspiratorischer Stridor ist typisch für eine Obstruktion im Larynxbereich. Trachealer Stridor ist während der In- und Exspiration zu hören. Bronchialer Stridor tritt nur exspiratorisch auf, z. B. bei Asthma.

Erbrechen

Rezidivierendes oder anhaltendes Erbrechen ist ein vieldeutiges Symptom, das meist auf einen abklärungsbedürftigen Krankheitszustand hinweist. Explosionsartiges Erbrechen im Schwall direkt nach dem Trinken lässt bei Neugeborenen und Säuglingen an eine hypertrophische Pylorusstenose denken. Erbrechen von Schleim spricht für eine Ösophagusatresie, von Galle auf einen Darmverschluss (z. B. Volvulus). Hinter dem Symptom Erbrechen können vor allem bei Säuglingen schwere zerebrale Erkrankungen (Meningitis, subdurales Hämatom, Tumoren) und metabolische Entgleisungen (Fruktoseintoleranz, Phenylketonurie) stecken.

Fieber

Kleinkinder können in ganz kurzer Zeit sehr hohes Fieber bekommen. Fragen Sie nach der Messtechnik und den numerischen Werten, da manche Mütter ihr Urteil nur nach der „Handprobe" auf der Stirn des Kindes gewinnen. Gibt es Schwankungen im Tagesverlauf des Fiebers? Ist das Kind im Verhalten munter, spielte es weiter oder liegt es apathisch im Bett? Bestand Schüttelfrost oder Schweißausbruch? Hat das Kind Begleitsymptome (Husten, Schnupfen, Ohrenschmerzen, Hautausschläge, Erbrechen, Durchfälle?) Von der Wahrscheinlichkeit her ist die häufigste Ursache von Fieber ein Infekt der oberen Atemwege. Fieber ohne Begleitsymptome spricht am ehesten für einen unspezifischen Virusinfekt.

Husten

Lassen Sie sich den Husten des Kindes von der Mutter beschreiben. Trockener Husten wird ausgelöst durch Kehlkopfreize oder eine Tracheitis, dabei bestehen häufig Schmerzen hinter dem Sternum. Bronchialer Husten beginnt meist trocken wird aber nach kurzer Zeit feucht (produktiv). Weißes Sekret bzw. Sputum treten bei Asthma, gelbes oder grünes Sputum bei bakterieller Superinfektion auf. Anfallsweiser, krampfartiger Husten bis zum Erbrechen deutet auf Keuchhusten, Mukoviszidose oder Asthma hin, entsteht aber auch bei Kompression eines Bronchus von außen (z. B. Lymphknoten) oder Fremdkörperaspiration. Typisch für den Keuchhusten sind die „jauchzende" Inspiration nach der Hustenattacke und das gehäufte Auftreten in der Nacht.

Dyspnoe

Denken Sie an die beim Kind im Vergleich zum Erwachsenen wesentlich höhere Atemfrequenz: Ein Neugeborenes atmet etwa 55-mal pro Minute, halbjährige Kinder 40-mal, einjährige 35-mal und sechsjährige 25-mal. Häufigster Grund für Dyspnoe bei Früh- und Neugeborenen ist das Atemnotsyndrom („respiratory distress syndrome") durch Lungenunreife, bei Kleinkindern Pneumonien und Fremdkörperaspirationen. Kinder empfinden Dyspnoe oft nicht als Beschwerde. Fragen Sie nach typischen Begleitphänomenen wie Nasenflügeln, Benutzung der Atemhilfsmuskulatur, thorakalen Einziehungen und Rückwärtsbeugen des Kopfes. Bei größeren Kindern sind Giemen und Dyspnoe bei Anstrengungen als „Anstrengungsasthma" bekannt.

Stridor

Stridor entsteht in den oberen Anteilen des Respirationstrakts, vor allem in Larynx und Trachea. Inspiratorischer Stridor ist typisch für eine Obstruktion im Larynxbereich, sei sie entzündlich („Krupp" bei Diphtherie, „Pseudokrupp" bei entzündlicher Laryngobronchitis) oder durch Fremdkörper bzw. Tumoren bedingt. Trachealer Stridor ist während der In- und Exspiration zu hören. Denken Sie dabei an eine Trachealkompression durch eine Struma oder Thymushyperplasie. Bronchialer Stridor tritt nur exspiratorisch auf, typisches Beispiel ist das Asthma bronchiale.

Schnupfen

Schnupfen durch eine viral bedingte Rhinitis befällt wohl jedes Kind mindestens einmal pro Jahr. Tritt er öfter auf oder ist die Nasenatmung dauernd verlegt, erkennbar am ständig geöffneten Mund und an näselnder Sprache, so sollte man an eine Spetumdeviation oder Adenoide (vergrößerte Rachenmandeln) denken, welche die Nasenatmung behindern. Typischerweise schnarchen diese Kinder nachts. Entleert sich eitriges oder blutiges Sekret nur aus einer Nasenöffnung, so sollte man an eine einseitige Sinusitis maxillaris oder frontalis oder einen Fremdkörper in der Nase denken.

Anfälle, Krämpfe

Epileptische Anfälle sind für die Eltern des Kindes ein sehr beunruhigendes Symptom, weisen aber nicht immer auf eine Epilepsie im Sinne eines chronischen Anfallleidens hin. Im Kindesalter handelt es sich überwiegend um Gelegenheitskrämpfe im Rahmen akuter Krankheiten oder Stoffwechselstörungen (Fieber, Meningitis, Hirntrauma, Hypoglykämien, Elektrolytentgleisungen). Wegen der flüchtigen Symptomatik ist man zur diagnostischen Einordnung des ersten Krampfanfalls überwiegend auf anamnestische Angaben der Eltern angewiesen. Um die Ursachen von Gelegenheitskrämpfen herauszufinden und die Klassifizierung von Anfallsleiden zu ermöglichen, sollten folgende Fragen geklärt werden:

- Bei welcher Gelegenheit trat der erste Anfall auf (Begleiterkrankung, Trauma, Fieber, Anstrengung, Wut, Schreien)?
- Wie lange hielt der Zustand an?
- War das Bewusstsein des Kindes beeinträchtigt oder nicht?
- War das Kind nur „geistig abwesend", ohne dass Muskelkrämpfe auftraten?
- Waren nur einzelne oder alle Muskelgruppen betroffen?
- Stand die Atmung still, wurde das Kind blau oder weiß?
- Gingen unwillkürlich Stuhl und Urin ab, kam es zu Zungenbissen?

Rezidivierende Schmerzsyndrome

In den letzten Jahren werden bei Kindern immer häufiger wiederkehrende Schmerzzustände ohne organische Veränderungen beobachtet, die bei ungenügender anamnestischer Exploration meist zu vielen (nicht indizierten) apparativen Untersuchungen führen. Am häufigsten sind Kopfweh und Bauchweh, doch kommt es nicht selten zu einem Symptomenwechsel. Im Hinblick auf Lokalisation und Schmerzqualität werden eher unbestimmte und widersprüchliche Angaben gemacht. Die auffallend unbeteiligte Schilderung der Symptome ist charakteristisch, darf jedoch nicht mit einer bewussten Verstellung im Sinne einer Simulation verwechselt werden. Man nimmt eine psychosomatische Genese des Leidens an: Verunsicherte und überforderte Kinder „benutzen" diese Symptomatik als nonverbale Kommunikationsform, wenn keine ausreichende Auseinandersetzung mit seelischen Konflikten erfolgt.

Weitere Symptome, die ihren Ursprung in psychischen Konflikten haben und einer ausführlichen psychosozialen Exploration bedürfen, sind Essstörungen, Schlafstörungen, Enuresis (Bettnässen) und Enkopresis (Einkoten).

Schnupfen

Schnupfen durch viral bedingte Rhinitis befällt wohl jedes Kind mindestens einmal pro Jahr. Tritt er öfter auf oder ist die Nasenatmung dauernd verlegt, so sollte man an eine Septumdeviation oder Adenoide denken, bei eitrigem oder blutigem Sekret aus nur einer Nasenöffnung an Fremdkörper in der Nase.

Anfälle, Krämpfe

Im Kindesalter handelt es sich überwiegend um Gelegenheitskrämpfe im Rahmen akuter Krankheiten oder Stoffwechselstörungen (Fieber, Meningitis, Hirntrauma, Hypoglykämien, Elektrolytentgleisungen). Um die Ursachen herauszufinden und die Klassifizierung zu ermöglichen, sollten Sie fragen nach:

- Begleitumständen
- Dauer des Anfalls
- Bewusstseinslage des Kindes
- betroffenen Muskelgruppen
- Atemstillstand
- unwillkürlichem Stuhl- oder Urinabgang.

Rezidivierende Schmerzsyndrome

In den letzten Jahren werden bei Kindern immer häufiger wiederkehrende Schmerzzustände ohne organische Veränderungen beobachtet. Am häufigsten sind Kopfweh und Bauchweh. Die auffallend unbeteiligte Schilderung der Symptome ist charakteristisch. Man nimmt eine psychosomatische Genese des Leidens an.

Weitere Symptome sind Essstörungen, Schlafstörungen, Enuresis (Bettnässen) und Enkopresis (Einkoten).

12   Untersuchung von Bewusstlosen

Die Bewusstseinslage gibt den Grad der Wachheit und Wahrnehmung der Umwelt an. Die zunehmende Eintrübung des Bewusstseins wird in **Stadien** eingeteilt:

- **Somnolenz**

- **Sopor**

- **Stupor**

- **Koma**

- **Delir**

Wichtig ist es auch festzustellen, ob **Todeszeichen** vorliegen. Man unterscheidet sichere von unsicheren Todeszeichen.

Eine feinere Differenzierung der Bewusstseinslage erlaubt die **Glasgow-Koma-Skala**. Die Punktzahl kann zwischen 3 und 15 betragen (Tab. **C-12.1a–c**).

Koma: Score von 8 oder weniger.

Ursachen des akuten Bewusstseinsverlusts:
1. Primär zerebrale traumatische Schädigung
2. primär zerebrale nichttraumatische Schädigung
3. sekundär zerebrale Schädigung.
Die sekundären ZNS-Störungen sind insgesamt die häufigste Ursache.

12   Untersuchung von Bewusstlosen

Die Bewusstseinslage eines Patienten gibt den Grad seiner Wachheit und der Wahrnehmung der Umwelt an. Voraussetzung für eine ungestörte Bewusstseinslage ist die intakte Interaktion zwischen Großhirn und oberem Hirnstamm, der für die stimulierenden Reaktionen verantwortlich ist. Die zunehmende Eintrübung des Bewussteins wird in folgende **Stadien** eingeteilt.

- **Somnolenz:** abnorme Schläfrigkeit, Apathie, Benommenheit, verlangsamte Reaktion, erhöhte Reizschwelle; der Patient ist aber erweckbar und vollständig orientiert.
- **Sopor:** Es handelt sich um einen schlafähnlichen Zustand, der Patient kann nur durch starke Reize (lautes Ansprechen, Rufen, Schmerzreiz) kurzzeitig zum Bewusstsein gebracht werden, die Reflexe sind erhalten.
- **Stupor:** Reaktion nur auf kräftige Schmerzreize; der Patient ist nicht mehr erweckbar.
- **Koma:** stärkster Grad der Bewusstseinstrübung, keine Reaktion auf Umweltreize, die Reflexe sind weitgehend erloschen (Eigen- und Fremdreflexe), die vegetativen Reflexe werden nicht mehr beherrscht (der Patient nässt z. B. ein), Kreislauf und Atmung sind evtl. gestört.
- **Delir** bezeichnet eine reversible Bewusstseinstrübung mit Desorientiertheit, Verwirrtheit, Wahnvorstellungen, Halluzinationen. Der Patient ist ansprechbar, reagiert aber inadäquat (z. B. Alkoholentzugsdelir).

Wichtig ist es auch festzustellen, ob **Todeszeichen** vorliegen. Man unterscheidet **sichere** Todeszeichen, wie das Vorhandensein von Totenflecken (rötlich-zyanohische, konfluierende Flecken), Totenstarre, Fäulnis von **unsicheren** Todeszeichen (keine Atmung, keine Herztöne, Areflexie, Hautblässe, Abkühlung).

Eine feinere Differenzierung und Bewertung der Bewusstseinslage erlaubt die **Glasgow-Koma-Skala** (Quantifizierung, Überwachung und Verlaufsbeurteilung von Bewusstseinsveränderungen). Die Punktzahl kann minimal 3 und maximal 15 betragen (Tab. **C-12.1a–c**).

Koma besteht nach der Glasgow-Skala bei einem Score von ≤ 8, z. B.:
- Augen: geschlossen (1)
- Bewusstein: unverständliche Laute (2) oder weniger
- Motorik: gezielte Schmerzabwehr (5) oder weniger

Die **Ursachen** des akuten Bewusstseinsverlust kann man in 3 Gruppen einteilen:
1. **Primär zerebrale traumatische Schädigung** (z. B. Schädelverletzung, Contusio cerebri, Hirntumor, intrakranielle Blutung).
   Beispiel: Nach der traumatischen Ruptur der A. meningea media findet sich bei ausgeprägtem epiduralem Hämatom neben einer ipsilateralen Mydriasis und einer kontralateralen Halbseitensymptomatik eine Bewusstseinsstörung.
2. **Primär zerebrale nichttraumatische Schädigung** (z. B. Epilepsie, Schlaganfall, Subarachnoidalblutung, Hirndrucksteigerung usw.).
3. **Sekundär zerebrale Schädigung** (z. B. Kreislaufstillstand, Hypoglykämie, Intoxikationen, Hypoxämie bei Anämie).

Die sekundären zerebralen Störungen sind insgesamt die häufigste Ursache.

≡ C-12.1	**Bewertung der Bewusstseinslage nach der Glasgow-Koma-Skala**

Augen

Reiz	Reaktion	Erklärung	Punktzahl
Ansprechen des Patienten	▪ **spontan**	Augen bleiben nach Ansprechen offen	**4**
	▪ **auf Anruf**	Augen fallen nach Ansprechen immer wieder zu	**3**
	▪ **auf Schmerzreiz**	Augen fallen nach Schmerzreiz immer wieder zu	**2**
	▪ **kein**	keinerlei Reaktion, evtl. nur Augenkneifen (kein Augenöffnen) oder Grimassieren	**1**

Bewusstsein

Reiz	Reaktion	Erklärung	Punktzahl
▪ Ansprechen ▪ evtl. Erwecken mit Schmerzreiz ▪ Befragen: Ort, Zeit, Tag, Monat, Jahr, Name, Geburtsdatum, Adresse, Telefonnummer?	▪ **orientiert**	örtlich, zeitlich und autopsychisch orientiert	**5**
	▪ **desorientiert**	in einer oder mehreren Qualitäten nicht orientiert	**4**
	▪ **ungezielte verbale Reaktion**	Worte noch verständlich, aber ohne inneren Zusammenhang (inkohärent): Wortsalat	**3**
	▪ **unverständliche Laute**	unartikulierte Laute (Fluchen, Lallen, Stöhnen)	**2**
	▪ **keine Antwort**	kein Laut	**1**

Motorik

Reiz	Reaktion	Erklärung	Punktzahl
Standardbefehle	▪ **führt Befehle aus**	Arme/Beine heben, Zunge zeigen usw.	**6**
Schmerzreize	▪ **wehrt gezielt Schmerz ab**	gezieltes Greifen zum Schmerzort, Abtasten	**5**
	▪ **ungezielte Schmerzabwehr**	Wegziehen der gereizten Extremität (Abwehrreflexion), ungezielte Abwehr mit der anderen Extremität	**4**
	▪ **beugt auf Schmerz (abnormale Flexion)**	pathologische Flexion der gereizten Extremitäten einseitig oder beidseitig. Hinweis für Störungen vom Mittelhirn an aufwärts (Dekortikation), evtl. typisches Schulterhochziehen	**3**
	▪ **streckt auf Schmerz (Extension)**	pathologische Extension auf Reize, oft spontan nach Absaugen, Umlagern, Hinweis für fortgeschrittene Mittelhirnstörung; Hirnstammstörung (Dezerebration)	**2**
	▪ **keine Reaktion auch auf stärksten Schmerz**	z. B. vollständige Hemiplegie bei Schlaganfall, Paraplegie, Plexuslähmungen, Medikamentenintoxikation	**1**

12.1 Allgemeines

Beim akuten Bewusstseinsverlust sind primär immer eine Hypoglykämie und ein Kreislaufstillstand auszuschließen: Dies erfolgt durch Pulstasten, Blutdruckmessen und Auskultation des Herzens. Wegen der Häufigkeit des Vorkommens einer Hypoglykämie im Rahmen des Diabetes mellitus (unter Therapie) sollte bei Bewusstlosen schnell eine Blutzuckermessung erfolgen. Die probatorische Gabe von Glukose (als Infusion) ist auf jeden Fall indiziert. Danach sind traumatische von atraumatischen ZNS-Schädigungen zu unterscheiden.

12.2 Anamnese

Soweit bei nur bewusstseinsgetrübten Patienten noch eine Befragung möglich ist, sollte nach den Begleitumständen der Erkrankung, nach Vorerkrankungen wie Diabetes, Infarkt, Epilepsie usw. und nach Medikamteneinnahmen gefragt werden. In jedem Fall ist die **Fremdanamnese**, d.h. die Befragung der Begleitpersonen nach der Vorgeschichte, dem Ablauf der Ereignisse und den Begleitumständen, erforderlich.

12.1   Allgemeines

Beim akuten Bewusstseinsverlust sind primär immer Hypoglykämie und Kreislaufstillstand auszuschließen. Danach sind traumatische von atraumatischen ZNS-Schädigungen zu unterscheiden.

12.2 Anamnese

Soweit möglich, sollte nach Begleitumständen der Erkrankung, Vorerkrankungen und Medikamenteneinnahme gefragt werden. In jedem Fall ist die **Fremdanamnese** erforderlich.

▶ **Wichtige Fragen**

▶ **Wichtige Fragen:**
- Seit wann besteht die Bewusstlosigkeit?
- Wie war das Verhalten des Patienten vor Eintritt der Bewusstlosigkeit?
- Wie ist die Bewusstlosigkeit eingetreten, plötzlich oder allmählich?
- Hat er gegessen, getrunken, Medikamente eingenommen oder sich körperlich belastet?
- Hat der Patient sich schlecht gefühlt?
- Welche Erkrankungen sind bekannt?
- Könnte es sich um einen Selbstmordversuch oder eine Vergiftung handeln?
- Wie war die psychische Verfassung des Patienten in der letzten Zeit?
- Haben Sie Medikamentenschachteln oder -flaschen entdeckt?
- Hat der Patient gekrampft?

12.3 Inspektion und körperliche Untersuchung

12.3 Inspektion und körperliche Untersuchung

Bewusstseinslage: Ist der Patient wach und aufmerksam? Versteht er Ihre Fragen, antwortet er schnell? Bei Schläfrigkeit muss sehr laut gefragt werden.

Untersuchung: Nach Einschätzung der Bewusstseinslage muss eine gezielte und rasche Untersuchung der wichtigsten Organsysteme erfolgen. Eine Bewusstlosigkeit ist immer als **Notfall** zu betrachten.

Überprüfen Sie:
- **Atmung:** Atemtyp, Atemgeräusche, Atemfrequenz, Dyspnoe, Stridor, Zyanose.

- **Herz und Kreislauf:** Pulsfrequenz, RR, Herzinsuffizienz, Herzgeräusche, Zyanose.

- **ZNS:** Pupillenreaktion, Muskeltonus, Paresen, Reflexe, Meningismus. Prüfen Sie den Schmerzreiz.

- **Geruch:** Alkoholgeruch beweist noch nicht, dass die Bewusstseinsstörung durch Alkohol verursacht ist. Der Patient könnte zusätzlich einen Schlaganfall oder innere Verletzungen haben.

- **Abdomen:** Abwehrspannung, peritonitische Zeichen, Druckschmerz, Organvergrößerung.

Bewusstseinslage: Ist der Patient wach und aufmerksam? Versteht er Ihre Fragen und antwortet er angemessen und ausreichend schnell, oder verliert er den Faden, wird still und schläft ein? Bei Schläfrigkeit muss sehr laut gefragt oder sogar gerufen werden. Bedenken Sie besonders bei älteren und alten Patienten, dass eine Schwerhörigkeit vorliegen kann.

Untersuchung: Nachdem die Bewusstseinslage klar eingeschätzt worden ist, muss eine gezielte und möglichst rasche Untersuchung der wichtigsten Organsysteme erfolgen. Eine Bewusstlosigkeit ist immer als **Notfall** zu betrachten – auch wenn der Patient nicht akut lebensbedroht erscheint. Sein Zustand kann sich jederzeit ohne Ankündigung dramatisch verschlechtern.
Bewerten Sie den **Gesamteindruck**: Liegt eine Verletzung oder ein Unfall vor? Überprüfen Sie folgende Parameter:
- **Atmung**

Achten Sie auf Atemtyp, Atemgeräusche, Atemfrequenz, Dyspnoe, Stridor, Zyanose.
- **Herz und Kreislauf**

Achten Sie auf Pulsfrequenz und -füllung, Pulsdefizit, Arrhythmie, Blutdruck, Herzinsuffizienzzeichen, Herzgeräusche, Zyanose.
- **ZNS**

Achten Sie auf Pupillenreaktion, Muskeltonus, Paresen, Reflexe, Meningismus. Prüfen Sie den Schmerzreiz: Kneifen in den M. pectoralis, falls keine Reaktion erfolgt, wird der Rachen mit dem Spatel gereizt.
Das Absaugen der oberen Luftwege bis zur Bifurkation der Trachea ist ein sehr starker Reiz. Bei intrazerebraler Blutung, Morphin und anderen Drogen sind die Pupillen eng, bei Alkoholvergiftung sind sie weit.
- **Geruch**

Alkoholgeruch allein beweist noch nicht, dass die Bewusstseinsstörung auch durch Alkohol verursacht ist. Der Patient könnte z. B. zusätzlich einen Schlaganfall oder innere Verletzungen haben. Der Azidosegeruch z. B. beim hyperglykämischen Diabeteskoma ist sehr charakteristisch, ebenso der Foetor uraemicus bei terminaler Niereninsuffizienz. Der Fötor beim Leberzerfallskoma (hepatisches Koma) ist erdig-schweflig. Der Geruch bei einer E 605-Vergiftung erinnert an Knoblauch.
- **Abdomen**

Achten Sie auf Abwehrspannung, peritonitische Zeichen, Druckschmerz, Organvergrößerung. Bewusstlose Patienten müssen evtl. vollständig entkleidet werden, um den gesamten Körper inspizieren zu können.

■ **Haut**

Achten Sie auf Farbe (Anämie, Zyanose, Ikterus), Temperatur, Einstichstellen, Verletzungen, Arzneimittelexanthem, Urtikaria. Die Haut ist bei einer CO-Vergiftung kirschrot. Heiße Haut und Tachykardie sprechen für eine Infektion; kalte und blasse Haut, Tachykardie und niedriger Blutdruck sprechen für einen Kreislaufschock. Ikterus und Foetor hepaticus sprechen für ein Coma hepaticum. Die Zyanose weist auf eine kardiopulmonale Erkrankung als Ursache.

■ **Haut:** Farbe, Temperatur, Einstichstellen, Verletzungen, Arzneimittelexanthem, Urtikaria.

D

Anhang

Anmerkungen zur Labordiagnostik

Daten im medizinischen Labor werden mit naturwissenschaftlichen Methoden erhoben und gelten daher in den Augen vieler Medizinstudenten und Ärzte, aber auch bei Laien, als besonders zuverlässig und aussagekräftig. Sie werden deshalb oft als eines der wichtigsten diagnostischen Hilfsmittel bei der Entscheidungsfindung des Arztes angesehen. Allerdings unterliegen Ärzte im Hinblick auf die Wertigkeit von Labordaten für die Entscheidungsfindung nicht selten einer Selbsttäuschung. Dies gilt vor allem für die sog. Routine- oder Screening-Untersuchungen, bei denen eine Vielzahl von Labortests („Laborlatten") ohne vorherige Überlegungen zur Wahrscheinlichkeit eines positiven oder negativen Ergebnisses angeordnet und durchgeführt werden. Man sollte sich daher stets vor Augen halten, dass

1. nur bei einem kleinen Teil (zwischen 2 % und 10 %, abhängig von der Zahl der Tests) überhaupt ein pathologisches Ergebnis gefunden werden kann;
2. nur bei einem Bruchteil der pathologischen Ergebnisse Konsequenzen gezogen werden;
3. sich nur bei einem Teil dieser Konsequenzen ein Nutzen für den Patienten ergibt, wobei noch offen bleibt, ob dieser Nutzen nicht auch zu erreichen gewesen wäre, hätte man einige wenige Labortests gezielt anhand von Anamnese und klinischer Untersuchung angefordert;
4. Abweichungen von der Norm in vielen Fällen zwar häufig nichts zur Diagnosefindung beitragen, jedoch zu an sich abklärungswürdigen Befunden werden und damit eine diagnostische Kaskade in Gang setzen.

Labortests sind für den Patienten belastend (z. B. Blutabnahmen), verursachen hohe Kosten und bergen die Gefahr einer Induktion von weiterführenden Untersuchungen in sich, die vom eigentlichen Problem wegführen. Daher sollte sich der gewissenhafte Arzt vor Anordnung einer Laboruntersuchung Gedanken darüber machen, wie hoch die Wahrscheinlichkeit ist, dass der durchzuführende Test zur Diagnosefindung beiträgt, und welche Konsequenzen ein negativer oder ein positiver Ausfall des Tests hat. Sind die Konsequenzen für beide Fälle gleich, so gibt es keine Rechtfertigung für den Test. Viel zu häufig werden in unserem „Medizinbetrieb" Untersuchungen angeordnet, um Aktionismus vorzuspiegeln oder eine – nie erreichbare – absolute Sicherheit über den Zustand des Patienten anzustreben.

Wichtige Normalwerte der Laboratoriumsdiagnostik

 D-1.1

Wichtige Normalwerte der Laboratoriumsdiagnostik

D-1.1	Wichtige Normalwerte der Laboratoriumsdiagnostik
Test	**Normalwert**
Blutbild, Gerinnung	
Blutkörperchen-Senkungsgeschwindigkeit (BKS)	m.: 3–8 mm (1 h); 5–18 mm (2 h) w.: 6–11 mm (1 h); 6–20 mm (2 h)
Hämoglobin (Hb)	m.: 14,0–18,0 g/dl w.: 12,0–16,0 g/dl
Erythrozytenzahl	m.: 4,5–5,9 $\times$x 10^6/µl w.: 4,0–5,2 $\times$x 10^6/µl
Hämatokrit (Hkt)	m.: 41–53 Vol.-% w.: 36–46 Vol.-%

Wichtige Normalwerte der Laboratoriumsdiagnostik (Fortsetzung)

Test	*Normalwert*
Mittlerer Hämoglobingehalt der Erythrozyten (MCH)	26–34 pg
Mittlere Hämoglobinkonzentration des Einzelerythrozyten (MCHC)	31–37 g Hb/dl Erythrozyten
Mittleres Zellvolumen (MCV)	80–94 fl
Retikulozyten	$< 4 \text{‰} = 20\text{–}160 \times 10^3/\mu l$
Leukozytenzahl	$4{,}3\text{–}10{,}0 \times 10^3/\mu l$
Thrombozytenzahl	$150\text{–}350 \times 10^3/\mu l$
Plasmaproteine	
Gesamteiweiß im Serum	6,6–8,5 g/dl
Gesamteiweiß im Liquor	20–30 mg/dl
Elektrophorese im Serum	
Albumine	54–65 %
Alpha-1-Globuline	2–5 %
Alpha-2-Globuline	7–10 %
Betaglobuline	9–12 %
Gammaglobuline	12–20 %
Elektrophorese im Liquor	
Albumine	57–76 %
Alpha-1-Globuline	1–7 %
Alpha-2-Globuline	3–12 %
Betaglobuline	7–15 %
Gammaglobuline	3–13 %
Immunglobuline	
IgG	800–1800 mg/dl
IgA	90–450 mg/dl
IgM	60–280 mg/dl
IgE	< 100 U/ml
C3-Complement	55–120 mg/dl
C4-Complement	20–50 mg/dl
C-Reaktives Protein (CRP)	< 0,5 mg/dl
Alpha-1-Antitrypsin	200–400 mg/dl
Coeruloplasmin	20–45 mg/dl
Haptoglobin	50–300 mg/dl
Tumormarker	
Alpha-1-Fetoprotein	< 10 ng/ml
Carcinoembryonales Antigen (CEA)	2,5–10 µg/l
CA 19-9	10–30 U/ml
Prostata-spezifisches Antigen (PSA)	< 4 ng/ml

D-1.1 Wichtige Normalwerte der Laboratoriumsdiagnostik (Fortsetzung)

Test	Normalwert
Gerinnung	
Thromboplastinzeit (Quick-Test)	70–130 %
International normalized ratio (INR)	0,90–1,15
Partielle Thromboplastinzeit (PTT)	23–35 s
Plasmathrombinzeit (PTZ)	14–21 s
Fibrinogen	200–400 mg/dl
Endokrinologie	
Thyreotropin (TSH) und TRH-Test	Basal: 0,1–3,5 mU/l 30 min nach TRH-Injektion
Euthyreot	2–25 mU/l
Hyperthyreot	< 2 mU/l
Hypothyreot	> 25 mU/l
Gesamt-Thyroxin (T_4)	5–12 µg/dl
Freies Thyroxin (FT_4)	1,9–2,3 ng/dl
Gesamt-Trijodthyronin (T_3)	90–200 ng/dl
Freies Trijodthyronin (FT_3)	3–6 pg/ml
17-Hydroxy-Corticosteroide (17-OHCS)	m.: 5–12 mg/d w.: 3–10 mg/d
5-Hydroxy-Indolessigsäure (5-HIES)	2–9 mg/d
4-Hydroxy-3-Methoxy-Mandelsäure	0,7–6,8 mg/d
Freies Cortisol (Urin)	10–89 µg/d
Enzyme (Leber, Pankreas, Muskelzellen)	
Alkalische Phosphatase (AP)	65–120 U/l
Alpha-Amylase	70–300 U/l 100–2000 U/l
Angiotensin Converting Enzyme (ACE)	12,6–28,5 U/l
Cholinesterase (CHE)	3000–8000 U/l
Kreatinkinase (CK)	10–70 U/l
Kreatinkinase-Isoenzym MB (CK-MB)	< 10 U/l, max. 6 % der Gesamt-CK
Gamma-Glutamyl-Transferase (µ-GT)	< 15 U/l
Glutamat-Oxalacetat-Transaminase (GOT) = Aspartat-Amino-Transferase (AST)	< 10 U/l
Glutamat-Pyruvat-Transaminase (GPT) = Alanin-Amino-Transferase (ALT)	< 10 U/l
Leucin-Aminopeptidase (LAP)	16–32 U/l
Laktat-Dehydrogenase (LDH)	140–290 U/l
2-Hydroxybutyrat-Dehydrogenase (HBDH)	55–140 U/l
Lipase	30–180 U/l
Saure Phosphatase	< 11 U/l
Saure Prostata-Phosphatase	< 4 U/l

Wichtige Normalwerte der Laboratoriumsdiagnostik (Fortsetzung)

Test	Normalwert
Stoffwechsel	
Blutglukose nüchtern	70–100 mg/dl
Orale Glukose-Belastung (75 g Glukose oral)	60 min: 200 mg/dl 120 min: 140 mg/dl
C-Peptid	1,1–3,6 µg/l
Glykosyliertes Hämoglobin (HbA$_{1C}$)	< 6,4 % des Gesamthämoglobins
Cholesterin, gesamt	130–220 mg/dl
HDL-Cholesterin	35–55 mg/dl
LDL-Cholesterin	m.: 70–190 mg/dl w.: 70–150 mg/dl
VLDL-Cholesterin	m.: 0–25 mg/dl w.: 0–10 mg/dl
Lipide, gesamt	300–1100 mg/dl
Lipid-Elektrophorese:	
HDL-Fraktion	m.: 140–300 mg/dl w.: 140–450 mg/dl
LDL-Fraktion	m.: 150–430 mg/dl w.: 150–390 mg/dl
VLDL-Fraktion	m.: 0–130 mg/dl w.: 0–60 mg/dl
Ammoniak	m.: 19–80 µg/dl w.: 25–94 µg/dl
Bilirubin, gesamt	0,2–1,1 mg/dl
Bilirubin, direkt	0,05–0,3 mg/dl
Bilirubin, indirekt	0,8 mg/dl
Harnsäure	2,6–6,5 mg/dl
Niere und Elektrolythaushalt (Serumwerte)	
Natrium	135–144 mmol/l
Chlorid	98–112 mmol/l
Kalium	3,5–5,0 mmol/l
Kalzium	2,15–2,65 mmol/l
Harnstoff	11–55 mg/dl
Harnstoff-N	4,7–24 mg/dl
Kreatinin	0,7–1,3 mg/dl
Kreatinin-Clearance	80–170 ml/min
Phosphor, anorganisch	2,5–4,8 mg/dl
Blutgase und Säure-Basen-Haushalt	
pH	7,35–7,45
pCO$_2$	35–45 mmHg
pO$_2$	65–100 mmHg
Basenabweichung (BA)	–3 bis +3 mmol/l
Standard-Bicarbonat	22–26 mmol/l
O$_2$-Sättigung	90–96 %

≡ D-1.1

≡ D-1.1	Wichtige Normalwerte der Laboratoriumsdiagnostik (Fortsetzung)
Test	**Normalwert**
Vitamine und Metalle	
Eisen (Fe)	m.: 80–150 µg/dl w.: 50–140 µg/dl
Eisenbindungskapazität	250–410 µg/dl
Ferritin	30–200 ng/ml
Transferrin	200–400 mg/dl
Kupfer im Serum	m.: 70–140 µg/dl w.: 85–155 µg/dl
Kupfer im Urin	0,4–70 µg/d
Vitamin A	65–275 U/dl
Vitamin B_1	1,6–4,4 µg/dl
Vitamin B_2	49–104 µg/l
Vitamin B_6	3,6–18 µg/l
Vitamin B_{12}	310–1100 pg/ml
Vitamin E	5–20 µg/ml
1,25-Dihydroxy-Vitamin-D	30–70 pg/ml
25-Hydroxy-Vitamin-D	Sommer: 20–120 ng/ml Winter: 10–60 ng/ml
Zink	55–150 µg/dl
Zink im Urin	140–800 µg/d

Körperfettgehalt

Körperfettgehalt

≡ D-1.2

≡ D-1.2	Normwerte Körperfettgehalt in Abhängigkeit von Alter und Geschlecht (in %)	
Alter	**Männlich**	**Weiblich**
20–29 Jahre	11,8–19,9	18,5–25,2
30–39 Jahre	15,3–22,1	20,3–27,0
40–49 Jahre	18,0–24,0	23,4–30,1
50–60 Jahre	19,8–25,6	26,6–33,1
über 60 Jahre	20,2–26,2	27,4–34,0

Glossar

Abrasio uteri (syn. Ausschabung) – Entfernung der Gebärmutterschleimhaut zu diagnostischen und/oder therapeutischen Zwecken.

Achalasie – Neuromuskuläre Erkrankung der Speiseröhre mit ungeordneter Peristaltik und unzureichender Erschlaffung des unteren Ösophagussphinkters.

Achromasie – Farbenblindheit.

Acne vulgaris – Erkrankung der Talgdrüsenfollikel der Haut mit verstärkter Verhornung, Verstopfung der Follikel und Bildung von „Mitessern" (Komedonen).

Acrodermatitis atrophicans – Hauterkrankung nach Infektion mit dem Bakterium Borrelia burgdorferi, u. a. mit Atrophie der Haut.

Adams-Stokes-Anfall – Minderversorgung des Gehirns aufgrund von Herzrhythmusstörungen mit anfallsartigem Schwindel oder Bewusstseinsverlust.

Addison, Morbus (primäre Nebennierenrinden-Insuffizienz) – Seltene Erkrankung verursacht durch verminderte Hormonproduktion in der NNR; als Symptome kommen z. B. allgemeine Schwäche, arterielle Hypotonie, Kollapsneigung, abdominelle Beschwerden und – in Abgrenzung zur sekundären NNR-Insuffizienz (z. B. durch Hypophysen-/Hypothalamus-Insuffizienz) – Haut- und Schleimhauthyperpigmentierungen vor.

Adenoide (syn. adenoide Vegetationen) – V. a. im Kindesalter auftretende Hyperplasie der Rachenmandel, kann zur Verlegung von Nasenrachenraum und Tuba auditiva führen. Folgen sind u. a. Behinderung der Nasenatmung, Neigung zu sinubronchialen Infekten, Tubenkatarrh und Otitis media.

Adie-Syndrom – Seltene, z. T. erblich bedingte Erkrankung mit Anisokorie, Pupillotonie, Akkommodationslähmung, Fehlen oder Abschwächung der Muskeleigenreflexe.

Adnexitis – Ein- oder doppelseitig auftretende Entzündung der Ovarien und Tuben.

Adrenogenitales Syndrom – Überbegriff für verschiedene, meist erbliche Enzymdefekte in der Glukokortikoid-, Mineralokortikoid- und Sexualhormonsynthese, die u. a. zu Störungen in der Ausbildung von Geschlechtsmerkmalen und Verschiebungen im Elektrolythaushalt führen.

Affekt – (Kurze und heftige) Gefühlsregung.

Aggravation – Übertriebene Darstellung tatsächlich vorhandener Symptome.

Akne – Überbegriff über verschiedene Erkrankungen der Talgdrüsenfollikel der Haut.

Akromegalie – Ausgeprägte Vergößerung der Akren (u. a. Hände, Füße, Nase, Ohren, Vergröberung des Gesichts) nach dem Wachstumsalter durch Überproduktion des Wachstumshormons Somatotropin (STH), z. B. durch einen STH produzierenden Tumor der Hypophyse.

Akrozyanose – Mangelnde Durchblutung und blau-rote Verfärbung der distalen Körperpartien wie Finger, Zehen, Nase, Ohren etc.

Algurie – Schmerzen beim Wasserlassen, z. B. bei Harnblasenentzündung.

Alkaptonurie – Seltene, autosomal-rezessiv vererbte Störung des Aminosäurestoffwechsels (Phenylalanin und Tyrosin), die zu Melaninablagerungen in verschiedenen Geweben und Gelenkeinsteifungen führt. Typisch – in einem Gefäß stehender Urin verfärbt sich nach einiger Zeit braun.

Alveolitis – a Entzündung der Lungenalveolen; b Entzündung der Zahnalveole.

Alzheimer, Morbus – Erkrankung des ZNS mit progredienter Hirnleistungsschwäche aufgrund der Degeneration bestimmter Areale der Hirnrinde durch vermehrte Bildung von „Alzheimer Fibrillen".

Amenorrhö – Ausbleiben der Monatsblutung im weiblichen Zyklus.

Amyloidose – Erkrankung, bei der sich das Protein Amyloid an verschiedenen Organen (z. B. Milz, Leber, Herz, Nieren) ablagert; geht mit Funktionseinschränkungen einher.

Amyotrophe Lateralsklerose (ALS) – Systemerkrankung des Rückenmarks mit Symptomen der Muskelatrophie und Pyramidenbahnläsion infolge Degeneration des 1. und 2. motorischen Neurons.

Anamnese (gr. Erinnerung) – Krankengeschichte.

Anasarka – Wasseransammlung; ausgedehntes lagerungsabhängiges Ödem v. a. im Unterhautfettgewebe; kann bei bettlägerigen Patienten am Steiß besonders ausgeprägt sein; Ursache ist meist Herz- oder Nierenversagen.

Angina abdominalis – Schmerzen im Bauchraum durch unzureichende arterielle Blutzufuhr (v. a. bei stenosierten Abdominalgefäßen).

Angiodysplasie – Angeborene Gefäßfehlbildung.

Angst – Basales, überlebenswichtiges Gefühl, das mit sympathischer Reaktion einhergeht und meist von unangenehmen Empfindungen begleitet wird; Unterformen sind Furcht, Panik, Phobie u. a.; situationsinadäquate Angst gilt als pathologisch.

Anorexia nervosa („Magersucht") – Psychische Erkrankung mit massivem Untergewicht aufgrund verminderter Nahrungsaufnahme bei ausgeprägter Angst vor Gewichtszunahme.

Anthrax (syn. Milzbrand) – Von Tieren übertragene, meldepflichtige Infektionskrankheit mit dem Erreger Bacillus anthracis, die sich als Haut-, -Lungen- oder Darmmilzbrand manifestieren kann.

Aortenklappeninsuffizienz – Herzklappenfehler mit Schlussunfähigkeit der Aortenklappe.

Aortenstenose – Verengung des aortalen Ausflusstrakts.

Aphasie – Zentrale Sprachstörung nach abgeschlossener Sprachentwicklung durch Schädigung der Sprachregion (z. B. nach Apoplex).

Aphthen – Erosionen der Mundschleimhaut mit weißlichem Fibrinbelag.

Appendizitis – Entzündung der Appendix vermiformis (Wurmfortsatz des Dickdarms).

ARDS (adult respiratory distress syndrome, Schocklunge) – Akute respiratorische Insuffizienz durch diffuse Schädigung der alveolokapillaren Membranen (z. B. bei Sepsis, Schock).

Argyrose (syn. Argyrie) – Silbersulfidablagerungen in der Haut und inneren Organen, v. a. nach Verabreichung silberhaltiger Medikamente.

Arthralgie – Gelenkschmerz.

Arthritis, reaktive – Gelenkentzündung nach einer primär nicht das Gelenk betreffenden Infektion; der Erreger ist im Gelenk nicht nachweisbar.

Arthrose – Degenerative (d. h. durch Abnützung, Alterung bedingte) Gelenkveränderung.

Askariasis – Infektion mit dem Spulwurm Ascaris lumbricoides nach Aufnahme von Wurmeiern mit kontaminiertem Trinkwasser oder Nahrungsmitteln. Der Verlauf ist oft symptomarm, im Stadium der Larvenwanderung können flüchtige, oft multiple eosinophile Lungeninfiltrate auftreten.

Asphyxie – Atemdepression bzw. Atemstillstand; in der Neonatologie/ Geburtshilfe gebräuchlicher Begriff.

Asthenie – Schwache Konstitution mit schneller Ermüdbarkeit, Kraftlosigkeit, Schwäche.

Astigmatismus – Hornhautverkrümmung.

Atelektase – Nicht belüfteter Lungenabschnitt, in dem die Wände der kollabierten Alveolen aneinanderliegen.

Atheromatose – Allgemeine Bezeichnung für die Gefäßveränderungen bei Atherosklerose mit Bildung sog. atherosklerotischer Plaques.

Atopie – Zusammenfassende Bezeichnung für die auf einer genetischen Prädisposition beruhenden klinischen Erscheinungsformen der Überempfindlichkeitsreaktion vom Soforttyp (z. B. Neurodermitis, allergische Rhinitis).

Baker-Zyste – Zyste im Bereich der Kniekehle; beruht meist auf einer Anschwellung der Schleimbeutel; durch William Baker zuerst beschrieben.

Balanoposthitis (syn. Balanitis) – Entzündung der Glans penis und der Vorhaut.

Balkannephritis – Sonderform einer chronisch-interstitiellen Nierenentzündung, die gehäuft in den Ländern des Balkan auftritt.

Basaliom – Semimaligner Hauttumor, der histologisch durch sog. Basalzellen definiert ist; tritt meist an lichtexponierten Stellen auf; typisch ist der Randwall mit Kapillaren.

Basedow, Morbus – Schilddrüsenüberfunktion, charakterisiert durch sog. Merseburger Trias (Struma, Exophthalmus, Tachykardie); zusätzlich treten weitere Symptome der Hyperthyreose auf; Ursache – TSH-Autoantikörper.

Bechterew, Morbus (syn. ankylosierende Spondylarthritis) – Chronische rheumatische Erkrankung mit Befall v. a. der Ileosakralgelenke und der Wirbelsäule; z. T. sehr stark eingeschränkte Beweglichkeit in Wirbelsäule und Becken.

Behçet, Morbus – Erkrankung unklarer Ätiologie mit rezidivierenden aphthös-ulzerösen Läsionen der Mund- und Genitalschleimhaut, Augenveränderungen bis zur Blindheit, Gelenkschwellungen u. a.

Blepharitis – Entzündung der Lidränder.

Blepharospasmus – Lidkrampf; Krampf des M. orbicularis oculi.

Bornholm-Krankheit – Infektionskrankheit mit Coxsackie-Virus Typ B, die mit hohem Fieber sowie anfallsartigen Brust-und Bauchschmerzen einhergeht.

Botulismus – Lebensbedrohliche Intoxikation (meist durch Lebensmittel) mit Clostridium-botulinum-Toxin; kann zu gastrointestinalen Beschwerden, ZNS-Störungen mit unterschiedlichen neurologischen Symptomen bis hin zur Atemlähmung führen.

Bronchiektasen – Erweiterung von Lungenabschnitten durch Zusammenschmelzen von Alveolen, entweder angeboren oder im Rahmen pathologischer Prozesse (z. B. bei COPD = Chronical Obstructive Pulmonal Disease).

Brucellose – Durch Brucellen verursachte Infektionskrankheit, die hauptsächlich über Tiere übertragen wird und meist mit hohem Fieber und verschiedenen Organmanifestationen einhergeht.

Budd-Chiari-Syndrom – Krankheitsbild, das bei Verschluss der Vv. hepaticae (z. B. durch Thrombose, Tumor, Entzündung) auftritt und akut mit starken Schmerzen, Erbrechen, Stauungszeichen und Koma einhergeht.

Bulbärparalyse – Schädigung motorischer Hirnnervenkerne in der Medulla oblongata mit entsprechenden Ausfällen wie Schluck- und Sprechstörungen u. a. m.

Bulimia nervosa („Ess- und Brechsucht") – Psychische Erkrankung, die durch Heißhungeranfälle, Aufnahme großer, meist hochkalorischer Nahrungsmittelmengen und anschließendes Erbrechen gekennzeichnet ist.

Buphthalmus („Ochsenauge") – Kindliches Glaukom (Augeninnendrucksteigerung mit Vergrößerung des Auges).

Chlamydien – Obligat intrazelluläre, gramnegative Bakterien mit verschiedenen Untergruppen; verursachen Lungenentzündungen, Entzündungen im Urogenitaltrakt und am Auge (Trachom).

Cholangitis – Entzündung der Gallenwege.

Cholestase („Gallestauung") – Retention von Bilirubin, Gallensäuren und anderen Gallenbestandteilen durch zu geringen oder fehlenden Abfluss.

Cholesteatom („Perlgeschwulst") – Benigner Tumor aus zwiebelschalenartig verhornten Plattenepithelschichten, intrakraniell und im Mittelohr vorkommend; Cholesteatome können angeboren oder erworben (z. B. bei chronischer Mittelohrentzündung) sein.

Cholezystitis – Entzündung der Gallenblase.

Cholezystolithiasis – Gallenblasensteine (Choledocholithiasis – Gallengangsteine).

CLL (chronisch-lymphatische Leukämie) – Chronisch verlaufende, bösartige Erkrankung der Lymphozyten mit Anstieg der Lymphozytenzahlen einer pathologisch veränderten Lymphozytenart (meist B-Lymphozyten).

Colitis ulcerosa – Chronische, meist in Schüben verlaufende Entzündung der Dickdarmschleimhaut unklarer Ätiologie.

Colon irritabile („Reizdarmsyndrom") – Funktionelle Störung des Magen-Darm-Trakts mit Schmerzen, Verdauungsunregelmäßigkeiten und Blähungen meist ohne relevanten pathologischen Organbefund.

Coma hepaticum – Durch Leberunterfunktion oder Leberausfall hervorgerufener komatöser, lebensbedrohlicher Zustand, u. a. mit erhöhten Ammoniakwerten.

Condylomata acuminata – Anfangs stecknadelkopfgroße, dann blumenkohl- oder hahnenkammähnliche Warzen viraler Genese; meist im genito-analen Bereich.

Cor pulmonale – Hypertrophie und/oder Dilatation des rechten Ventrikels als Folge einer Struktur-, Funktions- oder Zirkulationsstörung der Lunge mit pulmonaler Hypertonie.

Coxsackie-B-Virusinfektion („Bornholm-Krankheit") – Infektionskrankheit durch Coxsackie-Virus Typ B; geht mit hohem Fieber, anfallsartigen Brust- und Bauchschmerzen einher.

Crohn, Morbus (syn. Ileitis terminalis, Enteritis regionalis) – Chronisch-entzündliche Darmerkrankung mit Entzündung der gesamten Darmwand und möglicher Entwicklung von Stenosen, Fisteln, Abszessen, Perforation u. a.; kann im gesamten Magen-Darm-Trakt auftreten; auch extraintestinale Symptome möglich (z. B. Erythema nodosum, Iridozyklitis).

Cushing, Morbus – Form des Cushing-Syndroms, das durch Überversorgung mit Glukokortikoiden ausgelöst wird (durch z. B. zentrale Überstimulation [ACTH oder CRH] = klassischer Morbus Cushing, Langzeittherapie mit Glukokortikoiden oder durch NNR-Überfunktion); Symptome sind z. B. Stammfettsucht, Vollmondgesicht, Adynamie, Hypertonie, diabetische Stoffwechsellage, Ödeme.

Dakryoadenitis – Entzündung der Tränendrüsen (Dakryozystitis – Entzündung des Tränensacks).

Delir – Rückbildungsfähige Psychose mit örtlicher und zeitlicher Desorientierung.

Dermatomyositis – Entzündliche Autoimmunkrankheit mit Beteiligung der Haut und der Muskulatur, die sich v. a. durch Schwäche der proximalen Extremitätenmuskulatur und ein typisches lilafarbenes Exanthem manifestiert und zu schweren Organschäden führen kann (z. B. Myokarditis).

Dermoidzyste – Tumor, der durch „Einstülpung" von 1–3 Keimblättern entsteht; enthält z. B. Haare, Zähne, Talg oder ist mit Epithel ausgekleidet; maligne Entartung möglich.

Diabetes insipidus („nicht süß schmeckender Ausfluss") – Erkrankung mit großer Urin- und Trinkmenge durch mangelnde Reabsorption von Wasser in der Niere. Ursache ist entweder eine verminderte Produktion des antidiuretischen Hormons ADH (zentral) oder eine Fehlfunktion des ADH-Rezeptors im distalen Nierentubulus.

Diabetes mellitus („honigsüßer Ausfluss") – Deregulation des Blutzuckerhaushaltes aufgrund mangelnder Produktion von Insulin oder verminderter peripherer Insulinwirkung; als Folgeerkrankungen können schwerwiegende Organ- und Gefäßschäden auftreten, z. B. Makro- und Mikroangiopathie mit KHK, Retinopathie, Neuropathie, Nephropathie.

Diabetische Ketoazidose – Im Rahmen eines Diabetes mellitus durch Unterversorgung der Zellen mit Glukose entstehende Anhäufung von Ketonen im Blut und Übersäuerung des Blutes; kann zum diabetischen Koma führen.

Diphtherie – Infektionskrankheit durch Corynebacterium diphtheriae, dessen Toxin zu schweren Affektionen des Nasenrachenraums und systemisch zu Herzmuskelschädigungen und Nervenschädigungen führen kann.

Dipsomanie („Quartalssaufen") – Periodisch auftretendes exzessives Trinken von Alkohol.

Dissimulation – Absichtliches Nichtangeben oder Herunterspielen von Symptomen.

Divertikulitis – Entzündung eines Divertikels; Begriff wird meist für die Entzündung von Ausstülpungen der Dickdarmwand (Dickdarmdivertikel) verwendet; es kommen auch Divertikel an anderen Organen vor, z. B. Meckel-Divertikel (Dünndarm).

Down-Syndrom (syn. Trisomie 21) – Eine der häufigsten Chromosomenaberrationen; klinisch charakteristische Symptome, z. B. Makroglossie (große Zunge), schräge Augenstellung, Epikanthus (Hautfalte im inneren Lidwinkel) und geistige Retardierung; unterschiedliche Ausprägung der Symptomatik.

Dupuytren-Kontraktur – Ätiologisch ungeklärte Verhärtung der Palmaraponeurose mit konsekutiver Streckhemmung der Finger, gehäuft mit Leberfunktionsstörungen assoziiert.

Dysenterie („Ruhr") – Schmerzhafte Durchfallerkrankung aufgrund einer Infektion mit Amöben oder Shigellen.

Dyspepsie – a) Bezeichnung für Oberbauchbeschwerden (z. B. Völlegefühl, Sodbrennen) unterschiedlicher Ursache bei Erwachsenen; b) leichte Verlaufsform einer akuten, nicht organisch bedingten Ernährungsstörung bei Kindern.

Ekzem, seborrhoisches – Gelblich-rotes, mit fettigen Schuppen bedecktes Ekzem in talgdrüsenreichen Regionen der Haut.

Emmetrop – Normalsichtig.

Empathie – Emotionale Einfühlung in die Erlebnisweise einer anderen Person.

Empyem – Eiteransammlung in einer vorbestehenden Körperhöhle, z. B. Gallenblasenempyem.

Endokarditis – Entzündung der Herzinnenhaut, meist an den Herzklappen lokalisiert (und dann häufig Ursache eines Herzklappenfehlers), aber auch im Bereich der Vorhof- und Kammerwände, Papillarmuskeln und Sehnenfäden.

Endometriose – Ansiedlung meist hormonsensibler Endometriumschleimhaut außerhalb des Uterus, meist in der Bauchhöhle.

Endometritis – Entzündung der Gebärmutterschleimhaut.

Enuresis („Bettnässen") – Überwiegend nachts auftretende unwillkürliche Blasenentleerung nach dem vollendeten 4. Lebensjahr.

Epicondylitis radialis („Tennisarm") – Entzündung des Epicondylus radialis.

Epicondylitis ulnaris („Golfarm") – Entzündung des Epicondylus ulnaris.

Epispadie – Entwicklungsstörung beim Mann mit fehlender Schließung der Harnröhre, die eine nach oben offene Rinne bildet und dorsal mündet, und dorsaler Krümmung des Penis.

Ergotismus – Vergiftung mit Mutterkorn-Alkaloiden (Ergotaminen) mit Gefäßspasmen, Muskelkontrakturen, Magen-Darm-Symptomen und zentralnervösen Symptomen.

Erysipel – Entzündung der Haut und des Unterhautgewebes, meist durch hämolysierende Streptokokken.

Erythema exsudativum multiforme – Akute Entzündungsreaktion in der Haut, durch die Ausbildung typischer kokardenförmiger Hautveränderungen charakterisiert.

Erythema nodosum – An den Unterschenkelstreckseiten auftretender knötchenförmiger Hautausschlag, der häufig in Verbindung mit bestimmten Infektionskrankheiten oder Autoimmunkrankheiten auftritt (z. B. Sarkoidose, Morbus Crohn).

Erythrasma – Häufige, oberflächliche Infektion mit Corynebacterium minutissimum; scharf begrenztes, polyzyklisches, rötliches, im Wood-Licht fluoreszierendes Exanthem, meist in Hautfalten lokalisiert.

Esophorie – Latentes Einwärtsschielen.

Exanthema subitum („Dreitagesfieber") – harmlose Kinderkrankheit mit plötzlich auftretendem, drei Tage dauerndem, hohen Fieber und rötelnähnlichem Exanthem nach Entfieberung.

Exophorie – Latentes Auswärtsschielen.

Exostose – Tumor (Osteom), der Knochenvorsprünge bildet.

Exploration – Erhebung der Anamnese und eines psychopathologischen Befundes.

Exsudative Enteropathie („Eiweißverlustsyndrom") – Eiweißverlust über den Magen-Darm-Trakt durch exsudative Prozesse, z. B. bei chronisch-entzündlichen Darmerkrankungen.

Fabry, Morbus – genetische Stoffwechselstörung mit verminderter Alpha-Galaktosidase-Aktivität und Speicherung nicht abgebauter Stoffe in Ganglienzellen und Gefäßepithelien, die zu schwerwiegenden neurologischen und internistischen Symptomen führt.

Fallot-Tetralogie – Von Fallot zuerst beschriebener, angeborener Herzfehler mit den vier Komponenten Pulmonalstenose, Ventrikelseptumdefekt, „reitende Aorta" und Rechtsherzhypertrophie.

Felty-Syndrom – Sonderform der rheumatoiden Arthritis mit der Trias Polyarthritis, Splenomegalie und erniedrigte Leukozytenzahl.

Fettleber – Vermehrte Ablagerung von Fetten in der Leber bei chronischer Leberschädigung, z. B. durch Alkohol, Fehlernährung; Vorstufe zur Fettleberhepatitis und zur Leberzirrhose.

Fibromyalgie-Syndrom („Weichteilrheumatismus") – Schmerzerkrankung unklarer Ätiologie mit charakteristischen Schmerztriggerpunkten.

Flatulenz („Blähungen") – Reichlicher Abgang von Darmgasen.

Fleckfieber – Durch Rickettsia prowazeki ausgelöste, schwere Infektionskrankheit mit hohem Fieber und fleckförmigem Exanthem.

Frühsommer-Meningoenzephalitis (FSME) – Durch Zecken übertragene, virale Entzündung der Hirnhäute und des Gehirns (dagegen ist die ebenfalls durch Zecken übertragene Borreliose eine bakterielle Infektion).

Fruktoseintoleranz – Unverträglichkeit gegenüber Fruktose durch gestörten Abbau; verschiedene Enzymdefekte kommen vor.

Funikuläre Myelose – Rückenmarkserkrankung bei chronischem Vitamin-B$_{12}$-Mangel mit z. T. irreversiblen neurologischen Ausfällen; mögliche Symptome sind Polyneuropathie, spastische Paresen und Ataxie.

Gallenblasenhydrops – Meist im Rahmen einer Entzündung oder einer Abflussbehinderung auftretende Schwellung der Gallenblase.

Gallenwegsdyskinesien – Motorische Funktionsstörung der Muskulatur der Gallenwege, die zu den Symptomen eines Gallensteinleidens führen kann (Schmerzen).

Gaucher, Morbus – Lipidspeicherkrankheit mit unterschiedlichen Unterformen und Verläufen, die zu Hepatosplenomegalie, Knochenveränderungen und neurologischen Ausfällen führen kann.

Gaumenspalte – Angeborene Gesichtsspalte entweder nur des weichen oder aber auch des harten Gaumens.

Gegenübertragung – Begriff der Psychoanalyse, der die Gefühle des Therapeuten gegenüber dem Patienten beschreibt; tritt in jedem Kontakt zweier Menschen auf und kann im ärztlichen Gespräch diagnostisch und therapeutisch genützt werden.

Gilbert-Meulengracht-Syndrom – Autosomal-dominant vererbte Erhöhung des indirekten Bilirubins mit intermittierendem Ikterus; meist Zufallsbefund.

Glaukom – Augenerkrankungen mit zeitweiser oder dauerhafter Erhöhung des Augeninnendruckes; führt unbehandelt zu irreversiblen Schäden.

Glomerulonephritis – Ätiologisch sehr heterogene Gruppe entzündlicher Erkrankungen des glomerulären Apparates der Niere; Ausprägung der Nierenfunktionsstörung, Verlauf und Prognose sind sehr unterschiedlich.

Glukagonom – Endokriner Tumor des Verdauungstraktes, der Glukagon produziert und dadurch zu Hyperglykämien führen kann.

Gonorrhö („Tripper") – Infektiöse, meldepflichtige Geschlechtskrankheit, die durch Neisseria gonorhoeae übertragen wird; Infektion des Urogenitaltrakts (z. B. Urethritis, Epididymitis, Salpingitis); selten extragenitale Symptome.

Gynäkomastie – ein- oder beidseitige Vergrößerung der männlichen Brustdrüse.

Hämatozele – Blutung in den Hoden bei Hydrozele.

Hämolytische Anämie – Blutarmut durch Zerstörung der Erythrozyten.

Hämophilie – X-chromosomal vererbte Erkrankung des Blutgerinnungssystems mit erhöhten Blutungszeiten; tritt fast nur bei Männern auf. Man unterscheidet zwischen Mangel an Faktor VIII (Hämophilie A) und Mangel an Faktor IX (Hämophilie B).

Hämorrhagische Diathese – Blutungsneigung.

Hemianopsie („Halbseitenblindheit") – Ausfall einer Seite des Gesichtsfeldes.

Hepatolentikuläre Degeneration – Kupferspeicherkrankheit durch Störung im Coeruloplasmin-Stoffwechsel mit konsekutiver Leber- und ZNS-Schädigung (s. Morbus Wilson).

Herpes simplex – Infektion mit Herpes-simplex-Virus, häufige Lokalisationen sind die Lippen (Herpes labialis) und der Genitalbereich (Herpes genitalis) mit charakteristischen Effloreszenzen (gruppierte Bläschen auf gerötetem Grund).

Herpes zoster (syn. Gürtelrose) – Infektionskrankheit durch Varicella-Zoster-Virus; meist anamnestisch Varizellen (Windpocken) im Kindesalter; in den Spinalganglien persistierende Viren führen bei späterer Reaktivierung zum Herpes zoster mit auf einzelne oder mehrere Dermatome begrenzten Schmerzen und Bläschen.

Herzinsuffizienz („Herzmuskelschwäche") – Unfähigkeit des Herzens, die notwendige Blutmenge zu fördern.

Herzbeuteltamponade – Ausfüllen des Herzbeutels mit Blut (z. B. nach Myokardruptur) oder mit Exsudat (z. B. bei Perikarditis); kann durch übermäßige Kompression des Herzens und der versorgenden Gefäße zur schweren Herzinsuffizienz und zum Tode führen.

Hiatushernie – Verlagerung von Magenanteilen in den Brustraum durch den Hiatus oesophagei.

Hirsutismus – Verstärkte Körper- und Gesichtsbehaarung bei Frauen.

HIV-Infektion – Infektion mit dem **h**uman-**i**mmunodeficiency-**v**irus mit der Folgeerkrankung AIDS (**a**cquired **i**mmune **d**eficiency **s**yndrome).

HLA-B-27-assoziierte Arthritiden – Gelenkentzündungen, die mit einem bestimmten Antigen (HLA = human leukocyte antigen) assoziiert sind, z. B. Morbus Bechterew, Reiter-Syndrom.

Hodgkin, Morbus (syn. maligne Lymphogranulomatose) – Bösartige Erkrankung des lymphatischen Gewebes; charakterisiert durch das Auftreten einkerniger Hodgkin-Zellen und mehrkerniger Sternberg-Reed-Riesenzellen.

Horner-Syndrom – Trias aus Engstellung der Pupille (Miosis), Herunterhängen des Augenlides (Ptosis) und Eindruck eines in den Schädel gerutschten Auges (Enophthalmus) durch Läsion des N. sympathicus.

Horton-Syndrom (syn. Cluster headache) – V. a. bei Männern meist zu bestimmten Tageszeiten auftretende schwerste halbseitige Schmerzattacken im Augen-Schläfen-Bereich.

Hydronephrose – Erweiterung und Aufstau von Urin in Nierenbecken und Nierenkelchen durch gestörten Abfluss (z. B. durch einen Harnstein im Harnleiter).

Hydrops („Wassersucht") – Ansammlung von Wasser in Körperhöhlen oder Gewebe.

Hydrozele („Wasserbruch") – Ansammlung seröser Flüssigkeit im Processus vaginalis peritonei mit verschiedenen Unterformen, z. B. im Hodensack, im Bereich des Samenstranges oder an verschiedenen, voneinander abgekapselten Stellen.

Hydrozephalus („Wasserkopf") – Erweiterung der inneren und/oder äußeren Liquorräume des ZNS, z. B. bei vermehrter Bildung von Liquor oder Abflusshindernissen.

Hyperkarotinämie – Durch übermäßigen Genuss von Karotin entstehende Gelbfärbung der Haut; kann einen Ikterus vortäuschen.

Hyperkinesie – Gesteigerte Motorik oder ungewöhnlich kräftige Kontraktionen (z. B. eines Myokardareals).

Hyperparathyreoidismus – Gesteigerte Ausschüttung von Parathormon aus den Epithelkörperchen unterschiedlicher Ätiologie mit Hyperkalzämie, Nierensteinbildung, Magen-Darm-Ulzera, knöchernen Veränderungen u. a.

Hyperthyreose – Erhöhte Ausschüttung von Schilddrüsenhormonen unterschiedlicher Ätiologie mit typischer Symptomatik (Tremor, Tachykardie, Haarausfall, gesteigertes Wärmeempfinden, Hyperaktivität u. a.).

Hypertrophe obstruktive Kardiomyopathie (HOCM) – Hypertrophie des Herzmuskels und hieraus resultierende Verengung der Ein- und Ausflussbahnen des Herzens; Folge – Herzinsuffizienz.

Hyperventilationsanfall, akuter – Hyperventilation mit Symptomen einer normokalzämischen Tetanie (u. a. Parästhesien, Hyperreflexie, Pfötchenstellung); häufig psychogene Ursache.

Hypospadie – Fehlbildung der Harnröhre mit nach unten offener Rinne der Harnröhre bei Jungen und der direkten Mündung der Blase in die Vagina bei Mädchen.

Hypothyreose – Mangelnde Ausschüttung von Schilddrüsenhormonen unterschiedlicher Ätiologie mit typischer Symptomatik (Frieren, Adynamie, Myxödem, tiefe Stimme u. a.).

Ichthyosis („Fischschuppenkrankheit") – Überbegriff für angeborene Krankheiten, die durch eine übermäßige Verhornung der Haut charakterisiert sind.

IgA-Nephropathie – Glomerulonephritis mit massiven IgA-Immunkomplexablagerungen.

Ileus – Störung der Darmpassage durch Darmlähmung (paralytischer I.) oder Darmverschluss (mechanischer I.).

Infektiöse Mononukleose (syn. Pfeiffer-Drüsenfieber, „Kissing Disease") – Infektion mit dem Epstein-Barr-Virus; hohe Kontagiosität; Symptome sind u. a. generalisierte Lymphknotenschwellungen, Fieber, eingeschränkter Allgemeinzustand, Tonsillitis und Splenomegalie; im Blutbild Leukozytose mit massenhaft lymphomonozytoiden Zellen.

Inkretion – Innere Sekretion, Ausschüttung von Körperflüssigkeiten und Hormonen ins Körperinnere.

Integument – Hülle, äußere Haut.

Introspektionsfähigkeit – Fähigkeit eines Menschen, sein inneres seelisches Erleben und Funktionieren wahrzunehmen und zu beschreiben.

Invagination – Einstülpung eines Darmabschnittes in einen anderen.

Iritis – Entzündung der Iris (Regenbogenhaut), häufig im Rahmen von Autoimmunkrankheiten.

Ischialgie – Schmerzen im Ausbreitungsgebiet des N. ischiadicus.

Karpaltunnelsyndrom – Durch mechanische Kompression des N. medianus im Karpaltunnel ausgelöste Sensibilitätsstörungen, Bewegungseinschränkungen und Muskelatrophien.

Karzinoid – Semimaligner, Serotonin produzierender Tumor; Lokalisation meist in Appendix, Dünn- oder Dickdarm, selten im Bronchialsystem; tritt klinisch in Erscheinung als Karzinoidsyndrom mit Diarrhö, Flush, Herzrhythmusstörungen und psychiatrisch-neurologischen Symptomen.

Katarakt (syn. grauer Star) – Trübung der Augenlinse.

Katharsis – Geistig-seelische Läuterung.

Katzenkratzkrankheit – Durch Kratzwunden von Katzen übertragene bakterielle Infektion mit Bartonella henselae; am Ort der Infektion ensteht ein papulo-pustulöser Primäraffekt mit begleitender Lymphknotenschwellung.

Keratitis – Hornhautentzündung.

Kollagenosen – Überbegriff für verschiedene Krankheitsgruppen, die mit einer komplizierten, meist immunologischen und autoaggressiven Pathologie einhergehen und das Bindegewebe betreffen.

Korsakow-Syndrom („amnestisches Psychosyndrom") – Bei Alkoholerkrankung, nach Schädel-Hirn-Trauma oder Intoxikationen auftretendes Syndrom; häufig irreversibel; örtliche und zeitliche Desorientiertheit, Gedächtnisstörungen und ev. psychotischer Dekompensation.

Krupp – Erkrankung durch Corynebacterium diphtheriae (Diphtherie); der Begriff Pseudokrupp wird für verschiedene Erkrankungen, die mit Husten, Stridor, Atemnot etc. einhergehen, verwendet.

Kryptorchismus – Ein im Hodensack weder sicht- noch tastbarer Hoden.

Labyrinthitis – Entzündung des Labyrinths (Innenohr).

Leptospirose – Meldepflichtige Erkrankung durch das Bakterium Leptospira; Übertragung durch Tiere; Verlauf variabel, schwere Allgemeinsymptome, Hepatitis, Nephritis u. a. sind möglich.

Leukämie („weißes Blut") – Überbegriff für bösartige Erkrankungen der weißen Blutkörperchen.

Leukoplakie – Verhornungsstörung an der Mundschleimhaut oder den Übergangsschleimhäuten, die durch weiße Flecken oder Streifen imponiert; gilt als Präkanzerose.

Lichen ruber planus (gr. leichen = Flechte) – Hauterkrankung mit rötlich-violett-braunem, papulösem Exanthem.

Lipom – Gutartiger Fettzelltumor; meist im Unterhautfettgewebe von Stamm und Extremitäten.

Lues – s. Syphilis.

Lumbago („Hexenschuss") – Meist plötzlich auftretende, intensive Schmerzen im Bereich der Lendenwirbelsäule mit Schonhaltung und schmerzbedingter Bewegungseinschränkung.

Lunatummalazie – Aseptische Nekrose des Os lunatum der Handwurzel, meist nach Fraktur oder Überbeanspruchung.

Lungenemphysem – Abnorme Vermehrung des Luftgehaltes der Lunge ohne oder mit Parenchymzerstörung bzw. -veränderung.

Lungenfibrose – Bindegewebig-narbiger Umbau des Lungengerüsts, meist Folge chronisch-entzündlicher Lungenerkrankungen.

Lungenödem – Wasseransammlung im Lungengewebe mit Behinderung des Gasaustauschs, Ursache z. B. Linksherzinsuffizienz.

Lupus erythematodes – Autoimmunkrankheit mit unterschiedlichen Verlaufsformen, Symptome können je nach Verlauf u. a. an der Haut (charakteristisch – schmetterlingsförmiges Gesichtserythem), den Gelenken oder serösen Häuten auftreten.

Lyme-Arthritis – Gelenkentzündung, die nach einer Infektion durch Borrelia burgdorferi (nach Zeckenstich) im Rahmen einer Borreliose auftritt.

Lymphogranuloma inguinale – Durch Chlamydia trachomatis übertragene Geschlechtskrankheit mit Hautaffektionen und schmerzhafter inguinaler Lymphknotenvergrößerung mit Einschmelzungen.

Lymphom – a) Vergrößerung eines Lymphknotens; b) maligne Erkrankung des lymphozytären Systems.

Malabsorption – Ungenügende Aufnahme von Nahrungsbestandteilen aus dem Verdauungstrakt, v. a. durch die Dünndarmschleimhaut.

Malaria – Durch verschiedene Arten der Gattung Plasmodium verursachte Erkrankung (Übertragen durch Anopheles-Mücken), typische Fieberschübe; z. T. schwere Verläufe.

Mallory-Weiss-Syndrom – Blutung aus eingerissener, meist vorgeschädigter Schleimhaut der unteren Speiseröhre im Rahmen einer plötzlichen Druckerhöhung, z. B. bei kräftigem Erbrechen.

Mariskenp – Hautfalten am Anus, oft Restzustand nach abgeheilter Perianalthrombose.

Masern – Durch Masern-Virus ausgelöste Kinderkrankheit mit typischem Exanthem (typischerweise im Gesicht und hinter den Ohren beginnend); mögliche Komplikationen sind Mittelohrentzündung, Lungenentzündung oder Gehirnhautentzündung; Impfung möglich.

Meigs-Syndrom – Symptomenkomplex mit Aszites, Hydrothorax und Ovarialtumor (meist Ovarialfibrom).

Ménière, Morbus – Hydrops (Erweiterung) des Innenohr-Labyrinths mit starkem Drehschwindel, Übelkeit, Ohrgeräuschen und Schwerhörigkeit.

Meningeom – Benigner Tumor, ausgehend von den Deckzellen der Arachnoidea des Gehirns und Rückenmarks.

Meningozele – Fehlbildung des Rückenmarks mit fehlendem Schluss des Neuralrohres und Ausstülpung der Meningen nach außen.

Mesenterialinfarkt – Schwere Durchblutungsstörung des Darmes durch den Verschluss einer oder mehrerer Mesenterialarterien mit konsekutiver Nekrose der versorgten Darmabschnitte.

Meteorismus – Übermäßige Gasansammlung im Magen-Darm-Trakt.

Mikrophthalmie – Abnorm kleines Auge.

Mitralklappenprolaps (MKP) – Beim Mitralklappenprolaps kommt es zum ballonartigen Vorwölben eines oder mehrerer Mitralklappensegel in den linken Vorhof; das Mitralklappenprolapssyndrom ist durch zusätzliche Symptome wie Rhythmusstörungen und atypische anginöse Beschwerden gekennzeichnet.

Mukoviszidose (syn. zystische Fibrose) – Autosomal-rezessiv vererbte Stoffwechselstörung mit Defekt exokriner Drüsen, der zur Sekretion eines zähflüssigen Sekretes z. B. in Lunge oder Pankreas führt; dadurch kommt es u. a. zu Ventilationsstörungen, Pankreasinsuffizienz, Störungen des Elektrolythaushaltes.

Mukozele – Schleimansammlung in einem Hohlraum.

Mumps (syn. Parotitis epidemica) – Akute generalisierte Viruserkrankung mit Schwellung der Glandula parotis (Komplikationen u. a. Pankreatitis, Orchitis, Meningitis).

Myasthenia gravis pseudoparalytica – Autoimmunkrankheit mit Störung der neuromuskulären Reizübertragung durch (reversible) Blockade von Acetylcholinrezeptoren durch Autoantikörper; Symptome reichen von belastungsabhängiger Ermüdung der quergestreiften Muskulatur bis zur Atemlähmung; Ursache ist häufig eine Thymushyperplasie.

Mykoplasmen – Zellwandlose, teilweise pathogene Bakterien.

Myxödem – Ablagerung von Glykosaminoglykanen im Unterhautfettgewebe bei Hypothyreose mit charakteristisch aufgeschwemmten Aussehen des Patienten.

Navikulare-Pseudarthrose – „Pseudogelenk"-Bildung des Os naviculare als Komplikation nach Fraktur.

Nebennierenrinden-Insuffizienz – Ungenügende Produktion von Mineralo- und Glukokortikoiden sowie Androgenen; Unterscheidung in primäre (Störung liegt in der NNR = Morbus Addison) und sekundäre NNR-Insuffizienz (Störung liegt in Hypothalamus/Hypophyse); Symptome sind z. B. allgemeine Schwäche, arterielle Hypotonie, Kollapsneigung und abdominelle Beschwerden. Beim Morbus Addison kommen zusätzlich Haut- und Schleimhauthyperpigmentierungen vor.

Neuroblastom – Von nicht ausgereiften Zellen (Blasten) des sympathischen Nervengewebes ausgehender maligner Tumor (z. B. Retinoblastom).

Neurodermitis (syn. atopisches Ekzem, endogenes Ekzem) – Chronisch rezidivierendes Ekzem, das durch verschiedene immunologische (u. a. Störung der Immunabwehr) und nicht-immunologische (u. a. neurovegetative Störungen) Faktoren ausgelöst wird. Auftreten häufig in Kombination mit verschiedenen Formen der Atopie.

Niemann-Pick-Krankheit (syn. Sphingomyelinose) – Gruppe autosomalrezessiv vererbter Fettspeicherkrankheiten mit Ablagerung von Sphingomyelinen in verschiedenen Organen (v. a. Knochenmark, Lymphknoten, Leber, Milz); verschiedene Verlaufsformen.

Nierenarterienstenose – Verengung der A. renalis; kann zu Schrumpfniere, Niereninsuffizienz und schwerer Hypertonie führen.

Ochronose – Schwärzliche Pigmentablagerungen im Knorpelgewebe (z. B. in Ohr, Hornhaut, Gelenkknorpel); Ursache z. B. Alkaptonurie.

Omphalozele – Nabelschnurbruch.

Onychomykose – Pilzinfektion der Fuß- und/oder Fingernägel.

Orchitis – Entzündung des Hodens verschiedener Ätiologie (z. B. als Komplikation nach Mumps).

Osler-Rendu-Weber, Morbus (syn. hereditäre Teleangiektasie) – Autosomal-dominant vererbte Erkrankung mit Ausbildung multipler Teleangiektasien u. a. an Lippen-, Mund-, Nasenschleimhaut und inneren Organen (z. B. Rektum); Vorkommen arteriovenöser Fisteln an inneren Organen möglich; häufiges Leitsymptom – Nasenbluten.

Osteochondrosis dissecans – Traumatisch bedingte, aseptische Knochennekrose mit Herauslösen eines Knochen- und Knorpelstücks; das in das Gelenk abgestoßene Stück wird als freier Gelenkkörper oder Gelenkmaus bezeichnet.

Osteogenesis imperfecta („Glasknochenkrankheit") – Erbliche Erkrankung mit gestörter Knochenbildung und vermehrter Frakturneigung; unterschiedliche Verlaufsformen.

Osteomalazie – Mangelhafter Einbau von Mineralstoffen in das Eiweißknochengrundgerüst bei Vitamin-D-Mangel mit nachfolgender erhöhter Weichheit und Verbiegungstendenz der Knochen.

Osteomyelofibrose – Myeloproliferatives Syndrom mit zunehmener Fibrosierung, Sklerose und Funktionseinschränkung (d. h. verminderter Blutbildung) des Knochenmarks sowie extramedullärer Blutbildung.

Osteoporose – Verminderung des Knochengewebes durch erhöhten Knochenabbau oder verminderten Aufbau bei zunächst erhaltener Knochenstruktur.

Paget-Krankheit – 1. syn. Osteodystrophia deformans: z. T. starke Verkrümmung und Verdickung einzelner oder mehrerer Knochen (Hut passt nicht mehr); 2. ekzemähnliche Veränderung der Brustwarze, die histologisch durch Paget-Zellen (Adenokarzinomzellen) gekennzeichnet ist.

Palpitationen – Subjektiv als unangenehm empfundenes Herzklopfen.

Pancoast-Tumor – In der Lungenspitze lokalisiertes Bronchialkarzinom; zusätzlich zu anderen Symptomen (z. B. blutiger Auswurf, Husten, nicht ausheilende Pneumonie) treten z. B. Horner-Syndrom, obere Einflussstauung und Schulter-Arm-Schmerzen (durch Infiltration des Plexus brachialis) auf.

Pankreasinsuffizienz – Ungenügende Sekretion entweder von Verdauungsenzymen (exokrine I.) und/oder von Insulin (endokrine I.).

Pankreaskopfkarzinom – Im Pankreaskopf lokalisiertes Karzinom; als klassisches Symptom gilt der „schmerzlose, progrediente Ikterus" durch Verschluss des Ductus choledochus.

Papillenstenose – Anatomische oder funktionelle gutartige Verengung des gemeinsamen Endabschnitts von Ductus choledochus und Ductus pancreaticus; die Symptomatik variiert je nach Ausprägung und Lokalisation der Stenose.

Papillitis – Entzündung einer Papille (z. B. distaler Anteil des N. opticus, Duodenalpapille).

Paranephritischer Abszess – Unmittelbar an die Nieren angrenzender Abszess.

Paraspastik – Spastische Hypertonie der Muskulatur zweier symmetrischer Extremitäten.

Parkinson, Morbus – Degeneration dopaminerger Neurone in der Substantia nigra mit klassischer Symptomtrias Rigor, Tremor und Akinese.

Parotitis – Entzündung der Ohrspeicheldrüse.

Pathognomonisch – Für eine Krankheit kennzeichnend.

Pemphigus („Blasensucht") – Überbegriff für Hauterkrankungen mit ausgeprägter Blasenbildung der Haut.

Perianalvenenthrombose – Thrombosierung des den Anus versorgenden Venengeflechts.

Periarthritis humeroscapularis – Pathologische Prozesse im Schulterbereich (Weichteile, Gelenkanteile), die zu schmerzhafter Bewegungseinschränkung führen.

Pericarditis constrictiva – Herzbeutelentzündung mit narbiger Zusammenziehung und evtl. Verkalkung des Herzbeutels und konsekutiver Herzinsuffizienz.

Perthes, Morbus – Aseptische Hüftkopfnekrose im frühen Kindesalter.

Perzeption – Wahrnehmung.

Phäochromozytom – Meist im Nebennierenmark lokalisierter, Katecholamine produzierender Tumor, der zu extremen Blutdruckanstiegen führen kann.

Phenylketonurie – Erbkrankheit im Aminosäurestoffwechsel (Phenylalanin-Hydroxylase-Defekt), bei der Phenylalanin nicht abgebaut werden kann; führt ohne Diät zu schwerster geistiger Behinderung.

Phlegmone – Sich flächenhaft ausbreitende, eitrige Entzündung, z. B. des Unterhautfettgewebes (im Ggs. zur abgekapselten eitrigen Entzündung [= Abszess] und zur Eiteransammlung in einer anatomisch vorgebildeten Höhle [= Empyem]).

Pityriasis („kleieförmige Schuppung") – Überbegriff für verschiedene Hauterkrankungen, die mit Hautschuppung einhergehen (z. B. P. alba faciei, P. rosea, P. versicolor).

Plaque, atherosklerotische – Ablagerungen von Fetten und Fett phagozytierender Makrophagen sowie Verkalkungen in den Arterien; diese sind ein Kennzeichen für die Arteriosklerose und führen zu Gefäßstenosen.

Pleuraschwarte – Bindegewebige Verdickung der Pleura und meist Verwachsung von Pleura visceralis und Pleura parietalis z. B. nach einer Pleuritis.

Pleuritis sicca („trockene Brustfellentzündung") – Tritt als Begleiterscheinung bei Lungen- und Herzerkrankungen, aber auch als eigenständiges Krankheitsbild auf; mit Husten und Rücken-, Seitenschmerzen verbunden; häufig Vorläufer einer exsudativen (feuchten) Pleuritis.

Pneumocystis-carinii-Pneumonie – Lungenentzündung durch Pneumocystis carinii; tritt fast ausschließlich bei immungeschwächten Patienten (z. B. bei AIDS) auf.

Polyarthritis, chronische („Gelenkrheuma") – Chronische Entzündung mehrerer Gelenke mit starken Schmerzen, Gelenkdegenerationen und Funktionseinbußen (meist immunologischer Genese).

Poliomyelitis (syn. Kinderlähmung) – Meldepflichtige Viruserkrankung, die zu schweren neurologischen Schäden führen kann; Impfung vorhanden.

Polycythaemia vera – Erkrankung des Knochenmarks mit übermäßiger Produktion von Erythrozyten, Granulozyten und Thrombozyten.

Polyglobulie – Vermehrung der Erythrozyten im Blut (z. B. bei starken Rauchern).

Polymyalgia rheumatica – Ätiologisch unklare, hochentzündliche Erkrankung mit starken Schmerzen v. a. des Schulter- und Beckengürtels; enge Assoziation mit Riesenzellarteriitis.

Polymyositis – Autoimmunerkrankung des Muskelapparates mit erhöhten muskelspezifischen Enzymen, Muskelschwäche und -schmerzen, häufig mit Dermatitiden assoziiert.

Polyneuropathie – Allgemeine Schädigung peripherer Nerven im Rahmen verschiedener Grunderkrankungen (z. B. alkoholische P., diabetische P.), die zu Sensibilitätsstörungen, Schmerzen und Störungen der Motorik führen kann.

Polyzystische Ovarien – Eierstöcke, in denen sich sehr viele Zysten befinden; differenzialdiagnostisch sind diese von funktionellen Zysten, Retentionszysten und zystischen Tumoren zu unterscheiden.

Portale Hypertension – Erhöhter Druck in der V. portae, z. B. durch Pfortaderthrombose, Perfusionsstörungen in der Leber (z. B. bei Leberzirrhose), Rechtsherzinsuffizienz.

Porphyrie – Überbegriff für Häm-Stoffwechselstörungen, bei denen vermehrt Porphyrine anfallen; Symptomatik vielfältig und unterschiedlich ausgeprägt; als relativ typisch gelten akute intermittierende abdominelle Beschwerden (Schmerzen, Erbrechen); weitere mögliche Symptome sind z. B. Lichtschäden der Haut, Lähmungen, Polyneuropathien, Tachykardie.

Präinfarktsyndrom – Kann als dringendes Warnzeichen vor einem Herzinfarkt auftreten und bedarf dann der sofortigen Abklärung; Symptome sind z. B. Angina-pectoris-Anfälle mit zunehmender Häufigkeit, gesteigerter Schmerzintensität und vermindertem Ansprechen auf Nitroglyzerin, verminderte Leistungsfähigkeit und zunehmende Atemnot bei Anstrengung, erneutes Auftreten von Angina pectoris nach einem Infarkt.

Primäre biliäre Zirrhose – Leberzirrhose durch chronisch-destruierende Entzündung der kleinen intrahepatischen Gallengänge; wahrscheinlich Autoimmunkrankheit.

Proktitis – Mastdarmentzündung.

Protrusio bulbi – Vorwölbung des Augapfels.

Pseudokrupp (syn. Laryngitis subglottica) – Überbegriff über verschiedene, v. a. im Kindesalter auftretende Erkrankungen, die zu einer akuten subglottischen Einengung der Atemwege führen und mit Husten, Stridor, Atemnot, etc. einhergehen (vom echten Krupp bei Diphtherie abzugrenzen).

Pseudoperitonitis diabetica – Abdominalsymptomatik mit stärksten Schmerzen und Abwehrspannung im Rahmen eines diabetischen Komas.

Psittakose („Papageienkrankheit") – Von Vögeln übertragene, meldepflichtige bakterielle Infektionskrankheit durch Chlamydia psittaci mit hohem Fieber und Lungenentzündung.

Psoriasis-Arthritis – Im Rahmen einer Schuppenflechte auftretende Gelenkentzündung typischerweise des Grund-, Mittel- und Endgelenks D2 („Wurstfinger").

Psoriasis (syn. Schuppenflechte) – Chronische Hauterkrankung durch eine Verhornungsstörung (gesteigerte Verhornung).

Purpura Schoenlein-Henoch – Gefäßentzündung, die v. a. nach Infekten der oberen Luftwege auftritt mit Fieber, schlechtem Allgemeinzustand und Hautausschlag mit Blutungen und gastrointestinalen Symptomen sowie z. T. weiteren Organmanifestationen und Komplikationen.

Pyelonephritis – Entzündung des Nierenbeckens und -kelchsystems.

Pylorusstenose – Verengung des Pylorus unterschiedlicher Ätiologie (angeboren, neoplastisch, entzündlich), die zu einem Passagehindernis im Magen-Darm-Trakt führt und mit kräftigem Erbrechen einhergeht.

Pyodermie – Mit eitriger Entzündung einhergehende Erkrankung der Haut und der Hautanhangsgebilde, die meist durch Streptokokken oder Staphylokokken ausgelöst wird.

Rachitis – Mineralisationsstörung der Knochengrundsubstanz aufgrund eines Vitamin-D-Mangels oder bei Resistenz gegen Vitamin D mit typischen Knochendeformationen im Kindesalter.

Rechtsherzinsuffizienz – Durch ungenügende Pumpleistung des rechten Herzens kommt es zum Blutrückstau im großen Kreislauf mit Anstieg des Venendrucks; Symptome sind u. a. periphere Ödeme, Hepatomegalie und Aszites.

Refraktionsanomalie – Brechungsanomalie des Auges, z. B. Kurz- oder Weitsichtigkeit.

Reiter, Morbus (Reiter-Syndrom) – Erkrankung aus dem rheumatischen Formenkreis mit charakteristischen Symptomen (Arthritis, Urethritis, Konjunktivitis/Iritis, Reiterdermatose).

Rektozele – Absinken der Scheidenhinterwand mit dem Rektum.

Rektusdiastase – Auseinanderweichen der beiden geraden Bauchmuskeln an der Linea alba.

Renal-tubuläre Azidose – Metabolische Azidose durch Funktionsstörungen im distalen (klassische Form) oder proximalen Tubulus.

Respiratory Distress Syndrome – Meist Acute Respiratory Distress Syndrome (ARDS) genannt; akutes Lungenversagen nach Schock.

Restless-legs-Syndrom – Meist nachts auftretende Missempfindungen in den Beinen und Bedürfnis die Beine zu bewegen.

Rhabdomyolyse – Schwellung, Degeneration und Nekrose von Muskelfasern, ausgelöst z. B. durch Trauma, Alkohol, Verbrennungen; kann zum akuten Nierenversagen führen.

Rheologisch – Die Fließeigenschaften (z. B. des Blutes) betreffend.

Rhinophym („Knollennase") – Vergrößerung und Rötung der Nase als Ausdruck der Hyperplasie von Bindegewebe und Talgdrüsen (z. B. bei Rosacea, Alkoholismus).

Rhizarthrose – Arthrose des Daumensattelgelenks.

Rosacea – Rötung, Schuppung, Auftreten von Papeln und Pusteln im Gesicht; bei entsprechender Konstitution Leberschäden (Alkoholismus) u. a.

Salpingitis – Eileiterentzündung.

Sarkoidose (syn. Morbus Boeck) – Multisystemkrankheit mit Ausbildung typischer Epitheloidzellgranulome; betroffen sind v. a. die hilären Lymphknoten, Lunge und Haut.

Scharlach – Infektionskrankheit, die durch β-hämolysierende Streptokokken der Gruppe A ausgelöst wird; typische Befunde sind Erdbeerzunge und ein kleinstfleckiges Exanthem, das zuerst an Unterbauch und Schenkeldreieck beginnt.

Scheuermann, Morbus („Adoleszentenkyphose") – Meist in der Adoleszenz auftretende Kyphose mit typischen radiologischen Zeichen (z. B. Deckplatteneinbrüche, Schmorl-Knötchen, Keilwirbelbildung, Haltungsveränderungen).

Schizophrenie – Psychotische Erkrankung mit schweren Störungen von Ich-Funktion, Wahrnehmung, Verhalten und Umgang mit der Realität.

Seronegative Spondylarthropathien – Krankheitsbilder, die mit Gelenkentzündungen und z. T. extraartikulären Symptomen einhergehen, bei denen jedoch kein Rheumafaktor nachgewiesen werden kann, z. B. Morbus Reiter, Morbus Bechterew, Psoriasis-Arthropathie.

Shigellen – Gattung von Stäbchenbakterien, deren verschiedene Spezies leichte bis schwere Durchfallerkrankungen hervorrufen (u. a. die Bakterienruhr).

Shunts, arteriovenöse – Direktverbindungen zwischen Arterien und Venen unter Umgehung des Kapillarnetzes, entweder aufgrund von Fehlbildungen oder zu therapeutischen Zwecken künstlich angelegt, z. B. zur Dialyse.

Sicca-Syndrom – Verminderte Speichel-, Tränensekretion; daneben kommen Talg- und Schweißdrüsenunterfunktion, Hypazidität des Magens, Pankreasinsuffizienz u. a. vor.

Sick-building-Syndrom – Bezeichnung für verschiedene gesundheitliche Beschwerden (z. B. Reizung der Atemwege), die durch mit Schadstoffen belastete Innenraumluft verursacht werden sollen. Es bestehen Überschneidungen zum chemischen Hypersensitivitätssyndrom (multiple chemische Sensitivität, MCS).

Sinusitis maxillaris/frontalis – Entzündung der Kiefer-/Stirnhöhle.

Sinusthrombose – Thrombose eines venösen Hirnsinus z. B. durch fortgeleitete Infektion.

Sjögren-Syndrom – Chronisch-progressive Autoimmunerkrankung mit Befall v. a. der Tränen- und Speicheldrüsen (Augen – und Mundaustrocknung, sog. Sicca-Syndrom).

Sklerodermie – Autoimmunerkrankung des Gefäß- und Bindegewebssystems mit diffuser Fibrosierung und dadurch „Einsteifungen" der betroffenen Organe/Gewebe; „Sklerodermie" steht für die auf die Haut beschränkte Form, „progressive systemische Sklerose" oder „systemische Sklerodermie" für die systemische Form.

Skybala – Harter Kotballen.

Soor – Infektionen mit dem Pilz Candida albicans, die z. B. an Mundschleimhaut, Speiseröhre und Vagina auftreten können.

Spermatozele („Samenbruch") – Samenretentionszyste, meist am oberen Hodenpol.

Spina bifida („Spaltwirbel") – angeborene Missbildung der Wirbelsäule mit unvollständigem Schluss des Neuralrohrs; durch die entstehende Spalte können evtl. Rückenmark und/oder Meningen außerhalb des Rückenmarkkanals zum Liegen kommen; dadurch neurologische Symptome unterschiedlicher Ausprägung und Schweregrade.

Spinaliom – Plattenepithelkarzinom der Haut oder Schleimhaut.

Spondylitis – Wirbelentzündung unterschiedlicher Ätiologie.

Spondylitis ankylosans (syn. Morbus Bechterew) – Chronische rheumatische Erkrankung mit Befall v. a. der Iliosakralgelenke und der Wirbelsäule; z. T. sehr stark eingeschränkte Beweglichkeit in Wirbelsäule und Becken.

Sprue – s. Zöliakie.

Stein-Leventhal-Syndrom – Befund von polyzystischen Ovarien, anovulatorischer Amenorrhö und Sterilität.

Still-Syndrom – Schwere Verlaufsform der juvenilen chronischen Polyarthritis mit extraartikulärer Beteiligung (z. B. Hepatosplenomegalie, Karditis, Serositis).

Stomatitis aphthosa – Entzündung der Mundschleimhaut mit Bläschenbildung, z. B. bei Infektion mit Herpes-simplex-Virus.

Strabismus – Schielen, Abweichen der Augenachsen von der Normalstellung.

Striktur – Verengung eines Hohlorganes durch krankhafte Veränderungen von Organwand oder Nachbargewebe (z. B. Harnröhre, Ösophagus).

Struma („Kropf") – Vergrößerung der Schilddrüse durch mangelndes Nahrungsangebot an Jod oder durch Störungen der endokrinen Regulation.

Sudeck-Dystrophie – Reaktive, neurovaskulär bedingte Weichteil- und Knochenveränderungen von Extremitäten als Verletzungsfolge (v. a. nach Frakturen).

Syphilis (syn. Lues) – Meldepflichtige Geschlechtskrankheit durch Treponema pallidum; unbehandelt durchläuft die Infektion verschiedene charakteristische Stadien; zunächst Affektionen der Geschlechtsteile, dann Lymphknotenschwellungen und verschiedene Organaffektionen und schließlich (nach 20 bis 30 Jahren) syphilitische Gummen an Gefäßen, Haut und ZNS mit daraus resultierenden Symptomen.

Tabes dorsalis – Syphilitischer Befall des Rückenmarks als Spätstadium der Syphilis mit unterschiedlicher neurologischer Symptomatik (u. a. Pupillenstörungen, lanzinierende Schmerzen, Areflexie).

TB – Abkürzung für Tuberkulose; meldepflichtige Infektionserkrankung verursacht durch Mycobacterium tuberculosis; hauptsächliche Manifestation in der Lunge; Befall weiterer Organe (Nieren, Meningen, Knochen, u. a.) sowie generalisierte Verlaufsform möglich.

Tendovaginitis stenosans de Quervain – Chronisch-entzündliche Erkrankung im Bereich der Sehnenscheidenringbänder; dadurch Reduzierung der Gleitfähigkeit (v. a. Daumensehnen).

Thalassämie – Erbliche Störung der Hämoglobinbildung mit hypochromer, hämolytischer Anämie, die gehäuft im Mittelmeerraum auftritt (gr. Thalassa = Meer).

Thrombozytopenische Purpura Moschcowitz – Multiple Haut- und Schleimhautblutungen durch Reduktion der Thrombozytenzahl sowie hämolytische Anämie und neurologische Störungen.

Tietze-Syndrom – Schmerzhafte Verdickung der Rippenknorpel am Sternalansatz.

Tracheomalazie – Erweichung der Knorpelspangen der Luftröhre, z. B. als Komplikation nach Tracheostoma oder durch eine retrosternale Struma (Kropfbildung).

Trachom – Chronische Entzündung der Hornhaut und Bindehaut durch Chlamydia trachomatis; häufigste Erblindungsursache weltweit (v. a. in den Entwicklungsländern).

Trichomonaden – Protozoengattung, die u. a. infektiöse Geschlechtskrankheiten verursacht.

Trigeminusneuralgie – Meist einseitig auftretende, anfallsartige, starke Schmerzen im Versorgungsgebiet des N. trigeminus.

Tularämie („Kaninchenfieber") – Durch Nagetiere übertragene Infektion mit Francisella tularensis, die zu Entzündungen und Schwellungen der Haut oder innerer Organe führt.

Turner-Syndrom (syn. Ullrich-Turner-Syndrom) – Chromosomenaberration mit gonosomaler Monosomie (45 X0).

Typhus abdominalis – Infektionskrankheit verursacht durch Salmonella typhi; Symptome sind u. a. Fieber, typisches Exanthem und erbsbreiartiger Durchfall.

Übertragung – Begriff aus der Psychoanalyse; der Patient „überträgt" Beziehungsmuster und -erfahrungen zu anderen Personen auf seine Beziehung zum Therapeuten.

Uehlinger-Syndrom – a) Hyperostosis generalisata (Störung der Knochenbildung mit generalisierter übermäßiger Produktion von Knochensubstanz, Exostosen etc.); b) rezidivierende Polychondritis (systemisch-entzündliche Erkrankung des Knorpelgewebes, teilweise destruierend, so am Nasenrücken, der Trachea u. a. m.).

Urämie („Harnvergiftung")– Klinisches Syndrom, das alle durch eine terminale Niereninsuffizienz verursachten Symptome umfasst (z. B. Hypertonie, Ödeme, Nausea, Polyneuropathie).

Urtikaria (syn. Nesselsucht) – Stark juckende Quaddeln, z. T. am gesamten Integument.

Varikozele („Krampfaderbruch") – Erweiterung und Verlängerung der den Plexus pampiniformis bildenden Vv. spermaticae internae.

Venerische Infektion – Sexuell übertragbare Krankheit.

Vertebrobasiläre Insuffizienz – Ungenügende Blutversorgung durch A. vertebralis und A. basilaris unterschiedlicher Ätiologie, die zu neurologischen Symptomen führen kann (z. B. Schwindel).

Villöses Adenom – Zottiger Drüsengewebstumor.

Virusmyositis – Durch Viren ausgelöste Muskelentzündung.

Vitiligo („Weißfleckenkrankheit") – Hauterkrankung ungeklärter Ätiologie, bei der sich Hautareale spontan depigmentieren und weiß werden.

Volvulus – Stiel- oder Achsendrehung eines Organes, z. B. Darm oder Magen.

Vorderhornerkrankungen – Erkrankungen der Vorderhörner des Rückenmarks (Beginn des zweiten motorischen Neurons).

Vorhofseptumdefekt (ASD) – Herzfehler, bei dem die Wand zwischen den beiden Vorhöfen nicht komplett verschlossen ist.

Ventrikelseptumdefekt (VSD) – Angeborener oder erworbener Defekt der Herzkammerscheidewand.

Wallenberg-Syndrom (syn. dorsolaterales Medulla-oblongata-Syndrom) – Läsion der dorsolateralen Medulla oblongata – ipsilateral: Horner-Syndrom, Stimmband-, Gaumensegel- und Rachenhinterwandparese, Trigeminusausfall, Nystagmus und Ataxie; kontralateral: dissoziierte Sensibilitätsstörungen; die Ursache sind Durchblutungsstörungen bzw. Schlaganfall.

Wegener-Granulomatose – Systemische Vaskulitis mit Granulombildung v. a. im Kopfbereich (Zerstörung des Nasenseptums), Lunge, Nieren.

Weicher Schanker (syn. Ulcus molle) – Geschlechtskrankheit durch Haemophilus ducreyi; meist mehrere schmerzhafte, weiche Ulzerationen im Bereich des äußeren Genitales und schmerzhafte Lymphknotenschwellung in der Leiste.

Wilms-Tumor (syn. Nephroblastom) – Maligner Tumor der kindlichen Niere.

Yersinien – Gramnegative Stäbchenbakterien, z. B. Y. pestis (Erreger der Pest), Y. pseudotuberculosis (Erreger der Pseudotuberkulose), Y. enterocolica (gastrointestinale Erkrankungen).

Zöliakie – Bezeichnung für die Manifestation der glutensensitiven Enteropathie im Kindesalter mit Zerstörung der Darmzotten, Malabsorptionssyndrom und Verdauungsstörungen durch Unverträglichkeitsreaktion gegenüber der Gliadinfraktion des Glutens (Bezeichnung im Erwachsenenalter: einheimische Sprue).

Zoster (syn. Herpes zoster, Gürtelrose) – Reinfektion mit dem Varicella-Zoster-Virus, das nach der Primärinfektion in den Ganglien der motorischen Neurone persistiert und in den entsprechend versorgten Dermatomen bei Reaktivierung zu starken Schmerzen und verkrustenden Bläschen führt (Schmerzen treten vor den Bläschen auf).

Zystozele – Absinken der Harnblase in die vordere Scheidenwand; meist sekundär bei Scheiden- oder Uterusprolaps.

Weiterführende Literatur

Anamnesetechnik

Bellet, P. S., Maloney, M. J.: The importance of empathy as an interviewing skill in medicine. JAMA 1991; 13: 1831–1832

Janicek, R.: Mit Patienten richtig reden. Gesprächsführung im Krankenhaus, 2. Aufl. Bibliomed Medizinische Verlagsgesellschaft, Melsungen 1990

Meerwein, F.: Das ärztliche Gespräch, 3. Aufl. Huber, Bern/Stuttgart/Toronto 1986

Stunder, W. A.: Die Asymmetrie im Arzt-Patienten-Verhältnis bei der Visite. Dt. Ärztebl. 1987; 84 (53): 985–988

Zinn, W.: The Empathic Physician. Arch Int Med 1993; 153: 306–312

Untersuchungstechnik

Billings, J. A., Stoeckle, J. D.: The Clinical Encounter. Year Book Medical Publishers Inc., Chicago/London/Boca Raton 1989

Bouchier, I. A. D., Morris, J. S.: Clinical Skills, 2nd Ed., W. B. Saunders, London/Philadelphia/Toronto 1982

Munro, J., Edwards, Ch.: Macleod's Clinical Examination, 8th Ed. Churchill Livingstone, Edinburgh/London/Melbourne/New York 1990

Talley, N., O'Connor, S.: Clinical examination. A guide to Physical Diagnosis. Williams & Wilkins, Sydney/Baltimore/London 1988

Innere Medizin allgemein

Siegenthaler, W. (Hrsg.): Differentialdiagnose innerer Krankheiten. 18. Aufl., Thieme, Stuttgart 2000

Souhami, R. L., Moxham, J.: Textbook of Medicine. Churchill Livingstone, Edinburgh/London/Melbourne/New York 1990

TIM Thiemes Innere Medizin. Thieme, Stuttgart 1999

Kardiologie und Thoraxschmerz

Berges, W.: Der nicht-kardiale Thoraxschmerz. Dt. Ärztebl. 1992; 89 (33): 1968–1973

Edmondstone, W. M.: Cardiac chest pain: does bodily language help the diagnosis? Brit Med J 1995; 311: 1660–1661

Lam, H. G. T., Dekker, W., et al: Acute noncardiac chest pain in a coronary care unit. Gastroenterology 1992; 102: 453–460

Pryor, D. B., Shaw, L., McCants, C. B. et al.: Value of the history and physical examination in identifying patients at increased risk for coronary artery disease. Ann Int Med 1993; 118: 81–90

Angiologie

Diehm, C.: Bei Störungen der peripheren Durchblutung: Häufige Fehldiagnosen. Dt. Ärztebl. 1990; 87: B-1578–B-1582

Gastroenterologie

Berk, J. E., Haubrich, W. S.: Gastrointestinal symptoms. B. C. Decker, Philadelphia 1991

Naylor, C. D.: Physical examination of the liver. JAMA 1994; 271: 1859–1865

Wagner, J. M.; McKinney, W. P., Carpenter, J. L.: Does this patient have appendicitis? JAMA 1996; 276: 1589–1594

Neurologie

Masuhr, K. F., Neumann, M.: Duale Reihe Neurologie. 4. Aufl., Thieme, Stuttgart 1998

Mumenthaler, M.: Neurologie. 11. Aufl., Thieme, Stuttgart 2002

Hauterkrankungen

Jung, E. J.: Duale Reihe Dermatologie. 4. Aufl., Thieme, Stuttgart 1998

Differenzialdiagnostik

Kassirer, J. P., Kopelman, R. L.: Learning Clinical Reasoning. Williams & Wilkins, Baltimore/Hong Kong/London/Munich/Philadelphia/San Francisco/Sydney/Tokyo 1991

Speich, R.: Der diagnostische Prozess in der Inneren Medizin: Entscheidungsanalyse oder Intuition? Schweiz. Med. Wschr. 1997; 127: 1263–1279

Labordiagnostik

Köbberling, J., Windeler, J.: Labordiagnostik als ärztliche Entscheidungshilfe. Internist 1994; 35: 619–625

Quellenverzeichnis

Abbildungen

A-1.1 mit freundlicher Genehmigung Kunsthistorisches Museum, Wien

A-5.1 Baenkler, H.-W., Fritze, D., Füeßl, H. S. (Hrsg.): Duale Reihe Innere Medizin. Kartonierte Sonderausgabe, Thieme, Stuttgart 2001

A-5.2 Möller, H. P., Laux, G., Deister, A. (Hrsg.): Duale Reihe Psychiatrie und Psychotherapie. 2. Aufl., Thieme, Stuttgart 2001

A-6.1 Sammlung Prof. Füeßl, Haar

A-7.2 Möller, H. P., Laux, G., Deister, A. (Hrsg.): Duale Reihe Psychiatrie und Psychotherapie. 2. Aufl., Thieme, Stuttgart 2001

A-11.1 Thiemes Pflege, 9. Aufl., Thieme, Stuttgart 2000

A-12.1 nach Murray, Lopez: Evidence-based health policy – lessons from the Global Burden of Disease Study. Science 274 (1996) 740-743

A-15.1 a nach Iovanovic 1971; **b** nach Roffwarg 1966

A-15.2 Hauner, D., Hauner, H.: Wirksame Hilfe bei Adipositas. Trias, Stuttgart, 2001

A-15.5 nach Siegenthaler, W. (Hrsg.): Differentialdiagnose Innere Medizin. 18. Aufl., Thieme, Stuttgart 2000

A-16.2 Baenkler, H.-W., Fritze, D., Füeßl, H. S. (Hrsg.): Duale Reihe Innere Medizin. Kartonierte Sonderausgabe, Thieme, Stuttgart 2001

B-1.1 bis **B-1.84** Sammlung Prof. Füeßl, Haar

C-1.5 Sammlung Prof. Füeßl, Haar

C-1.6 Jung, E. (Hrsg.): Duale Reihe Dermatologie. 4. Aufl., Thieme, Stuttgart 1998

C-1.9 Sachsenweger, M. (Hrsg.): Duale Reihe Augenheilkunde. Thieme, Stuttgart 1994

C-1.11 Sammlung Prof. Füeßl, Haar

C-1.12 b Sachsenweger, M. (Hrsg.): Duale Reihe Augenheilkunde. Thieme, Stuttgart 1994

C-1.13 Dahmer, J.: Anamnese und Befund. 8. Aufl., Thieme, Stuttgart 1998

C-1.16, C-1.19 Sammlung Prof. Füeßl, Haar

C-1.20 nach Masuhr, K. F., Neumann, M. (Hrsg.): Duale Reihe Neurologie. 4. Aufl., Thieme, Stuttgart 1998

C-1.25 Burk, A., Burk, R.: Checkliste Augenheilkunde. 2. Aufl., Thieme, Stuttgart 1999

C-1.26 a Sachsenweger, M. (Hrsg.): Duale Reihe Augenheilkunde. Thieme, Stuttgart 1994

C-1.26 b Lang, G. K.: Augenheilkunde. 2. Aufl., Thieme, Stuttgart 2000

C-1.26 c Burk, A., Burk, R.: Checkliste Augenheilkunde. 2. Aufl., Thieme, Stuttgart 1999

C-1.29 Masuhr, K. F., Neumann, M. (Hrsg.): Duale Reihe Neurologie. 4. Aufl., Thieme, Stuttgart 1998

C-1.37, C-1.39 (Foto) Berghaus, A., Rettinger, G., Böhme, G.: Duale Reihe Hals-Nasen-Ohren-Heilkunde, Thieme, Stuttgart 1996

C-1.41 Sammlung Prof. Füeßl, Haar

C-1.42 a Sammlung Prof. Füeßl, Haar

C-1.42 b Medizinisches Bildarchiv, Georg Thieme Verlag Stuttgart, © Boehringer Ingelheim Pharma KG 2002

C-1.43 (Foto), **C-1.44** Berghaus, A., Rettinger, G., Böhme, G. (Hrsg.): Duale Reihe Hals-Nasen-Ohren-Heilkunde, Thieme, Stuttgart 1996

C-2.5 Sammlung Prof. Middeke, München

C-2.15 Sammlung Prof. Füeßl, Haar

C-2.24, C-2.25 Baenkler, H.-W., Fritze, D., Füeßl, H. S. (Hrsg.): Duale Reihe Innere Medizin. Kartonierte Sonderausgabe, Thieme, Stuttgart 2001

C-2.26 Sammlung Prof. Füeßl, Haar

C-2.27 b Medizinisches Bildarchiv, Georg Thieme Verlag Stuttgart, © Boehringer Ingelheim Pharma KG 2002

C-3.5, C-3.6 Sammlung Prof. Füeßl, Haar

C-3.7 a Kremer, B., Henne-Bruns, D., Dührig, M. (Hrsg.): Duale Reihe Chirurgie. Thieme, Stuttgart 2000

C-3.26 Sammlung Prof. Füeßl, Haar

C-3.28 Winkler, R., Otto, P.: Proktologie. Ein Leitfaden für die Praxis. Thieme, Stuttgart 1997

C-3.32 Klinge, R.: Das Elektrokardiogramm. 7. Aufl., Thieme, Stuttgart 1997

C-3.35 Sammlung Prof. Middeke, München

C-4.4 Merkle, W. (Hrsg.): Duale Reihe Urologie. Thieme, Stuttgart 1997

C-4.7 mit freundlicher Genehmigung Roche Diagnostics GmbH, Mannheim

C-4.8 TIM Thiemes Innere Medizin. Thieme, Stuttgart 1999

C-4.11 b Jung, E. (Hrsg.): Duale Reihe Dermatologie. 4. Aufl., Thieme, Stuttgart 1998

C-4.13 Sammlung Prof. Füeßl, Haar

C-4.19 Stauber, M., Weyerstahl, T. (Hrsg.): Duale Reihe Gynäkologie und Geburtshilfe. Thieme, Stuttgart 2001

C-4.20 Pfleiderer, A., Breckwoldt, M., Martius, G. (Hrsg.): Gynäkologie und Geburtshilfe. 4. Aufl., Thieme, Stuttgart 2001

C-4.21, C-4.22 Stauber, M., Weyerstahl, T. (Hrsg.): Duale Reihe Gynäkologie und Geburtshilfe. Thieme, Stuttgart 2001

C-4.25 Merkle, W. (Hrsg.): Duale Reihe Urologie. Thieme, Stuttgart 1997

C-4.26 Baenkler, H.-W., Fritze, D., Füeßl, H. S. (Hrsg.): Duale Reihe Innere Medizin. Kartonierte Sonderausgabe, Thieme, Stuttgart 2001

C-4.27 Sökeland, J., Schulze, H., Rübben, H.: Urologie: Verstehen – Lernen – Anwenden. 12. Aufl., Thieme, Stuttgart 2001

C-4.28 Jung, E. (Hrsg.): Duale Reihe Dermatologie. 4. Aufl., Thieme, Stuttgart 1998

C-4.31 Stauber, M., Weyerstahl, T. (Hrsg.): Duale Reihe Gynäkologie und Geburtshilfe. Thieme, Stuttgart, 2001

C-5.1 Sammlung Prof. Füeßl, Haar

C-5.9, C-5.11 Baenkler, H.-W., Fritze, D., Füeßl, H. S. (Hrsg.): Duale Reihe Innere Medizin. Kartonierte Sonderausgabe, Thieme, Stuttgart 2001

C-6.4, C-6.7 Niethard, F. U., Pfeil, J.: Duale Reihe Orthopädie. 3. Aufl., Thieme, Stuttgart 1997

C-6.9 Sammlung Prof. Füeßl, Haar

C-6.10, C-6.13, C-6.17, C-6.18, C-6.19, C-6.22 a, C-6.26, C-6.29, C-6.31, C-6.32, C-6.33, C-6.36 Niethard, F. U., Pfeil, J.: Duale Reihe Orthopädie. 3. Aufl., Thieme, Stuttgart 1997

C-6.37 Sitzmann, F. C. (Hrsg.): Duale Reihe Pädiatrie. 2. Aufl., Thieme, Stuttgart 2002

C-6.39, C-6.41, C-6.44 Niethard, F. U., Pfeil, J.: Duale Reihe Orthopädie. 3. Aufl., Thieme, Stuttgart 1997

C-7.2 bis **C-7.8, C-7.10, C-7.11, C-7.14, C-7.15a** Jung, E. (Hrsg.): Duale Reihe Dermatologie. 4. Aufl., Thieme, Stuttgart 1998

C-7.15 b Paus, R., Sterry, W.: Checkliste Dermatologie. 4. Aufl., Thieme, Stuttgart 2000

C-7.17 a Sitzmann, F. C. (Hrsg.): Duale Reihe Pädiatrie. 2. Aufl., Thieme, Stuttgart 2002

C-7.18 Jung, E. (Hrsg.): Duale Reihe Dermatologie. 4. Aufl., Thieme, Stuttgart 1998

C-7.19 Paus, R., Sterry, W.: Checkliste Dermatologie. 4. Aufl., Thieme, Stuttgart 2000

C-9.1 nach Mumenthaler und Schliack 1993

C-9.2 © Beltz Test GmbH, Göttingen. Bezugsquelle des Mini-Mental-Status-Test (MMST): Testzentrale Göttingen, Robert-Bosch-Breite 25, 37079 Göttingen, Tel. (0551) 50-688-0, Fax: (0551) 50-688-24

C-9.4 Masuhr, K. F., Neumann, M. (Hrsg.): Duale Reihe Neurologie. 4. Aufl., Thieme, Stuttgart 1998

C-9.5, C-9.15 Sammlung Prof. Füeßl, Haar

C-9.17, C-9.18 Masuhr, K. F., Neumann, M. (Hrsg.): Duale Reihe Neurologie. 4. Aufl., Thieme, Stuttgart 1998

C-9.20 nach Cooper, B., Bickel, H., Schäufele, M.: Demenzerkrankungen und leichtere kognitive Beeinträchtigungen bei älteren Patienten in der ärztlichen Allgemeinpraxis. Nervenarzt, 1992, 63: 551-560

C-10.1 Sachsenweger, M. (Hrsg.): Duale Reihe Augenheilkunde. Thieme, Stuttgart 1994

C-10.3 Baenkler, H.-W., Fritze, D., Füeßl, H.S. (Hrsg.): Duale Reihe Innere Medizin. Kartonierte Sonderausgabe, Thieme, Stuttgart 2001

C-10.4 Siegenthaler, W. (Hrsg.): Differentialdiagnose innerer Krankheiten. 18. Aufl., Thieme, Stuttgart 2000

C-11.4 Sitzmann, F.C. (Hrsg.): Duale Reihe Pädiatrie. 2. Aufl., Thieme, Stuttgart 2002

C-11.5 Kinderuntersuchungsheft (Stand Januar 2000), AOK-Bundesverband, Bonn

C-11.6 Kinderuntersuchungsheft (Stand Januar 2000): nach Prader/Budlinger 1977, berechnet von Heinemann und Weidtmann, AOK-Bundesverband, Bonn

C-11.13 Flehmig, I.: Normale Entwicklung des Säuglings und ihre Abweichungen. 5. Aufl., Thieme, Stuttgart 1996

C-11.14 Sitzmann, F.C. (Hrsg.): Duale Reihe Pädiatrie. 2. Aufl., Thieme, Stuttgart 2002

C-11.21 nach Reinken, L. et al.: Klin. Pädiatrie 192. 25-33 (1980) / nach Brandt, I.: Der Kinderarzt 11. 43-51 (1980); Pharmacia GmbH, Erlangen

C-11.22 nach Tanner und Marshall 1969

Tabellen

A-7.2 nach Babor, T.F., de la Fuente, J.R., Saunders, J.B., Grant, M.: AUDIT – The Alcohol Use Disorders Identification Test: Guidelines for Use in Primary Health Care. WHO, 1989

C-1.12 nach International Headache Society (IHS) 1997/98

C-2.1 Leitlinien Hypertonie. Deutsche Hochdruckliga, Heidelberg, 2001

C-7.8 Paus, R., Sterry, W.: Checkliste Dermatologie, 4. Aufl., Thieme, Stuttgart 2000

C-9.3, C-9.4 Lasserre, A.: GK2 Anamneseerhebung und allgemeine Krankenuntersuchung. 12. Aufl., Thieme, Stuttgart 2001

C-9.6 Delant, H.W. et al.: Checkliste neurologische Notfälle. Thieme, Stuttgart 1991

C-11.3 Lasserre, A.: GK2 Anamneseerhebung und allgemeine Krankenuntersuchung. 12. Aufl., Thieme, Stuttgart 2001

C-11.7 Dahmer, J.: Anamnese und Befund. 8. Aufl., Thieme, Stuttgart 1998

C-11.8 Flehmig, I.: Normale Entwicklung des Säuglings und ihre Abweichungen. 5. Aufl., Thieme, Stuttgart 1996

C-11.10, C-11.11 Sitzmann, F.C. (Hrsg.): Duale Reihe Pädiatrie. 2. Aufl., Thieme, Stuttgart 2002

C-11.14 nach Empfehlungen der ständigen Impfkommision (STIKO) 2001

CD-ROM

Auskultationsbefunde Herz mit freundlicher Genehmigung der Fa. MSD SHARP & DOHME GmbH

Auskultationsbefunde Lunge: Würtemberger, S., Murphy, R.L.H.: Auskultationskurs Lunge, Thieme, Stuttgart 1997

Sachverzeichnis

Halbfette Seitenzahl: Auf dieser Seite wird das Stichwort ausführlicher besprochen.
Kursive Seitenzahl: Definition des Stichwortes im Glossar.

H

Draußen ist vieles anders. Wir bereiten Sie auf **alles** vor.

Das MLP Seminar „Berufsstart und Finanzmanagement für Studenten".
Irgendwann ist es Zeit, am wahren Leben anzuklopfen. Damit Sie dabei die besten Voraussetzungen haben, sollten Sie unseren Crash-Kurs für den erfolgreichen Berufsstart besuchen. Anmeldung unter www.mlp.de oder direkt bei Ihrer MLP Geschäftsstelle.

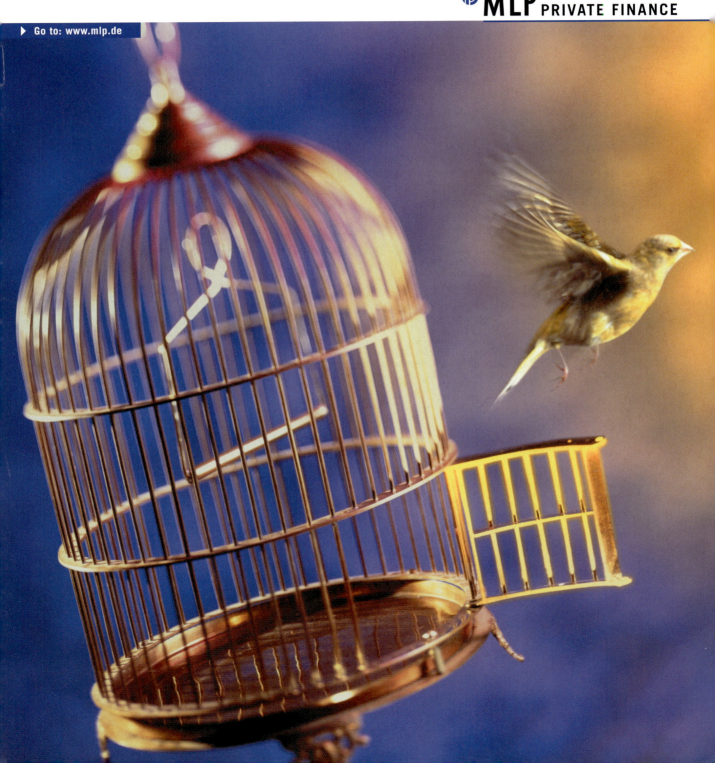

▶ Go to: www.mlp.de

Der Unterschied zwischen wollen und können.

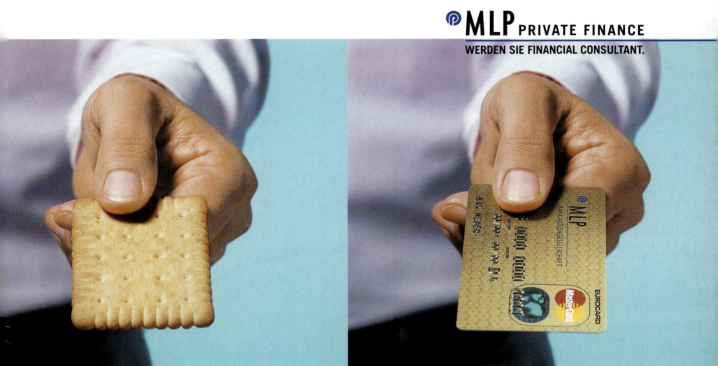

Nicht kleinteilige Finanzprodukte, sondern integrierte Finanzkonzepte. Nicht Standard, sondern individuelle Beratung von Akademiker zu Akademiker. Nicht leere Versprechungen, sondern hoch qualifizierte Aus- und Weiterbildung. MLP ist Europas führender Anbieter im Private Finance. Und bietet daher bundesweit hervorragende Aussichten für

Junior-Berater/innen

Nicht die Idee allein macht den Unterschied, es sind die Menschen, die dahinter stehen. Junge, ehrgeizige Akademiker, die unternehmerisch denken. Die fähig sind, mit Kunden partnerschaftlich zusammenzuarbeiten und für sie Lösungen zu finden. Die in einem Team hoch motivierter Spezialisten selbstständig und unabhängig ihre Stärken einsetzen wollen. Bei MLP. Schreiben Sie uns, werden Sie ein Teil des Unterschieds.

Ihre vollständigen Bewerbungsunterlagen senden Sie bitte an:
MLP Finanzdienstleistungen AG, Ralf Kreienkamp, Forum 7, 69126 Heidelberg, Telefon 06221/308-2568,
E-Mail: mlp-berater@mlp-ag.com, www.mlp.de

Das Kapital.
Jetzt in der handlichen **Studentenausgabe.**

Die MLP Card. Die kostenlose Kreditkarte für Muster-Studenten.
Intelligenz steckt nicht nur in Büchern. Sondern auch in unserer kostenlosen Kreditkarte. Zum Beispiel durch niedrige Sollzinsen (7,7 % nom. p.a., 7,98 % eff.)* und einen sofortigen Kreditrahmen von 2.500 Euro. Das Schlaueste wäre jetzt, Sie setzen sich einfach mit Ihrer MLP Geschäftsstelle in Verbindung.
*Stand: Juli 2002

MLP PRIVATE FINANCE

▶ Go to: www.mlp.de

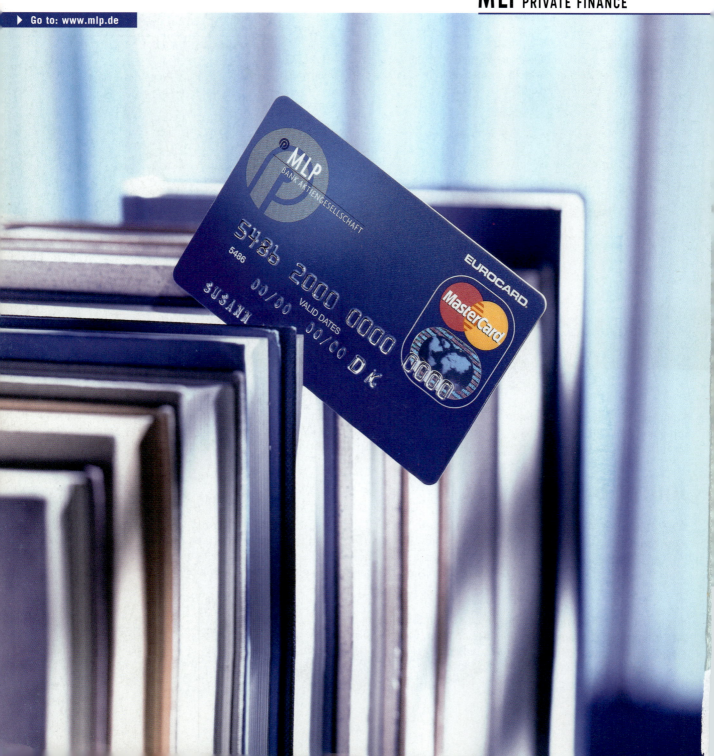